名誉总主编　钟世镇
总　主　编　丁自海　王增涛

钟世镇现代临床解剖学全集（第2版）

泌尿外科临床解剖学

（第2版）

Clinical Anatomy of Urinary Surgery

(2nd Edition)

主　编　苏泽轩　邱剑光

山东科学技术出版社
·济南·

图书在版编目（CIP）数据

泌尿外科临床解剖学 / 苏泽轩，邱剑光主编 . —2 版 . -- 济南：山东科学技术出版社，2020.1（2022.11 重印）
ISBN 978-7-5331-9949-4

Ⅰ . ①泌…　Ⅱ . ①苏…　②邱…　Ⅲ . ①泌尿生殖系统 – 人体解剖学　Ⅳ . ① R322.6

中国版本图书馆 CIP 数据核字 (2019) 第 223518 号

泌尿外科临床解剖学（第 2 版）

MINIAO WAIKE LINCHUANG JIEPOUXUE（DI 2 BAN）

责任编辑：马　祥
装帧设计：魏　然

主管单位：山东出版传媒股份有限公司
出 版 者：山东科学技术出版社
地址：济南市市中区舜耕路 517 号
邮编：250003　电话：（0531）82098088
网址：www.lkj.com.cn
电子邮件：sdkj@sdcbcm.com
发 行 者：山东科学技术出版社
地址：济南市市中区舜耕路 517 号
邮编：250003　电话：（0531）82098067
印 刷 者：山东临沂新华印刷物流集团有限责任公司
地址：山东省临沂市高新技术产业开发区新华路东段
邮编：276017　电话：（0539）2925659

规格：16 开（210 mm × 285 mm）
印张：27.5　　字数：550 千　　印数：2001~3000
版次：2020 年 1 月第 2 版　印次：2022 年 11 月第 2 次印刷
定价：280.00 元

总主编简介

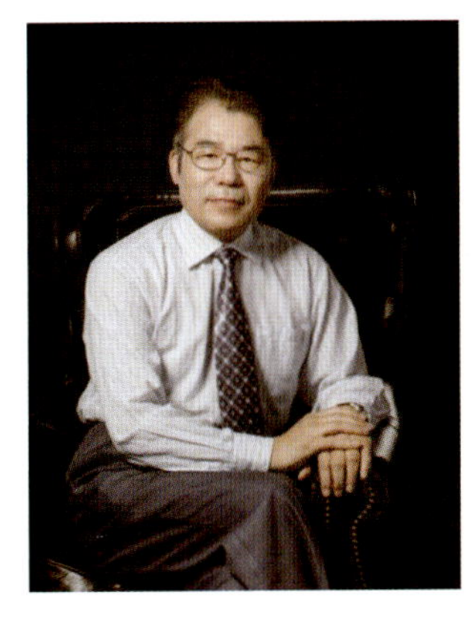

丁自海，1952年生，河南南阳人。南方医科大学教授、博士生导师，微创外科解剖学研究所所长、临床解剖学家。在临床解剖学研究领域中，特别在皮瓣外科解剖学、脊柱微创外科解剖学、腔镜外科解剖学、颅底锁孔入路解剖学及实验形态学等领域取得了一系列成果。在引进、消化和吸收国外先进临床解剖学方面做出了贡献。发表论文150余篇，其中SCI论文30余篇。培养硕士研究生、博士研究生及博士后和访问学者60余名。享受国务院政府特殊津贴。现任中国解剖学会理事、中国解剖学会护理解剖学分会主任委员、国家自然科学基金项目评审专家。任《解剖学杂志》《中国临床解剖学杂志》《中华显微外科杂志》《解剖学研究》等杂志编委。曾获军队科技先进个人称号，军队、省部级科技进步奖6项。主持国家自然科学基金和军队、省部级重大科技计划项目6项。总主编《钟世镇现代临床解剖学全集》《临床解剖学丛书》，主编《手外科解剖与临床》《显微外科临床解剖学》等专著10部，主编国家规划教材3部，主译专著8部。

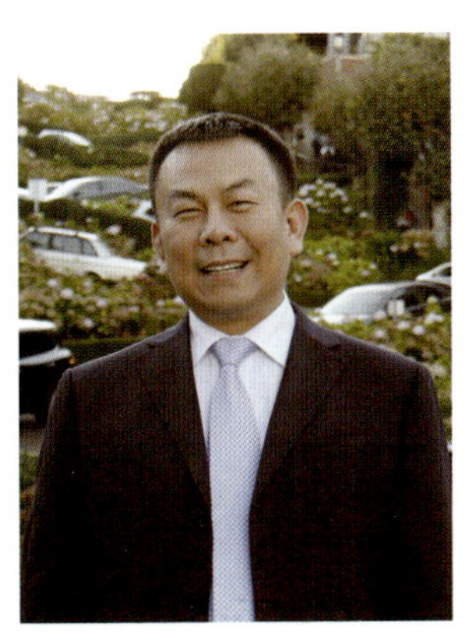

王增涛，山东大学附属山东省立医院手足外科主任，山东大学教授。2002年成功完成深低温保存断指再植手术；2007年提出“手指全形再造”的理念，并陆续报道了手指全形再造系列新技术；在手外科与显微外科领域有多项创新与发现。2002年在南方医科大学丁自海教授的帮助与指导下于山东省立医院建立临床解剖学研究室，十几年来在钟世镇院士的进一步指导下，做了大量的显微外科、手外科与足踝外科的临床解剖工作，累积拍摄超过200万张解剖照片和2 000多小时的解剖学视频。自2006年开始，根据国内外同行的需求，连续14年举办“显微外科解剖与临床高级研修班”，培训了大量显微外科医师。

主编简介

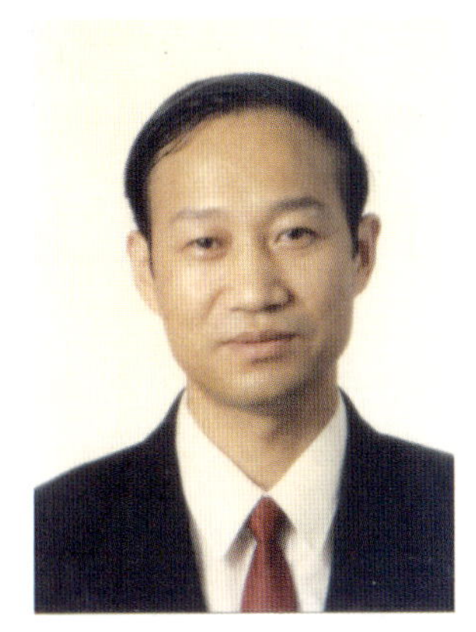

苏泽轩，主任医师，教授，博士研究生导师，现任暨南大学肾脏外科研究所所长、广东省泌尿生殖协会会长，享受国务院政府特殊津贴。曾任暨南大学附属第一医院院长，广东省医师协会泌尿外科医师分会第二届、第三届主任委员，广东省医师协会男科医师分会第一届主任委员。《国际医药卫生导报》副主编，《中国临床解剖学杂志》等7种杂志编委。

从事泌尿外科基础与临床工作40余年，在肾窦、肾脏血管等肾脏解剖及临床应用方面进行了较深入的研究；同时，在肾结石现代外科治疗、前列腺增生症外科治疗、同种异体肾移植的基础与临床等领域造诣较深。主持完成“863”等国家、省部级科研基金多项，获得国家、省部级科技进步奖9项，其中“肾结石及其慢性肾功能不全外科治疗新技术的建立与应用”2010年获得国家科技进步奖二等奖（第一完成单位）。主编《现代移植学》《泌尿外科临床解剖学》和《泌尿外科临床解剖学图谱》等专著，在国内外发表论文220余篇。

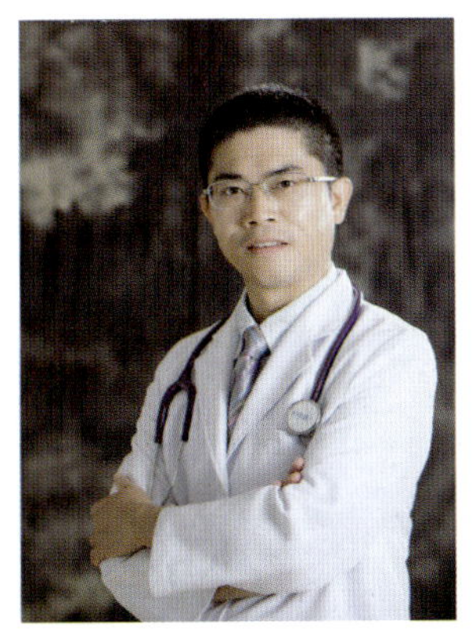

邱剑光，医学博士，中山大学附属第六医院泌尿外科主任，主任医师、博士研究生导师。从事泌尿外科临床和相关基础研究20余年。曾获邀至国内外100余家医院进行手术演示和讲学。

先后开展了腹腔镜层面解剖和层面外科理论和技术、侧卧截石位CT预定位B超修 正定位经皮肾镜技术、侧卧截石位单一体位下多镜联合治疗全程泌尿系疾病、泌尿系微创理念与实践、ERAS-MDT及目标导向围手术期管理理念及泌尿系肿瘤基础研究的探讨，获得较满意的成果。获得广东省科学技术进步奖一等奖及三等奖各1次，高等学校科技技术进步奖二等奖1次。

PREFACE

《钟世镇现代临床解剖学全集》（第2版）

序

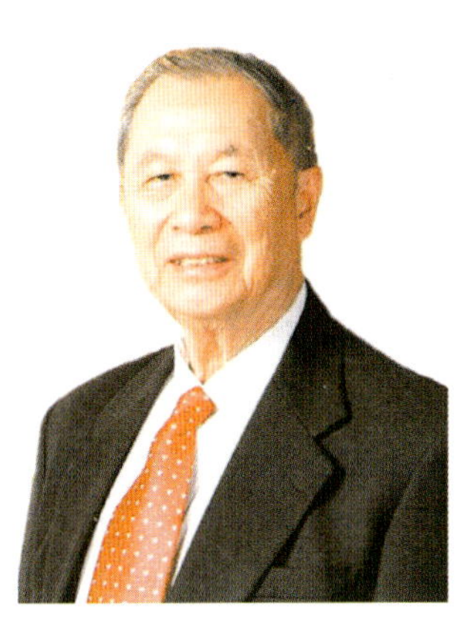

2008年，首版《钟世镇现代临床解剖学全集》出版时，我曾写过一个总序，着重在践行“认识新时代，把握新特点，明确新任务，落实新要求”中，对时任主编和编者们，寄予期望，希望他们能够发现本身存在的不足，努力寻找改进的措施。“光阴似箭，白驹过隙”，经过10年艰苦奋斗的创新，今天迎来了收获丰硕的《钟世镇现代临床解剖学全集》（第2版）。

“近水楼台先得月”，我欣喜地收到新版书稿的定稿，经过对新版书稿“跑马观花”式地浏览后，我最突出的感受是：新版本继往开来，标新立异，革故鼎新，独树一帜，别具匠心。例如：在临床前沿的微创外科解剖学领域，增添了腹膜后间隙形态结构有关规律性内容；在骨科临床方面增加了脊柱椎间孔镜应用解剖学；在临床五官科部分增加了耳、鼻、咽、喉腔镜解剖学相结合的资料；特别是在精密仪器密集、诊疗康复精准度高超的临床影像学领域，增补了许多贴近临床的应用解剖学资料。

“涓涓细流，归为江海。纤纤白云，终成蓝图。”老一辈专家不务虚名、讲求质量的清风高节，淋漓尽致地体现在人才辈出、后生可敬的新版本编者身上。吴阶平院士“结合手术要求探讨解剖学重点，通过解剖学进展提高手术水平”的嘱托，已由新版本的编著者们，通过“天道酬勤”的努力，实现了“万点落花舟一叶，载将春色到江南”。

在新版本即将付梓，嘱我写序之际，谨录三个诗句为贺：“活水源流随处满，东风花柳逐时新”“不是一番寒彻骨，怎得梅花扑鼻香”“江山代有才人出，各领风骚数百年”。

中国工程院资深院士　钟世镇

2019年夏于广州

FOREWORD

《钟世镇现代临床解剖学全集》（第2版）

前　言

首版《钟世镇现代临床解剖学全集》（以下简称“全集”）出版已经10年，由于“全集”各卷紧跟学科的发展趋势，针对性和实用性强，深受广大读者的欢迎。在这10年中，“全集”各相关学科的临床解剖学又有了新进展。在整形外科（包括创伤外科、显微外科、手外科等），对皮瓣小型化的要求越来越高，因此，皮支链皮瓣的解剖学研究特别是采用改进的血管铸型技术和造影技术后，又涌现出一批新成果。涉及胃肠外科、肝胆外科、泌尿外科、妇科的腹膜后筋膜和筋膜间隙的解剖操作更加规范，总结出更加实用的经验。运用骨科数字医学、智能骨科的理念，从临床解剖学研究入手，产生了一大批临床解剖学成果。南方医科大学微创外科解剖学研究所对椎管镜、椎间孔镜相关的解剖学研究，发表了一批高质量的论文。胸心外科中腔镜解剖学和手术解剖学也取得新的进展。颅脑外科新改良的颅底手术入路解剖学又有更清晰的描述。耳鼻咽喉头颈外科融入内镜检查和显微外科信息技术，对鼻颅底外科入路解剖学的研究推动了内镜鼻颅底外科的发展，对内镜入路解剖学的描述更加具体、细腻和实用。血管外科在我国起步较晚，但涉及重要血管手术操作的解剖学要点的描述有了长足进步。眼科近几年出现了眼内镜检查睫状体结构等最新成果。上述各学科的最新进展被纳入新版中，影像技术的进步也为“全集”第2版增加了许多新的影像解剖学资料，更换和增加了一大批手绘图，使新版的质量进一步提高。

钟世镇院士是我国现代临床解剖学的奠基人和开拓者，他创立的以解决临床学科发展需要为目的的现代临床解剖学研究体系及所取得的辉煌成就已载入史册。如今，已步入耄耋之年的他，仍十分关心临床解剖学的发展，对第2版修订提出了新的希望，我们一定会认真落实。

首版分卷的几位主编退休或其他原因，不再担任第2版的主编。他们的宝贵知识已通过著书立说传诸后世，总主编向他们致以崇高的敬意。

在第2版撰稿中，我们仍然坚持站在临床医师的角度，用临床思维方法审视解剖学内容；坚持以应用解剖学为主线，以临床为依托，阐明器官的位置、形态、结构和毗邻；提供手术操作的解剖学要点，正常与异常结构的辨认及重要结构的保护和挽救，对手术中的难点从解剖学角度给予解释和提供对策；为开展新技术、新术式提供解剖学依据和量化标准。

希望《钟世镇现代临床解剖学全集》（第2版）能为我国临床相关学科的发展有所促进，为青年医师专业能力的提升和新业务的开展有所帮助。

总主编　丁自海　王增涛

2019年夏

前　言

《泌尿外科临床解剖学》（第2版）是为泌尿外科医师和医学生编写的一部临床解剖学参考书。本书内容包括泌尿生殖系统胚胎发生学、外科解剖学、腹腔镜技术以及筋膜层面解剖的相关进展等。

胚胎发生学着重描述泌尿生殖系统各器官的发生与演变过程、各种畸形疾病的发生机制；临床解剖学着重描述了与生殖系统及泌尿外科手术相关器官、结构的外科解剖及毗邻关系，用插图说明不同层次的解剖结构；腹腔镜技术介绍了与解剖学相关的手术方法，为了使初学者对应用解剖有初步了解，也介绍了一些经典手术和注意事项。

本书是在苏泽轩、那彦群主编的首版《泌尿外科临床解剖学》基础上，结合泌尿生殖系统胚胎学及解剖学研究的进展编写而成，对标本图和影像图进行较为细致和准确的描述。泌尿外科腹腔镜技术、手术机器人辅助技术的开展为我们的临床解剖研究带来了新的任务和要求，在本书中亦有相关介绍。本书邀请了国内著名的泌尿外科和解剖学专家，共同编写了泌尿外科腹腔镜的解剖知识、手术方法及最新进展。

本书主要参考梅骅、苏泽轩、郑克立主编的《泌尿外科临床解剖学》，Hinam F Jr主编的*Atlas of Urologic Anatomy*（第2版），曹献廷主编的《手术解剖学》，张朝佑主编的《人体解剖学》，梅骅、陈凌武、高新主编的《泌尿外科手术学》（第3版），钟世镇主编的《临床应用解剖学》，丁自海、李忠华、苏泽轩主编的《泌尿外科临床解剖学图谱》，Walsh PC主编的*Campbell Urology*（第8版），以及一些近期文献。本书各章的写作风格尽量保持一致，但内容尚欠完善，难免有错误及疏漏之处，望读者们多赐宝贵意见。

《泌尿外科临床解剖学》首版的部分作者因故没有参加第2版的编著工作，他们过去付出的辛勤劳动为《泌尿外科临床解剖学》（第2版）的撰写打下了坚实的基础，在此向他们致以崇高的敬意。本书编者都承担着繁重的临床、科研或行政管理工作，在工作之余完成书稿的撰写任务实属不易，向他们表示衷心感谢。

在全书编写过程中，我们得到了丁自海教授的大力指导和协助，谨此致谢。

苏泽轩　邱剑光

2019年秋于广州

CONTRIBUTORS

《泌尿外科临床解剖学》（第2版）

作　者

主编　苏泽轩　邱剑光

编委　（以姓氏笔画为序）

丁泓文　暨南大学附属第一医院
王长希　中山大学附属第一医院
王东文　中国医学科学院肿瘤医院深圳医院
毛向明　南方医科大学珠江医院
邓春华　中山大学附属第一医院
叶章群　华中科技大学附属同济医院
丘少鹏　中山大学附属第一医院
白文俊　北京大学人民医院
朱志军　首都医科大学附属北京友谊医院
安瑞华　哈尔滨医科大学附属第一医院
那彦群　北京大学首钢医院
苏泽轩　暨南大学附属第一医院
李　响　四川大学华西医院
李功成　中国人民解放军中部战区总医院
李晓飞　中山大学附属第一医院
肖　飞　清华大学附属垂杨柳医院
邱剑光　中山大学附属第六医院
余玉明　广东省人民医院
张　旭　中国人民解放军总医院
陈　忠　华中科技大学附属同济医院

陈凌武　中山大学附属第一医院
林　健　北京大学人民医院
周　全　南方医科大学第三附属医院
周祥福　中山大学附属第三医院
郑克立　中山大学附属第一医院
夏术阶　上海交通大学附属第一医院
高　新　中山大学附属第三医院
涂　忠　中国人民解放军中部战区总医院
黄　君　暨南大学附属第一医院
黄中新　暨南大学医学院
黄红卫　南昌大学第二附属医院
梅　骅　中山大学附属第一医院
梁月有　中山大学附属第一医院
程　欣　暨南大学医学院
曾国华　广州医科大学附属第一医院
赖彩永　暨南大学附属第一医院
蔡金贞　青岛大学附属医院
潘铁军　中国人民解放军中部战区总医院
戴宇平　中山大学附属第一医院
魏　辉　深圳中山泌尿外科医院

秘书　赖彩永　暨南大学附属第一医院
罗　云　中山大学附属第三医院
石利平　暨南大学附属第一医院
衡宝利　暨南大学附属第一医院

CONTENTS

目　录

1　体壁及手术入路 …… 1
胸廓及膈肌 …… 1
外科解剖 …… 1
临床应用 …… 2
腹前壁 …… 3
外科解剖 …… 3
临床应用 …… 7
腹股沟区 …… 11
外科解剖 …… 11
临床应用 …… 13
腹后壁及腰部 …… 14
外科解剖 …… 14
临床应用 …… 15
腹腔镜手术入路 …… 18
盆部 …… 19
外科解剖 …… 19
临床应用 …… 21
男性会阴部 …… 22
外科解剖 …… 22
临床应用 …… 23

2　泌尿系统器官的位置和毗邻 …… 26
腹盆部的体表解剖 …… 26
体表标志 …… 26
体表投影 …… 27
腹膜后间隙及盆部各结构和脏器的位置 …… 28
腹膜后间隙 …… 28
盆部 …… 32

腹盆腔各泌尿系器官的毗邻 …… 34
肾上腺 …… 34
肾脏 …… 34
输尿管 …… 36
膀胱 …… 37
前列腺 …… 37
输精管盆段和精囊 …… 38
女性生殖器官 …… 39

3 胃肠道解剖及其在泌尿系手术中的应用 …… 40
胃和十二指肠 …… 40
解剖学基础 …… 40
临床应用 …… 41
空肠、回肠 …… 45
解剖学基础 …… 45
临床应用 …… 48
回盲部 …… 52
解剖学基础 …… 52
临床应用 …… 56
结肠 …… 60
解剖学基础 …… 60
临床应用 …… 60
肛管和肛门括约肌 …… 69
解剖学基础 …… 69
临床应用 …… 70

4 大网膜 …… 75
大网膜的胚胎发生 …… 75
大网膜的形态及功能 …… 76
大网膜的形态 …… 76
大网膜的毗邻 …… 77
大网膜的功能 …… 77
大网膜的血管和淋巴管 …… 77
大网膜的血管 …… 77
淋巴管 …… 78
大网膜的临床应用 …… 80
大网膜移植术 …… 80
大网膜在泌尿外科中的应用 …… 80

大网膜移植的注意事项……83

5 泌尿生殖器的神经、血管与淋巴管……84
神经……84
自主神经……84
躯体神经……85
腹膜后间隙神经的局部解剖……86
盆腔神经……88
动脉……90
腹主动脉及其分支……90
髂内、外动脉在腹盆腔的分支……92
阴茎的动脉……95
静脉……95
下腔静脉及其属支……95
盆腔静脉……97
阴茎的静脉……97
淋巴结和淋巴管……98
腹膜后淋巴结……98
盆腔淋巴结……98
腹股沟淋巴结……99
阴茎的淋巴管……99

6 皮瓣及肌皮瓣……101
肌皮瓣血供的解剖学类型……101
肌肉动脉类型……101
皮肤的血供……102
皮瓣、肌皮瓣临床应用原则和注意事项……103
应用原则……103
手术注意事项……103
腹外侧带蒂皮瓣及下腹部带蒂皮瓣……104
脐旁皮瓣……104
下腹壁带蒂皮瓣……105
腹直肌皮瓣……108
腹直肌应用解剖……108
临床应用……108
股薄肌皮瓣……109
股薄肌应用解剖……109
临床应用……110

7 肾上腺 …… 113
肾上腺的胚胎发生 …… 113
肾上腺皮质的发生和演变 …… 113
肾上腺髓质的发生和演变 …… 113
肾上腺的先天性畸形 …… 113
肾上腺的结构及功能 …… 114
被膜 …… 114
皮质 …… 114
髓质 …… 116
肾上腺内的血管分布特点 …… 116
应用解剖学 …… 116
肾上腺的形态和位置 …… 116
肾上腺的血管 …… 119
肾上腺的淋巴管和神经 …… 123
肾上腺的变异 …… 124
肾上腺手术 …… 125
肾上腺移植 …… 125
肾上腺大部切除术 …… 128
肾上腺全切除术 …… 129

8 肾脏 …… 132
肾脏的胚胎发生 …… 132
肾脏的发生与演变过程 …… 133
肾脏的先天性畸形 …… 136
肾脏的形态和位置 …… 138
肾脏的形态 …… 138
肾脏的位置 …… 139
肾脏的结构 …… 149
大体结构 …… 149
组织结构 …… 151
肾脏的动脉、静脉、淋巴管和神经 …… 156
肾的其他功能 …… 162
肾脏手术 …… 162
肾切除术 …… 162
根治性肾切除术 …… 163
部分肾切除术 …… 164
肾切开术 …… 165

肾窦内肾盂切开术 …… 165

9 输尿管 …… 168
输尿管胚胎发生与畸形 …… 168
输尿管胚胎发生 …… 168
先天性畸形 …… 168
输尿管的结构及功能 …… 172
输尿管的结构 …… 172
输尿管的功能 …… 172
临床解剖学 …… 173
输尿管的分部及毗邻 …… 173
输尿管的血供 …… 174
输尿管手术 …… 175
肾盂输尿管交界部梗阻的手术 …… 175
输尿管吻合手术 …… 178

10 膀 胱 …… 185
膀胱胚胎发生与畸形 …… 185
膀胱胚胎发生 …… 185
先天性畸形 …… 187
输尿管膀胱连接部和三角区形成及先天性畸形 …… 187
脐尿管的形成及先天性畸形 …… 190
输尿管膀胱连接部 …… 191
输尿管膀胱连接部抗逆流机制 …… 191
抗反流的输尿管膀胱吻合术 …… 193
膀胱 …… 196
膀胱的形态和位置 …… 196
前列腺和膀胱韧带 …… 198
与膀胱有关的筋膜 …… 198
膀胱颈和三角区 …… 198
膀胱镜下解剖 …… 199
膀胱壁的结构 …… 199
血液供应 …… 202
静脉回流 …… 202
神经支配 …… 202
淋巴引流 …… 204
脐尿管和脐韧带 …… 204
临床应用 …… 205

内尿道重建术 …… 205
膀胱全切除术 …… 206

11 前列腺和精囊 …… 208
胚胎发生学 …… 208
前列腺的胚胎发生 …… 208
精囊的胚胎发生 …… 210
先天性畸形疾患 …… 210
结构及功能 …… 210
前列腺外科解剖结构 …… 210
前列腺的组织学结构 …… 214
前列腺的分叶与分区 …… 214
前列腺的功能 …… 215
精囊与射精管 …… 215
平滑肌及横纹肌括约机制 …… 216
平滑肌括约机制 …… 216
横纹肌括约机制 …… 217
尿道括约肌的神经支配 …… 218
膀胱颈及尿道的抗失禁机制 …… 218

12 阴茎 …… 221
阴茎的胚胎发生 …… 221
阴茎的形态和结构 …… 226
阴茎的形态 …… 226
阴茎的结构 …… 226
阴茎手术 …… 231
阴茎部分切除术 …… 231
阴茎全切除术 …… 231

13 男性尿道 …… 234
男性尿道的形态和结构 …… 234
尿道狭窄的手术治疗 …… 237
尿道扩张术 …… 237
男性前尿道狭窄的治疗 …… 238

14 睾丸、附睾和输精管 …… 243
胚胎发生学 …… 243

睾丸的发生 …… 243
附睾和输精管的发生 …… 243
睾丸的下降 …… 245
睾丸、附睾的先天异常 …… 245
睾丸、附睾、输精管和阴囊的形态和结构 …… 248
睾丸的形态及结构 …… 248
附睾和输精管 …… 250
射精管的解剖特征 …… 250
阴囊的结构 …… 252
血管、淋巴管和神经支配 …… 252
动脉供应 …… 252
静脉回流 …… 253
淋巴引流 …… 256
神经支配 …… 256
睾丸手术解剖 …… 257
睾丸固定术 …… 257
单纯睾丸切除术 …… 259
包膜内睾丸切除术 …… 260
根治性睾丸切除术 …… 260
附睾切除术 …… 262
精索静脉结扎术 …… 263
输精管结扎术 …… 268
输精管吻合术 …… 269
腹膜后淋巴结清扫术 …… 270
15 女性生殖器官及其支持结构 …… 275
女性外生殖器官 …… 275
胚胎发生 …… 275
结构与功能 …… 276
外生殖器手术解剖学 …… 277
女性内生殖器官 …… 279
胚胎发生 …… 279
结构与功能 …… 281
血液供给、淋巴引流及神经支配 …… 283
盆内脏器的支持结构、间隙及尿道 …… 285
盆内脏器的支持结构 …… 285
筋膜间隙 …… 288
女性尿道 …… 289
女性尿道括约肌 …… 290

内生殖器手术解剖学 …… 292
女性压力性尿失禁 …… 292
解剖性前盆腔脏器清除术 …… 294

16 泌尿外科内镜的应用解剖 …… 297
经皮肾镜、输尿管镜的应用解剖 …… 297
肾脏 …… 297
输尿管 …… 310
膀胱 …… 312
尿道 …… 312
腹腔镜泌尿外科手术的应用解剖 …… 313
腹腔镜肾上腺手术的应用解剖 …… 313
腹腔镜肾脏手术的应用解剖 …… 314
腹腔镜前列腺手术的应用解剖 …… 321

17 泌尿系统层面解剖学 …… 327
泌尿系筋膜层面解剖 …… 327
根治性膀胱、前列腺切除术相关的筋膜层面解剖学 …… 353

18 泌尿系统影像解剖学及疾病诊断 …… 355
泌尿系统X线、CT、MRI检查的应用解剖 …… 355
肾上腺 …… 355
肾脏 …… 359
输尿管 …… 367
膀胱 …… 369
前列腺 …… 371
尿道 …… 373
精囊 …… 374
睾丸及附睾 …… 374
泌尿系统超声应用解剖 …… 375
肾上腺 …… 375
肾脏 …… 377
输尿管 …… 380
膀胱 …… 381
阴囊及其内容物 …… 382
前列腺和精囊 …… 383
尿道 …… 385

19 肾上腺、肾和肝肾联合移植的应用解剖 …… 388
肾上腺移植的应用解剖 …… 388
肾上腺的血管 …… 388
肾上腺移植部位的应用解剖 …… 389
肾移植的应用解剖 …… 390
供体肾的应用解剖 …… 390
肾移植受者相关应用解剖 …… 391
肝肾联合移植 …… 392
肝肾联合移植的适应证 …… 392
肝肾联合移植的解剖学基础 …… 393
肝脏的胚胎学 …… 394
肝脏的局部解剖学 …… 396
肝脏的位置和形态 …… 396
肝脏的韧带 …… 396
肝门的概念 …… 398
肝脏的分叶与分段 …… 398
肝蒂与Glisson系统 …… 399
肝脏的外科解剖学 …… 400
门静脉的解剖 …… 400
肝动脉的解剖 …… 402
胆管系统的解剖 …… 403
肝静脉系统 …… 407
肝的淋巴和神经系统 …… 408
肝肾联合移植的重要解剖学问题 …… 408
肝肾联合移植供体肝脏及肾脏的切取及修整 …… 408
病肝切除的注意事项 …… 409
新肝植入 …… 410
小结 …… 413

1 体壁及手术入路

胸廓及膈肌

■ 外科解剖

胸廓（thoracic cage）是由12块胸椎（thoracic vertebrae）、12对肋（ribs）、1块胸骨（sternum）及它们之间的连结构成的支架。肋与肋之间为肋间隙（intercostal space），肋间隙内有肋间组织，肋间隙的外面覆以连结上肢的肌肉和背部固有肌肉，内衬以胸内筋膜，共同围成胸壁。由胸壁和膈肌围成的腔称为胸腔（thoracic cavity）。

最后3个胸椎（T_{10}~T_{12}）跨越胸部和腰部之间。第10胸椎在椎体上仅有一个椎骨连结面，与肋骨下方不连结。而且，在横突上它有（或无）结节面与第10肋相连。第11胸椎横突小，无连结面。第12胸椎椎体连结面低，横突较小。第11肋和12肋无肋骨颈或肋骨结节，在肋骨头有一个大的椎骨连结面。第11肋骨角明显小于上位肋骨，第12肋短，且无肋骨角。腰椎比胸椎椎体大，横突较薄而长，棘突趋于呈水平状隆起（图1–1）。

第10~12肋骨有几组韧带支撑。上肋横韧带（ligamentum transversum）又称肋椎韧带，分为前、后层，与肋间外肌和肋间内肌相对应。后层较表浅，朝上中方向行走，在肋骨颈的后面与上位横突相连，在侧面肋间外韧带和肋间外肌相延续。前层在肋骨颈上缘与上位横突的下缘相连，在肋间内肌平面与肋间内韧带连结。第12肋缺乏上肋横韧带，代之为腰肋韧带附着于第1腰椎的横突上（图1–2）。

膈肌的胸腔面向上隆凸，形成左低右高的圆顶，肌纤维呈向心融合形成中心腱（central tendon）。这些肌纤维附着于剑突的后面，第7~12肋骨内面和腰椎部。腰部有3个脚，内侧脚最强大，左右各一。右侧较长，起于第1~4腰椎体，左侧较短。左右两膈脚在第12胸椎及第1腰椎处会合，围成主动脉裂孔（aortic hiatus），有主动脉和胸导管通过。在孔的左侧上前方，围成食管裂孔（esophageal hiatus），有食管和迷走神经通过。中间脚附着于第2腰椎侧面，此脚与内侧脚间有内脏大神经穿过，靠外侧为外侧脚，它的内侧深面有腰大肌（psoas major），外侧深面有腰方肌

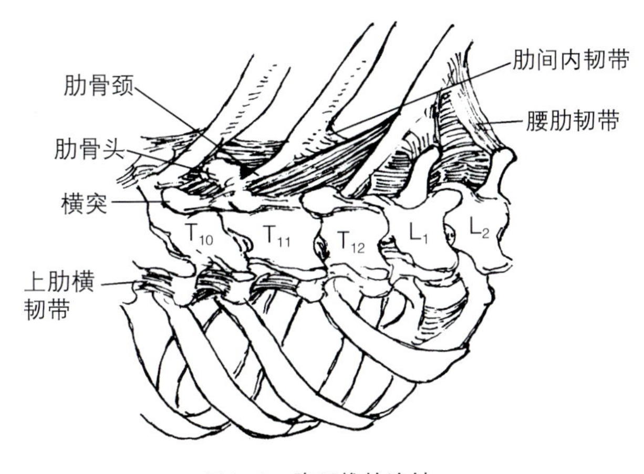

图1–1　胸腰椎的连结

（quadratus lumborum）通过。在腰方肌上外方，即肋部与腰部之间部分为三角形筋膜区，即腰肋三角（trigonum lumbocostale）。在中心腱后部约食管裂孔右前方有一个大的腔静脉孔（vena caval foramen），有下腔静脉通过。从侧面看，膈肌分别经过中弓状韧带附着于第1腰椎的横突，和经过侧弓状韧带附着于第12肋。膈肌在其附着处几乎与胸壁的内侧平行，而形成一个狭窄的隐窝，即肋膈窦（costodiaphragmatic sinus），此处有胸膜覆盖膈肌。从腰部看，肋角朝向头端，膈肌附着于第12肋及在胸膜隐窝以下的胸膜线向尾侧倾斜。这意味着，沿着肋骨愈向后做切口，在胸膜以下将手术野显露得愈多（见图1–2）。

在做胸腹联合切口中，膈神经有误伤的可能，因此保护膈神经非常重要。左膈神经在中心腱正前方穿过膈肌，右膈神经在下腔静脉进入处穿过中心腱。每条膈神经有3条分支：①前支支配胸骨；②前侧支经侧面支配中心腱的侧叶；③后支较短，支配中心腱侧面的后部及腰区。在胸膜内手术中，这些分支不能看见，因为它位于膈肌中。膈肌的功能是维持呼吸，但也充当腹腔和胸腔的分隔者，以便维持两侧适当的压力。

■临床应用

泌尿外科手术入路与胸廓及膈肌解剖相关，常用的切口是胸腹联合切口（thoraco–abdominal incision），经第11肋间切口和第12肋切口。下面只介绍第12肋切口。

第12肋切口适合于肾结石手术、单纯或部分肾切除、简单的肾上腺手术。

1. 取侧卧位（图1–3），从竖脊肌边缘开始切开皮肤，沿12肋斜行切开至髂前上棘内侧。如体壁很厚，摸不到肋骨，则切开皮下组织直至能摸清肋骨。切开腹外斜肌和背阔肌，显露第12肋，可用电刀直接切至肋骨中线，然后切开骨膜（图1–4）。

2. 从肋骨颈与肋骨扁平部连结处开始用骨膜起子的骨凿端从肋骨上剥除骨膜。先剥离肋骨的平坦面，然后剥离上下缘（图1–5）。

3. 将骨膜推子插入肋骨下，提起柄端，沿肋骨下面向后拉至肋角，然后向下向前推至肋骨尖部（图1–6）。

4. 插入肋骨剪，尽量靠后方剪断肋骨。用咬骨钳将肋骨残端咬光滑。提起肋骨后端，剪断前端纤维附着，取出肋骨。

5. 在前端肋骨尖下方切开骨膜进入腹膜后间隙（图1–7）。插入一手指向上推开胸膜和向内侧推开腹膜，然后向两端剪开，即可显露肾周筋膜（图1–8）。注意勿损伤肋下神经血管束。

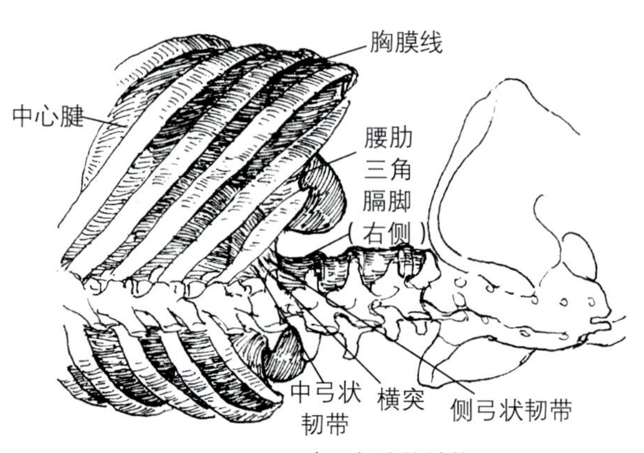

图1–2　腰肋三角处的结构

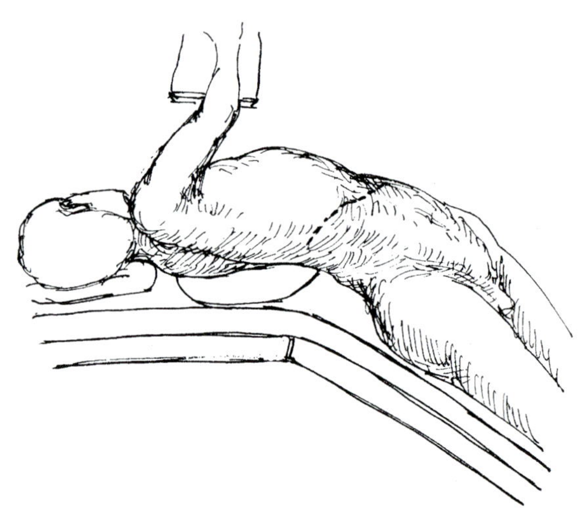

图1–3　第12肋切口的体位

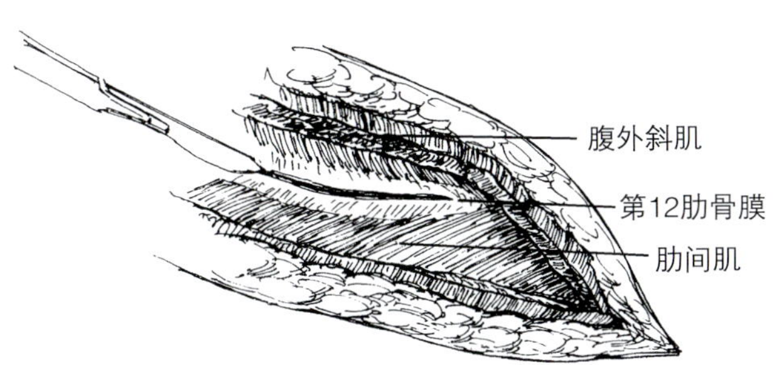

图1-4 沿第12肋表面切开骨膜

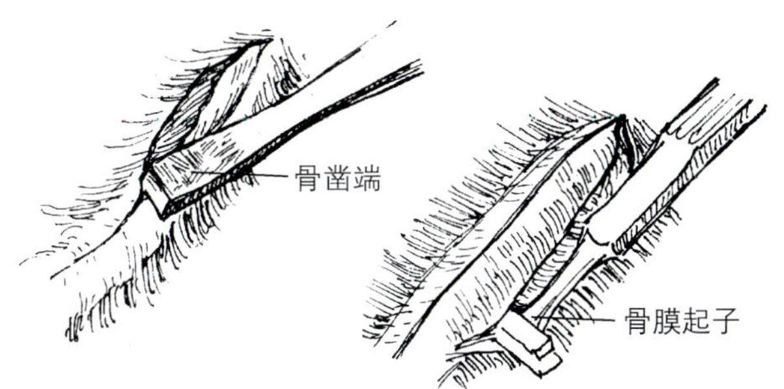

图1-5 剥离肋骨骨膜前面和上下缘

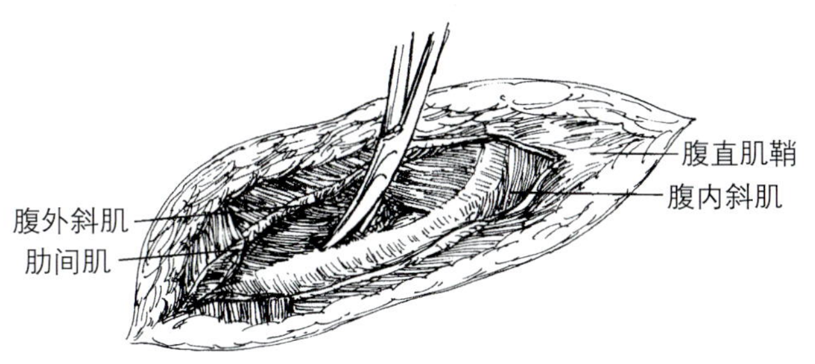

图1-7 切开骨膜进入腹膜后间隙

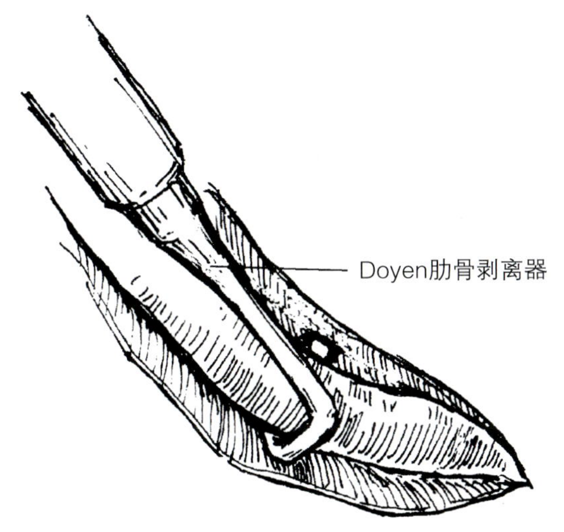

图1-6 剥离骨膜后缘

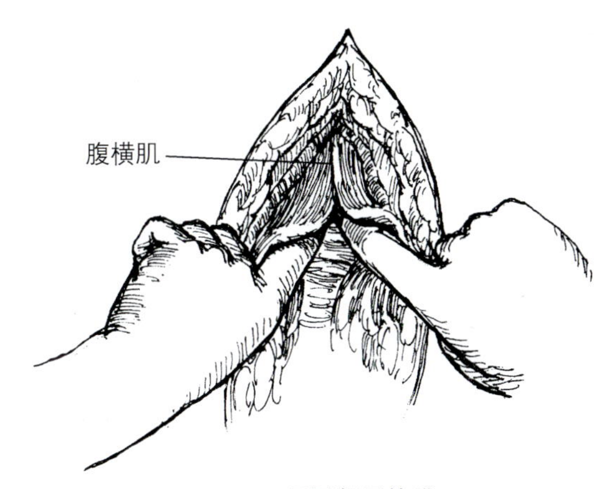

图1-8 显露肾周筋膜

腹前壁

外科解剖

从体表看，腹前壁的浅表肌层及其标志能清晰辨明（图1-9）。腹前壁外侧壁的层次，由浅入深通常分为6层，即皮肤、浅筋膜、肌层、腹横筋膜、腹膜下筋膜和壁腹膜。但在不同部位，腹壁的层次和结构不一致，因此，在不同部位做手术切口时，应熟悉其层次和结构变化。

腹前外侧壁的皮肤较薄且富有弹性，与浅筋膜的连结较松弛，但在脐白线和腹股沟处，二者连结紧密，移动性较小，其余部位移动性较大。浅筋膜在脐平面以下分为浅、深两层：浅层为脂肪层，即Camper筋膜，它向下与大腿脂肪层相连续；深层为膜性层，又称Scarpa筋膜，为富含弹性纤维的纤维膜，此层在中线处附着于白线，其两侧向下，在腹股沟韧带下方约一横指处与大腿阔筋膜相连，但在耻骨干联合点耻骨结节间的前面并不相连，而向下与浅会阴筋膜（又称Colles筋膜）及阴茎筋膜（fascia penis）相连续，致使腹壁浅筋膜深面与会阴浅隙相通（图1-10）。

肌层由中间的2条腹直肌和其外侧的3对扁平阔肌组成（图1-11A）。腹直肌（rectus abdominis）是位于白线两侧的带状肌肉，被腹直肌鞘包裹，其外侧缘稍向外凸，称半月线。腹直肌有3~4条腱划，腱划与腹直肌鞘的前层愈着紧密，不易剥离，但与腹直肌鞘后层并无愈着，手术时易将腹直肌与鞘的后层分开，并将肌肉牵向一侧，腱划内常有血管，分开腹直肌纤维时，腱划处常有出血点，应注意止血（图1-11B、C、D）。腹直肌鞘可分为前、后两层（图1-12），前层由腹外斜肌腱膜和腹内斜肌腱膜的前层组成，后层由腹内斜肌腱膜的后层和腹横筋膜组成。但在脐以下4~5 cm处，3层扁肌的腱膜均前移为腹直肌鞘前层，鞘的后层阙如，形成一向上的弧形游离缘，称弓状线（arcuate line）。弓

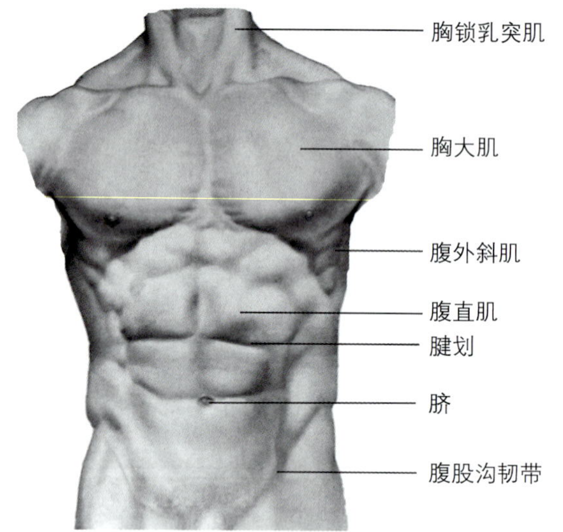

图1-9　腹前壁体表标志

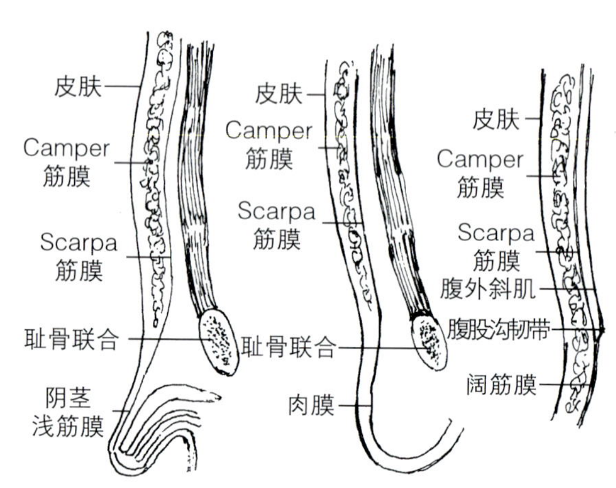

图1-10　腹前壁层次（矢状面观）

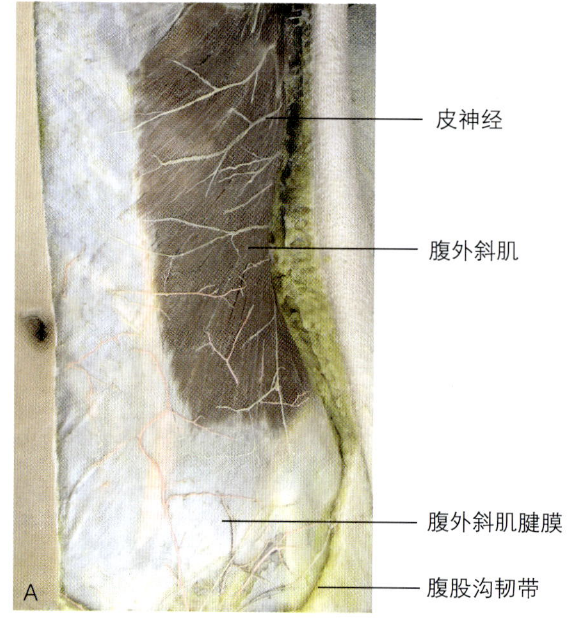

图1-11　腹前壁肌
A.腹外斜肌

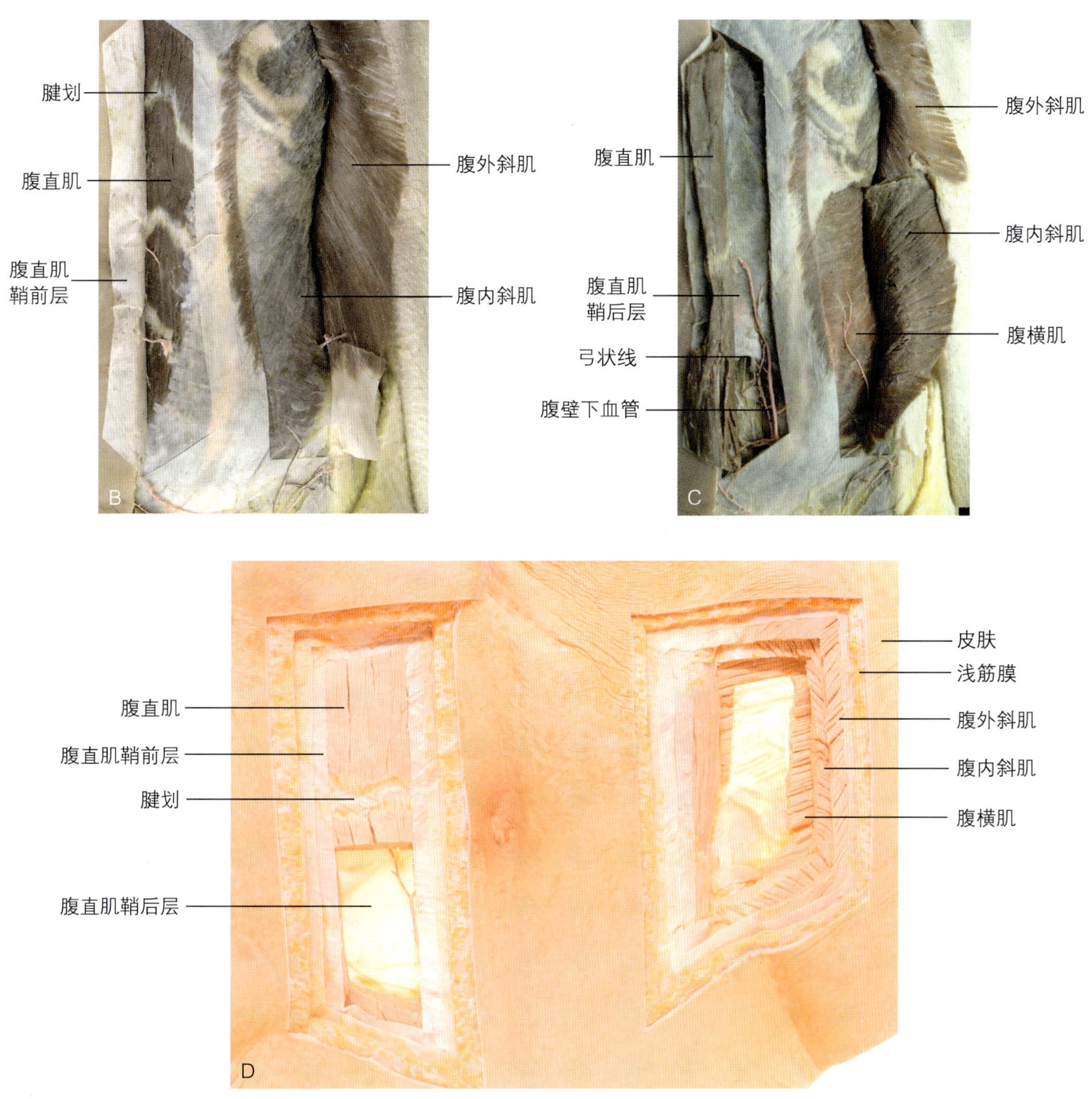

图1-11（续） 腹前壁肌
B.腹内斜肌；C.腹横肌；D.腹壁层次

状线以下的腹直肌后面紧贴腹横筋膜。腹直肌两侧扁肌由浅入深为腹外斜肌、腹内斜肌和腹横肌（transverse muscle of abdomen）。以上三肌的外侧部分为肌性组织，内侧部分移行为腱膜并参与腹直肌鞘的组成。腹外斜肌纤维自外上向内下斜行，腹内斜肌纤维从外下向内上斜行，而腹横肌纤维呈水平位自外侧向内侧横行，三层肌纤维不同方向的排列，可增强腹壁，保护腹腔器官，防止腹壁疝的发生，在腹部做手术切口分离肌层时，也应按肌纤维方向进行。

腹横筋膜（transverse fascia）为衬贴于腹横肌深面的一层纤维膜，其上方与膈下筋膜相连，下方与髂筋膜及盆筋膜相接。腹横筋膜在腹上部较薄弱，在腹下部接近腹股沟韧带处较致密，腹内有横行的纤维，腹横筋膜与腹横肌结合疏松，但与腹直肌鞘后层连结紧密，不易分离。腹膜下筋膜（又称腹膜外脂肪）是填充于腹横筋膜与壁腹膜之间的脂肪组织，其数量有个体差异，一般在腹下部较多。由于此层疏松，且易与周围组织分离，临床上做膀胱等手术时，可在腹膜外进行，无须经过腹膜腔。壁腹膜是腹前外侧壁的最内层，它向上移行至膈肌下，向下移行于盆壁腹膜，向后可到达腹后壁。在腹前壁下部的后面，壁腹膜覆盖于韧带和血管内表面，形成5条皱襞和3对窝。位于脐和膀胱尖之间的皱襞称脐正中襞（median umbilical fold），其深面为脐正中韧带，是胚胎时脐尿管的遗迹，在两侧各有一条脐内侧襞，其深面为脐内侧韧带，为胚胎时脐动脉的遗迹；最外侧的一对称脐外侧襞，其深面为腹壁下动脉。在5条皱襞之间有3对窝：①膀胱上窝（supravesical fossa），位于脐正中襞与脐内侧襞之间；②腹股沟内侧窝（medial inguinal fossa），居腹股沟韧带之上，脐内侧襞与脐外侧襞之间，此窝正对腹股沟管浅环；③腹股沟外侧窝（lateral inguinal fossa），位于腹股沟韧带与脐外侧襞交角处的外下方，与腹股沟管深环的位置相当（图1-13）。

腹前外侧襞的血管和神经：腹壁上动脉为

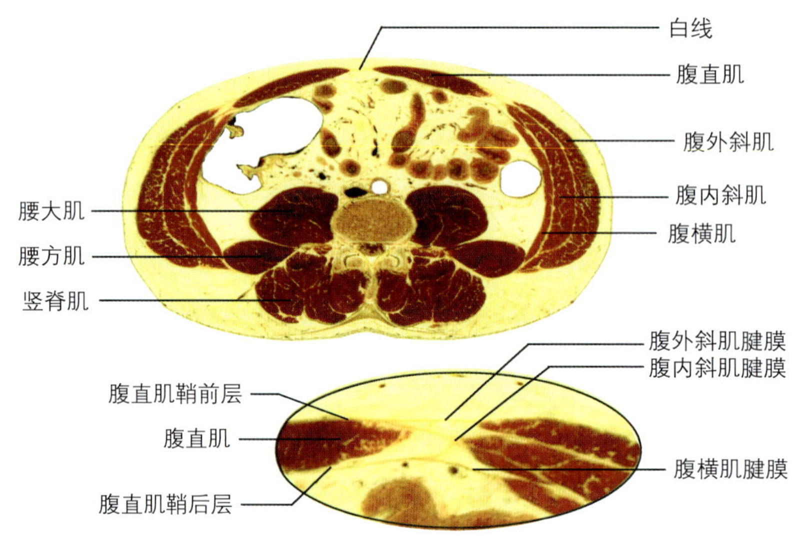

图1-12　腹直肌鞘（水平切面）

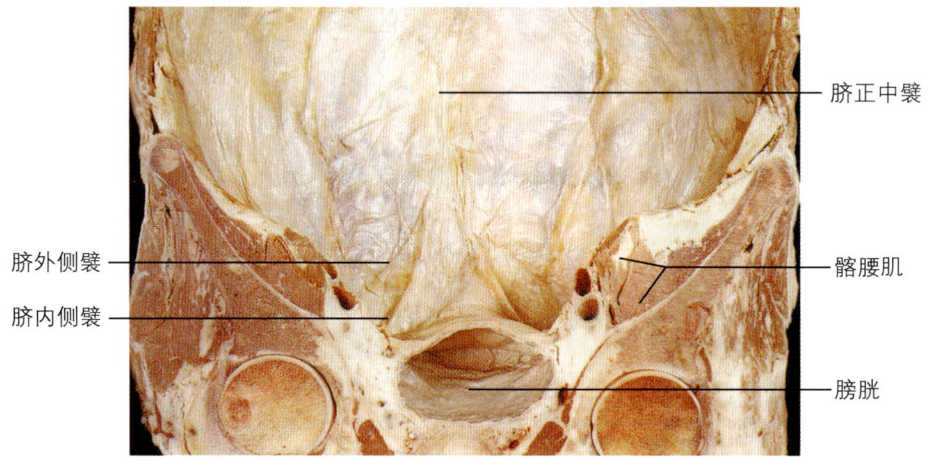

图1-13　腹前壁下部的皱襞和凹窝

胸廓内动脉的延续，在腹直肌与腹直肌鞘后层之间下降，至脐部与腹壁下动脉吻合，腹壁下动脉（epigastric artery）发自髂外动脉，斜向内上方，行于腹横筋膜与壁腹膜之间，然后进入腹直肌，在腹直肌后面与腹壁上动脉吻合，第7~11肋间后动脉和肋下动脉，在腹内斜肌和腹横肌之间向前下方斜行，末端进入腹直肌鞘（图1–14），腹壁浅动脉（superficial epigastric artery）和旋髂浅动脉均位于腹下部浅筋膜中，较细小。腹壁浅静脉（superficial epigastric vein）较多，且相互吻合成网，腹壁深静脉与同名动脉伴行，第7~11肋间神经和肋下神经由后向前下方，行于腹横肌和腹内斜肌之间，在腹直肌外缘穿腹直肌鞘进入腹肌。其末支及外侧皮下分布于腹壁浅层结构。髂腹下神经（iliohypogastric nerve）和髂腹股沟神经（ilioinguinal nerve）均发自腰丛，髂腹下神经于髂前上棘内侧约2.5 cm处穿出腹内斜肌，向内下方斜行于腹外斜肌腱膜与腹内斜肌之间，在腹股沟管浅环上方约3 cm处穿过腹外斜肌腱膜而分布于耻骨上方皮肤。髂腹股沟神经在髂腹下神经下方约一横指处与之平行，在腹股沟管内沿精索前外侧走行，出浅环后分布于阴囊皮肤。

临床应用

上腹部横切口（epigast transverse incision）

适用于肾脏或肾上腺手术，对显露肾蒂比较满意，患者体位舒适。手术可在腹膜外施行，必要时可切开腹膜。肾脏位置较高且有粘连时，该切口显露不够满意。患者平卧位，术侧垫高略呈45°，抬高手术床腰桥。

1. 皮肤切口由第11肋骨尖向内达脐上二横指（图1–15）。

2. 横切断腹外斜肌、腹内斜肌和腹直肌前鞘，顺肌纹切开腹横筋膜，用手指推开其下方的腹膜外脂肪、腹膜及肾周筋膜（图1–16）。将腹直肌向内侧牵开，切断腹直肌后鞘（亦可切断腹直肌，切开腹膜经腹进入）（图1–17）。

3. 用手指将肾周筋膜后层向内侧游离，达腰大肌之前。切开肾周筋膜，将腹膜向内侧牵开，即可显露肾脏。

4. 该切口可根据需要向上、向后或向对侧延长。

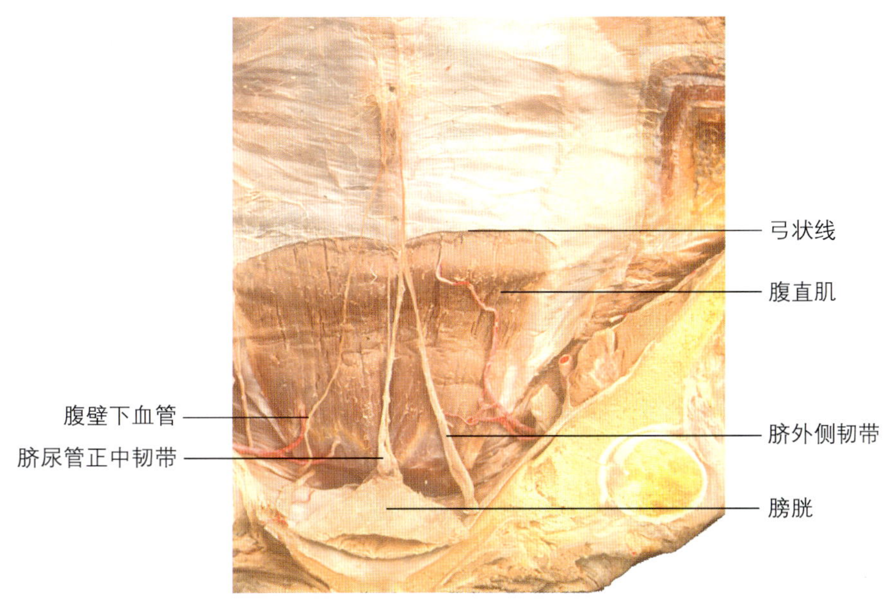

图1–14 腹前外侧壁的血管（后面观）

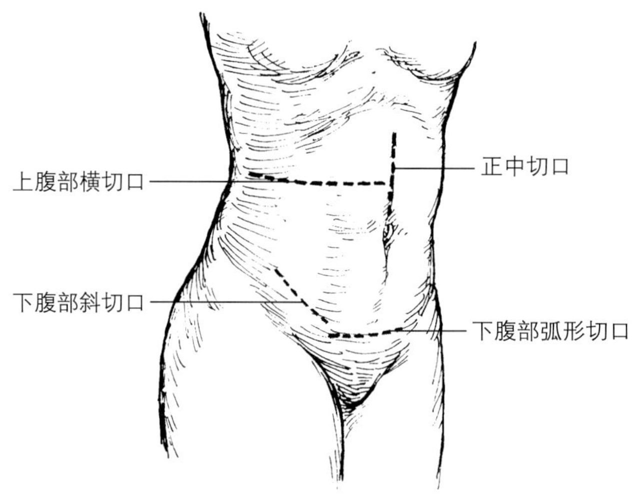

图1-15　腹部切口

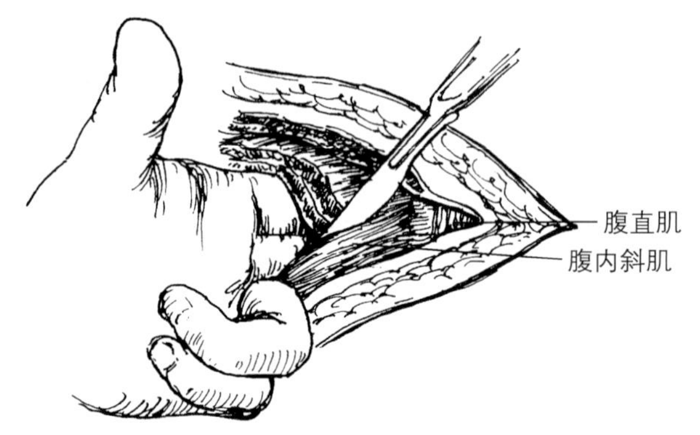

图1-16　切断腹直肌和腹直肌鞘

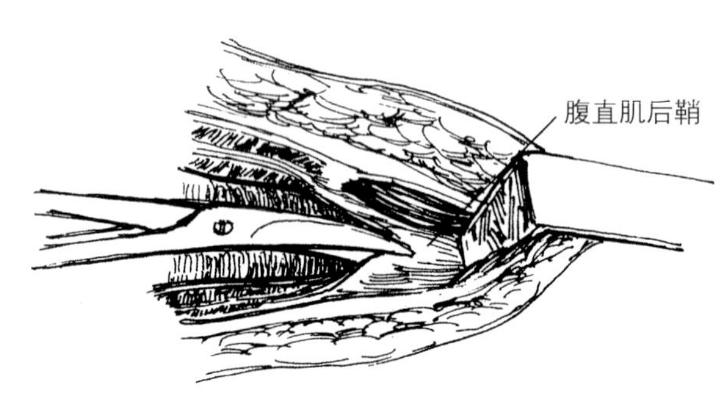

图1-17　切断腹直肌后鞘

腹部正中切口（midline transperitioneal incision）

该切口可以兼顾腹腔两侧，适用于双侧肾、肾上腺手术，尤其适用于马蹄肾峡部切开术。仰卧位，垫高腰部。

1. 自剑突下至脐下方正中切口（见图1-15）。切开皮肤、浅筋膜，找到中线融合筋膜的致密交叉（白线），此处的腹直肌有很薄的纤维膜覆盖，可切开纤维膜以确定中线位置（图1-18）。

2. 切开白线至腹膜外脂肪，术者和助手用两把血管钳提起蜂窝组织、脂肪及腹膜，交替夹持以防夹住肠管。交替2~3次后小心地在两钳间切开。腹膜切开后，空气进入腹腔，肠管会自动落下（图1-19）。

3. 用弯钳夹住两侧腹膜边缘，左手中指、食指伸入腹腔，保护内脏，向上、下用弯剪剪开腹膜，切断圆韧带（图1-20）。

下腹部斜切口（gilbson incision）

下腹部斜切口适用于中下段输尿管手术，取轻度垂头卧位。

1. 从髂前上棘内侧2. 5 cm处开始做一曲棍球杆样切口，沿腹股沟韧带上方2. 5 cm至腹直肌外缘（见图1-15）。

2. 沿纤维方向切开腹外斜肌腱膜（图1-21）。

3. 沿纤维方向分开腹内斜肌，切开腹横肌（图1-22）。

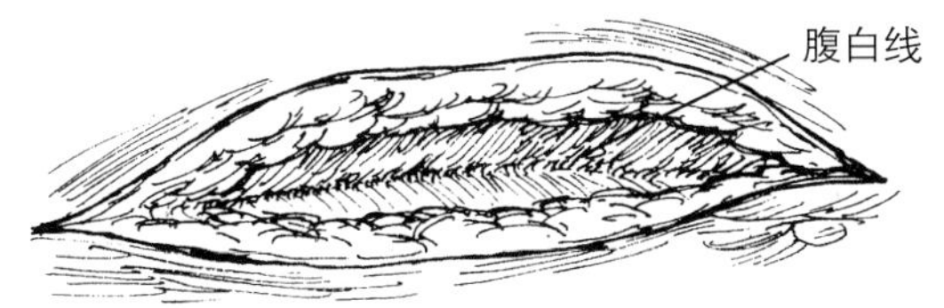

图1-18 暴露腹白线

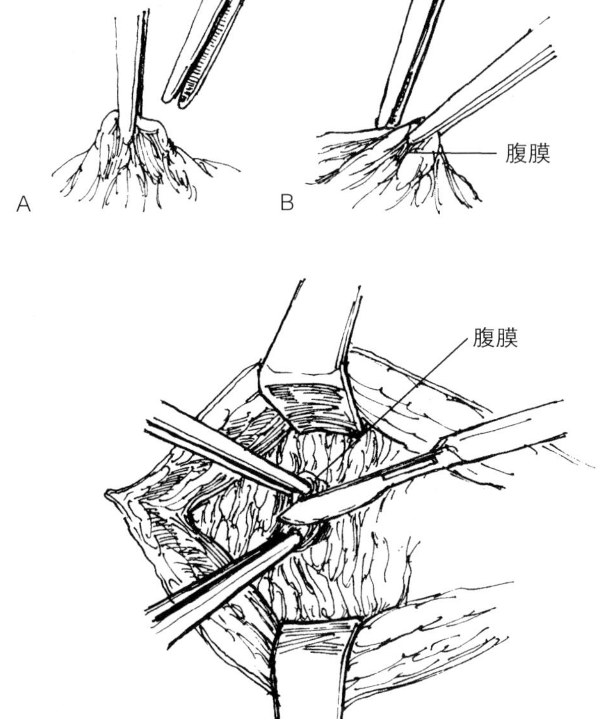

图1-19 切开腹膜（A~C为操作过程）

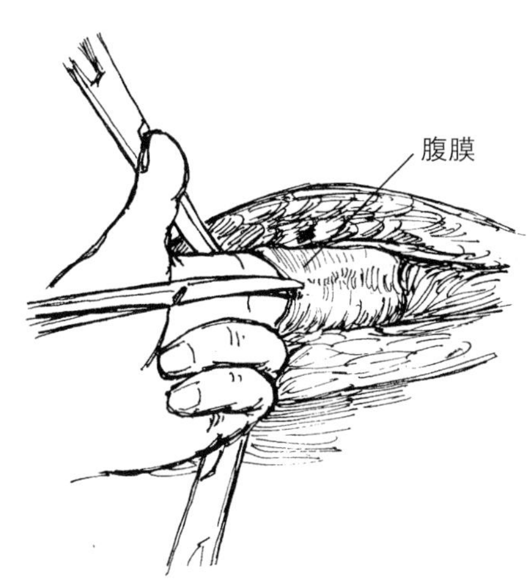

图1-20 扩大腹膜切口

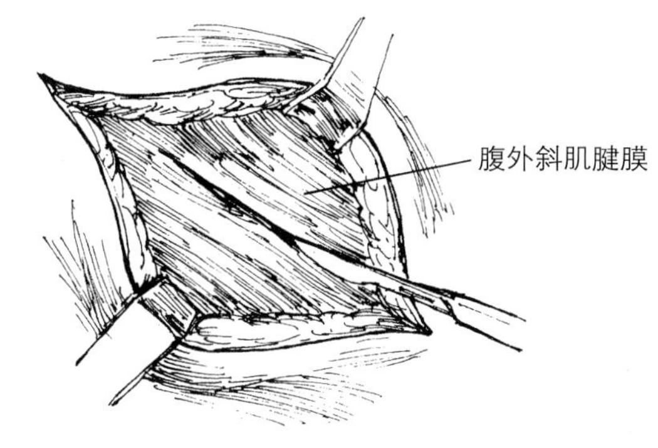

图1-21 切开腹外斜肌腱膜

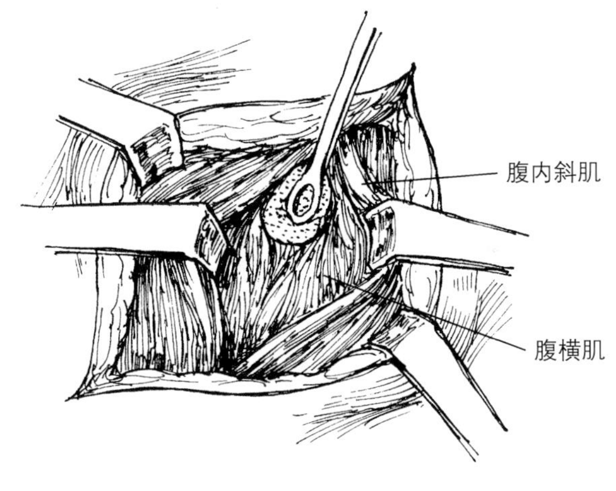

图1-22 分开腹内斜肌和腹横肌

4. 向内侧拉开腹横筋膜，将腹膜从体壁和血管前方推向内侧。在与髂血管交界贴近腹膜处寻找输尿管（图1-23）。

下腹部弧形切口（pfannenstiel切口）

适用于膀胱、前列腺手术，尤其是肥胖者。取仰卧位。

1. 在耻骨联合上方约4 cm处做对称的弧形切口（见图1-15）。切开腹直肌鞘，避开腹股沟管。继续向两侧切开腹外斜肌、腹内斜肌和腹横肌3~4 cm远，不必切断腹壁下血管（图1-24）。

2. 用组织钳提起腹直肌上缘，用电刀向上切开其在中线处的附着至少10 cm，然后将肌肉下压，将肌肉从鞘中游离。注意避开腹壁下血管两个对称的穿支，或者电凝后切断（图1-25）。

3. 同样在腹直肌鞘下缘游离锥状肌（图1-26）。

4. 切开筋膜或用弯钳撑开，进入两腹直肌之间。纵向切开锥状肌，打开中线处薄层腹横筋膜，显露膀胱和膀胱颈前面（图1-27）。

术中要注意，切口位置过高、皮瓣分离太低均阻碍显露，切口位置过低，下方腹直肌太少影响关闭切口。因为要获得比仅牵开腹直肌更大的显露，所以该切口常要超过两侧腹直肌外侧缘，切开部分腹壁3层肌腱膜（腹外斜肌、腹内斜肌、腹横肌）及腹肌本身。腹壁下血管正位于腹内斜肌的下方，可从侧面推开。髂腹下神经经过腹内斜肌，走行于腹外斜肌腱膜下，从内环口上方穿出，支配腹股沟和耻骨联合处皮肤。该神经可在该切口牵开外侧缘时受损伤。

牵开腹直肌前鞘暴露附着的腹白线，须用手术刀或电刀锐性分离腹直肌与前鞘。腹壁下动脉常在耻骨联合上方约15 cm处发出分支，经过腹直肌后方进入腹直肌前鞘。该分支为穿支血管，避免损伤。腹直肌鞘分离牵开后，在中线切开肌筋膜很容易将腹直肌分开，因为无腹直肌后鞘，坚韧的腹白线并不穿入该层。切口的下端，锥状肌在腹白线上附着于前鞘，需锐性将它分开。推开腹膜外脂肪和腹膜，显露脐皱襞和膀胱顶部。

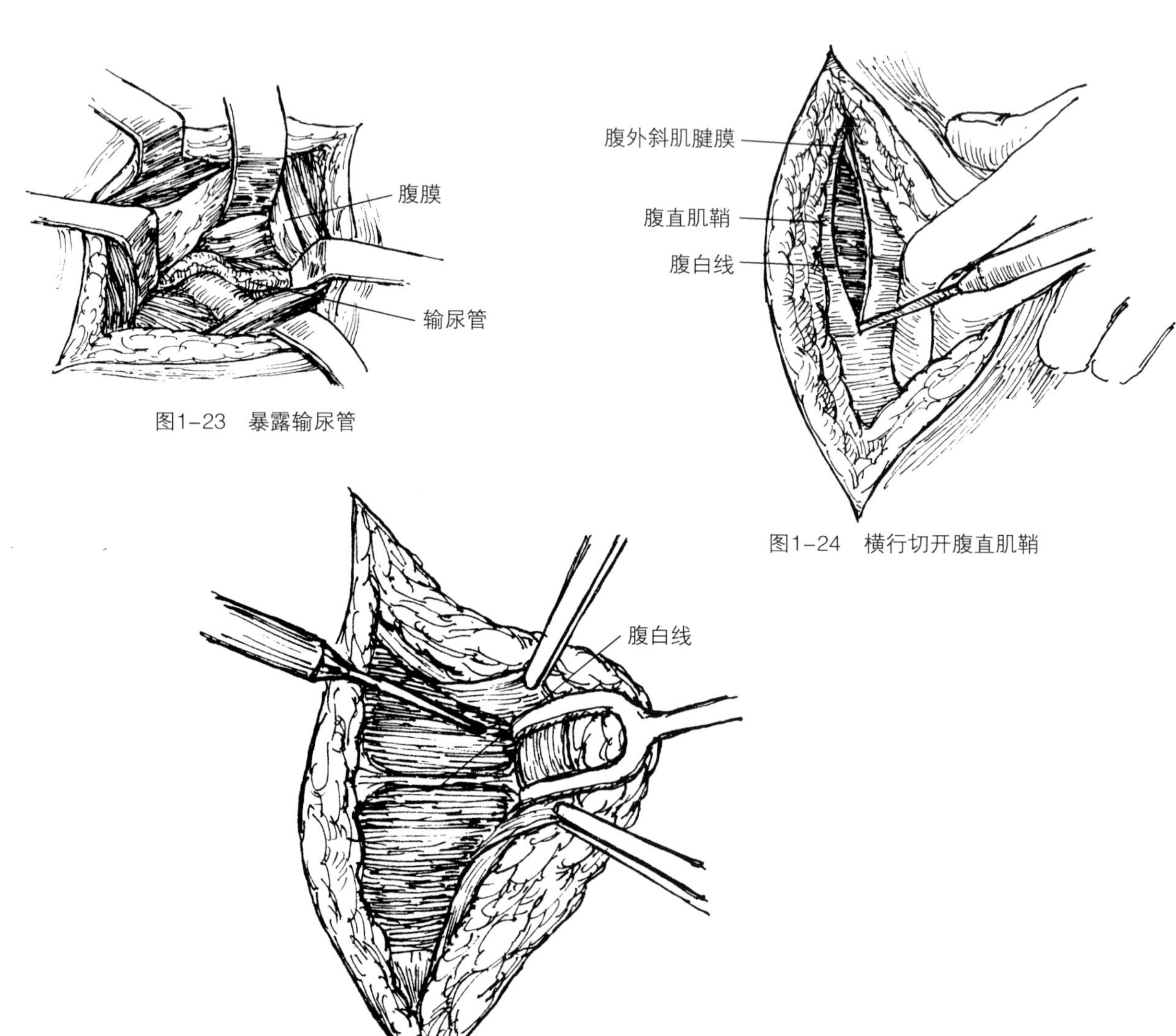

图1-23　暴露输尿管

图1-24　横行切开腹直肌鞘

图1-25　分离腹直肌鞘和腹直肌

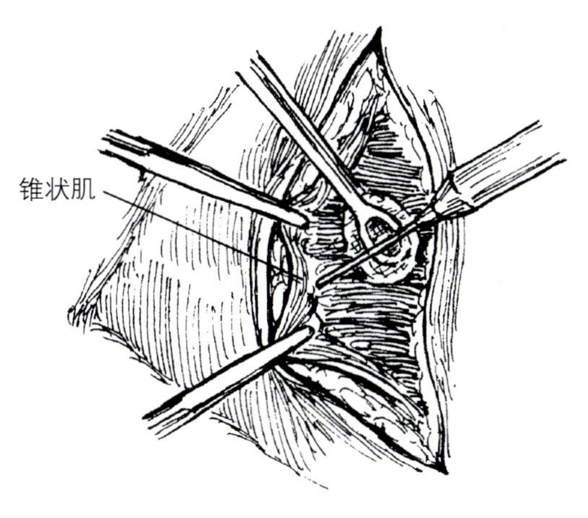

图1-26　游离锥状肌

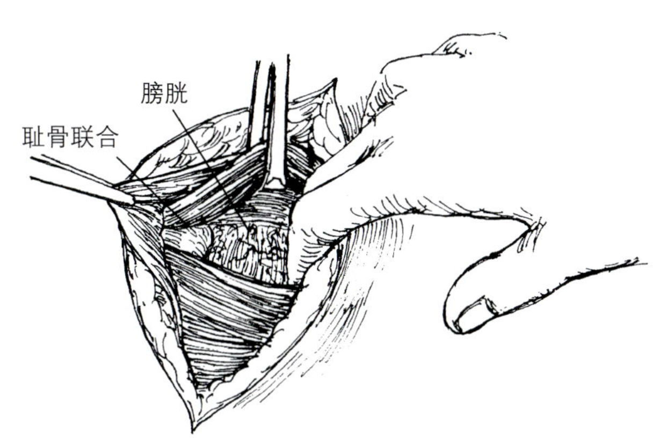

图1-27　暴露膀胱和膀胱颈前面

腹股沟区

■ 外科解剖

腹股沟区（inguinal region）是位于下腹部两侧的三角形区域。其上界为从髂前上棘至腹直肌外侧缘的水平线，下界为腹股沟韧带，内侧为腹直肌外侧缘。

腹股沟区的层次结构与腹前外侧壁相似，但较其薄弱。其结构特点（图1-28）：①腹外斜肌（obliquus externus abdominis）在此区已无肌性组织，而且移行为较薄的腱膜；②腹内斜肌（obliquus internus abdominis）和腹横肌（transversus abdominis）的下缘与腹股沟韧带（inguinal ligament）内侧部之间有一狭窄的间隙，并无肌肉覆盖；③精索（spermatic cord）或子宫圆韧带（round ligament of uterus）通过腹股沟管，使腹壁在此形成一条潜在的裂隙。

腹外斜肌在髂前上棘与脐连线水平以下移行为腱膜（见图1-11A）。腱膜在髂前上棘与耻骨结节之间增厚，前向后下方返折形成腹股沟韧带。在韧带内侧端的部分纤维向下后外方附于耻骨梳称腔隙韧带，亦称陷窝韧带（lacunar ligament）。腔隙韧带沿耻骨梳继续向外延伸的腱膜，称耻骨梳韧带（pectineal ligament）。在耻骨结节上方约2 cm处，腹外斜肌腱膜有一三角形裂隙，为腹股沟管浅（皮下）环，内有精索或子宫圆韧带通过。髂腹下神经和髂腹股沟神经并行于腹外斜肌腱膜和腹内斜肌之间，二者约相距一横指，髂腹股沟神经位置较低，并与精索伴行。在腹股沟区，腹内斜肌和腹横肌下缘均游离呈弓状，跨过精索上下方，然后在腹直肌外侧缘外线至精索后方，移行为腱膜，腱膜融合并止于耻骨结节附近，称联合腱（conjoined tendon）。腹内斜肌和腹横肌下缘的一部分肌纤维包绕精索，并向下进入阴囊，形成菲薄的提睾肌。腹横筋膜在腹股沟区较厚，它在腹股沟韧带中点上方，腹壁下动脉外侧有一漏斗状开口，称腹股沟管深环（deep inguinal ring），精索或子宫圆韧带由此通过。腹横筋膜包绕在精索外面而降入阴囊。

腹股沟管（inguinal canal）位于腹股沟韧带内侧半的上方，为一斜行于腹肌和腱膜之间的裂隙，成人的4~5 cm长。管内有精索（或子宫圆韧带），髂腹股沟神经和生殖股神经（genitofemoral nerve）的生殖支通过。前壁为腹外侧肌腱膜和腹内斜肌起始部；后壁为腹横筋膜和腹股沟镰；上壁为腹内斜肌与腹横肌的弓状下缘；下壁为腹股沟韧带；内口为腹股沟深环，位于腹股沟韧带中

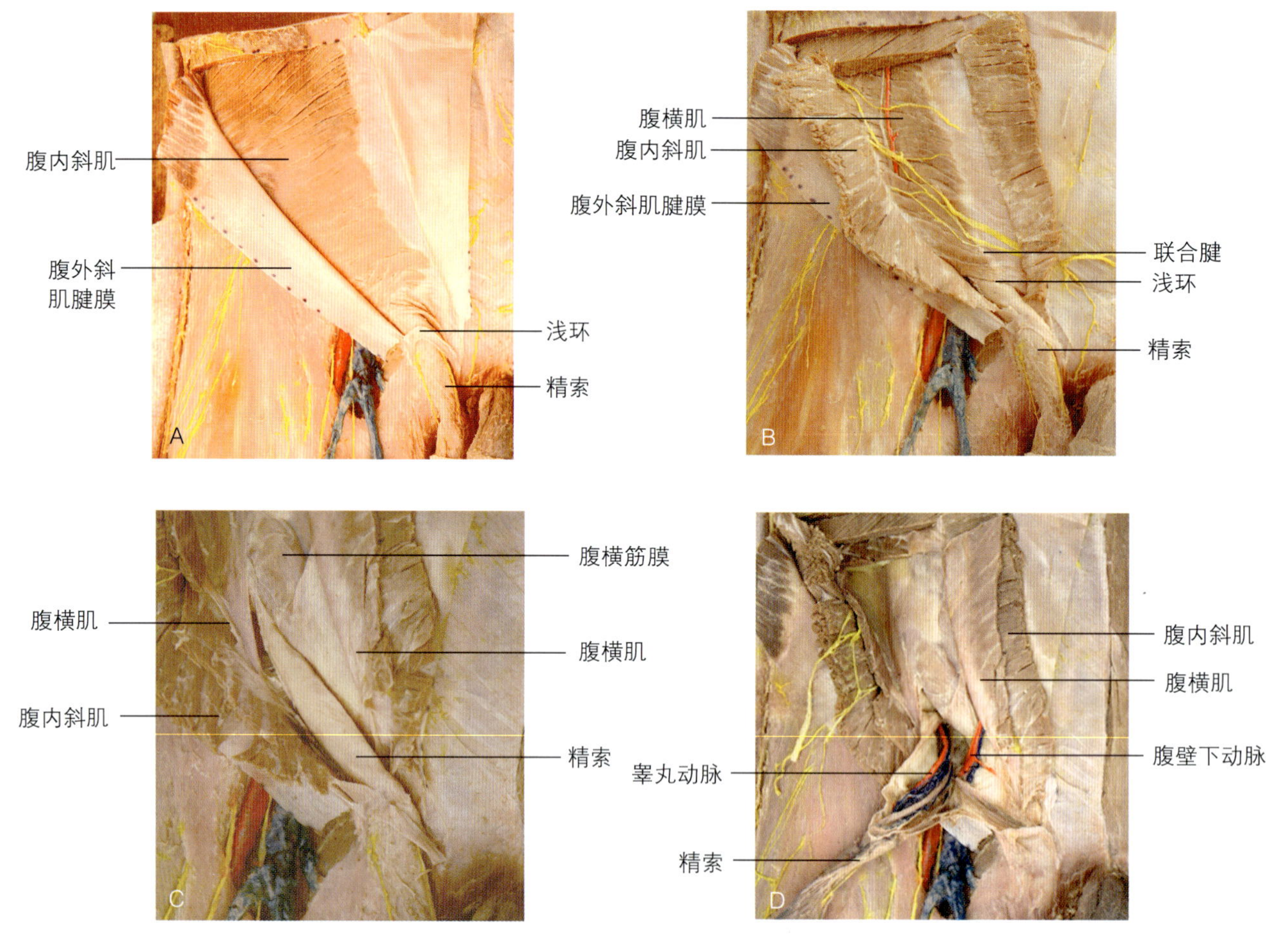

图1-28　腹股沟区

A.第一层；B.第二层；C.第三层；D.第四层

点上方一横指处，其内侧有腹壁下动脉，后面正对腹股沟外侧窝；外口为腹股沟浅环，是腹外斜肌腱膜在耻骨结节外上方的一个裂口。当腹肌收缩时，管的前壁与后壁紧贴，上壁与下壁靠拢，使裂隙缩小，深环封闭，腹壁得以加强。若腹肌发育不良，鞘突未闭或长期腹腔压力较大，则易发生腹股沟疝。

腹股沟三角（inguinal trigone）是由腹直肌外侧缘、腹股沟韧带和腹壁下动脉围成的三角区。三角的后面正对腹股沟内侧窝，其前面正对腹股沟管浅环，腹腔内容物若由腹股沟三角区突出，经浅环直达皮下者称直疝，直疝位于腹壁下动脉内侧，而斜疝则由腹壁下动脉的外侧突入深环经腹股沟管，出浅环而入阴囊（见图1-28）。

胚胎期，睾丸位于腹后壁，随着胚胎的发育，睾丸逐渐下降。胚胎第3个月时，睾丸降至髂窝，第7个月时降至腹股沟深环，通常在出生时睾丸降到阴囊。如出生后睾丸仍停留在下降途中，称隐睾症。在睾丸下降之前，腹膜内已有一盲袋突向阴囊，称腹膜鞘状突（peritoneum processus vaginalis）。睾丸降至阴囊后，鞘突包绕睾丸鞘膜，其上部与腹膜腔连通部分逐渐萎缩而闭锁，形成鞘突剩件。如腹膜鞘突未闭，仍与腹膜腔相通，则可形成先天性腹股沟斜疝或交通性鞘膜积液（communicating hydrocele）。

腹股沟区亦称腹股沟三角，为下腹部两侧的三角形区。上界为从髂前上棘至腹直肌外侧缘的水平线，下界为腹股沟韧带，内侧为腹直肌外侧缘的下份。

■临床应用

腹股沟斜切口（inguinal incision）适用于腹股沟疝，隐睾下降固定及精索的手术。取仰卧位。

1. 在腹股沟韧带上约2 cm处沿韧带做皮肤切口（图1-29）。切口起自腹股沟韧带中点之外侧2.5 cm处，止于耻骨嵴，深达腹外斜肌腱膜。在切口的内侧部分，有腹壁浅血管和外阴部血管分布在皮肤的浅筋膜层中，切开时应注意止血，最好能先钳夹后切断。

2. 沿腹外斜肌腱膜的纤维将腱膜切开（图1-30），自外环口至内环处止。切开此腱膜层时应注意勿伤及下面的髂腹下神经和髂腹股沟神经（图1-31）。腱膜切开后，其内外两片均应与下层组织适当游离，内侧片游离后应能暴露腹内斜肌及联合肌腱，外侧片游离至能暴露腹股沟韧带的深部斜面部分。

3. 将提睾肌纵向切开少许，略加钝性分离，即可暴露出稍带膜样光泽的疝囊（图1-32），若为隐睾手术可探查到隐睾的部位。

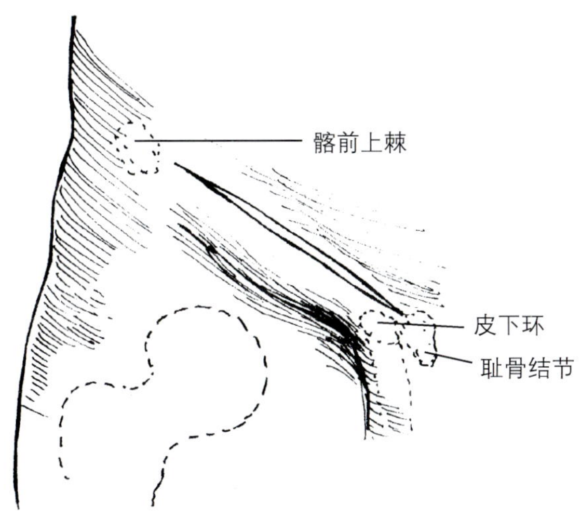

图1-29　腹股沟切口

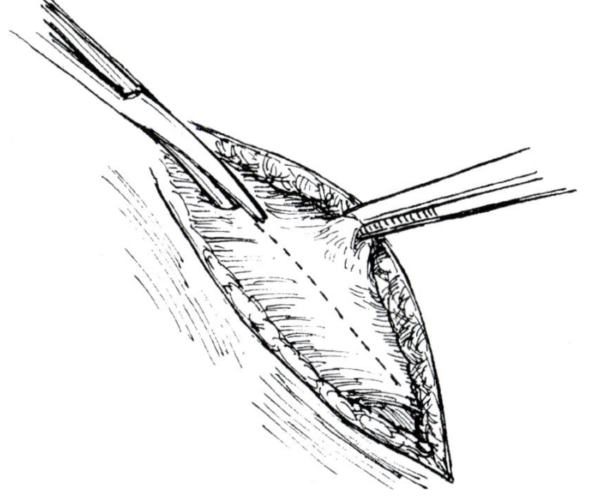

图1-30　切开腹外斜肌腱膜

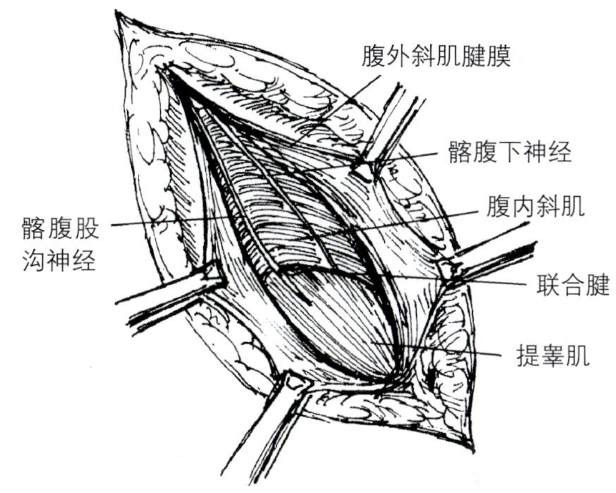

图1-31　显露腹股沟管

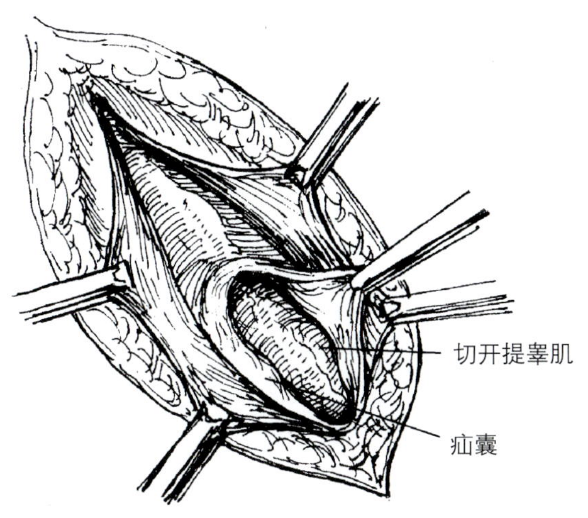

图1-32　打开疝囊

腹后壁及腰部

■ 外科解剖

腹后部也称腰部，其上界为第12肋，下界为髂嵴，内侧界为后正中线，外侧界为腋后线。此区主要体表标志有4个（图1-33）。①竖脊肌（erector spinae）：位于后正中线两旁，在皮下可摸到其外侧缘，它们和第12肋形成的夹角称肋脊角或称肾区（renal region），在临床做肾区叩诊或肾囊封闭术即在此进行。②第12肋骨：可在皮下摸到，是肾手术经腰部切口的标志。③髂嵴：浅在皮下，两侧髂嵴最高点的连线正对第4腰椎棘突或第3、4腰椎间盘。④腰椎棘突：可在皮下逐个触知。

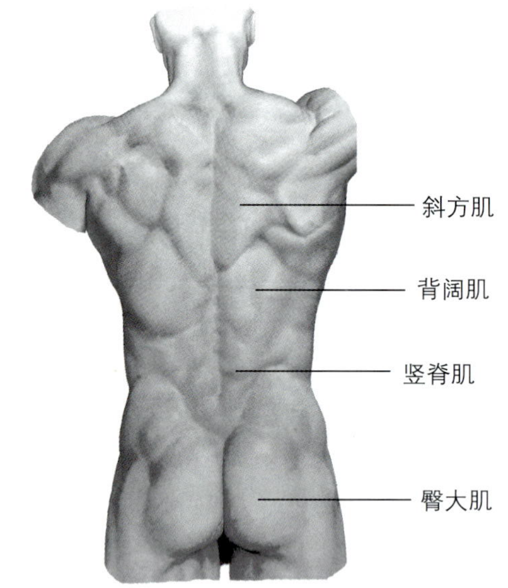

图1-33　躯干背面体表标志

腹后壁的皮肤较厚，浅筋膜中结缔组织束较多，且与皮肤相连，故活动度较差，有丰富的毛囊、皮脂腺和脂肪。深筋膜覆盖于各肌表面，但包绕竖脊肌的胸腰筋膜最强厚，其余均较菲薄。肌肉分为4层。①外层：由背阔肌、腹外斜肌后延部分和下后锯肌、肋间外肌及腰背筋膜后层组成（图1-34），背阔肌和腹外斜肌纤维方向不同，在髂嵴附着处分开，与髂嵴形成三角形裂隙称腰下三角（lumbar triangle），其底为腹内斜肌（图1-35）。②中层：由竖脊肌、腹内斜肌、肋间内肌及腰背筋膜中层组成（图1-36）。腹内斜肌、竖脊肌和下后锯肌共同围成腰上三角（lumbocostoabdominal triangle），其底为腹横肌腱膜。如腹内斜肌与下后锯肌在第12肋骨的附着点不相接触，在12肋也构成一边，则此间隙成为菱形区，连于第1腰椎横突与第12肋之间的胸腰筋膜称腰肋韧带。肾手术时需切断此韧带，并推第12肋向上，方可充分暴露肾脏。③内层：由腰方肌腹横肌的延展部分、最内肋间肌、肋提肌及腰背筋膜的前层组成。在腹横肌腱膜深面有肋下神经和血管，髂腹

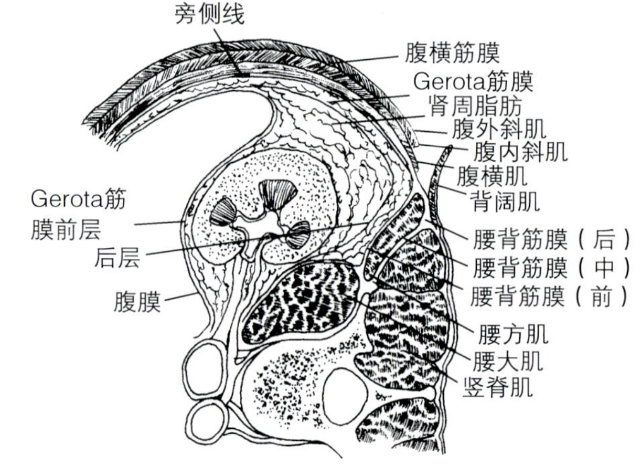

图1-34　腰后壁层次

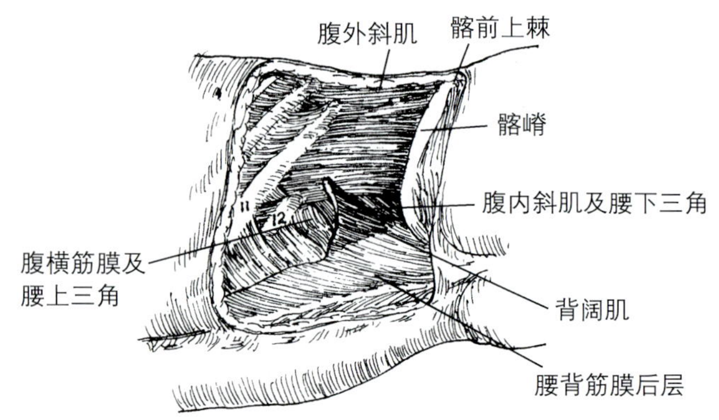

图1-35　腰上和腰下三角

下神经和髂腹股沟神经带，经腰部切口做肾手术时，注意保护这些结构，且不必切开腹膜，只需推腹膜向前，就可到达腹膜后隙。④最内层：由腰大肌、腰小肌和膈肌组成（图1-37）。腰大肌起于腰椎体外侧，向下止于股骨小转子，并被筋膜鞘包绕。腰小肌位于腰大肌前面，起于第12胸椎和第1腰椎的侧面，长长的腱膜附着于耻骨线，髂骨的髂耻结节，侧面附着于髂筋膜。

■ 临床应用

1869年Simon应用腰部径路，首次施行肾切除术。自那时起许多泌尿外科医生应用后外侧切口超过了前侧切口。后外侧径路提供了直接进入肾区的途径，受大血管、腹内脏器或体壁脂肪干扰少。常用的有腰部斜切口、背部直切口等。

腰部斜切口（subcostal incision）

适用于显露肾脏做肾造瘘、肾周引流、肾

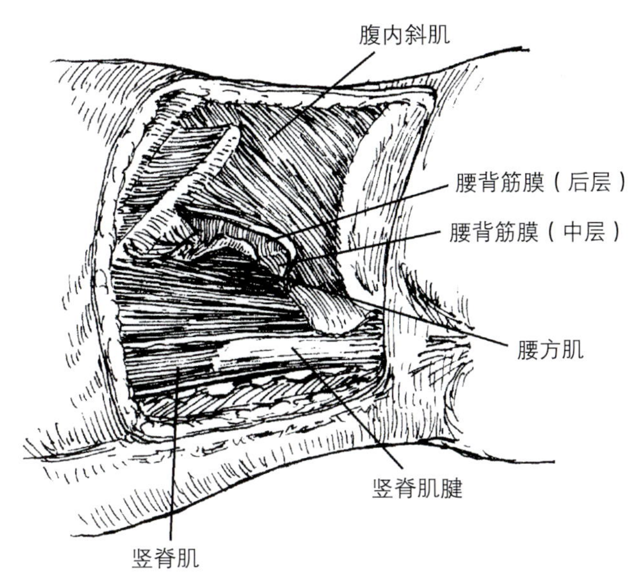

图1-36　显露腰背肌中层

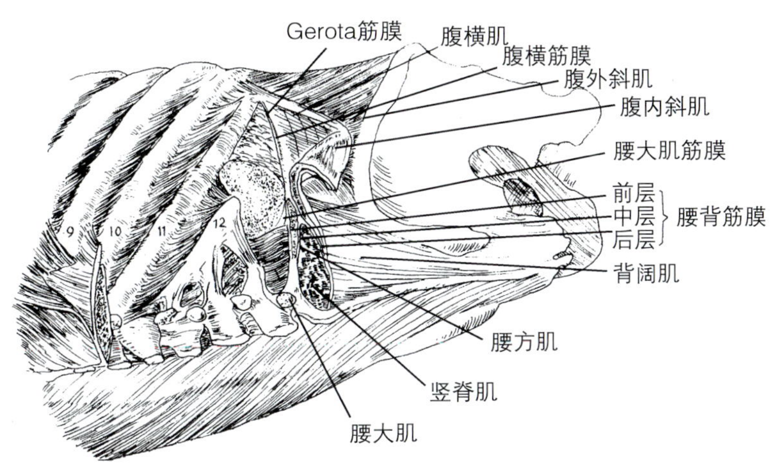

图1-37　显露腰上三角

盂切开取石及上段输尿管切开取石术等。取侧卧位，手术侧向上，健侧腰部对准并升高手术台腰桥，头端与脚端降低以张开手术侧腰部。

1. 从第12肋下缘1 cm处骶棘肌的外侧开始做切口，沿第12肋下缘向前，到达前腹壁时弯向下，以避开肋下神经，切口止于髂前上棘内侧（图1–38）。如第12肋发育不全，切口可在第11肋下。

2. 从前向后切开背阔肌，下后锯肌。用电刀切割可减少失血和多处钳夹对组织的创伤（图1–39）。

3. 从后向前切开腹外斜肌、腹内斜肌。注意位于内外斜肌与腹横肌之间的肋下神经（图1–40）。

4. 辨认白色的腰背筋膜，锐性切开至切口后端，然后插入两指向前切至与腹前壁肌肉融合处

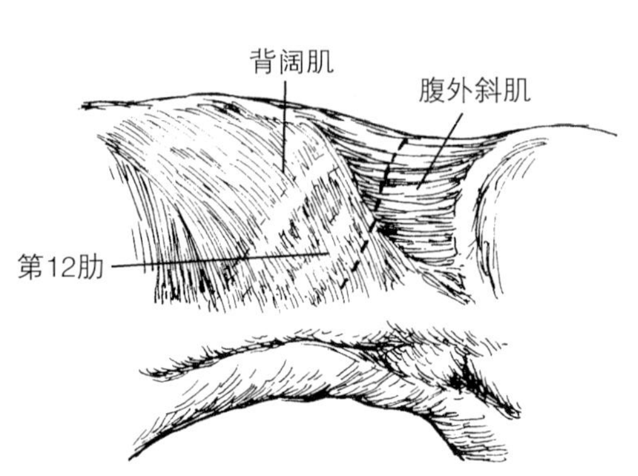

图1–38　腰部斜切口

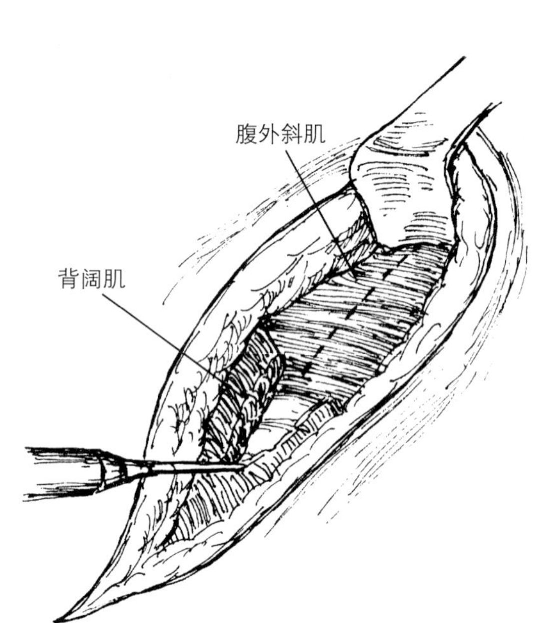

图1–39　切开背阔肌

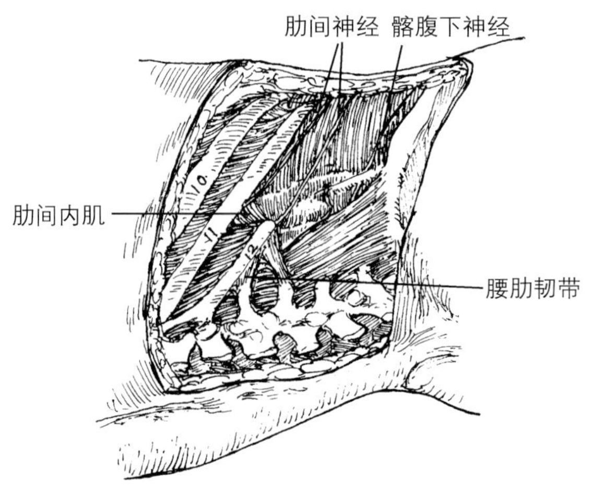

图1–40　显露腰背肌的最内层

（图1−41）。切开或钝性分开腹横肌，显露腹膜，钝性游离后推向前方。

5. 从竖脊肌前缘向前切开腰背筋膜后层及小部分下后锯肌纤维（图1−42），即可显露肾周筋膜（perirenal fascia）。

背部直切口

适用于单纯肾盂、输尿管上段切开取石术。取侧卧位，略朝前旋转10°~20°，抬高腰桥。

1. 于竖脊肌中部做一平行于脊椎的直切口，上自12肋缘，下至髂嵴（图1−43）。切开皮肤、皮下组织，切开腰背筋膜后叶，并将其从竖脊肌上游离开，直到该肌外侧缘，此时能触及腰椎横突（图1−44）。

2. 腰背筋膜前叶位于竖脊肌深面，腰方肌的后方，将其在近横突处纵行切开（前叶附着于横突）。从切口上端开始将前叶从腰方肌上游离至其外侧，沿直切口到下端（图1−45）；可将腰方肌向脊柱方向牵开，显露切口即可解剖肾盂或输尿管。

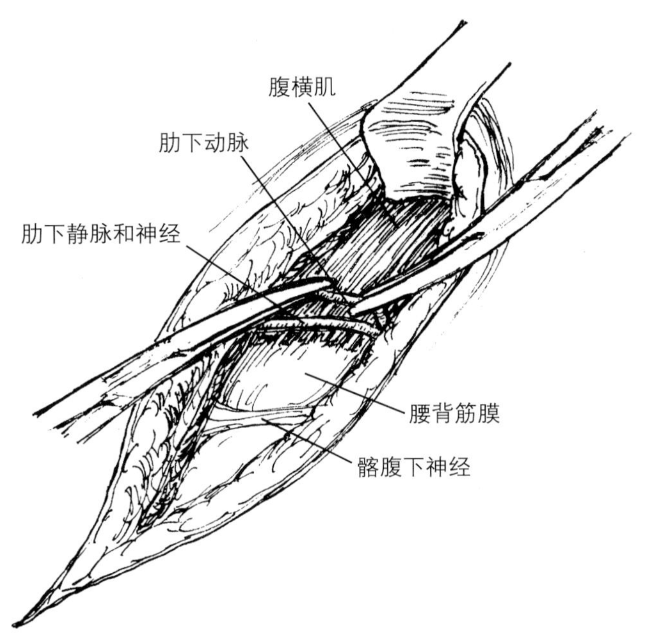

图1−41　显露腰背筋膜和肋下血管、神经

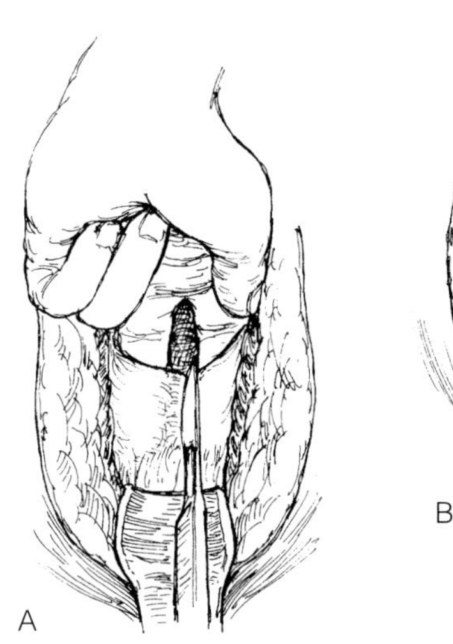

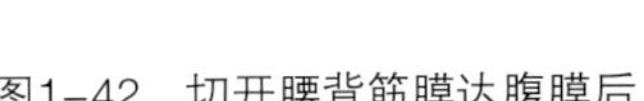

图1−42　切开腰背筋膜达腹膜后

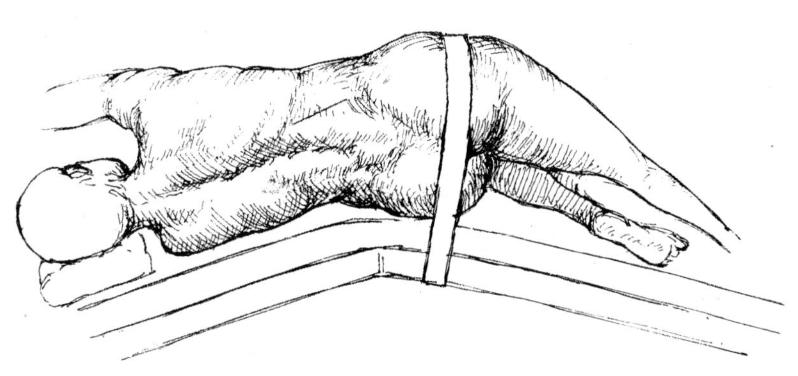

图1−43　背部直切口

■ 腹腔镜手术入路

男性泌尿生殖器官主要位于腹膜后间隙（retroperitoneal space）。腹膜后脏器的腹腔镜手术，初期主要采用经腹腔入路，随着技术的进步和器械的改进，20世纪90年代初逐步开展了经腹膜后手术入路。

穿刺点的选择

在腹腔镜手术中对穿刺点的选择很重要。选择恰当有利于手术的操作，首个穿刺点是内镜安放的位置，显得尤为重要。经腹腔入路时可选择脐上、脐下、腹直肌外缘、脐与髂前上棘连线中点等位置（图1–46）。经腹膜后入路时可选择腋中线12肋缘下、腋中线髂嵴上2~3 cm、腰下三角等肌肉薄弱处（图1–47）。其他的穿刺点可选在麦氏点，脐与耻骨连线中点，腹直肌旁和肋缘下等位置。各穿刺点位置不能太近，一般使各器械夹角至15°~45°为宜，否则会妨碍操作。

常用的手术入路

1. 经腹腔入路　包括侧卧位经腹腔入路和仰卧位经腹腔入路。侧卧位经腹腔入路适合于处理单侧肾、肾上腺病变。常选用脐旁或腹直肌外缘平脐水平进入第一个套管放入腹腔镜，其余套管位置根据手术要求选择。仰卧位经腹腔入路适合于处理膀胱、前列腺、输尿管下段、隐睾、精索静脉曲张等病变。一般采用脐上或脐下做第一套管位置，其余套管位置根据手术需要选择。

2. 经腹膜外入路　包括侧卧位腹膜后入路和仰卧位腹膜前入路。侧卧位腹膜后入路用于肾上腺、肾、输尿管、精索静脉等手术，第一通道常选择在腋中线髂嵴上2~3 cm处。仰卧位腹膜前入路，多用于膀胱、膀胱颈、前列腺等器官的手术，第一通道常选择脐上缘或下缘。

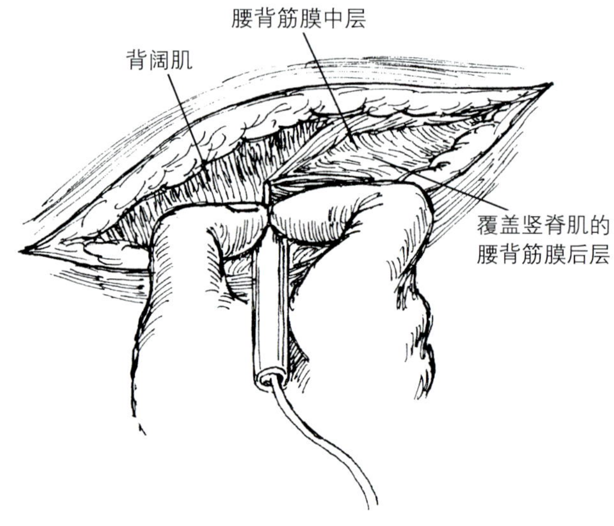

图1–44　切开背阔肌

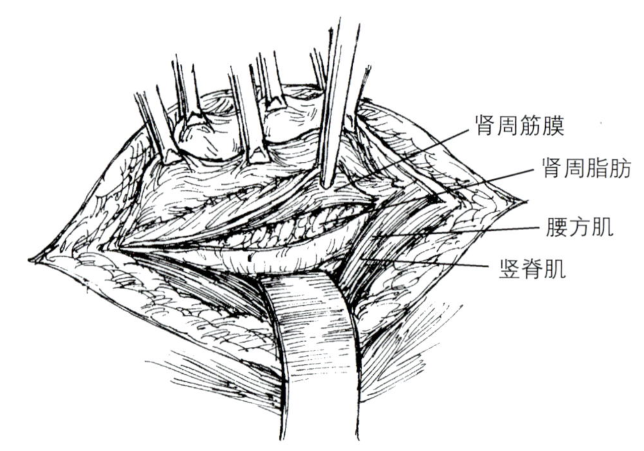

图1–45　显露腰背筋膜和肋下血管、神经

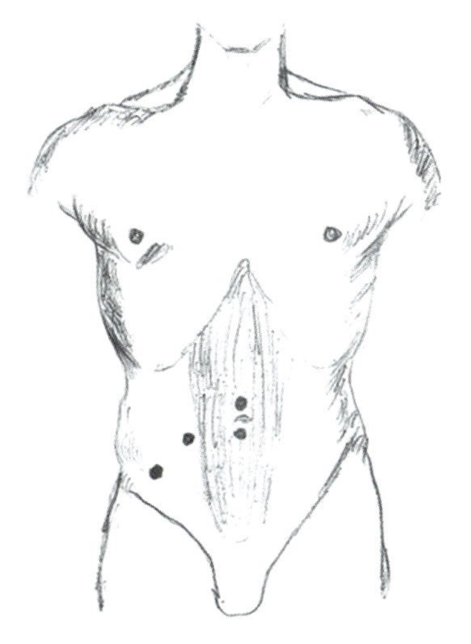

图1-46 经腹腔入路穿刺点（黑点示）

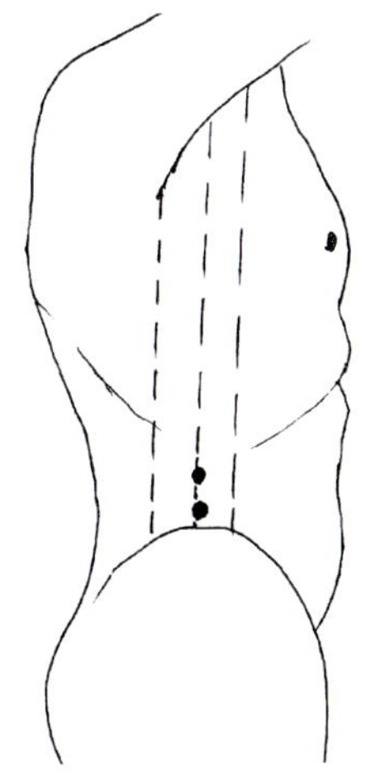

图1-47 经腹膜后入路穿刺点（黑点示）

盆 部

■ 外科解剖

盆部（pelvic part）由盆腔及盆腔内的器官所组成，盆腔由骨盆、盆壁肌及其筋膜共同组成。盆部的前面以耻骨联合上缘、耻骨结节（public tubercle）、腹股沟和髂嵴前份的连线与腹部分界，后面以髂嵴后份和髂后上棘至尾骨尖的连线与腰部、骶尾部分界。在盆部上界外侧，可触到髂嵴；沿髂嵴向前，可触及髂前上棘，再向前下沿腹股沟可扪及耻骨结节，自此向内可触到耻骨嵴和耻骨联合上缘；沿髂嵴向后，可触到髂后上棘（图1-48）。

盆筋膜（pelvic fascia）为腹内筋膜的直接延续，按其部位不同可分为盆内筋膜、盆膈上筋膜和盆脏筋膜（图1-49）。盆壁筋膜覆盖于盆壁内面，位于骶骨前方的部分称骶前筋膜（presacral fascia），位于梨状肌表面的部分称梨状肌筋膜，位于闭孔内肌表面的部分称闭孔内肌筋膜。闭孔内肌筋膜的上部明显增厚，形成肛提肌腱弓，位于耻骨联合后面至坐骨棘的连线上，为肛提肌起端和盆膈上筋膜的附着处。盆膈上筋膜为盆壁向下的延续，覆盖于肛提肌和尾骨肌上面的部分。该筋膜向盆内器官周围移行而形成盆脏筋膜（visceral pelvic fascia）。盆膈下筋膜（inferior fascia of pelvic diaphragm）为覆盖于肛提肌和尾骨肌下面的筋膜，是臀筋膜向会阴的直接延续。盆脏筋膜是盆膈上筋膜向器官的延续，包绕在盆内器官的周围。有些器官周围的盆脏筋膜比较发达而形成鞘筋膜，如前列腺鞘。盆脏筋膜延伸至器官之间形成筋膜隔，如直肠膀胱隔、直肠阴道隔。盆脏筋膜还形成韧带，如子宫主韧带、骶子宫韧带。这些盆脏筋膜形成的筋膜鞘、筋膜隔及韧带，具有支持和固定器官的作用。

在盆壁筋膜与盆脏筋膜之间，或相邻的盆脏筋膜之间，存在多个筋膜间隙（图1-50），耻骨后间隙位于耻骨联合与膀胱之间，耻骨骨折引起的血肿及膀胱前壁损伤引起的尿外渗就潴留在此间隙内，骨盆直肠隙位于盆底筋膜和盆膈之间，后方为直肠，前方在男性为膀胱及前列腺，在女性为子宫和阴道上部。直肠后隙位于直肠筋膜与骶前筋膜之间，又称骶前间隙（presacral space）。此间隙向上与腹膜后隙相互通连，因此筋膜间隙

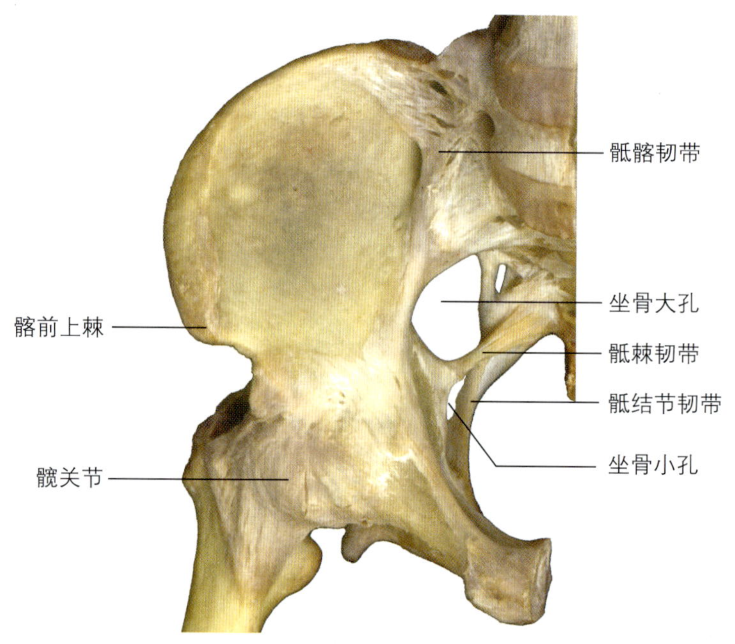

图1-48　骨盆的解剖

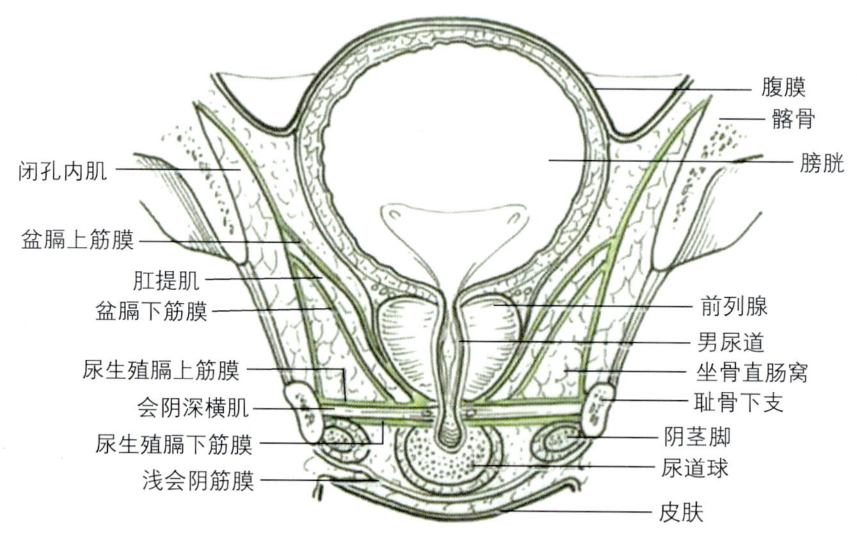

图1-49　盆筋膜（男性）

内的血肿、脓肿或尿外渗等可能互相蔓延。

盆膈（pelvic diaphragm）由盆膈上、下筋膜及位于两筋膜之间的肛提肌和尾骨肌构成（图1-51）。盆膈是盆腔的底，封闭了骨盆下口的大部分，其后部有肛管通过。盆膈有支撑、承托和固定各盆腔器官的作用。肛提肌起自耻骨下支内面肛提肌腱弓，两侧肌纤维向下内行走，会合成漏斗状，向后止于直肠壁、尾骨及肛尾韧带。肛尾韧带是从尾骨尖到肛门之间的一条纤维肌性组织。肛提肌的前部纤维在肛管与直肠壶腹交界处后方，肛门内外括约肌之间，左右联合形成“U”形肌束，称耻骨直肠肌，此肌对括约肛管有重要作用。尾骨肌覆盖于骶棘韧带上面，起自坐骨棘，止于骶尾骨侧缘。

■ 临床应用

骶骨旁切口适用于前列腺、精囊及尿道直肠瘘手术。取低头俯卧位，两膝屈曲外展，胸部及骨盆部以软枕垫高，使骶尾部处于高位。

1. 做尾骨旁切口，起自骶尾关节交界处，止于肛门旁2 cm处。切开皮肤、皮下组织，直肠后壁即在切口下方。

2. 于坐骨直肠窝向对侧分离直肠前列腺筋膜和直肠尿道肌，使直肠前壁得以游离，直至前列腺可触及，这样可保留血管神经束（图1-52）。

3. 触及前列腺后，沿中线向上切开Denonvilliers筋膜后层达上方的前列腺基部（图1-53），即可显露输精管壶腹及外侧的精囊（图1-54）。用手指放在直肠内有助于分离直肠及前列腺间平面。

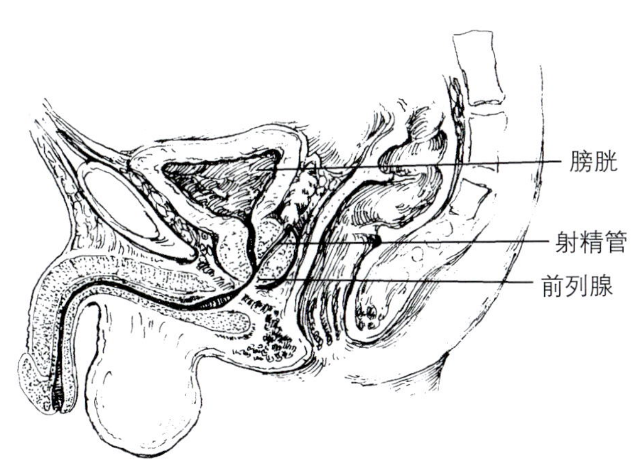

图1-50　盆筋膜间隙

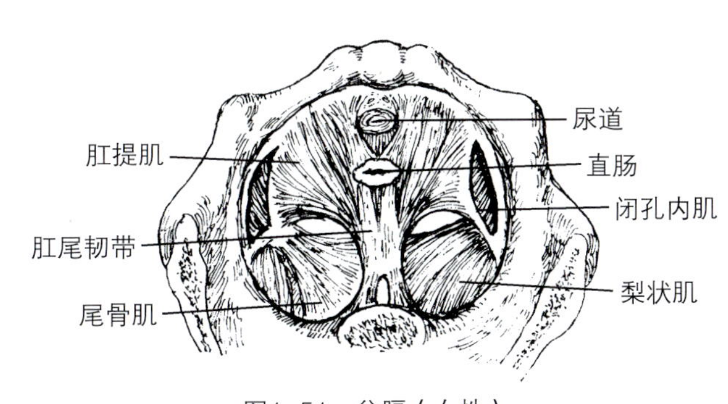

图1-51　盆膈（女性）

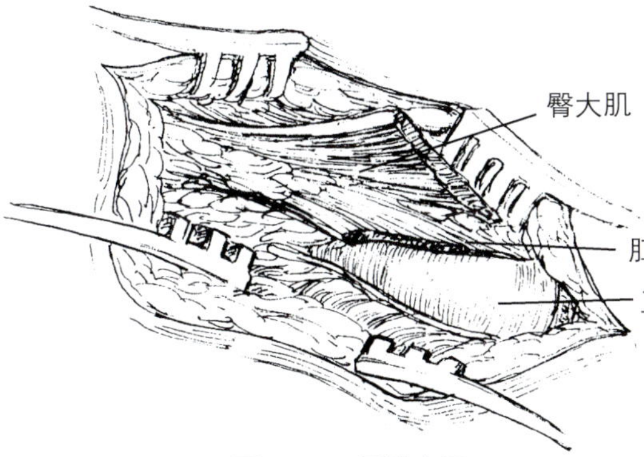

图1-52　显露直肠

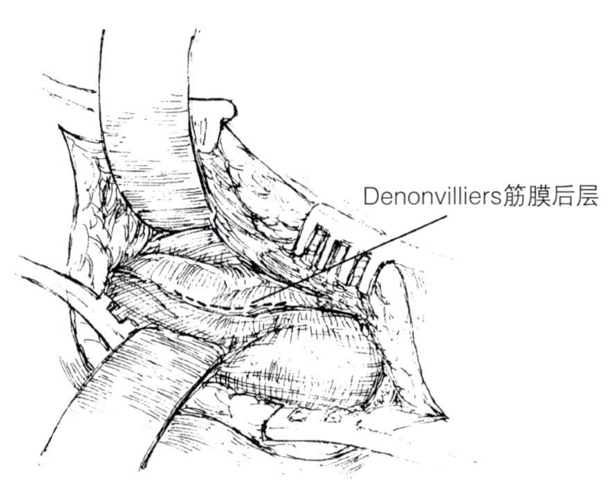

图1-53　切开Denonvilliers筋膜

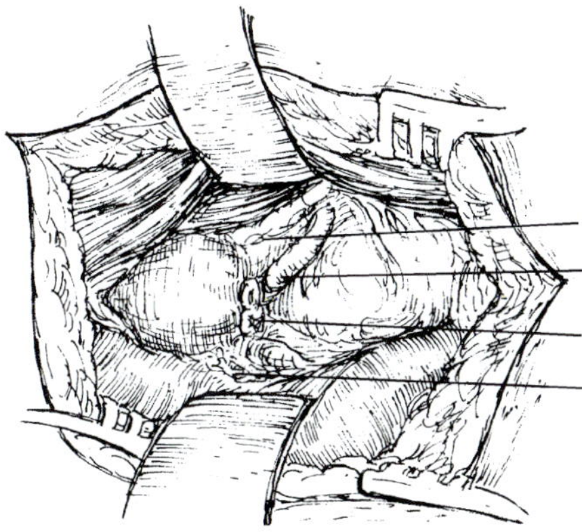

图1-54　显露输精管、精囊

男性会阴部

■ 外科解剖

会阴（perineum）是封闭骨盆下口的全部软组织的总称，略呈菱形，其境界与骨盆下口一致，前为耻骨联合下缘，后界为尾骨尖，两侧为耻骨下支、坐骨支、坐骨结节和骶结节韧带。通过两侧坐骨结节的连线，将会阴分为前方的尿生殖区与后方的肛区。

尿生殖区又称尿生殖三角（trigonum urogenitale），在男性有尿道通过，在女性有尿道和阴道通过，会阴皮肤较薄，生有阴毛，含有大量汗腺和皮脂腺。浅筋膜分浅、深两层，浅层即脂肪层，深层即膜性层，又称会阴浅筋膜（superficial fascia of perineum）或Colles筋膜。会阴浅筋膜前续于阴囊肉膜、阴茎浅筋膜及腹前壁的浅筋膜深层（Scarpa筋膜），两侧附着于耻骨弓和坐骨结节下缘，后方在会阴浅横肌后缘与深筋膜相愈着（图1–55）。深筋膜亦分为浅层和深层，浅层称尿生殖膈下筋膜，深层称尿生殖膈上筋膜。这两层深筋膜的两侧均附着于耻骨弓上，其后缘与会阴浅筋膜愈着。会阴浅筋膜、尿生殖膈下筋膜和尿生殖膈上筋膜之间，开成了两个间隙。会阴浅隙又称会阴浅袋，由会阴浅筋膜与尿生殖膈下筋膜所围成。此间隙向前上方开放，与腹前壁Scarpa筋膜深面的间隙相通。会阴浅隙内两侧有阴茎脚、阴蒂脚及其表面的坐骨海绵体肌（ischiocavernosus）；中部有尿道球（bulb of urethra）（前庭球）及其表面的球海绵体肌（bulbospongiosus）或阴道括约肌；后部有一对会阴浅横肌，该肌起自坐骨结节，向内横行，止于会阴中心腱（perineal central tendon）。会阴浅隙内还有阴部内血管及阴部神经的分支（图1–56）。会阴深隙又称会阴深袋，由尿生殖膈下筋膜和尿生殖膈上筋膜所围成。由于这两层筋膜在周边完全愈着，因此，会阴深隙为一封闭的筋膜间隙（图1–57）。其内容除阴部内血管及阴部神经分支外，在男性有会阴深横肌和一对尿道球腺，尿道贯穿会阴深横肌及会阴深隙。围绕尿道膜部的环形肌，称尿道括约肌（sphincter of urethra），此肌有随意括约尿道的作用。在

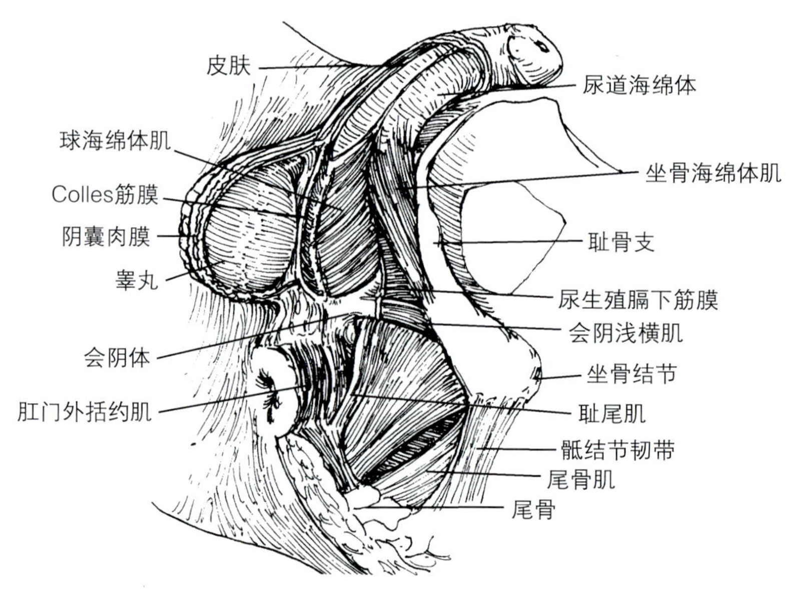

图1–55　尿生殖三角

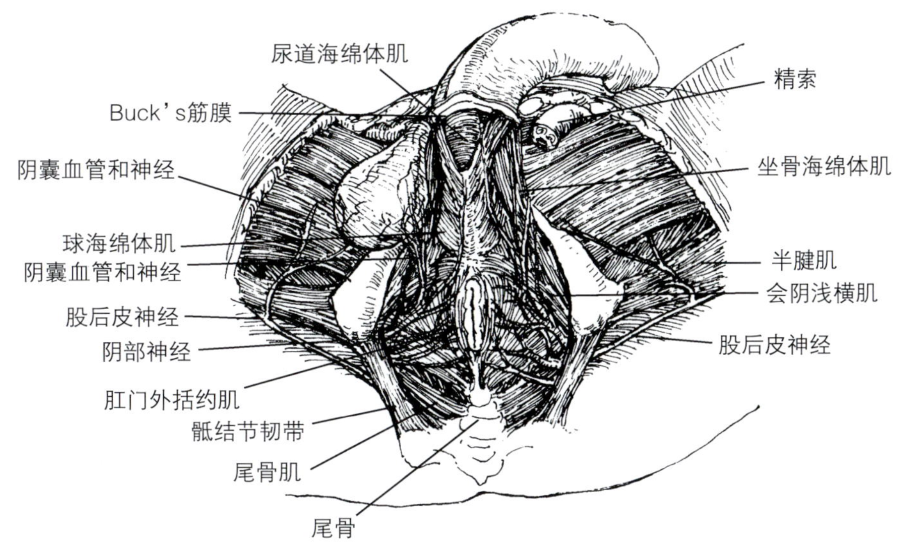

图1-56　尿生殖三角的神经分布

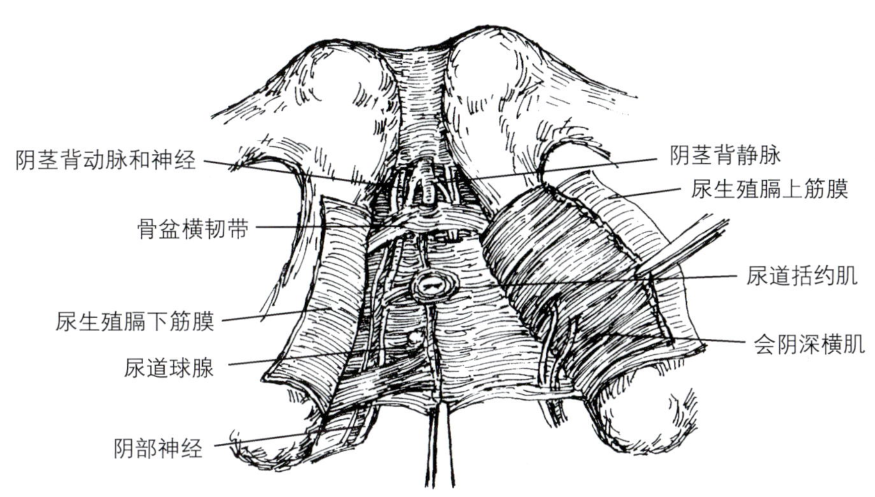

图1-57　男性会阴深隙及其内容

女性除尿道外，还有阴道通过，围绕尿道和阴道的环形肌束称尿道阴道括约肌（urethrovaginal sphincter）。尿生殖膈上、下筋膜和其间的会阴深横肌共同构成三角形的膈，称尿生殖膈（urogenital diaphragm），与盆膈共同封闭骨盆下口（图1-58）。

在女性将阴道口与肛门之间的软组织称为会阴，即所谓产科会阴。该部软组织呈楔形，浅部较宽，深部与阴道后壁、直肠前壁逐渐接近而变窄。此处浅筋膜的深面为会阴中心腱。会阴中心腱是由阴道括约肌、肛门外括约肌、会阴浅横肌、会阴深横肌和肛提肌交织而成的纤维肌肉组织。

■ 临床应用

经会阴切口（弧形及倒Y形切口）

适用于尿道球部及后尿道手术。取膀胱截石位。

1. 在坐骨结节内侧做弧形（倒U形）切口。如需游离前尿道，则做沿会阴中线向前延长的纵行直切口，使呈倒Y形切口（图1-59）。

2. 切开皮肤及会阴浅筋膜，显露球海绵体肌，坐骨海绵体肌，中心腱，会阴浅横肌，将创缘向两侧牵开（图1-60）。

阴囊切口

主要用于鞘膜翻转或切除术、非肿瘤性的睾丸手术、附睾手术及输精管结扎或吻合术。

1. 阴囊在解剖上分为6层，由外向内依次为皮肤、肉膜、提睾筋膜、睾提肌、睾丸精索鞘膜及睾丸固有鞘膜。但手术时仅视为3层，即皮肤、肉膜为一层，睾丸固有鞘膜为一层，二者之间的其他层次为一层（图1-61）。

2. 阴囊有来自阴部内动脉的阴囊后动脉和阴部外动脉的阴囊前动脉，以及由腹壁下动脉发出的提睾肌动脉供血。因此，在阴囊上做纵、横、斜形切口皆可采用（图1-62）。

3. 纵行切口。切断阴囊皮肤上肉膜纤维最多，当缝合阴囊皮肤切口时，皮缘易内卷而造成愈合延迟。要将阴囊内的多层筋膜切开，需将这

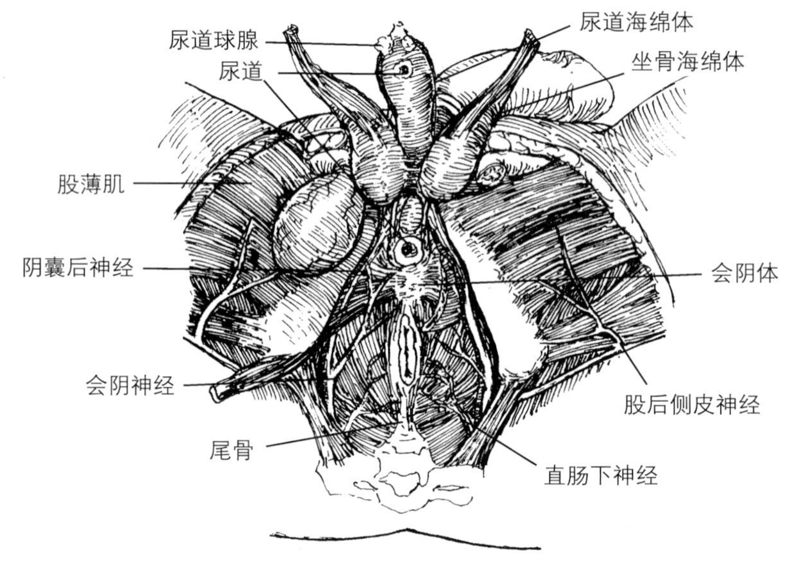

图1-58　男性尿生殖膈

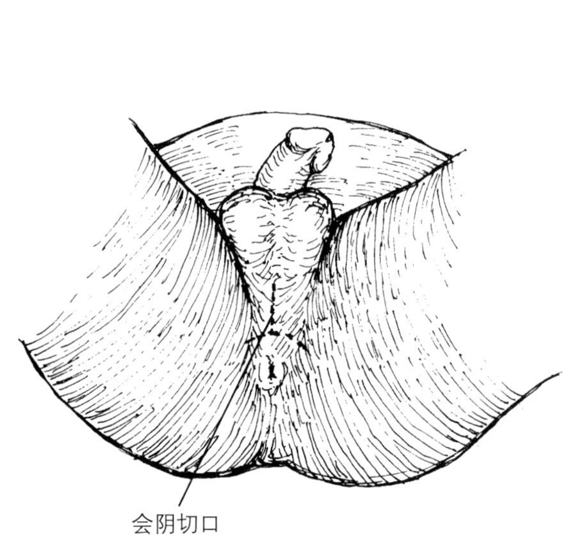

图1-59　会阴切口

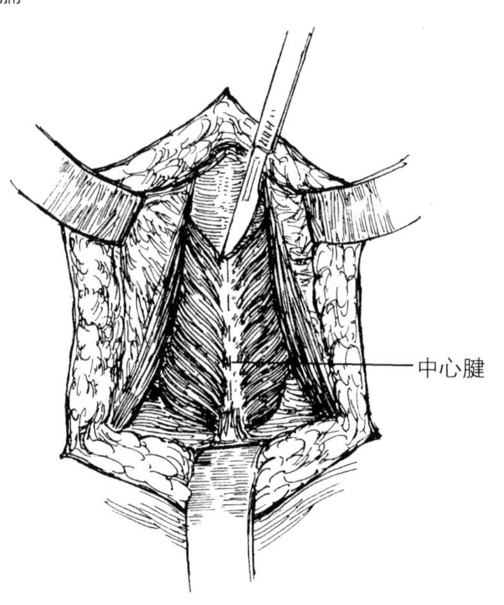

图1-60　显露会阴中心腱

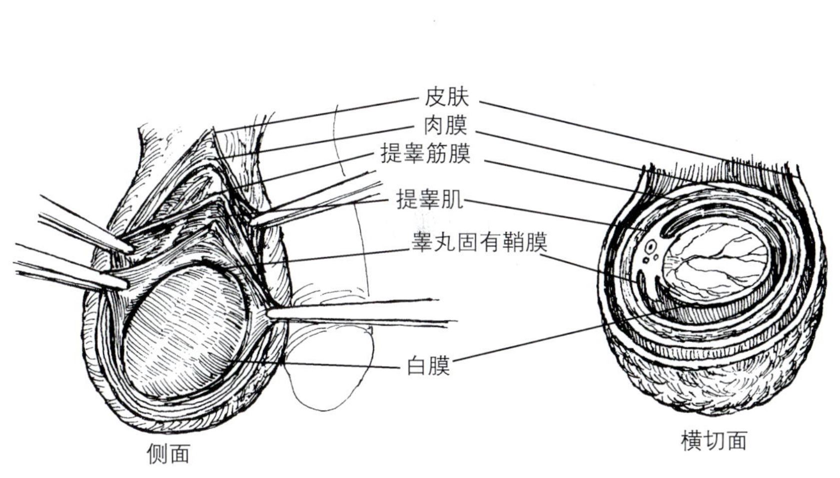

图1-61　阴囊的解剖层次

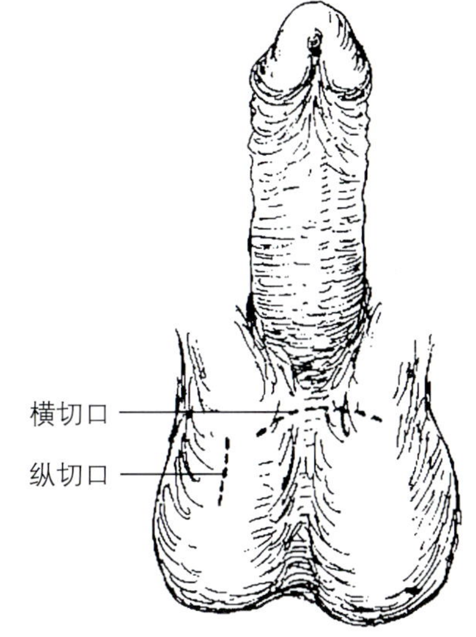

图1-62　阴囊切口

些筋膜被紧张地固定在睾丸表面上呈一球形面，且切口不能一刀切得太深，应细致地分层做弧形切口。切割时刀刃应在睾丸表面来回轻轻滑行，使筋膜一层层地划开。

4. 横行切口（lateropulsion incision）。可施行双侧睾丸切除术及前尿道手术。将阴茎游离并翻出切口，还可施行阴茎海绵体硬结症的斑块切除、补片手术。

（戴宇平）

参考文献

1. Moore KL, Persaud TVN. The developing human. 8th Edition, Saunders Elsevier, 2008.
2. 丁自海, 李忠华, 苏泽轩. 泌尿外科临床解剖学图谱. 济南: 山东科学技术出版社, 2005.
3. 丁自海, 原林. 局部临床解剖学. 西安: 世界图书出版公司, 2009.
4. 丁自海, 原林. 系统解剖学彩色图谱. 北京: 中信出版社, 2004.
5. Richard LD, Vogt AW, Mitchell AWM, et al. Gray's atlas of anatomy. Churchill Livingstone, 2008.
6. Black CK, Zolper EG, Walters.Utility of a modified components separation for abdominal wall reconstruction in the liver and kidney transplant population. Archives of Plastc Surgery, 2019, 46(5):462–469.
7. AlMohaya N, Alabdrabalameer MNE, AlAnazi K, et al. Bilateral inguinal bladder hernia following unilateral transabdominal preperitoneal repair. A case report and review of the literature.Annals of medicine and surgery, 2019, 46:23–26.

2

泌尿系统器官的位置和毗邻

泌尿男生殖系统的各个器官，除男性外生殖器位于体表外，其余均位于腹膜后间隙和盆腔内。其中，肾脏和输尿管腹段位于腹膜后间隙的肾周筋膜囊内，输尿管盆段、膀胱、前列腺和精囊位于盆腔的前部。另外，属于内分泌器官的肾上腺，在解剖上紧邻肾脏上极，位于肾周筋膜囊内的顶端。这些器官的解剖位置深，紧邻腹后壁和盆壁，与腹膜后和盆部的大血管、神经等重要结构关系密切，并与上腹部、盆腔内的消化器官、生殖器官相毗邻。

熟悉这些器官的解剖位置及其与周围器官、重要结构的毗邻，包括各器官与周围结构之间的各层筋膜、筋膜之间的间隙，对于理解泌尿系疾病的发生发展、制订合理的手术入路和方案、在手术中保持正确的解剖层面、实施解剖性手术、避免误伤邻近脏器和结构等，均有重要意义。

腹盆部的体表解剖

通过腹盆部的体表标志，可在体表确定泌尿系各脏器的位置，这有助于泌尿系统的体格检查、开放手术切口的设计、腹腔镜手术各操作孔的分布，以及不同手术入路的选择等。

■ 体表标志

前面体表标志：在腹盆部的前面，上方可触及剑突、肋弓，下方可触及耻骨结节、耻骨联合、髂前上棘和髂嵴前份等骨性标志。非骨性标志有腹前正中线、腹直肌外侧缘、脐等。

后面体表标志（图2－1）：在腹盆部的后面，位于肋缘下与髂嵴间的区域又称为腰部。主要有第12肋、髂后上棘、髂嵴后份、腰椎棘突、后正中线、竖脊肌外侧缘等体表标志。

另外，临床上也人为设定一些解剖平面，以方便从体表确定腹部及腹膜后器官的位置。泌尿外科常用的胸腹部体表平面自上而下有7个（图2－2）。

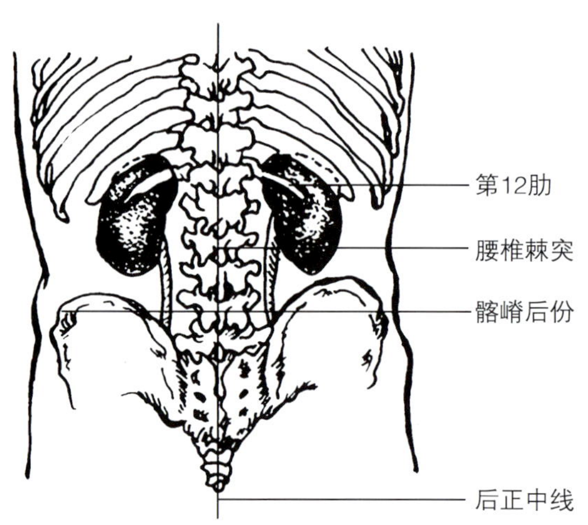

图2－1　腹盆部后面体表标志

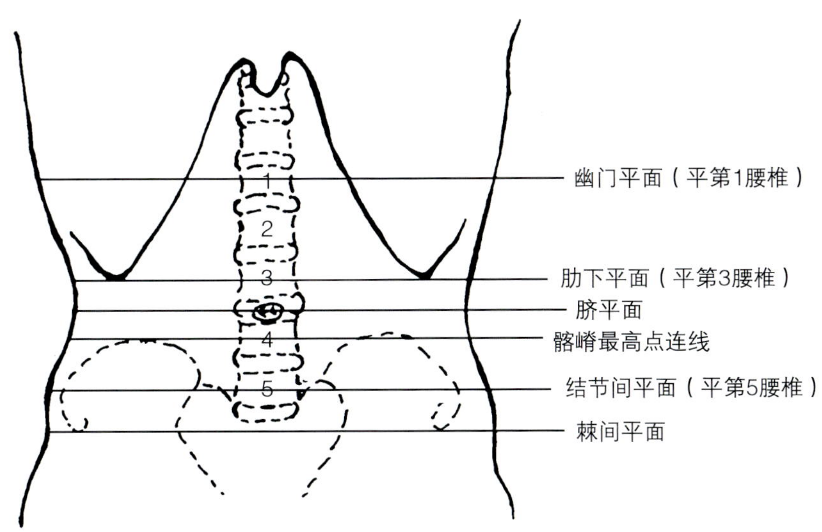

图2-2　解剖平面

1. 剑突平面　平对第10胸椎。

2. 幽门平面　为通过胸骨上缘至耻骨联合连线的中点所作平面，约位于胸剑连接下方一掌宽处。该平面前方经过第9肋尖，后方经过第1腰椎。胃幽门通常位于此平面上。右肾门恰低于此平面，左肾门恰高于此平面。

3. 肋下平面　通过两侧肋弓最低点所作平面，该平面经过第3腰椎。

4. 脐平面　位置不固定，通常平对第3、4腰椎间。腹部所有实质性器官均在此平面的上方。

5. 髂嵴最高点连线平面　经过第4腰椎，脐有时也在此平面上。

6. 结节间平面　通过两侧髂骨结节所作平面，经过第5腰椎。

7. 棘间平面　通过两侧髂前上棘所作平面，经过骶岬的稍下方。

以上各平面标志中，最方便记忆的是幽门平面、肋下平面和结节间平面，它们经过的椎骨分别为第1、3、5腰椎。

■ 体表投影

肾脏的体表投影：肾随呼吸运动。在腰部自后正中线两侧2.5 cm和7.5~8.5 cm处各作2条垂直线，再在第11胸椎和第3腰椎棘突平面作两条水平线，肾脏的体表投影就在这4条纵横标线所组成的2个四边形范围内。两肾门的体表投影在腹前壁位于第9肋前端，在腹后壁（腰部）位于第12肋下缘与竖脊肌外缘的交角处（肋脊角）（图2-3）。

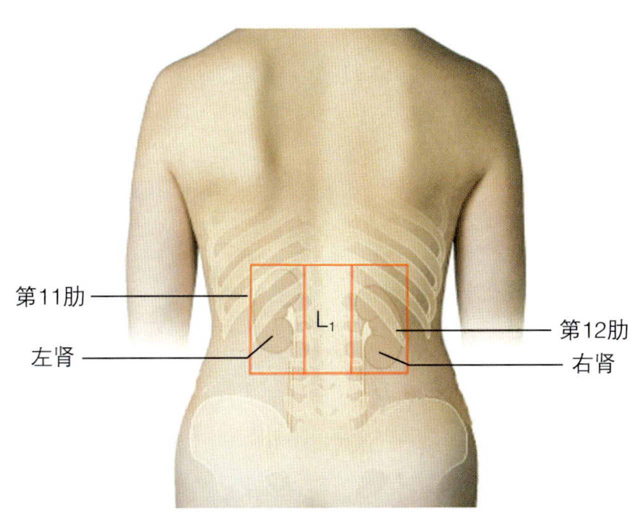

图2-3　肾的体表投影

输尿管腹段的体表投影：在腹前壁与半月线相当，在腹后壁大约与腰椎横突尖端所作的连线一致。

膀胱的体表投影：膀胱未充盈时，完全位于真骨盆内，在下腹部不能触及。当尿液充盈或潴留时，膀胱顶部可升至耻骨联合上缘以上，位于下腹正中，在体表呈一椭圆形投影。此时腹膜反折也随之上移，膀胱前壁与腹前壁直接相邻。

腹膜后间隙及盆部各结构和脏器的位置

■ 腹膜后间隙

腹膜后间隙是位于腹膜腔后、腹后壁骨骼肌肉前的间隙。该间隙前方为壁腹膜，后方为腹内筋膜，侧方为同属腹内筋膜的锥侧筋膜，上起自膈肌，下至骶岬并向盆部延续。腹膜后间隙内容纳的主要结构和器官，由后往前分别是：①腹部的大血管、神经和淋巴结等结构；②由肾周筋膜囊和其内的肾周脂肪所包裹的肾上腺、肾脏、输尿管腹段等脏器；③消化系统的胰腺、十二指肠、升结肠、降结肠。在这些结构和脏器之间，充填着疏松的结缔组织。在此间隙实施经腹膜后入路的腹腔镜手术，需要建立腹膜后间隙的气腹空间（气腹腔），故也常称该部为腹膜后腔或后腹腔（图2-4）。

腹膜后间隙内各结构和脏器的排列及位置

腹后壁的构成：腹后壁的中部由第1~5腰椎椎体和椎体间的椎间盘构成。胸腰椎交界的前方是膈肌主动脉裂孔，孔的两侧是向下伸延的膈肌脚。左膈脚较短，向下只伸延达第2腰椎。右膈脚较长，伸延达第3腰椎。做腰部切口时，在切口的上份，多需要切断部分膈脚，使其深面的胸膜向上回缩，以避免损伤胸膜。脊柱两侧从内到外依次为腰大肌、腰方肌和腹横肌腱膜，它们的上方分别有作为膈肌起点的三结构，即跨越腰大肌前面的内侧弓状韧带，跨越腰方肌前面的外侧弓状韧带和位于腹横肌腱膜上方的末肋。膈肌自三结构斜行向上，最高点达第8胸椎高度。膈肌内有食管裂孔（平第10胸椎）和腔静脉孔（位中心腱内，平第8胸椎）（图2-5）。

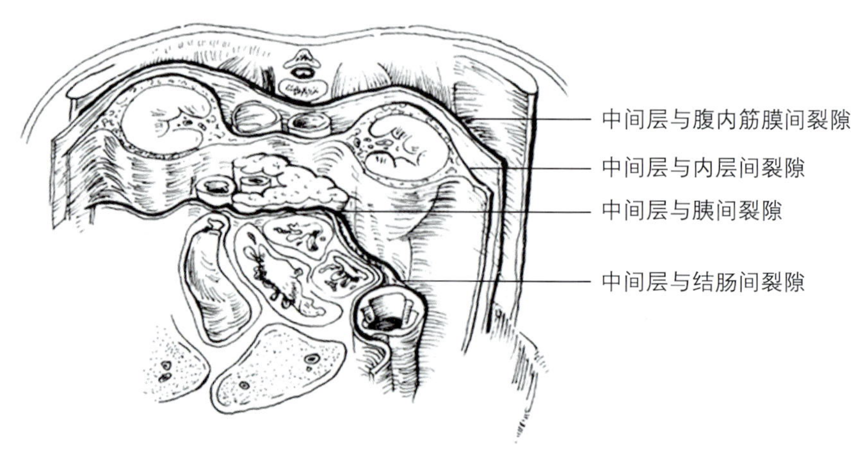

图2-4　腹膜后结缔组织“解剖层”

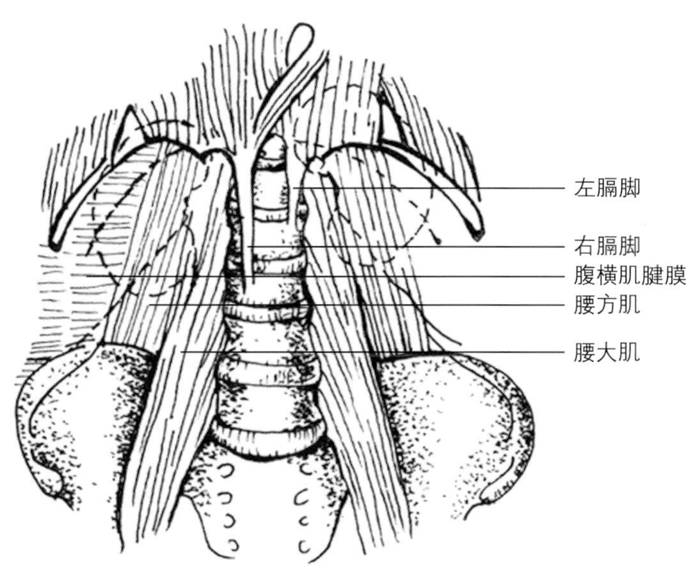

图2-5 腹后壁的构成

腹膜后间隙的重要结构，除紧邻腹后壁前方的腹部大血管（腹主动脉和下腔静脉）、神经和淋巴组织外，主要为由肾周筋膜囊及其内的肾周脂肪所包绕的肾上腺、肾脏和输尿管腹段。

腹主动脉居中线偏左，从膈肌主动脉裂孔下行至第4腰椎分为左右髂总动脉，后者分别行向下外至骶髂关节前方又分成髂内、外动脉。腹主动脉前壁发出3大分支，第1、2支均在第1腰椎水平发出，即腹腔干和肠系膜上动脉，第3支在第3或第3/4腰椎水平发出，为肠系膜下动脉。左、右肾动脉自腹主动脉侧壁发出，近1/3的肾脏有2支或多支肾动脉供应，如为单支肾动脉则多数在第2腰椎水平发出，左侧比右侧略高（图2-6）。

下腔静脉在腹主动脉右侧，较主动脉长，上端平第8胸椎穿膈肌的腔静脉孔，下端平第4腰椎水平、主动脉分叉的稍下方连接左、右髂总静脉，后二者走在同名动脉的后方（右侧）或后下方（左侧），向下逐渐移至同名动脉的内侧，经腹股沟韧带的下方接连股静脉。下腔静脉上部在接近膈肌处接受3条大的肝静脉（肝左、中、右静脉），在中部平第2腰椎处接受左、右肾静脉。肾静脉的位置较肾动脉低，位于肾动脉的前下方，有多支肾动脉者往往也伴多支肾静脉。左肾静脉在肠系膜上动脉起点的下方跨越腹主动脉前方，再汇入下腔静脉。肠系膜上动脉与腹主动脉之间夹角过小，可压迫左肾静脉致左肾血液回流受阻，重者引起血尿，称为“胡桃夹”综合征。

肾上腺、肾脏和输尿管腹段均位于腹膜后间隙的中间层，即肾周筋膜囊内，由肾周脂肪所包绕。肾上腺位于肾周筋膜囊的顶端，紧邻肾脏上极内侧，右肾上腺呈三角形，左肾上腺呈半月形，右肾上腺的最高点常比左肾上腺高。经腰切口做肾上腺开放手术，从膈下充分剥离中间层后再打开Georta’s筋膜囊，可获得良好的暴露。左、右肾在脊柱两旁，平对第12胸椎至第3腰椎之间，其中左肾比右肾约高半个椎体。输尿管腹段起自肾门部肾盂输尿管交界，沿脊柱外侧、腰大肌表面，向下经髂总血管分叉处表面进入盆腔。

上述结构的前方为胰腺和十二指肠两个腹膜后位消化器官，以及升结肠、降结肠两段腹膜间位的消化道。胰头位于第2腰椎水平、下腔静脉的前方，上、右、下三面均为十二指肠包绕（图

2-7），十二指肠降部恰好经过右侧肾门。胰体斜向左上，跨越主动脉、左肾上腺、左肾门上前方，移行为胰尾。胰尾末端接脾，位于左肾上外侧部的前面。升结肠肝曲约平第3腰椎，位于右肾下部的前外侧。降结肠脾曲位置比肝曲高，约平第2腰椎，位于左肾下部的前外侧。

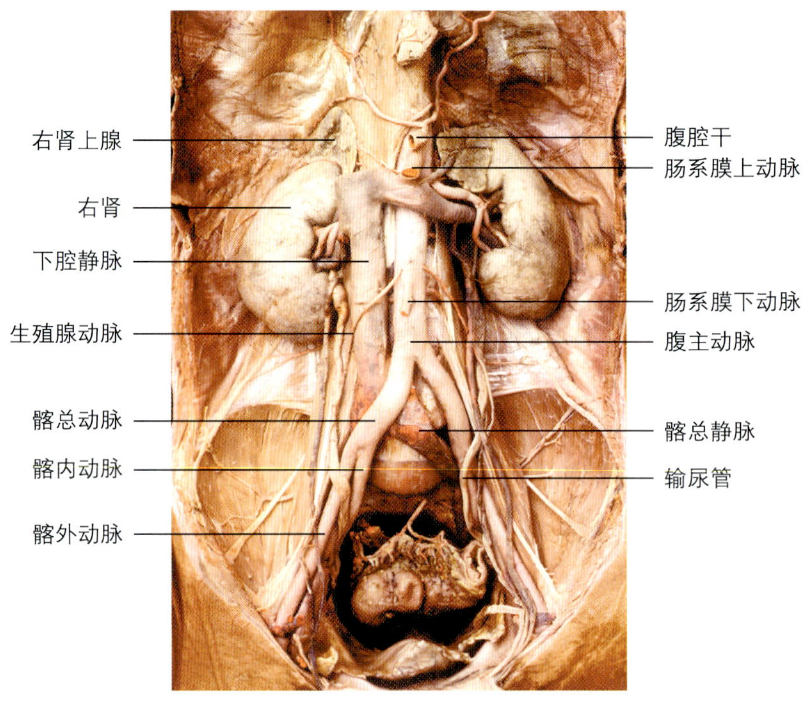

图2-6　腹后壁大血管

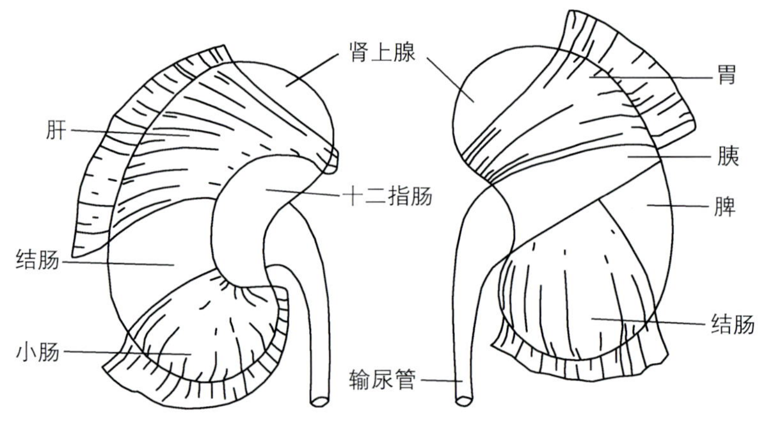

图2-7　肾脏与周围重要器官的毗邻

腹膜后间隙的应用解剖层面

需要注意的是，从现代泌尿外科手术学的角度来看，腹膜后间隙内所容纳的主要结构和脏器，并不处于同一个解剖层面。对于手术医师来说，清楚自己每步操作所在的解剖层面（anatomical plane），以及各层面上的解剖标志（anatomical landmark）是保证手术顺利进行的基本要求。

因此，要从手术学的角度认识腹膜后间隙内各结构和脏器的位置与毗邻，就需要对腹膜后间隙的各应用解剖层面有充分的理解。Hayes、Tobin等在20世纪中叶就对此进行了详细描述，将腹膜后腔内的结构及充填的结缔组织分为3个“应用解剖层”。

1. 内层　为腹膜后方的支撑结缔组织。该层紧邻后腹膜，腹膜后的消化器官如十二指肠、胰腺、升降结肠等与其关系密切，甚至可以认为就由此层结缔组织所包绕。

2. 中间层　主要为肾周筋膜（Gerota’s fascia）及筋膜囊所包含的肾周脂肪及各个脏器和结构，包括肾上腺、肾脏、输尿管腹段，以及腹主动脉和下腔静脉等大血管。

3. 外层　为参与腹壁构成的内层筋膜，也就是衬贴在腹壁肌层内面的筋膜（腹内筋膜）。在腰肌内表面为腰大肌和腰方肌筋膜，在腰部侧方肌肉内表面为锥侧筋膜，向腹前壁延续为腹横肌内表面的腹横筋膜。

在这三层中，不仅需要重点认清中间层的结构，还需要充分理解内层和外层的筋膜结构，以及在各层之间可以手术解剖、分离出来的裂隙平面。

中间层的结构：肾周筋膜分为前、后两层，即肾前筋膜和肾后筋膜，也称为肾周筋膜前叶和后叶。这两层包绕肾上腺、肾脏、输尿管及肾周脂肪、生殖血管等，形成肾周筋膜囊。该筋膜囊的顶部在膈下融合，并与膈下筋膜相延续。在肾区内侧，肾前筋膜越过腹主动脉、下腔静脉的前方与对侧的同名筋膜相连，而肾后筋膜则紧贴外层腰肌筋膜的前方，附着于脊柱两侧。在肾门部分，中间层的前方为十二指肠、胰腺。在肾区以下，肾前筋膜向下消失于腹膜下筋膜中，肾后筋膜向下达到髂嵴后与髂筋膜相愈着，二者在下方互不融合。因此，肾周筋膜囊下方不是封闭的，而是与盆腔相通，肾外伤出血、肾周脓肿等可向盆腔蔓延，盆腔的严重出血、漏尿等也可向腹膜后间隙蔓延。

腹膜后间隙各应用解剖层间的裂隙，分别位于：①中间层与内层之间；②中间层与结肠及其系膜之间；③中间层与胰腺、十二指肠之间；④中间层与外层（腹内筋膜）之间。这些潜在的裂隙均为无血管区，即手术操作中需要建立的解剖层面。腹膜后器官和组织的手术，无论开放和腹腔镜，都可以充分利用这些解剖层面来实施。

经腹腔入路（transperitoneal approach）行腹膜后腔的手术，先自结肠旁沟切开后腹膜，即可沿中间层与结肠及其系膜之间的裂隙层面游离，右侧到达十二指肠的外侧，再沿中间层和十二指肠、胰腺之间的裂隙层面继续游离，达下腔静脉甚至腹主动脉的表面，就能充分显露整个右侧腹膜后结构。左侧在胰体和胰尾的前方有胃，胃后方的结构总称胃床，它的构成除胰腺外，还有左膈脚、左肾上腺、左肾和脾。胃下方有横结肠，二者下缘都附有大网膜。切开大网膜将胃和左半部分的横结肠分开，再沿中间层与胰尾之间的裂隙层面游离，就可以更好地暴露左侧腹膜后结构。

经腹膜后入路（retroperitoneal approach）的腹膜后腔手术，则主要利用中间层和外层之间无血管区。由于腹内筋膜在侧方与肾周筋膜紧密相邻，往往是在腹壁肌肉和腹内筋膜之间先建立起操作空间或气腹空间，再在肾周筋膜囊外游离出肾周前间隙和肾周后间隙，即可对腹膜后间隙内的重要结构进行充分暴露和手术操作。

■ 盆部

盆部又称盆腔，盆腔壁由骨盆、附着于骨盆的盆壁肌、盆膈（盆底）及其筋膜围成。盆腔向上借盆底腹膜与腹腔相隔，向下借盆膈与会阴部分界，主要容纳膀胱、输尿管盆段、男女性内生殖器官、乙状结肠和直肠等脏器（图2-8）。

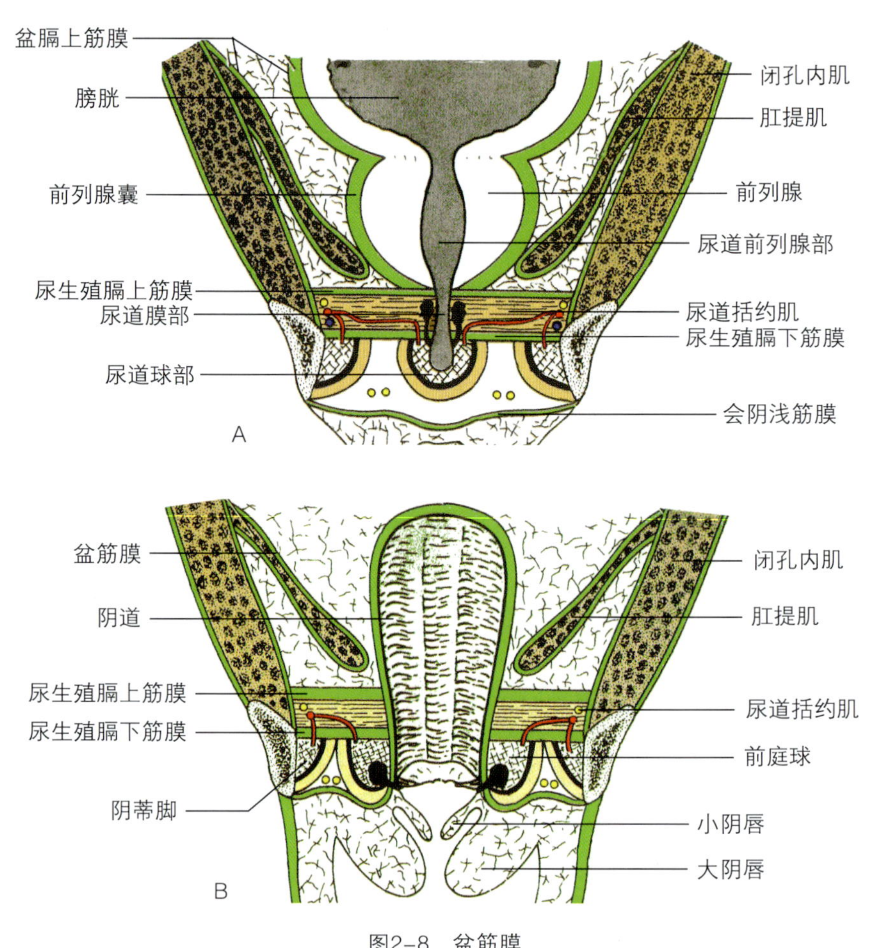

图2-8　盆筋膜
A.男性盆部筋膜（冠状切面）；B.女性盆部筋膜（冠状切面）

盆部筋膜与筋膜间隙

盆内筋膜是腹内筋膜的直接延续，覆于盆壁内面的为盆壁筋膜，也称盆内筋膜壁层；被覆于盆内脏器表面的为盆脏筋膜，也称盆内筋膜脏层（图2-9）。

盆壁筋膜较为薄弱，按其部位分为闭孔筋膜、骶前筋膜和盆膈上筋膜。闭孔筋膜上部附着于骨盆入口缘，在此与髂筋膜相延续；中部在耻

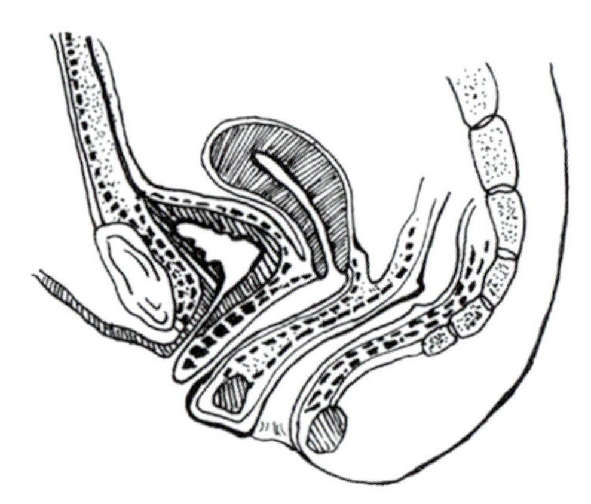

图2-9　盆腔的筋膜膈和筋膜间隙
（虚线示筋膜，虚线间间隙为筋膜间隙）

骨联合后方坐骨棘之间增厚形成盆筋膜腱弓（肛提肌腱弓），为肛提肌的起点之一；下部为坐骨直肠窝的外侧壁。骶前筋膜位于骶骨前面，向上附于第3、4骶椎，向下与直肠筋膜相续。

盆脏筋膜由盆膈上筋膜向脏器延伸而成，包被在盆腔各个脏器的表面，形成与脏器形态相似的筋膜囊、筋膜鞘，包绕在容积经常变化的器官（如膀胱、直肠）周围的筋膜比较薄而疏松，而包绕在体积较恒定的器官（如前列腺）周围者则坚韧厚实。除此之外，盆脏筋膜也在局部增厚形成韧带，附着于邻近的骨面，起支持和固定脏器的作用，如耻骨前列腺韧带（男性），耻骨膀胱韧带、子宫骶韧带等（女性）。有些韧带中有进出脏器的血管、神经穿行（又称血管神经鞘），重要的有膀胱侧韧带、直肠侧韧带、子宫主韧带等，或又称为器官旁组织如子宫旁组织、直肠旁组织等。

另外，在盆腔的器官与器官之间有冠状位的结缔组织隔，上连腹膜盆腔陷凹的底，下达盆膈上筋膜，两侧附于盆腔侧壁的盆壁筋膜。男性位于直肠与膀胱之间称直肠膀胱隔，女性位于直肠与阴道之间称直肠阴道隔。一般认为它们是腹膜直肠膀胱陷凹或直肠子宫陷凹的凹底两层腹膜愈合的遗迹，称为腹膜会阴筋膜（peritoneo-perineal fascia），又称Denonvillier筋膜。该筋膜与直肠之间为潜在的疏松无血管区解剖层面，膀胱全切手术、前列腺根治手术等，在Denonvillier筋膜后方解剖，即进入直肠前间隙，在这一重要的解剖平面，直肠很容易被向后推开并得以保护。

在盆壁筋膜与盆脏筋膜之间为盆腔的各个筋膜间隙，内有疏松结缔组织和脂肪充填，有利于盆腔脏器的容积变化。在临床上较为重要的有耻骨后间隙和直肠旁间隙。

耻骨后间隙又称膀胱前间隙，向上与前腹壁深面的腹膜外组织相延续，临床上常将该间隙作为膀胱、前列腺和剖宫产的腹膜外手术入路。若膀胱前壁或男性尿道损伤，外渗尿液可经此间隙向腹壁的腹膜外组织蔓延。

直肠旁间隙位于盆底腹膜与盆膈之间、直肠筋膜的周围，被直肠侧韧带（由直肠下动、静脉及周围结缔组织构成）分为前、后两部。前部称直肠前隙或骨盆直肠间隙，其前方为直肠膀胱隔（男）或直肠阴道隔（女），后方为直肠和直肠侧韧带；后部为直肠后隙，又称为骶前间隙，位于直肠侧韧带与骶骨之间，向上与腹膜后间隙相通，下至盆膈。

盆部各结构和脏器的排列和位置

盆腔内从后往前的结构依次为神经、血管、消化器官、生殖器官和泌尿器官。神经紧贴梨状肌前面，主要由腰骶干和$S_{1\sim4}$神经构成的骶丛，大部分神经向坐骨大孔集中成为坐骨神经离开盆腔。在盆腔内，腰丛发出一长的闭孔神经沿盆侧壁前行，经闭膜管离开盆腔。在骶丛的前内侧是盆腔血管主干即髂内动静脉，它们除发出许多分支或属支到盆腔脏器外，也发出一长的闭孔动静脉与同名神经相伴行。

盆腔最后方的脏器为乙状结肠和直肠，二者的交界约在第3骶椎水平，直肠在此水平向下穿肛提肌到会阴部，延续为肛管。直肠前方的结构男女不同，男性为精囊、输精管壶腹和前列腺。它们位于直肠下1/3的前方，腹膜膀胱直肠陷凹的下方。直肠和这些器官之间隔以直肠膀胱隔。精囊和输精管壶腹之前为膀胱，膀胱下接前列腺。膀胱和前列腺的前方为耻骨和耻骨联合。

在女性，直肠前为子宫和阴道。子宫在直肠上2/3前方，中间隔以腹膜的直肠子宫陷凹，阴道在直肠下1/3前方，其间隔以直肠阴道隔。子宫的下部略缩小，称子宫颈，它连同阴道的上1/3一起与前方的膀胱毗邻，彼此没有腹膜分隔。腹膜在子宫体和膀胱上面之间形成膀胱子宫陷凹。膀胱前方为耻骨和耻骨联合。

腹盆腔各泌尿系器官的毗邻

■ 肾上腺

肾上腺位于肾脏上极的内上方，相对固定于肾周筋膜囊内的顶端，不像肾脏随呼吸上下移动。肾上腺的上方毗邻膈顶，后方及上内侧与膈肌脚毗邻，下方及外侧与肾上极内侧相邻，中间隔以少量肾周脂肪。肾上腺前方和内侧的毗邻左右有所不同，右肾上腺的前外方为肝脏的裸区，前内方为下腔静脉，其内侧缘常有一小部分位于下腔静脉的后方，内下方小部分与十二指肠壶腹部直接相邻。右肾上腺中央静脉短，向内直接汇入下腔静脉。右肾上腺手术特别是腺体全切手术时，应注意以上解剖特点，否则容易撕裂、损伤中静脉和下腔静脉。左肾上腺的毗邻与其位置及大小密切相关，腺体的前方从上到下依次为网膜囊或胃底、胰腺、脾动静脉，外侧为脾脏。左肾上腺的中央静脉向下汇入左肾静脉，故腺体的下部更靠近左肾上极的内侧，甚至接近左肾血管（图2-10）。

■ 肾脏

肾脏左右各一，为腹膜后最大的器官，由肾包膜、肾周脂肪及肾周筋膜3层包绕。右肾由于上方有肝，比左肾约低半个椎体。通常左肾最高点可达第11肋上缘，而右肾只达第11肋间。双侧肾门大致平对第2腰椎。

肾的上方附有肾上腺，二者之间隔以疏松结缔组织和脂肪，肾下垂时肾上腺并不随之下降。肾的内下方为肾盂和输尿管的上部，内后方为腰交感神经干。左肾的内侧为腹主动脉。右肾内侧为下腔静脉，右肾静脉段。手术中应予注意，特别当右肾肿瘤、肾盂肿瘤和炎症病变等可能造成局部侵犯或粘连时，要避免在处理右肾门结构时损伤下腔静脉。

由于肾脏被包在肾周脂肪和肾周筋膜囊内，其前后方多借这两层结构与其他脏器或组织结构相毗邻。只要认清和保持正确的解剖层面，一般不至于损伤肾脏前后方的毗邻结构（图2-11）。

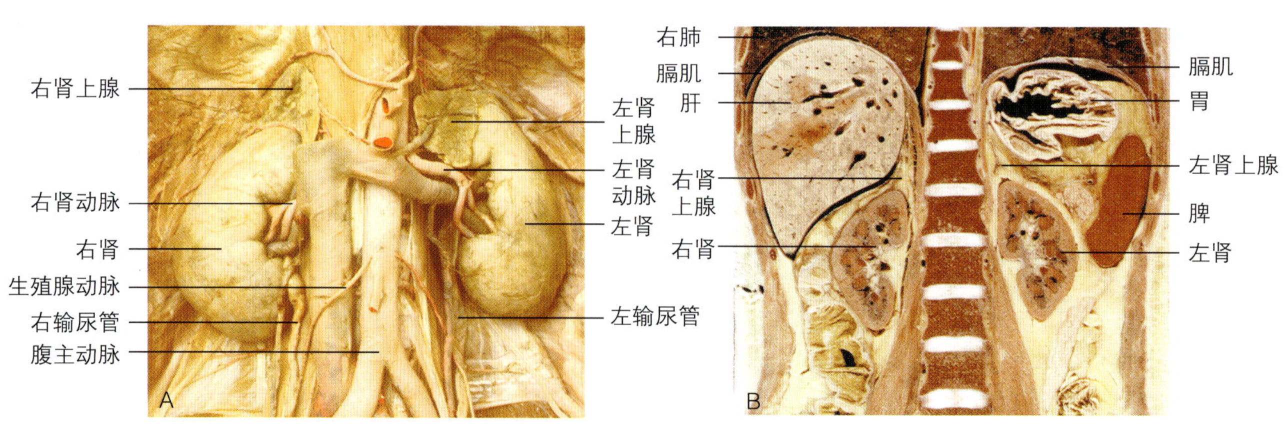

图2-10　肾上腺的毗邻

A.前面观；B.冠状切面观

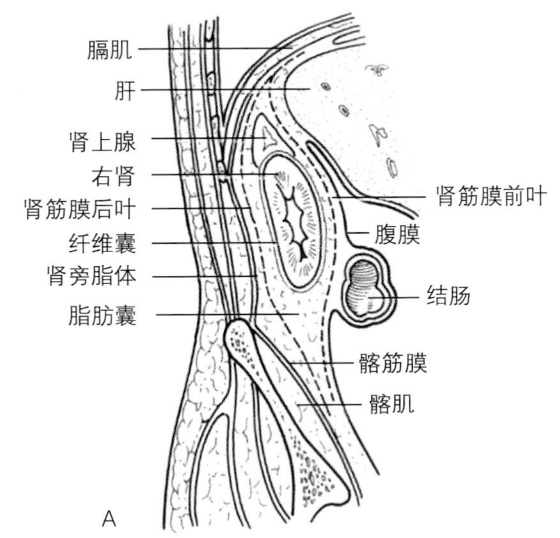

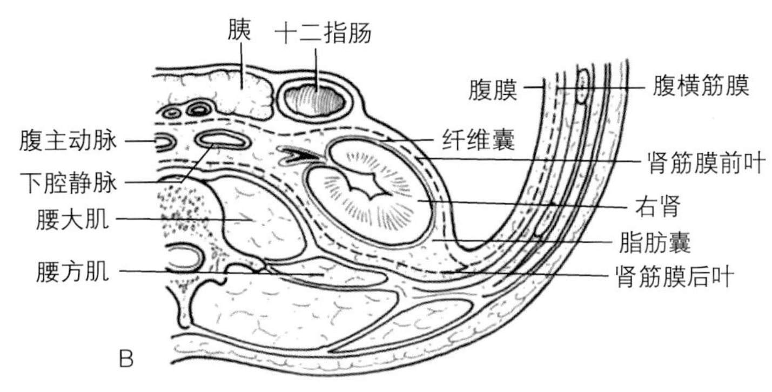

图2-11　肾的被膜

A.矢状切面（经右肾，右面观）；B.水平切面（平第1腰椎，上面观）

肾后方的毗邻在两侧大致对称。其上1/3（右侧）或1/2（左侧）与膈肌毗邻，膈肌下缘由内到外依次有内侧弓状韧带、外侧弓状韧带和第12肋，再下方依次为腰大肌、腰方肌和腹横肌腱膜。膈肌后方有胸膜形成肋膈隐窝，隐窝后方有第12肋（图2-12）。因此，从后方穿刺或切开进入肾上部，均有进入胸膜腔的危险。

肾前方的毗邻左右各异。左肾前方的上部有胃后壁、下部有结肠脾曲，近肾门处有胰腺的体尾部横过。手术时要特别注意避免损伤胰体、尾部，甚至脾血管。胰尾的上方为与其接触的腹膜区，隔着网膜囊与胃后壁毗邻。胰尾上外侧为与脾接触的腹膜区，与脾之间隔有腹膜腔。腹膜自左肾前方移行至脾，形成脾肾韧带，手术时过度牵拉此韧带有撕破脾实质的危险。右肾前方的上部为肝右叶，下部为结肠肝曲。肝肾之间的腹膜反折称为肝肾韧带，结肠肝曲位于肝的下方，有时与肝粘连形成肝结肠韧带。过度牵拉上述韧带均有损伤肝实质的危险。右肾门内侧直接与十二指肠降部相邻，该部十二指肠比较固定，易被撕裂，手术时必须小心将其推开并加以保护。无论开放或腹腔镜手术，均可沿十二指肠降部和其后方腔静脉的外侧缘，切开肾周筋膜前层，即可将十二指肠和胰头从腔静脉表面推开（图2-13）。

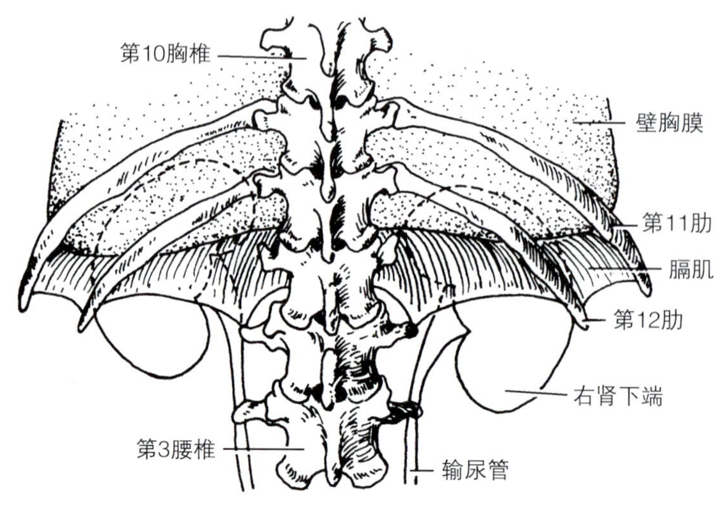

图2-12　腰肋三角和肋膈隐窝

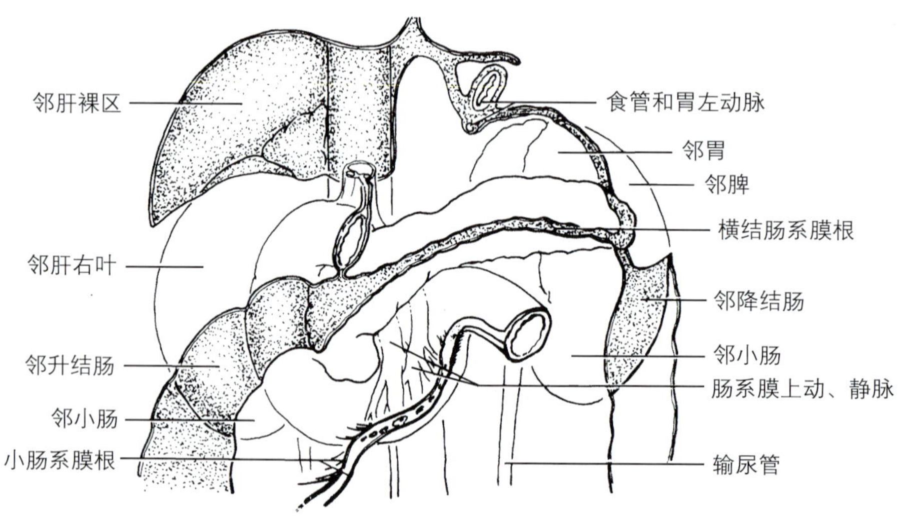

图2-13　肾与腹腔脏器的毗邻

■ 输尿管

输尿管在腹膜后沿腰大肌前面下行，在髂总动脉分叉附近跨越髂血管进入盆腔，该处是手术时寻认输尿管的最好部位，其深面为分界大、小骨盆的弓状线。输尿管跨越髂血管后，沿髂内动脉前面下行，到达接近坐骨棘水平时转向前内侧抵达膀胱。

输尿管腹段在腹膜后间隙下行时，跨越右输尿管前面的结构自上而下有：十二指肠水平部、右结肠动脉、回结肠动脉、睾丸动脉（或卵巢动脉），以及它们的伴行静脉。跨越左侧输尿管自上而下有：左结肠动脉、乙状结肠动脉、睾丸动脉（或卵巢动脉）及它们的伴行静脉。因输尿管腹段的大部分与升、降结肠的血管相邻，故行左或右半结肠切除时，应注意保护输尿管。

此外，在右下腹部，输尿管与回肠末段、升结肠、盲肠、阑尾及其系膜接近；在左下腹部与降结肠、乙状结肠及其系膜接近。当这些器官发生恶性肿瘤或炎症时，可影响输尿管而产生轻微血尿、闭塞，甚至形成瘘管。行上述器官手术时，如果输尿管连同其表面的腹膜一同移位或被牵起，就有可能被误伤。腹膜中线的肿物，如淋巴结肿大、腹主动脉瘤，也会推挤输尿管而使其移位。

输尿管盆段的毗邻男性和女性不同。在男性，当输尿管接近膀胱时，有输精管跨过其前方，之后输尿管经精囊前方进入膀胱（图2-14）。在女性，当输尿管在跨越髂血管时，行经卵巢悬韧带（内藏卵巢血管）的后内侧，于该处结扎卵巢血管时易伤及输尿管。输尿管进入盆腔后，行经卵巢的后方。在接近膀胱时，有子宫动脉经输尿管前上方与其交叉，解剖上常形容为“小桥（子宫动脉）流水（输尿管）”的关系。该交叉点距子宫颈前外侧约1.5 cm，但常因病理情况而改变。在该处附近结扎子宫动脉时易伤及输尿管，是子宫手术时需要特别注意的部位。

膀胱

空虚膀胱呈三面锥体形，尖端借膀胱脐正中韧带（胚胎时为脐尿管）连于脐部，下方连接尿道处为膀胱颈。膀胱上顶面由腹膜覆盖，腹膜向前与腹前壁的腹膜延续，并在此处形成腹膜反折。因膀胱尖端的脐正中韧带及两侧的脐外侧韧带常较坚韧、致密，需将其锐性切断、分离后，才容易将腹膜自膀胱上推开。

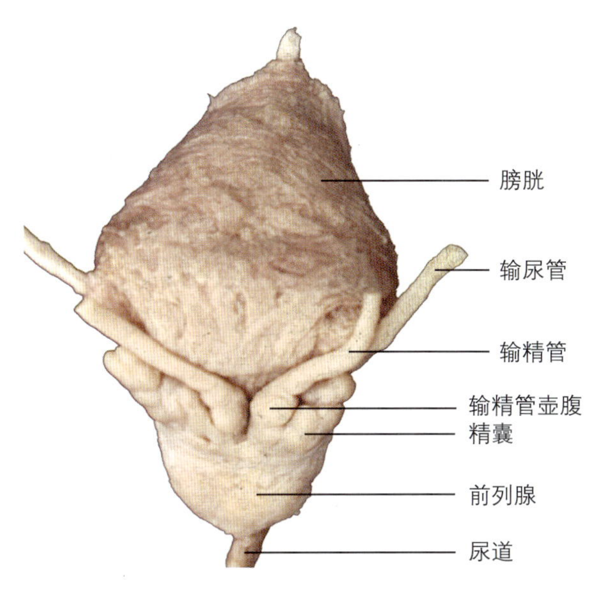

图2-14　膀胱后输尿管的毗邻

覆盖在膀胱上面的腹膜向后，在男性向下伸延至精囊平面，继而转至直肠上2/3的前面，形成直肠膀胱陷凹。在女性，腹膜向后覆盖子宫体，形成膀胱子宫陷凹。经腹腔途径手术时，需要在陷凹处切开腹膜，以便游离膀胱后侧和底壁。

当膀胱充盈时，膀胱顶部向上伸入腹前壁深面的腹横筋膜与腹膜之间，腹膜反折也随之上移，此时膀胱前壁直接借腹横筋膜与腹前壁肌肉邻贴。临床上常利用此关系做膀胱穿刺和手术，而不伤及腹膜、误入腹腔。

膀胱前外侧面毗邻耻骨后间隙和膀胱周围间隙，间隙内充满脂肪和疏松结缔组织。手术时可通过切开腹横筋膜进入此二间隙，经膀胱周围间隙向后可达输尿管和髂血管。

膀胱底和膀胱颈的毗邻男女不同。在男性，膀胱底毗邻精囊、输精管壶腹和输尿管末段。膀胱颈与前列腺毗邻，其位置由前列腺和肛提肌固定，约居耻骨联合中点后方3~4 cm处，当膀胱或直肠充盈时也只有轻微移动。在女性，膀胱底毗邻阴道前壁上1/3，彼此贴连但不紧密，易通过手术分离。由于阴道两侧固定在肛提肌上，当腹内压升高、肛提肌收缩，膀胱将被推往前上方。

新生儿盆腔浅小，膀胱颈上移至耻骨联合上缘，膀胱成为腹腔内器官。当充盈时膀胱上界可上升超过脐部。随着年龄的增长，膀胱逐渐下移，到6岁左右降至盆腔内，约在青春期才达成人位置。

前列腺

前列腺位于前盆腔的底部，耻骨联合的后下方，在膀胱的下方包绕男性尿道的起始部。前列腺呈倒置栗子形，底向上，尖朝下，分别与膀胱颈和膜部尿道接连。

前列腺实质表面包裹着薄而坚韧的固有膜，

称前列腺包膜（prostatic capsule）。前列腺后上方与精囊和输精管壶腹部紧密相邻，其后方依次为：Denonvillier筋膜、直肠（固有）筋膜和直肠前壁。Denonvillier筋膜与前列腺包膜之间愈着较紧密，不易分离；而与直肠筋膜之间仅以疏松结缔组织相连，为直肠前间隙，容易分离（图2-15）。

经腹腔手术在直肠膀胱陷凹打开腹膜后，自膀胱后壁向下游离，如不切开Denonvillier筋膜进入直肠前间隙，则只能达到精囊和输精管壶腹部的顶部，不容易将直肠自前列腺的后面完全推离，当Denonvillier筋膜致密、明显时更是如此。而切开Denonvillier筋膜后，可顺直肠前间隙轻松向下分离，直达前列腺尖部。

在前列腺包膜的表面，由盆脏筋膜形成的前列腺筋膜鞘（prostatic fasia）包绕在前列腺的前外侧，又称为前列腺外侧筋膜，包绕在后侧的筋膜鞘则为Denonvillier筋膜。在前列腺包膜和前列腺筋膜之间，有与前列腺根治手术密切相关的重要结构：在前列腺的前外侧为前列腺静脉丛，此丛为阴茎背深静脉与前列腺静脉汇合而成；在前列腺的后外侧为血管神经束，该血管神经束自膀胱颈向下，经前列腺、膜部尿道侧后方达会阴区，沿途发出支配精囊、前列腺、尿道和海绵体的血管支和神经支。

盆脏筋膜在耻骨联合后方、前列腺尖部两侧增厚形成耻骨前列腺韧带，而在前列腺前外方则于耻骨尾骨肌表面与盆壁筋膜相延续，形成一沿前列腺尖部向侧后方的盆内筋膜反折，Walsh将其称为白色边界线（white border）。在行开放前列腺根治性切除手术时，确认盆内筋膜反折并在反折线外侧切开盆内筋膜，就可避免损伤前列腺表面的静脉丛。由后向前沿该反折线切开盆内筋膜达前列腺尖部，下压前列腺就可清楚地暴露耻骨前列腺韧带，此时贴耻骨容易锐性切断此韧带，而避免损伤其深面的背静脉丛。腹腔镜或机器人腹腔镜手术，则可进行更精细、精准的盆筋膜和耻骨前列腺韧带、前列腺尖部的解剖。如需要保留前列腺侧后方的血管神经束，还应在前列腺的侧后方切开该部的前列腺筋膜，将血管神经束自前列腺包膜上推开。

输精管盆段和精囊

输精管盆段起自腹股沟管深环，离开睾丸血管并绕腹壁下动脉起始部，跨髂外血管入盆腔，在腹膜外越过盆侧壁，经输尿管前面达膀胱底，

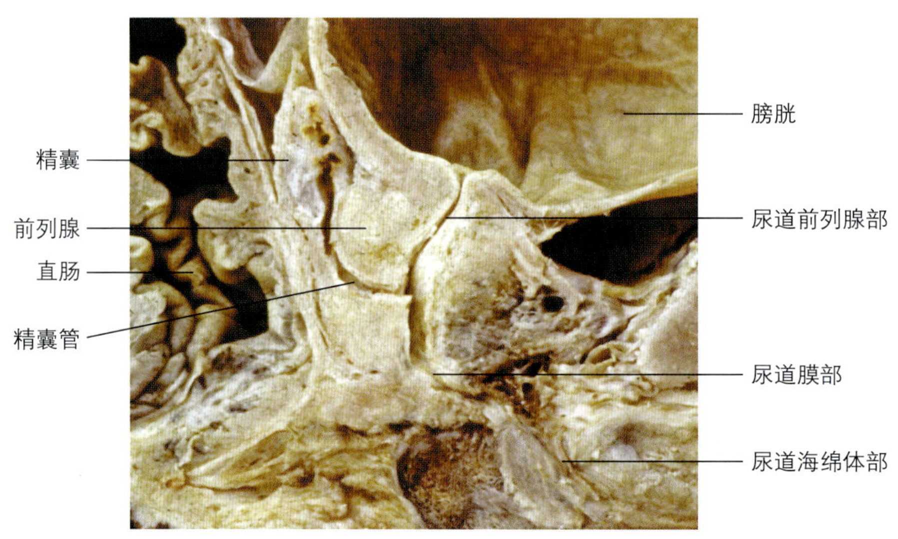

图2-15　前列腺

其末端在精囊内上方膨大为输精管壶腹部。

精囊和输精管壶腹部都位于膀胱底和直肠下1/3之间，与直肠隔以直肠膀胱隔（Denonvilliers'筋膜），有的也隔以直肠膀胱陷凹的腹膜。虽然肛门指检可伸达直肠下1/3，但正常情况不能触知这两个结构。

■ 女性生殖器官

子宫位于直肠和膀胱之间，分底、体、颈3部分。子宫颈的下端插入阴道前壁。在阴道上方的子宫除宫颈前面与膀胱接触外，其余部分均覆以腹膜。在膀胱与子宫之间的腹膜形成膀胱子宫陷凹，在直肠与子宫之间的腹膜形成直肠子宫陷凹。子宫正常位置向前倾斜，压在膀胱顶的后份和顶底交界处，其压迹在膀胱镜检查时可以见到。

阴道在膀胱和尿道的后下方，直肠和肛管的前方。阴道前壁上1/3与膀胱底毗邻，连接不紧密，下2/3与尿道毗邻，连接紧密。阴道后壁上1/4（即阴道后穹）覆有腹膜，参与构成直肠子宫陷凹，故该陷凹也可称直肠阴道陷凹。该处为坐位时腹膜腔的最低点，当有腹腔少量积液、积脓时，可通过阴道后穹隆穿刺抽取。阴道后壁中1/2与直肠毗邻，下1/4与会阴体毗邻。会阴体的后方为肛管。肛管、阴道下2/3和尿道均在下方，属会阴部结构。

在子宫底、体交界处向两侧伸出输卵管，其下方的双层腹膜形成阔韧带，其后方有卵巢。阔韧带与卵巢相连的腹膜称卵巢系膜。阔韧带基部（下缘）前后层腹膜分离，其间有子宫动脉和输尿管交叉，交叉下方有从子宫颈向外侧连至骨盆侧壁的子宫主韧带，又名子宫颈侧韧带。主韧带的后方有自宫颈向后连至骶骨的子宫骶韧带，走在直肠两侧的直肠子宫襞内。子宫主韧带和子宫骶韧带内有供应子宫、阴道和膀胱的血管和神经，在子宫切除术切断子宫主韧带后，可能因切断支配膀胱的神经，术后出现膀胱功能障碍。

输卵管外侧段绕经卵巢的前缘和上端，卵巢外侧面贴靠盆侧壁的卵巢窝，其位置相当于髂内、外动脉的夹角，窝底有腹膜覆盖。内侧面朝向盆腔，与回肠相邻。上端与输卵管末端接触，并连有卵巢悬韧带。下端借卵巢固有韧带连于子宫。输尿管在卵巢悬韧带和卵巢窝的内侧经过。

女性盆腔内器官之间有3个潜在的间隙。①在子宫颈与膀胱之间有膀胱子宫颈间隙，内有平滑肌从膀胱至子宫颈，此间隙向下与膀胱阴道间隙相通。②膀胱阴道间隙，在膀胱底和阴道前壁上1/3之间，此间隙下方由于尿道与阴道前壁愈着而终止，只有锐性分离才能将尿道与阴道分离。临床上切开阴道前壁上1/3，可经膀胱阴道间隙进入子宫颈前面，也可切开阴道前壁下2/3，经尿道旁进入耻骨后间隙。③直肠阴道间隙，在直肠阴道隔（Denonvilliers'筋膜）与直肠之间，小肠可凸入此间隙内形成内疝。当直肠阴道隔不完整时，直肠可通过缺损处向前凸出，称脱肛（rectoceles）。

（李　响）

参考文献

1. Moore KL, Persaud TVN. The developing human.8th Edition, Saunders Elsevier, 2008.
2. 丁自海, 李忠华, 苏泽轩. 泌尿外科临床解剖学图谱. 济南: 山东科学技术出版社, 2005.
3. 丁自海, 原林. 局部临床解剖学. 西安: 世界图书出版公司, 2009.
4. Richard LD, Vogt AW, Mitchell AWM, et al. Gray's atlas of anatomy. Churchill Livingstone, 2008.
5. Rivas JG, Gregorio SA Gómez ÁT. Laparoscopic radical cystectomy with prostate capsule sparing. Initial experience. Journal of urlogy, 2016, 69(1):25−31.
6. Duarte RJ, Mitre AI, Chambô JL. Laparoscopic nephrectomy outside gerota fascia for management of inflammatory kidney. Journal of endourology, 2018, 22(4):681−6.

3

胃肠道解剖及其在泌尿系手术中的应用

胃和十二指肠

■ 解剖学基础

胃（stomach）可被用作扩大膀胱，相连的大网膜在泌尿外科修复手术起促进愈合的作用。胃位于腹腔上方，呈J字形，上缘称胃小弯（lesser curvature of stomach），下缘称胃大弯（greater curvature of stomach）。由贲门（cardia）（与食管相连）、胃底（fundus of stomach）（贲门口水平线上方）、胃体（body of stomach）（胃小弯角切迹至胃大弯连线上方）、胃窦部（sinus ventriculi）和幽门（pylorus）（幽门管连接十二指肠）组成（图3-1）。全胃外壁有浆膜覆盖，腔内表面为黏膜，中间有3层肌层，浅层纵行，中间为环行，围绕全胃壁，深层斜行，在胃体和贲门口明显（图3-2）。

胃的血液供应来自腹主动脉的腹腔动脉。腹腔动脉分出胃左动脉（left gastric artery）、脾动脉（splenic artery）及肝总动脉（common hepatic artery）。胃左动脉在网膜囊后方沿胃小弯移行至食管，其分支到相邻的胃壁。脾动脉终末支进入脾脏前分出胃网膜左动脉。肝总动脉先分出胃右动脉，沿十二指肠壶腹部和右侧胃小弯移行，终末分支与胃主动脉双侧相通，肝总动脉远端又分出胰十二指肠、胃十二指肠和胃网膜右动脉，后者沿胃大弯移行。伴行的静脉流入门静脉。大、小网膜由双层腹膜发育形成，含有脂肪组织。小网膜前后层之间有肝动脉、胆总管、门静脉通过和肝脏神经丛。右侧缘双层融合形成网膜孔，下方附着于十二指肠壶腹部。大网膜附着在胃大弯下方和十二指肠壶腹部，下行后又反折向后方附

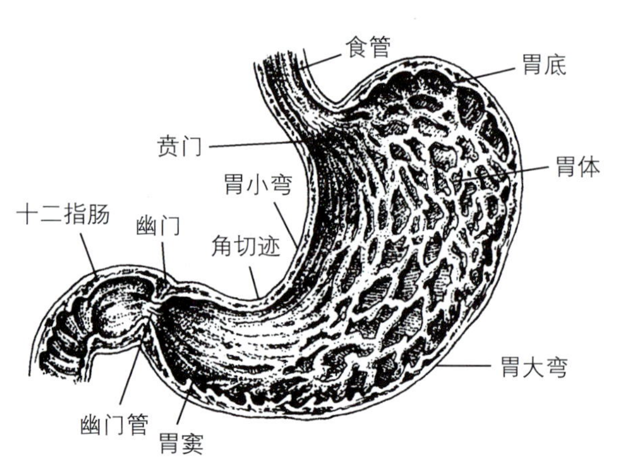

图3-1　胃的形态（冠状面）

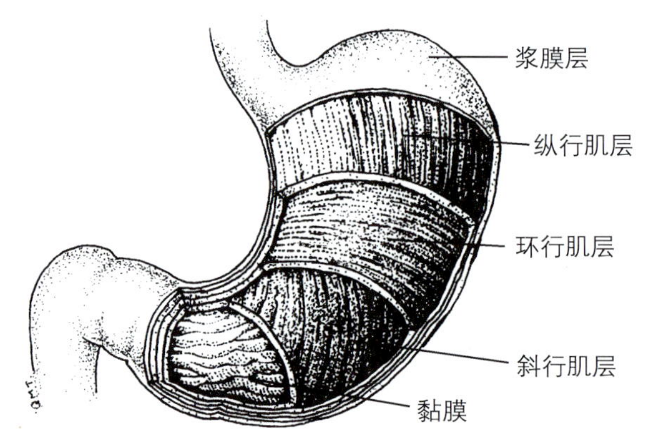

图3-2　胃壁肌层

着于横结肠表面。胃网膜左右动脉相连通，在中央区形成网膜中动脉，上下端动脉吻合连通呈弓形，但右侧胃网膜动脉比左侧口径大，供应2/3~3/4的大网膜。若上端弓形血管被结扎，靠下端弓形血管供应大网膜不可靠。左大网膜静脉引流入门静脉，右侧大网膜静脉先引流至肠系膜上静脉后入门静脉。

十二指肠长25 cm，呈C字形，分壶腹部、降部、水平段和升段，大部分为后腹膜覆盖，比其他肠段相对固定。C字形凹陷部是胰头部分，肝脏胆总管和胰腺管开口在十二指肠内，十二指肠降段和右侧肾脏前面相贴近。

■临床应用

十二指肠损伤

十二指肠损伤少见，占人体内脏总损伤0.2%。

1. 十二指肠损伤原因　①闭合性和开放性损伤，有时呈多个内脏同时损伤，如肾十二指肠复合伤、十二指肠胰腺复合伤；②医源性损伤，常见于脓肾或肾肿瘤浸润生长做肾切除时。近年来，腔内泌尿外科中经皮肾穿刺窥镜下取石或整形手术时易损伤十二指肠。

2. 十二指肠损伤分度　分为4度。Ⅰ度：十二指肠区血肿，浆肌层撕裂。Ⅱ度：肠壁裂开口少于肠周径20%。Ⅲ度：肠裂口为肠周径20%~70%。Ⅳ度：肠裂口占肠周径70%以上。十二指肠损伤死亡率14%~29%，损伤后大于12 h才治疗、十二指肠后壁破裂未发现或严重损伤需做胰头十二指肠切除者，死亡率更高。早期诊断和正确治疗成功率可提高至95%。

3. 十二指肠损伤的部位　十二指肠损伤常见于降段及降段与水平段交界处（50%）。十二指肠损伤属Ⅰ度，单纯浆肌层缝合，术后胃管减压。Ⅱ度裂伤，裂口做二层间断缝合，伤口周围置管术后负压吸引引流，胃管减压。Ⅲ度裂伤方法同Ⅱ度处理；Ⅳ度损伤，横断十二指肠裂口，做2~3层缝合十二指肠残端和十二指肠造瘘，胃窦部分离后缝合，做胃空肠吻合（图3-3），胃管减压，术中置空肠造瘘管至吻合口下方，供术后经肠高营养治疗用，术中同时做胃迷走神经切除术，本法也适用个别严重Ⅲ度损伤者。十二指肠损伤裂口虽然不大，特别是火器伤，裂口周围不整齐，且有缺血，缝合后可能出现张力过大或肠腔狭窄，可用带蒂空肠瓣补片缝合，保证肠腔不狭窄（图3-4）。为了保证单纯十二指肠损伤缝合口愈合，也可上提一段空肠覆盖，周围浆肌层缝合，有利于愈合（图3-5）。

4. 脓肾和肾肿瘤手术　经腹切口者，切开

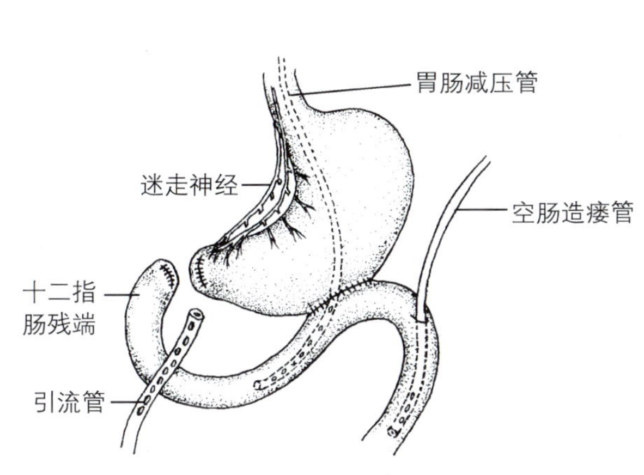

图3-3　胃窦部分离缝合，胃空肠吻合

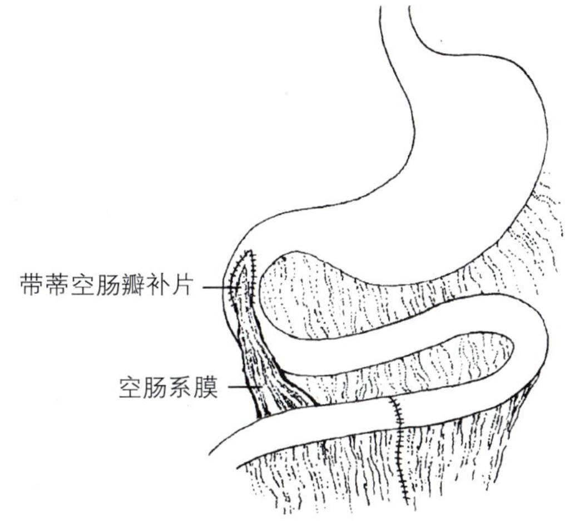

图3-4　带蒂空肠瓣补片修补十二指肠裂口

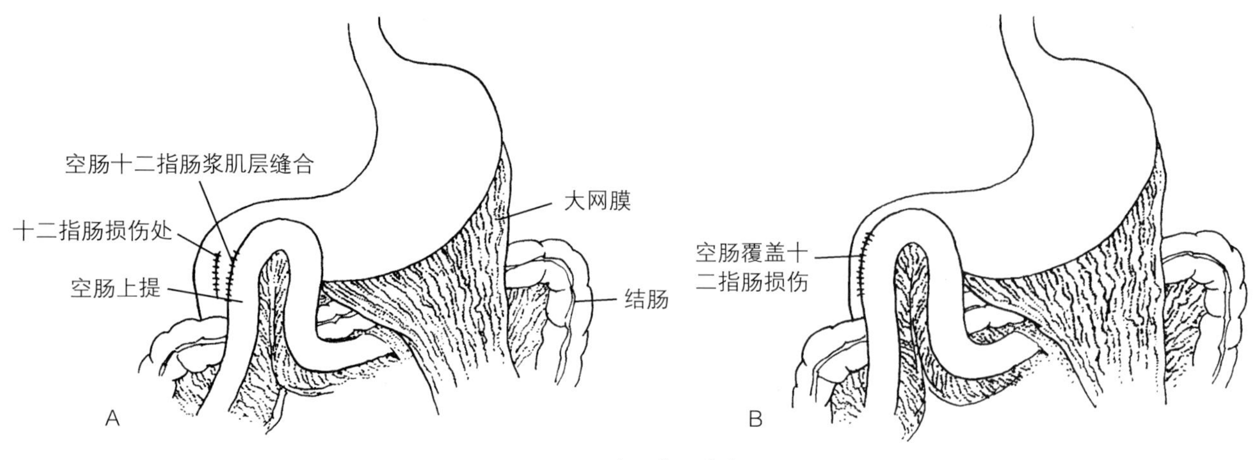

图3-5　十二指肠修复

A.空肠上提；B.浆肌层覆盖十二指肠裂口

十二指肠结肠侧方腹膜，将结肠肝曲和十二指肠推向对侧，显露患肾，由于脓肾周围粘连，分离时易损伤十二指肠，遇此情况应做包膜下肾切除术，便可避免十二指肠损伤。属恶性肿瘤情况，分离时要特别小心，要在直视下进行，当肿瘤区周围转移、无法干净切除或分离困难时，可残留靠近十二指肠的部分包膜，以免损伤十二指肠，万一损伤，视损伤情况按上述方法处理。近年来，随着腔内泌尿外科的发展，经皮肾穿刺肾镜取石术或整形术也可致十二指肠或结肠损伤，文献上已有数例报道，多是经皮肾穿刺后，二期扩张置肾镜时发现十二指肠损伤，损伤常发生在二期置扩张器时，偏离原隧道损伤十二指肠，置肾镜时见十二指肠内容物和十二指肠黏膜，遇此情况，经肾镜置入8~10号气囊导尿管入肠腔做十二指肠造瘘，肠外另置管引流和肾造瘘管，术后插胃管减压，经上述处理，数天后即愈合。在操作过程中用B超监测周围器官可避免其发生。

严重十二指肠损伤，包括胆管、胰管和胰头损伤，则做胰十二指肠切除术（Whipple术）。

胃段在泌尿外科手术中的应用

1. 胃代膀胱术

（1）适应证：膀胱癌全膀胱切除术（无转移）和肾结核挛缩膀胱，适用胃代膀胱术。

（2）手术方法：取胃大弯10~15 cm长的斜形胃段（过去为三角形）作代膀胱，保留胃窦部在原位（图3-6），先分离保留胃段胃网膜动脉和静脉，右侧分离至十二指肠动静脉分支处，保证了胃段的血液供应，后截出带血管蒂胃段，缝合剩胃使胃壁恢复其连续性，切除胃迷走神经。带血管蒂胃段经横结肠和小肠系膜后方移至盆腔，胃段浆膜层先用电刀做格子式表浅切开，然后用剪刀剪开浆膜层，遇小血管用双极电源止血，胃段外层呈格子状，有利于扩张（图3-7）。然后做胃尿道吻合术，输尿管胃段部膜下隧道法吻合可采用Camey和Teduc技术。本法恢复期代膀胱容量可达320~550 mL，每3~4 h小便1次。

本法手术简单，无黏液产生，不易形成结石，尿液呈酸性，尿路感染减少，无氯化铵吸收，不发生高血氯性酸中毒，残存尿少。

正常进食后胃窦部扩张和蠕动，胃窦壁G细胞分泌胃泌素，诱发胃体部壁细胞分泌盐酸和胃蛋白酶（胃内pH<3.5）活力增加，这些生理现象可能会诱发胃代膀胱发生溃疡和穿孔，由于胃窦部保留在原位，术后仅有一半的病例血中胃泌素升高，口服枸橼酸钠或钾，降低尿pH；质子泵抑制剂Omeporazole（奥美拉唑、喔米吡唑）减少胃泌素分泌，代膀胱发生溃疡穿孔的机会将大大减少。

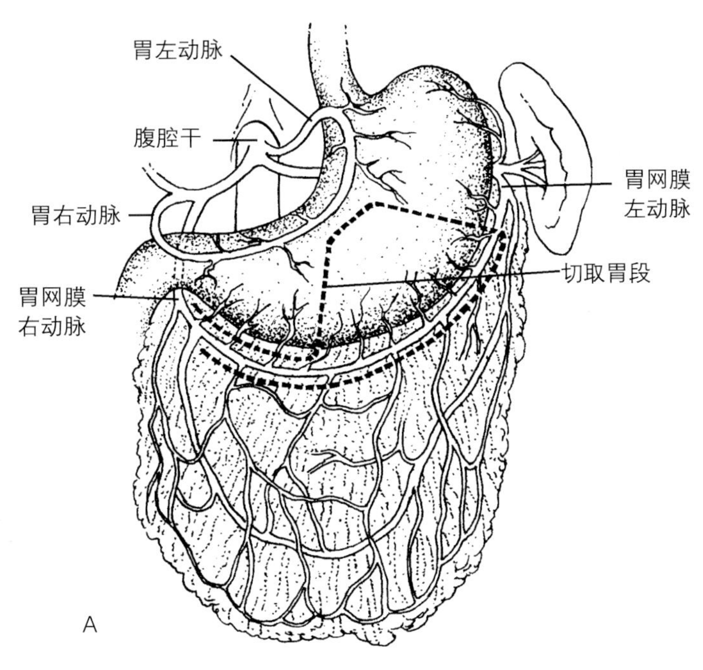

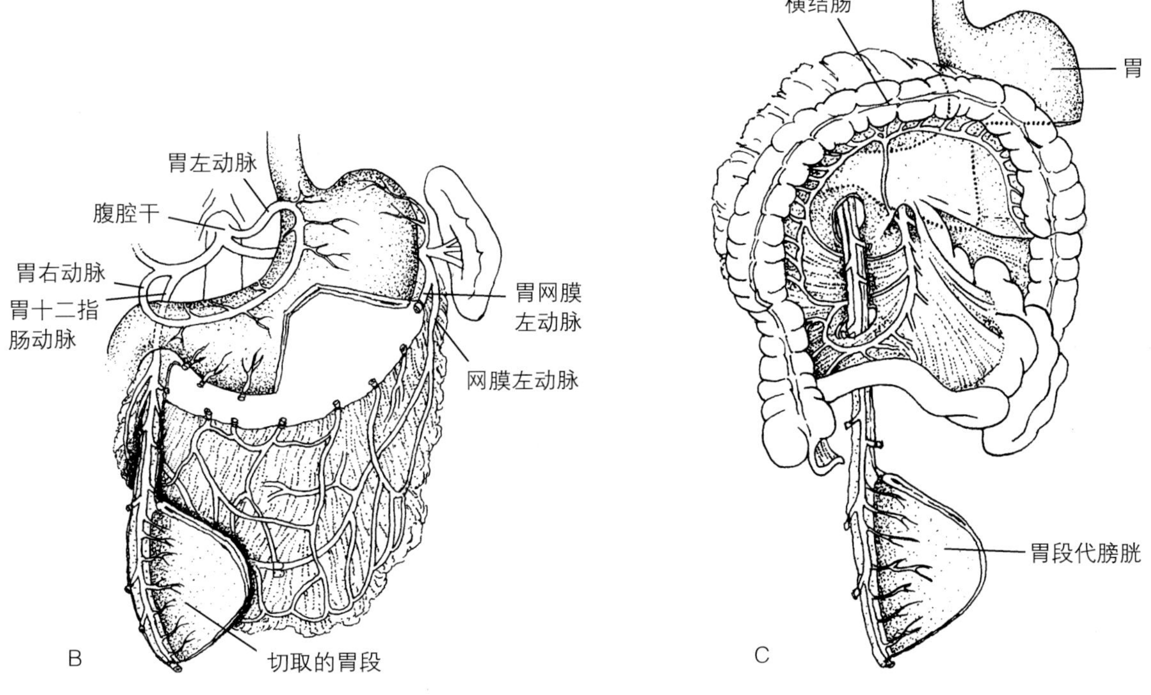

图3-6　胃代膀胱术

A.设计胃大弯斜形胃段；B.取胃大弯斜形胃段；C.代膀胱形成

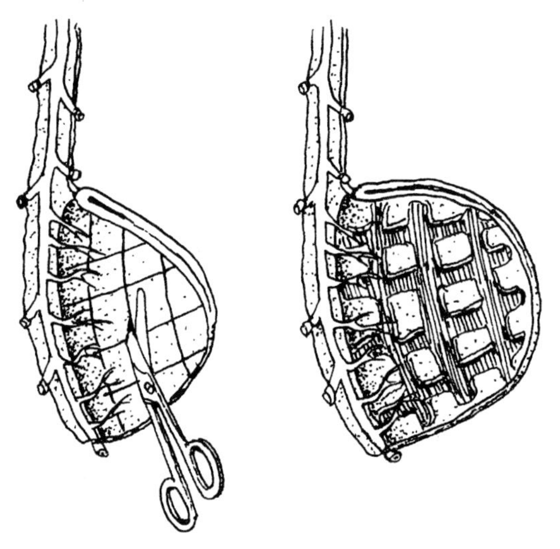

图3-7　胃段外层切开呈格子状

2. 胃段做可控膀胱　近年来，采用小肠或结肠作可控膀胱，利用小肠剪裁或阑尾腹壁造口，收到满意的效果，可是部分患者存在先天或后天性短肠情况、肾功能欠佳、盆腔做过放射治疗，盆部小肠和结肠不能被利用、阑尾腔狭窄无法使用、先前可控膀胱失败（尿无法自控、逐渐肾积水、肾功能减退、复发结石、肾盂肾炎），便可利用胃段补片扩大膀胱和做输出段皮肤造口。

手术方法：贴近胃窦部做平行于胃小弯的胃大弯切取；血管蒂带有胃网膜动脉和静脉，经横结肠后方带入右下腹部，取32 cm长回肠，近端20~22 cm肠段系膜对侧缘全段纵行切开，一侧切开缘对折后用肠线沿边缘连续缝合成肠片供与

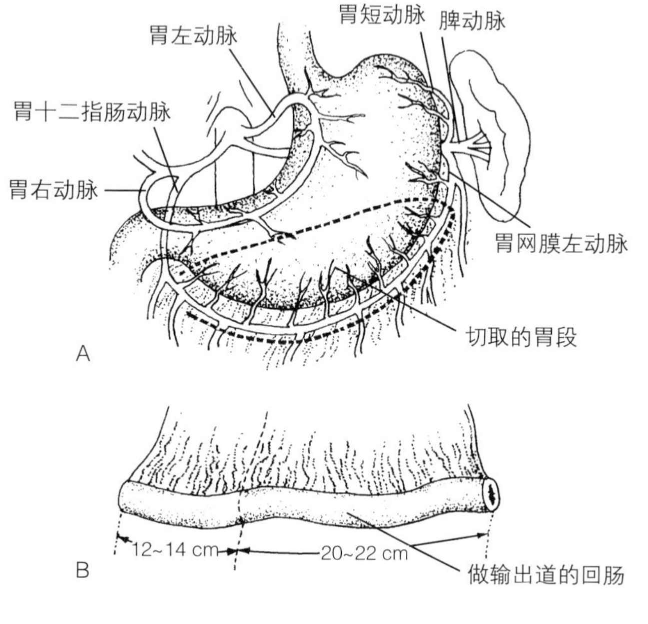

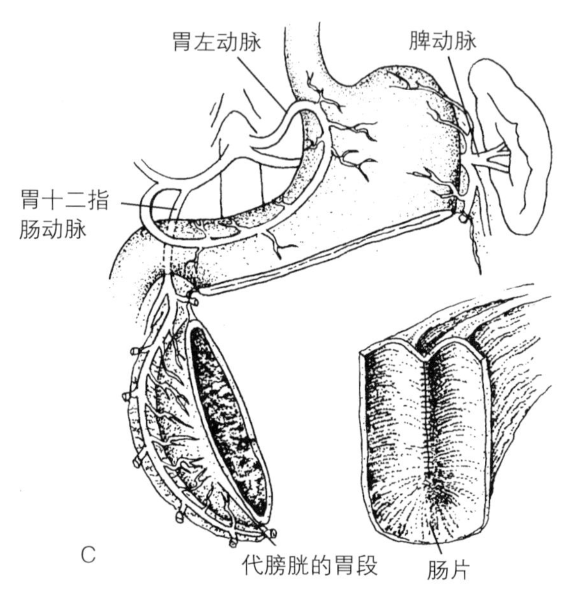

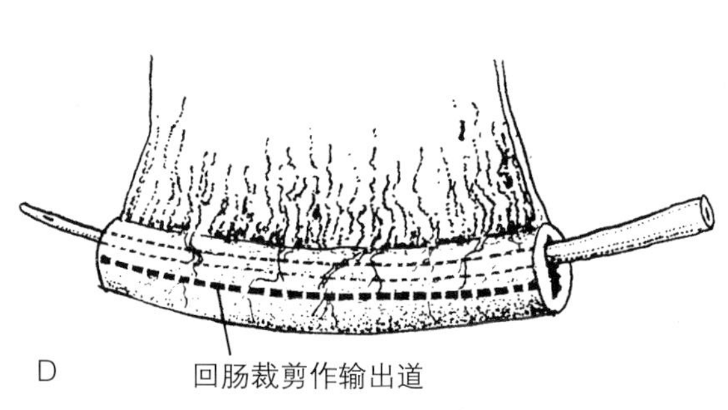

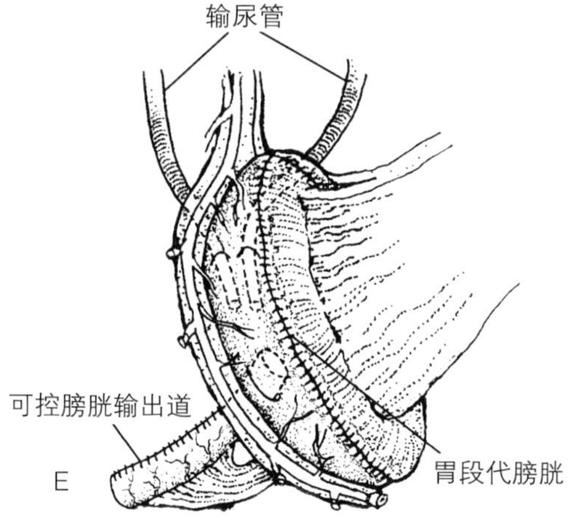

图3-8　胃段做可控膀胱（A~E示操作过程）

胃段吻合（图3-8）。输尿管与胃段做黏膜下隧道法吻合。剩下回肠段12~14 cm长做输出口段，插入14号导尿管截除肠系膜对缘线部分回肠壁，用肠线连续缝合成缩小管腔肠段，近端在胃段处做黏膜下隧道吻合，远端最后在右下腹或脐区造口，用肠线将胃段切缘和肠片切缘缝合成代膀胱（如小肠不能利用可用横结肠）。

3. 胃段代膀胱或扩大膀胱　尿道和阑尾不能被利用输出口排尿时，也可利用胃段中一小段做成输出段开口腹壁。方法如下：于带蒂胃段近贲门侧大弯处，取大弯侧平行的胃段做成一端游离的能置入16号导尿管的胃壁管道，只要保留该小段胃大弯处1~2支与胃网膜连接的血管，便不致该段管道缺血，游离的端口做腹壁开口（图3-9）。

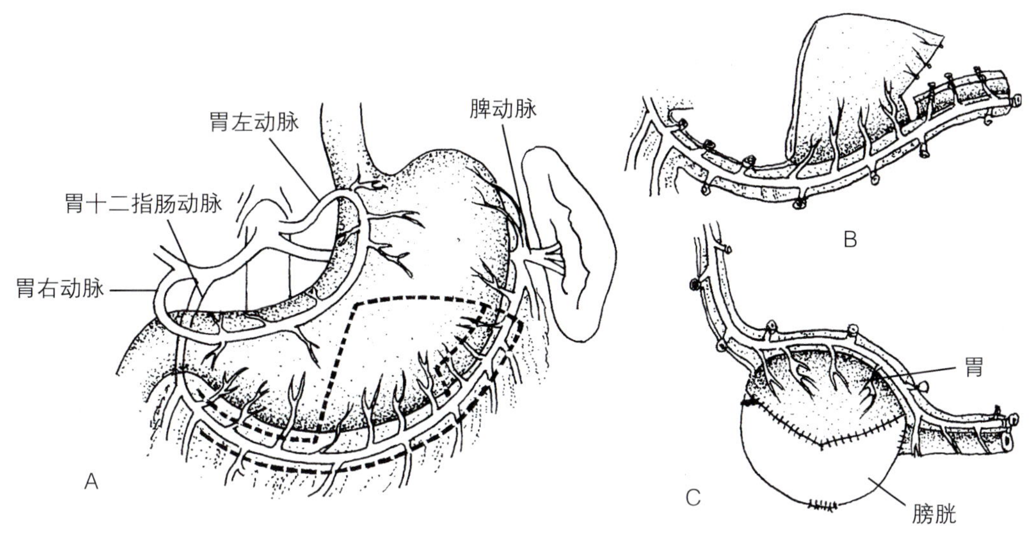

图3-9　胃段扩大膀胱术（A~C示操作过程）

空肠、回肠

■ 解剖学基础

空肠、回肠的位置与结构

1. 空肠（jejunum）、回肠（ileum）的位置　位于中腹及下腹部，为腹膜内位器官，通称小肠。空肠上起于十二指肠空肠曲，以十二指肠悬肌（suspensory muscle of duodenum）又称Treitz韧带为其起始标志，向右下方续于盲肠，借肠系膜悬系于腹后壁。空肠及回肠在成人全长5~6 m，二者之间无明显分界线，通常认为全长近侧的2/5为空肠，远侧的3/5为回肠。空肠与回肠的解剖学区别见表3-1。

表3-1　空肠与回肠的区别

	空肠	回肠
位置	近侧2/5	远侧3/5
直径	粗	细
肠壁厚度	厚	薄
色泽	红	稍白
黏膜环状皱襞	多而高	疏而低
系膜血管弓	分级少	分级较多，达4~5级
系膜脂肪	少	多
系膜厚度	薄	厚

2. 空肠及回肠结构　由外向内分为以下4层。

（1）外膜：即浆膜层，由腹膜覆盖形成。

（2）肌层：由内环、外纵两层平滑肌组成，内环肌较厚，两肌层之间有少许结缔组织和肌肉神经丛。

（3）黏膜下层：为疏松纤维组织，包含有较大的血管、神经和淋巴结，其纤维组织是肠壁中最强有力的部分，吻合肠管时必须缝合此层。

（4）黏膜层：除肠道扩张外，可形成环状皱襞。

3. 肠系膜（mesostenium） 由两层腹膜组成，内含血管、神经、淋巴组织和脂肪。附着于腹后壁的部分称肠系膜根部，起于第1、2腰椎体的左侧，斜向右下方止于右骶髂关节的前方，全长约15 cm（图3–10）。由于肠系膜根部的长度远较系膜长度为短，故肠系膜呈扇形。手术时，根据系膜的走向能辨别游离肠管的近端和远端。回肠几乎完全被腹膜所包绕，仅在系膜附着处无腹膜覆盖，此处肠壁与两层腹膜围成的三角形区域称系膜三角（图3–11），手术时应妥善吻合，因为该三角是肠瘘的易发部位。

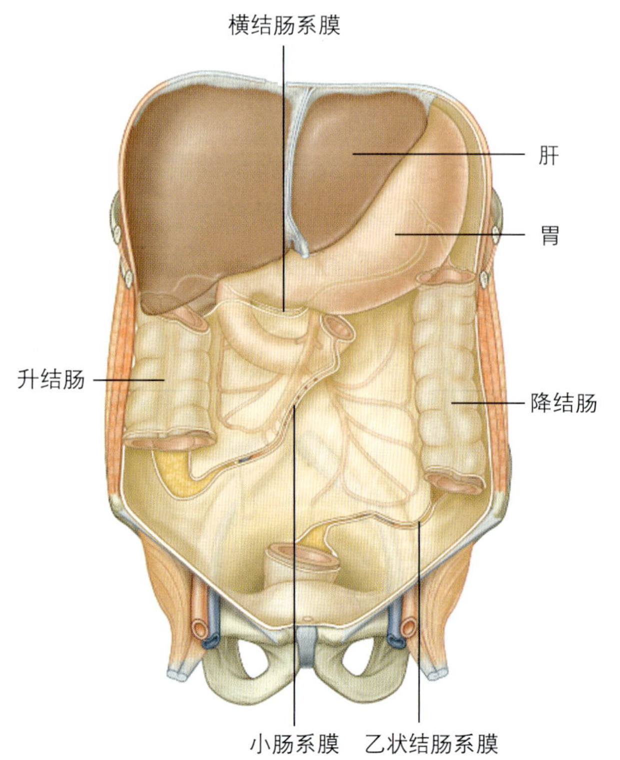

图3–10 肠系膜

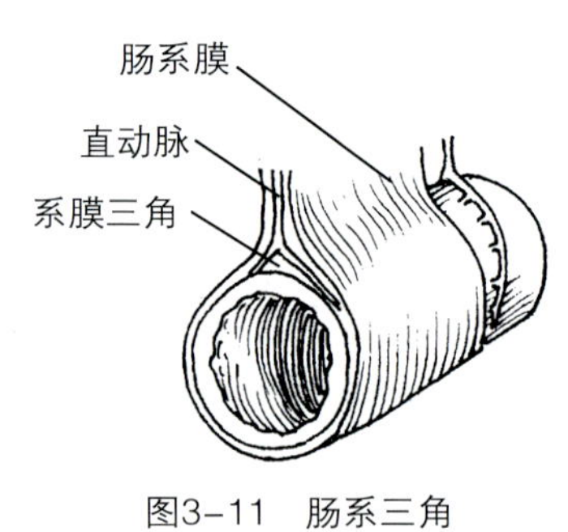

图3–11 肠系三角

空肠、回肠的血液供应

小肠的血液供应来自肠系膜上动脉各主要分支。肠系膜上动脉（superior mesenteric artery）为腹主动脉的第2大分支，在腹腔干下方约平第1腰椎高度由腹主动脉发出，经胰头与胰体交界处后方下行，跨过十二指肠水平部进入小肠系膜根，其分支供应胰腺、十二指肠、全部小肠、升结肠和横结肠。空肠动脉及回肠动脉由肠系膜上动脉的左侧壁发出（图3–12），有10~20支，在小肠系膜内彼此吻合形成网状动脉弓，由动脉弓再发出直支到达肠壁内，近段空肠动脉弓只有一个，为初级弓，直支血管较长，周围脂肪较少，愈近远端动脉弓愈多，由初级弓发出的动脉支吻合成二级弓、三级弓，到末端回肠可达4~5级，直支较短，系膜内脂肪增多。动脉弓的存在可保证小肠在蠕动时不致发生缺血。如将预定切除肠管所属的肠系膜分离切断，如切除范围在10 cm以内，可于肠系膜与肠管相接处进行分离，如切除范围较广，肠系膜的分离应呈扇形。实验表明，只要保留两根以上的动脉弓，游离肠管的血供即不受影响。肠切除吻合术时也应做扇形切除，并将对系膜缘侧的肠壁稍多切除一些，以保证吻合口对系膜缘侧有充分血供，避免术后缺血坏死或愈合不良形成肠瘘，特别是回肠对系膜缘肠壁血运较差。空肠及回肠静脉与动脉伴行，汇入肠系膜上静脉（superior mesenteric vein）。继沿相应动脉右侧上行，至胰颈后方，会合脾静脉，形成门静脉（portal vein）。

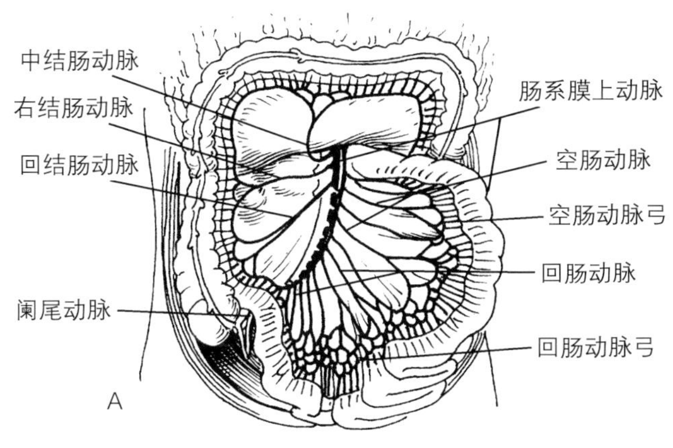

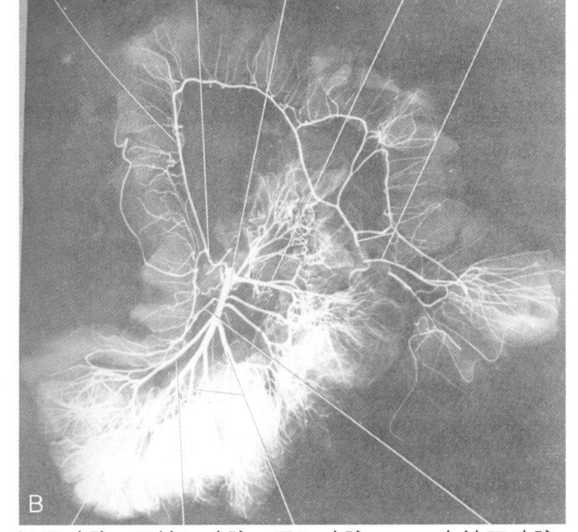

图3-12 空、回肠动脉

A.动脉来源；B.空回肠动脉造影

空肠、回肠的淋巴管

空肠、回肠的淋巴管起源于小肠绒毛中心的乳糜管，肠系膜上有很多淋巴滤泡。其中回肠黏膜上纵行分布的淋巴滤泡称Peyer淋巴集结。肠系膜淋巴结数目可达百余个，沿肠血管及血管弓分布，输出管注入肠系膜上动脉根部的肠系膜上淋巴结。后者的输出管注入腹腔干周围的腹腔淋巴结，最后汇为肠干注入乳糜池；部分输出管直接汇入肠干入乳糜池。小肠淋巴引流是脂肪吸收的主要途径。

小肠的神经

小肠的神经支配来自交感神经系统的腹腔神经丛和副交感神经系统的迷走神经。由腹腔神经节发出的神经纤维在肠系膜上动脉周围形成肠系膜上丛，然后沿肠系膜上动脉分支分布于肠壁内，包括交感神经、副交感神经和内脏感觉神经3种纤维。小肠的交感神经，起于脊髓第9~11胸节，经交感干、内脏神经入腹腔丛和肠系膜上丛，前者主要含有腹腔神经节、肠系膜上神经节和主动脉神经节等。它们抑制肠的蠕动和分泌，使肠的血管收缩。小肠的副交感神经来自迷走神经，促进肠的蠕动和分泌。小肠的感觉神经纤维随交感和副交感神经分别传入脊髓第9~11胸节和延髓。痛觉冲动主要经交感神经传入脊髓，小肠病变时牵涉性痛出现于脐的周围。

回肠在泌尿外科中应用的优点及缺点

回肠血液供应丰富，术后吻合口愈合较好。回肠系膜较长，而肠系膜根较短，因此，回肠系膜活动度大，手术适用范围广，方便吻合操作。另外，回肠管腔内灭菌较容易，使得术前肠道准备变得简单。同时也有一些不得不考虑到的缺点：回肠管壁较薄，排空能力较差。术后易发生无张力尿扩张，导致大量的残余尿，加重泌尿系感染和肾功能损害。回肠黏膜分泌碱性黏液较多，术后易发生排尿堵塞和结石形成。回肠黏膜具有吸收和弥散离子的功能。当回肠较长时间与尿液接触时，尿液内的氯离子、氢离子、铵离子和含氮物质可被吸收入血液，引起高氯性酸中毒和低钾血症。

附：回肠憩室，又称Meckel憩室。位于距回肠末端0.3~1 m范围的回肠对系膜缘上，长2~5 cm，呈指状突起，为胚胎时期卵黄囊管未完全消失形成的。切取回肠做尿路替代物时要避开有憩室的肠管。

■ 临床应用

回肠代输尿管术（ileoureteral substitution）

回肠代输尿管术需严格掌握其适应证，一般是在输尿管广泛病变无法用其他更好的方法修复时才考虑行此术式。减少吻合口狭窄或瘘、防止尿液反流和尿路感染是回肠代输尿管术成功的关键。

手术方法：当近端输尿管无明显病变时，可将输尿管断端与肠襻近端做端端吻合或端侧吻合（图3-13）；若输尿管近端有病变，可游离肾盂后直接行肾盂回肠吻合；如分离肾盂困难，可做肾下盏与回肠吻合（图3-14）；双侧输尿管广泛病变，可将双侧输尿管或肾盂与回肠吻合（图

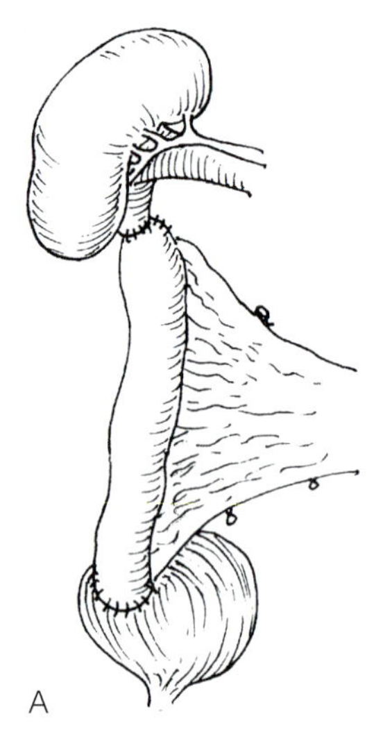

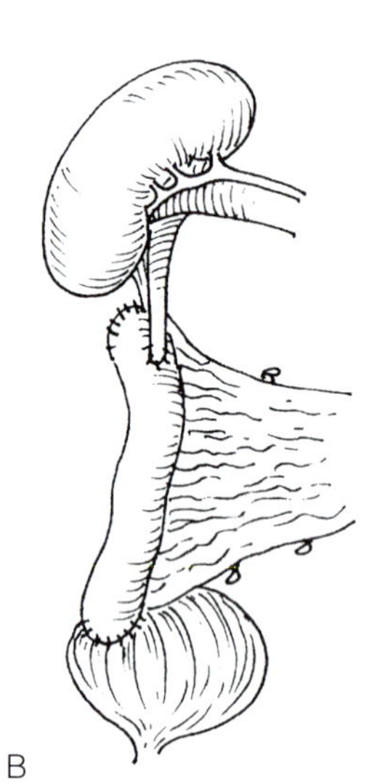

图3-13 吻合方式
A.端端吻合；B.端侧吻合

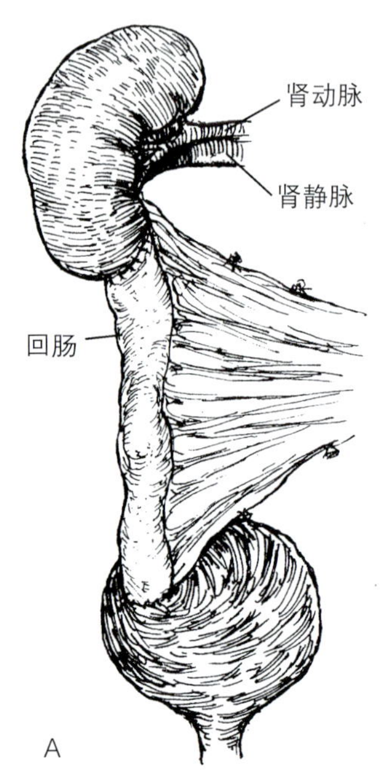

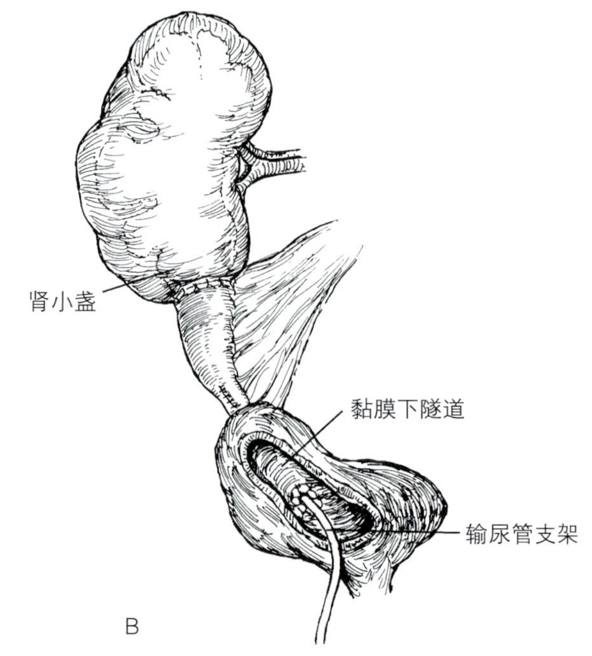

图3-14 肾下盏与回肠吻合
A.吻合后外观；B.吻合口下端内面观

3-15）。回肠末端距回盲部第一支侧支血管（长15~20 cm）截取长为20~25 cm并保留血管弓的游离回肠襻，原回肠襻做端端吻合以恢复肠道连续性。

回肠与膀胱的吻合方式：①肠管拉入膀胱内，呈袖口样翻转后肠黏膜对膀胱黏膜缝合，不适于结石手术；②在小儿可裁剪回肠后做黏膜下隧道；③更为常用的是回肠与膀胱直接做端侧吻合。

注意事项：①确保肠管长度适宜、血供良好，最好能有两条以上完整的动脉弓；②吻合口应放置于腹膜后间隙；③保证引流通畅确切，肾造瘘和膀胱造瘘虽非绝对必要但属明智之举，不要急于拔管；④禁忌使用回肠下段替代上段输尿管，因为回肠分泌出大量的黏液常堵塞回肠输尿管吻合口。回肠代输尿管实际上是用末段回肠的远端吻合于膀胱而不是开口于皮肤的Bricker手术。

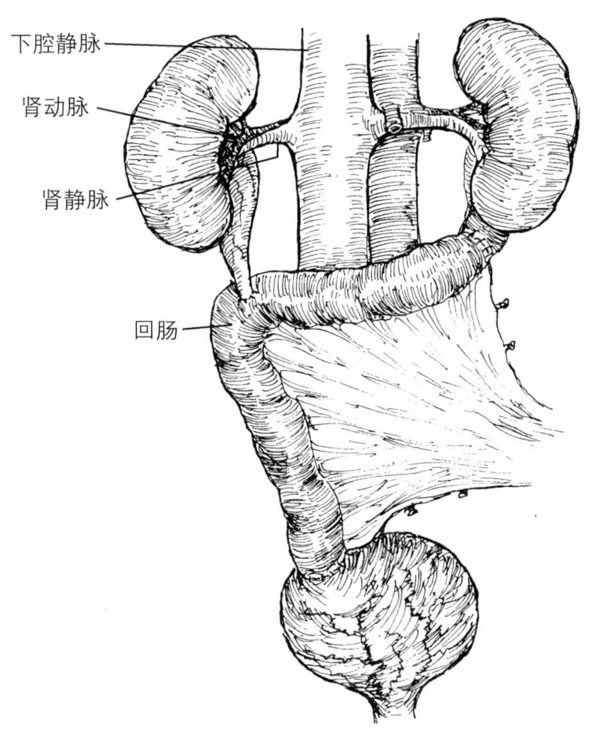

图3-15　输尿管、肾盂与回肠吻合

回肠膀胱扩大术（回肠膀胱成形术，ileocystoplasty）

回肠膀胱成形术的基本方法是取一段带系膜的回肠襻与膀胱吻合，目的是增加小容量膀胱的容量和维持正常的排尿途径。扩大的膀胱应具有高顺应性和低内压性，以保护上尿路的结构和功能。目前手术方式向大容量、低压和可控方向发展。最佳适应证为间质性膀胱炎、结核所致的挛缩膀胱和膀胱的化学性损伤。该手术的优点是保留了膀胱三角区和正常的排尿途径，既减少了因膀胱容量异常导致的并发症，也明显改善了患者的生活质量。

手术方法：取下腹正中经腹切口，剥离膀胱顶部及后壁的腹膜，形成一腹膜瓣。在耻骨后间隙游离膀胱前壁和两侧壁，矢状切开膀胱，除间质性膀胱炎要切除几乎整个膀胱。取一段活动度大并有2条或2条以上动脉弓的带系膜的回肠襻。回肠与膀胱的吻合方式有多种，主要有肠管不去管化和肠管去管化两大类。各家评价不一。前者较简单，但术后膀胱排空差，其吻合方式主要有U形吻合法、L形吻合法和T形吻合法。后者膀胱容量大，低压易于排空，但手术较繁琐，吻合口大，易发生漏尿。常用的方法主要有Tasker法（图3-16）、半球形顶盖状吻合法、杯状或碗状吻合法（即Goodwin法）和半Kock法。半Kock法适用于需行输尿管再植者。

回肠膀胱术（Bricker术）

回肠膀胱术也称输尿管回肠皮肤造口术，是取一段带系膜的游离回肠，将其近端关闭后与两侧输尿管吻合，远端行腹壁皮肤造口，尿液经此通道排出体外（图3-17）。回肠膀胱术的基本优点是：①回肠膀胱分流能很快将尿液由肾脏和输尿管引入承接袋，因分流肠道短，使尿与该肠道接触的时间短暂；②与输尿管乙状结肠吻合术相比，电解质紊乱轻微，尿路感染的发病率较少。

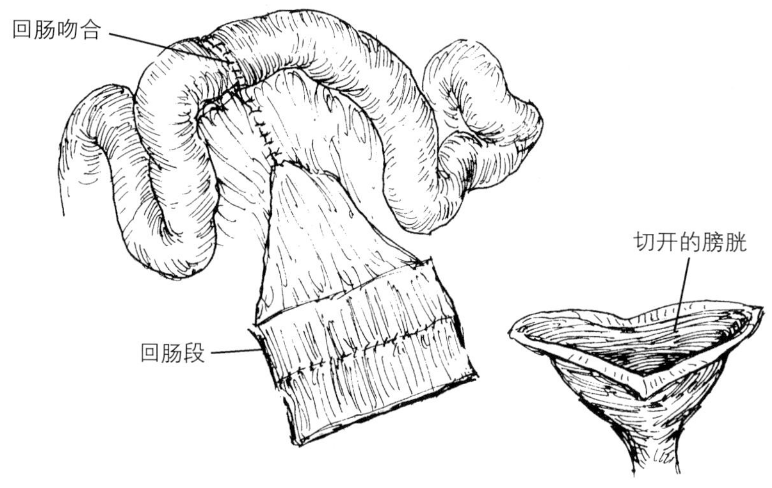

图3-16　回肠膀胱吻合（Tasker法）

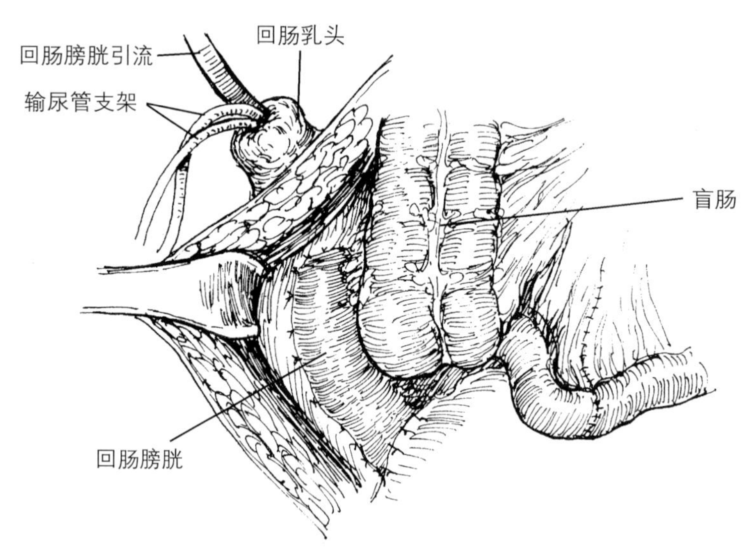

图3-17　回肠膀胱术（Bricker术）

因此，回肠膀胱术已成为公认的优选手术方法。虽然小肠的任何部分均可替代尿路，但应尽可能选末段回肠，因为肠襻位置越低，则电解质紊乱的可能性就越小。取末段回肠作为分流肠管。其最终长度约为15 cm，但开始可分出一较长肠段（20~25 cm），以便在造瘘时根据各方面张力情况适当修短。分流肠管的近端可靠近腹主动脉分叉处和肠系膜根部，而远端需通过肠系膜的无血管区开孔，由腹壁造瘘口无张力地引出。在近端对系膜缘做2个小切口，分别与双侧输尿管做黏膜对黏膜吻合，内置输尿管支架管，防止吻合口狭窄。按预计的造瘘口将前腹壁的皮肤全层切除，将腹直肌前鞘纵行切开，将腹直肌肌纤维顺肌纹分裂，以两手指由腹腔向造瘘口顶出，在两指间将腹直肌后鞘和腹膜纵切开孔，使两指可以自由通过。 由腹壁开口处探入腹腔一把肠钳，轻轻夹住分流肠襻的远端，经腹壁开口处拉出，至少拉出6~8 cm，才够翻出适当长度的造瘘口。无须将分流肠襻固定到腹壁各层，只需用几针间断肠线将其固定在浅筋膜即可。将分流肠襻的远端翻转，做3针穿过切缘的皮下组织，分流肠襻浆肌层深部以及该肠襻切缘的间断肠线固定缝合，保持其翻转的状态。此时造瘘口应凸出在皮肤表面2 cm之上，并呈现健康的粉红色。对肥胖或肠系膜过短的患者可行襻式造口（Turnbull法）。另外，抗反流的输尿管回肠膀胱吻合有无价值尚在争论，但在年轻患者可尝试使用。

可控性回肠膀胱术（Kock pouch）

可控性回肠膀胱术是对回肠膀胱术的改进，该法应用回肠套叠形成抗反流乳头瓣，防止尿液外溢，以去除回肠膀胱术所必须依赖的尿袋。可分为异位可控膀胱术和正位可控膀胱术。

1. 异位可控回肠膀胱术　异位可控回肠膀胱术又称Kock膀胱，由Kock于1975年、1982年先后报道。1984年Skinner等做过一些技术改进。基本方式是取一段带系膜的游离回肠，将其两端各套叠成一个乳头瓣，近端起抗反流作用，远端则控制溢尿；双侧输尿管与回肠输入段吻合，关闭该段回肠近端；回肠中间段去管化后对折呈U形，侧侧吻合成尿袋（贮存尿液）；远端回肠行腹壁造口。肠管经去管化的优点是压力低、容量大和顺应性好。输入道的抗反流乳头瓣可防止反流对肾脏造成的损害，而输出道乳头瓣可防止溢尿。患者可间隔4~8 h或自觉有胀感时经输出道插管自行导尿1次，不需要佩带外部集尿装置，较为方便。除明确的禁忌证外，该术式几乎适用于所有需行尿流改道的患者，但贮尿囊充盈后，因输出道拉长或扭曲导致插管困难。

2. 正位可控回肠膀胱术　根据构建贮尿囊的方法不同，正位可控回肠膀胱术有多种术式。其基本特点：该贮尿囊正位置于小骨盆，通过腹部用力加压和尿道外括约肌的松弛完成排尿过程，并通过尿道外括约肌控制排尿。主要有以下几种。

（1）正位可控Kock回肠膀胱术：1987年Ghoneim和Kock等在Kock膀胱的基础上对上述术式进行了改良，也就是尿道Kock，也称为正位可控Kock回肠膀胱术（图3-18）。基本方法是取一段带系膜的游离回肠，近侧1/3段构建抗反流乳突，远侧2/3段经去管化呈U形缝合，构建成贮尿囊，即新膀胱，圆凸面位于患者的左边。在最接近膜部尿道的对系膜缘肠壁上切一小口与膜部尿道黏膜对黏膜吻合。两侧输尿管与套叠回肠的输入端行端端吻合，内置输尿管支架管。

（2）正位可控W形回肠膀胱术：由Hauymann于1988年首次报道。他的设计原理是根据容积与半径的平方成正比以及Laplace定律，即球形贮尿囊随着半径的平方增大而容积增大（容量=π×半径的平方×高），肠管经去管化后形成的贮尿囊容积比非去管化增大4倍。主要方法是在回结肠动脉和肠系膜上动脉末端分支之间的无血管区肠系膜分离切开，截取60~70 cm回肠襻。将回肠段排

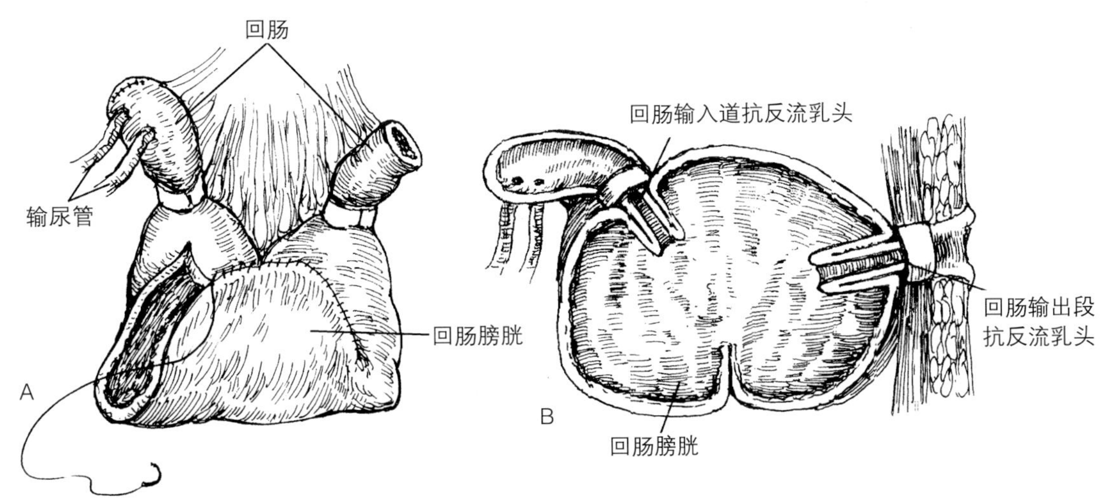

图3-18　可控性回肠膀胱术（Kock术）

列成M形，彼此靠拢。底部接近尿道处缝牵引线做标记，除牵引线周围5 cm外，切开该段肠管对系膜缘制成一个U形并用4-0可吸收线缝合。在接近尿道处做一切口，经尿道插入Foley导尿管，通过该切口，将该切口缘与膜部尿道吻合，打结应在新膀胱内。然后将两输尿管的远侧端与新膀胱做抗反流吻合。内放置输尿管支架管，放置时间一般为12~14 d。

（3）正位可控S形回肠膀胱术：最初是由Tscholl等于80年代中期报道。他们的设计原理是根据结肠亚全切除后肛门直肠重建形成的S形贮粪囊能有效控制粪便。这种方法的重要优点在于其纺锤形的贮尿囊直接接近尿道膜部，使吻合变得容易。主要方法是截取55 cm回肠襻，排列成 S形，分成3段，每段12 cm，近S形头部的另外12 cm构建乳突和输入道，余下的4 cm用来吻合输尿管。纵行切开肠管对系膜缘，用4-0可吸收线连续缝合内缘，通过套叠形成乳突，使乳突从输入道肠管突入贮尿囊。固定乳突，将输尿管与输入道吻合。关闭肠管远端开口，将贮尿囊尾部切一小口与膜部尿道吻合。

（4）正位可控U形回肠膀胱：1985年Camey首先报道该术式。主要方法是截取一段40 cm左右游离回肠肠管，排成U形，在中段对系膜缘处切一小口与膜部尿道吻合，输尿管与肠管两端行黏膜沟抗反流吻合。因最初肠管未去管化，因肠管收缩和蠕动导致贮尿囊内压高、继发性肾积水和阵发性尿失禁。后来Camey将此术式改进：切开对系膜缘去管化，然后重新缝合，排列成U形，其余方法同上。经自控排尿效果评价表明改进后自控性较好。

（5）正位可控Studer回肠膀胱术：1983年由Studer结合Kock膀胱和Camey手术的优点发展而成。主要方法是距回盲瓣25 cm处截取50~60 cm回肠，切开远端40 cm回肠的对系膜缘，排成2 cm × 20 cm的U形。关闭肠管两段端。用2-0聚乙醇酸线连续缝合U形回肠中部两缘的浆肌层，构建贮尿囊。经尿管置入18F硅胶导尿管，在贮尿囊最低位切一小孔与膜部尿管吻合，将两输尿管与输入道行抗反流吻合。最后关闭贮尿囊的其余部分。

回盲部

解剖学基础

回盲部的位置与结构

临床上通常将回肠末端、盲肠及阑尾统称为回盲部（ileocecal junction）（图3-19）。

1. 回肠　回肠上端起于空肠，下端与盲肠相连接，其长度占小肠总长度的 3/5，回肠管径较空肠细，回肠远端肠腔逐渐变细，致末端回肠成为管径最细的小肠，末端回肠与盲肠汇合。

回肠系膜由两层腹膜所组成，其中含有血管、神经和淋巴组织。小肠系膜在中央处有20 cm

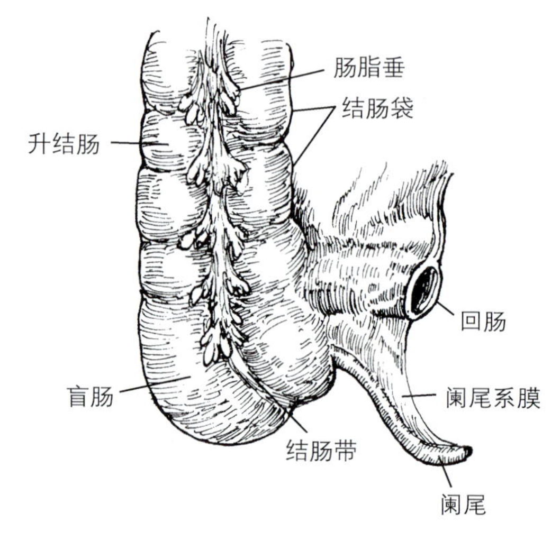

图3-19　回盲部结构

宽，而两端较短；小肠系膜长约14 cm。而小肠甚长（5~6 m），故小肠系膜呈扇形。回肠系膜长约16 cm。故回肠能在腹腔和盆腔内自由移动。

回肠肠壁结构分4层。外层即浆膜层，由腹膜组成；肌层由内环、外纵两层平滑肌组成，内环肌较厚，两层肌肉之间有少许的结缔组织和肌肉神经丛；黏膜下层为疏松的纤维组织，包含有较大的血管、淋巴管与神经，其纤维组织是肠壁中最强有力的成分，在肠道吻合术中必须缝合此层；黏膜层本身由3层构成，包括：①黏膜肌层，由内环、外纵两层平滑肌组成；②固有膜，由类似网状结缔组织组成，对上皮起支持作用；③上皮，为单层柱状上皮，除肠道扩张外，黏膜层较厚，具有丰富的环行皱襞。

在阑尾根部上方2 cm的结肠系膜带，回肠以“S”形走向连接在盲肠的后内侧肠壁，回肠通入盲肠的入口处，回肠的终末部分向盲肠腔内突入呈乳头状，构成漏斗形的回盲瓣（图3-20）。

2. 回盲瓣（valvula ileocaecum）　回盲瓣本身含有类似于肠套叠的双层结构（图3-21），回肠的内环肌及外纵肌连接于盲肠的较厚的内环肌及外纵肌，突入盲肠腔形呈乳头，乳头逐渐缩小形成回盲瓣尖端的入口。乳头的外露部分覆盖结肠黏膜，乳头腔内部分覆盖回肠黏膜。在尸体解剖中可见回盲瓣是由上、下两个瓣膜组成，其边缘融合成瓣膜的连接点，而连接点在盲肠壁移行成2个水平状的黏膜皱襞，形成回盲瓣系带，但在活体标本中，不易见到2个瓣膜及其连接点。

在回盲瓣中，外凸的肌黏膜性乳头含有丰富的血管，起类似肛门括约肌的功能。不仅能防止盲肠内容物反流至回肠，而且也可控制食糜不致过快地进入盲肠，以使食糜在小肠内得以充分消化和吸收。乳头结构也可能发挥压力均衡的瓣膜功能，在回肠正常蠕动时，瓣口开大，使小肠内容物进入盲肠，当盲肠内压增高时，上、下瓣互相贴近，可阻止盲肠内容物向回肠逆流。但它可能不能单独发挥功能，况且是否有真正的括约肌存在仍有争议。虽然内环肌及外纵肌可能共同发挥括约肌的功能来调控回肠内容物的排空，但这贯穿着胃-回肠反射，因为食物消化后，乳头扩大，末端回肠排空。

3. 盲肠（caecum）　为结肠的起始部，长6~7 cm。在结肠中，盲肠最粗，直径约 7.5 cm。位于右髂窝内，但每个人盲肠的位置并不一致，有的能高达肝下，有的低至盆腔，或者位于左下腹部。在一定的年龄阶段内，盲肠的位置随着年龄的增大而下降，所以小儿盲肠的位置一般较成人为高。

盲肠属腹膜内位器官，有一定程度的活动性。有时盲肠与升结肠均有系膜，活动范围较

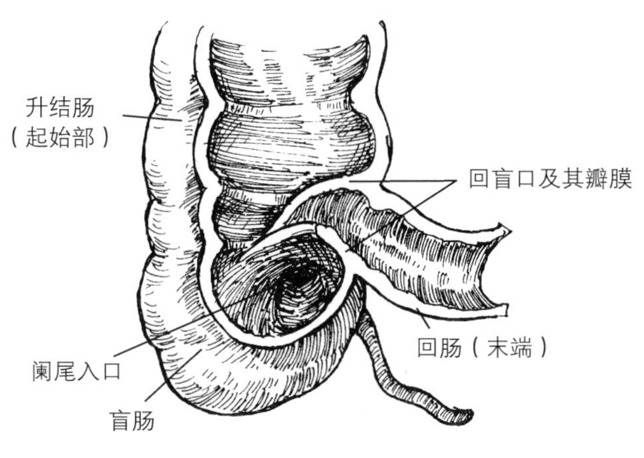

图3-20　盲肠内面观

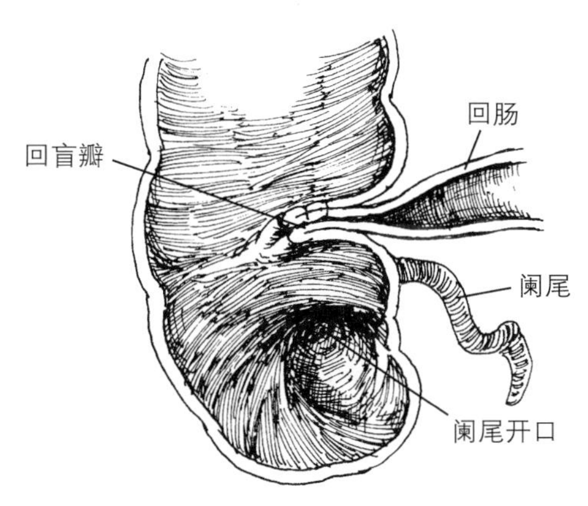

图3-21　回盲瓣的双层结构

大，而称为移动性盲肠。约有5%的人盲肠后壁无腹膜覆盖，盲肠直接贴附于腹膜后蜂窝组织内而无活动性。

盲肠肠壁结构也分为4层。外膜层大部分为浆膜覆盖；肌层分为内环行及外纵行两层平滑肌，内环肌较厚，外纵肌聚集形成3条结肠带，各带之间的外纵肌很薄；黏膜下层为疏松结缔组织，含有较大血管、淋巴管与神经；黏膜层只有半环形皱襞。

盲肠与其他结肠一样，具有独特的解剖特点。①结肠带为肠壁纵行肌纤维形成的3条狭窄的纵行带。其中一条位于结肠系膜附着处，称系膜带；另一条位于大网膜附着处，称网膜带；二者之间的一条为独立带。3条结肠带在盲肠壁聚集，此聚集点即是阑尾根部附着之处，手术时常沿着结肠带来寻找阑尾。②结肠袋是因结肠带短于结肠肠管，而使肠壁皱缩的结果。若将结肠带切断或抽除，可增加结肠肠管的容量，降低腔内压力。③肠脂垂系由肠壁浆膜下脂肪组织集聚而成。

4. 阑尾（appendix） 是位于盲肠后下端的细长管状器官，通常完全被腹膜所覆盖，长5~9 cm（在儿童相对较长），直径为0.5~0.6 cm，个别可大于1 cm。成年人的阑尾壁较厚，小儿之阑尾壁较薄。

阑尾的远端为盲端，其近端开口于回盲瓣下方约2 cm处的盲肠壁，于开口处周围有黏膜皱襞，形成Gerlach瓣，具有单向功能，以阻挡粪便坠入阑尾腔内，在可控膀胱术中，可利用此瓣的抗反流作用，而采用阑尾做可控的腹壁输出道。

阑尾一般位于右髂窝内，阑尾根部的表面投影通常为脐与右髂前上棘连线的中、外1/3交界处，即麦氏（McBurney）点。阑尾炎时该处常有明显压痛。阑尾的位置以3条结肠带集聚点为标志。盲肠的纵行肌组成的3条结肠带集聚的终点便是阑尾的根部，在此处，盲肠的平滑肌延续成为阑尾的外纵行肌。阑尾由三角形的阑尾系膜固定于回肠系膜末段。有2条腹膜皱襞与阑尾及回盲肠接合部有关（图3-22）：带有盲肠血管的腹膜皱襞从盲肠经末段回肠的前面连接于盲肠系膜，形成回盲肠上隐窝，不含血管的Treves皱襞从邻近阑尾根部的盲肠或阑尾系膜连接于回肠，形成回盲肠下隐窝。

阑尾位置常见有以下几种（图3-23）：①盲肠（或结肠）后位，阑尾在盲肠或升结肠的后面，尖端指向上方，此型最为多见；②盲肠下位，阑尾在盲肠下方，其尖端指向右下方；③回肠前位，阑尾在回肠前方，其尖端指向左上方，这时阑尾根的表面投影称兰氏（Lanz）点，即两侧髂前上棘连线的中、右1/3交界处；④回肠后位，阑尾在回肠后方，尖端指向左上方；⑤盆位，阑尾超过盆腔边缘，有时可贴近闭孔内肌。还有少数患者，由于胚胎发育过程中肠旋转的异常，因而阑尾还有其他特殊位置。如盲肠下降不全时，阑尾可居于肝的下方，称为高位阑尾；移动性盲肠时，阑尾可伸至盆腔内，有的甚至越过中线而位于左下腹；有的人阑尾可部分或完全位于后腹膜的后面，只有切开侧腹壁腹膜，将盲肠牵向内侧，才可见到阑尾，此种阑尾称腹膜外位阑尾；若沿结肠带在盲肠端反复寻找均不见阑尾时，除腹膜外位阑尾外，还应想到有盲肠壁浆膜下位阑尾的可能，用手指仔细检查，可于盲肠壁上触到硬性索条，沿索条将盲肠浆膜切开，即可显露阑尾。然而，不论阑尾位于何处，手术中沿结肠带向盲肠端追寻，是寻找阑尾的重要方法。

阑尾有恒定的系膜，多呈三角形，系膜根附于小肠系膜的下部，其中有血管、神经和淋巴管。系膜较阑尾为短。因此，阑尾呈屈曲状，手术时常不易向外提出，尤其在粘连时，更需在腹腔中操作。

回盲部的血供

回盲部的血液供应来自肠系膜上动脉，此动脉在第1腰椎水平，于腹腔动脉下方1~1.5 cm处，从腹主动脉分出，经胰颈部下缘牵出后，越过十二指肠横部，进入小肠系膜内，向右分出胰十二指肠下动脉，向左分出12~18条肠动脉，彼此吻合成血管弓，后者又分出小分支，再吻合成小血管弓，最后一级血管弓发出分支，垂直分布到相应的肠段。近段回肠是由一系列来自于小肠系膜内肠动脉的血管弓供应，血管弓最后发出直动脉供应近段回肠的整个肠壁。相反，末段回肠具有明显不同的血供，它位于供应近段回肠的动脉弓及回结肠动脉的血管弓之间，是回结肠动脉的主要分支。于回结肠动脉末段有几种不同顺序发出分支，多数人的顺序是：升结肠动脉供应升结肠，回肠动脉供应回肠远段，阑尾动脉供应阑尾，盲肠前、后动脉供应盲肠。有些人回肠动脉的发出前于升结肠动脉，或者回肠动脉分两支同时来自于主干，当发出到其他结构的分支后，末端成为盲肠前、后动脉。阑尾动脉（appendicular artery）多数起于回结肠动脉（ileocolic artery），也有起于回结肠动脉的盲肠前、后动脉者，多数为1支，少数为2支。

1. 返动脉　返动脉可能源于其中一条盲肠动脉，于回盲肠结合部发出，或者源于回结肠动脉的血管弓。这些动脉沿着回肠系膜对侧的回肠壁行走，对回肠末端3~5 cm的回肠血供起重要作用（图3-24）。发自回肠动脉弓的直动脉不仅较稀少，而且可能仅供应回肠壁周围的上半部分。和以前认为肠切除术时，回肠末端几厘米有缺血危

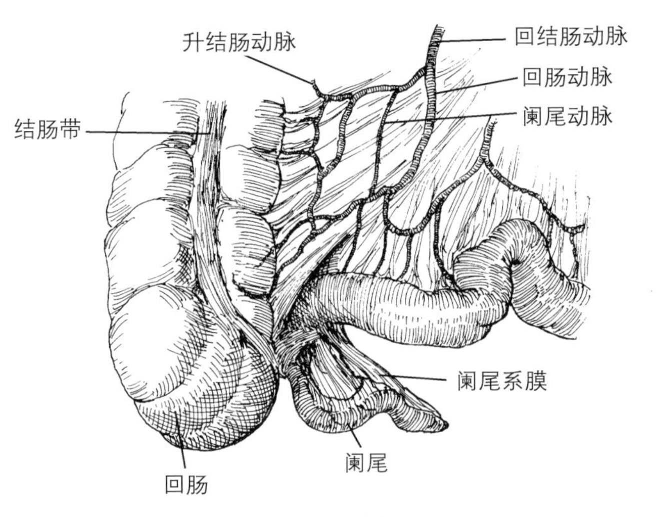

图3-22　阑尾与回盲部的关系

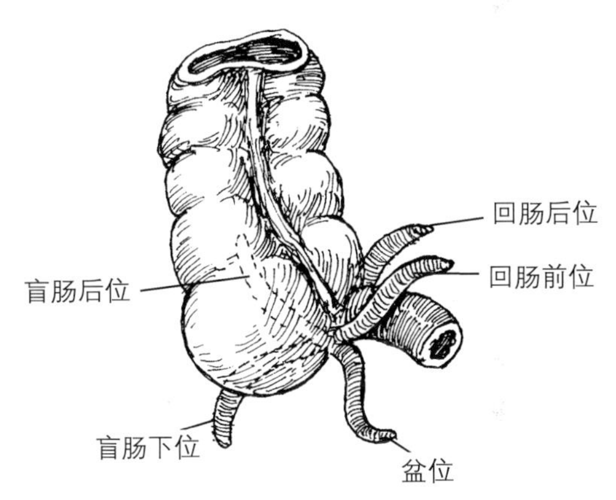

图3-23　阑尾位置的变异

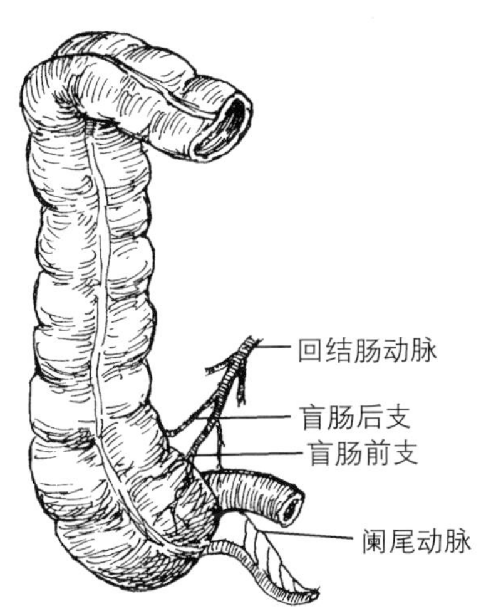

图3-24　阑尾的血液供应

险之观点相反，Chevrel等没有发现残留的远段回肠缺血，这是因为有足够的直血管存在，这些直血管是由发自于盲肠血管环的回归动脉所供应，仅离回盲瓣1~2 cm的末段回肠方有缺血之危险。

2. 回盲部静脉　回盲部静脉均与动脉伴行，最后汇入肠系膜上静脉，该静脉与肠系膜动脉伴行，至胰腺后方与脾静脉汇合成门静脉而入肝。

回盲部的淋巴管

末段回肠的淋巴管起于肠黏膜绒毛中心的中央乳糜管，在黏膜下层形成淋巴管丛，然后流入中间淋巴结或肠系膜淋巴结。肠系膜淋巴结沿肠动脉及其动脉弓排列，其输出道注入肠系膜上动脉根部的肠系膜上淋巴结。盲肠壁之淋巴流入位于肠壁脂肪垂内的盲肠上淋巴结，再流入位于边缘动脉和肠壁之间的盲肠旁淋巴结，然后，流入位于结肠动脉周围的中间淋巴结。阑尾壁淋巴流入中间淋巴结，最后，来自回盲部的淋巴均汇入结肠动脉根部及肠系膜上动脉根部的主要淋巴结，后者与腹腔淋巴结共同组成肠干入乳糜池。也有一部分注入胸导管的根部。

回盲部的神经

回盲部的神经来自交感神经系统的腹腔神经丛及来自迷走神经的副交感神经纤维。由腹腔神经节分出的神经分支，在肠系膜上动脉周围形成肠系膜上丛，然后神经纤维沿肠系膜上动脉分布到肠壁。

临床应用

可控肠膀胱术是一种理想的尿流改道方法，它比较接近生理，腹壁造口处不漏尿，不需佩戴尿袋，可淋浴，提高了患者的生活质量，易被患者所接受。早在1950年，GilChrist已报道了用盲肠升结肠做贮尿囊，用末段回肠做可控机制，将输尿管做隧道式贮尿囊造口的可控膀胱术，但未被广泛使用。随后学者们在上述基础上进行了不断改良，文献报道的术式也层出不穷。1982年Koch采用回肠切开重建高容量低内压的贮尿囊，效果满意。Thurkoff（1986）、Rowland（1987）也采用回结肠切开重建贮尿囊。输出管采用缩窄的末段回肠（Indiana术式）或使用原位阑尾（Riedmiller术式）开口于腹壁。直到1993年Alcin报道用切断结肠带的方法建成回盲肠新膀胱发生了突破性的进展。最近，有文献报道，采用去除结肠带的盲肠做贮尿囊、原位阑尾做输出管的可控膀胱术。

目　的

可控肠膀胱术必须达到下列几个要求：①具有压力低，顺应性高，容量足够大的贮尿囊；②建成有足够长度、足够阻力而能达到抗尿液溢出的输出管道；③输尿管贮尿囊连接部必须能防止尿液反流，以免发生上行性肾积水及感染。

贮尿囊

建成高容量、低压力、高顺应性肠管的贮尿囊是防止输尿管反流和尿失禁的重要因素。贮尿囊一般采用带系膜的肠管，主要是回肠、盲肠、升结肠。因回肠部膜具有吸收电解质的功能，吸收尿液中酸性成分并分泌碳酸氢盐。若肾功能不甚健全时，易发生代谢紊乱，出现高血氯性酸中毒，同时会严重影响钙代谢和骨生长。故应尽可能少用回肠为宜。盲肠是结肠中肠径最粗的部分，盲肠壁平滑肌松弛，几乎只有环肌覆盖全部肠管，而外纵肌层聚合成3条结肠带，后者只起分节蠕动功能，故当肠内容物增加时，肠腔内压力增高相对较小。因此，盲肠常被用作可控膀胱之贮尿囊。

应用完整的肠管做贮尿囊时，肠壁具有完整的内环肌和外纵肌。当充盈尿液时，因平滑肌收缩而出现胀痛，腔内压增高使容量减少，同时可发生输尿管反流和尿失禁。将肠管纵行剖开，重建成囊状（图3-25，26），增大了贮尿囊的半径（r），根据 $V=\pi r^2\times L$的几何原理，便增加了贮尿囊的容量（V）。根据$T=P\times R$定律可见，也降低腔内的压力（P）。同时，由于切断了肠壁的内环肌和外纵肌，削弱了它们的收缩力，而将不同类型（结肠、回肠）或不同方向的肠壁肌重新组合，互相抵消了收缩力，更降低了腔内压力，防止高压波的产生。盲肠的生理功能主要是贮藏内容物，腔径大，几乎只有内环肌覆盖全部肠管，且肠管肌肉有不协调的振荡活动，故腔内压力小，更宜做贮尿囊。但盲肠壁外纵肌形成3条结肠带，起蠕动功能，结肠带的长度短于肠管，使结肠形成了结肠袋，腔内容量大为减少。将结肠带切断（图3-27）或去除（图3-28），消除结肠袋，可使容量成倍增加，减少肠管分节蠕动功能，降低腔内压力。

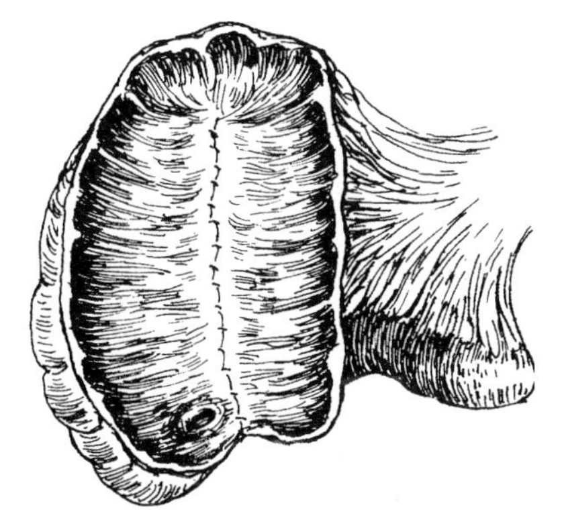

图3-25　回结肠储尿囊

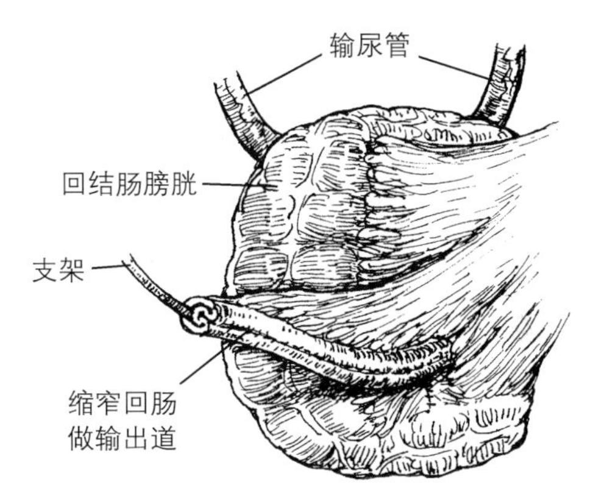

图3-26　缩窄末端回肠做输出道

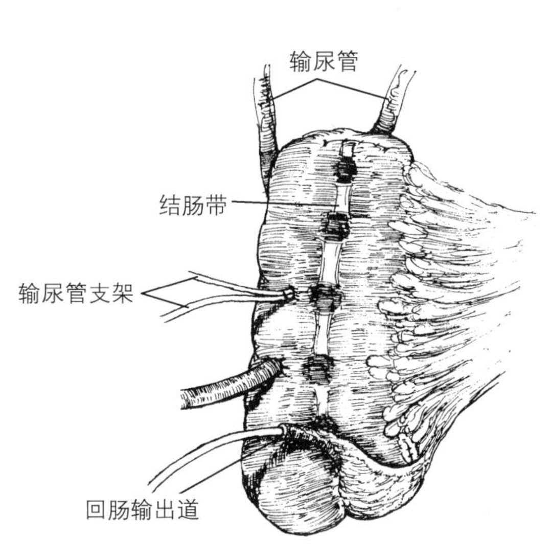

图3-27　切断结肠带

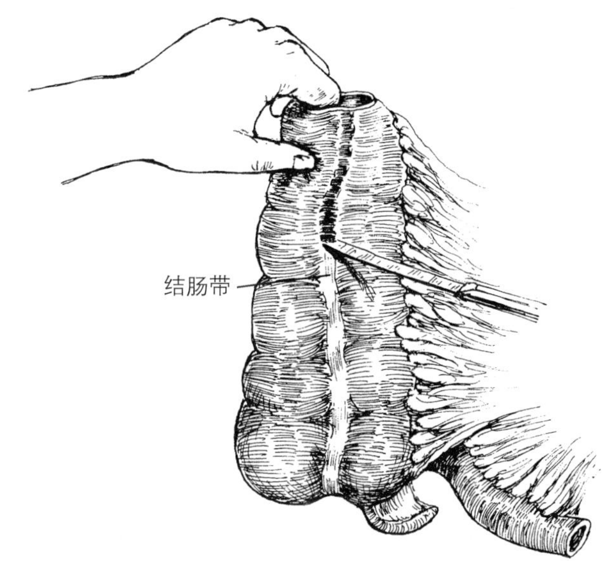

图3-28　消除结肠袋

抗反流的输尿管贮尿囊吻合

这是防止反流性肾积液及感染的重要保障。常用的方法是结肠膜下隧道式输尿管贮尿囊吻合（Leadbetter法）（图3-29）。当贮尿囊充盈时，压力增高，同时，肠壁平滑肌牵拉，压迫隧道内末端输尿管起抗反流作用。也可将双侧输尿管并腔缝合，再与进入贮尿囊的回肠襻端端吻合，然后形成回-盲肠套叠乳头（图3-30），利用乳头的单向功能防止尿液反流。

阑尾可控性膀胱造口术

1. 概述　间歇性清洁导尿是神经源性膀胱一种重要的保守治疗方式。但当患者因尿道狭窄或自身原因无法行经原尿道清洁导尿时，行阑尾可控性膀胱造口术，通过阑尾进行间歇性清洁导尿收到不错的效果。阑尾可控性膀胱造口术具有术中操作容易，术后恢复快及尿失禁发生率低等优点。早于1908年，Verhoogen等就利用阑尾作为尿流改道的可控性输出道，随后虽对其进行改良，但高达57%的死亡率使其未能广泛应用。直到1980年，Mitrofanoff报道采用旋转180°的阑尾输出道，经过黏膜下隧道成行，为神经源性膀胱患儿行可控性膀胱造口术，获得不错的效果。随后，多位学者对该方法进行改良。Issa等（1989）通过使阑尾近端内陷至盲肠中，中段折叠的方法，将阑尾原位吻合于膀胱。Bedmiller等（1990）成功利用阑尾作为Mainz储尿囊的输出道，将阑尾输出道应用于可控性肠代膀胱的手术治疗中。研究曾报道，在尿流动力学检测中，阑尾流出道的闭合压高于80 cm H_2O，可达到完全控尿。甚至有学者报道将阑尾一分为二，除了可作为清洁导尿的输出道，还可用于神经性大便失禁灌肠治疗。

2. 目的　阑尾可控输出道膀胱造口术必须达到下列几个要求：①原有膀胱需具有高容量、低压和高顺应性的特点，否则需行膀胱扩大术；②阑尾必须没有存在病变；③患者有意愿及能力行清洁导尿。

3. 高容量、低压和高顺应膀胱　神经源性膀胱的治疗首要目标为保护上尿路功能，利用阑尾流出道建立可控性尿流改道，首先需要一个低压和高顺应性的安全膀胱，否则仍有继续损伤上尿路的风险。对于下神经源性膀胱可直接利用原有膀胱，无须做特殊处理；对于上神经源性膀胱，可考虑行膀胱扩大术，必要时行肠代膀胱术。

（1）选择合适的输出道吻合位置：阑尾流出道可吻合于原有膀胱或肠膀胱扩大术的肠壁上，常用的吻合部位为膀胱前壁或后壁，二者的

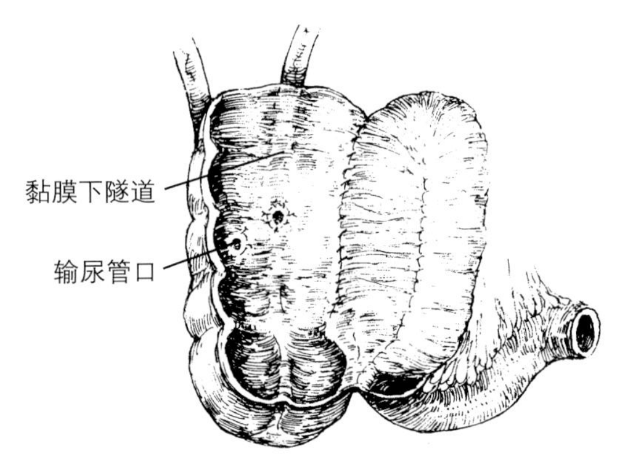

图3-29　结肠黏膜下隧道式输尿管储尿囊吻合（Leadbetter法）

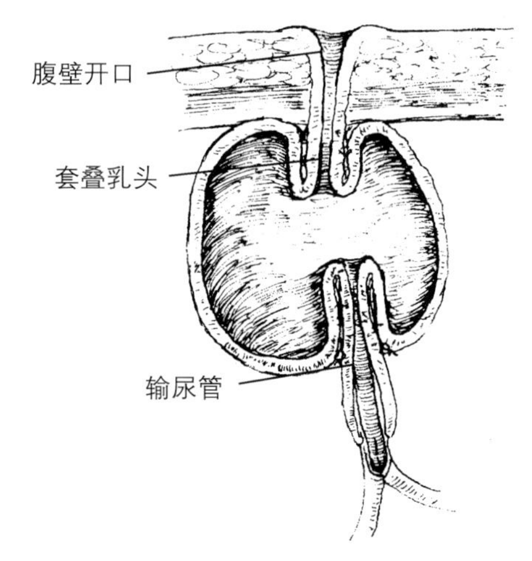

图3-30　回盲肠套叠乳头

优劣目前尚存在争议。吻合于膀胱前壁操作更为简便，但有学者研究认为，这增加了膀胱尿路感染的风险。

（2）建立黏膜下隧道：黏膜下隧道是阑尾输出道可控的关键，必须保证隧道长度3~ 4 cm（保证隧道长度与输出道直径之比为5：1左右）（图3-31）。

（3）封闭膀胱颈：对于术前有膀胱尿道功能协调障碍而导致尿失禁的患者，可考虑同期行膀胱颈封闭。

4. 阑尾可控的腹壁输出道

（1）离断阑尾根部：①孤立单纯游离。将阑尾至盲肠根部直接离断阑尾（图3-32）；②若阑尾长度不足，可充分游离阑尾和盲肠根部，横断盲肠根部，将部分盲肠管状化并作为阑尾流出道一部分（图3-33）。

（2）横断阑尾末端：末端阑尾因天然狭窄，需离断，并经该末端置入12-F或14-F的导管，必须试插导尿管了解阑尾输出道是否通畅。

（3）阑尾系膜开窗，保留阑尾动脉，应当注意阑尾动脉的变异，避免损伤（图3-34）。

（4）将阑尾包埋至黏膜下隧道中，膀胱壁外侧缝合固定（图3-35）。

（5）将阑尾输出道另一端开口于脐部或者下腹部（应当根据患者行清洁导尿的方法决定造口的位置）（图3-36）。

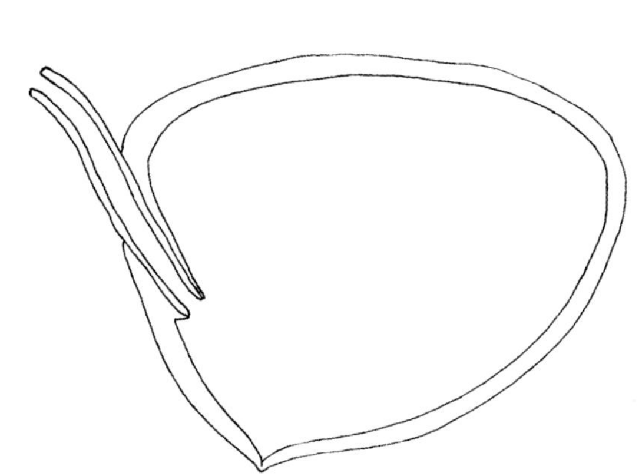

图3-31　黏膜下隧道示意图

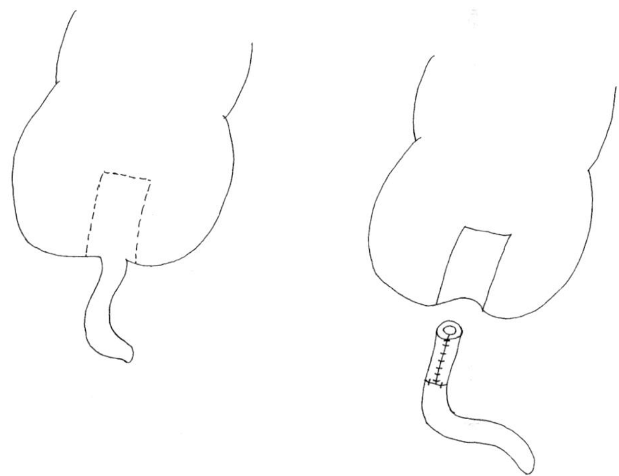

图3-33　部分盲肠管状化

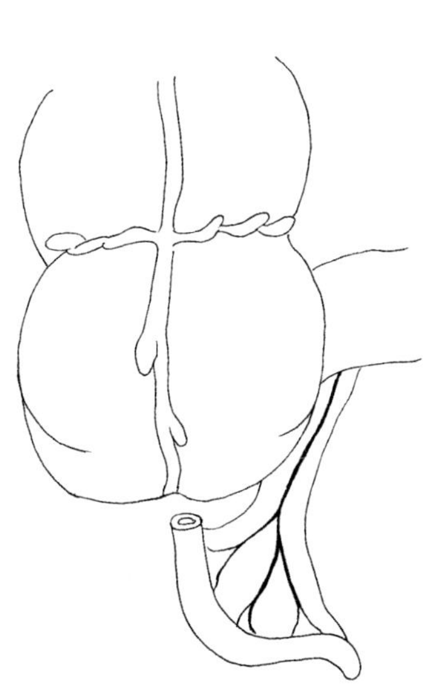

图3-32　离断阑尾根部

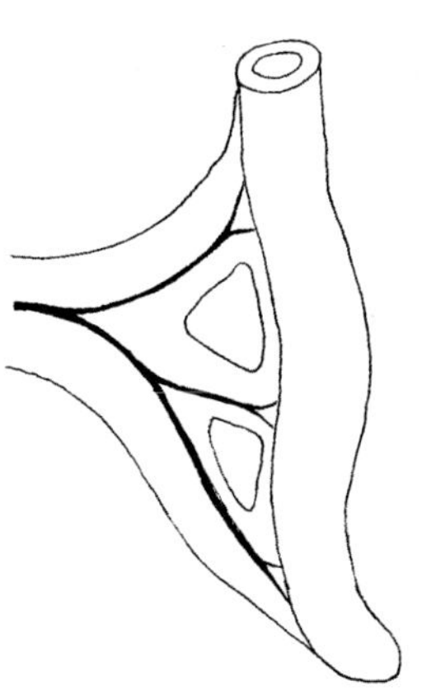

图3-34　阑尾系膜开窗

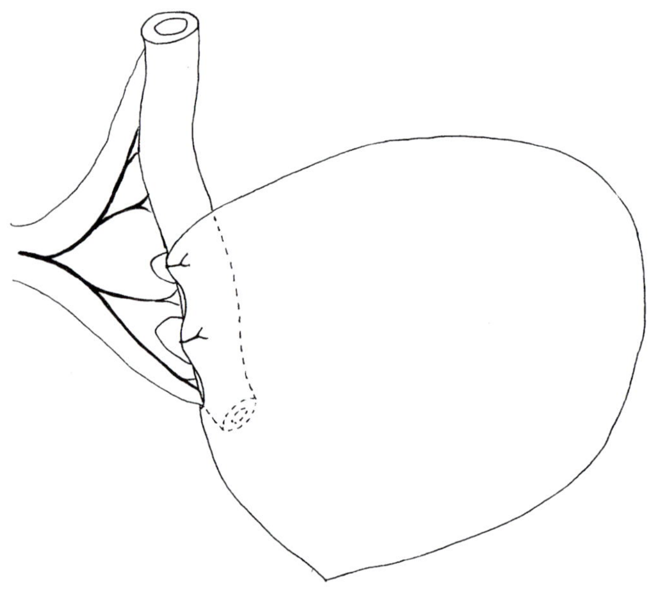

图3-35　阑尾黏膜下隧道式吻合

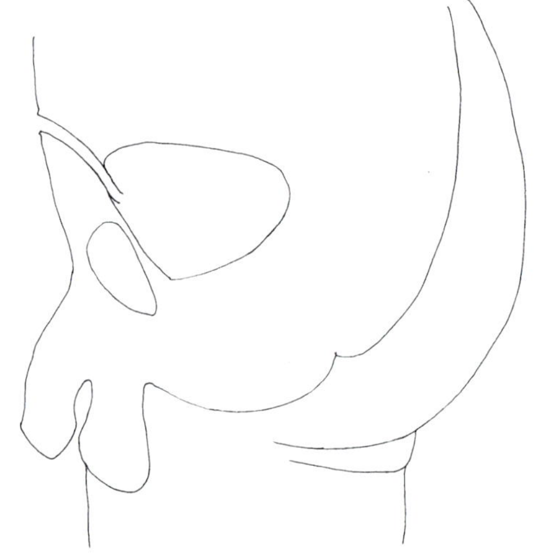

图3-36　吻合于脐部

结　肠

解剖学基础

结肠（colon）可分为升结肠、横结肠、降结肠和乙状结肠。结肠纵行肌层形成3条狭窄的纵行带，称为结肠带（colic band），带长1.2 cm，因而使结肠皱缩成特有的囊袋。大肠的两端，直肠和阑尾全被纵肌层所包绕，所以无囊袋形成。沿结肠所围成的三边框形三凹缘，有从各大血管发至大肠的分支吻合形成的缘动脉（colic marginal artery）（图3-37）。所以，即使一根大血管干被切断，通过这些吻合，大肠仍可获得血供。甚至在肠系膜下动脉起始处被结扎，缘动脉仍能维持左半结肠的生命活力。Goligher提出，缘动脉至少在70%的病例中将保证左半结肠的血供。直肠和乙状结肠的末段5~7.5 cm由直肠上动脉和直肠下动脉充分供应。然而，Singlelen曾指出，左半结肠与中结肠动脉之间无吻合者占5%，结扎其中任一血管都可危及结肠脾曲的血液供给。因此，唯一安全的方法是在计划截取大肠时，应仔细检查结肠的血供。大肠的静脉引流与动脉供应是一致的，回结肠静脉、右结肠静脉、中结肠静脉存在广泛吻合支。但有20%的人在右结肠及中结肠主要静脉之间的吻合有缺陷，而左侧结肠常有极好的缘静脉。因此，以左侧结肠替代膀胱比右侧结肠更能避免结肠的静脉性梗死。

临床应用

肠道应用于尿路能增大膀胱容量（膀胱扩大术），也能与尿道吻合代替整个膀胱（膀胱替代术），还能作为尿流输出道（非可控性尿流改道）。

尿流扩大术

1. 目的　①在充盈期，构建的储尿系统应具有高顺应性、低内压特性；②使上尿路免受反流的影响；③无自发性的集团收缩，因这种收缩可引起尿失禁；④贮尿囊需有足够的容量。因此，在尿路中使用肠管，必须通过肠管套叠形成瓣样结构或通过输尿管的隧道移植等抗反流机制保护上尿路。

2. 去管化肠襻　去管化肠襻与完整肠襻相比，具有大容量、低内压的特性，所需的肠襻也较短。原理如下：①根据几何学原理，半径增加1倍，容量增加4倍；② Laplace定律表明，容器的半径越大，与容器壁张力有关的容器压力改变越少；③去管化肠襻顺应性优于管状肠襻；④由于切断了环形收缩结构，收缩力减弱。

3. 需考虑的因素　目前虽然没有客观证据显示某种肠襻比较优越，但是，在选择肠襻时，除容量和压力外，还需考虑以下的因素：①电解质的重吸收和丢失；②肠襻是否易于截取；③操作是否简单；④能否形成抗反流结构；⑤致癌的危险性；⑥特殊要求和患者年龄。

结肠膀胱成形术（colocystoplasty）

又称Mitchell术。

1. 选取一段15~20 cm乙状结肠，将截取的肠襻置于乙状结肠吻合口的下方，恢复肠道的连续性（图3-38，39）。

2. 用3-0肠线关闭肠襻两端（图3-40）。

3. 在对系膜缘切开肠壁，切口两端距肠端1 cm，根据解剖关系将肠襻旋至矢状位或横位。此时纵向切开覆盖膀胱底部的腹膜，显露膀胱前、后面，在两牵引线之间的矢状面上切开膀胱，前至膀胱颈，后至三角区。当牵开膀胱后其开口长度应与肠襻长度相等（如需全部切除膀胱壁、膀胱口很小，这时常需将乙状结肠帽与膀胱壁、膀胱的前后面缝合，然后在两侧将结肠与结肠缝合形成新的膀胱侧壁，以防形成憩室或葫芦样膀胱）。从后壁中点开始吻合膀胱与结肠襻，用3-0肠线穿过全层膀胱和肠壁连续锁边缝合，一直缝合至膀胱侧缘的尖部，即以前的膀胱顶部。同样缝合对侧。用3-0肠线连续内翻缝合作为第二层，保证不渗漏（图3-41~43）。

乙状结肠输出道术（sigmoid conduit）

又称乙状结肠膀胱。

1. 截取一段15~20 cm乙状结肠襻，其肠襻的系膜应有较宽的根部以确保血液供给，然后从外侧和后方游离乙状结肠附着，向内侧达骶岬，上方达肠系膜下动脉。如需更长，则松解结肠脾曲，使切下的肠襻可旋转180°。必要时切断肠系膜下动脉的痔上动脉分支可增加肠襻下端的活动度（图3-44）。

2. 恢复肠道连续性，并用3-0肠线关闭肠襻近端（图3-45）。

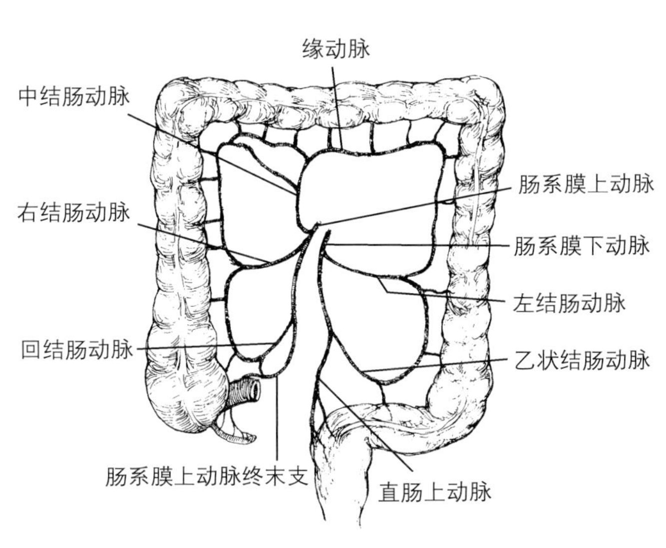

图3-37　结肠的血液供应

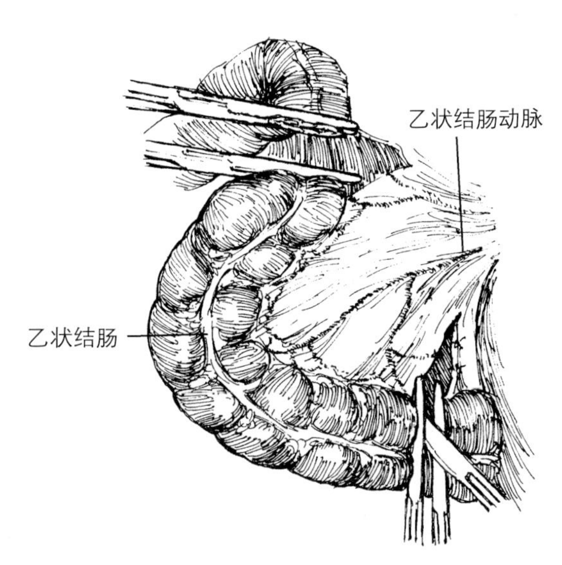

图3-38　选15~20 cm乙状结肠

3. 将左、右输尿管与乙状结肠襻做抗反流吻合（见输尿管乙状结肠吻合术）后，把末端肠管穿出腹壁做外翻的乳头造口。缝合肠系膜和乙状结肠残端于后腹膜防止扭转，用侧腹膜覆盖使输出管腹膜外化（图 3–46，47）。

横结肠输出道术（transverse colon conduit）

又称横结肠膀胱。

1. 选择10~15 cm合适的横结肠，分离横结肠上缘的大网膜，切开结肠系膜，一端比另一端切开长一些，以增加活动度（图3–48）。

2. 恢复横结肠连续性，3–0肠线缝合关闭肠襻的一端。在腹中线附近将其牢固地固定在壁腹膜上，切开后腹膜，游离输尿管，并采用黏膜下隧道法（见输尿管乙状结肠吻合术）与肠管做抗反流吻合（图3–49）。

3. 末端肠管在腹壁上或下象限穿出做造口（图3–50）。

输尿管乙状结肠吻合术（ureterosig-moidostomy）

输尿管乙状结肠吻合术是技术上最容易的可控性储尿囊的一种经典术式。但有上行感染、

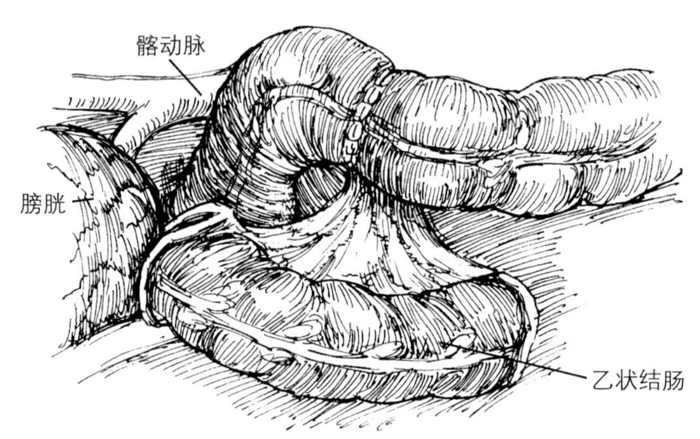

图3–39　截取的肠襻置于乙状结肠吻合口的下方

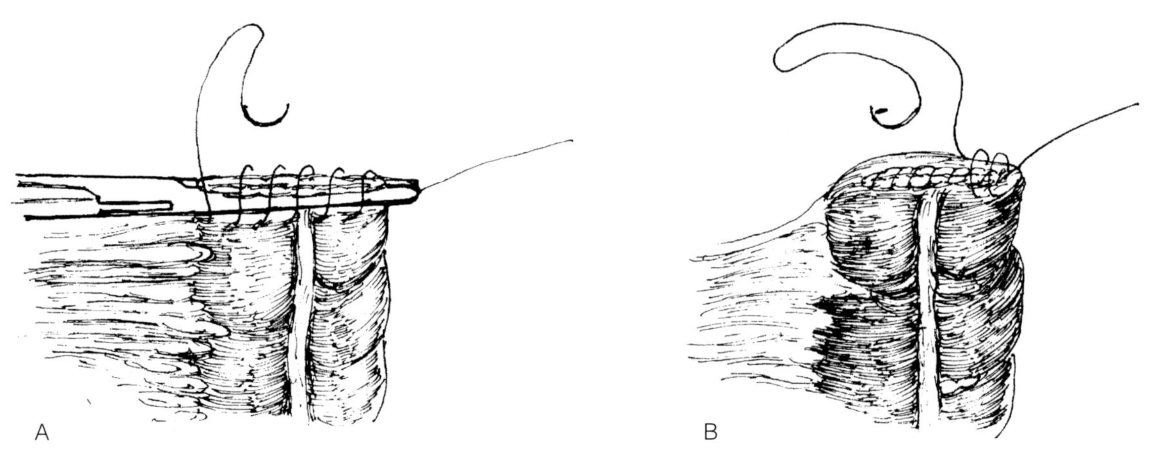

图3–40　用3–0肠线关闭肠襻

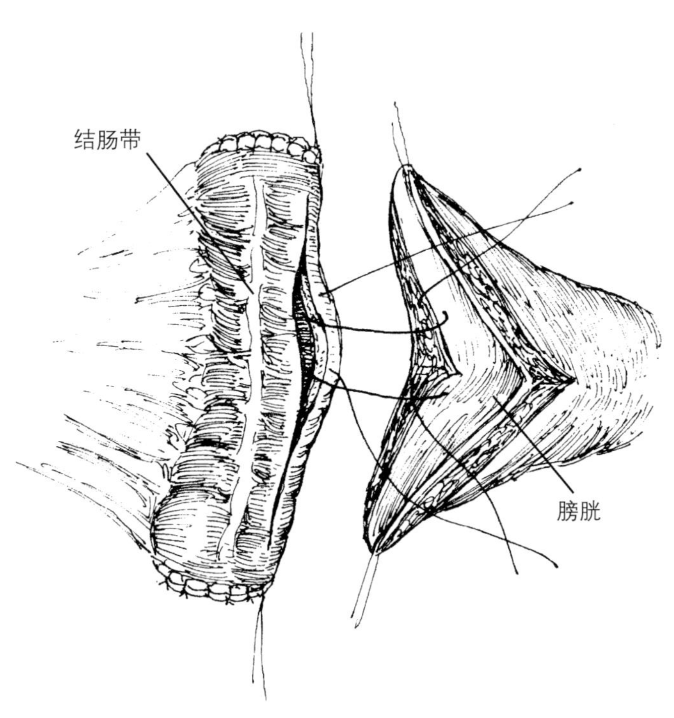

图3-41　在系膜对侧缘切开肠壁，同时切开膀胱

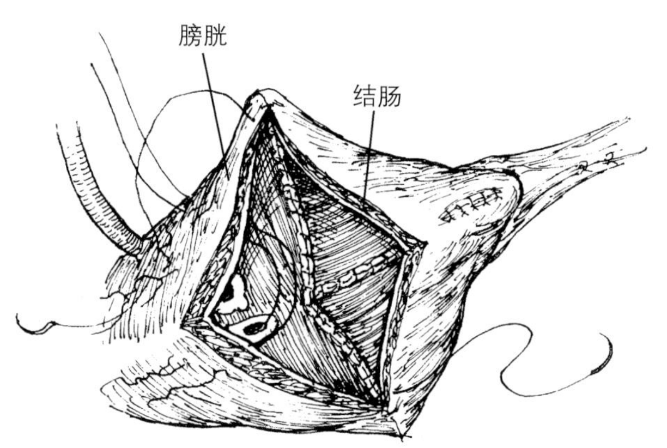

图3-42　从后壁中点开始吻合膀胱和结肠襻

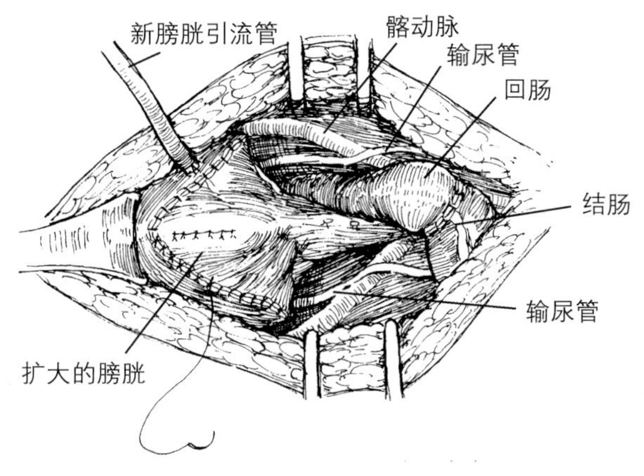

图3-43　扩大后的结肠膀胱

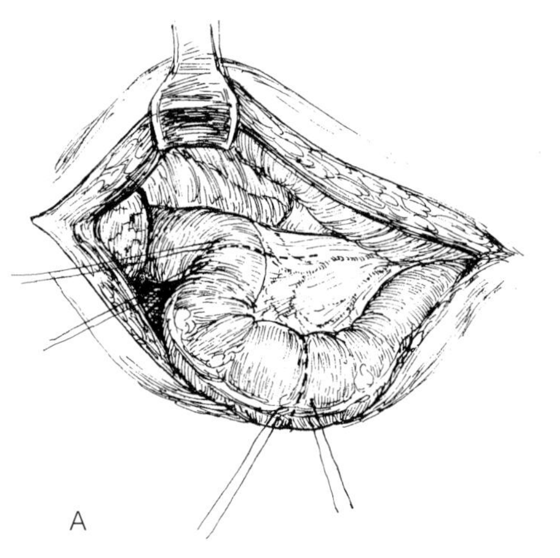

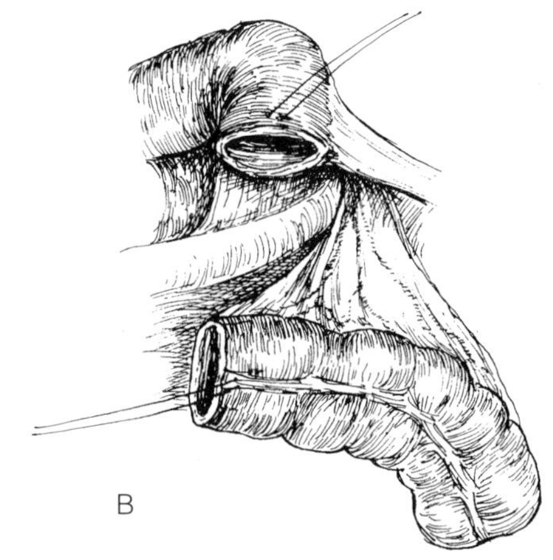

图3-44　切断肠系膜下动脉的痔上动脉分支

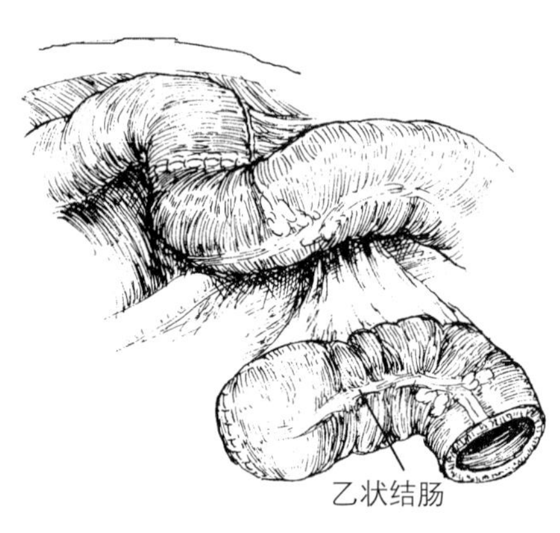

图3-45　结肠端端吻合恢复肠道连续性

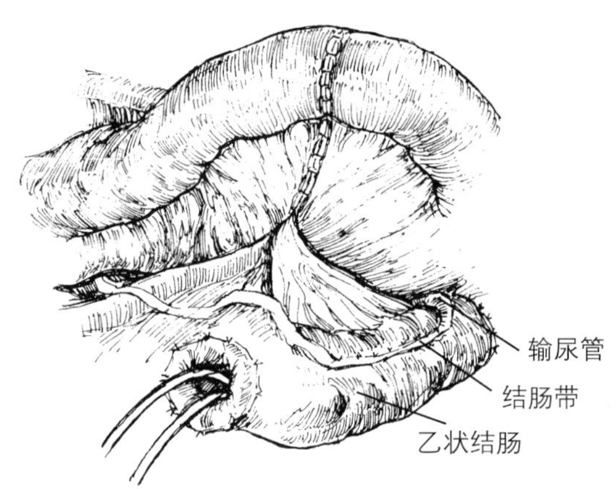

图3-46　关闭肠系膜裂口

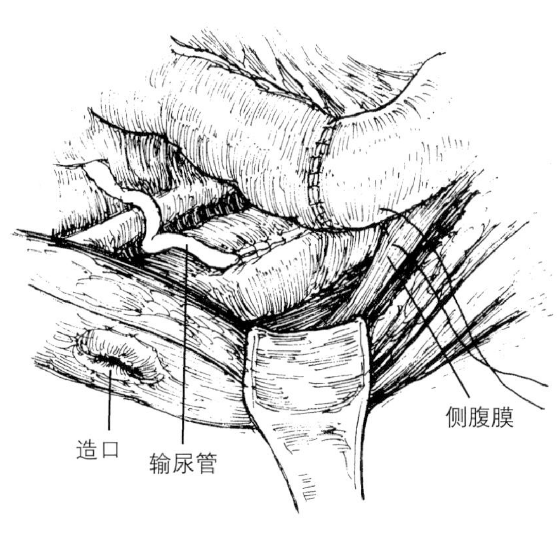

图3-47　侧腹膜覆盖使输出道腹膜外化

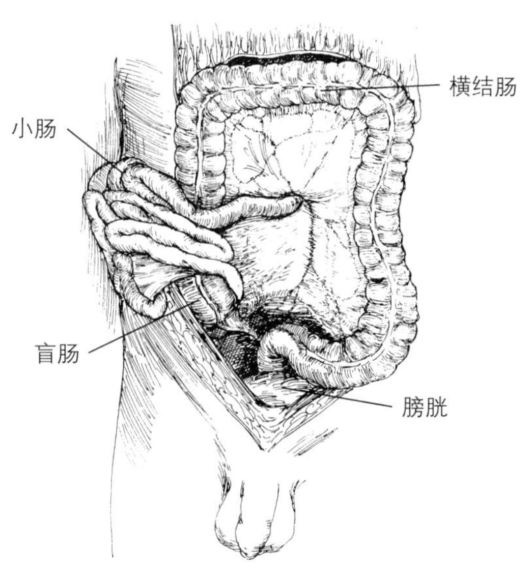

图3-48　选择横结肠

电解质代谢紊乱和恶变等问题。该术式对年老患者、预期生存时间较短者仍有一定地位。

1. 结肠外术式（Wyland-Leadbetter术）

（1）首先将乙状结肠直肠连接部推向右侧，切开与结肠带相接触的壁腹膜，然后按住直肠，将乙状结肠推向左侧，同样切开与结肠带相接触的左侧腹膜（图3-51）。

（2）用左手拇指和食指捏住乙状结肠与直肠连接部，使结肠带突起。用小刀切开结肠带的浆膜和肌层，显露黏膜下层。并用弯蚊式钳将肌层与黏膜下层分开，每侧至少1 cm宽，形成两肌瓣（图3-52）。

（3）用3-0肠线将右侧邻近结肠带切口的后腹膜内侧瓣缠于结肠浆膜上。剪掉多余输尿管以免扭曲，放置输尿管支架管并穿过肠管小口经肛门引出。用4-0肠线从外向内穿过肠管的黏膜和黏膜下层，然后从内向外穿过输尿管缘的尖端，在第一针缝线附近再缝一针，打结，每一侧各用一缝线连续缝合，至顶端时，两缝线一起打结（图3-53，54）。

（4）用3-0肠线间断缝合浆肌层瓣，覆盖吻合口。将外侧后腹膜瓣拉至肠壁切口覆盖，用4-0丝线固定。同法吻合另一侧输尿管（图3-55，56）。

2. Kelalis改良术　切开结肠浆肌层1~2 cm，

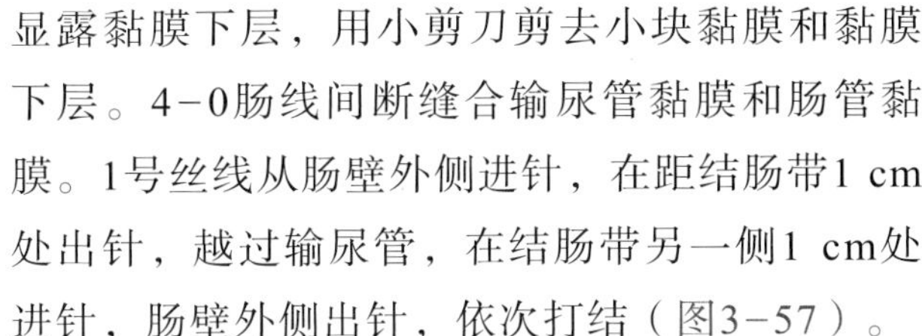

显露黏膜下层，用小剪刀剪去小块黏膜和黏膜下层。4-0肠线间断缝合输尿管黏膜和肠管黏膜。1号丝线从肠壁外侧进针，在距结肠带1 cm处出针，越过输尿管，在结肠带另一侧1 cm处进针，肠壁外侧出针，依次打结（图3-57）。

3. 经结肠输尿管结肠吻合术（Goodwin术）

（1）抓住直肠乙状结肠连接部，拉出盆腔。于尽量低位置沿结肠带全层切开肠管10~12 cm（图3-58）。

（2）将左手食指伸入肠管后面，把肠管后壁从结肠切口处翻出。用盐水浸润黏膜下层后用小弯

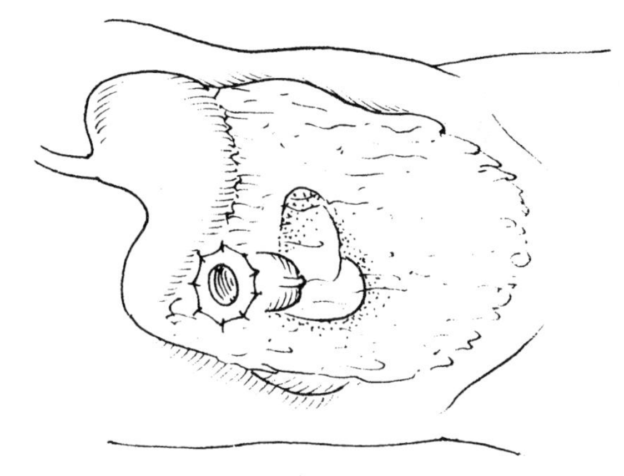

图3-50　末端肠管在腹壁造口

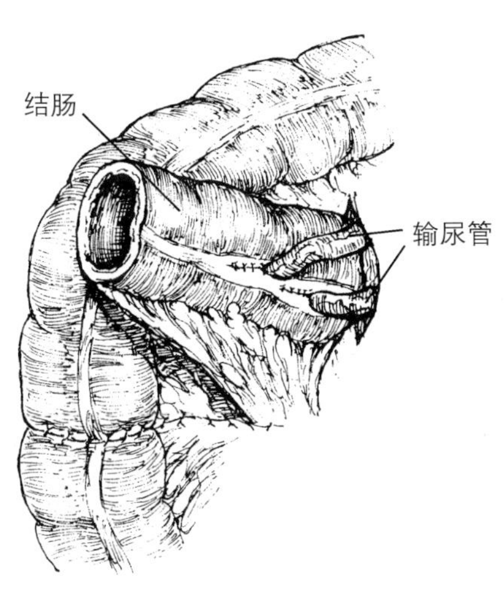

图3-49　输尿管结肠吻合

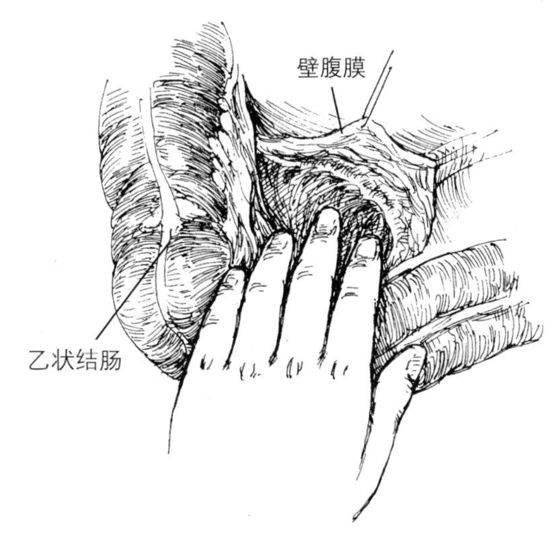

图3-51　切开与结肠带相接触的壁腹膜

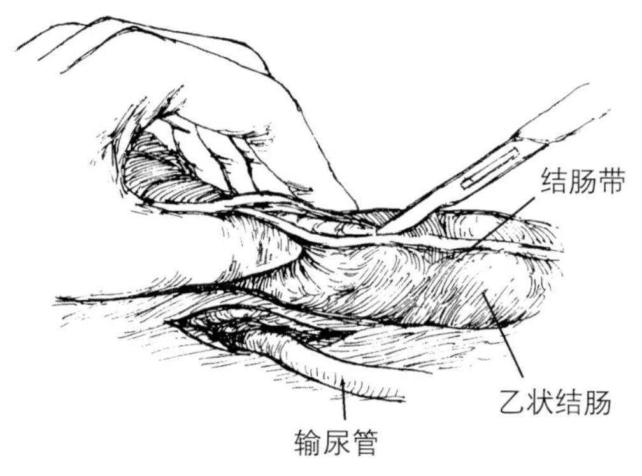

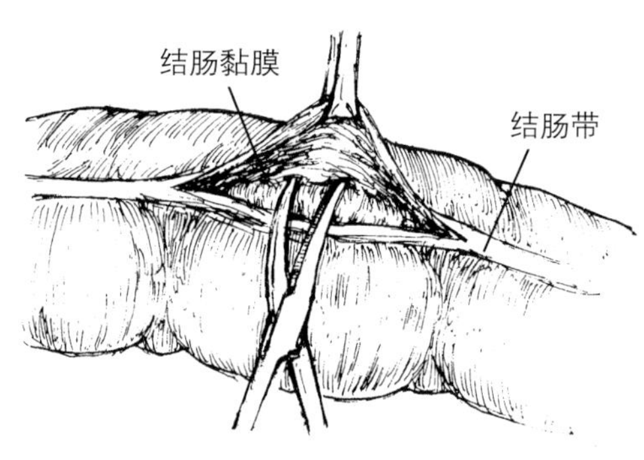

图3-52 切开结肠带浆膜和肌层，并将肌层与黏膜下层分开

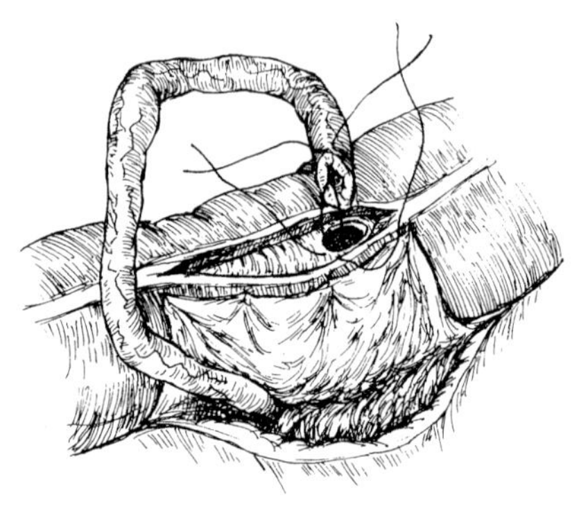

图3-53 将后腹膜内侧瓣膜缝于结肠浆膜

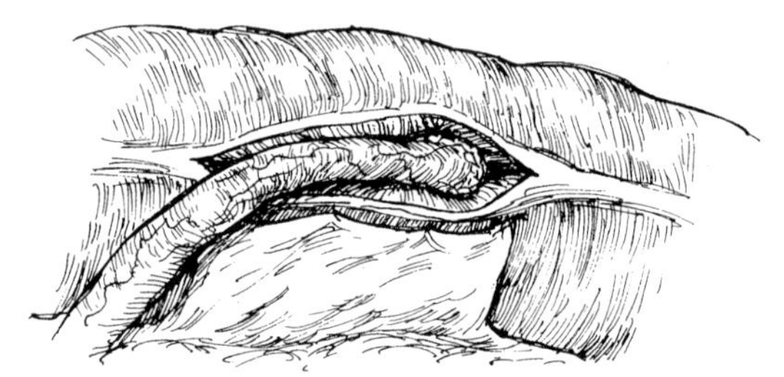

图3-54 缝合打结

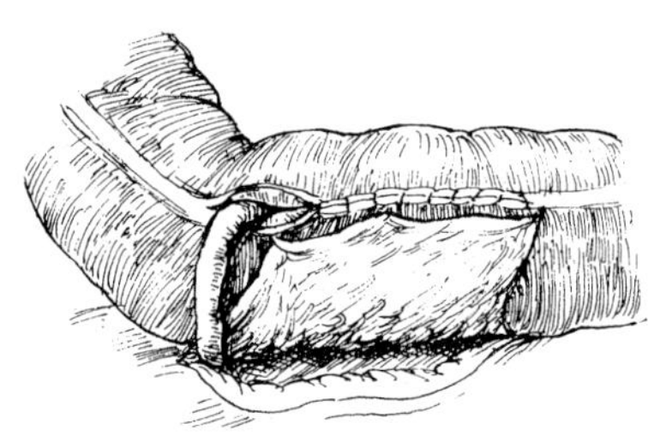

图3-55 间断缝合浆肌层瓣

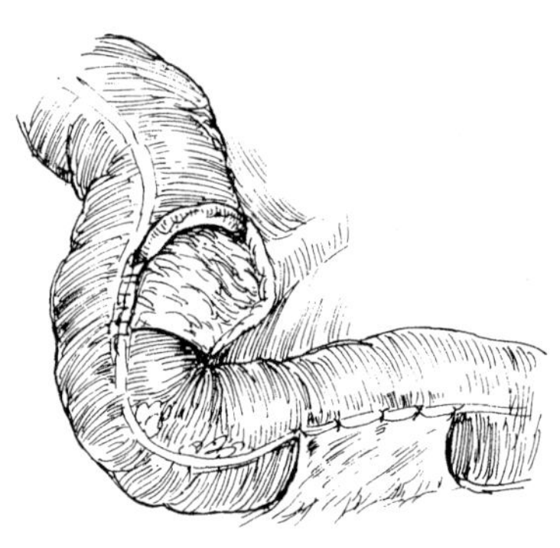

图3-56 腹膜瓣覆盖并固定

钳轻柔地插入黏膜下层和薄弱的肌层之间分离，形成3~4 cm长的隧道。另一种方法可切开黏膜，将输尿管置于黏膜沟内，然后缝合黏膜覆盖（图3-59）。

（3）将钳经结肠壁戳出进入腹膜后间隙，在无张力情况下将输尿管拉进肠腔（图3-60）。

（4）劈开输尿管，用4-0肠线将两输尿管内缘间断缝合2 cm。然后把输尿管与肠系膜间断缝合吻合（图3-61）。

（5）放置输尿管支架管，用4-0肠线固定于肠壁后经肛门出体外（图3-62）。

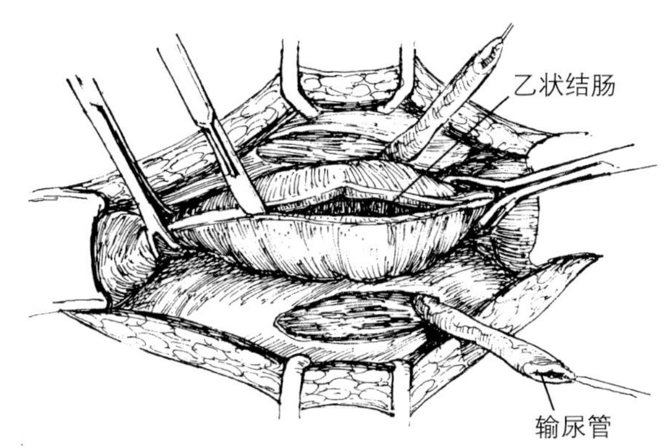

图3-58　全层切开肠管

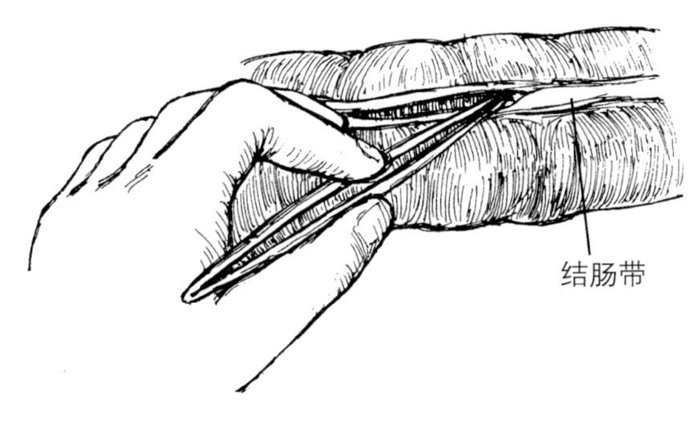

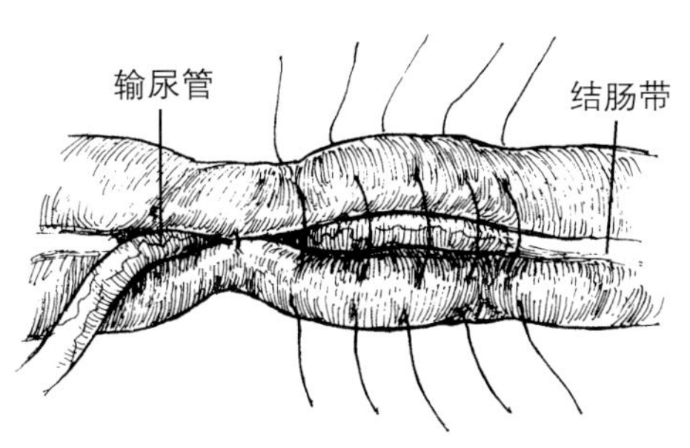

图3-57　切开结肠浆肌层，置入输尿管

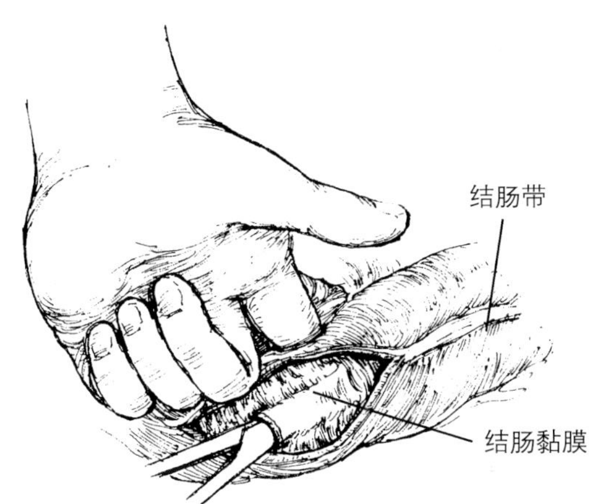

图3-59　建立黏膜下隧道

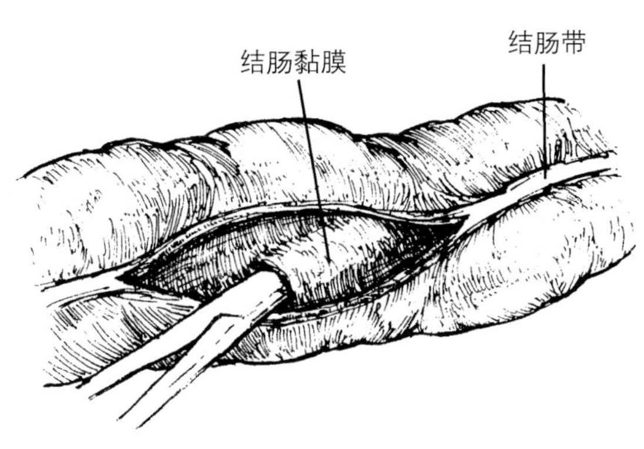

图3-60　从黏膜下隧道拉出输尿管

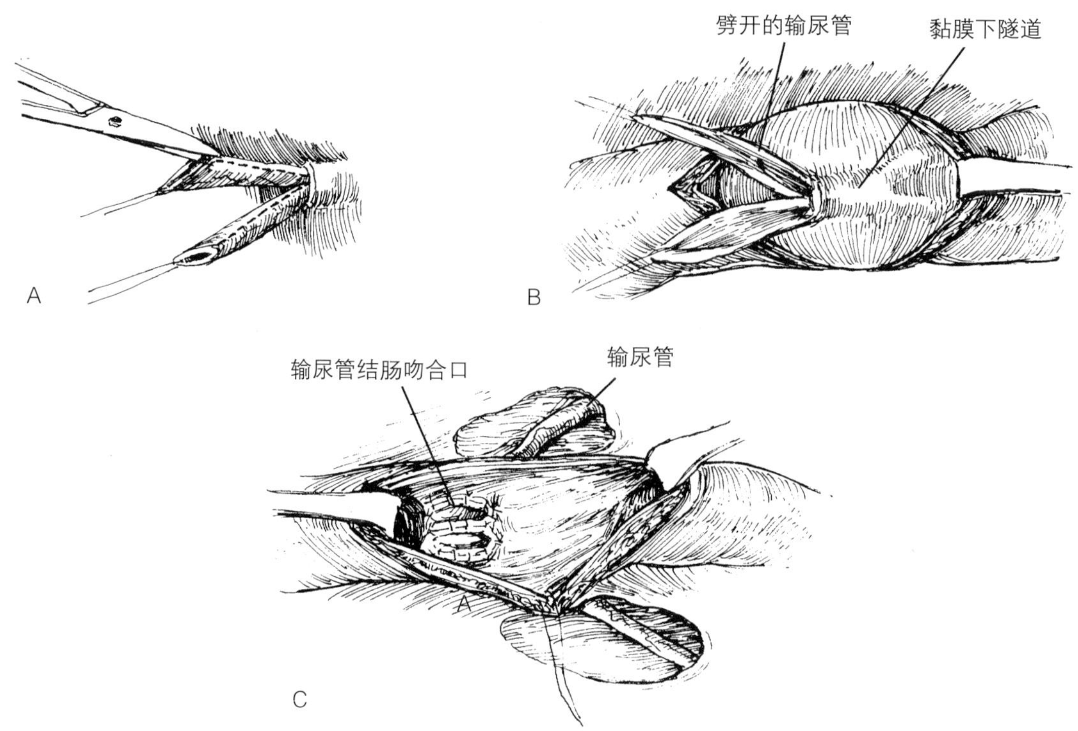

图3-61　劈开输尿管，分别与结肠吻合（A~C示操作过程）

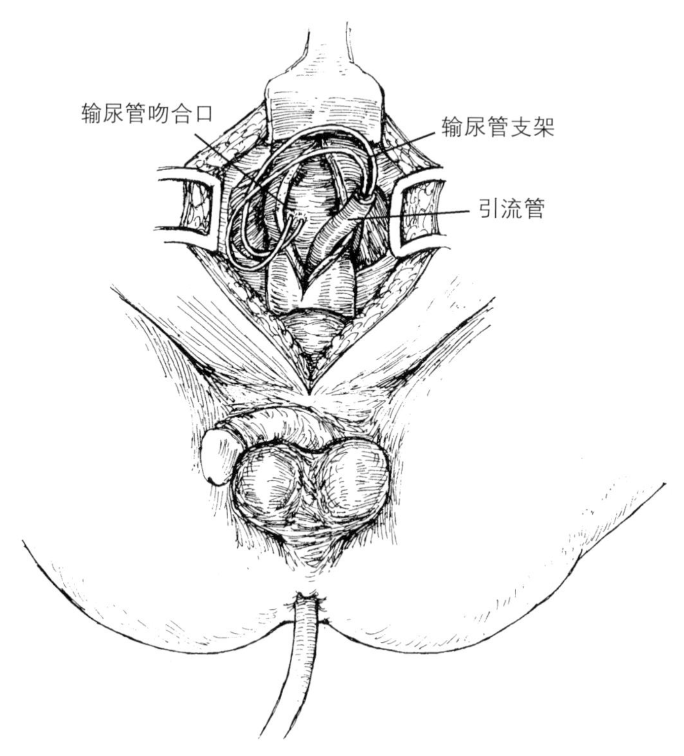

图3-62　输尿管支架引流

肛管和肛门括约肌

■ 解剖学基础

肛　管

肛管（anal canal）是直肠壶腹下端至肛门的狭窄部，长3~4 cm。肛管的界限有两种说法。齿状线以下至肛缘部分称解剖学肛管。肛管直肠肌环上缘平面以下至肛缘的部分称外科肛管，因管壁由全部内、外括约肌包绕，故又称括约肌性肛管。Nivatongs（1981）测量外科学肛管长4.2 cm，解剖学肛管长2.1 cm。

肛管有4个界限：①肛门缘，亦称肛门口，是胃肠道的最低界限；②肛门白线，在肛门缘与齿状线之间正对内、外括约肌连接处；③齿线，在肛门白线上方，两线之间的光滑面称肛梳；④肛管直肠线，在齿线上方约1.5 cm，两线之间有直肠柱和肛窦（anas sinuses）（图3-63）。

肛门括约肌

肛门括约肌（anal sphincter）分内括约肌（internal sphincter）及外括约肌（external sphincter）两部分。

1. 肛门内括约肌　肛门内括约肌是直肠环肌层的延续，属平滑肌上界平肛管直肠肌环平面，下达括约肌间沟，包绕肛管上2/3部。内括约肌是不随意肌；部分切断不影响肛门自制功能。在外刺激的作用下（如稀便刺激直肠壶腹）或附近随意肌（外括约肌）的收缩，均能反射性地引起内括约肌张力增强。内括约肌借其平滑肌特有的延展性，充分松弛时能保证肛管有足够程度的扩张为排便做准备。中止排便时，内括约肌收缩使肛管排空。内括约肌除具有不随意关闭作用外，尚参与随意性抑制作用。排便时，外括约肌随意性收缩，阻止内括约肌放松，后者通过神经反射抑制直肠收缩，使粪便滞留在直肠内，从而达到肛门自制的目的。如果破坏了内括约肌，则外括约肌收缩时就不能引起上述的反射活动，直肠就会持续收缩，而外括约肌将因不能持久收缩而疲劳，导致肛门失禁。

2. 肛门外括约肌　肛门外括约肌属随意肌，围绕肛管。起于尾骨尖背侧和肛尾韧带，向前向下，到肛管后方分为二部，围绕肛管两侧到肛管前方会合，再向前止于会阴。外括约肌分3部分。

（1）皮下部：位于肛门缘皮下，只绕肛管下部，是环形肌束，不连于尾骨，在后方与外括约肌浅部纤维合并，前方与外括约肌浅部、球海绵体肌或阴道括约肌连合。这部括约肌位于肛门内括约肌下方，二肌之间有括约肌间沟。手术时如将皮下部切断，不影响肛门功能。

（2）外括约肌浅部：在皮下部与外括约肌深部之间，由联合纵肌纤维使浅部与其他二部分开，是椭圆形肌束，环绕内括约肌。在后方起于肛尾体和尾骨，前方止于球海绵体肌、会阴浅部肌中心位或阴道括约肌。

（3）外括约肌深部：在外括约肌浅部的上外侧，是环形肌束，不起于尾骨，后半附于耻骨直肠肌，前方有些纤维交叉，止于对侧坐骨节。

3. 肛管直肠环（简称肛直环）　肛直环是指肛管与直肠连接处括约肌群的总称，它对维持肛门自制起关键作用。以耻骨直肠肌的上、下缘作为环的上、下界，其内界为内括约肌的内侧面，外侧界即耻骨直肠肌（puborectalis）的外侧面，一部分耻骨尾骨肌（pubococcygeal muscle）、外括约肌深部和联合纵肌。手术如完全切断肛直环，必将引起肛门失禁，若手术必须切断，最好的途径是经肛管后正中线，正对尾骨，沿肛尾韧带纵行切开。这是因为肛门外括约肌的浅部、深

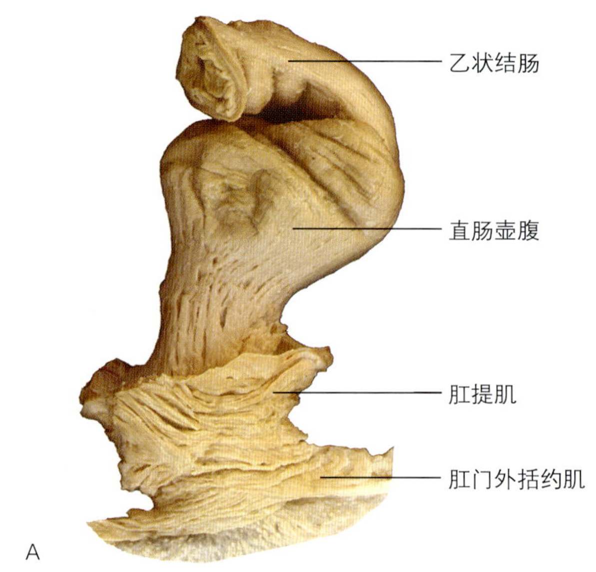

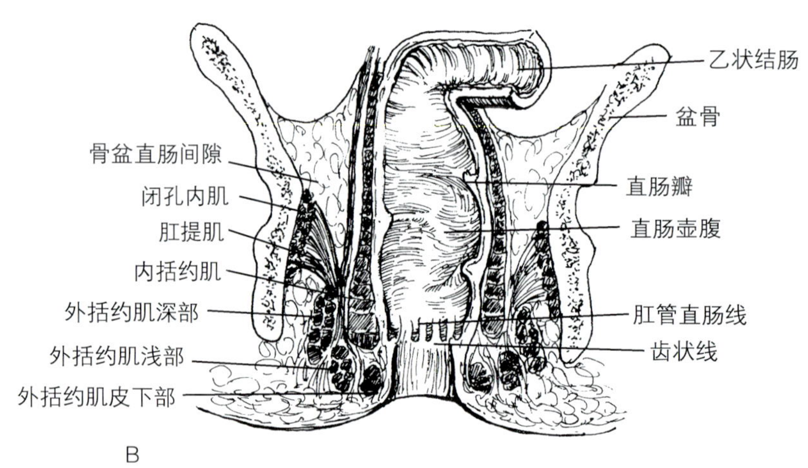

图3-63　肛管

A.肛管的形态；B.肛管的结构

部及耻骨直肠肌都有一部分肌纤维还与耻骨尾骨肌相交错。因此，循肛尾韧带纵行切开肛直环时，切断的肌纤维还与肛尾韧带相连接，不至于大幅度地回缩，术后可恢复肛直环的完整性，以免造成大便失禁。

■临床应用

经会阴部精囊切除术

进入精囊的途径可用矢状面表示（图3-64）。患者置于过度截石位，传统的Young途径避开肛门括约肌，将其拉向背侧。而BELT途径经肛门括约肌皮下部上面，再沿肛门括约肌浅部及深部下面入路（图3-65）。当肛门括约肌的皮下部与浅部分开后，即可沿直肠壶腹部的固有层进行分离，该固有膜有白色的平滑的表面，很容易将直肠尿道肌分离，该肌呈帐篷样罩盖直肠，必须分离该肌，才能将直肠与直肠筋膜分开（图3-66）。继续分离显露Denonvillier筋膜，前列腺就位于直肠的壶腹部，但被直肠固有膜及两层

Denonvillier筋膜隔开。分离Denonvillier筋膜前、后层，直肠即与前列腺分离（图3-67）。沿前、后层筋膜分离超过精囊的上界，再横向分离前层筋膜并予切开（勿太靠近外侧，以免伤及神经血管束），即可充分显露精囊（图3-68）。

经括约肌经直肠的后尿道直肠瘘修补术（York-Mason术）

自尾骨尖起做后正中切口，于后侧切断肛门括约肌、耻骨直肠肌及肛提肌（levator anium）。用3-0肠线缝扎每一对肌肉，以便重建肛门时确认（图3-69）。拉开缝线即可显示直肠前壁及瘘孔，沿瘘孔切开直肠壁，将肌层从前列腺表面游离，认清前列腺的外层（纤维膜）及内层（尿道部膜），缝合时依次为尿道黏膜、前列腺、直肠肌层、直肠黏膜，最后修复直肠后壁（图3-70）。肛门括约肌、耻骨直肠肌和肛提肌用预先缝好的标志线将两断端缝合（图3-71）。

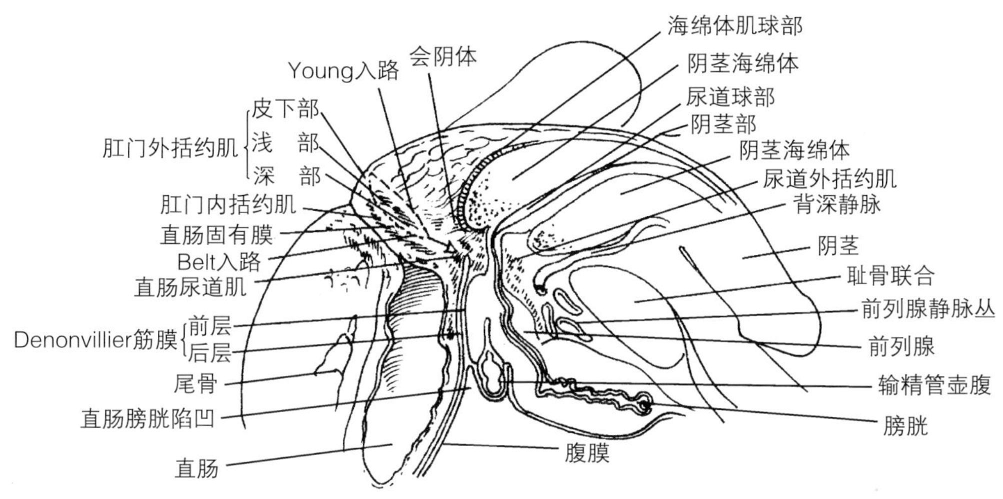

图3-64　会阴入路（矢状切面观）

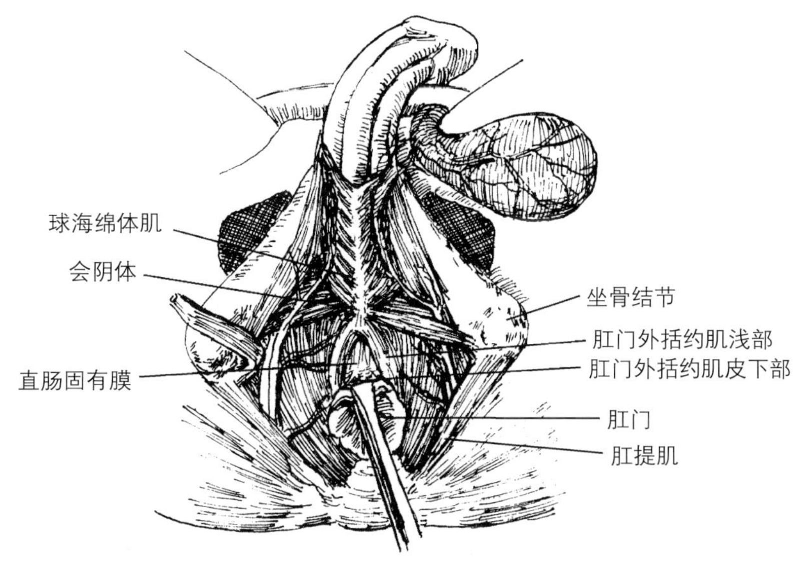

图3-65　会阴部肌肉

直肠膀胱术（Lowsley-Johnson术）

此手术为Gersung（1898）首先提出，此后，Lowsley和Johnson（1955）加以改进，以前认为该术式具有可控的人工膀胱，不妨碍日常生活，减少了上行性尿路感染及电解质紊乱。但进一步观察发现术后尿粪失禁者不少见，且操作复杂，因此近年已少应用。将输尿管移植于直肠，切断乙状结肠，将近端结肠自肛门外括约肌内拉出。

会阴部的解剖要点：患者置截石位，在肛门前1.5~2 cm做一半圆形切口，如前Belt途径所述，于肛门括约肌的皮下部与肛门括约肌的浅部之间的平面进行分离，拉开肛门括约肌，即可显露直肠固有膜。继续向前分离显露Denonvillier筋膜，再向上可扪及盆腔底部。如膀胱已切除，此时已进入盆腔。若膀胱仍未切除，则将直肠向后牵开，推开其前方的Denonvillier筋膜，向上达膀胱底部，切开膀胱直肠窝的腹膜即进入盆腔。将结肠远端由会阴部拉出（图3-72）。

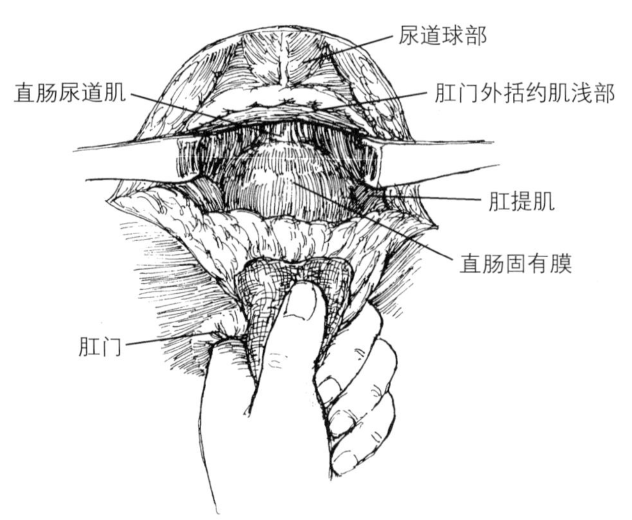

图3-66 会阴入路显露尿道直肠肌（Bet法）

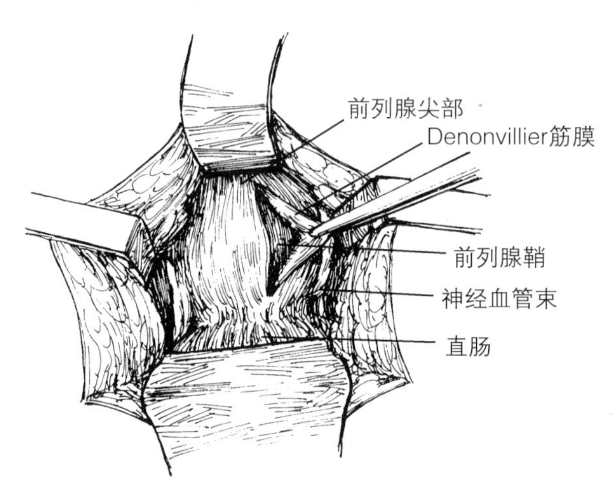

图3-67 显露Denonvillier筋膜

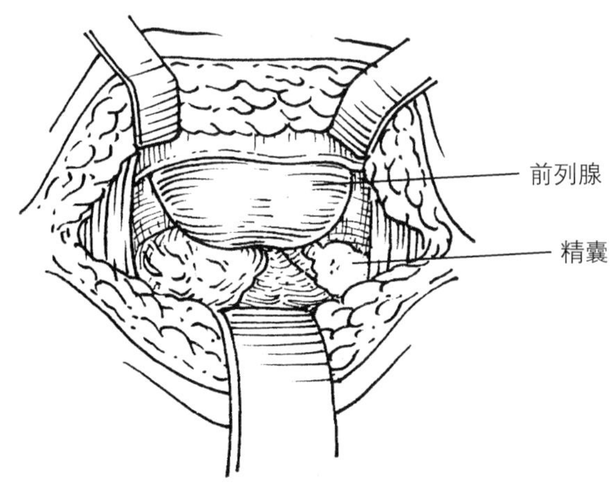

图3-68 显露精囊

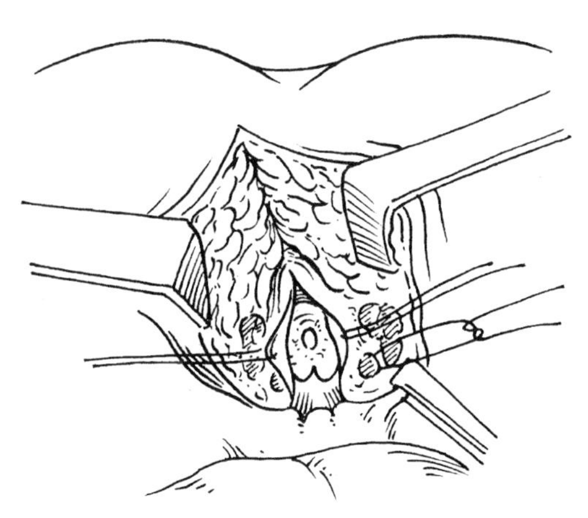

图3-69 于背侧切开肛门、括约肌，显露后尿道直肠瘘

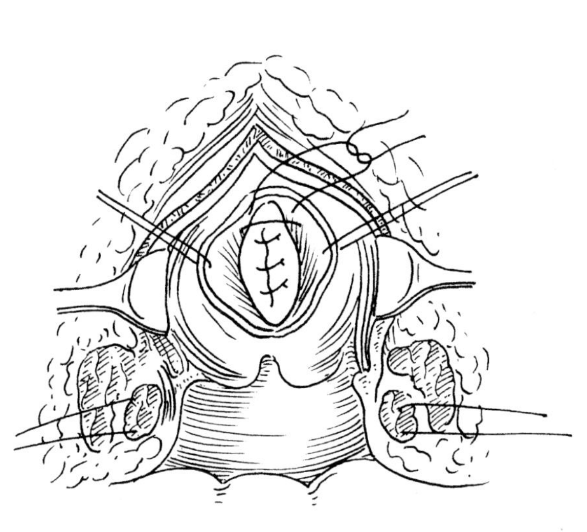

图3-70　依次缝合尿道黏膜、前列腺、直肠肌层、直肠黏膜

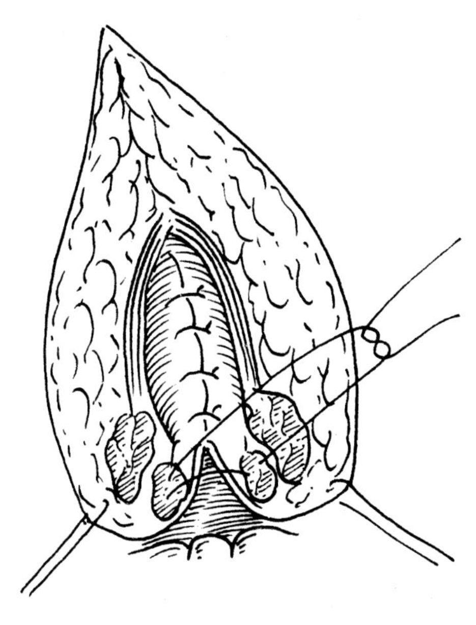

图3-71　缝合两断端

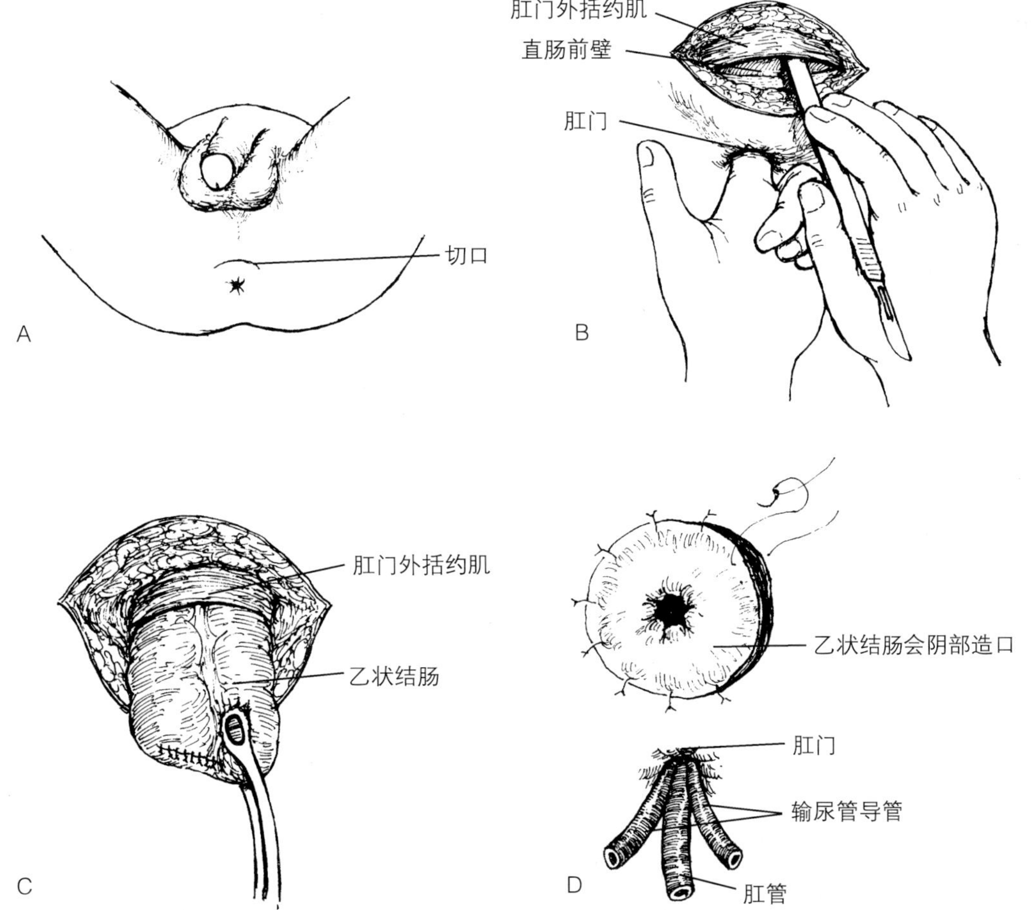

图3-72　直肠膀胱乙状结肠会阴造口术（A~D示操作过程）

（郑克立　王长希　梁月有　丘少鹏　李晓飞）

参考文献

1. Moore KL, Persaud TVN.The developing human.8th Edition, Saunders Elsevier, 2008.
2. 丁自海, 李忠华, 苏泽轩. 泌尿外科临床解剖学图谱. 济南: 山东科学技术出版社, 2005.
3. 丁自海, 原林.局部临床解剖学. 西安: 世界图书出版公司, 2009.
4. Richard LD, Vogt AW, Mitchell AWM, et al.Gray's atlas of anatomy. Churchill Livingstone, 2008.
5. McLaughlin KP, Keating MA. The appendix in reconstructive urology. Surg. Ann. 1995, 217:215.
6. Mitrofanoff P. Cystotomie continente trans-appendicularie dam le traitement des vessies neurologiques. Chir. Ped. 1980, 21: 297.
7. Issa MM, Oesterling JE, Canning DA, et al. A new technique of using the in situ appendix as a catheterization stoma in continent urinary diversion. J Urol, 1989, 141:1385-1387.
8. Redmiller H, Burger R, Muller S, et al. Continent appendix stoma: a modification of the Mainz pouch. J Urol, 1990, 143, 1115-1117.
9. Wedderburn A, Lee RS, Denny A, et al. Synchronous bladder reconstruction and ACE procedure. J Urol, 2001, 163:2392e3.
10. Kajbafzadeh AM, Chubak N. Simultaneous Malone antegrade continent enema and Mitrofanoff principle using the divided appendix: report of a new technique for prevention of stomacomplications. J Urol, 2001, 165(6 Pt 2): 2404e9.
11. Berkowitz J, North AC, Tripp R, et al. Mitrofanoff continent catheterizable conduits: top down or bottom up? J Pediatr Urol, 2009, 5:122e5.
12. Komyakov BK, Novikov AI,Ochelenko VA.Technical features of intestinal ureteroplasty. art 6: simultaneous ureteral and bladder substitution. Urologiia, 2017(1):12-15
13. Neumann PA, Mehdorn AS, Puehse G.Perineal herniation of an ileal neobladder following radical cystectomy and consecutive rectal resection for recurrent bladder carcinoma.ANNALS OF THE ROYAL COLLEGE OF SURGEONS OF ENGLAND.2016.98 (4):62-4.

4 大网膜

大网膜的胚胎发生

网膜通常是指连接于胃的腹膜结构，它的发生与胚内体腔的发生及原始消化管的形成有密切关系。在胚胎第3周末，当胚体由盘状发育为圆柱状时，内胚胎层被卷入胚体内形成纵行的原始消化管，紧包于内胚层外脏壁的中胚层从原始消化管的背侧和腹侧逐渐向正中线靠拢，最终形成一双层隔膜称为原始系膜。肠管被夹包于双层系膜之间并将原始系膜分成背侧系膜（dorsal mesentery）和腹侧系膜（ventral-mesentery）两部分（图4-1）。

腹侧系膜大部分融合消失或变成韧带，仅小部分存在于肝、胃和十二指肠，其中位于胃、十二指肠和肝之间的系膜称为小网膜。

背侧系膜演变较复杂，其中胃背系膜（dorsal mesogastrium）是背系膜中发育最快和形态变化最复杂的区段。在胚胎的第4周中期，胃背系膜开始由右向左呈袋状突出，继续向左方深入在胃的背侧形成一个较大的盲囊称为网膜囊。胃网膜的背侧和腹侧壁分别称胃网膜囊的后叶和前叶，

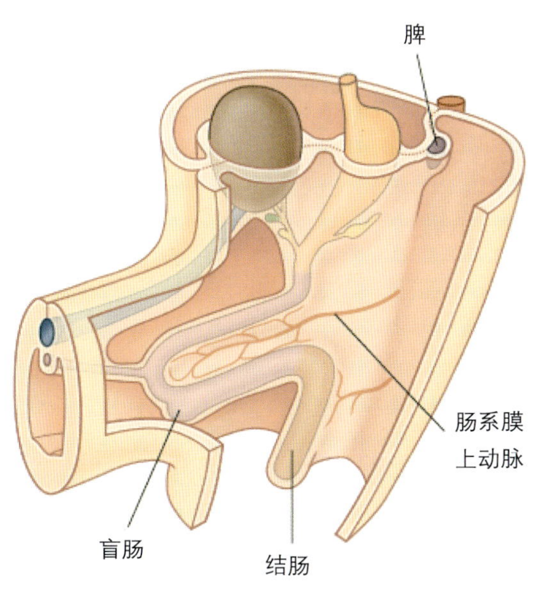

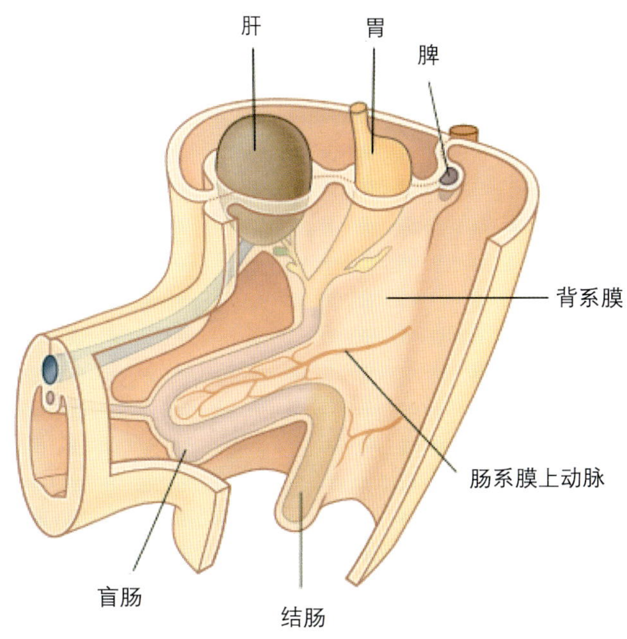

图4-1　腹侧系膜和背侧系膜

随着胚胎的发育和胃的纵轴旋转，胃网膜由向左改为向胚胎的尾侧突出并继续发展扩大，到胚胎的第3个月，胃网膜囊的后叶在体后壁上的附着点由正中线移向左侧，越过横结肠的腹侧面向下悬垂，呈帷幕状遮盖其后方的小肠，并覆盖左肾和肾上腺的一部分。在肠管腹侧面下垂的胃网膜后叶与前叶合称为大网膜。大网膜与横结肠系膜合并，使横结肠系膜变成4层，即原来横结肠系膜的2层和胃网膜后叶的2层，合并不久4层逐渐融合在一起分不出层次（图4-2）。胃网膜囊的前叶（2层）与横结肠相愈着成为连接胃大弯和横结肠的系膜称胃结肠韧带。

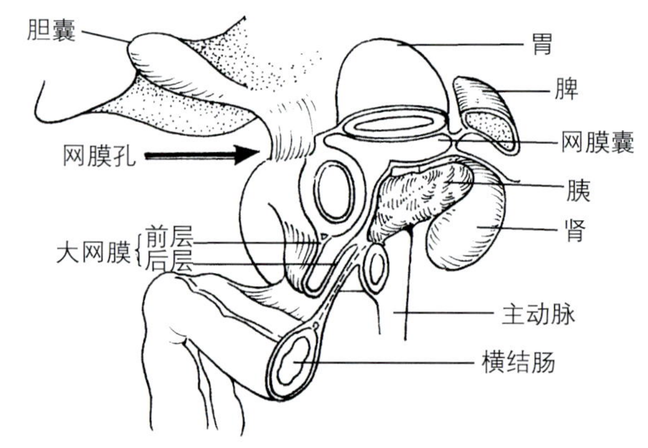

图4-2 大网膜的形成

大网膜的形态及功能

大网膜的形态

大网膜（greater omentum）自胃大弯自然下垂，遮盖于横结肠和小肠前面。长度因人而异，男性12~36 cm，女性18~34 cm，最长可达髂前上棘以下，婴幼儿的大网膜发育不全，较短，仅能遮盖横结肠的左侧半（图4-3）。

大网膜由4层腹膜折叠而成。胃前后壁的腹膜形成大网膜的前两层，向下延续一段距离到游离缘向后反折向上形成大网膜的后两层，继续向上附着于横结肠的网膜带上，再包绕横结肠并融合成横结肠系膜（transverse mesocolon）。

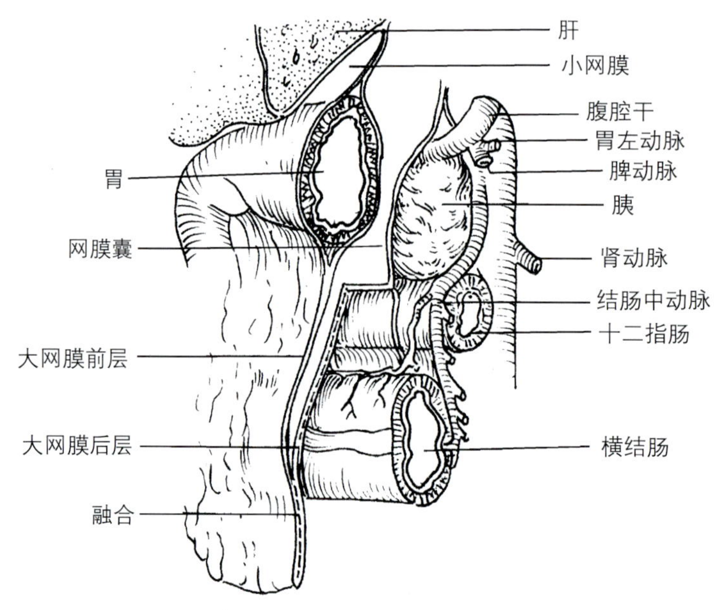

图4-3 大网膜的前后层

■ 大网膜的毗邻

大网膜左侧向上移行于胃脾韧带（gastrolienal ligament），右缘向上达十二指肠起始端。大网膜前后两层之间存在空隙，在新生儿时明显，成人时则愈合，称胃网膜囊下隐窝。由于大网膜右侧往往与横结肠系膜愈合层次不清，而左侧层次清楚易分离，所以在大网膜移植时从胃大弯侧或横结肠上缘切开大网膜应由左向右分离，手术操作容易而且可防止损伤结肠中动脉（图4–4）。

胃网膜囊（omental bursa）与腹膜腔相互交通处称胃网膜孔（winslow foramem）。胃网膜孔前界为肝十二指肠韧带，上界为肝的尾状叶，下界为十二指肠头段，后界为下腔静脉。

■ 大网膜的功能

大网膜是连接胃大弯与横结肠的腹膜，具有和腹膜一样强大的吸收、愈着、抗感染等各项生理功能，可通过细胞增生、纤维组织形成易与其他组织粘连并形成广泛的侧支循环，迅速修复所包裹的组织。

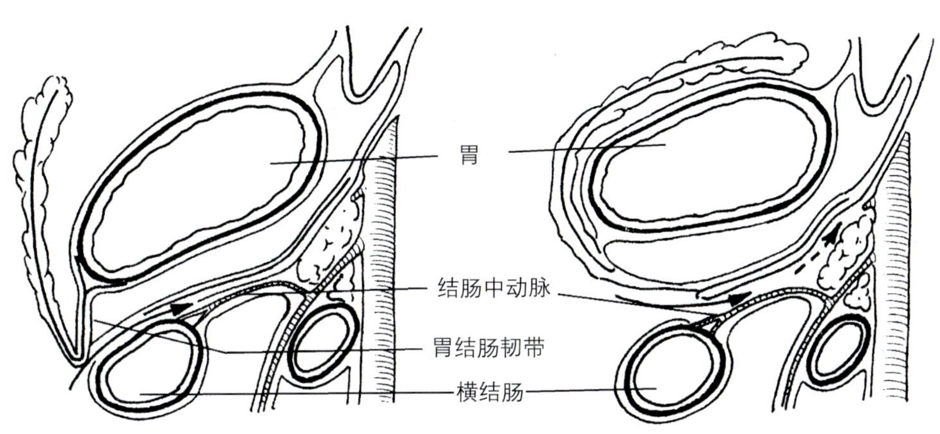

图4–4　分离大网膜时注意结肠中动脉

大网膜的血管和淋巴管

■ 大网膜的血管

大网膜的动脉

大网膜主要由来自沿胃大弯走行的胃网膜左右动脉所形成的胃网膜动脉弓供血。从动脉弓向下发出左、中、右3条大网膜动脉（epiploic artery），胃网膜血管网的垂直分支之间仅有细小的吻合支。在右侧还有一条大网膜副动脉从胃网膜右动脉外侧分出，向下发出若干分支分布于大网膜右侧缘（图4–5）。

1. 胃网膜左动脉（left gastroepiploic artery）是脾动脉靠近脾门处的终末支，供应大网膜前叶，胃网膜左动脉的外径2. 5 mm。

2. 胃网膜右动脉（right gastroepiploic artery）是胃十二指肠动脉的分支，外径3 mm，供应2/3~3/4大网膜的血液。

3. 胃网膜血管弓　左、右胃网膜动脉多在大网膜附着缘左、中肾1/3交界处附近相互吻合形成胃网膜动脉弓，移植大网膜时只要保留胃网膜左右动脉其中的一条便有足够的血供应整个大网膜。应注意有小部分（10%~27%）胃网膜血管弓

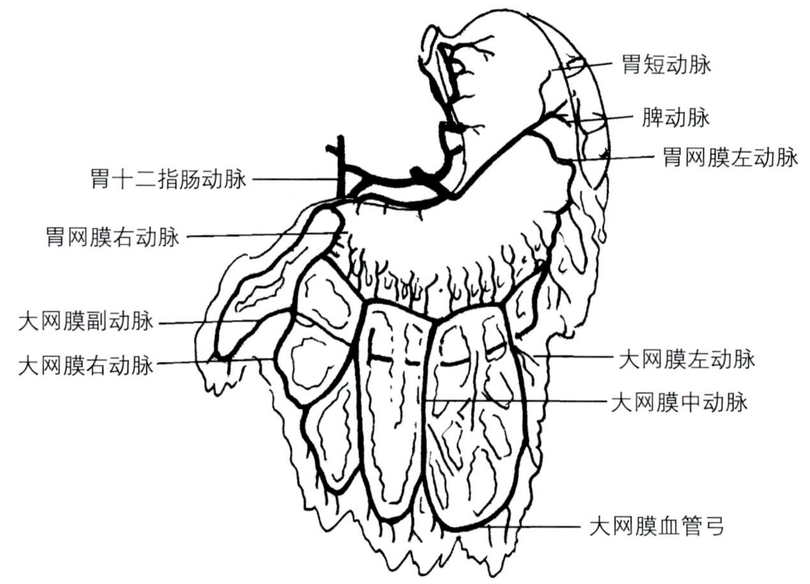

图4-5　大网膜的血液供应

在左侧是不完整的，胃网膜左右动脉之间没有明显的吻合，此时游离大网膜应多用胃网膜右动脉作蒂。

此外从胃网膜动脉弓上还发出一些大网膜短动脉，管径约0.5 mm，分别走行于上述主要动脉之间。中间最粗大的称大网膜中动脉（middle epiploic artery），大网膜中动脉在末梢向左右发出若干终末支，分别与大网膜左右动脉的终末支吻合形成大网膜动脉弓，这种动脉弓在靠近大网膜边缘处更明显，此动脉弓常不完整，当胃网膜血管弓被结扎后常不足以供应整个大网膜。一般情况下大网膜血管仅有部分开放，当有刺激时其血管则大量开放，血流量明显增加。

4. 大网膜动脉变异　大网膜动脉变异分成5型。

（1）Ⅰ型：网膜中动脉在网膜远端分支（85. 2%）（图4-6）。

（2）Ⅱ型：网膜中动脉分支呈三叉型（10.2%）（图4-7）。

（3）Ⅲ型：网膜中动脉在胃网膜动脉弓下2~3 cm处分支呈叉状（2. 9%）（图4-8）。

（4）Ⅳ型：网膜中动脉阙如，由左右网膜动脉分支形成大网膜动脉弓（0.7%）（图4-9）。

（5）Ⅴ型：脾动脉的终末支不参与胃网膜动脉弓的构成，而是单独形成左网膜动脉（0.7%）（图4-10）。

大网膜的静脉

大网膜（greater omentum）的静脉丰富，通常一条动脉均有两条静脉伴行，管径为相应动脉的2~3倍，大部分回流入脾静脉，成为门静脉系的一部分。门静脉高压时，大网膜常扩张迂曲。

■ 淋巴管

大网膜的淋巴管丰富，大网膜前、后层的淋巴分别回流到沿胃网膜左、右排列的胃网膜左、右淋巴结及脾胰淋巴结。

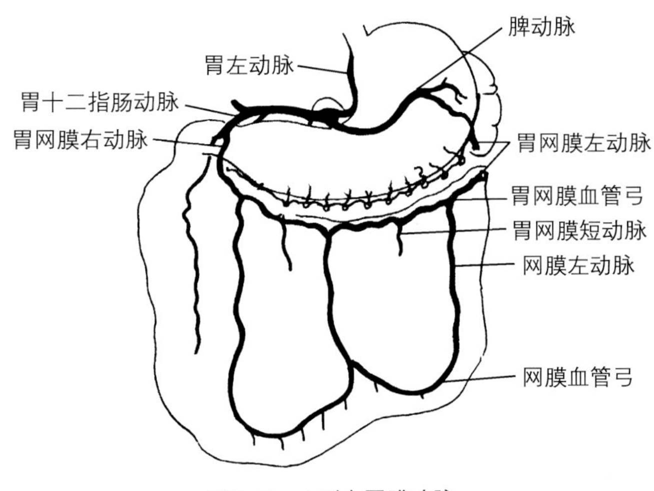

图4-6　Ⅰ型大网膜动脉

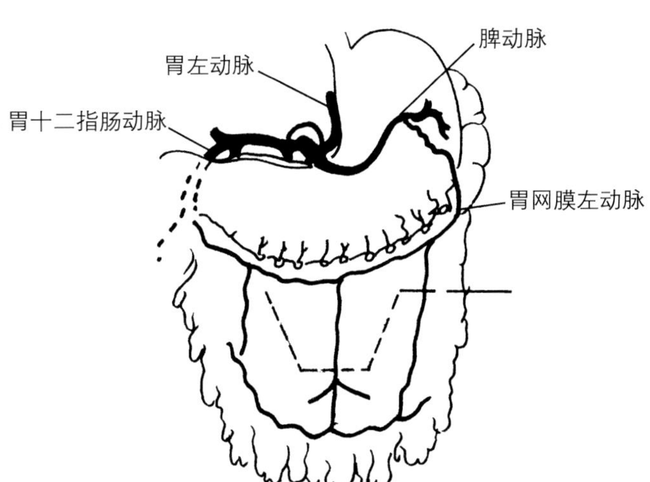

图4-7　Ⅱ型大网膜动脉

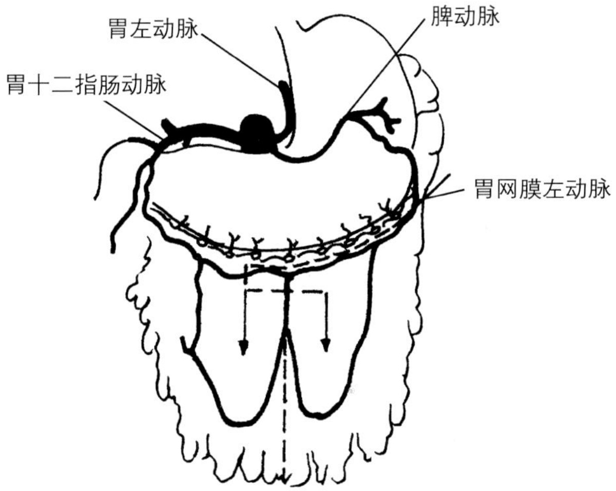

图4-8　Ⅲ型大网膜动脉

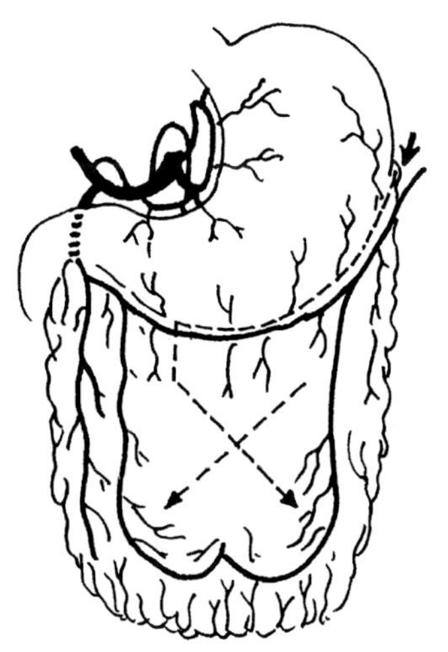

图4-9　Ⅳ型大网膜动脉

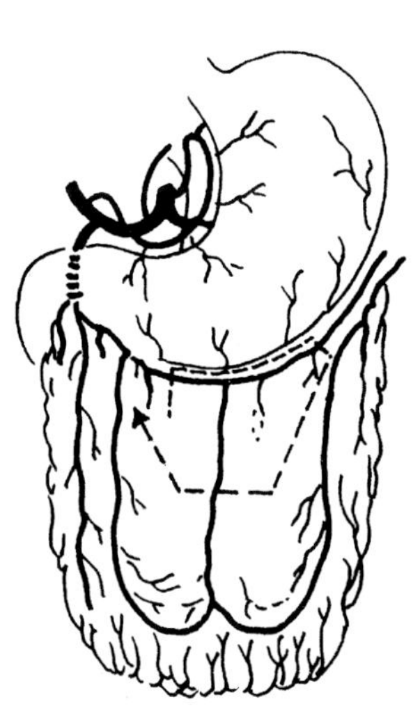

图4-10　Ⅴ型大网膜动脉

大网膜的临床应用

利用大网膜具有丰富的血管、淋巴管网易建立侧支循环等特点，大网膜在临床外科上有极其重要的应用价值。随着对大网膜血管分布的了解和剪裁延长技术的提高，以及显微外科的发展，大网膜可移植到人体的各个部位。这里就大网膜在泌尿外科中的应用做简要概述。

■ 大网膜移植术

根据大网膜的具体情况（有无粘连、短缩及大网膜血管类型等）和所要到达的组织器官的距离，确定带蒂大网膜的移植方式和长度。

游离大网膜移植术（pediculated transplantation of greater omentum）

切断胃网膜左右动脉及血管弓上向胃大弯发出的短分支，保留胃网膜血管弓和大网膜动脉之间的交通支，利用胃网膜血管弓的左或右侧支与受区附近相应口径的血管吻合。一般很少用于泌尿外科。

带蒂大网膜移植术

约30%的大网膜无须分离即可将大网膜拉到盆腔底，但利用大网膜进行重建盆腔器官手术时，应切断大网膜与横结肠和系膜之间的联系，以防术后肠胀气引起大网膜回缩、移位。结扎胃网膜左血管可使30%以上的大网膜拉至会阴而不影响其血供。在儿童约40%需将胃网膜血管束从胃大弯仔细全长游离才能移入盆腔，必要时游离右半结肠，将胃网膜在结肠后方置于腹膜后。

供应大网膜的胃网膜血管弓的主要束支在右侧，由于胃网膜右动脉分支较左动脉分支粗，而且约10%左、右血管分支无相通，当大网膜较短时应选择胃网膜右动脉支来提供血供。来自胃十二指肠血管的胃网膜右血管束在腹腔中的位置比来自脾血管的胃网膜左血管低，手术时可充分利用。在离断胃网膜左血管及从胃大弯全长游离胃网膜右血管弓之后，血管蒂本身足够拉入盆底而不必考虑胃网膜的垂直度。

1. 垂直剪开法　先保留完整的胃网膜血管弓，结扎其至胃大弯的分支，然后在大网膜中动脉右侧切断结扎胃网膜血管弓，再垂直向下剪裁，切断结扎大网膜动脉弓，切断大网膜中动脉与大网膜右动脉间的交通支，或切断大网膜左动脉干，剪开大网膜裙缘，即可将游离大网膜瓣做近距离移植（图4-11）。

2. Alday大网膜延长术　一般分两个步骤进行，根据所需大网膜长度随时终止于某个阶段。

（1）逐条切断、结扎由胃网膜血管弓发至胃大弯的血管，保留胃网膜血管弓在大网膜上，将胃网膜左（或右）血管结扎后，大网膜可降到盆底（图4-12）。

（2）若大网膜长度仍不足，还可根据大网膜血管的类型，分别切断游离网膜血管弓使大网膜具有细长蒂，充分延长大网膜（图4-13）。

■ 大网膜在泌尿外科中的应用

肾损伤（injury of kidney）

肾穿透伤或损伤出血难以控制，又必须保留患肾时，可于局部低温下进行肾实质清创，结扎出血的血管，缝合撕裂的肾盂肾盏后用带蒂的大网膜片填塞、覆盖缝合创面止血（图4-14）。

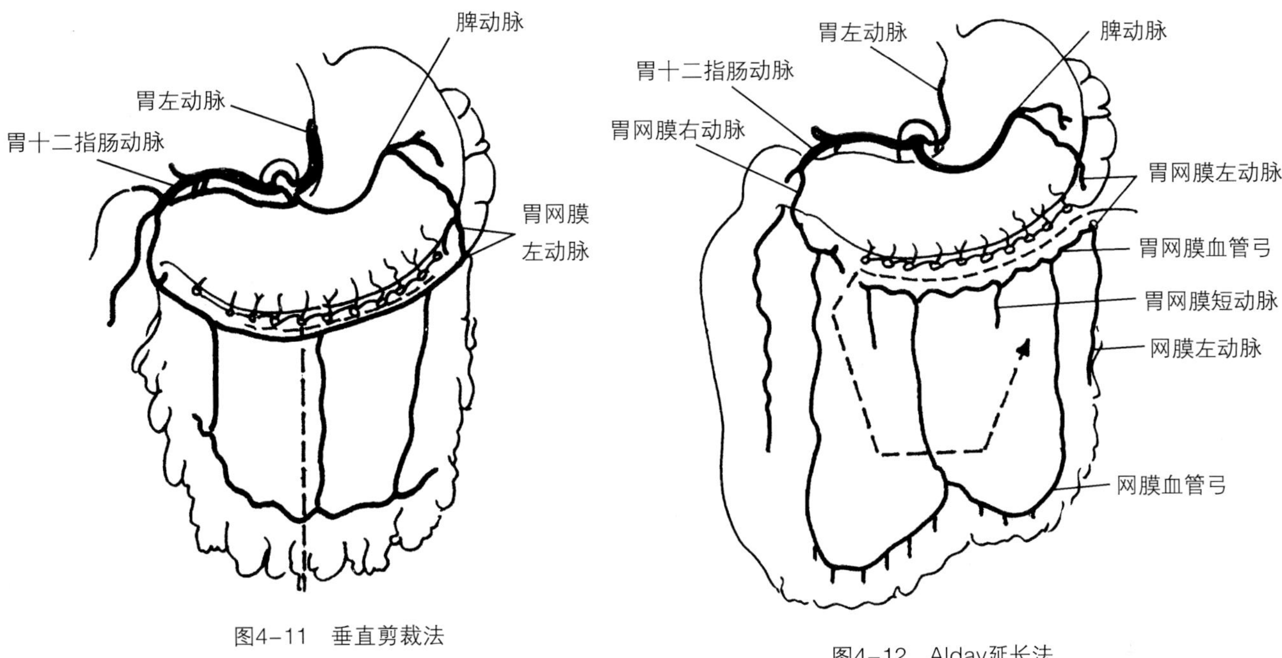

图4-11　垂直剪裁法

图4-12　Alday延长法

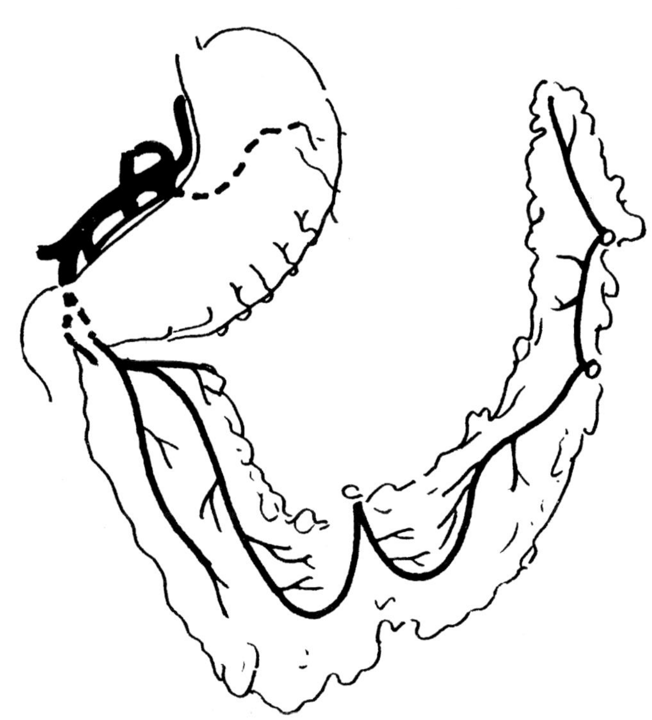

图4-13　充分延长大网膜

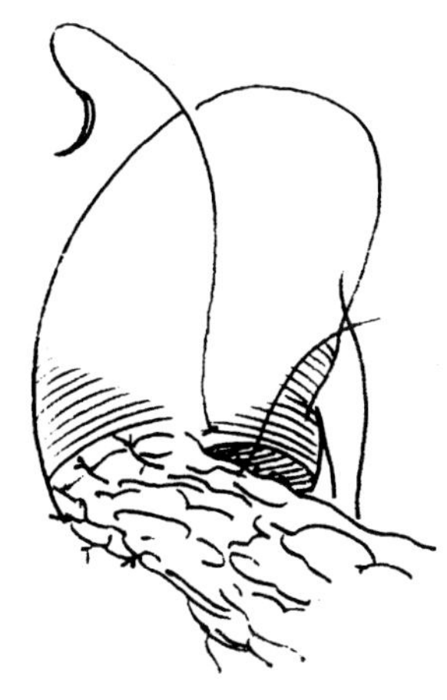

图4-14　大网膜在肾损伤中的应用

大网膜在尿道吻合、尿瘘修补及盆腔手术中的应用

大网膜有丰富的血供和淋巴引流，面积大，吸收功能好。用带蒂大网膜作为尿道吻合、尿瘘修补及盆腔手术后的屏障，通过大网膜丰富的血管、淋巴管网与瘘口周围组织建立侧支循环，为创面提供良好的血供，并闭合了潜在的无效腔，提高瘘管修补的成功率。同时不会发生纤维化影响下尿路的功能和增加再次手术的难度。

要将大网膜游离至足够的长度，使其无张力下拉入盆底，一般使用Alday大网膜延长术。先沿横结肠左侧对系膜缘的无血管区切开大网膜，由左向右逐条切断、结扎由胃网膜血管弓发至胃大弯的血管，注意保护结肠中动脉，保留胃网膜血管弓在大网膜上，将胃网膜左（或右）血管结扎后，即可将大网膜游离降到盆底。一般沿右结肠旁沟（图4−15）或腹膜后（图4−16）拉下，用缝线适当固定以防术后大网膜回缩，关闭血管蒂周围可能引起内疝的空隙，注意保护大网膜的血管蒂无受压和扭曲。

腹膜后纤维增殖症的应用

Albarran（1905）首次报道了这种因腹膜后致密的炎性肿块，压迫输尿管引起输尿管阻塞和肾积水的疾病。目前认为此病属胶原纤维疾病，治疗时通过将输尿管从增殖的纤维板块中游离出来，并植入腹腔内用大网膜包绕，可防止术后再发生纤维化压迫输尿管（图4−17）。

应用大网膜垂直剪裁法，从横结肠附着处游离大网膜，沿中线垂直将大网膜劈成两半分别由胃网膜左、右血管供应，沿两侧结肠旁沟拉下自肾盂到膀胱全程包绕输尿管。

应警惕血管退缩引起持续出血及血肿，必要时切除阑尾以免日后急诊阑尾炎手术中损伤胃网膜的血管蒂。

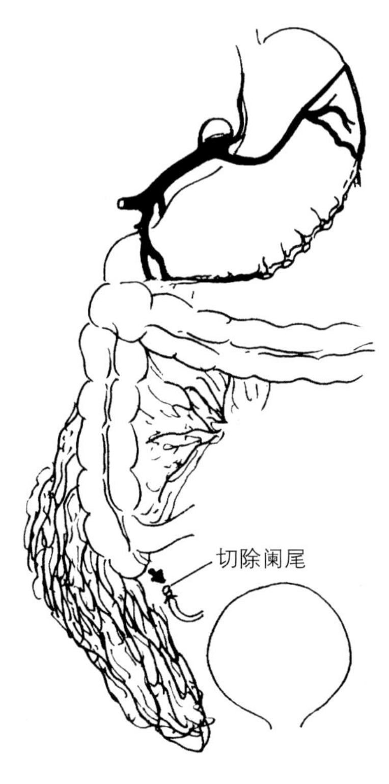

图4−15　大网膜经右结肠旁沟到盆底

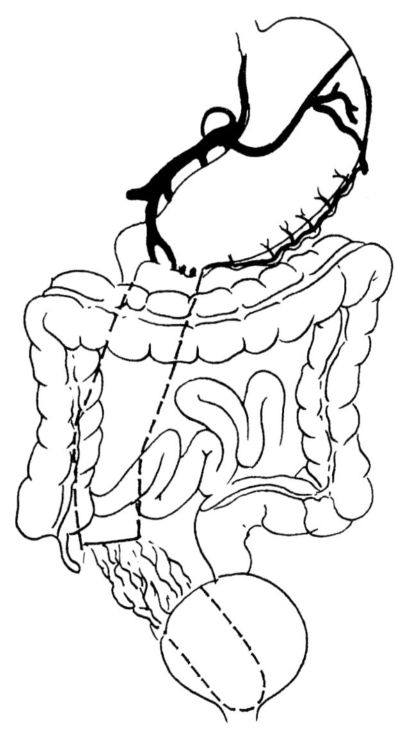

图4−16　大网膜经腹膜后到盆底

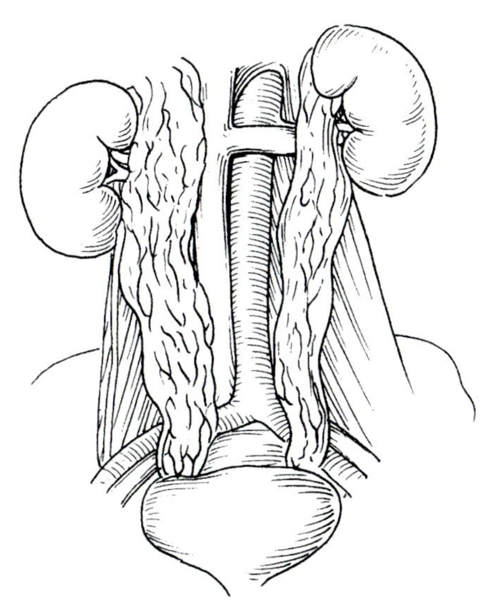

图4-17 大网膜在腹膜后纤维增殖症的应用

■ 大网膜移植的注意事项

1. 大网膜右侧往往与横结肠系膜愈着，层次不清，而在胃前庭大网膜前后叶间有网膜囊，因此游离大网膜时从左经胃网膜囊向右侧游离较容易。

2. 胃结肠韧带（gastrocolic ligament）的后方紧邻横结肠系膜（transverse mesocolon），切开胃结肠韧带时应注意勿损伤横结肠系膜内的结肠中动脉。

3. 无论切断胃网膜左右动脉对大网膜最终延伸长度均无明显影响。但胃网膜右动脉口径通常较左侧粗，一般切断左动脉而保留胃网膜右动脉做大网膜的蒂部血源。若有大网膜副动脉可包括在蒂部内，以丰富蒂部的血液供应。

4. 分离大网膜血管时应逐条切断后立即结扎，以防血管钳滑脱或大网膜撕裂。由于大网膜组织疏松，血管不能收缩自行止血，而且血肿可以迅速增大。

5. 切断胃网膜血管前应暂时阻断胃网膜血管，观察远端大网膜的血运情况。牵拉大网膜时需要避免扭曲而压迫蒂部血管。

6. 应避免大网膜延长后留下的空隙引起内疝、嵌顿或蒂部压迫肠管。要尽量消灭其蒂部周围的间隙。

7. 当大网膜需植入盆底时，一般沿右结肠旁沟拉下，或在保证没有张力、扭曲情况下将其从腹膜后间隙拉下。

8. 为防止手术后大网膜回缩，应适当缝合固定拉下的大网膜。同时胃由于大网膜的分离常在术后出现轻度的麻痹引起胃胀气，应留置胃管减压。

9. 人体大网膜切除后不能再生，应加倍珍惜，不应轻易开腹取用大网膜。

（魏 辉）

参考文献

1. Hinman F, Jr（ed）. Gastrointestinal Tract. Atlas of Urosurgical Anatomy, W.B.Saunders Company, Philidadelphia, 1993: 66–94.

2. 梅骅, 章咏裳. 泌尿外科手术学. 2版. 北京: 人民卫生出版社, 1995: 227–232.

3. Alday ES. Surgical technique for omental lengthening based on arterial anatomy. Surg. Gynecol Obstet, 1972: 103–135.

4. Das SK. The size of the human omentum and method of lengthening it for transplantation. Br J Plast Surg, 1976: 29–170.

5. 钟世镇. 大网膜的应用解剖学研究. 临床应用解剖学杂志, 1984, 2: 27.

6. Moore KL, Persaud TVN. The developing human. 8th Edition, Saunders Elsevier, 2008.

7. 丁自海, 李忠华, 苏泽轩. 泌尿外科临床解剖学图谱. 济南: 山东科学技术出版社, 2005.

8. 丁自海, 原林. 局部临床解剖学. 西安: 世界图书出版公司, 2009.

9. Richard LD, Vogt AW, Mitchell AWM, et al. Gray's atlas of anatomy. Churchill Livingstone, 2008.

10. Ye J, Li Q, Liu R, et al. Pedicled greater omentum graft: a new technique to repair recurrent urinary fistulae after kidney transplantation.Cell biochemistry and biophysics, 2012, 62(1):69–72.

11. Campos–Juanatey F, Ballestero–Diego R, Gutiérrez–Baños JL.Urinary fistula repair in a renal graft through a partial nephrectomy and omentoplasty. Actas Urologicas Espanolas, 2013. 37(5):316–320.

5

泌尿生殖器的神经、血管与淋巴管

神　经

分布至泌尿生殖器的神经有自主神经和躯体神经，以下分别论述它们的起源、分布、主要功能，以及它们在腹膜后间隙、盆腔内的局部解剖，并就主要器官的神经支配做简要讨论。

■ 自主神经

包括内脏感觉神经和内脏运动神经，内脏运动神经包括交感神经（sympathetic nerve）、副交感神经（parasympathetic nerve），是支配泌尿生殖器的主要神经。

交感神经

分布至泌尿生殖器的交感神经节前纤维起自第10胸节~第3腰节脊髓，经白交通支到交感干上的椎旁节，在节内不交换神经元，穿过相应的胸交感节组成内脏小神经（第9、10或第10、11胸交感神经节发出）及内脏最小神经（来自最下部的胸交感神经节），或下行穿过腰交感节组成腰内脏神经（自第1~3腰节发出）到达腹腔丛及其下方的腹主动脉丛。主要来自脊髓胸10~腰1的纤维在腹腔丛内的腹腔节和主动脉肾节交换神经元，发出节后纤维到肾、输尿管和睾丸或卵巢。腹腔丛也发纤维到肾上腺，但不交换神经元，直接由节前纤维分布，且只分布在肾上腺的髓质。主要来自脊髓腰1~3的纤维经腹主动脉丛下行至主动脉分叉下方的上腹下丛（superior hypogastric plexus）（又称骶前丛），再经左、右腹下神经到达直肠两侧的盆丛（pelvic plexus）（又称下腹下丛）。这些下行的纤维在上、下腹下丛内的神经节交换神经元，发节后纤维到盆腔和会阴部的泌尿生殖器，其中睾丸或卵巢除外。但现在认为睾丸也接受来自盆丛的纤维（沿输精管到睾丸）。此外，值得注意的是在交感干内有小部分节前纤维下行抵达骶交感节，经骶交感节发出的骶内脏神经到盆丛，在盆丛内的神经节交换神经元后到脏器，功能尚未明了。

交感神经除对器官内的血管平滑肌起调节作用外，对肾上腺的功能是在应激状态下促使肾上腺髓质大量分泌肾上腺素和去甲肾上腺素。对肾和输尿管的功能还不十分明确或临床功能意义不大。交感神经兴奋膀胱逼尿肌，抑制括约肌；但在射精过程中，交感神经支配精囊和射精管收缩，抑制膀胱逼尿肌、兴奋括约肌，以防精液倒流入膀胱。亦有学者认为精囊的收缩是在副交感神经的控制之下。对附睾、输精管、精囊和前列腺的功能是促进精液的分泌和排放。交感神经活动可能产生子宫收缩和血管收缩，副交感神经活动可能产生子宫抑制和血管扩张，但这些活动因子宫的功能受激素控制而变化。对睾丸或卵巢的功能区主要是血管运动性的。

副交感神经

分布至泌尿生殖器的副交感节前纤维来自迷走神经和盆内脏神经（又称勃起神经，是第2~4骶神经的分支），其中迷走神经的副交感节前纤维起自延髓的迷走神经背核，盆内脏神经的副交感节前纤维起自脊髓第2~4骶节段的副交感核。迷走神经经颈部下行至气管分叉下方，终止于食管前、后丛。后者在穿膈肌前聚成迷走前、后干，与食管一起穿膈肌食管裂孔入腹腔。迷走神经前干与泌尿生殖器无关，迷走神经后干发出腹腔支参加构成腹腔丛，与交感神经一起沿腹主动脉分支到肾、肾盂、输尿管和睾丸或卵巢（没有副交感纤维到肾上腺），在器官旁或器官内的神经节内交换神经元，发节后纤维支配器官。盆内脏神经直接参加构成盆丛，与交感神经一起到达除生殖腺以外的所有盆部和会阴部的内脏痛仍随副交感传入。

内脏器官也是在器官旁或器官内的神经节内交换神经元，发节后纤维支配器官。副交感神经除对器官内血管平滑肌起调节作用外，对肾、肾盂和输尿管功能不明确。对膀胱的功能是促使逼尿肌收缩，促进排尿。对生殖器官的功能是使阴茎或阴蒂海绵体充血（勃起）以及促进生殖腺分泌。

内脏传入神经

泌尿生殖器的传入神经和其他内脏器官的传入神经一样沿交感和副交感神经传入中枢，其中痛觉主要沿交感神经传入，与内脏反射活动有关的传入主要沿副交感传入。所以泌尿生殖器的痛觉传入主要随交感神经传至下胸和上腰段脊髓，产生的牵涉性痛也与这些节段的脊神经分布区有关。与膀胱排尿反射有关的传入沿盆内脏神经传达$S_{2\sim4}$节段，终止于该处的排尿反射中枢。值得注意的是盆内脏神经不但是盆内脏反射活动的主要传入神经，也是痛觉的主要传入神经，这点与胸腹脏器不同，但子宫例外。过去认为只有子宫底和子宫体的痛觉沿交感神经传入，所以切除上腹下丛（骶前丛）可以治疗月经痛。现在认为子宫颈的痛觉也沿交感神经传入，因此在第一产程中由于子宫颈扩张引起的疼痛向胸腰（$T_{10}\sim L_2$）背部放射，封闭第11、12胸神经或上腰交感干，或骶前神经切除术可使疼痛缓解。膀胱、阴道上段、直肠、睾丸的胚胎发生来自腰部，由睾丸动脉供应，它的痛觉传入按规律应是沿睾丸动脉的交感神经丛经腹腔丛传入至下胸和上腰段脊髓。但现在知道睾丸的交感神经也来自盆丛，沿输精管到睾丸，其内也有痛觉传入纤维，并且可能以其为主。所以慢性睾丸痛可以通过封闭盆丛而缓解。又由于睾丸的传出和传入神经在盆丛左右相通，因此一侧睾丸的肿痛或静脉曲张可影响对侧睾丸的功能。

■ 躯体神经

分布到泌尿生殖器的躯体神经有腰丛的髂腹股沟神经和生殖股神经及骶丛的阴部神经。它们管理与泌尿生殖器有关的皮肤感觉和横纹肌运动。

髂腹股沟神经

起自腰丛神经，经腹后壁到腹前壁，穿经腹股沟管到皮下，管理股内侧小部分皮肤及阴茎根部和阴囊（或大阴唇）前份的皮肤感觉。

生殖股神经

起自腰丛的第1、2腰神经，向前穿腰大肌至腰大肌的前面下行，分成股支和生殖支。股支到股前部管理小部分皮肤感觉。生殖支进入腹股沟管的精索内，在提睾肌深面下行，管理提睾肌的运动，末端自腹股沟管穿出，与上述髂腹股沟神经一起管理股内侧小部分皮肤及阴茎根部和阴囊（或大阴唇）前份的皮肤感觉。刺激股内侧上份皮肤引起的提睾肌反射，其传入神经即为此二神经，传出神经为生殖股神经生殖支，中枢在脊髓腰1、2节段。

阴部神经（pudendal nerve）

阴部神经是会阴部的主要神经，管理会阴部的皮肤感觉和横纹肌运动。起自骶丛的第2~4骶神经（图5-1），在盆腔合成后，绕坐骨棘的背面进入坐骨直肠窝的侧壁（坐骨棘是封闭阴部神经的标志），分成3支（图5-2）。1支为肛门神经（旧称直肠下神经），穿越坐骨直肠窝的脂肪组织到肛管周围，管理肛门外括约肌的运动和肛管齿状线以下的黏膜与肛周皮肤的感觉。另2支为会阴神经（perineal nerve）和阴茎（蒂）背神经（dorsal nerve of penis or clitoris），与阴部内动脉一起进入坐骨直肠窝侧壁的阴部管（Alcock管）内，在管内前行到尿殖三角。其中会阴神经是混合神经，发支管理尿殖三角的肌肉，包括会阴浅隙（或袋）的球海绵体肌、坐骨海绵体肌和深隙（或袋）的尿道膜部括约肌；也发数支阴囊（或阴唇）后神经，管理阴囊（或大阴唇）后份的皮肤感觉，在女性还管理阴道前庭和阴道下段的感觉。阴茎（蒂）背神经是感觉神经，经会阴深隙（或袋）至阴茎（蒂）背面（在阴茎背动脉的外侧前行），管理阴茎皮肤和阴茎头（或阴蒂）的感觉。

由于阴囊前份皮肤受髂股沟神经和生殖股神经（$L_{1、2}$）支配，后份有阴部神经（$S_{2\sim4}$）分布，所以阴囊根部是L_2神经分布区和S_2神经分布区相会合的部位，是临床上检查皮神经节段性时的有用标志。

■ 腹膜后间隙神经的局部解剖

腹膜后间隙内有腰交感干，腹主动脉周围的交感神经丛和腰丛（lumbar plexus）的分支。腰交感干位于脊柱前面的两侧，沿腰大肌内侧缘排列，有的被腰大肌覆盖。腰动、静脉横过交感干的后方，但不恒定，有时也可能横过干的前面或穿过干的二束之间。施行腰交感干切除术时，要小心勿伤腰静脉，以免引起难控制的出血。理论上腰交感干有5个节分别与5对腰神经相连，但由于节与节常合并或分裂，因此节的数目和位置不恒定，通常有4~5个节。腰交感干的上端通过膈肌的内侧弓状韧带的深面向上与胸交感干相连。

腹主动脉周围有腹腔丛和腹主动脉丛。腹腔丛位置较高，在腹腔动脉干和肠系膜上动脉起

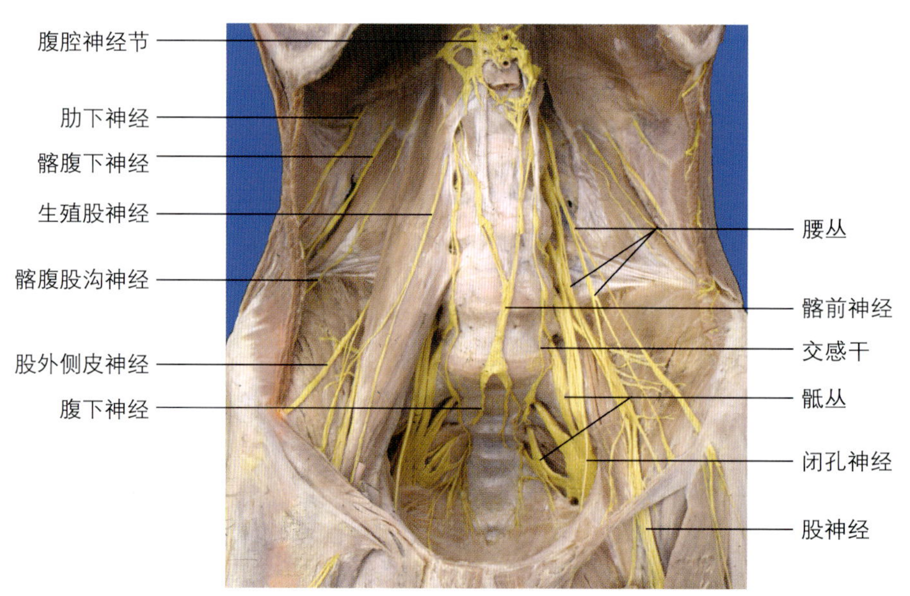

图5-1　腰、骶丛的构成和分支

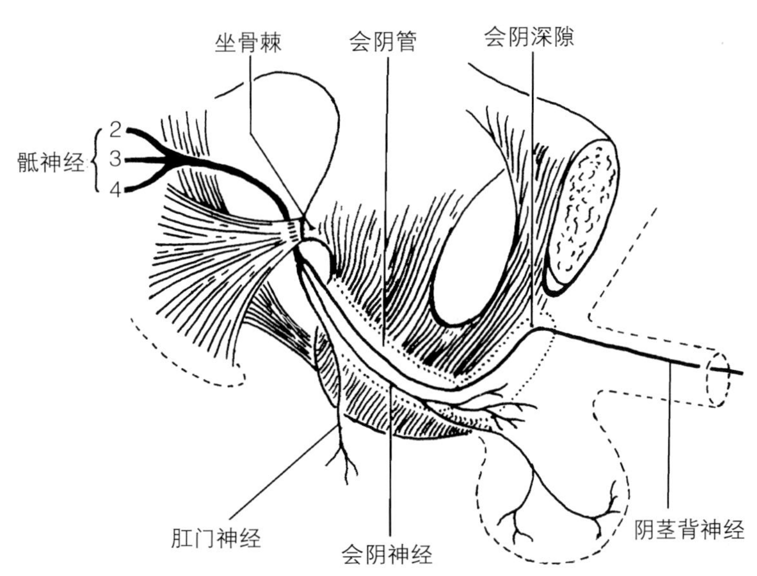

图5-2 阴部神经的形成和分支

点的周围，内有成对的腹腔节和主动脉肾节，以及单个的肠系膜上节。腹腔丛往下续连腹主动脉丛，内含单个的肠系膜下节，位于肠系膜下动脉起点附近。腹主动脉丛往下续连上腹下丛，位于主动脉分叉下方，第5腰椎和第1骶椎前方，又称骶前丛。腹主动脉丛和上腹下丛是交感神经进入盆腔的主要道路，腹膜后淋巴清除术如将此通路完全切断，术后将影响精液的排放和/或引起射精时精液反流入膀胱。

脊柱两侧的腰大肌内藏有由第1~4腰神经构成的腰丛，腰丛的分支分别自腰大肌的外侧、前面和内侧穿出。

1. 从腰大肌外侧缘穿出　自上而下有肋下神经、髂腹下神经和髂腹股沟神经，它们均经腰方肌前面和肾的后方行向外下，穿腹横肌腱膜进入腹前壁，管理腹前壁下部的皮肤感觉和肌肉运动。此外，在髂窝自腰大肌外侧缘穿出者还有股外侧皮神经和股神经。股外侧皮神经越过髂肌前面，经腹股沟韧带深面入股部，管理股外侧皮肤感觉。股神经（femoral nerve）沿腰大肌外侧缘下行，经腹股沟韧带深面入股部，管理股前和小腿内侧的皮肤感觉和股前肌群（主要是股四头肌）的运动。在离开腰大肌以前，股神经有一段行程在腰大肌内，在该处附近行手术时，如果缝针要穿过腰大肌，必须与肌纤维方向平行，以免损伤或缝扎股神经。在下腹部切口放置拉钩时，要注意不要抵及腰大肌，以免当用力将拉钩向外拉时，压伤藏在腰大肌内的股神经。如股神经在手术时受损，术后将出现伸膝无力。

2. 在腰大肌前面穿出　有生殖股神经，沿腰大肌前面下行，大部分行程透过腹膜可见。神经的末端分为生殖支和股支，分别进入腹股沟管和股前部（见前述）。

3. 从腰大肌内侧缘后方穿出　有腰骶干和闭孔神经（obturator nerve），腰骶干下行入盆腔参加构成骶丛。闭孔神经经髂内动、静脉的外侧入盆腔（图5-3），沿盆侧壁前行，经闭膜窝和闭膜管进入股部，管理股内收肌群和股内侧小部分皮肤。在沿盆腔侧壁前行时，附近有髂外淋巴结，在行经闭膜窝时，闭孔神经走在闭孔血管的上外侧，附近有闭孔淋巴结。手术清除这些淋巴结时，如损伤闭孔神经，术后会出现股内收无力。

盆腔神经

盆腔内有骶交感干、盆（神经）丛和骶丛的分支。骶交感干位于骶骨前面，骶前孔内侧，上端经髂总血管的后面与腰交感干相接，下端两侧会合形成奇节。骶交感干理论上有5个骶交感节，由于合并多数只有3~4个节。通常从第2、3骶交感节向前发出骶内脏神经参加盆丛。骶内脏神经内含交感神经节前纤维和内脏传入纤维，功能不明。

盆丛是盆腔内重要的自主神经丛，位于直肠两侧，又称下腹下丛，呈长方形，长4~5 cm，中点平精囊顶端（图5-4）。参加构成盆丛的神经有：①骶内脏神经；②左、右腹下神经，内含自上腹下丛下行的交感神经节前纤维；③由$S_{2\text{-}4}$神经

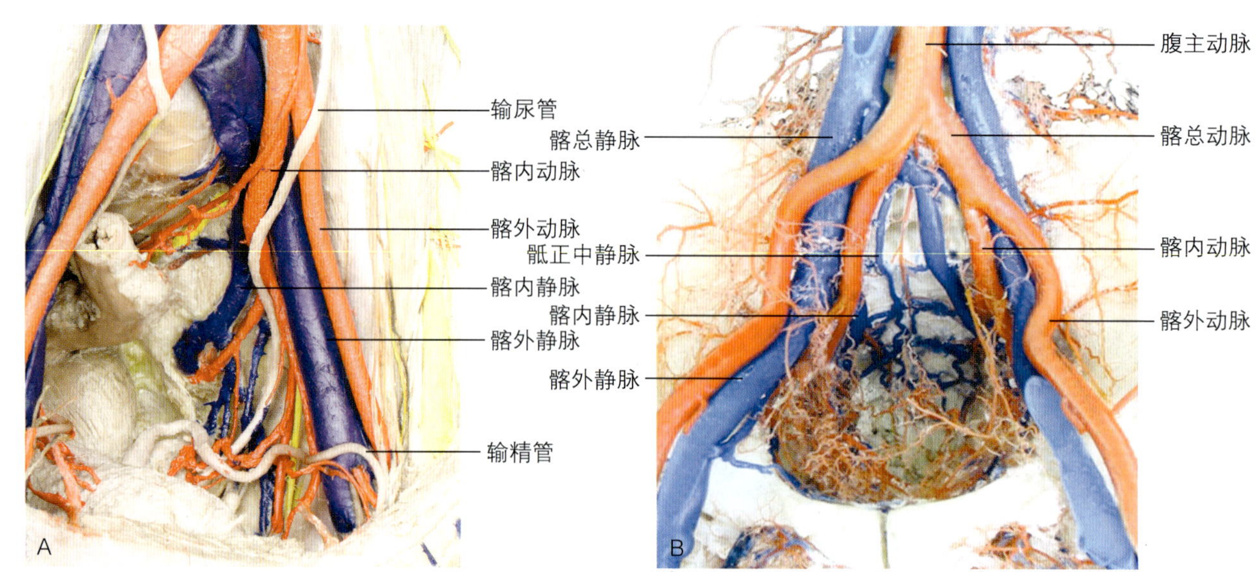

图5-3　髂内血管

A.髂内动脉的分支；B.髂血管铸型

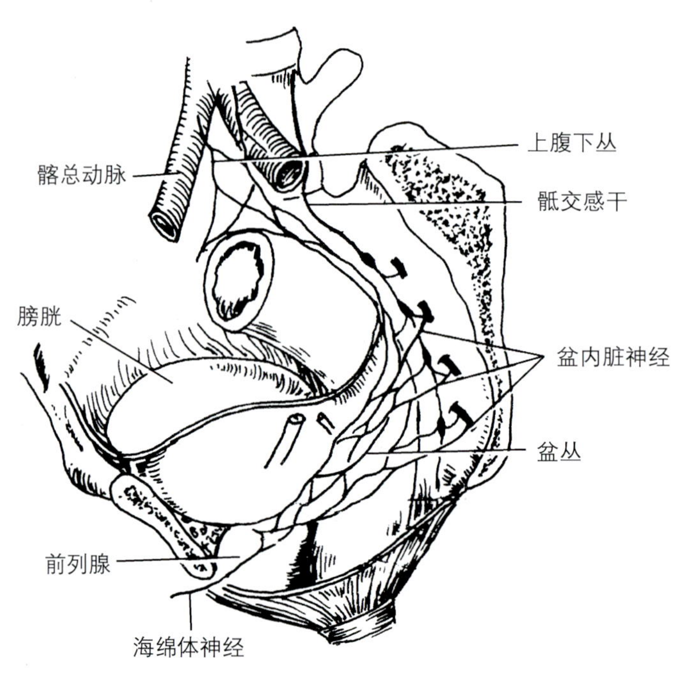

图5-4　盆神经丛

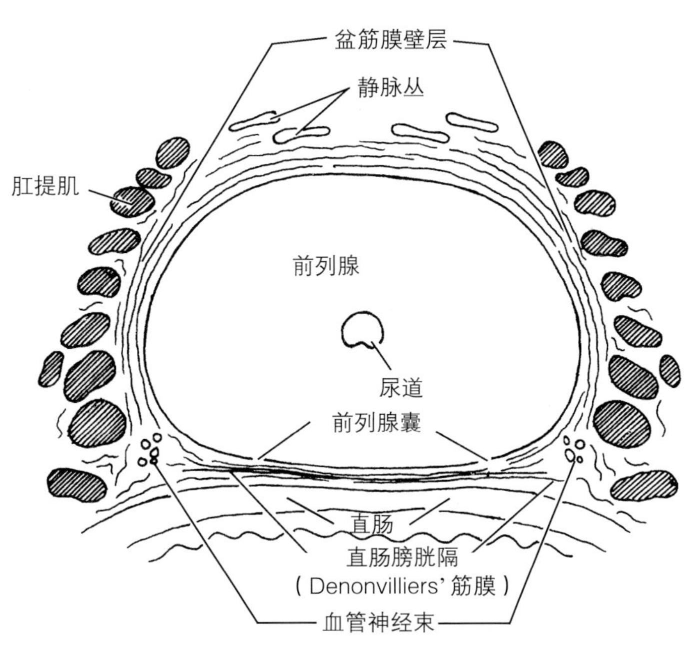

图5-5 血管神经束的位置（前列腺水平切面）

发出的盆内脏神经（勃起神经），内含来自$S_{2\sim4}$神经的副交感节前纤维；④伴随交感和副交感神经的内脏传入神经。盆丛被许多进出直肠、膀胱、精囊和前列腺（女性为子宫和阴道）的血管穿过，手术时切断结扎这些血管时易使盆丛受损，术后出现阳痿。左、右盆丛在直肠后和膀胱颈前后互相交通。

盆丛除发支直接或沿血管到达盆腔各脏器外，还发出重要的海绵体神经管理阴茎的勃起。海绵体神经自盆丛最尾侧发出，与血管一起行经膀胱直肠隔的两侧（图5-5）、前列腺的后外侧缘与直肠之间、前列腺静脉丛和前列腺外侧筋膜之外下行，然后经前列腺尖的前外侧穿尿道膜部括约肌，经耻骨联合下方到达阴茎根的背面。由于该神经用肉眼不易辨认，手术时只能以血管神经束作标志。在手术时，此神经最易在前列腺尖附近受损，海绵体神经在该处前行穿尿道括约肌，必须尽可能不使其受伤，以免术后引起阳痿。

支配膀胱的神经在膀胱两侧构成膀胱丛，由交感、副交感神经和感觉神经构成。自此丛发出膀胱上神经和膀胱下神经，伴随膀胱上、下动脉走行，分布于膀胱上部及下部。膀胱丛的交感神经纤维来自胸下部和腰上部的节段，行经腰部椎旁神经节、肠系膜间丛、上腹下丛和下腹下丛，换神经元后发出副交感节后纤维再经膀胱丛，分布于膀胱壁的平滑肌（逼尿肌），使逼尿肌松弛；分布于膀胱括约肌（尿道内括约肌），使其收缩以贮存尿液。膀胱丛的副交感神经纤维自脊髓第2~4骶节发出，经盆神经至膀胱丛，换神经元后，节后纤维分布于膀胱逼尿肌，使其收缩，分布于膀胱括约肌，使其松弛。如果脊髓第2~4骶节及其发出的副交感神经纤维受损时，即不能维持正常排尿。虽然膀胱壁平滑肌受交感和副交感神经的双重支配，但是膀胱的正常充盈和排空主要由副交感神经控制。尿道膜部括约肌（尿道外括约肌）由阴部神经分布，有随意管理排尿作用。膀胱的感觉神经含有痛觉和本体感觉等纤维。痛觉纤维来自胸、腰、骶多节段的脊神经节，伴随交感和副交感神经走行，分布于膀胱。一般认为，传导膀胱痛觉的纤维，经脊髓丘脑束上行，本体感觉纤维经脊髓后索上行。如果为减轻膀胱疼痛而进行脊髓前外侧索，主要是脊髓丘脑束切断术以后，患者仍有膀胱充盈感和尿意。

阴茎有感觉神经和运动神经分布。感觉神经主要为阴茎背神经和会阴神经。阴茎背神经走行于阴茎背动脉的两侧，分布于阴茎头、阴茎海绵体、阴茎外侧及背侧的皮肤。会阴神经分布于阴茎腹侧皮肤、包皮系带，故在行包皮手术时，应在阴茎根部分别自背部和腹侧进行阻滞麻醉。运动神经由交感和副交感神经组成。交感神经来自盆丛，副交感神经来自第2~4骶神经，他们伴随动脉进入海绵体，为阴茎的勃起神经（图5-6）。

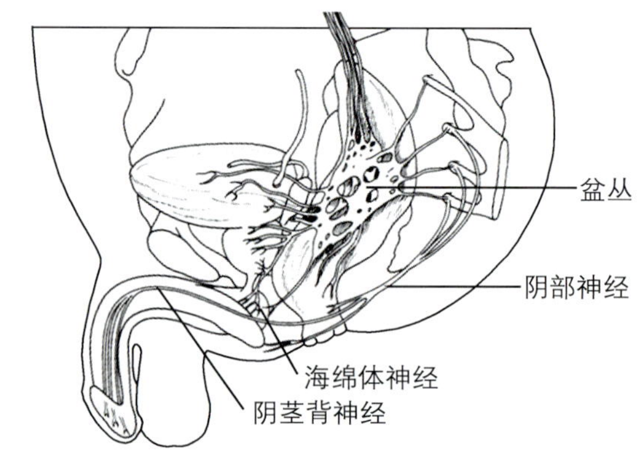

图5-6　阴茎的神经分布

动　脉

腹主动脉及其分支

胸主动脉

胸主动脉在胸腰椎交界处穿膈肌主动脉裂孔入腹部成为腹主动脉，上端两侧夹以左、右膈脚，在中线偏左下行，达第4腰椎水平分为左、右髂总动脉。

腹主动脉（abdominal aorta）

腹主动脉在腹腔内的第1对分支是膈下动脉（图5-7），腹主动脉进入腹腔后立即从动脉的前外侧壁发出，沿膈肌下面分布，发出多支肾上腺上动脉（superior suprarenal arteries）到肾上腺。稍下方，从动脉的前壁发出腹腔干（celiac trunk）（腹腔动脉），干的末端分成肝总动脉（common hepatic artery）、胃左动脉（left gastric artery）和脾动脉（splenic artery），供应上腹部大部分消化器官。在腹腔干稍下方，从腹主动脉两侧壁发出肾上腺中动脉（middle suprarenal artery），通常是十分细小的支。大约在同一平

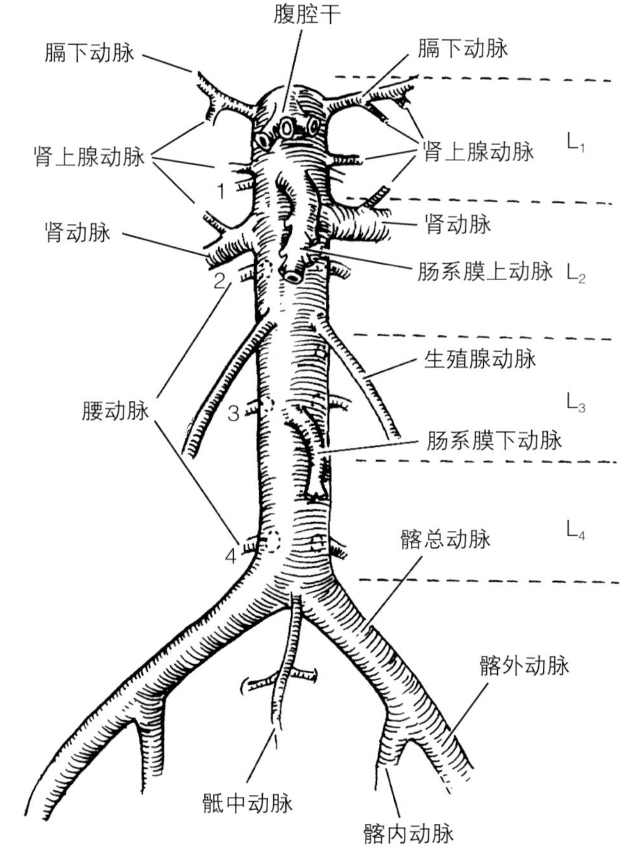

图5-7　腹主动脉及其分支

面，从前壁发出肠系膜上动脉，斜行向下右，供应部分胰腺、全部小肠和结肠左区以前的大肠，并通过胰腺的动脉和腹腔干的分支吻合。以上各腹主动脉的分支，其起点均集中在第1腰椎水平，十分靠近。

肾动脉（renal artery）和睾丸动脉（testicular artery）/卵巢动脉（ovarian artery）

平第2腰椎水平的分支有肾动脉和睾丸动脉/卵巢动脉。肾动脉自腹主动脉侧壁发出，其起点可略前移或后移，起点的高低在第2腰椎范围内也有变动，而且与肾的位置相反，右肾动脉的起点常高于左肾动脉。因此，右肾动脉发出后要斜行向下到右肾。右肾动脉较长，行经下腔静脉后，但偶有行经下腔静脉前。左肾动脉短，水平或略向上斜行达左胃。由于肾的位置较后，两侧肾动脉发出后均要向后斜行。二侧肾动脉均向上发出细小的肾上腺下动脉，向下发出细小的分支到肾盂和输尿管，此外还有一些细支到肾囊和肾周脂肪。肾动脉末端分支入肾，肾动脉及其入肾的分支都是“终动脉”。肾动脉如在发出分支前受损，整个肾将不能保存。

肾动脉到达肾门之前，大多数分为前、后两个干，其中上段动脉和上前段动脉共干，下前段动脉多与下段动脉共干。前干通常又分上、上前、下前、下支段动脉。后干在进入肾门后，延续为后段动脉。肾段动脉的这种配布形式占多数。

肾段动脉（segmental renal artery）在肾实质内具有特定的分布区域。上段动脉分布于肾上端前后部的肾组织；上前段动脉分布于肾前面中上部的肾组织；下前段动脉分布于肾前面中下部的肾组织；下段动脉分布于肾下段前后部组织；后段动脉分布范围较大，向肾后面中间的大部供血。五支肾段动脉的肾内分布较为恒定，以这五支段动脉的供应区将肾分为5个独立单位，每一单位称为肾段（renal segment）。

在肾动脉起点略下方有生殖腺动脉，口径细小，自主动脉的前外侧壁发出。有的两侧共一干自前壁发出，或一侧起自肾动脉，或起点在肾动脉起点的上方。也可能一侧或双侧有两条生殖腺动脉。有时该动脉先向上绕肾静脉或其支，然后才下行。生殖腺动脉在腹膜后下行，跨越输尿管前方时发支供应输尿管。右生殖腺动脉通常跨越下腔静脉前面，但有的经下腔静脉后。在男性，生殖腺动脉又称精索内动脉（arteria spermatica interna）或睾丸动脉，行向下进入腹股沟管的精索内，供应睾丸。在女性，生殖腺动脉又称卵巢动脉，在腹膜后的行程与男性相同，但跨越输尿管后不是走向腹股沟管内口，而是在输尿管外侧跨越髂外血管的近侧端，进入卵巢悬韧带内下行供应卵巢和输卵管远段。在腹膜后结扎生殖腺动脉不会产生不良后果，因睾丸动脉与输精管动脉（deferential artery）（起自膀胱上动脉）、精索外动脉（arteriae spermatica externa）（又称提睾肌动脉，起自腹壁下动脉）或卵巢动脉与子宫动脉存在吻合。

肠系膜下动脉（inferior mesenteric artery）

平第3腰椎水平的分支有肠系膜下动脉，自腹主动脉前壁发出。其起点距主动脉分叉只有3~5 cm，发出后行向下左，供应降结肠和直肠上1/3。结扎肠系膜下动脉通常不会产生严重后果，尤以在没有动脉硬化的年轻人，因为通过上方的结肠中动脉（肠系膜上动脉分支）和下方的直肠下动脉（髂内动脉系的分支）可能建立侧支循环。

腹主动脉在腹后壁除发出上述分支外，还从动脉的后外侧壁发出成对的腰动脉（lumbar artery），有时其中一对或多对共干发出。腰动脉主要沿椎体后行，发支供应腹后壁和椎管内的脊髓。第5对腰动脉自骶正中动脉发出，通常很细小，有时自髂总动脉的后壁发出。

骶正中动脉（median sacral artery）

由腹主动脉末端分叉处稍上方从其后壁分出，经第5腰椎前面下降入盆腔，于直肠后方、骶尾骨盆面向下，终于尾骨体。分支分布于骶骨、直肠后壁和腹膜。与髂腰动脉（iliolumber artery）、臀上动脉、骶外侧动脉（lateral sccral artery）和分布于直肠的其他动脉存在吻合。另有报道骶正中动脉可发出第4腰动脉。结扎骶正中动脉不会出现不良后果，但如果在结扎前损伤，会出现难控制的出血。

■ 髂内、外动脉在腹盆腔的分支

主动脉末端分为左、右髂总动脉，向外行至骶髂关节的前方又再分为髂外和髂内动脉（又称腹下动脉）。髂外动脉（external iliac artery）沿腰大肌内侧缘前行，随肌肉一起经腹股沟韧带深面离开腹腔成为股动脉，供应下肢大部。在离开腹腔前发出腹壁下动脉，经腹股沟管内口的内侧上行入腹直肌内，与腹壁上动脉吻合。由于有此吻合存在，故可以结扎腹壁下动脉。以腹壁下动脉为基础的腹直肌皮瓣可用作修补大骨盆和会阴部的组织缺损。腹壁下动脉在近起点处发出耻骨支走向内侧到耻骨后面，此动脉在行腹股沟疝修补术中可能受损。此外还发出精索外动脉（又称提睾肌动脉）进入精索内提睾肌的深面。20%~30%的腹壁下动脉耻骨支较粗大，部分或完全取代了闭孔动脉，多紧贴股静脉内侧下行，越过陷凹韧带深面和耻骨的后面进入闭膜管，称副闭孔动脉（accessory obturafor artery）（图5-8）。在清除闭孔淋巴结和切开腔隙韧带时应防止副闭孔动脉的损伤。

髂内动脉（internal iliac artery）自骶髂关节前面下行不远即分成前、后干（图5-9，10）。

后干

发出3个壁支：①臀上动脉（superior gluteal artery），向后经坐骨大孔到臀部；②髂腰动脉，

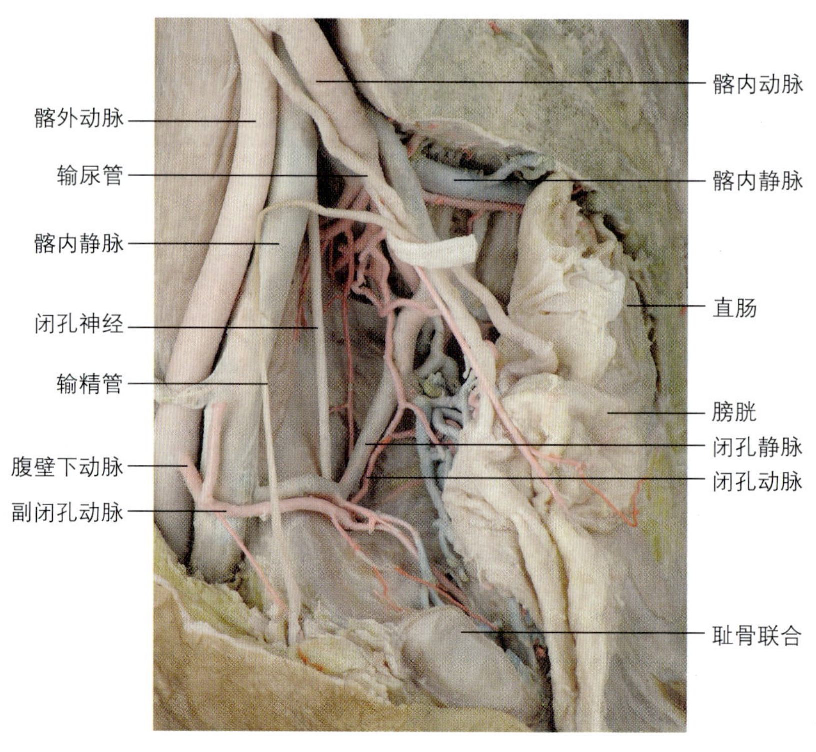

图5-8　副闭孔动脉

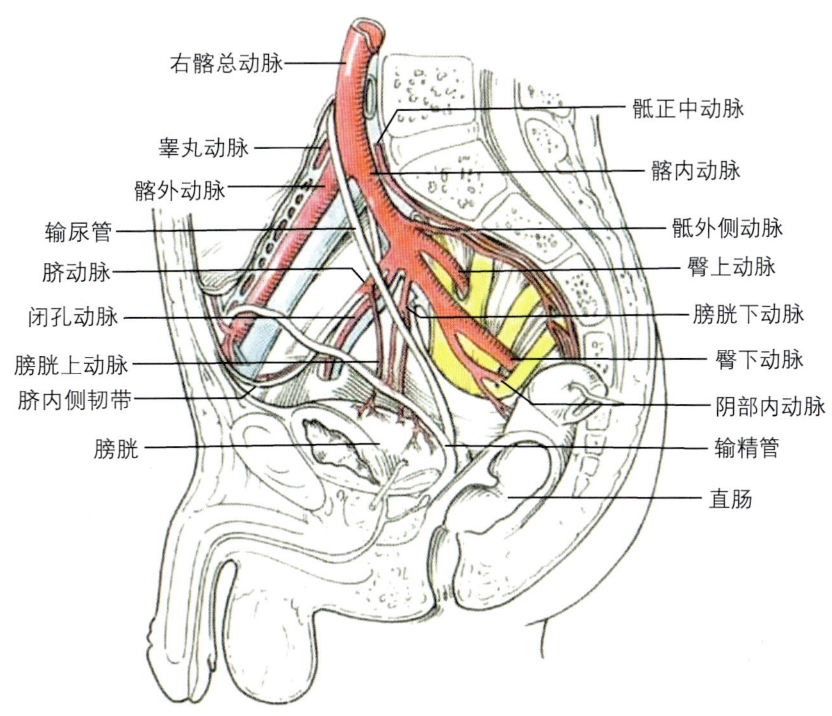

图5-9 髂内动脉及其分支（男性）

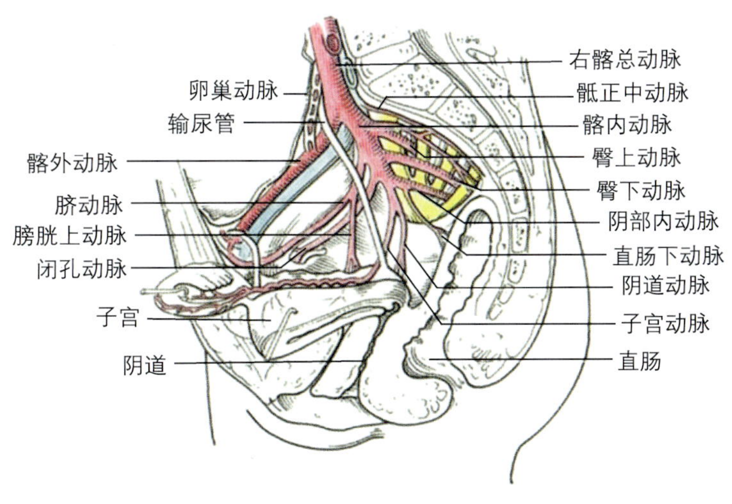

图5-10 髂内动脉及其分支（女性）

上行至髂窝和腹后壁；③骶外侧动脉，向内下沿骶骨前面下行。

前干

发出5个脏支和2个壁支，按发出的顺序各动脉如下。

1. 膀胱上动脉（superior vesical artery） 在闭塞的脐动脉近侧段发出，除发支到膀胱外，也发支到精囊和输精管，其中到输精管的动脉，称输精管动脉，随输精管进入精索，与精索内的睾丸动脉和提睾肌动脉吻合（图5-11）。因此结扎睾丸动脉不会引起睾丸缺血。

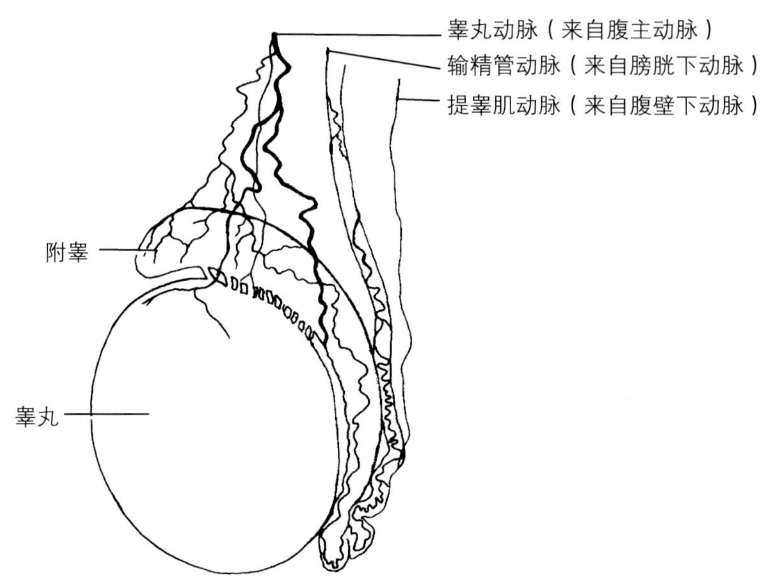

图5-11　睾丸的动脉

2. 闭孔动脉（obturator artery）　前行经闭膜窝、闭膜管到股部，在行经闭膜窝时位于闭孔神经的下内侧。闭孔动脉有时来自腹壁下动脉，称副闭孔动脉（见前述）。

3. 子宫动脉（uterine artery）　可起自髂内动脉、脐动脉、阴部内动脉等，可有1~2支。经输尿管的前上方到子宫侧壁，沿子宫侧壁上行到达输卵管，在子宫前后面与对侧子宫动脉分支间存在丰富的吻合，在输卵管的外侧部分与卵巢动脉吻合。并与阴道动脉和阴部外动脉等亦有吻合。在切除子宫结扎子宫动脉时必须小心勿伤输尿管（见第2章输尿管毗邻）。

4. 膀胱下动脉（inferior vesical artery）和阴道动脉　膀胱下动脉供应输尿管末段、膀胱底、前列腺和精囊。阴道动脉供应膀胱底、输尿管末段和阴道，向上与子宫动脉有吻合。

5. 直肠下动脉（inferior rectal artery）　除分支到直肠外，也发支到精囊和前列腺，其上下分别与直肠上动脉（saperior rectal artery）和肛门动脉有吻合。

6. 阴部内动脉（internal pudendal artery）与阴部神经（pudendal nerve）伴行，起自髂内动脉干或为其直接延续，经梨状肌下孔离开盆腔，绕过坐骨棘后到坐骨直肠窝侧壁，经该处的阴部管（A1cock管）到尿殖三角。在进入阴部管前发3~4条肛门动脉到肛管和肛门（图5-12）；进入尿殖三角前发会阴支供应会阴浅隙（或袋）的肌肉和阴囊（大阴唇）后份皮肤；到达尿殖三角后，在会阴膜上方的会阴深隙前行，发出尿道球动脉（又称尿道海绵体动脉）穿会阴膜入尿道球，供应尿道海绵体；最后在会阴深隙前部分成阴茎背动脉和阴茎深动脉（deep artery of penis）（又称阴茎海绵体动脉）两终支，分别在阴茎背面和阴茎海绵体内前行。后者沿途发支入海绵体内的血窦。阴部内动脉可与直肠下动脉、旋股内侧动脉及对侧阴部内动脉等吻合。阴部内副动脉（不经梨状肌下孔而由耻骨联合下方出盆腔者）可起自阴部内动脉、臀下动脉、闭孔动脉和脐动脉等，可替代阴部内动脉全部或部分分支。

7. 臀下动脉（inferior gluteal artery）　经坐骨大孔到臀部。

当需要控制盆腔的严重出血时，结扎髂内

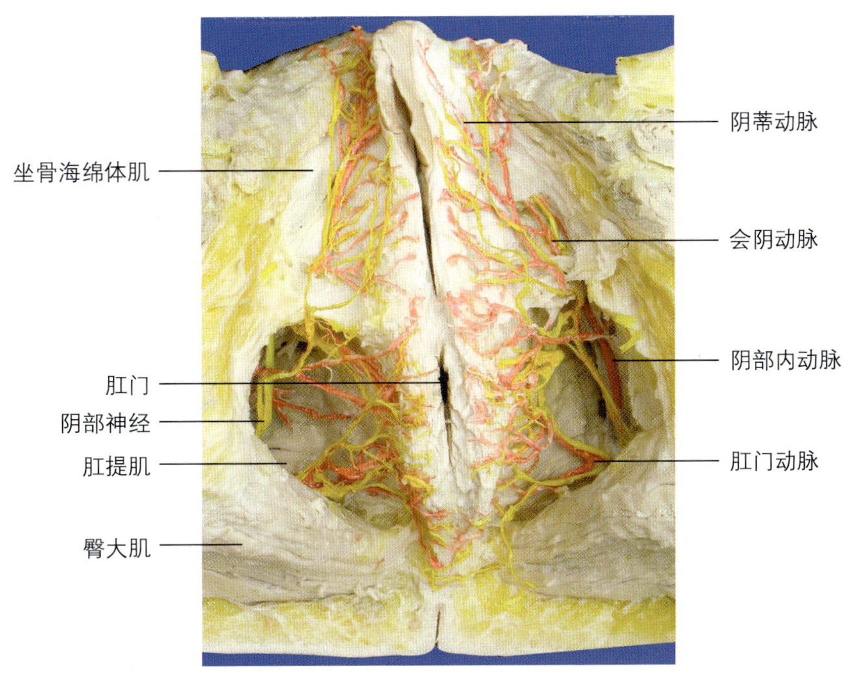

图5-12　会阴部血管和神经

动脉可以降低搏动性血压，有利于止血，但不会停止血流，因为有下列吻合存在：①髂腰动脉在髂窝和腹后壁的肌肉内与邻近的动脉吻合；②直肠下动脉与直肠上动脉（来自肠系膜下动脉）吻合；③骶外侧动脉与骶中动脉（来自腹主动脉）吻合。结扎双侧髂内动脉，将不可避免地产生血管性阳痿。

■ 阴茎的动脉

阴茎的动脉非常丰富，主要有阴茎背动脉和阴茎深动脉。前者走行于阴茎背侧，在阴茎筋膜与白膜之间，发出若干皮支和至尿道海绵体的环状动脉后，阴茎背动脉经腹侧进入龟头，并发支营养包皮系带。后者经阴茎脚进入阴茎海绵体，走行于海绵体之中。在行阴茎切除术中必须妥善结扎。

静　脉

■ 下腔静脉及其属支

髂总静脉

下腔静脉（inferior vena cava）起点在主动脉分叉处，由左右髂总静脉（common iliac vein）汇合而成。动脉位置靠前，右髂总动脉行经右髂总静脉的前方并跨越髂内、外静脉的汇合点，走向右髂外静脉（external iliac vein）的外侧。左髂总动脉行经左髂总静脉前方的上外侧，走向左髂外静脉的外侧。由于左髂总静脉被右髂总动脉越过而明显受压所产生的堵塞症状，有人称之为左髂总静脉压迫综合征。通过大量研究，发现受压处静脉腔内常有异常结构存在，可促使静脉血栓形成及管腔狭窄和堵塞。注入下腔静脉后壁的静脉有骶中静脉和腰静脉，与同名动脉伴行，但腰静脉在数目上和位置上的变异比动脉大。腰升静脉在腰大肌后，腰椎横突前上行，不恒定地与腰静脉相连，末端与奇静脉（右侧）和半奇静脉（左侧）

相交通（图5-13）。胃肠道和脾、胰的静脉不直接汇入下腔静脉而是先集中汇入脾静脉、肠系膜上静脉和肠系膜下静脉（inferior mesenteric vein）再汇合成门静脉，经肝和肝静脉进入下腔静脉。

生殖腺静脉

生殖腺静脉（genital vein）在下段与同名动脉伴行，在上段则向外移与输尿管靠近。生殖腺静脉在开始时成丛状（在男性称蔓状静脉丛），往上才合并成1条静脉，左侧注入肾静脉，右侧注入下腔静脉。偶有双侧均注入下腔静脉（肾静脉注入平面的下方）或右生殖腺静脉注入右肾静脉。生殖腺静脉通常有瓣膜，有时也可能缺少瓣膜或只有关闭不全的瓣膜。左侧生殖腺静脉垂直注入肾静脉，该静脉的血流可能受到一定的阻力，这可能成为左侧睾丸静脉曲张较多见的原因之一。睾丸静脉在精索内与阴部外静脉（大隐静脉属支）、提睾肌静脉（腹壁下静脉属支）和输精管静脉（膀胱上静脉属支）有交通，这可能是用切除睾丸静脉的方法治疗睾丸静脉曲张容易复发的原因。

肾静脉

肾静脉（renal vein）是下腔静脉最大属支，走在肾动脉的前面，多数比动脉略高。离肾门越远，其高低差别也越大。肾静脉明显比肾动脉粗。右肾静脉较短，仅接受少数腰静脉、右生殖腺静脉汇入。左肾静脉较长，在肠系膜上动脉起点的下方跨越主动脉前面，左生殖腺静脉和左肾上腺静脉分别注入其下壁和上壁，通常还有一腰静脉（多数是第2腰静脉）注入其后壁。肾静脉与肾动脉不同，在肾内和肾外都有丰富吻合。故结扎1个肾静脉的属支不会影响肾静脉的回流。但结扎管径较大的肾内静脉，可能使肾内静脉压力增高，肾实质肿胀，甚至出现血尿和蛋白尿。在肾外，注入肾静脉的肾囊下静脉丛与邻近的静脉有丰富的吻合，因此在肾静脉主干有阻塞时，肾静脉血仍有足够的道路回流。以因血栓形成或肿瘤压迫而致的慢性阻塞为优，这种侧支循环更易建立。在接近下腔静脉处急性结扎肾静脉，也有报告肾仍能存活。以在左侧为优，静脉血还可经肾上腺静脉、腰静脉和生殖腺静脉回流（图5-14）。

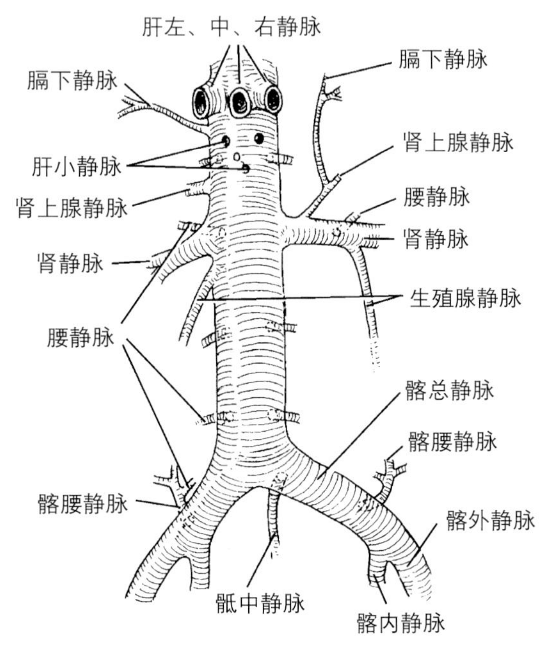

图5-13　下腔静脉及其属支

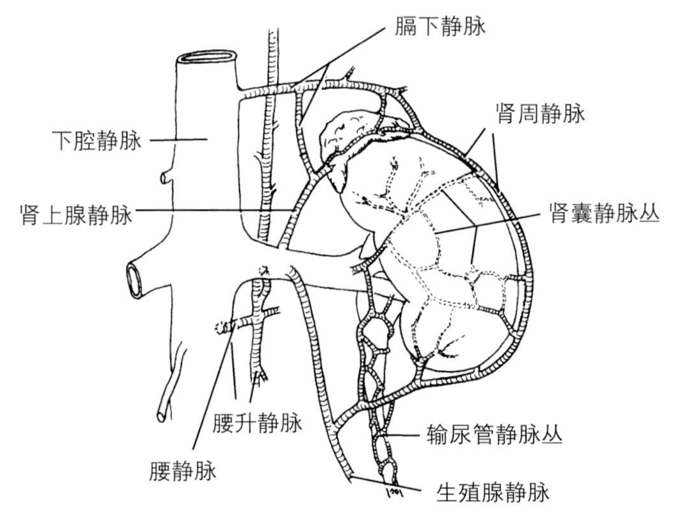

图5-14　肾静脉的侧支循环

在右侧，下腔静脉在肾静脉入口的上方接受一短的右肾上腺静脉（right suprarenal vein），并通常也接受一右膈下静脉。在左侧，膈下静脉虽也可能直接注入下腔静脉，但通常与左肾上腺静脉合并注入左肾静脉。有的左肾上腺静脉也可直接注入下腔静脉。

下腔静脉的最上段紧贴肝的后面，除接受许多细小的肝小静脉外，在接近膈肌处接受肝左、肝右和肝中静脉。接受肝静脉后，下腔静脉即穿膈肌中心腱的腔静脉孔进入胸腔，经过短距离即进入右心房。

盆腔静脉

盆腔静脉多与动脉伴行，最后汇集成髂内静脉，但有2点例外：①脐动脉及其分支（膀胱上动脉）无静脉伴行；②膀胱、前列腺、精囊（女性的子宫和阴道）和直肠的静脉首先在器官旁形成静脉丛，然后才注入髂内静脉，其中位于膀胱下外侧的称膀胱静脉丛（与前列腺周围的前列腺静脉丛相交通），位于直肠周围的称直肠静脉丛，在子宫旁疏松组织内的称子宫静脉丛，阴道两旁的称阴道静脉丛。各相邻静脉丛之间互有交通。这些静脉丛大多位于同名器官周围的疏松结缔组织中，其面积为动脉面积的10~15倍。此外，在壁支中亦有参与组成静脉丛者，例如骶正中静脉和骶外侧静脉参与组成骶前静脉丛。在行手术时必须留意这些静脉丛，避免因撕破而引起难控制的渗血。

阴茎背深静脉（deep dorsal vein of penis）经耻骨联合下方进入盆腔，立即分成一支正中浅支和两支外侧静脉丛（图5-15）。正中浅支在两侧的耻骨前列腺韧带之间，接受来自耻骨后脂肪、膀胱前部和前列腺前部的静脉血。外侧静脉丛向后汇入膀胱静脉丛，最后汇成3~5支膀胱静脉注入髂内静脉。行耻骨后前列腺根治切除术时，为减少出血，最好在阴茎背深静脉分为一支和二丛前结扎，并且必须注意部分静脉属支行经尿道括约肌前部和两外侧部，因此止血时注意尽可能少损伤括约肌。

盆腔内静脉丛与盆壁的髋骨导静脉和骶骨的椎管内静脉丛相交通，因此盆腔内的感染或肿瘤可以经静脉扩散至髋骨和椎骨。

髂内静脉（internal iliac vein）行于髂内动脉的内后方与输尿管邻近，静脉壁薄，在剖露动脉或输尿管时慎勿损伤。髂外静脉行于髂外动脉的下内侧，在髂内动脉的后方与髂内静脉汇合成髂总静脉。半数人有一至多条副闭孔静脉进入髂外静脉的下壁，当清除淋巴结时容易伤及。

阴茎的静脉

阴茎的静脉分为浅、深两组。阴茎背浅静脉为阴部外静脉的属支，走行于会阴浅筋膜与阴茎筋膜之间。阴茎背深静脉只有一支，行于阴茎背侧，在阴茎筋膜与白膜之间。在阴茎背深静脉的两侧为阴茎背动脉和阴茎背神经。

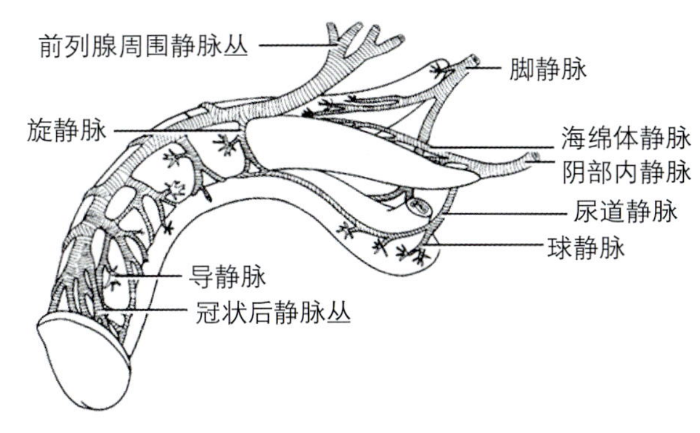

图5-15　阴茎背静脉的回流

淋巴结和淋巴管

腹膜后淋巴结

膈以下所有器官的淋巴均直接或间接汇入腹膜后主动脉和下腔静脉周围的淋巴结，包括位于同名动脉根部的腹腔淋巴结（celiac lymph node）、肠系膜上淋巴结（superior mesenteric lymph node）和肠系膜下淋巴结（infertor mesenteric lymph node），以及位于腹主动脉和下腔静脉两侧的腰淋巴结（lumbar lymph node）（图5-16）。它们的输出管集中成位于中线的肠淋巴干和位于两侧的腰淋巴干进入乳糜池（cisterna chili），通过胸导管（thoracic duct），经左静脉角进入血液。腹腔淋巴结和肠系膜上淋巴结直接接受消化器官的淋巴，经肠淋巴干入乳糜池。腰淋巴结直接接受肾上腺、肾、生殖腺（睾丸或卵巢）和输尿管的淋巴，间接接受下肢、盆和会阴经髂内、外淋巴结和髂总淋巴结来的淋巴。

实际上，腰淋巴结不限于在主动脉和腔静脉两侧，从外科观点可分为3组：①主动脉左旁淋巴结，位于从主动脉前面中线到左输尿管之间；②腔静脉右旁淋巴结，位于从腔静脉前面中线至右输尿管之间；③主动脉腔静脉间淋巴结，位于从主动脉前面中线到腔静脉前面中线之间。3群淋巴结之间互有交通。详细分析睾丸肿瘤的早期转移，发现从睾丸回流的淋巴有通过交通支流向左侧的倾向，故右侧睾丸肿瘤除转移到右侧腰淋巴结外，也较多转移到左侧腰淋巴结。乳糜池由左、右腰淋巴干会合而成，只有约半数人膨大成乳糜池，多位于第1、2腰椎前，右膈脚后和腹主动脉右后。如不膨大，则称无乳糜池，胸导管的起始仅为左、右腰淋巴干的会合。

盆腔淋巴结

盆腔淋巴结藏在盆腔的脂肪和筋膜中，不易

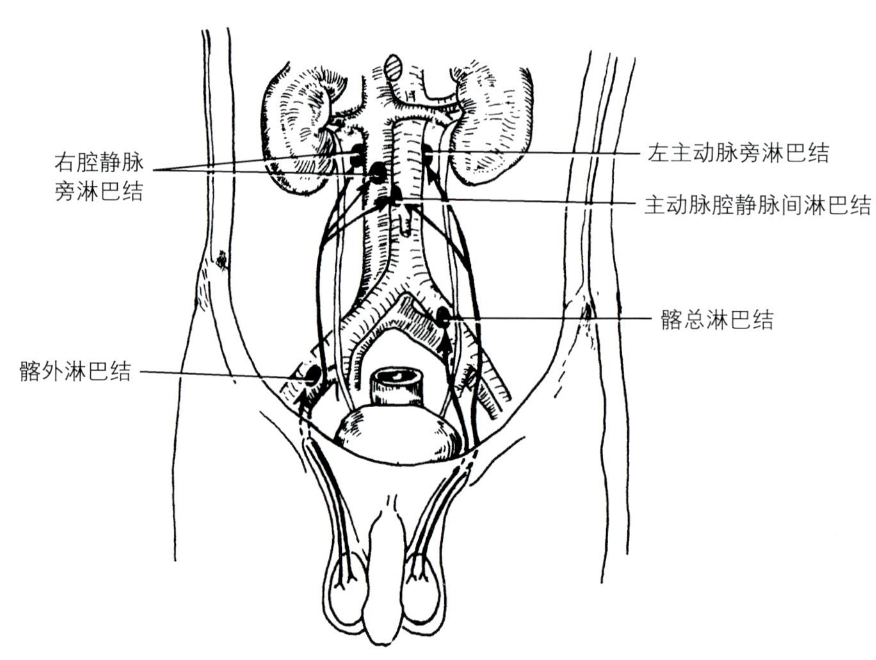

图5-16 睾丸的淋巴回流

分群，只能按位置大致分3群（图5-17）：①沿髂内动脉分支排列的淋巴结3~10个，包括骶前淋巴结、闭孔淋巴结和阴部内淋巴结等，收集盆腔大部分脏器的淋巴，输出管注入髂内淋巴结；②髂外淋巴结8~10个，在髂外动脉的周围，收集腹前壁、膀胱（大部分到髂外淋巴结，小部分到闭孔和髂内淋巴结）、前列腺、子宫和经腹股沟淋巴结来的淋巴，髂内、外淋巴结互有交通；③髂总淋巴结2~7个，收集髂内、外淋巴结和输尿管盆段、子宫颈的淋巴，输出管向上至腰淋巴结。

■ 腹股沟淋巴结

腹股沟淋巴结包括腹股沟浅淋巴结和腹股沟深淋巴结，位于股前部的上内侧。浅淋巴结在皮下浅筋膜内，分为上、下群（图5-18），上群沿腹股沟韧带排列，接受脐下腹前壁、臀部、会阴部、外生殖器和肛管下段的淋巴，在女性还接受来自子宫底（经沿子宫圆韧带的淋巴管）和阴道下段的淋巴。下群沿大隐静脉排列，接受大部分下肢来的浅淋巴。与泌尿外科关系密切的是上群靠近内侧的淋巴结，在大隐静脉附近，接受外生殖器和会阴部来的淋巴。腹股沟浅淋巴结的输出管注入腹股沟深淋巴结。

腹股沟深淋巴结位于阔筋膜深面，股静脉内侧，沿股动、静脉上段排列。除收纳腹股沟浅淋巴结的输出管外，尚收纳下肢深淋巴管、阴茎、阴囊及肛管下部的淋巴管。在女性尚接纳阴唇、阴道下部及沿子宫圆韧带走行的淋巴管。腹股沟深淋巴结的输出管向上至髂外淋巴结。

下肢、腹壁浅层脐以下部分及会阴等的感染和肿瘤也可引起腹股沟淋巴结肿大，故应仔细在相应部位检查各群淋巴结。

■ 阴茎的淋巴管

阴茎的淋巴管分为浅组、深组。浅组收集阴茎皮肤、皮下组织的淋巴，起于包皮的淋巴管网，在阴茎背侧形成一主干，沿阴茎背静脉行走。其中，一部分通过耻骨弓下方进入骨盆，注入髂外淋巴结；另一部分向外至两侧腹股沟深淋巴结，然后经股管再注入髂外淋巴结。因此，阴茎癌必须检查腹股沟淋巴结是否有转移增大，如有转移，在根治术中应彻底将两侧腹股沟淋巴结清除。

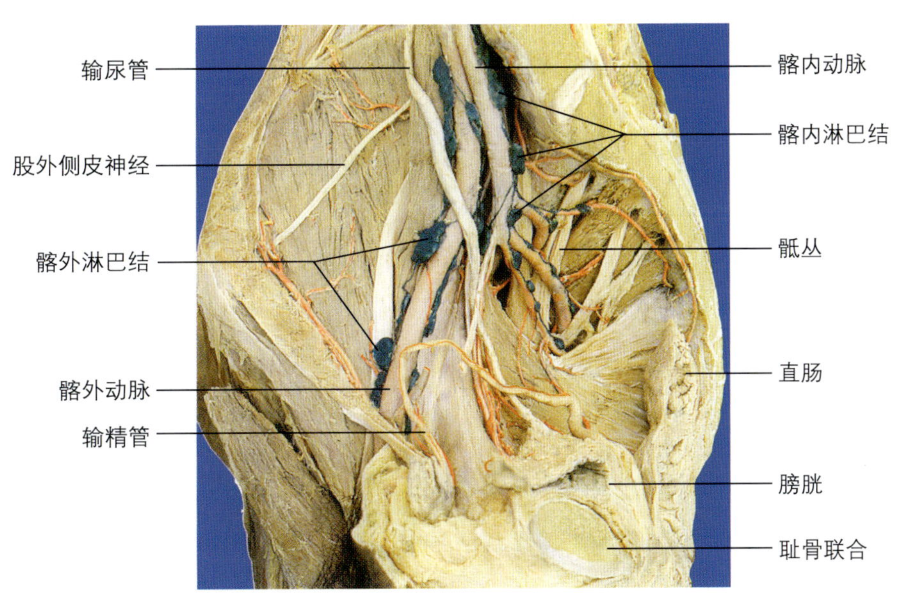

图5-17　盆腔淋巴结群

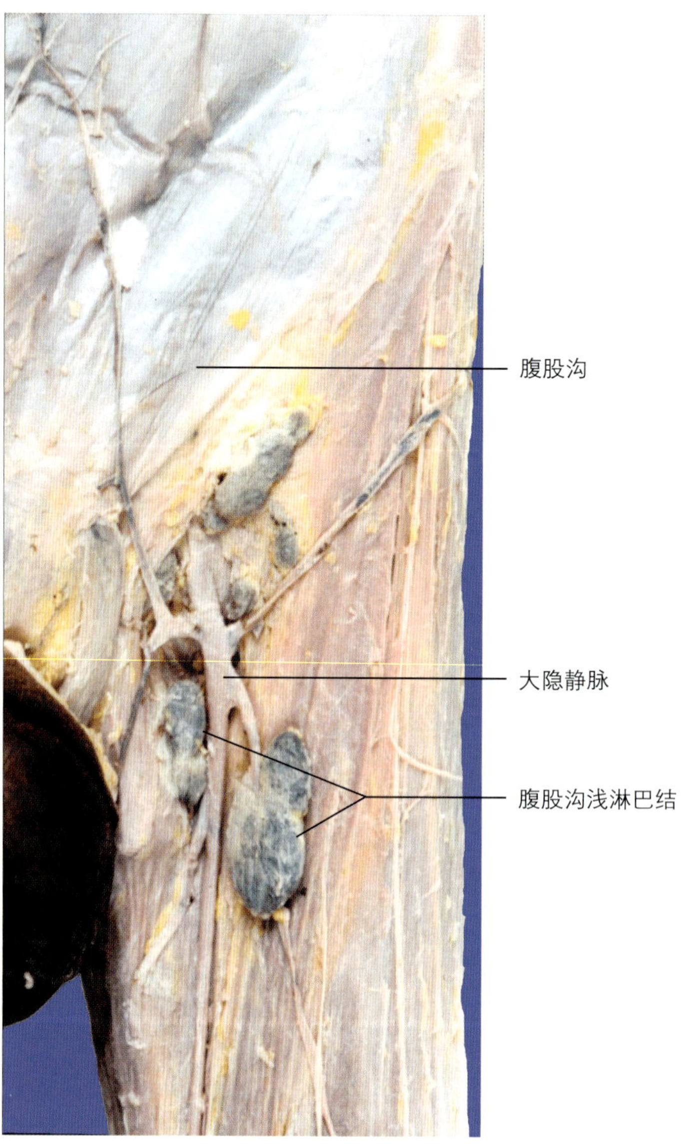

图5-18　腹股沟浅淋巴结

（毛向明）

参考文献

1. Moore KL, Persaud TVN. The developing human. 8th Edition, Saunders Elsevier, 2008.
2. 高英茂主译. 奈特人体胚胎学彩色图谱. 北京: 人民卫生出版社, 2004.
3. 丁自海, 李忠华, 苏泽轩. 泌尿外科临床解剖学图谱. 济南: 山东科学技术出版社, 2005.
4. 成令忠, 钟翠平, 蔡文琴. 现代组织学. 上海: 上海科学技术出版社, 2003.
5. 丁自海, 原林. 局部临床解剖学. 西安: 世界图书出版公司, 2009.
6. Richard LD, Vogt AW, Mitchell AWM, et al.Gray's atlas of anatomy. Churchill Livingstone, 2008.
7. Nguyen MJ, Higashi R, Ohta K. Autonomic and sensory nerve modulation of peristalsis in the upper urinary tract. Autonomic Neuroscience, 2016, 200:1-10.
8. Banek CT, Knuepfer MM, Foss JD.Resting Afferent Renal Nerve Discharge and Renal Inflammation: Elucidating the Role of Afferent and Efferent Renal Nerves in Deoxycorticosterone Acetate Salt Hypertension. Hypertension, 2016, 68(6):1415-1423.

6

皮瓣及肌皮瓣

肌皮瓣血供的解剖学类型

肌皮瓣（myocutaneous flap）是利用肌肉、皮下组织和皮肤进行移植的复合组织瓣，临床常用的肌皮瓣包括吻合血管游离移植的肌皮瓣、带蒂肌皮瓣和岛状皮瓣。泌尿外科常用的肌皮瓣有腹直肌皮瓣、股薄肌皮瓣等。肌瓣没有皮肤和皮下组织，应用相对较少。临床进行肌瓣、肌皮瓣转移和移植时，瓣内具有良好的血液循环是手术取得成功的关键。由于每块肌瓣、肌皮瓣内血管分布各有特点，因此，掌握这些血管的分布规律，对于选择肌瓣、肌皮瓣和手术过程分离、结扎切断肌肉血管都有重要的临床意义。

■ 肌肉动脉类型

人体肌肉的血供方式是复杂的，Mathes 等（1981）将可形成肌皮瓣的肌肉血供分为5种类型（图6－1）：Ⅰ型，单一血管蒂；Ⅱ型，优势血管加小血管蒂；Ⅲ型，两个优势血管蒂；Ⅳ型，节段性血管蒂；Ⅴ型，一个优势血管蒂加节段性血管蒂。在此分类基础上，也可将肌肉动脉分为如下3种类型。

主干动脉型

按肌肉动脉的数目和分布，可分为单支或双支主干动脉型（图6－1Ⅰ，Ⅲ）。

1. 单支主干动脉型　主要由一支口径粗的动脉营养整块肌肉。在肌肉块内，动脉主干及主要分支的行程长，行程中陆续向周围发出分支；分布范围广，基本包括全部肌腹。

2. 双支主干动脉型　是由两支口径较粗的动脉供应肌肉。它们分别进入肌肉，各分布一定的区域。其分支分布形式与单支主干动脉型相类似。

节段动脉型

由多支动脉供应一块肌肉。这些动脉共同起自同一动脉或分别起自不同动脉。口径粗细不等，分散进入肌肉；在肌肉内，动脉干及其分支的行程短，分布范围小，各区域间呈明显的节段性排列（图6－1Ⅳ）。如股薄肌就属于此种类型。

混合动脉型

多支动脉营养一块肌肉，它们来自不同的动脉，其口径粗细不等，分别以集中、分散形式进入肌肉；在肌肉内，它们的分支兼具主干动脉型和节段型的形态特点（图6－1Ⅱ，Ⅴ）。

人体多数肌肉的动脉分布可归属于上述3种类型中的一类。但动脉入肌形式不同，在肌肉内则以不同的形式分支分布。

1. 以集中形式入肌的动脉，其主干沿肌束方向纵行向下，行程较长，分布范围较大，呈主干动脉型分布，占36%。

2. 以分散形式入肌的动脉，其主干动脉行

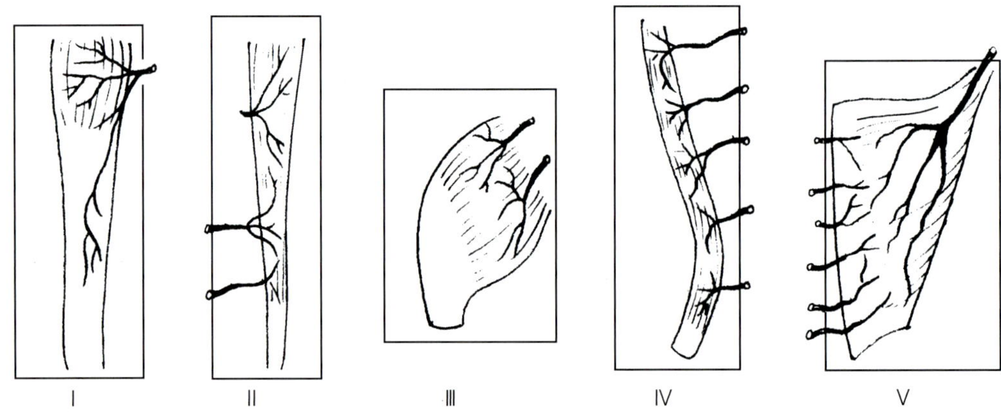

图6-1 肌肉动脉的类型

程短，分布范围较小，各分布区域间呈节段性排列，属于此类型者占48%。

3. 以混合形式入肌的动脉，则同时兼具上述两类型的形态特点，属于此种类型者占16%。

不论属于何种肌肉动脉分布类型，在动脉分支间普遍存在丰富的吻合。吻合支存在于肌肉内的不同动脉之间，而且存在同一动脉的各级分支之间；但是，在肌肉的不同部位，吻合支分布的疏密，口径的大小则不同，一般位于肌腹中央部分的吻合支比较粗大，分布也较密集，靠近肌腱或腱膜附近的吻合支则较细小，分布也较稀疏。

皮肤的血供

肌皮瓣皮肤的血供，主要由肌皮血管供应。肌皮动脉来自深部的血管主干，其发出分支到达皮肤的部位和行程则有所不同。肌皮瓣表面皮肤的血供方式可分为以下3种情况。

肌皮动脉穿支

肌皮血管的分支从肌肉实质中经过时，多数与肌支共干。穿支在穿出肌肉后，立即穿过深筋膜，以接近垂直的方向进入皮下组织和皮肤，供养肌肉浅面覆盖的皮肤。多数的穿支比较细小，有少数穿支可以相当粗大。肌皮穿支是营养皮肤的主要形式。

肌皮动脉缘支

肌皮动脉缘支是钟世镇等观察发现的，在多数肌皮瓣中均有存在。肌皮动脉缘支从肌皮动脉主干发出，不穿过肌肉实质，而是沿着肌肉边缘进入皮肤，故称缘支。缘支是肌皮瓣皮肤边缘部分的重要血供来源，也是解释临床上肌皮瓣移植时，皮肤能够成活的范围比深部肌肉块的面积大得多的解剖学依据。因此，肌皮动脉缘支在临床应用上有重要价值，在施行肌皮瓣移植术时，术者不仅应注意肌皮血管蒂的截取，同时应细心保护肌皮血管的缘支，保护好肌块周围的筋膜性结缔组织，以保证肌皮瓣边缘部分的皮肤血供不被破坏。

皮下血管网

通过皮下血管网，肌皮瓣表面皮肤可与邻近皮肤间的血管网形成广泛的吻合支，从附近皮下组织获得营养。

皮瓣、肌皮瓣临床应用原则和注意事项

■ 应用原则

选择原则

由于一部位创面可用多种组织瓣转移或移植来修复，具体选择何种皮瓣、肌皮瓣要根据受区与供区的情况来决定。

1. 受区情况

（1）受区部位：首选距受区较近的，肤色、质地、厚度近似，转移方便的皮瓣。

（2）创面性质：依据受区组织缺损的类别、深度和范围等来选择相适应的皮瓣。对于无骨或肌肉缺损的浅创面，一般皮瓣就能解决创面覆盖。而有肌肉或骨缺损的深创面，则应选用肌皮瓣或骨肌皮瓣等复合组织瓣。

（3）功能要求：需同时重建泌尿生殖系统或缺损肌肉功能时，应选用带有运动神经的肌皮瓣；需重建缺损感觉功能时，应选用包含感觉神经的皮瓣或肌皮瓣。

（4）受区范围：应把受区创面的大小与供区皮瓣可能提供的范围加以比较，一般认为供区皮瓣要稍大于受区创面。

2. 供区条件

（1）皮瓣、肌皮瓣切取后，应对供区部位的功能和形态无明显影响，尽可能选择位置隐蔽，对外观影响较小的组织瓣。

（2）选择血管恒定、变异较小，易于切取的皮瓣、肌皮瓣，应尽量选择不损伤主干血管的分支皮动脉皮瓣。

（3）尽量选择血供丰富的轴型皮瓣或岛状皮瓣转移，尽可能与血供方向一致。

皮瓣的设计

皮瓣设计是否合理是手术成败的关键。

1. 皮瓣设计中的“点”“线”“面”“弧”。

（1）“点”：指皮瓣旋转的轴点，即皮瓣血管蒂的位置，皮瓣切取时围绕轴点旋转来修复受区缺损。某些皮瓣的营养血管，可分别在皮瓣远近两端形成轴点，使皮瓣可向不同方向转移。

（2）“线”：指皮瓣设计的轴心线，如轴型皮瓣轴心血管行走的体表投影线或肌皮瓣肌肉部分的纵轴线。

（3）“面”：指轴心血管供养皮肤的范围，即皮瓣切取的最大面积，皮瓣设计仅限于这一范围内，超过此范围可导致皮瓣部分坏死。

（4）“弧”：指皮瓣的旋转弧。皮瓣围绕轴点旋转时，皮瓣远端所能到达的位置。皮瓣的旋转弧实为转移皮瓣的覆盖范围。

2. 皮瓣设计方法　皮瓣设计按下列顺序进行：先确定皮瓣旋转轴，标明轴心线，明确旋转半径，划出皮瓣轮廓。皮瓣设计中常用逆行设计方法如下：先在供皮瓣区绘出缺损区所需皮瓣大小、形状及蒂的长度；用纸（或布）按上述图形建成模拟的皮瓣；再将蒂部固定于供皮瓣区，将纸型或（布型）掀起，试行转移一次，看其是否能比较松弛地将缺损区覆盖。

皮瓣、肌皮瓣切取的基本方法

1. 按解剖部位先将皮瓣或肌皮瓣蒂部主要的营养血管显露出来，然后沿血管走行，由近向远切取皮瓣或肌皮瓣。

2. 根据设计要求先从皮瓣或肌皮瓣远端开始，由远而近切取皮瓣或肌皮瓣。

■ 手术注意事项

1. 掌握供区组织的应用解剖　术者应对供区血管神经蒂的位置及其走行，以及可能出现的解剖变异等情况掌握自如，以免切取时损伤血管神经。

2. 供区要求　应选用正常部位的皮肤和肌肉作为供区，对凡施行过手术，遭受过创伤、感染或接受过放射治疗的区域，因血管可受到不同程度的损害应慎用。

3. 正确估计所需皮瓣大小　病变切除后实际创面要扩大，皮瓣游离后将会缩小。因此皮瓣设计时，一般要较创面的面积大2~3 cm，切取皮瓣时其面积还应加大。对于用一块皮瓣无法修复的巨大创面，可联合应用几块皮瓣进行修复。

4. 皮瓣设计合理　应正确标明皮瓣旋转轴点和旋转半径，从旋转轴点至皮瓣远端的距离应大于至创面远端的距离，以便使皮瓣转移后能无张力地覆盖创面。

5. 仔细剥离，保护皮动脉　轴型皮瓣的皮动脉均有穿出深筋膜的共同特点，因此一般均应在深筋膜下和肌膜之间仔细剥离，一定要保护好皮动脉，切勿损伤。若皮瓣的范围超越此条皮动脉的供血范围，则在操作中须仔细保留另一条皮动脉穿支的完整性，不要破坏血管网，血流还可通过吻合支确保皮瓣的存活。

6. 保护肌皮动脉穿支　切取肌皮瓣时务必保护好肌皮动脉穿支，术中将皮缘与肌缘暂时性间断缝合固定数针，以免二者分离而影响皮瓣血运。

7. 必要时包括完整的深筋膜　切取肌皮瓣时，若皮瓣面积超过肌肉范围时，应包括完整的深筋膜，这对皮瓣远端成活有重要意义。

8. 仔细止血　切取皮瓣时，术中应仔细止血，术后皮瓣下放置引流，不宜采用加压包扎的方法来止血，以免影响皮瓣血运。

9. 切除受区的瘢痕组织　应尽可能彻底切除受区血运差、无弹性的瘢痕组织，以免缝线缝在瘢痕组织上，后因肿胀使缝线拉裂脆弱的瘢痕组织而致伤口裂开。

10. 隧道应宽敞　皮瓣若需经皮下隧道转移时，隧道应宽敞，避免血管蒂扭转，受压或牵拉。

11. 肌皮瓣移位后应固定　肌皮瓣移位后，肌肉边缘要与受区缝合固定，以免肌肉的重力或回缩而影响皮瓣的血运。

12. 术后观察血运　术后应密切观察皮瓣血运，一旦皮瓣出血出现血管危象，应查明原因，及时处理。

腹外侧带蒂皮瓣及下腹部带蒂皮瓣

■ 脐旁皮瓣

脐旁皮瓣的概念和解剖

脐旁皮瓣，也称之为扩大的腹壁下动脉皮瓣。1974年Taylor在进行腹直肌皮瓣的研究中，发现并设计了脐旁皮瓣，并于1983年首先报道临床应用2例成功。腹壁下动脉多数起于髂骨外动脉，少数起于股动脉，经腹股沟韧带内2/5与外3/5交界处，斜向内上从半环线前面通过在腹直肌和鞘的后叶之间上行一段距离后进入腹直肌，继续向上升至脐旁形成终末支与腹壁上动脉末梢支吻合，沿途发出许多细小分支营养腹直肌及其上面的皮肤。腹壁下动脉从起点至腹直肌的外缘约10.9 cm长，外径约2.6 mm。

腹壁下动脉于每侧腹直肌前鞘的前面均有排列较为整齐的内、外两组穿支，内侧穿支管径较小、行程短，外侧穿支多从腹直肌前鞘中1/3部穿出，称放射状斜向外上方，经浅筋膜至皮下，供养腹前外侧皮肤，其中以脐旁穿支最粗，直径约0.8 mm左右，解剖恒定，并与肋间动脉的外侧支吻合，所以也称胸脐支，为脐旁皮瓣的主要供养血管，蒂长可达16 cm以上，供血范围广，以上即构成了脐旁皮瓣的解剖学基础（图6-2）。

由于腹壁下动脉在脐旁的皮穿支与肋间动脉外侧皮支、腰动脉皮支、腹壁上动脉相吻合，故可设计成脐旁斜行皮瓣、脐旁横行皮瓣和腹前部纵行皮瓣；也可带腹直肌形成肌皮瓣，带肋骨形成骨皮瓣。此外，T_{10}、T_{11}神经主干在腹横肌浅面走行较长距离，穿3层腱膜，在腹直肌后走行3~4 cm后，其前穿支与脐旁血管穿支汇合或相邻伴行穿出前鞘。因此，分离皮瓣脐旁穿支血管同时，可以保留与之相邻穿出的第10或11肋间神经前穿支在皮瓣中。这样，游离皮瓣后将供区神经与受区神经吻合，形成脐旁感觉皮瓣。

临床应用

目前脐旁皮瓣广泛应用于修复脐以下、脐周围部位软组织缺损。泌尿外科可用于阴茎、阴囊、阴道再造。脐旁皮瓣的优点是血管蒂走行恒定、径粗、蒂长、分离容易；穿支多且粗大，切取皮瓣面积大；血运好，易成活，操作方便；部位隐蔽，易被患者所接受。缺点是腹部肥胖者，皮瓣较厚，需修薄或二期手术修薄；血管蒂部无感觉神经伴行，为促进皮瓣感觉恢复，最好能找出供区的皮神经与受区的会阴神经吻接。

例：脐旁皮瓣法阴茎再造，如图6-3。

（1）皮瓣设计：以脐下3 cm，旁开中线2 cm为皮瓣起始部，以脐至肩胛骨下角连线为轴设计，根据修复受损区域需要，设计成斜行、横行、纵行皮瓣，可采用带蒂转移或游离移植。

（2）皮瓣切取：先在皮瓣A、B邻接处切除10 cm×0.5 cm大小的表皮和真皮。继之，全层切开皮瓣外侧部分皮肤至外斜肌肌膜浅层（图6-3A）。

（3）皮瓣游离：向脐掀起皮瓣。在距腹直肌鞘外侧缘1~2 cm处，可见脐旁皮动脉穿出前鞘进入皮瓣，避免损伤之。然后做脐下正中切口，切开皮肤至腹白线，在前鞘浅面做适度皮下分离（图6-3B）。

（4）血管蒂游离：在选用的脐旁皮穿支旁开1~2 cm处，梭形切开并稍向下延长切口，解剖腹壁下血管蒂，注意在分离腹直肌段血管束时宜使其带肌袖1. 2 cm。形成以腹壁下动脉为蒂，带有一小块前鞘及肌袖的岛状皮瓣（图6-3C）。

（5）尿道形成和阴茎再造：将皮瓣B皮面朝内做皮内缝合形成尿道。在皮瓣A内面植入肋软骨做为支撑物并固定数针。皮瓣A皮面朝外包绕尿道缝合形成阴茎体（图6-3D）。

下腹壁带蒂皮瓣

下腹壁带蒂皮瓣的应用解剖

下腹部皮瓣血供来自腹壁浅动、静脉。腹壁浅动脉在腹股沟韧带下2~5 cm发出，止点在腹股沟韧带上7~10 cm处，80.7%的人轴心线由腹股沟韧带下3 cm股动脉搏动处垂直向上或指向脐环（图6-4）。通常分为内、外两主支走行于腹壁浅筋膜深部。内侧主支主要分布于同侧下腹部内侧半，外侧主支主要分布于同侧下腹部外侧半，血供范围上方可超过脐平面。当选择外侧主支为游离皮瓣动脉源，可采用以股动脉起点沿韧带向外侧10 mm处的垂直线作为皮瓣轴，主要切取腹下部中份。若选择内侧主支为游离皮瓣源，可采用以股动脉起点沿韧带向内侧10 mm处的垂直线作为皮瓣轴，主要切取腹下部内侧半。虽然内、外主支穿深筋膜处都在其起点附近，但由于浅动脉都走在浅筋膜深部，所以皮瓣不宜过薄，以切到腹外斜肌腱膜表面为宜。此外，旋髂浅动脉，阴部外浅动脉亦是下腹壁带蒂皮瓣的可用血供，这二者与腹壁浅动脉的血供范围有所重叠。确定腹壁浅动脉是起自腹股沟韧带以下，跨过腹股沟韧带向上行走，动脉走向与腹股沟中点垂直线间的角度，向外侧不超过30°，向内侧指向脐耻间线（脐与耻骨联合间连线）上2/3者，都认作是腹壁浅动脉。按此标准，向外侧为旋髂浅动脉的分

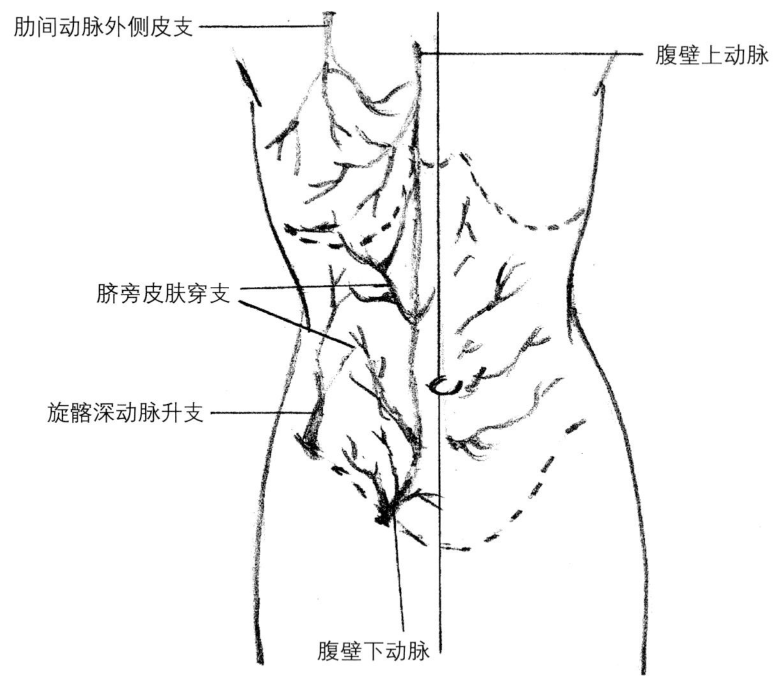

图6-2　腹壁下动脉走行示意图

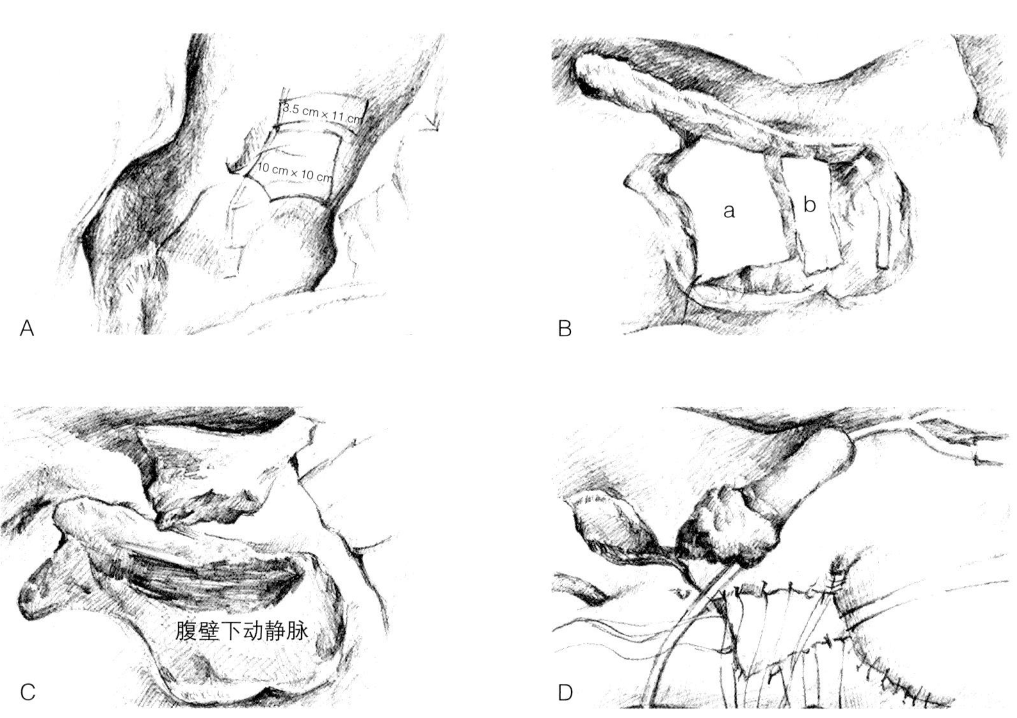

图6-3　脐旁皮瓣法阴茎再造

布区，向内侧为阴部外浅动脉的范畴。

下腹部皮瓣供区范围大，部位隐蔽，切取后对功能无影响，但皮瓣脂肪层较厚，毛发多。可采用吻合血管的游离移植，修复远隔部位的缺损。也可以带蒂移植，修复会阴部软组织缺损和再造阴茎或阴道缺损。下腹部皮瓣再造阴茎法理论上有腹壁浅及旋髂浅双重血供，但由于腹壁浅及旋髂浅血管均较细，远不如腹壁下血管粗大、恒定，且皮瓣蒂部仅3 cm宽，此时很难保证能将此两组血管均包含在皮瓣内，再经过尿道、阴茎体部分的多处反折，常常造成皮瓣远端血运严重障碍。

临床应用

以旋髂浅血管蒂岛状皮瓣修复阴茎背伸畸形为例。如图6-5。

（1）以腹股沟韧带中点下方2.0 cm股动脉搏动最明显处为起点，斜向髂前上棘为轴线上下各5~6 cm，向髂嵴的方向设计皮瓣，其宽度10~12 cm，长度可达26 cm，供区继发创面若小于10 cm，一般可直接缝合，不能缝合时可植皮覆盖创面（图6-5A、B）。

（2）在腹股沟韧带下方2~4 cm处，做一平行于股动脉切口，暴露皮下浅层静脉，股动静脉。自股动脉远端向近侧仔细解剖，分离出发自股动脉的旋髂浅动脉，并观察动脉起始情况，外径大小，以便确定血管蒂。再沿皮瓣设计线切开皮肤，皮下脂肪，深达腹外斜肌筋膜表面，自上而下紧贴筋膜剥离皮瓣，直达血管蒂掀起皮瓣（图6-5C、D）。

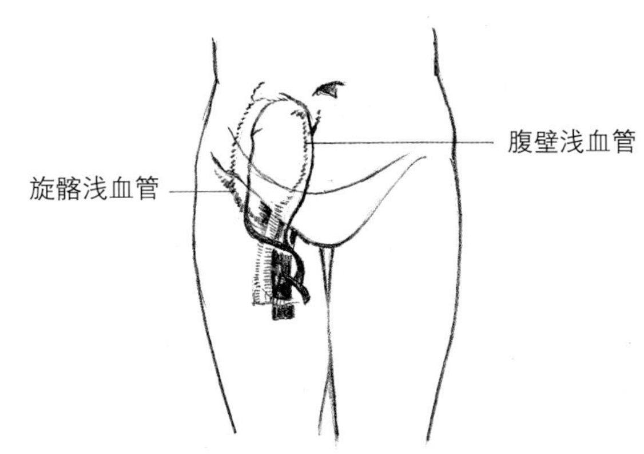

图6-4 旋髂浅血管与腹壁浅血管走行示意图

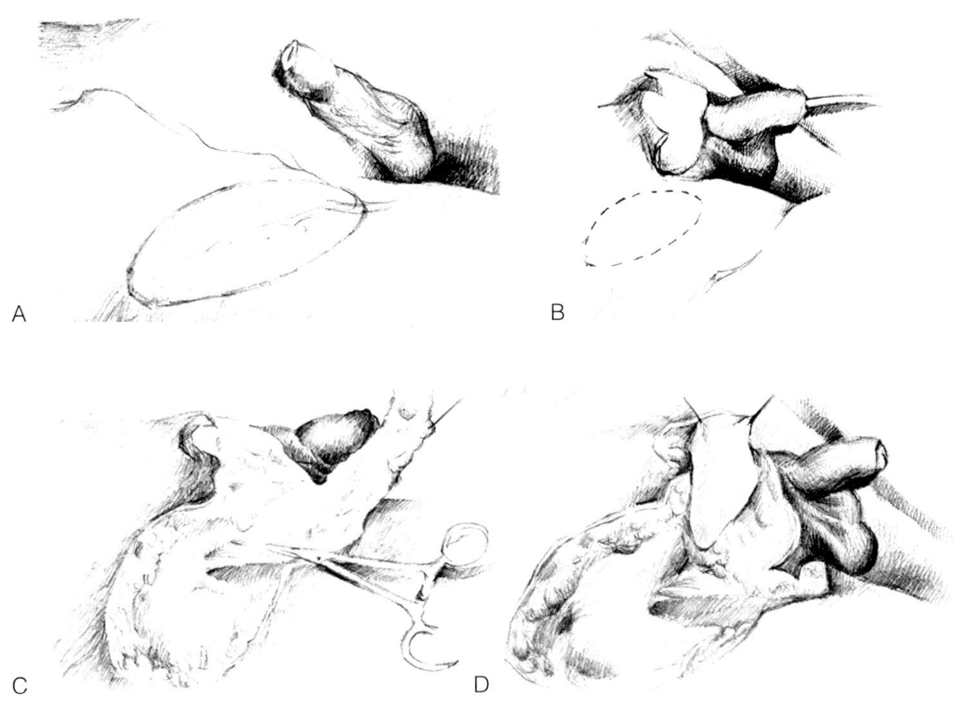

图6-5 旋髂浅血管蒂岛状皮瓣修复阴茎背伸畸形

腹直肌皮瓣

■ 腹直肌应用解剖

腹直肌位于腹前壁正中线两旁，起于胸骨剑突和第5~7肋软骨，止于耻骨联合和耻骨嵴，为一上宽下窄的带形多腹肌，前后均有腹直肌鞘包裹。整个肌肉被3~4条横行的腱划分成多个肌腹，肌前面借腱划与腹直肌鞘前壁紧密结合，难以分离。肌后面腱划不明显，与腹直肌后鞘间有少量疏松组织存在，易于分离。成人腹直肌鞘前壁完整，后壁在脐以下有明显的弓状线。弓状线在脐下5.8 cm，距耻骨联合上缘9.6 cm处。两侧腹直肌鞘的内侧缘以白线相隔，白线在脐以上呈带状，脐以下呈线状，故两侧腹直肌上部距离较远（1.0~1.5 cm），下部二者几乎相贴。

腹直肌皮瓣主要由腹壁上动脉和腹壁下动脉供血，其次为肋间动脉、旋髂深动脉、阴部外动脉。腹壁上动脉起于同侧胸廓内动脉，从平第7肋骨水平的胸骨和膈肌的肋骨起点之间穿过。动脉起点外径为1 mm，距胸骨外侧缘1~2 cm，并发出内侧肌支、外侧肌支和外侧节段支。肌支在腹直肌和后鞘之间下行于脐上进入腹直肌，并发出许多细小的穿支营养腹直肌及其前面的皮肤，在脐周与腹壁下动脉的末梢支吻合。腹壁上动脉在与肋弓下缘交界附近发出一肋缘动脉，距肋弓约1.25 cm。腹壁下动脉起始于髂外动脉，起始点直径2 mm。向腹直肌外侧走行，构成海氏三角的外侧缘。穿过腹横筋膜，从半环线前面通过在腹直肌和后鞘之间上行一段距离后进入腹直肌与腹壁上动脉末梢支吻合，也发出许多细小的分支营养腹直肌及其上面的皮肤。腹壁下动脉的皮下穿支有向脐水平逐渐密集的趋势，弓状线以下穿支明显减少。腹直肌的神经支配腹直肌的神经为第6~12胸神经及第1腰神经前支，这些神经在腹外侧壁中行于腹内斜肌与腹横肌之间，在腹直肌外侧缘后方入肌，进入腹直肌的神经也呈节段性分布。

■ 临床应用

可根据修复需要，设计为纵行腹直肌肌皮瓣、横行上腹直肌肌皮瓣、横行下腹直肌肌皮瓣。

1. 下腹横行腹直肌皮瓣（简称TRAM瓣），由于其组织含量大、供区隐蔽、血供恒定，临床上以带蒂转移或游离移植的方式已广泛应用于乳房再造，获得满意疗效。下腹部横行腹直肌皮瓣以一侧腹直肌为蒂切取下腹部横行肌皮瓣，其轴心动脉是腹壁下动脉。进行带蒂皮瓣转移时，可以腹壁下动脉为蒂，也可以腹壁上动脉为蒂。其中以横行下腹直肌肌皮瓣最为常用。

以腹壁上动脉为蒂的横行下腹部肌皮瓣切取过程中，脐以下、弓状线以上保留腹直肌前鞘内、外侧各1 cm在腹壁上和脐上4 cm的全部前鞘在皮瓣上，能较好地保护腹壁下动脉肌皮动脉不受损伤。将肋弓下2 cm以上的腹直肌前鞘和腹直肌完全保留在皮瓣上可有效地保护肋缘动脉，肋缘动脉不受损是肌皮瓣成活的重要保证。

TRAM皮神经来自T_{11}、T_{12}神经前支，其主干在腹横肌与腹内斜肌之间斜行走行较长距离，经肌外侧缘鞘融合后入腹直肌后面，除分出肌支支配腹直肌外，有外侧穿支、内侧穿支和升穿支分布于皮肤。根据以上解剖特点，TRAM皮瓣可以设计成以T_{11}、T_{12}神经前支为神经蒂的感觉皮瓣。TRAM有时因静脉回流障碍致皮瓣部分坏死。分离携带T_{11}、T_{12}神经皮瓣的同时可带上与神经伴行的肋间血管。在吻接神经的同时，将肋间血管与受区血管吻合可改善TRAM血运。

上腹横行腹直肌皮瓣其轴心动脉为腹壁上动

脉，由于腹壁上动脉肌皮穿支与腹壁下动脉的升支、外侧肋间动脉的分支间交通吻合丰富，可切取面积大，适于修复大面积缺损。

2. 纵行腹直肌皮瓣　以一侧腹直肌为蒂，连同其表面的皮肤组织形成的纵行肌皮瓣，可切取腹直肌全长。血运主要来自腹壁上、下动脉及其肌支，血供丰富，适于乳房再造，胸腹壁组织缺损的修复及四肢组织缺损的修复（图6–6）。

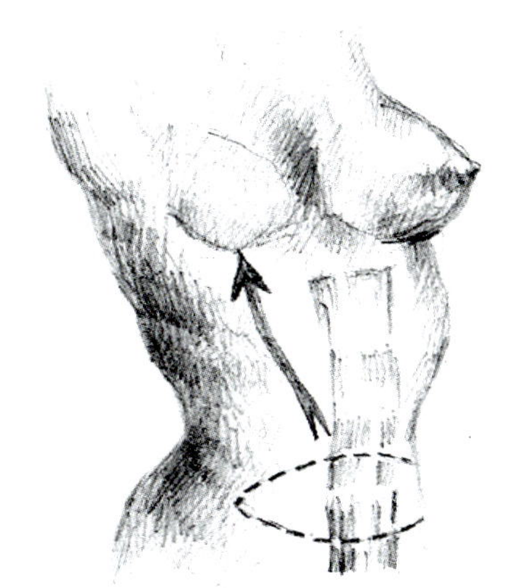

图6–6　下腹横行腹直肌皮瓣乳房再造示意图

股薄肌皮瓣

股薄肌皮瓣（gracilis myocutaneous flap）位于大腿内侧，位置隐蔽，有众多的协同肌，切取后对大腿的功能影响不大，且肌瓣有正常的抗拉力和张力，血管神经蒂长，解剖位置表浅，手术切取简便易行，局部转移可修复股内侧、腹股沟、会阴及坐骨结节处创面，供取的创面多能一期愈合。在一些器官的重建或作为各种缺损的填充、修补物在临床上被广泛应用。

■ 股薄肌应用解剖

股薄肌的形态

股薄肌（gracilis）是一条扁薄的长带状肌，该肌上部以腱膜分别起自耻骨下支的前部、耻骨体和坐骨下支、斜向内下经长短收肌之间，肌束向下逐渐变窄至耻骨内上髁平面，移行为条索状肌腱，最后以扇形放散，止点处变薄展宽，在缝匠肌的深面止于胫骨粗隆内侧。

股薄肌长 42 cm，其中肌腹长31 cm，肌腱长11 cm。肌腹最宽处多在上、中1/3交界处，宽3 cm，厚为1 cm 。在髌骨上缘上方10 cm处宽约2 cm，厚0.5 cm。

股薄肌的血液供应

股薄肌血供丰富，为多源性，来自股深动脉（deep femoral artery）的股薄肌支、旋股内侧动脉（medial femoral circumflex artery）、股动脉（femoral artery）、闭孔动脉（obturator artery）和膝降动脉（descending genicular artery）等的分支供血于股薄肌中、上部的动脉（图6–7）。

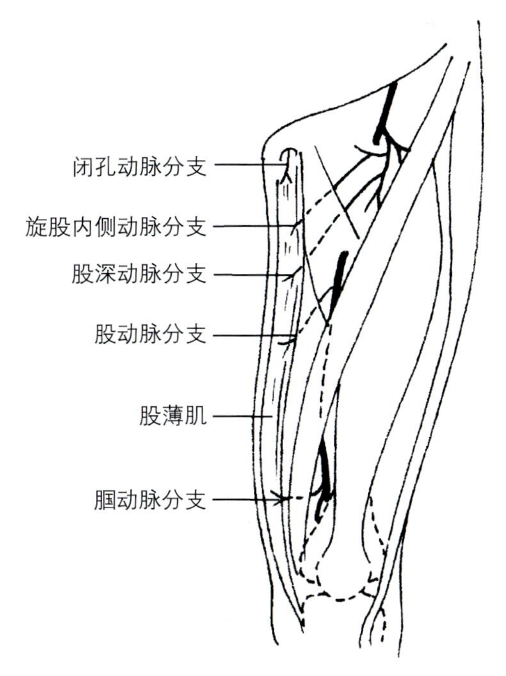

图6–7　股薄肌皮瓣的动脉来源

主要营养血管为股深动脉股薄肌分支（占96%），分布于股薄肌与之伴行的静脉多数为双支（86%）位于动脉的两侧，少数为单支（14%）。供血于股薄肌下部的血管绝大多数来自膝降动脉（96%）。

股薄肌血管外径男性为1.5 mm，女性为1.6 mm，儿童为0.8 mm，伴行静脉外径男性为2 mm，女性为1.9 mm，儿童为1.8 mm。

股薄肌上、中、下段之间的动脉吻合丰富，结扎切断该肌的中、下端来源动脉，肌瓣血供可通过血管吻合沟通。股薄肌的主要营养动脉入肌后，在肌肉内下行过程中，沿途发出3~5支皮动脉穿支，穿过肌肉和浅筋膜进入皮肤，以营养皮肤和皮下组织。此处还有肌皮动脉缘支，经股薄肌前后缘间隙浅出，进入皮下组织。股薄肌远端浅层有缝匠肌斜行通过，该处股薄肌到皮肤无肌皮动脉，故股薄肌肌皮瓣切取范围仅限于上2/3皮肤。

股薄肌的神经支配

股薄肌的神经支配来自闭孔神经前支（浅支），多与长收肌支共干。该神经进入大腿后，在长收肌与短收肌的深面之间斜向内下斜行，逐渐与股薄肌的主要血管伴行，形成血管神经束，在股薄肌中上1/3交界处前缘深部进入肌肉。闭孔神经前支还有皮支穿过肌肉进入皮肤，因此，股薄肌皮瓣常有正常的感觉功能。

股薄肌神经血管门的位置与体表标志

股薄肌神经血管门的位置与体表投影以耻骨结节作为标志，其体表标志点大约在耻肌结节至收肌结节连线交界的上、中1/3处。股薄肌神经血管门与耻骨结节之间距离为14.2 cm，儿童的为8.6 cm。在离腹股沟韧带下10 cm的平面容易找到。

临床应用

股薄肌动脉、静脉、神经的行程较为恒定和集中，便于切取，术中不需吻接血管神经，手术简便易行，其长度完全能满足重建的需要，且肌腹扁薄，局部外形好，是临床上理想的供肌。游离肌肉移植来代替瘫痪的肌，以及尿道括约肌或作为各种缺损的填充物等，现已广泛应用于临床。

肌皮瓣的设计

因股薄肌为薄带状肌，肥胖的患者不易在皮外触摸到，给设计带来困难。可在耻骨结节与膝内侧半腱肌腱之间做一连线，股薄肌肌皮瓣切取范围位于连线后面10 cm范围内，最大可达 8~12 cm（图6-8）。

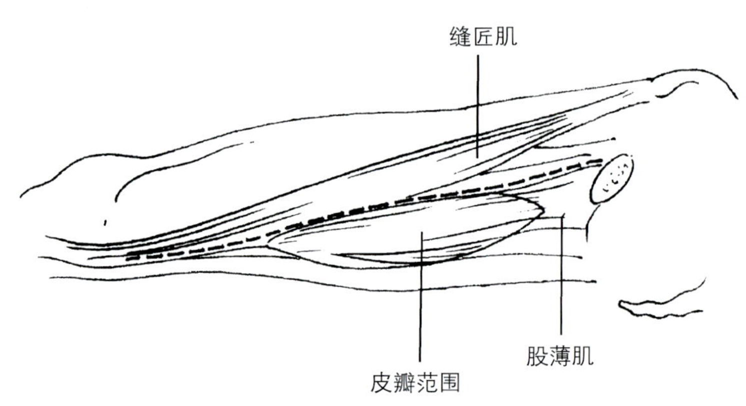

图6-8　股薄肌皮瓣的设计

手术要点

1. 准确辨认股薄肌　在皮瓣远侧、股骨内髁上缘做一纵切口，显露股薄肌。如术中不能确定其部位时，不要分离皮瓣来寻找，否则可能会损伤肌皮的血管穿支而影响皮瓣血运。遇上述情况，可先找到缝匠肌，该肌是大腿唯一由外上向内下的肌肉，以此为标志寻找位于其深面的股薄肌，找到后小心游离股薄肌，并注意检查是否通过设计的皮瓣区（图6–9）。

2. 切取、游离肌皮瓣　沿股薄肌逆行切取肌皮瓣，股薄肌与表面皮肤之间联系疏松，容易分离，但操作应轻柔，避免将皮瓣从股薄肌撕脱。将皮肤与肌缘暂做间断缝合固定，以防二者分离而影响皮瓣血运。游离肌肉时，远端小血管可结扎，但需注意保护主要营养血管，不要完全剥离（图6–10）。

肌皮瓣转移

先做宽敞皮下隧道，再将肌皮瓣引入受区，其中肌肉填塞深腔，皮肤覆盖创面。亦可切开供区与受区之间正常皮肤直接转移来修复创面，供区创面一般可一期愈合。注意操作过程中应避免血管蒂过分紧张、受压、扭曲或成角，确保肌皮瓣血运良好（图6–11）。

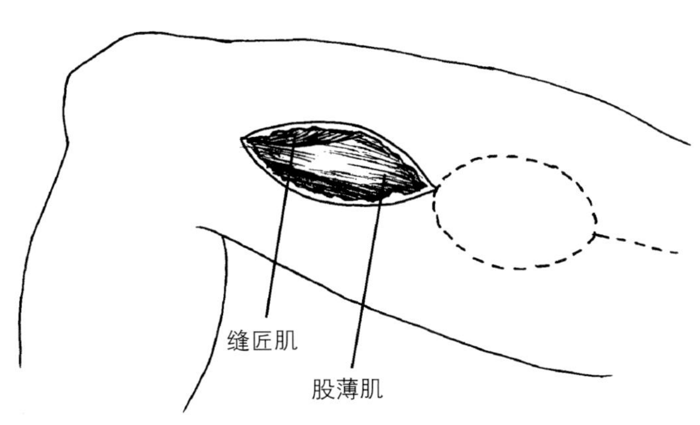

图6–9　股薄肌的辨认

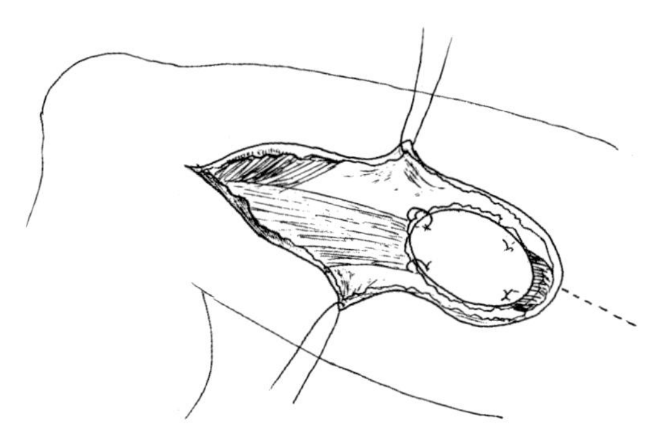

图6–10　肌皮瓣的游离、切取

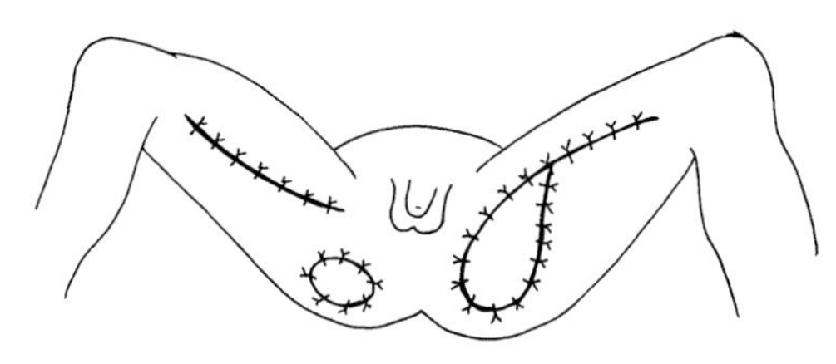

图6–11　肌皮瓣的转移

（安瑞华　王东文　黄红卫）

参考文献

1. 侯春林. 带血管蒂组织瓣移位手术图解. 上海: 上海科学技术出版社, 2006.
2. 梅骅, 苏泽轩, 郑克立. 泌尿外科临床解剖学. 济南: 山东科学技术出版社, 2001.
3. 李吉. 皮瓣和肌皮瓣显微外科解剖学. 北京: 人民卫生出版社, 1993.
4. 邵玉国, 周晓云. 下腹部腹直肌肌皮瓣血供的应用解剖. 中国修复重建外科杂志, 2006, 20（9）: 877–880.
5. 颜玲, 钟世镇. 横行腹直肌肌皮瓣感觉神经的应用解剖. 中华整形外科杂志, 2000, 16（2）: 81–83.
6. 颜玲, 钟世镇. 游离脐旁皮瓣的神经（T_{10}、T_{11}）应用解剖. 中国临床解剖学杂志, 1999, 17（4）: 331–332.
7. 梅骅, 章咏裳. 泌尿外科手术学. 2版. 北京: 人民卫生出版社, 1996.
8. 王炜. 整形外科学. 杭州: 浙江科学技术出版社, 1999.
9. 张涤生. 张涤生整复外科学. 上海: 上海科学技术出版社, 2002.
10. 钟世镇. 显微外科解剖学基础. 北京: 科学出版社, 1995.
11. Salgado CJ, Nugent AG, Moody AM.Immediate pedicled gracilis flap in radial forearm flap phalloplasty for transgender male patients to reduce urinary fistula. JOURNAL OF PLASTIC RECONSTRUCTIVE AND AESTHETIC SURGERY, 2016, 69(11): 1551–1557.
12. Wissem Hmida, Mouna Ben Othmen, Amidou Bako, et al. Penile skin flap: a versatile substitute for anterior urethral stricture. International braz j urol: official journal of the Brazilian Society of Urology 2019.45.

7

肾上腺

肾上腺（suprarenal glands）是一对重要的内分泌器官，位于腹膜后，脊柱两侧，双肾的内上方，右侧肾上腺呈扁平三角形，左侧呈半月形。成人的每侧肾上腺重4~5 g。肾上腺表面包以结缔组织被膜，少量结缔组织伴随血管和神经伸入腺实质内。肾上腺实质由周边的皮质和中央的髓质两部分构成，二者在发生、结构和功能上均不相同。

肾上腺的胚胎发生

肾上腺皮质的发生和演变

肾上腺皮质（adrenal cortex）起源于胚胎侧板中胚层，伴随着形态结构的发生、演变和成熟，其在功能上也发生相应变化，并逐渐发挥重要作用。在此过程中，参与肾上腺皮质调节的下丘脑-垂体-肾上腺皮质轴系也日趋发展完善。

在胚胎发育的第5~6周，靠近中肾头端的位于肠系膜根部的生发上皮细胞开始增生，增生速度很快，并移行至后腹膜内外。这部分细胞发育成原始皮质，即胎儿皮质。不久，原始皮质的外层细胞变得更为密集，并逐渐发育成为永久性皮质，到胚胎第8周，发育中的肾上腺皮质和后腹膜分离，其周围形成包膜。此时的肾上腺已移行到肾脏上方，但肾上腺的体积明显大于肾脏。到出生时，二者的体积相仿，此时肾上腺皮质的80%为原始皮质。原始皮质的结构和功能单一，主要合成和分泌肾上腺雄性激素和少许雌激素，出生后，原始皮质很快萎缩，到出生后2周，就已经缩小到原来的1/3。到1岁左右，原始皮质完全退化。出生时永久皮质很薄，直至3岁末，永久性皮质才完全发育到成人肾上腺皮质的3层结构，即球状带、束状带和网状带（图7-1），并发挥相应的功能。

肾上腺髓质的发生和演变

肾上腺髓质（adrenal medulla）起源于神经嵴的外胚层细胞，向两侧移动，分化成交感神经细胞，其中一部分分化成嗜铬细胞。许多嗜铬细胞移行至发育中的肾上腺皮质附近，与皮质相接，继而由皮质的内侧进入其内，形成肾上腺髓质。在胚胎期，嗜铬细胞分布在多处，到成年期，还保留下来的一般只有肾上腺髓质的嗜铬细胞。

肾上腺的先天性畸形

1. 肾上腺发育不全　肾上腺发育不全多为皮质层，而髓质一般发育良好，多为脑垂体发育不全所致。先天性肾上腺发育不全是一种遗传性疾病，又称肾上腺白质营养障碍，为X伴性隐性遗

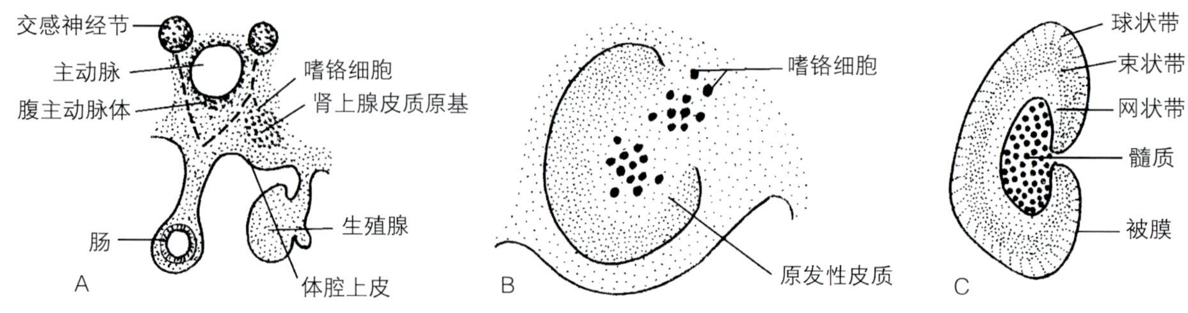

图7-1 肾上腺的发生

传，女性染色体为46XX，不表现临床症状。而男性的染色体为46XY，故本症仅见于男性儿童，其特点是进行性弥漫性脑白质硬化，伴有肾上腺皮质功能减退，是男性儿童原发性肾上腺皮质功能减退的常见原因。

2. 肾上腺阙如　两侧肾上腺阙如极少见，仅在尸检时发现。一侧阙如较为常见，对侧肾上腺常常呈代偿性肥大。

3. 巨大肾上腺　此种畸形极为少见，主要病理变化为肾上腺原始皮质的细胞增大，细胞质内有空泡形成。

4. 肾上腺合并　由于胚胎期左右肾脏的融合而使左右肾上腺合并。

肾上腺的结构及功能

被膜

肾上腺被较厚的结缔组织被膜所包裹，被膜内含有少量平滑肌，并由被膜发出放射状的小梁伸入肾上腺皮质，构成实质的支持组织。

皮质

肉眼结构

成人肾上腺皮质在新鲜状态下呈鲜黄色，表面多褶，不平。腺体外周包有一薄层疏松的脂肪组织，外为一层被膜包裹。取肾上腺的横断面观察，皮质由于富含类脂质而呈黄色，在黄色的外层内面是邻近髓质的皮质内带，由于含有色素，肉眼见为红褐色。

组织结构

肾上腺皮质由典型的上皮细胞构成。皮质细胞由外至内排列成3个同心排列的带，分别称之为球状带、束状带和网状带（图7-2）。在细胞团和索之间有少量的结缔组织和丰富的毛细血管，血管壁很薄，有窗孔。

1. 球状带　球状带是皮质的最外层，位于包膜下，最薄，占皮质的15%，各处厚薄不均。球状带的细胞小，呈圆形、卵圆形或砥柱状，排列成椭圆形或不规则的球状细胞群，细胞排列紧密，中央无腔隙，外面有网状纤维和窦状毛细血管包绕。细胞核较少，位于中央，着色深，有1~2个核仁；胞浆较少，呈轻度嗜碱性。

球状带主要受肾素-血管紧张素系统的调节，细胞内含有可使皮质酮转变为醛固酮的18-

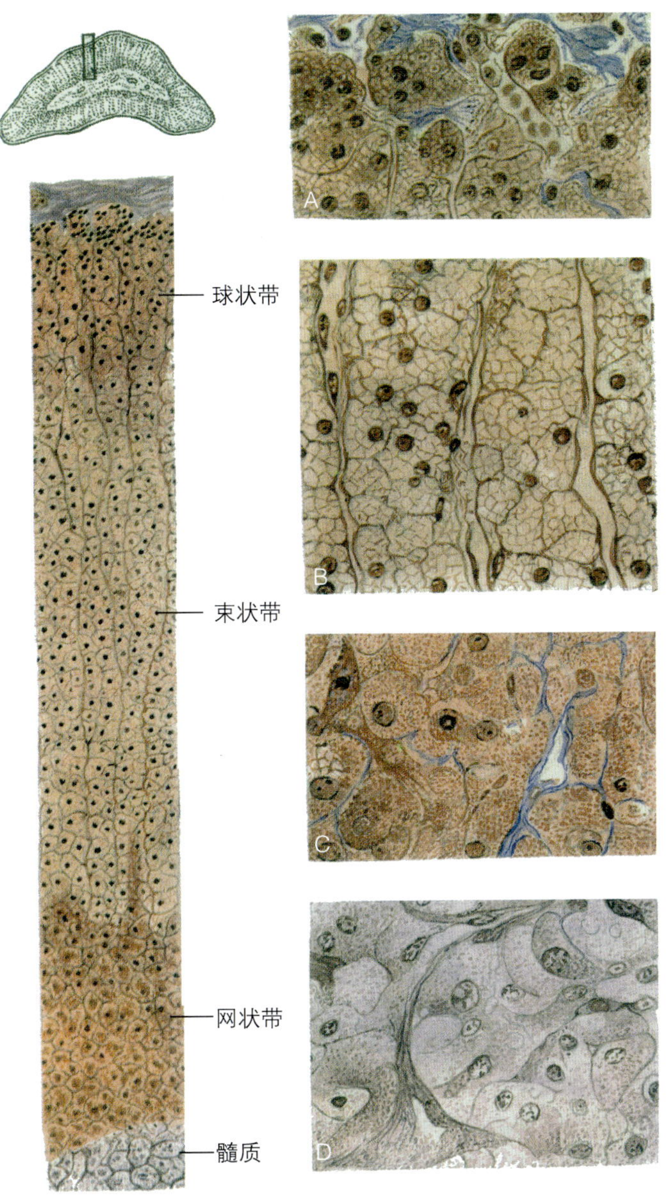

图7-2　肾上腺的组织结构
A.球状带；B.束状带；C.网状带；D.髓质

羟化酶及18-羟脱氢酶，可分泌盐皮质激素，主要是醛固酮和脱氧皮质酮，虽然二者的分泌量几乎相等，但后者的活性仅为前者的3%，故后者不起重要作用。

2. 束状带　束状带位于球状带的深层，占皮质的75%，是皮质的最厚层。束状带细胞呈立方形或多面形，多面形细胞组成1~2个细胞厚的、向外呈放射状排列的细胞条索，各条索被网状纤维或毛细血管窦分开。细胞体较大，核位于中央，常含有双核。胞核着色较浅。

束状带分为内外两层，外层占2/3，内层占1/3。外层胞浆内富含脂质为特征，胆固醇、脂肪酸及抗坏血酸含量很多，后者与合成类固醇激素有关。胞浆内苏木紫-伊红染色很浅，在普通切片染色有空泡，故称为亮细胞。内层胞浆内含类脂质及抗坏血酸较少。

束状带细胞内富含琥珀酸脱氢酶、碱性磷酸酶和酸性磷酸酶，并含有合成皮质醇所必需的

17α-羟化酶，故主要合成和分泌糖皮质激素，如皮质醇及皮质酮等。

3. 网状带　网状带位于皮质的最内层，紧靠髓质，细胞呈圆形或柱状，细胞束排列不规则，相互连接成疏松的网，约占皮质的10%。细胞大小不等，胞浆中含有少量脂质、抗坏血酸和胆固醇。

网状带细胞含有合成性激素的某些酶类，主要合成和分泌雄性激素。

■ 髓质

1. 大体结构　肾上腺髓质呈棕褐色，位于腺体中央，与皮质网状带的交界参差不齐。

2. 显微结构　髓质的细胞主要是高度分化的嗜铬细胞和少量单个的或小团的交感神经节细胞。嗜铬细胞形态不一，排列成团块状或不规则的索状细胞群，细胞核构造疏松，呈泡状，圆形，染色浅。细胞互相连接成密集的网，网眼中有血窦和结缔组织，血窦互相汇合至髓质中央形成中央静脉。

嗜铬细胞按细胞内颗粒大小和密度可区分为两种细胞，即去甲肾上腺素细胞和肾上腺素细胞，分别合成和分泌去甲肾上腺素和肾上腺素。前者胞体较小，形态不规则，散在分布，电镜下胞浆内含有中心为高电子密度而周围显有浅色区的嗜铬颗粒；后者细胞体积较大，数目较多，常成团排列，电镜下胞浆内含有相对均值的低电子密度的嗜铬颗粒。

■ 肾上腺内的血管分布特点

肾上腺的血液供应丰富，肾上腺上、中、下动脉分支进入被膜下形成血管丛，由血管丛发出皮质动脉，进一步分成皮质毛细血管；在皮质和髓质交界处，这些毛细血管连接髓质毛细血管，中途极少分支，髓质毛细血管再汇成中央静脉由肾上腺门外出，成为肾上腺静脉。

应用解剖学

■ 肾上腺的形态和位置

肾上腺的形态

肾上腺外观呈鲜黄色，表面多褶不平，其形态有5~6种类型。左侧肾上腺以半月形为主，约占65%，右侧肾上腺主要为锥体形（平面观为三角形），约占78%。此外，还可见到一些其他类型，如僧帽形、卵圆形、似方形、不规则形等（图7-3）。

两侧肾上腺都有腹、背、肾三个面，以及上缘、内侧缘两个缘。腹面贴近腹腔器官，背面邻膈，肾面（即底面）凹陷呈穹隆状，紧贴肾的内上端。肾上腺门位于内侧缘附近腹面的下部，此处为一凹陷区，肾上腺中央静脉自肾门穿出（图7-4）。

肾上腺的重量及体积

成年人正常肾上腺一侧重4~5 g，双侧肾上腺的体积大致相等，新生儿肾上腺的大小与成年人大致相仿。成年人、新生儿肾上腺测量值见表7-1，2。

肾上腺的位置和毗邻

1. 肾上腺的位置　肾上腺位于腹膜后，肾上极内上方近似一个三角形的区域内，此三角区分居第1腰椎椎体的两侧，相当于第11肋水平。在新生儿，右侧肾上腺位于第12胸椎上缘至第1腰椎下缘之间；左侧平第11胸椎中间和第1腰椎下缘之间。

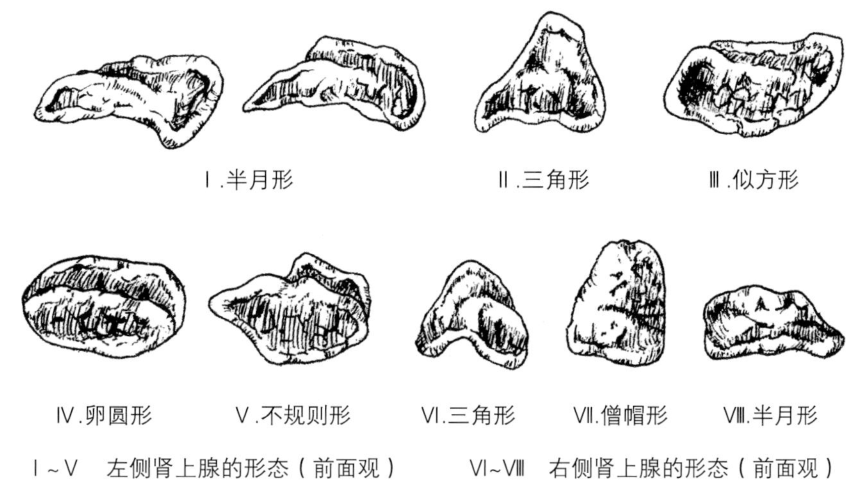

图7-3 肾上腺的类型

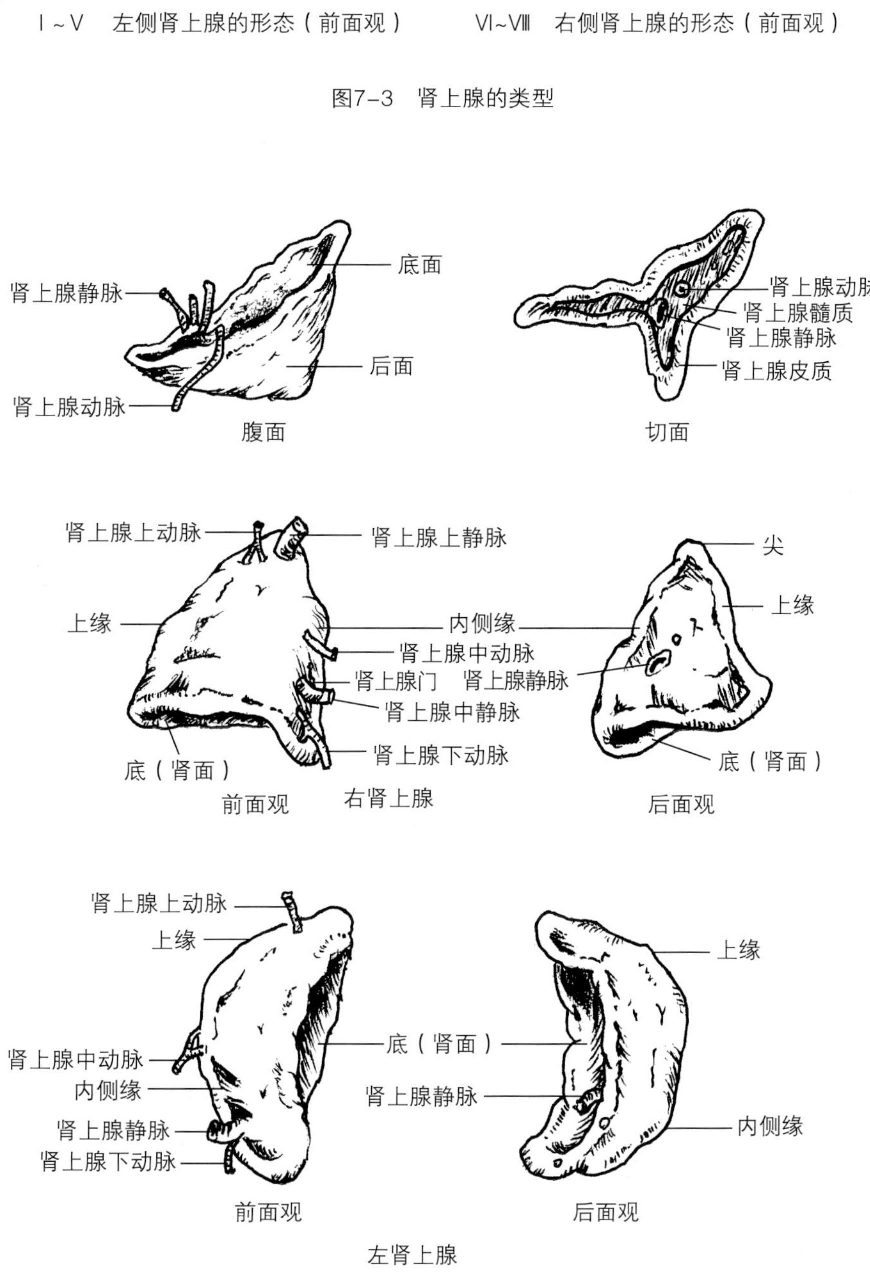

图7-4 肾上腺的形态

表7-1 成年人肾上腺各径线测量值（$\bar{x}\pm S$，mm）

	高（上下径）	宽（左右径）	厚（前后径）
左	23.0±6.8 （13.4~43.3）	50.9±7.0 （38.1~66.0）	6.5±2.2 （3.0~13.0）
右	29.3±7.3 （14.0~45.8）	45.5±7.4 （28.0~67.0）	6.5±2.1 （3.3~11.0）

表7-2 新生儿肾上腺各径线数值（mm）

	高（上下径）	宽（左右径）	厚（前后径）
左	24.20	17.06	10.90
右	26.00	20.49	9.91

2. 肾上腺的毗邻　肾上腺的四邻关系两侧有所不同（图7-5）。右侧肾上腺三角内侧界是下腔静脉，此处无腹膜；内侧缘附近是腹腔神经节，前面有十二指肠经过。外侧界（即肾上腺底部）是右肾内上缘。上界前上贴肝右叶近后缘处脏面，外上接肝裸区，后上隆凸邻膈脚。

左侧肾上腺内侧界是腹主动脉，内缘附近为左腹腔神经节；外侧界（即肾上腺底部）接左肾内上缘；上界隔网膜囊邻胃后壁，后上附于膈肌左脚。左肾上腺前下方有胰体左端与脾动、静脉。

新生儿的肾上腺长轴较呈垂直位，与成年人比较，要偏向腹腔外侧，前部往下覆盖肾脏的前面1/3，到达肾静脉（图7-6）。半岁时，覆盖面减少，再往后逐渐位于肾上腺内半和一部分内缘，腺体的长轴斜向内下。至成年人时，肾上腺覆盖肾上端的面积大约为1/8。

肾上腺与肾之间，为含有脂肪的结缔组织，此间隔层在胎儿及新生儿不明显。随着年龄的增长，此间隔逐渐增厚。肥胖者间隔层比较肥厚，而消瘦者则较薄。

3. 左肾上腺内下极与肾静脉的关系及其临床意义　新生儿左肾上腺内下极与肾静脉的关系可分为3种类型。Ⅰ型：即左肾上腺内下极位于左肾静脉上缘上方；Ⅱ型：即左肾上腺内下极紧靠左肾静脉上缘；Ⅲ型：即左肾上腺内下极低于左肾静脉上缘，并且位于肾静脉前方，遮盖了一部分肾静脉前壁（图7-7）。

临床上做异体肾上腺移植手术，利用新生儿作为供体切除左肾上腺时，需注意到左肾上腺内下极与肾静脉的关系。当左肾上腺内下极高于左肾静脉上缘时，切除腺体时不宜过多地分离肾上腺内下极，这样可以避免损伤肾上腺静脉和肾

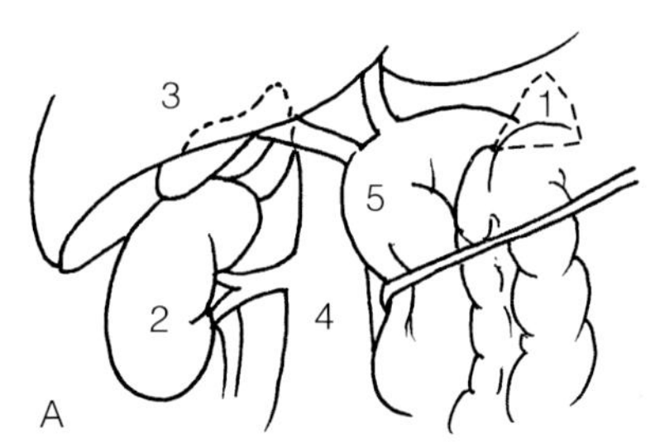

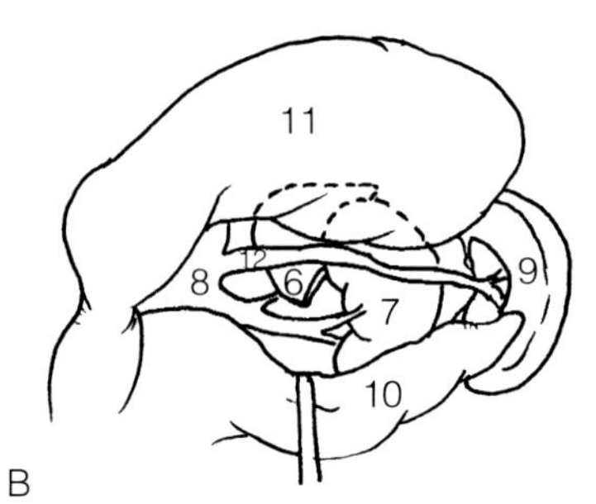

1.左肾上腺；2.右肾；3.肝；4.下腔静脉；5.十二指肠；6.左肾上腺；7.左肾；8.腹主动脉；9.脾；10.胰；11.胃；12.脾动脉。

图7-5 肾上腺的毗邻

A.右侧；B.左侧

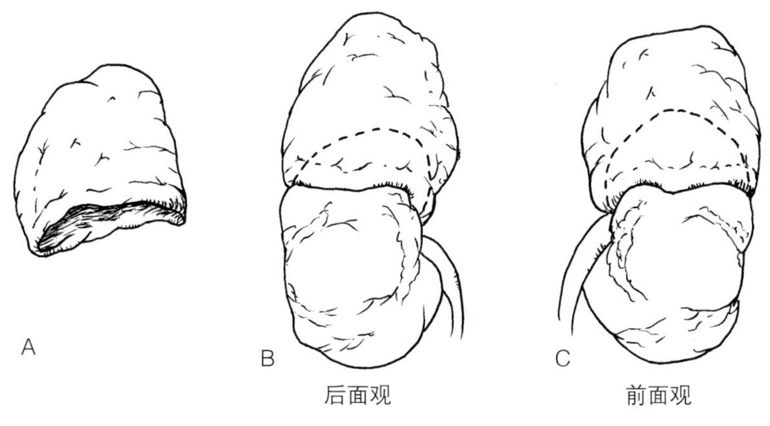

图7-6 新生儿肾上腺

A.左肾上腺前面观；B、C.左肾上腺与肾后面和前面的关系

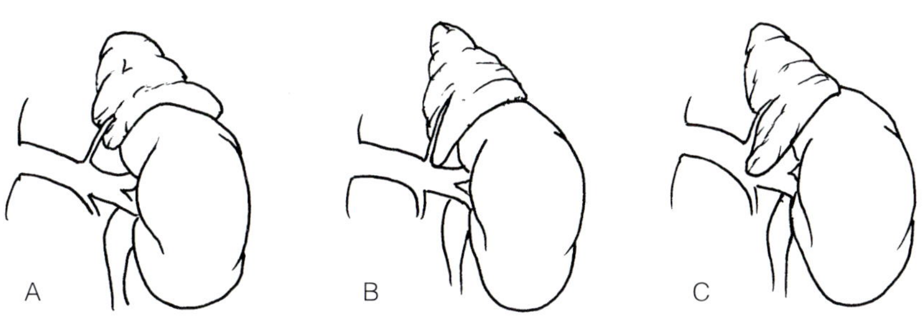

图7-7 左肾上腺内下极与肾静脉的关系

A.肾上腺内下极位于肾静脉上方；B.肾上腺内下极平肾静脉上缘；C.肾上腺内下极低于肾静脉上缘

静脉。当左肾上腺内下极紧靠左肾静脉上缘或低于左肾静脉上缘时，仅只须分离肾门处和肾静脉根部即可，不可分离肾上腺下极与肾静脉的附着处，以防撕裂纤细的肾上腺神经。

肾上腺的血管

肾上腺的动脉

肾上腺血液供应十分丰富，有肾上腺上动脉、中动脉和下动脉3条主干（图7-8）。

1. 肾上腺上动脉（superior suprarenal arteries） 肾上腺上动脉出现率为左侧96%，右侧97%。肾上腺上动脉来源恒定，主要来自膈下动脉，左侧96%，右侧97%。也有少数来自腹主动脉（左侧1%）、肾动脉（左2%、右3%），也有阙如的。

膈下动脉主干分为前、后两支，前支营养膈肌，后支沿肾上腺上缘向外行走，自距膈下动脉始端1.5 cm（左侧）和1.3 cm（右侧）处发出第1支肾上腺上动脉，以后又沿途发出几个小支到达肾上腺的前、后面，这些小分支纤细，互相平行排列，呈毛刷状分布于肾上腺的上部。

由于种族和个体差异，肾上腺上动脉的支数变异较大，由1~20支不等，其中左侧6.5支，以2~3支多见；右侧7支，以3~4支多见。

当肾上腺上动脉阙如时，腺体上部的血供由腹主动脉和肾动脉的分支进入腺体被膜后呈扇形向上分布，或肾上腺下动脉沿腺体基底下方向外侧，沿途发出小支供应。

肾上腺上动脉的干长7~15 mm，管径大多数小于0.3 mm（干长指动脉起点至进入腺体边缘的长度，或至第1分支的长度）。

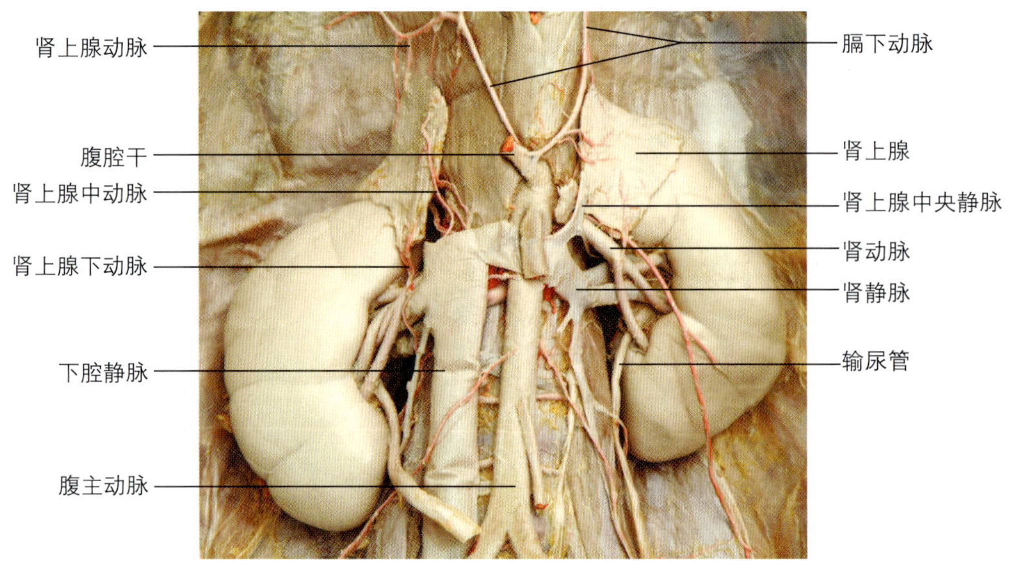

图7-8　肾上腺的动脉

肾上腺上动脉较短，管径小，不利于微血管吻合。故在做器官移植手术时，可考虑用膈下动脉本干吻合。由于少数个体肾上腺上动脉阙如，故在做肾上腺次全切除时应加以注意。

2. 肾上腺中动脉　肾上腺中动脉出现率为左侧84%，右侧74%。肾上腺中动脉主要来自腹主动脉（左侧71%，右侧59%），少数分别来自腹腔动脉干（左侧5%，右侧8%）、膈下动脉（左侧13%，右侧20%）和肾动脉（左右侧各6%），或双支于腹主动脉和膈下动脉以及其他（左3%，右5%）。肾上腺中动脉的支数不恒定，两侧均以1支多见，左侧1~3支（1支占59%），右侧1~6支（1~2支者占70%），在很多个体阙如。左侧阙如的比例小（13%），右侧阙如的比例大（19%）。当缺少中动脉时，腺体中部的血液供应由肾上腺上动脉和下动脉进入腺体后呈扇形分布，或由腹主动脉发出的下动脉沿腺体基底缘行走，发出分支进入腺体下缘表面，而后分布到中部。

肾上腺中动脉起始于腹主动脉，其起始平面的位置很不规则，一般平第1腰椎附近，大部分起始部在肾动脉水平以上。一支型肾上腺中动脉的起始平面在第12胸椎至第2腰椎中部之间，左侧以第12胸椎下部至第1、2腰椎椎间盘者居多，而右侧以第1腰椎上部至第1腰椎下部为多。二支型肾上腺中动脉的起始平面，上支在第12胸椎、第1腰椎椎间盘至第1、2腰椎椎间盘之间，下支在第1腰椎上部至第1、2腰椎椎间盘之间。

肾上腺中动脉的起始部位，左侧以起于腹主动脉的左前壁和左壁为多见，右侧以起于右壁多见。

肾上腺中动脉与腹主动脉的下夹角，左侧多数大于90°，平均为92°；右侧多数小于90°，平均为88°。

肾上腺中动脉的干长，左侧为22 mm，右侧为28 mm。在儿童，左侧为18 mm，右侧为21 mm。

肾上腺中动脉起始端的外径约1 mm。在儿童0.8 mm。该动脉在胎儿时期和肾动脉大小相近，到成年时则明显变细。

肾上腺中动脉的其他有关数据如下：其起始点至肾动脉起始部的距离，左侧为11 mm，右侧为7 mm。起始点距腹主动脉末端的长度，左侧为12 cm，右侧为11 cm。起始点距股动脉始端的长度，左侧为26 cm，右侧为25 cm。

肾上腺中动脉自腹主动脉发出后，向外穿经腹腔神经节或主动脉肾神经节，跨过相应的膈内侧脚的前方，到达腺体内侧缘或前面进入肾上腺，沿途还发出细小分支到膈肌脚、淋巴结、神经丛、神经节和周围脂肪囊等结构。其起始部常被膈脚所掩盖。肾上腺中动脉进入腺体后，与肾上腺上动脉和下动脉互相吻合。

由于肾上腺中动脉管径较大，约1 mm，干长大部分超过5 mm，有利于显微外科应用。但因为它穿过腹腔神经节，被两侧膈脚掩盖，增加了取材时的难度。

3. 肾上腺下动脉（inferior suprarenal artery） 肾上腺下动脉出现率左侧为90%，右侧为96%。主要起源于同侧肾动脉（左侧为78%，右侧为80%）及腹主动脉（左侧为11%，右侧为4%），偶见于副肾动脉（或称为肾迷走动脉）、肠系膜上动脉、性腺动脉、膈下动脉（左侧为11%，右侧为16%）。

肾上腺下动脉自肾动脉的上壁发出，呈斜角向外上进入腺体下部或基底部，再沿基地部伸向外上部。有的个体，肾上腺下动脉的主干沿腺体基底部下缘行走，不断发出细小分支到基底部。

根据国人资料，肾上腺下动脉的支数为0~3支不等，以1~2支者多见。左侧1~7支（1~3支占72%），右侧1~7支（1~3支占79%）；左侧阙如7%，右侧阙如1%。起自肾动脉的肾上腺动脉，其起点距肾动脉始端的血管长度，左侧为17 mm，右侧为11 mm。肾上腺下动脉的干长，左侧为18 mm，右侧为19 mm；儿童左侧为12 mm，右侧为18 mm。肾上腺下动脉的外径，左侧为1 mm，右侧为2 mm。

肾上腺的静脉

1. 肾上腺的静脉系统 肾上腺是由两种不同来源的内分泌腺组成而又具有共同血管供应的统一体。肾上腺静脉腺内段与腺外段在解剖学、形态学上显示出与其他脏器的差异（图7-9）。

肾上腺静脉（adrenal vein）一般每侧各1支，称为中央静脉（central vein），口径较大。中央静脉在皮质髓质交界处汇成，主干穿经腺体，出现于腺体前面的浅沟中，自肾上腺门导出，离开腺体。离开腺体后称肾上腺静脉。

左、右两侧肾上腺静脉的长度、外径、回流部位，与回流静脉的夹角度数均有不同。其中左侧肾上腺静脉的长度和外径分别较右侧的长2.6倍、宽1.7倍。左侧肾上腺静脉全部汇入左肾静脉，其汇入角度均为钝角；右侧肾上腺静脉大部分汇入下腔静脉的右后壁，汇入角度均为锐角，少数分别汇入右副肝静脉或右肾静脉及膈下静脉。

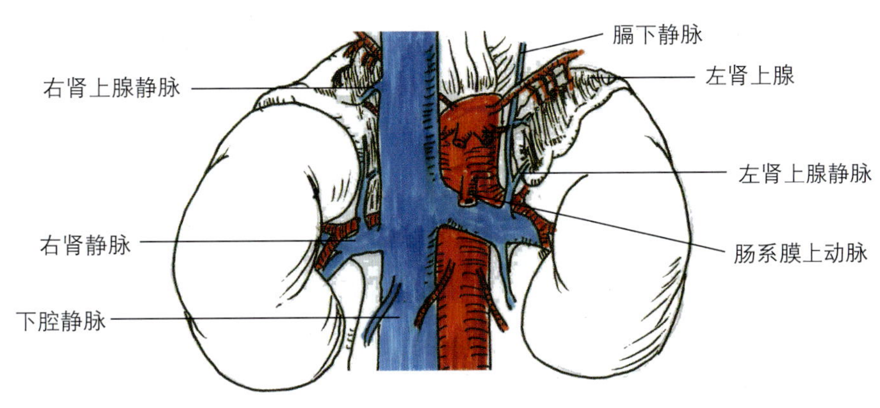

图7-9 肾上腺的静脉

近来，有作者在研究中发现了肾上腺上、中、下动脉的伴行静脉，这些静脉通过皮质的毛细血管与中央静脉相连，从而认为肾上腺有两套静脉系统。伴行静脉在功能上已处于次要地位，相应的发育较差，管径细，不易发现。当中央静脉受阻时，诸伴行静脉就会发挥作用。伴行静脉分别称为肾上腺上静脉、肾上腺中静脉和肾上腺下静脉，分别注入膈下静脉、肾上腺静脉和肾静脉。

2. 肾上腺静脉的腺外段

（1）左肾上腺静脉：左肾上腺静脉的长度（自腺门至汇入左肾静脉处）为20 mm，口径为4 mm。左肾上腺静脉只有1支，大多数起始于腺体前面的下1/3处，紧靠腺体的内缘向下行走，几乎呈垂直下行，末端注入左肾静脉的中段，或上壁11~2点。汇入左肾静脉的夹角为117°，汇入点至肾静脉汇入下腔静脉处的距离为27 mm，而左肾静脉汇入下腔静脉处距股静脉始端为29 mm。

左肾上腺门至股静脉始端的全长为343 mm。左肾上腺静脉在汇入左肾静脉之前，通常与一支左膈下静脉或肾囊静脉汇合。在左膈下静脉与左肾上腺静脉汇合的位置，72%在肾上腺静脉的中段，13%在平肾上腺下端处，另外13%在近腺门处。此汇合支，在刚刚越过锥体缘时，便于左肾静脉相接。上述各汇入点至左肾静脉的距离依次为12 mm、13 mm和18 mm。

左肾上腺静脉的上述特点，为肾上腺移植显微外科手术和放射科穿刺造影检查提供了诸多优越条件。

（2）右肾上腺静脉：右肾上腺静脉长度为10 mm，口径为3 mm。

右肾上腺静脉98%为单支，2%为双支。该静脉穿出腺体的部位变化较大，从腺体的内上方至外侧均有穿出，其中64%自前上1/3处穿出，36%自前中1/3处穿出。穿出腺体后，在右肝叶的掩盖下，约在第12胸椎至第1、2腰椎椎间盘之间（占96%），距右肾静脉开口上方20~85 mm，直接或间接汇入下腔静脉的右后壁（82%）、右侧壁（16%）或右前壁（2%），沿途很少接受其他属支。

右肾上腺静脉以汇入下腔静脉为主（88%），有少数汇入右肾静脉（4%）或右肝静脉（4%），还有4%汇入右副肝静脉、副肝静脉与下腔静脉交角处，以及膈下静脉。因此，当肝胆手术结扎右副肝静脉时，有可能造成肾上腺静脉的回流障碍。

右肾上腺静脉与下腔静脉之间的夹角为47.5°。该汇入点至右肾静脉与下腔静脉汇入点之间的距离为43 mm。

右肾上腺门至股静脉始端的全长为319 mm。右肾静脉与下腔静脉汇入点至股静脉始端的长度为266 mm。

右肾上腺静脉有3.85%汇入右副肝静脉，汇入右副肝静脉时内侧夹角为119°，右副肝静脉与右肾静脉之间的下腔静脉长为46.2 mm。当右肾上腺静脉汇入右副肝静脉与下腔静脉二者间的交角时，右肾上腺静脉与下腔静脉之间的夹角为42.5°，此时汇入点至右肾静脉之间的下腔静脉长度为42.25 mm。

成年人右肾上腺静脉的管径大于2 mm，儿童的管径也均大于1 mm，这有利于显微外科做血管吻合。但由于其干长很短，汇流位置较高，前面又有被肝右叶遮盖，因而给右肾上腺插管造影及器官移植时取材带来了困难。从下腔静脉插管时，进入右肾静脉的角度为锐角（平均47.5°，最小仅30°）；插管行程中有一急剧向下的弯曲，这也给右侧肾上腺静脉插管造影增加了难度。此外，还有少数右肾上腺静脉不汇入下腔静脉，使经下腔静脉插管的行径转折增多，更增加了插管失败的因素。

（3）肾上腺静脉的腺内段：肾上腺静脉的腺内段及中央静脉，其主干外径大于1.5 mm，出腺门处的外径大于2.4 mm。

中央静脉分为单支型、双支型及三支型（图7-10），其中单支型最多见（左侧86%，右侧

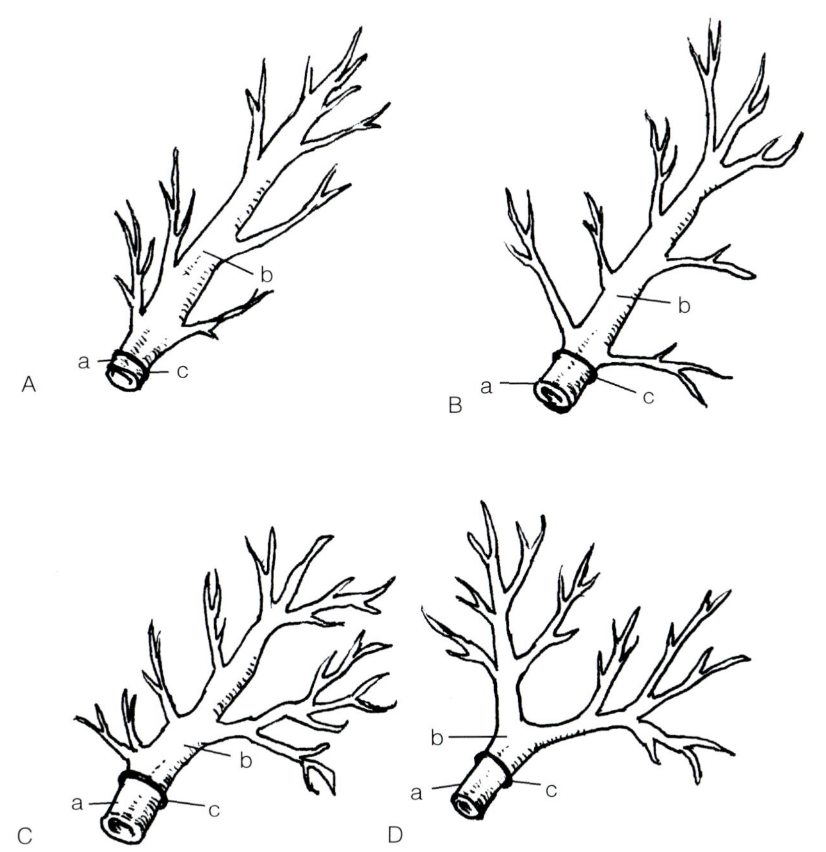

a.腺外段；b.腺内段；c.肾上腺门。

图7-10　肾上腺静脉腺内段（中央静脉）的分支类型

A.单支型；B.三支型；C.双支型

50%），三支型仅见于右侧。

单支型：腺内静脉只有一支主干，位于腺体中央，方向与腺外段相一致，出腺门续于肾上腺静脉。

双支型：腺内静脉有两支主干，以锐角（左侧占14%，右侧占26%）或钝角（右侧占12%）在近腺门处汇合成一只短干，出腺门移行为腺外静脉（肾上腺静脉）。

三支型：仅出现于右肾上腺，出现率为12%。腺内有三支主干，中间支的方向大体近似于腺外段，三支主干在近腺门处汇合成一短干，出腺门延续于肾上腺静脉。

肾上腺的淋巴管和神经

肾上腺的淋巴

1. 肾上腺的淋巴引流　肾上腺的淋巴管分布在肾上腺囊、皮质小梁、髓质及围绕中央静脉的结缔组织之中。

淋巴管从腺内淋巴丛起始后，汇集成几条大的输出管，沿血管方向引流。离开腺体后，伴随肾上腺动脉的淋巴管注入腹腔淋巴结（腹腔动脉起始部的淋巴结）和下腔静脉淋巴结。伴随肾上腺静脉的淋巴管分为前支和后支，注入腰淋巴结（即主动脉旁淋巴结）。但也有人通过动物实验研究，认为肾上腺皮质和髓质的实质内不存在毛细淋巴管和淋巴管。

左肾上腺还有一部分淋巴管穿过膈肌，伴随内脏神经注入纵隔后的主动脉后淋巴结，有些右肾上腺的淋巴管还穿入肝脏。

此外，肾及肾上腺表面存在共同的浆膜下淋巴管丛，由此丛发出的淋巴管，连于肝及膈的淋巴管，最终注入腰淋巴结。

2. 淋巴引流的临床意义　肾上腺皮质癌可以通过淋巴管转移到多处。最先受累的是腹主动脉旁淋巴结（腰淋巴结），随之还可转移到肠系膜、纵隔、锁骨下、腋窝及颈淋巴结等。

肾上腺的神经

就器官体积的大小与神经分布的比例而言，肾上腺比其他内脏器官有着更丰富的神经分布。

肾上腺丛的神经是由位于第12胸椎及第1腰椎上部水平、左右肾上腺之间的同侧腹腔神经丛及丛内的腹腔神经节发出的交感神经节前纤维，通过交感神经链，在经由内脏大神经时，参与了内脏大神经发出的纤维组成，同时有膈神经丛的纤维参与其中。这些神经纤维达到肾上腺被膜，形成含有少数交感神经节细胞的丰富神经丛。其纤维主要是有髓纤维，属节前纤维性质。由此神经丛向内，穿过皮质，分布于髓质，终止于嗜铬细胞（chromaffin cell）。嗜铬细胞是从早期发育的神经系统分化而来，类似交感神经节后神经元。神经终末与嗜铬细胞形成典型的突触，突触前膜和突触后膜之间隔有约20 nm的裂隙。神经终末是胆碱能纤维，并含有许多明亮的突触小泡。一个神经元可以支配许多嗜铬细胞。

肾上腺皮质没有神经支配。但持异议者认为有少数属于节后纤维性质的无髓鞘纤维分布于肾上腺皮质。

肾上腺的变异

肾上腺的变异主要表现在肾上腺数目的异常，或其组织成分出现在异常的位置。

迷走肾上腺

迷走肾上腺是胚胎发育时期出现的一种变异，由少数肾上腺皮质和髓质细胞移行到异常位置发育形成，又称为副肾上腺（accessory suprarenal gland），或附属肾上腺。发育完整的迷走肾上腺（即含有皮质和髓质两种组织）较为少见，迷走的皮质较为多见，多于迷走的髓质。

有迷走肾上腺者一般正常肾上腺仍然存在，偶有一侧阙如。迷走肾上腺的位置多见于肾上腺附近，一般可能位于肾上腺周围脂肪或结缔组织内、肾脏的皮质内、肾下极、腹膜后主动脉旁、肝脏或胰脏内、脾附近、子宫阔韧带、阴道壁、睾丸或卵巢内。迷走的髓质是嗜铬组织的一部分，可广泛分布于全身各处。

肾上腺异位

异位肾上腺是指正常肾上腺以外所发生的肾上腺组织，在其他器官内出现有完整皮质和髓质的肾上腺，而正常位置肾上腺阙如。肾上腺异位多无明显临床症状，通常在其他手术时发现异常组织并于病检时发现，曾有颅内、肺部肾上腺异位的报道，一般不表现为整块肾上腺组织完整的形态，仅表现为橘黄色散在颗粒状组织。

异位醛固酮瘤

异位醛固酮比较少见。卵巢肿瘤可有此种内分泌功能，手术切除肿瘤，症状即可缓解。肿瘤转移或复发，症状可再度出现。对于此类病例诊治关键在于术前即明确为异位醛固酮瘤，避免误施行肾上腺手术。

异位嗜铬组织

除了肾上腺髓质是嗜铬细胞最大的集结地外，机体还广泛地散布着一些嗜铬细胞，显示着独有的能被铬酸盐染成黄棕色的特性，将这些组织或细胞统称为“嗜铬系”，其包括肾上腺髓质、副节、主动脉旁节，和散布在椎旁交感神经节之间、内脏神经之间及椎前自主性神经丛之间的嗜铬性细胞的小团块。因此，嗜铬系与心、肝、肾、输尿管、前列腺、附睾、卵巢等多种器官的关系密切。在新生儿嗜铬性组织的分布比较显著（图7-11）。

1. 副节　副节分嗜铬性副节和非嗜铬性副节，后者包括颈动脉体和主动脉体，不属于嗜铬系统。

嗜铬性副节是圆球状的细胞团块，直径约2 mm，在常规的组织标本中显苍白或透明无色，只在嗜铬酸盐反应时才着色。每一个副节位于交感链的神经节被膜里面或外面，或者包埋于神经节之中，由一结缔组织被囊包围，被囊内的嗜铬细胞连接成网状的细胞索，索之间有无数毛细血管经过。

2. 主动脉旁体　主动脉旁体位于肠系膜下动脉起始处，腹主动脉两侧，又称为Zuckerland器，在胎儿期它呈进行性发育，儿童时期很发达，生后3年时达最大程度。此时的主动脉旁体约有1 cm长，呈倒立的马蹄铁形，横跨主动脉前方，峡部位于肠系膜下动脉起始处之上。

3. 嗜铬细胞的小团块　嗜铬细胞小团块又称游离副节。它散在地分布于腹膜后和腹腔内。腹膜后自肾上腺到生殖腺的区域内都有游离副节，它常常出现在精囊附近及子宫阴道神经内，也沿交感神经分布。在腹腔和肠系膜上动脉附近，则以一个不连续的单独的结构出现。

此类小团块，在胎儿时常见于腹腔和盆腔的椎前交感神经丛，于胚胎第20~32周达到最大。

游离副节的数目和位置，随个体及年龄而变化。新生儿可以见到多至40个小副节，而且此时在交感神经节及交感神经分支内到处都存在个别的嗜铬细胞和嗜铬细胞群。

在出生后18个月左右，这些嗜铬细胞小体开始退化，其退化过程一直延续至青春期才终止。退化现象表现为充血、淋巴细胞浸润及嗜铬性消失。当有的嗜铬细胞小团块未能消失时，也可能发生异常增生而形成异位嗜铬细胞瘤。文献报道肾上腺外嗜铬细胞瘤占全部嗜铬细胞瘤发病的15%~18%。

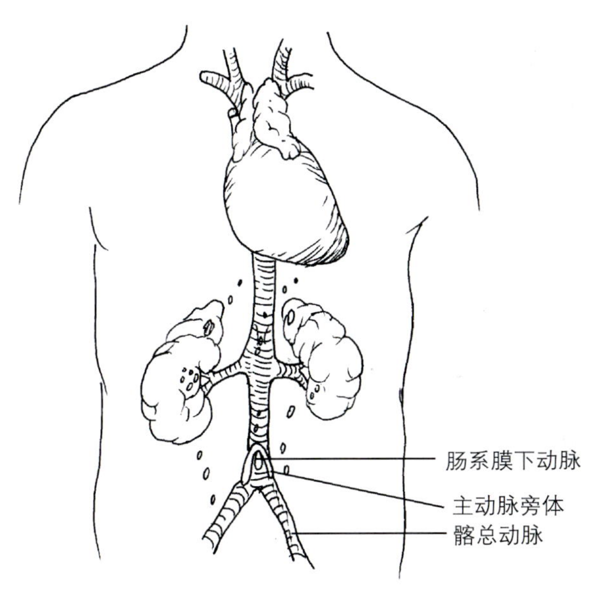

图7-11　新生儿嗜铬性组织的分布

肾上腺手术

肾上腺移植

肾上腺移植（adrenal transplantation）后易于成活，可通过反馈调节比较精确地适应机体的生理需求，避免了外用激素的缺点，因而成为临床治疗慢性肾上腺皮质功能低下及应对双侧肾上腺切除患者激素水平低下的有效手段。20世纪80 年代，我国首例带血管肾上腺移植获得成功，有力地推动了肾上腺移植的研究和发展。

肾上腺移植的组织来源

肾上腺移植可分为同种异体肾上腺移植和自体肾上腺移植。

1. 同种异体肾上腺移植　由于成年人肾上腺来源比较短缺，而胎儿肾上腺来源则相对容易，胎儿人白细胞抗原（HLA）发育不完善，免疫原性较弱，淋巴细胞发育也不成熟，发生免疫排斥反应的概率和程度都比较小，移植物易于成活。且胎儿肾上腺的血管变异小，选用胎儿腹主动脉、腔静脉与受体血管吻合，管径粗，易于吻合，利于显微外科的操作，因而同种异体肾上腺移植的组织来源多采用胎龄在5个月以上的死胎。因为肾上腺的内分泌功能在45岁之后逐步衰退，故若肾上腺移植的供体来自脑死亡供者，要求供者的年龄小于45岁。

2. 自体肾上腺移植　对于需要行肾上腺全切除或次全切除的患者，多数学者主张实行肾上腺全切除术，并同时用自体带血管蒂的肾上腺，或游离的肾上腺组织进行移植，以供给全部或大部分皮质激素。

供体肾上腺的取出术

1. 带血管蒂的肾上腺取出术　为了迅速有效地取出带血管的、有活力的肾上腺，常自膈以下将双侧肾上腺、肾、腹主动脉及下腔静脉整块切取。热缺血时间控制在6~10 min，尽快进行肾上腺体的修整。

肾上腺动脉的变异较大，管径小，因此在修整肾上腺的过程中继续使用4℃灌注液进行灌注，利于分离和解剖血管。其一般原则为保留管径粗的血管，尽量保留血管的长度，对于管径小、管长短的血管确证可不使用者给予结扎。如左侧肾上腺的血供主要来自左膈下动脉向肾上腺发出的分支，因此在分离时应保留左膈下动脉，于其在腹主动脉出口处切断，而肾上腺中、下动脉管径小，可不必保留。

肾上腺移植受者受区的选择

1. 可供选择的受区　目前多选用股三角区为移植受区，而肾上腺组织块及细胞移植可移植于大腿肌肉内或腹腔大网膜内。

2. 股三角区　股三角是位于股前内侧区上1/3部由肌肉形成的一个三角形区域，上界为腹股沟韧带，外侧界为缝匠肌的内侧缘，内侧界为长收肌的内侧缘。以股三角区为受区具有较多的优点：①有较多动脉分支可供选择，其管径与供体血管相近；②股三角区视野浅而清晰，手术易暴露，显微外科操作方便，手术创伤小；③股三角区肌肉发达，容易埋藏腺体，移植体不受体位变化的影响；④术后观察移植物较容易。其中，利于肾上腺移植血管吻合的动脉为股深动脉及其分支，静脉为股静脉及其属支。

（1）股深动脉（图7-12）：股深动脉（deep femoral artery）是股动脉的一支粗大的分支，该动脉在腹股沟韧带下方2~5 cm处起自股动脉后外侧壁，为分布于股部的主要动脉。其在股血管后方行向内下，进入长收肌深面离开股三角。它的重要分支有旋股外侧动脉、旋股内侧动脉和穿动脉，其中旋股内侧动脉和穿动脉位置较深且短，一般不宜用于肾上腺移植，而旋股外侧动脉为股深动脉的最大分支，其起始部位不恒定，变异较多，可发自股深动脉的起始部，也可发自股动脉，或与旋股内侧动脉共干，发自股深动脉，该动脉为肾上腺移植受者常采用的动脉。手术时于股前部近腹直肌内缘上方切开皮肤及阔筋膜，做钝性分离，向外牵开缝匠肌，则可找到旋股外侧动脉，亦可沿股动脉外侧找到股深动脉起始部，并沿此血管找到旋外侧动脉。

（2）大隐静脉（great saphenous vein）及其属支（图7-13）：肾上腺移植于股三角区，静脉吻合多选用大隐静脉及其属支。大隐静脉起自足内侧缘的足背静脉弓，经内踝前面沿小腿内侧面伴随隐神经上行，过膝关节内侧，绕股骨内侧髁

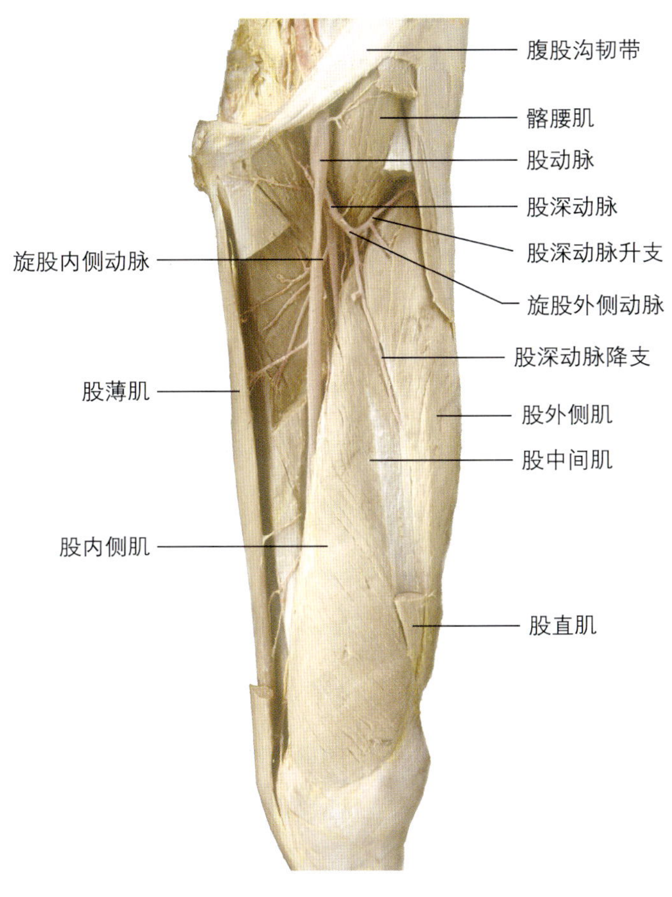

图7-12　股深动脉及其分支

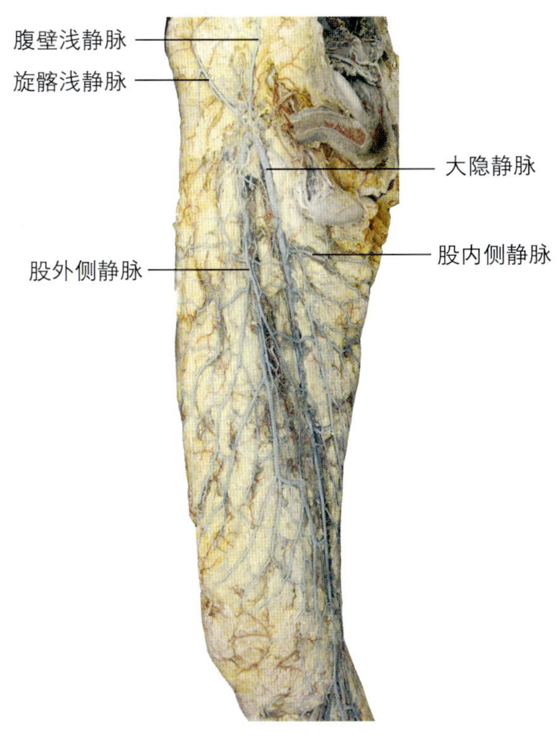

图7-13　股静脉及其属支

后方，再沿大腿内侧上行，并逐渐转至前面，于耻骨结节下外方3~4 cm处，穿筛筋膜注入股静脉（femoral vein）。大隐静脉除沿途收集小腿和大腿内侧浅静脉外，在穿筛筋膜前还接纳以下5条浅静脉：①股外侧浅静脉；②股内侧浅静脉；③阴部外静脉；④腹壁浅静脉；⑤旋髂浅静脉。肾上腺移植的血管吻合，由于采用股深动脉的分支，故静脉多采用旋髂浅静脉。

3. 大网膜　是连于胃大弯和十二指肠起始部与横结肠之间的腹膜，呈围裙状遮蔽在小肠、结肠等腹腔脏器前方，上缘附着于胃大弯。其作为受区具有如下优点：①大网膜为腹膜的形成物，血管和淋巴管丰富，有利于移植体建立新的血液循环和侧支循环；②大网膜吸收功能强，有利于移植体渗出液或流出液的吸收；③大网膜面积大，易于包裹腺体；④行双侧肾上腺全切时，可在同一切口下同时进行自体肾上腺移植术，方法简单易行。但大网膜作为受区也有一定的缺点：①移植体功能过于旺盛时，需再次开腹切除过剩的腺体；②如行同种异体肾上腺移植，则手术创伤大，不宜对移植物进行观察。

肾上腺移植常应用的血管为胃网膜左动脉及胃网膜右动脉。胃网膜左动脉为脾动脉的末端或其脾支的分支，经胃脾韧带进入大网膜前层内，沿胃大弯右行，与胃右动脉吻合，沿途分支分布于胃大弯部和大网膜，外径2.4 mm。胃网膜右动脉为十二指肠动脉的分支，沿胃大弯向左，走行于大网膜前层内，与胃网膜左动脉吻合，沿途分支分布于胃大弯部和大网膜，外径3.0 mm，肾上腺移植多选管径较粗的胃网膜右动脉。

肾上腺植入术

1. 股三角区带血管蒂肾上腺移植术

（1）股动脉分支及大隐静脉属支的分离：在受者的腹股沟韧带下方、大腿内侧相当于股动脉体表投影处做一长约14 cm的直切口，切开皮肤、皮下组织、阔筋膜张肌，分离出股静脉、大隐静脉以及股动脉、股深动脉、旋股外侧动脉等。

（2）血管吻合：比较肾上腺的血管与上述血管的口径，一般选择旋股外侧动脉，将其切断，与供体的动脉行端端吻合，用9－0号的无损伤带针尼龙线间断缝合，注意缝合完毕后，血管不应成角或扭曲。静脉与大隐静脉主干或分支行端端吻合，用9－0号的无损伤带针尼龙线做两定点连续缝合（图7－14）。由于成年人肾上腺动脉外径为0.3~0.7 mm，肾上腺中央静脉一般在2~5 mm，故血管吻合必须在放大10~16倍的手术显微镜下进行。

（3）血管开放再灌注与肾上腺的固定：血管吻合完毕后，开放血管，先开放静脉，再开放动脉，观察肾上腺的色泽和血管吻合处有无漏血，如血循环通畅，肾上腺色泽红润，吻合口无漏血，则将腺体固定于阔筋膜上，再逐层缝合切口，并记录肾上腺移植部位及冷缺血时间。为防止肾上腺血液再灌注损伤，在开放动脉前，可先夹住动脉吻合口肾上腺侧的血管，试放开动脉，观察无漏血后再完全开放动脉。

2. 肾上腺自体组织种植术

（1）先进行肾上腺切除术。

（2）将带有周围脂肪一同切下的肾上腺剔净脂肪后，称整个腺体的重量。选择外观无结节，尚属正常的腺体组织区约4 g，以植皮刀切成1~2 mm的薄片，浸浴在4~8℃是Collin's液或林格液中待用。

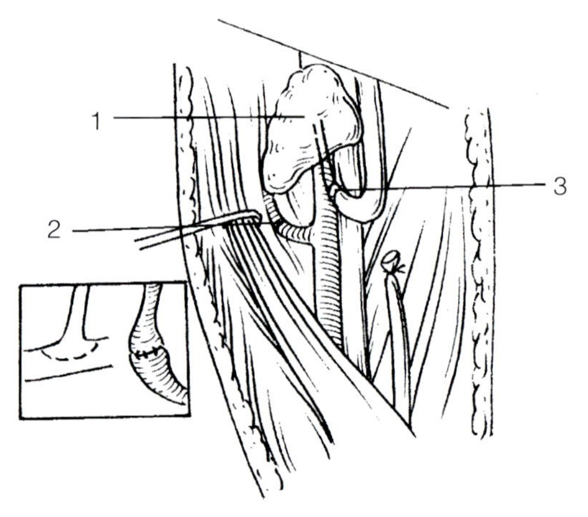

1.同种异体肾上腺；2.腘下动脉与股深动脉外旋支行端端吻合；3.肾上腺静脉与大隐静脉近端吻合。

图7－14　肾上腺植入术

（3）选择好腹部切口的腹直肌，在肌层内挖出可容埋肾上腺薄片的着床。

（4）将清洗后的薄片平展地埋植在腹直肌的着床内，将开口部缝合，包埋好的种植组织，再次缝合腹部切口的各层。

肾上腺大部切除术

手术步骤

肾上腺大部分切除术的肾上腺切除范围包括一侧腺体全切，另一侧腺体切除1/3~3/4，即切除双侧腺体总量的85%~90%，不能少于80%。手术可一期完成，也可分两期进行。分期进行者，手术先做何侧，则常规根据已掌握的肾上腺形态变化而定。凡增生体积较大，可疑有小腺瘤或结节性增殖侧，则先行该侧手术。

何侧全切何侧部分切除，如无特殊指征，一般先施行左侧，切除中、上3/4的腺体，仅保留近肾门部带有肾上腺静脉的下1/4部的腺体，同时肾上腺下动脉也同时得以保留。这样选择是因为若发生保留部分再次增殖，并导致临床症状复发，影像学检查易于检出，再次手术时也易于探查而切除之。在肾上腺上中部切除后，观察保留部分的色泽，如呈鲜红色，则判定血循环良好，术后能保持良好功能。切口创面少量出血可压迫止血，不必再缝合结扎使腺体组织遭到破坏，可以用附近的脂肪组织覆盖。

手术注意事项

1. 肾上腺血运丰富，分别来自腹主动脉和肾动脉的肾上腺上、中、下动脉围绕肾上腺成为一个环，再从环分出短动脉分别进入皮质和髓质。髓质有丰富的血窦，最后汇合为肾上腺中心静脉，右侧进入下腔静脉，左侧进入左肾静脉，在游离肾上腺时应注意这些解剖规律性分布和变异，以免损伤这些血管，导致大出血。

2. 肾上腺质脆，容易撕裂，分离时应避免直接钳夹腺体的牵引、游离或用丝线缝扎后用暴力牵拉。肾上腺边缘的纤维素条有的延伸到肾上腺皮质内，钝性剥离容易撕裂，应采用锐性分离的方法分离肾上腺。

3. 左侧肾上腺邻近胰尾和脾血管，右侧邻近下腔静脉，两侧肾上腺后方均与膈肌邻近，分离时注意勿损伤这些重要周围脏器。

肾上腺全切除术

1992年Gagner率先报道了腹腔镜肾上腺切除术（laparoscopic adrenalectomy），同年Gaur介绍了侧位腹膜后肾上腺切除，现在，腹膜后腹腔镜下肾上腺切除术（retroperitoneal laparoscopic adrenalectomy）逐步显示出其明显的优势，并已成为肾上腺全切手术的金标准。张旭等进行后腹腔解剖研究，提出肾上腺外侧，前、后面以及与底部与肾上极相邻之处均为相对无血管区，这非常有利于从后腹腔途径进行肾上腺的游离，进而在此基础上设计了“解剖性后腹腔镜肾上腺切除术”，其在切开Gerota筋膜后，按顺序分别进入3个相对无血管解剖层面进行分离、寻找手术，该方法适用于肾上腺全切和部分切除。

清理腹膜后脂肪

在进入后腹腔后，用超声刀锐性分离腹膜、Gerota 筋膜外的脂肪组织直至下垂至髂窝处。分离脂肪的顺序一般是从上而下，从内到外。腹膜外脂肪内含有一些细小血管，为了保持术野清晰和辨认腹膜后返折和Gerota 筋膜，宜用锐性分离为主。辨认后腹膜及腹膜后返折的要点是在后腹膜与Gerota 交界外有一较明显的折痕，后腹膜呈青白色，表面血管纹理清晰，厚度也明显大于Gerota 筋膜。

进入第一分离层面

第一分离层面位于肾脏内上方的肾周脂肪囊与前层Gerota 筋膜之间的相对无血管间隙。白色网状组织和一些垂直排列的白色条带间隔组织位于该解剖层面内，它们是判断进入该层面的重要标志（图7-15）。以钝性分离为主直至找到肾上腺或肿瘤的前表面为止。进入该层面可在手术初期快速找到肾上腺，从而为后续的分离提供明确的解剖定位，这对于后腹腔脂肪较多者尤为重要。

进入第二分离层面

第二分离层面位于肾脏外上方的肾周脂肪囊与后层Gerota 筋膜之间的相对无血管间隙。分离时，外侧的腰肌清晰可见，偶尔会有数支小动脉发自于腰肌走向肾周脂肪。向上分离直至与第一分离层面会合，向内分离直至肾上极内侧。注意保留肾上腺上动脉以发挥其牵引定位的作用（图7-16）。进入该层面主要是为了分离肾上腺的外侧面和得到更大的操作空间。

进入第三分离层面

第三分离层面位于肾上腺底部脂肪囊与肾上极实质表面之间（图7-17）。钳持肾上极脂肪，紧贴肾上极表面向内上方进行分离，而后转至肾上极的内下方，以锐性分离为主。进入该层面主要是为了分离肾上腺的底部。至此，肾上腺外侧面和前后表面均已被游离。位于肾上腺内下方的中央静脉及其周围的肾上腺动脉分支的处理是整个肾上腺手术过程中的最后一步，难度较大，有一定危险。此时后腹腔肾上腺周围的操作空间已明显扩大，这主要是因为在CO_2气压下相邻的腹膜和腹腔内器官轻度内移，以及肾上极向后下移靠于腰大肌。这有利于肾上腺中央静脉的处理。

分离中央静脉

钳持肾上腺周围脂肪组织向上提起肾上腺，钝锐性分离肾上腺内下方的动脉后分别给予凝固切断，必要时可用钛夹钳闭后离断。采用钝性分离暴露中央静脉，双重钳夹后离断（图7-18），右侧注意保护下腔静脉，左侧注意勿损伤肾静脉。在肾上腺次全切术时应保留肾上腺中央静脉。切断肾上腺动脉及其周围的少许脂肪结缔组织，以及肾上腺内侧的血管结缔组织。至此，整个肾上腺被游离。

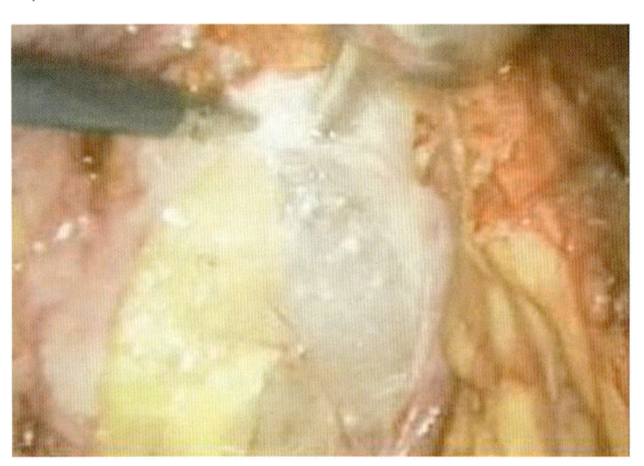

图7-15　肾脏内上方的肾周脂肪囊与前层Gerota 筋膜之间的第一分离层面

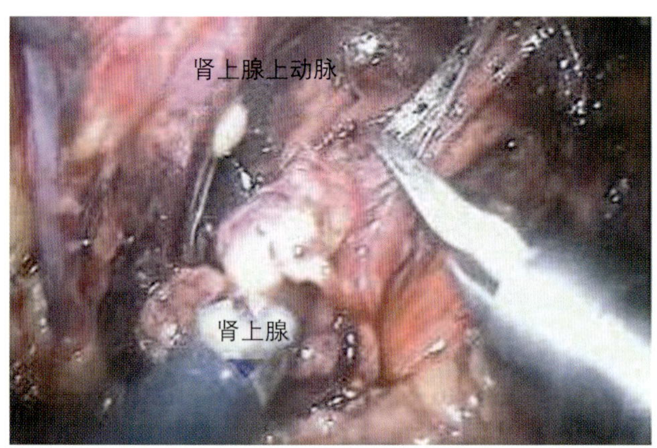

图7-16　位于肾脏外上方的肾周脂肪囊与后层Gerota 筋膜之间第二分离层面，保留肾上腺上动脉

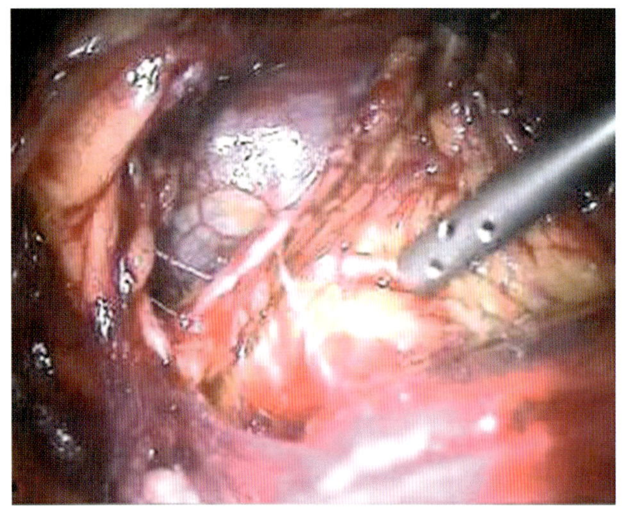

图7-17　位于肾上腺底部脂肪囊与肾上极实质表面之间第三分离层面

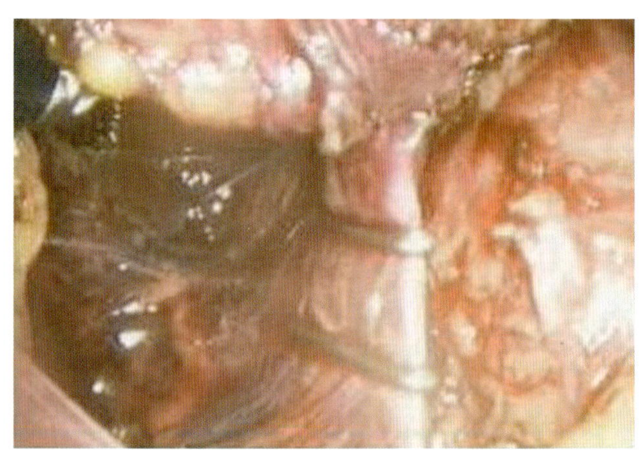

图7-18　结扎并离断肾上腺中央静脉

（陈　忠）

参考文献

1. 叶章群. 肾上腺疾病.北京: 人民卫生出版社, 1997.
2. 王玲珑, 杨嗣星. 显微泌尿外科学. 北京: 科学出版社, 2002: 42-64.
3. 张旭. 解剖性后腹腔镜肾上腺切除术的手术方法和技巧. 临床泌尿外科杂志, 2007, 22（8）: 561-564.
4. 张旭, 傅斌, 郎斌, 等. 后腹腔镜解剖性肾上腺切除术. 中华泌尿外科杂志, 2007, 28（1）: 5-9.
5. Moore KL, Persaud TVN. The developing human. 8th Edition, Saunders Elsevier, 2008.
6. 高英茂主译. 奈特人体胚胎学彩色图谱. 北京: 人民卫生出版社, 2004.
7. 丁自海, 李忠华, 苏泽轩. 泌尿外科临床解剖学图谱. 济南: 山东科学技术出版社, 2005.
8. 成令忠, 钟翠平, 蔡文琴. 现代组织学. 上海: 上海科学技术出版社, 2003.
9. 丁自海, 原林. 局部临床解剖学. 西安: 世界图书出版公司, 2009.
10. Richard LD, Vogt AW, Mitchell AWM, et al.Gray's atlas of anatomy. Churchill Livingstone, 2008.
11. Sun N, Wu Y, Nanba K, et al. High-Resolution Tissue Mass Spectrometry Imaging Reveals a Refined Functional Anatomy of the Human Adult Adrenal Gland. Endocrinology, 2018, 159(3):1511-24.
12. Mihai R.Surgical anatomy of the adrenal gland Preface. Gland Surg, 2019, 8:S1-S2.
13. Ma G, Liu SW, Zhao ZM, et al. Sectional anatomy of the adrenal gland in the coronal plane. Surg Radiol Anat, 2008, 30(3):271-280.
14. Avisse C Marcus C, Patey M, Ladam-Marcus V, et al. Surgical anatomy and embryology of the adrenal glands. Surg Clin-North Am, 2000, 80(1):403.

8

肾　脏

肾脏的胚胎发生

在胚胎发育过程中，肾脏的发育先后有3个相互连续、略为重叠的阶段，即前肾、中肾和后肾。三者从胚体的头端到尾端顺次排列，并依次发生的。人类的肾脏来自后肾，而胚胎发育过程中经过前肾和中肾的先后发生与退化，乃是种系发生进化过程的重演。

前肾、中肾和后肾，都起源于间介中胚层（图8-1）。在人胚第3周时，呈分节状，称为

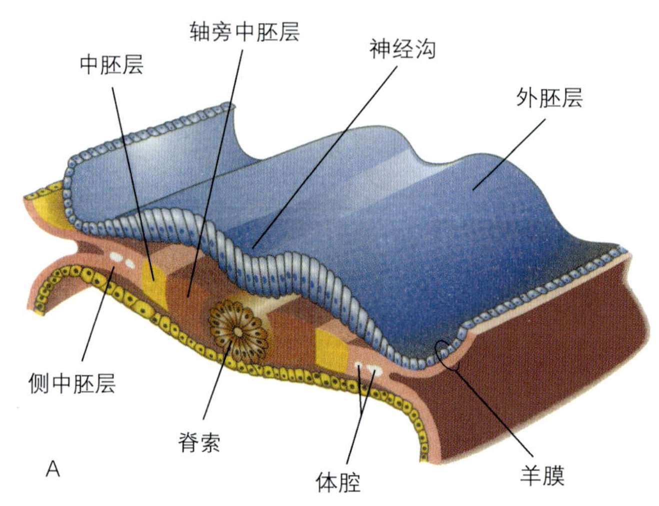

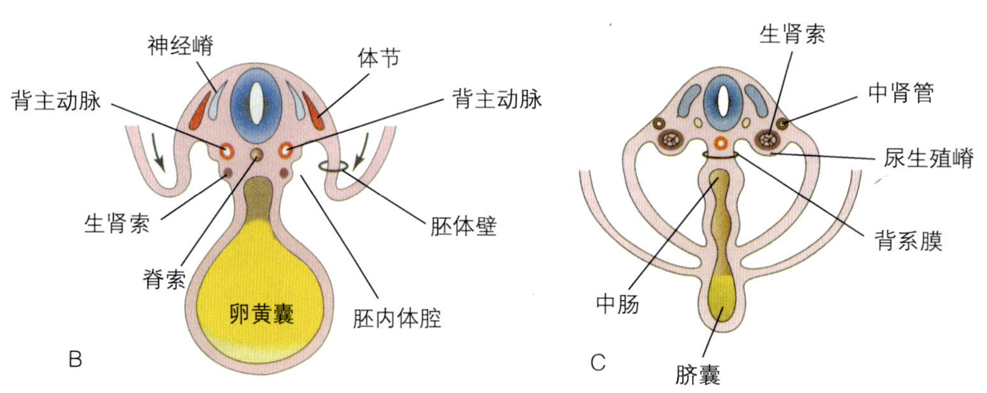

图8-1　间介中胚层——泌尿系统的原基

A.第3周胚；B.第4周早期胚；C.第4周末胚

生肾节（nephrotome），它是前肾的原基。其余的间介中胚层不分节，并与体节和侧板分离，成为从颈部到骨盆部的纵行细胞索，称为生肾索（nephrogenic cord），它是中肾和后肾的原基；生肾索到骨盆的部分称生后肾组织，也就是后肾的原基（图8-2）。

■ 肾脏的发生与演变过程

前肾（pronephros）

人胚的前肾存在的时间很短暂。第3周末第7~14对体节外侧的间介中胚层开始分化为生肾节，同时其中出现7~10对横行的前肾小管。前肾小管一端开口于胚内体腔，另一端弯向尾部，当其向尾端生长时与相邻小管接通并延伸为一条纵行的前肾管（图8-2）。前肾管逐渐向尾端延伸大部分将保留下来最后成为中肾管，其尾端通入泄殖腔。而前肾小管是先后发生，也先后退化，它并没有形成真正的小管结构，只是细胞索逐渐退化。因此，前肾在人胚发育中其实并无排泄的功能。

中肾（mesonephros）

前肾小管退化期间，中肾的发育已经开始。中肾小管首先发生于第14对体节外侧的生肾索内。最初，生肾索内的细胞团形成一个中肾小泡，中肾小泡发展为S形的中肾小管。中肾小管向外侧通入中肾管（此时前肾已退化，前肾管改称为中肾管并已注入泄殖腔）；中肾小管另一端并不开口于胚内体腔而为一个盲端，它扩大并凹陷形成肾小囊。来自背主动脉的毛细血管在肾小囊内形成毛细血管球。此时，肾小囊与毛细血管球构成的中肾小体与成体的肾小体构造相似，且一般认为人胚的中肾具有一定的排泄功能，可以持续好几周，直至后肾形成（图8-3）。中肾小管发生也是先后发生又先后退化的连续过程，到人胚的第9周时，大部分中肾小管已退化。男性一部

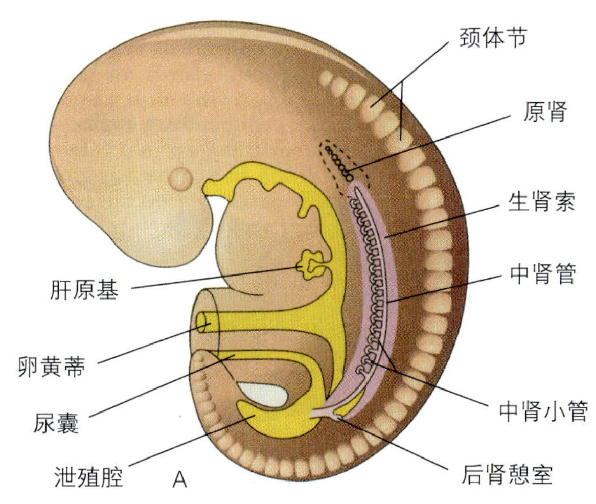

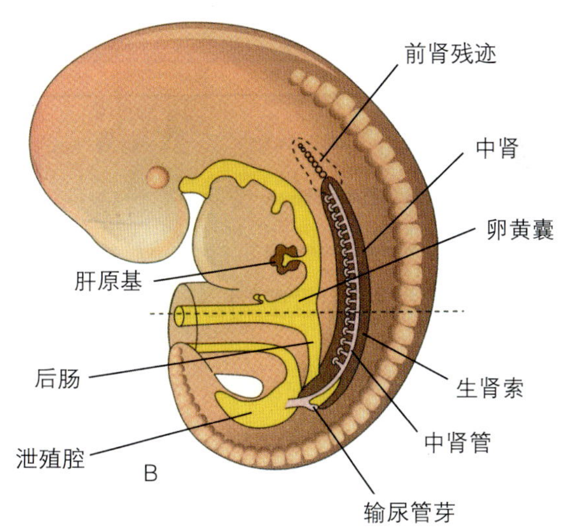

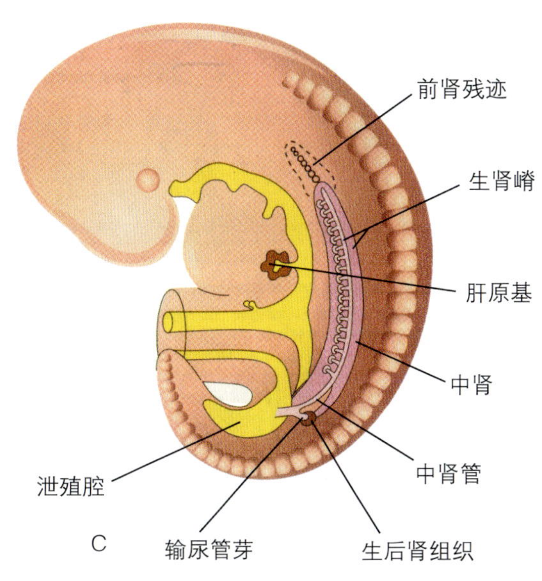

图8-2　前肾、中肾、后肾的发生示意图
A.第4周胚；B.第5周胚；C.第5周胚

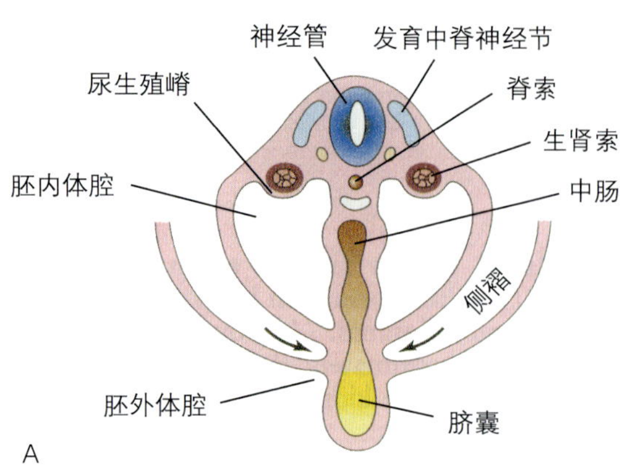

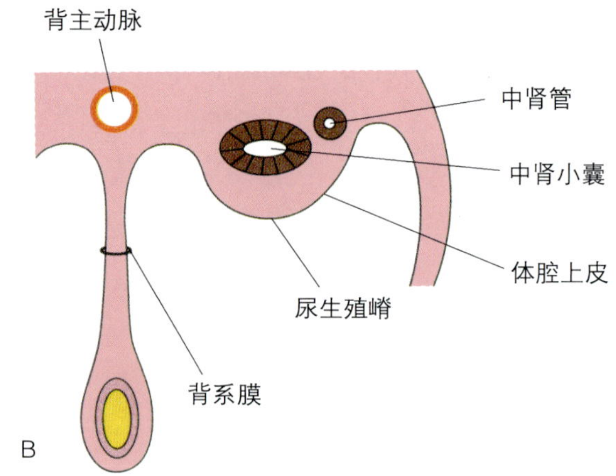

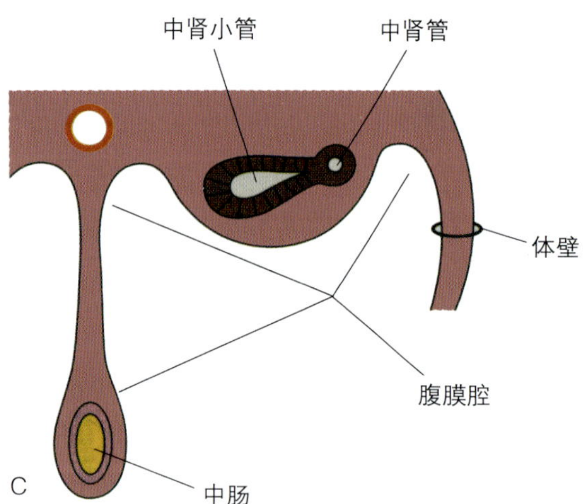

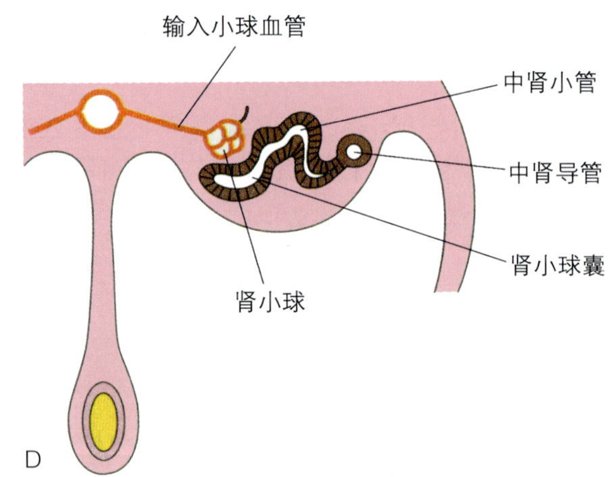

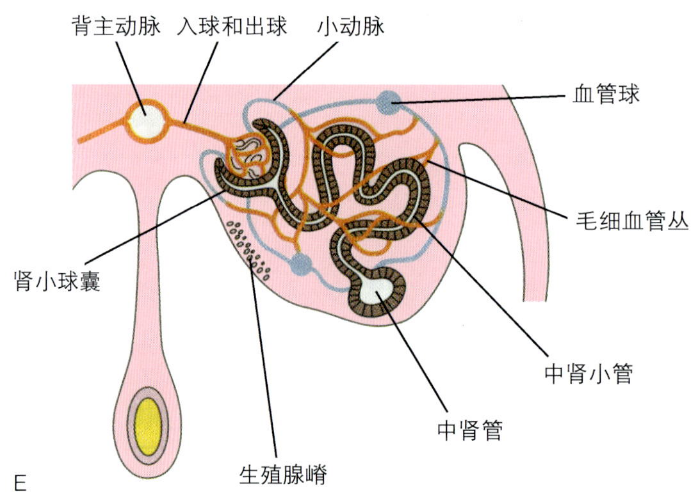

图8-3 中肾的发生（A～E为中肾发生过程）

分中肾小管与中肾管保留下来形成男性生殖管道的一部分；而女性中肾逐渐退化，仅有小部分残留成为附件。

后肾（metanephros）

后肾又称恒肾，因为后肾发育为成体的永久肾。人胚第5周初，当中肾仍在发育中后肾即开始形成。第11~12周，后肾开始产生尿液，尿液排入羊膜腔组成羊水的主要成分。由于胚胎的代谢产物主要由胎盘排泄，故胎儿期肾的排泄功能极为微弱。后肾的原基包括生后肾组织和输尿管芽两个不同的部分，生后肾组织发育形成肾单位，输尿管芽发育形成输尿管、肾盂、肾盏及集合管（图8-4）。

胚胎第4周末，在中肾管注入泄殖腔处附近向背侧长出一个小盲管，称输尿管芽。输尿管芽迅速向头端生长，形成输尿管，其头侧扩大，将发展为肾盂、肾盏及集合小管。在输尿管芽的诱导下，胚体尾端两侧的生肾索分化为生后肾组织，开始时生后肾组织如帽状覆盖于输尿管芽的末端，随后分化为肾单位。输尿管芽伸入生后肾组织中，扩大形成原始肾盂。然后原始肾盂分成头侧及尾侧两部分即为未来的肾大盏。每个肾盏又形成两个新芽，这些新芽反复分支，输尿管芽的第3和第4级分支形成肾小盏。进而，第5级及以后各级分支大大伸长为集合小管向着肾小盏汇合，构成肾锥体。

当肾盂反复分支形成集合小管时，生后肾组织内形成许多上皮细胞团。每一集合小管的弓形盲端上有一群上皮细胞覆盖。人胚第7周时，每个细胞团上形成一个小囊，小囊的一端不断延长弯曲形成近曲小管、Henle襻和远曲小管。远曲小管的末端与集合小管相接通。小囊的另一端为盲端，其末端凹陷成为肾小囊，它包绕着由肾动脉细小分支形成的毛细血管球构成肾小体（图8-5）。

后肾形成时位于骨盆内，以后逐渐上升。人胚第3个月时，输尿管及其末端的生后肾组织向头端背侧伸展，此时胚体的腰骶部也正逐步生长胚体弯曲，后肾即由原来的盆腔位置沿背侧体壁上升到腹腔位置成为腹膜后位器官。同时，在后肾上升的同时发生旋转，使原居肾腹侧的肾门向内侧旋转90°而固定于永久位置。

后肾排出尿液与羊水混合，胎儿近足月时，每天可产生600~800 mL的尿。胎儿吞咽羊水，并被肠道吸收，通过胎盘排泄，小部分由肾排泄入羊膜腔。胎儿的主要排泄器官是胎盘而不是后肾，但后肾还有调节羊水体积的作用。

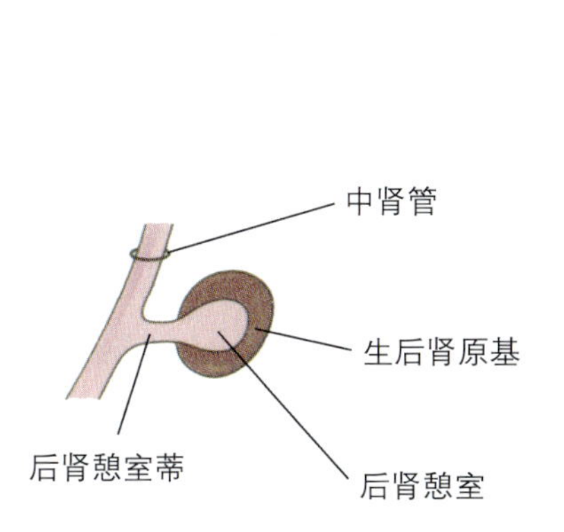

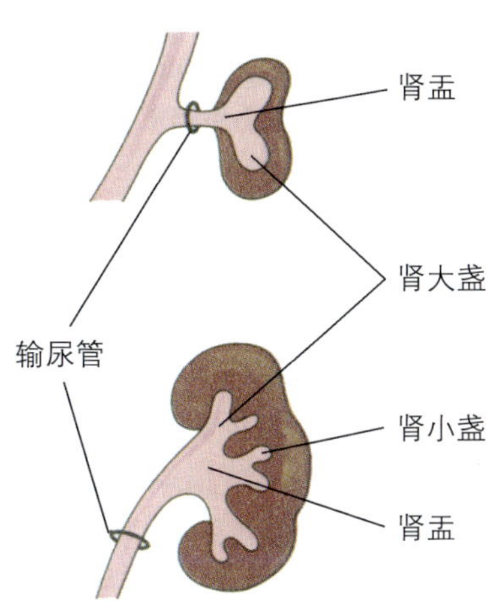

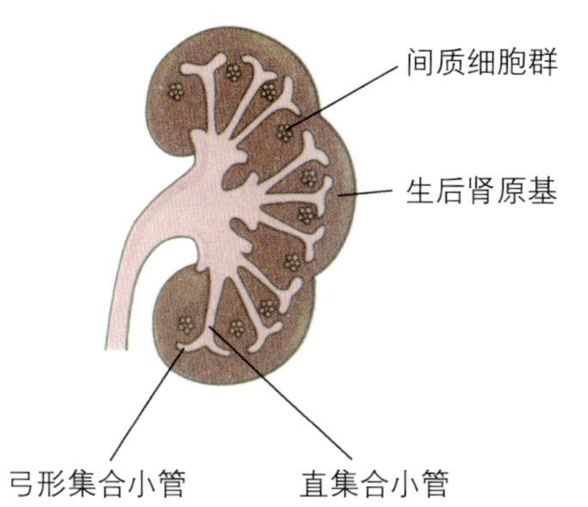

图8-4　后肾的发生

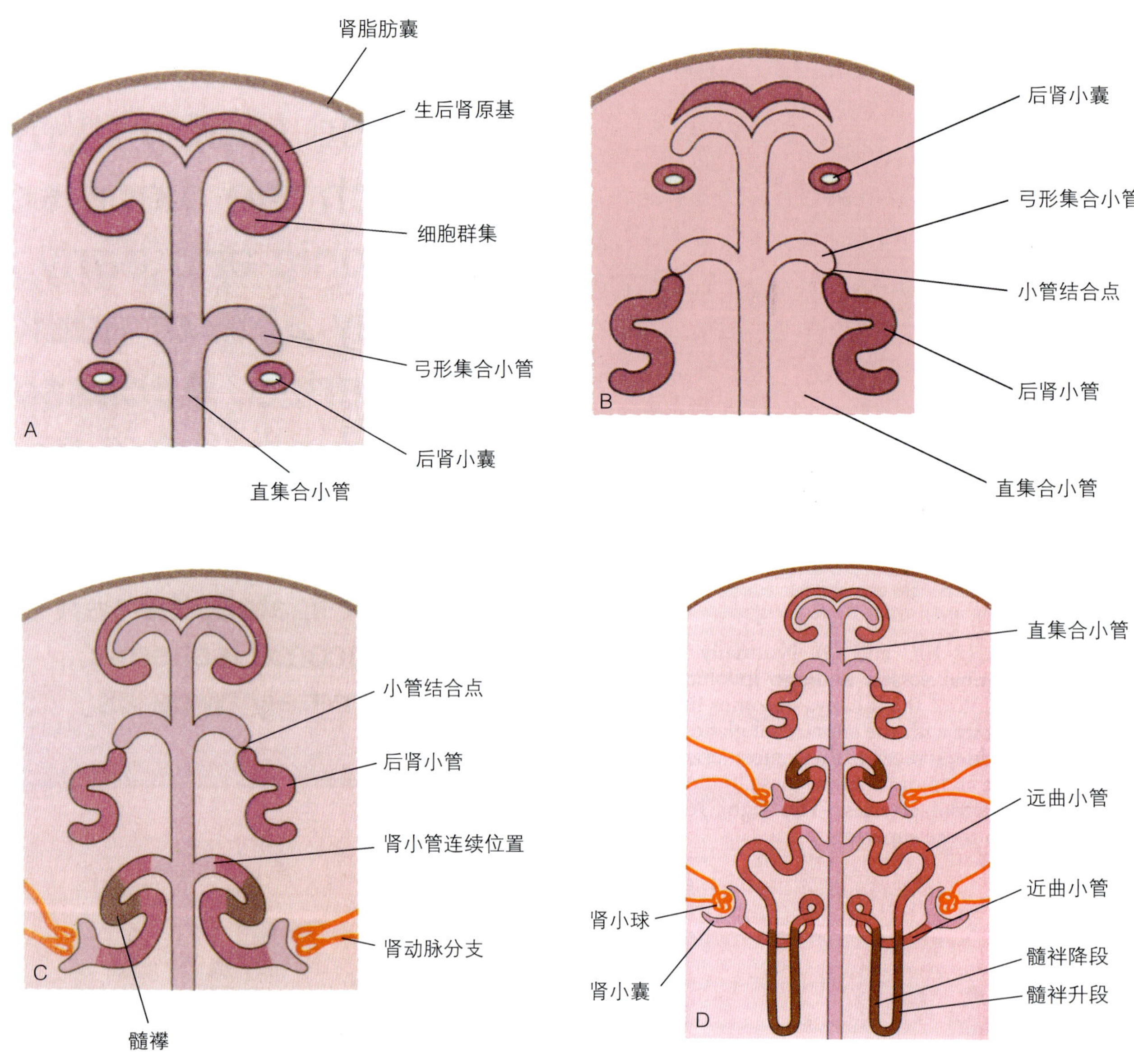

图8-5　集合小管与肾单位的发生过程

肾脏的先天性畸形

肾阙如（renal agenesis）

在肾脏的发育过程，如果输尿管及生后肾组织间的相互诱导关系失常会造成严重的后果，如果输尿管芽未发生或早期退化，也可因输尿管芽未能诱导后肾组织发育会导致肾阙如。虽然肾阙如即使双侧肾阙如的胎儿仍能存活，因他体内的代谢产物可通过胎盘排出体外，但胎儿出生后，很快就死亡。在出生婴儿中单侧肾阙如占1/1 000，存留的一个肾，由于功能上的补偿，一般比正常的为大，单侧肾阙如可无任何症状，临床上称为先天性孤立肾。

肾异常旋转和异位肾（ectopic kidney）

肾脏的发育过程中，既有上升又有旋转运动，正常情况是肾门转向中央，若旋转不足、旋转过度或旋转异向，则可造成肾门向腹面、向背面或向外侧。肾异常旋转经常与异位肾同时发生。

肾脏在胚胎发育时未能上升到正常的位置称

为异位肾。常位于盆部、腹部和下腰部，其中以盆部的最为多见，且有10%以上的盆部肾是孤立肾。单纯性异位肾的发生率约为1/800。

蹄铁形肾（horseshoe kidney）

左右肾的下端愈合，成为一个蹄铁形的肾（图8-6A、B），它的成因是由于左右输尿管芽的内侧分支互相融合导致所诱导的左右肾互相愈合。蹄铁形肾由于在其上升时，被肠系膜下动脉所阻拦，停留在下位腰水平。两侧输尿管受到蹄铁形肾的压迫，可引起尿淤积，易引起感染与结石。蹄铁形肾常有众多的异常血管供应。

花环状肾（rosette kidney）或圆饼状肾（cake kidney）

左右两肾在上端靠近肾门处互相愈合，合成一个花环或圆饼状肾，但各有各的肾盂和输尿管。这是由于肾发生时，左右输尿管芽互相靠近而引起的（图8-6C）。

多囊肾（polycystic kidney）

先天性多囊肾是一种常见的畸形（图8-7），但若婴儿型的先天性多囊肾则在生后不久就会死亡。多囊肾内可见诸多大小不等的囊泡，积满尿液，致使正常肾组织极度萎缩而造成肾功能障碍。

多囊肾的发病机制一般有三种学说。

1. 不连接学说　肾的发育过程中，集合小管与肾单位相连才能使尿液从肾小球流到肾盂，若集合小管与肾小管不相连接，此时肾小管内尿液的积聚而扩张，渐渐形成衬以立方上皮的囊肿，这些囊肿常见于肾皮质。

2. 不退化学说　在肾盂附近可见单个或多个囊肿，一般认为这些囊肿是第2、第3或第4级肾单位的残余，当与它们相应的集合小管被吸收入肾小盏时这些肾单位应该退化消失的，若这些肾单位不退化，则形成囊肿，这些囊肿多见于肾盂附近。

3. 集合小管系统异常学说　研究发现许多肾囊肿是由于集合小管的管壁增生而引起，也有些是由输尿管芽的异常分化所致，它导致集合小管的扩张，缩窄甚至闭锁。

近年来发现多囊肾的发生与遗传有关，婴儿多囊肾是一种常染色体隐性遗传病；而成年多囊肾是一种常染色体显性遗传病。

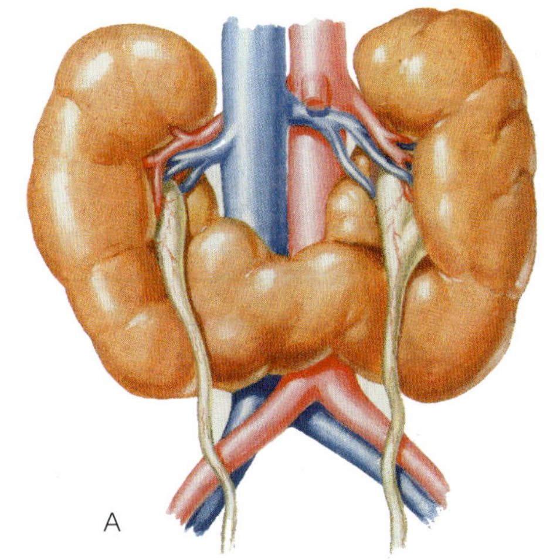

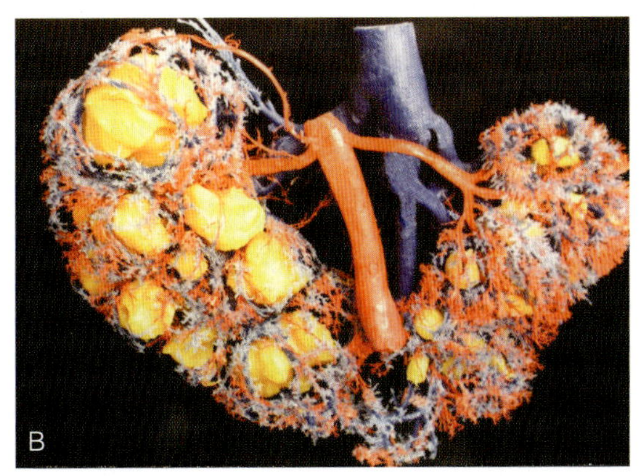

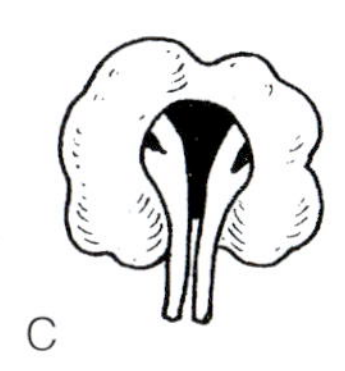

图8-6　蹄铁形肾

A.示意图；B.铸型标本；C.花环状肾

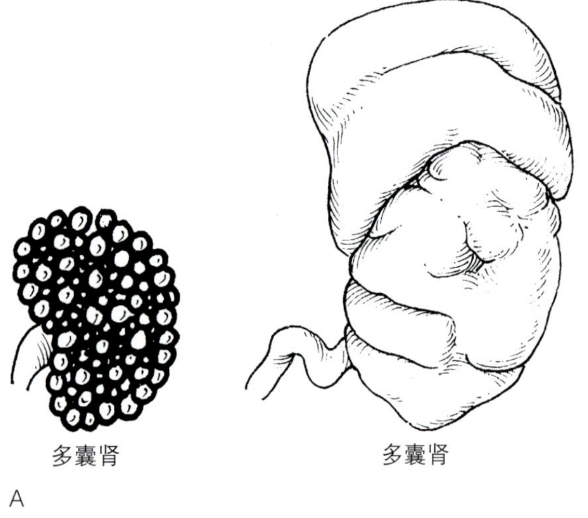

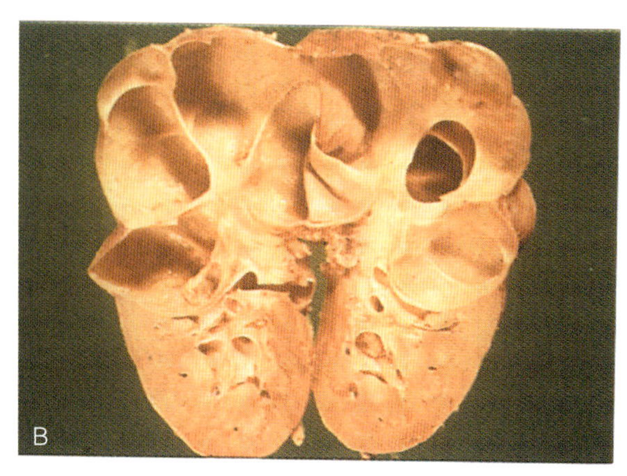

图8-7　多囊肾
A.外形示意图；B.内部结构

肾脏的形态和位置

肾脏（kidney）是人体最主要的排泄器官，它以尿形成的方式排出体内的代谢废物，对人体的水盐代谢和离子平衡起调节的作用，以维持机体内环境理化性质的相对稳定。此外，肾还具有分泌多种生物活性物质的功能。

■ 肾脏的形态

肾脏为实质性器官，似蚕豆状，深褐色，质地柔软，表面光滑。肾脏前表面为圆形，后表面为平坦，外侧缘为凸面，内侧缘为凹面。凹面中心部位为肾门，肾门向内扩张，形成一间隙为肾窦，肾血管、神经、淋巴管、肾盂、输尿管均由此进出肾脏（图8-8）。

小儿肾表面可见凹状或小叶状，它反映了小叶中隔或Bertin柱，标志着叶与叶之间的划分。在4岁以前，这些沟非常明显，随着外周肾皮质增厚，它们逐渐消失。它们的存在提示了动脉排列的差异，动脉在肾外开始分支而不是在肾门内。

在较大弯曲面的前侧（外侧面）可见一条较深的纵沟（Brodel白线），它标志着肾前、后盏及锥体排列的区分。由于肾动脉起向并不是沿着或者是跟随肾盏排列，此沟并不揭示所谓无血管区。事实上，供应皮质前层部分大血管穿越此线，须阻断后段才能分清肾段间线。

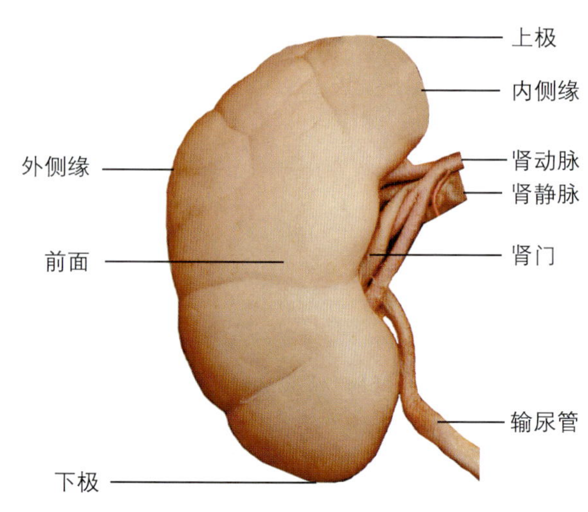

图8-8　肾脏的形态

■ 肾脏的位置

肾脏的位置

肾脏成对，偶见单肾，在肾脏摘除手术中必须高度重视这一点。双侧肾脏具有相同的基本结构和相似的范围。肾分别位于脊柱两侧，贴附于腹后壁。右肾稍低于左肾，右肾上端平第12胸椎，下端平第3腰椎；左肾上端平第11胸椎，下端平第2腰椎（图8-9）。临床上左肾肋弓下可扪及，双肾上极紧贴膈肌，随呼吸上下移动，移动范围不超过5 cm。肾的位置与体型、肾床均有关。体形瘦长的人，肾的位置相对较低，体形矮胖者较高；男性肾脏呈倒梨形而较深，女性则近筒状而较浅，因而女性较易发生肾下垂。肾脏大小具有个体差异，新生儿肾脏大小与体重的比值约为成年人的3倍。成年男性肾脏大约长12 cm、宽6 cm、厚4 cm，重150 g；成年女性肾脏稍小，约135 g。

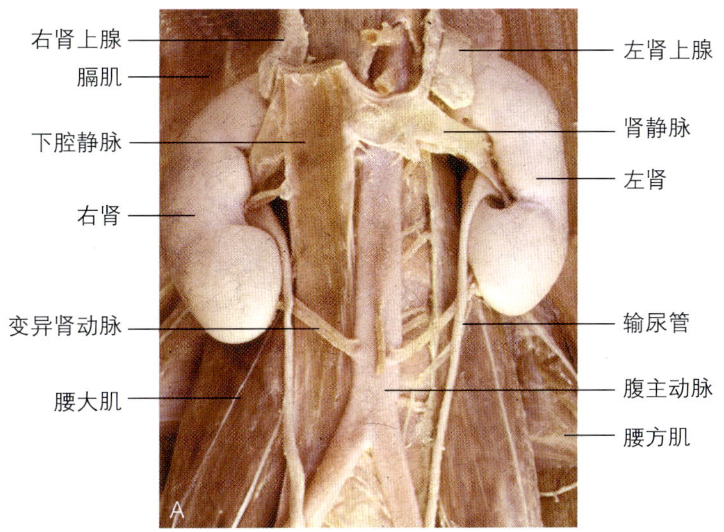

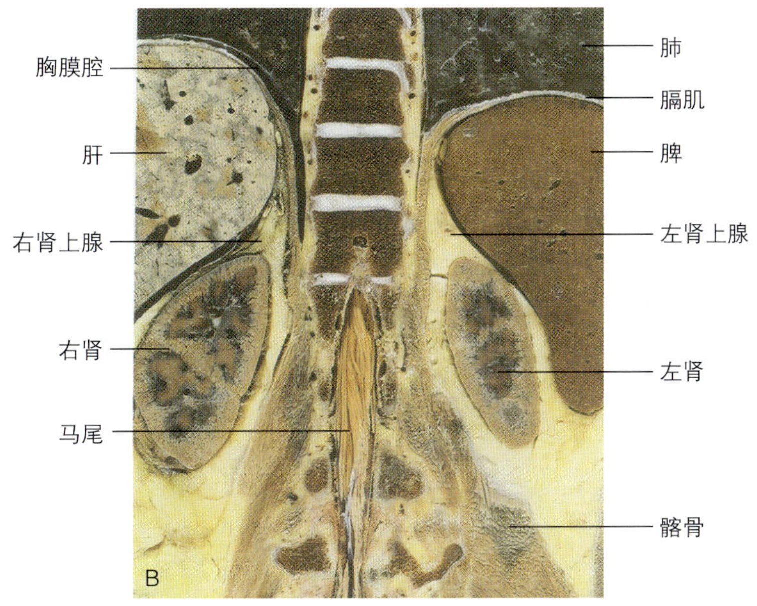

图8-9　肾的位置

A.前面观；B.冠状面观

肾脏的毗邻

1. 肾脏前面和下方的毗邻器官（图8-10） 胚胎发生时，肾直接位于腹膜壁层的后方，后由于肾上腺的发生及腹膜与结肠、十二指肠以及胰腺的关系变化，肾脏与腹膜的原来关系也有所改变。

肾脏的上方附有肾上腺，共同由肾筋膜所包绕，二者之间隔以疏松结缔组织。左侧肾上腺如一帽子盖在肾上极，右肾上腺位于右肾上极中央部分。

肝脏位于右肾前上部分，此相关位置关系在经胸腹部手术入路及肝、肾外伤时显得尤为重要。由于肝脏向后环绕着右肾，因而右肾上极行经皮穿刺时，应避免损伤肝脏后缘。肝脏通过右三角韧带附着膈肌，因此行下腔静脉切开，取出肿瘤性栓子前必须先切断右三角韧带。

十二指肠降部紧邻右肾肾门、肾盂，并比较固定，行右肾盂经皮穿刺和外科手术时，很可能受损。右肾内侧有下腔静脉，二者距离较近。右肾肿瘤、炎症性疾病常侵及下腔静脉，右肾切除时，须注意保护，以免造成难以控制的出血。降、升结肠分别覆盖左、右肾的下极。

从上向下，有脾、胃、胰、空肠毗邻左肾。脾脏向内侧延伸，在肾脏手术、钝性外伤时，特别容易同时受损。胃位于左肾上半部分。胰与左肾仅有肾筋膜前层相隔，左肾手术应注意勿伤及胰体、胰尾。空肠与肾下极毗邻。

2. 肾脏与胸廓的关系 左肾的一半和右肾1/3均位于第12肋之上，胸廓支架内，仅借膈肌与胸膜腔相邻。根据万玉璧的调查，91.9%的肾脏后面毗邻肋膈窦，肋膈窦到达第12肋下方者，左侧占71.2%，右侧占84.4%。第12肋的长短常有变异，胸膜与肋骨的关系亦不尽相同。为了正确评价胸膜反折水平和肋膈角位置、第12肋长短，必须通过X线来确定。

经皮肾镜穿刺最好定位于第12肋下，可以避免内镜管道所造成的气胸和胸腔积液。另外内镜器械太接近肋骨，其操作灵活性也同样受到限制。

3. 肾脏与腹后壁结构的毗邻 腹后壁是左、右腋后线后方的腹壁部分。腹后壁有浅部和深部之分，浅部以肌和筋膜为主，深部则为腹膜后间隙和后腹膜壁层。腹膜后间隙除有大量结缔组织

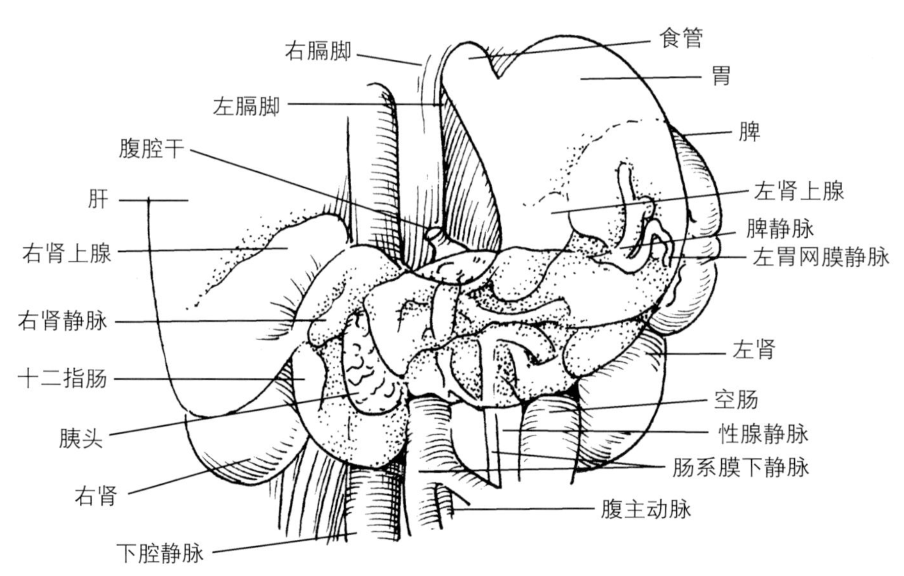

图8-10 肾脏毗邻关系

外，尚有肾、肾上腺、输尿管、腹部大血管和淋巴管等。

（1）膈肌（diaphragmatic muscle）：为一向上隆凸的薄肌，位于胸、腹腔之间，封闭胸廓下口。膈肌周围部为肌纤维，中央部为腱部，称为中心腱。膈肌有3个裂孔，最上是腔静脉裂孔，平第8胸椎，位于膈肌左叶与中央部分连接处的中央键内。此裂孔具有调节腔静脉和右膈神经的功能。中间为食管裂孔，它经过相对第10肋的右膈肌肌纤维。膈肌筋膜与腹横筋膜相延续，环绕膈食管这一部分，并进入腹腔，形成膈食管韧带，起固定食管贲门的作用。最下裂孔为主动脉裂孔，平第12胸椎高度。膈肌左、右脚形成此裂孔。此处膈肌仅仅位于主动脉前面，向后紧贴脊柱。胸导管以及进入腹腔丛的胸内脏神经均经过此裂孔。

（2）腰方肌和腰大肌：暴露于外侧弓状韧带下方的腰方肌，起自第12肋下部及上4个腰椎横突，向下止于髂腰韧带和髂前上棘的中间部分。腰大肌经过内侧弓状韧带下面附着于第12胸椎和所有腰椎前表面，终止于股骨小转子。腰小肌位于腰大肌上面，以一细小的肌腱附着于髂耻隆起。

（3）神经：有4对重要神经。肋下神经位于腰肌表面，腰上三角的外侧缘到达腹膜后腔。髂腹下、髂腹股沟神经于腰大肌后方，穿过腰方肌进入腹膜后腔。生殖股神经在肾下极水平离开腰大肌，在其发出分支前经过输尿管后方。

腹腔丛是最大的腹部神经丛，位于第12胸椎的下缘。在肾上腺与腹主动脉起点之间进入两个腹腔神经节，接受内脏大神经来的节前纤维。节的下外侧特别突出，称主动脉肾节，接受内脏小神经来的节前纤维，发出节后纤维至肾动脉根部的肾丛。

4. 腹膜后筋膜

（1）腹膜后连结组织的筋膜层可分3层：①内层，仅仅在包裹肠道及其血管神经的腹膜下面；②中间层，包埋肾脏、肾上腺、输尿管及其血管、神经；③外层，部分肌肉的肌外膜。在内脏移动性部分经常可见多层筋膜。

（2）肾周筋膜和间隙

1）腹膜后筋膜形成腹膜后间隙边界（图8-11）。在肾脏区域，对于外科来说具有重要意义的筋膜为肾筋膜、结肠旁筋膜、结肠腹膜融合筋膜。

肾筋膜（Gerota筋膜）起自于腹膜后连接组织的中间层，分为前、后两层，覆盖于肾脏及其

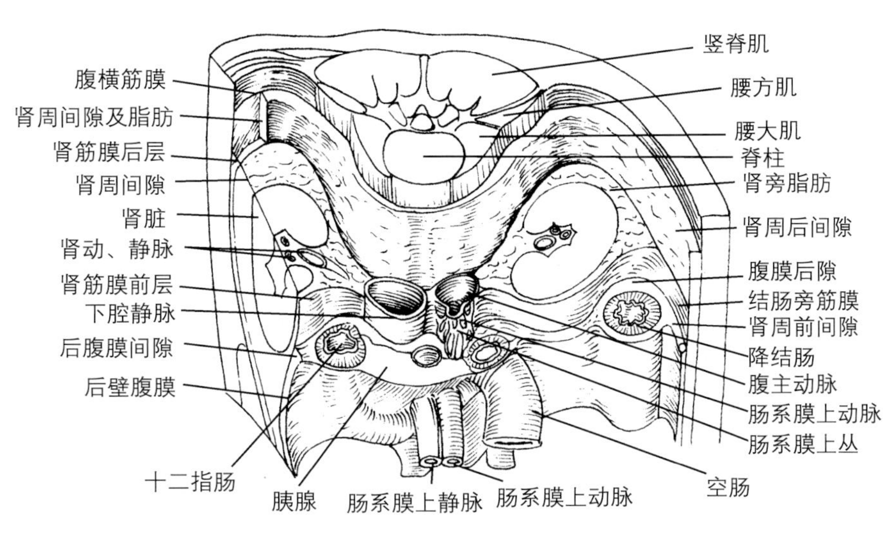

图8-11 腹膜后筋膜及间隙

肾周间隙内的毗邻结构。

肾筋膜前层（Toldt筋膜）包括肾旁脂肪组织，由中间层增厚所形成。肾旁组织（位于肾筋膜外）含有连接组织纤维，尤其在肾上极。肾筋膜后表面和外侧面的脂肪组织较前面明显增厚。据统计，男性较女性的含有更多的脂肪组织，并且男性的主要位于结肠平面前，而女性的主要位于结肠外。肾筋膜前层覆盖肾、肾上腺的前表面，并与内层连接组织在消化道穿越主动脉，腔静脉处发生融合。

肾筋膜后层（Zuckerkandl筋膜）起自于中间层连接组织，较前层明显增厚，肾周脂肪主要位于其背侧。在腰大肌、腰方肌前面，与后层筋膜外层连接组织筋膜即腹横筋膜相融合。后层筋膜于中线附近附着于脊柱表面，并于前层筋膜相融合，其中混杂有环绕主动脉、腔静脉、肾动脉、肾静脉，肠系膜上丛的连接组织。由于肾筋膜前、后层与大血管周围的连接组织融合，因此肾前后筋膜间肾旁空隙内侧实际上是封闭的。

结肠旁筋膜为在升、降结肠的外、后方，肾筋膜的前后层融合成单一的一层。很容易在肾盂平面外侧发现融合线，但是也存在许多变异。由于这一层清楚显示在CT扫描中，因而被放射学家称为结肠旁筋膜。它是肾前旁间隙和肾后旁间隙的分界线。

结肠旁筋膜与来自内层的腹膜后外筋膜，在Toldt白线处融合，形成肾前旁间隙的外侧缘。虽然结肠旁筋膜与横筋膜不相融合，但是向前外层环绕腹后壁扩散，因而肾后旁前隙向前与含有腹膜后脂肪的腹膜后间隙相延续。由于脂肪组织的扩散，形成放射学上的侧面条纹。结肠旁筋膜向前终止于肾旁分隔空间之间并形成明显的界线，因而形成单独的间隙。

融合筋膜系结肠的旋转和本身的系膜缘故，系膜侧腹膜与结肠后腹膜后腔的首层筋膜融合而成。融合筋膜与外侧壁腹膜、结肠旁筋膜融合，并明显增厚，形成Toldt白线。在肾筋膜前下面，可以将融合筋膜的3层分开，从而使升、降结肠的内侧能够移动，而肾脏表面仅有肾筋膜前层覆盖。右肾下1/2，左肾下1/3腹侧面被融合筋膜覆盖。

2）间隙：在各筋膜层之间，临床上重要间隙有肾周旁前间隙、肾旁间隙及肾周旁后间隙。①肾周旁前间隙位于壁腹膜后层与肾筋膜前层之间。它依附于肾筋膜向上连着结肠沟内内层连接组织，向外侧与腹膜后腔隙相延续。由于结肠系膜对折及肠系膜层形成，放射学家从腹水、胰液流动发现升结肠、降结肠、十二指肠、胰腺及其他们的系膜位于此间隙内。进一步发现认为此放射学间隙位于系膜之间，因而肾周旁间隙位于融合筋膜后，肾筋膜前层上。它实际上是一潜在间隙，在外科手术中，可以通过此间隙平面各外侧从Toldt白线分离结肠，暴露肾脏。②肾旁间隙位于肾筋膜前、后层之间，内有被脂肪组织、结缔组织小束包绕的肾脏、肾上腺和输尿管。它的内侧、外侧、上端相互融合、封闭。③肾周后间隙位于筋膜后层与横筋膜之间。在肋腹部与腹膜后间隙相延续，起源于肾筋腹后层的肾周旁脂肪组织。肾筋膜后层与横筋膜于内侧融合，并增厚形成较致密韧带，覆盖腰大肌、腰方肌，手术中需锐性切开。

在矢状和冠状切面上能更清楚地观察筋膜和筋膜间隙的位置。覆盖横结肠腹膜与壁腹膜相延续，并参与形成融合筋膜（图8-12，13）。在此腹膜下，腹膜后连接组织的内层位于肾旁前间隙上。肾筋骨膜前后层固定肾、输尿管于肾旁间隙内。

肾筋膜（renal fascia）前、后层与膈深筋膜在肾上腺上方融合，封闭肾旁间隙的头侧端。但这并不是完全性封闭，肾旁气体可以由此进入纵隔。在骨盆，肾筋骨膜后层与横筋骨膜融合，而肾筋膜前层包绕输尿管鞘，并延续至膀胱。肾筋膜前、后层，内、外两侧相互融合；向下两层分离，并延续至骨盆。因而肾筋膜被描述成相当大、坚实的、有弹性的袋。在肾外伤时，可以潴

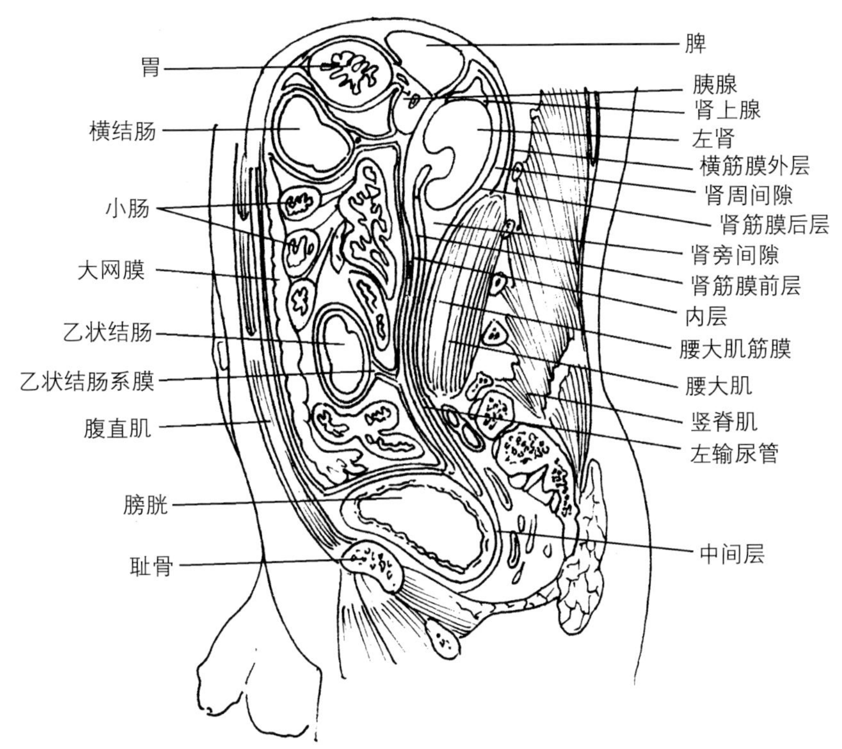

图8-12 腹膜后筋膜及间隙（矢状面观）

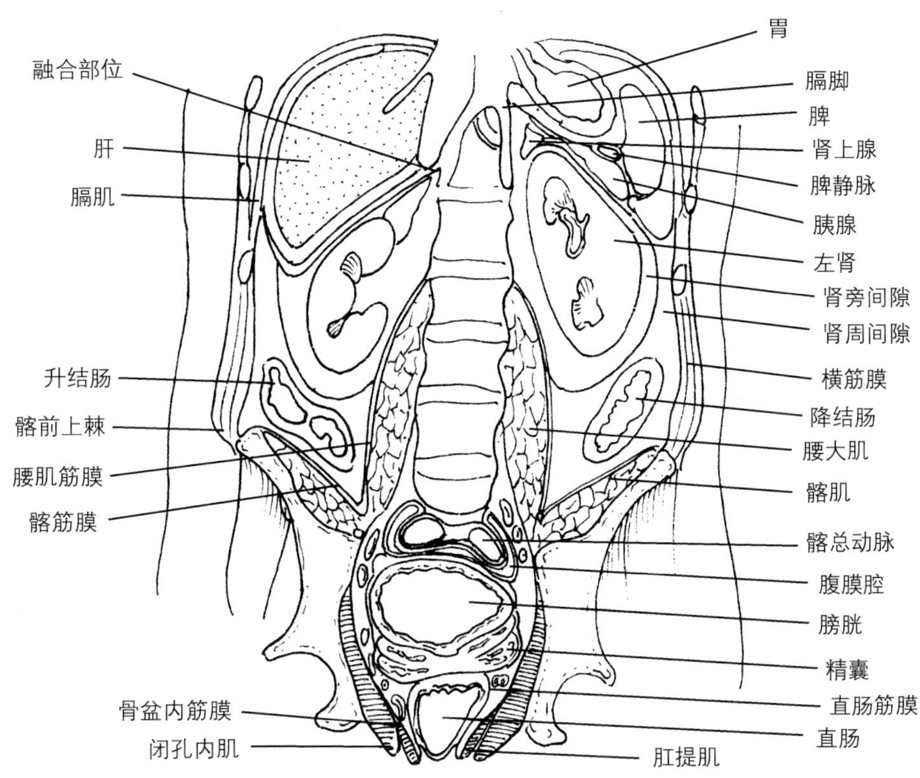

图8-13 腹膜后筋膜及间隙（冠状切面）

留大量血液，并且只能流向尾侧方向。由于肾筋膜前层扩张受限，出血将会变慢或者停止。

横筋膜包括延续至骨盆的筋膜均发自于腹膜后连接组织的外层。横筋膜也称为壁筋膜，与游离筋膜、融合筋膜不同，类似于壁腹膜。这是一层坚固的结缔组织层，它广泛分布于腹横肌下，也称之为腹横筋膜，但是由于它覆盖腹部、骨盆衬里肌肉表面，因此必须包括骨盆筋膜，故横筋膜与髂筋膜、盆膈筋膜、股鞘、股管、精索内筋膜相延续。它与骨盆内筋膜相延续，环绕具有出口的器官，如男性前列腺、女性尿道、阴道，以及肛管、下段直肠。它还与腰大肌固有肌外膜相融合。

（3）肾被膜和毗邻结构（图8–14）

1）筋膜和间隙：从后往前，依次是腰大肌筋膜、肾旁间隙、肾筋膜后层、肾周间隙、肾筋膜前层、肾旁间隙和升结肠、降结肠，以及腹膜后的融合筋膜。

2）膈肌及邻近韧带：膈肌通过左右脚附着脊柱，在左、右脚之间有大血管通过。左、右脚附着于上两节腰椎，并向前加入内侧弓状韧带。腰肋弓或弓状韧带由横筋膜形成，内侧弓状韧带为横筋膜索状增厚，延伸到第1腰椎横突尖端时穿过腰方肌，附着于第1、2腰椎体间，并与膈脚韧带毗邻。外侧弓状韧带同样为筋膜增厚，延伸至第1腰椎横突尖端时穿过腰方肌，附着于第12肋尖端。它们均终止于肾筋膜上缘。

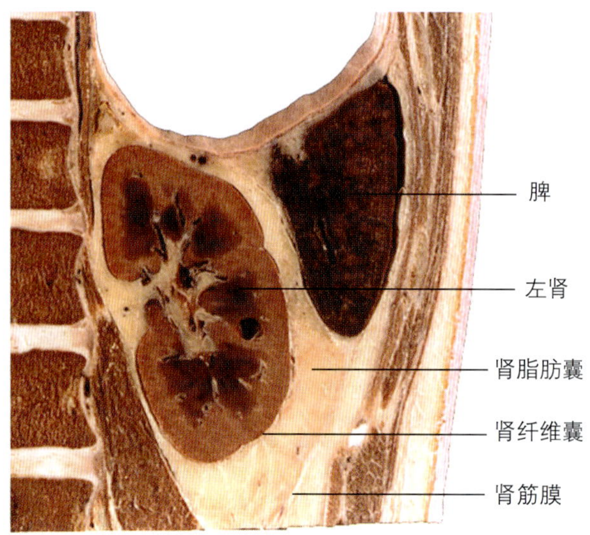

图8–14　肾的被膜

3）外科平面（图8–15）：通过肾旁前间隙或肾旁后间隙，而不需穿过肾筋膜，即可到达肾脏表面。在肾筋膜后层和横筋膜之间切开，即可通过肾旁后间隙到期达肾脏后面。从Toldt白线起始处切开，通过升、降结肠系膜融合筋膜的内侧移动部分，暴露肾旁前间隙，即可进入肾脏及其血管前层。

肾脏筋膜和腹横筋膜消失于膈肌处，仅有膈肌深筋膜（肌外膜）紧贴腹壁。为了避免进入腹腔，应于膈肌深筋膜下切开。

不同断面上肾脏的毗邻

1. 第12胸椎水平（横切面）肾脏毗邻关系

（1）右侧：右肾上极被肾周间隙的脂肪组织所包绕，肾周间隙由肾脏前后筋膜包被形成。肾上腺位于此部分的前部，腹横筋膜和右膈脚位于其外侧。第11肋下动脉和神经位于第11肋下，肋间肌前方。含有肝右、肝中叶静脉的肝右叶位于肾筋膜前的腹膜腔内。下腔静脉位于右膈脚前方。

（2）左侧：此切面扫过左肾上极和左肾上腺较下部分。肾筋膜前后层包绕它们并向外延续至外侧结肠筋膜。肾旁后隙位于这些筋膜的背侧。脾、胃被脾胃韧带悬吊。部分胸膜腔位于膈肌前方。胸主动脉与胸导管毗邻，位于左膈脚后方。

2. 第1腰椎水平（横切面）肾脏毗邻关系（图8–16）　肾动脉进入肾门后为肾段动脉。右肾上腺最下部分位于此右侧。在此平面，主动脉前无膈脚，腹腔神经节位于主动脉前表面。腰升静脉紧贴于第1腰椎体。网膜孔标志着网膜囊出口，门静脉、胆总管位于网膜孔的前方。脾静脉经过其左侧。第12肋和左、右肾的背侧为髂肋

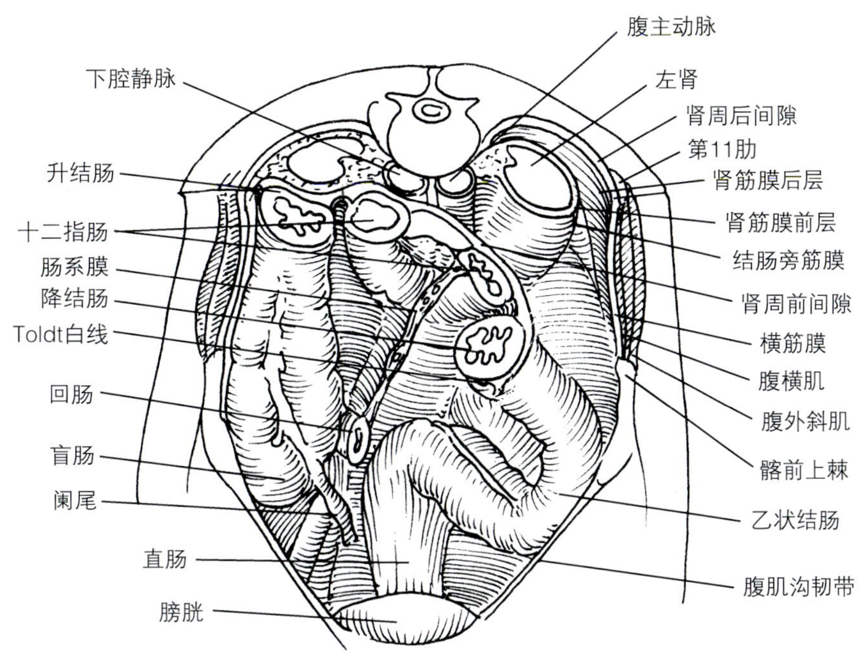

图8-15　外科平面

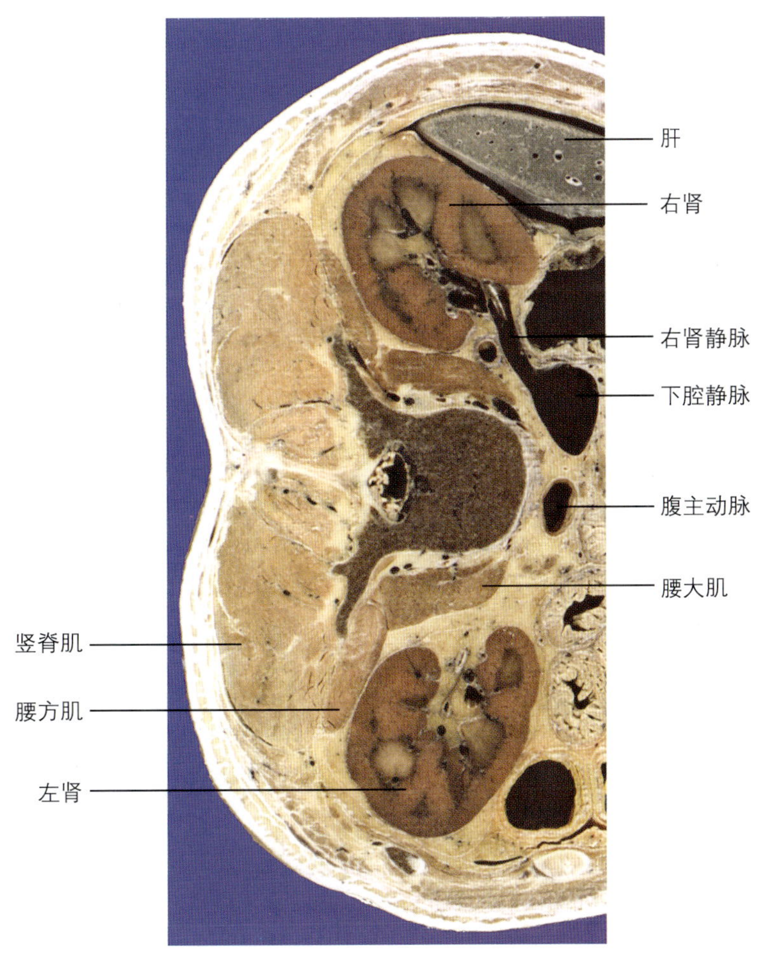

图8-16　第1腰椎横切面（下面观）

肌、竖脊肌。

3. 第2腰椎水平（横切面）肾脏毗邻关系 右输尿管位于右肾下极前中部，肝右叶覆盖右肾。左肾静脉回流至下腔静脉，左肾动脉起自腹主动脉。左性腺静脉位于左肾静脉主要属支的内侧。门静脉位于下腔静脉前方。结肠脾曲位于脾与左肾之间的左肾筋膜前方，胰尾紧靠左肾。腰方肌形成支撑，其后侧、外侧分别为竖脊肌、背阔肌。

4. 第2、3腰椎水平（横切面）肾脏毗邻关系 空肠位于左肾前面，胰体后面。升结肠位于右肾前面，肝右叶后面。输尿管位于椎体外侧。左性腺静脉位于输尿管前内侧。腹主动脉位于中间，膈肌在此水平未能发现。结肠外侧筋膜向前与肾前后筋膜融合。左肾被竖脊肌支撑。

5. 通过右肾上腺（矢状切面） 右肾上腺位于第11、12肋之间，肝尾状叶下方，与下腔静脉毗邻。十二指肠上部、降部位于其前下方。右肾动脉穿行于右肾旁间隙。

6. 通过右肾门（矢状切面）（图8-17） 右肾前上方为胆囊、门静脉、肝总管、肝右叶，前方为十二指肠降部和结肠肝曲。右肾深部为背阔肌、竖脊肌、第12肋、腰大肌。右肾门含有肾动、静脉分支。肾前、后层筋膜形成肾旁间隙，其后方肾周间隙，腹横筋膜。

7. 通过左肾（矢状切面）（图8-18） 胰体和脾动、静脉位于左肾上极的前方。胃体、脾分别位于胰体、脾动脉与静脉前方、上方。胃短动脉位于脾、胰之间。大网膜连接胃与横结肠，并支撑横结肠。降结肠位于肾下极前方。肾动、静脉位于肾门内，输尿管位于其外。腰方肌和髂肋肌位于肾脏背侧。

8. 通过肾门的冠状切面（图8-19） 右肾在肾旁间隙内，相对于第2~3腰椎体，毗邻腰大肌。右肾上腺位于其上方，与膈肌腰部毗邻。

左肾相对于第1、2腰椎体，胰头及脾动、静脉位于其上方。左肾上腺覆盖其上极。结肠脾曲位于其外侧。

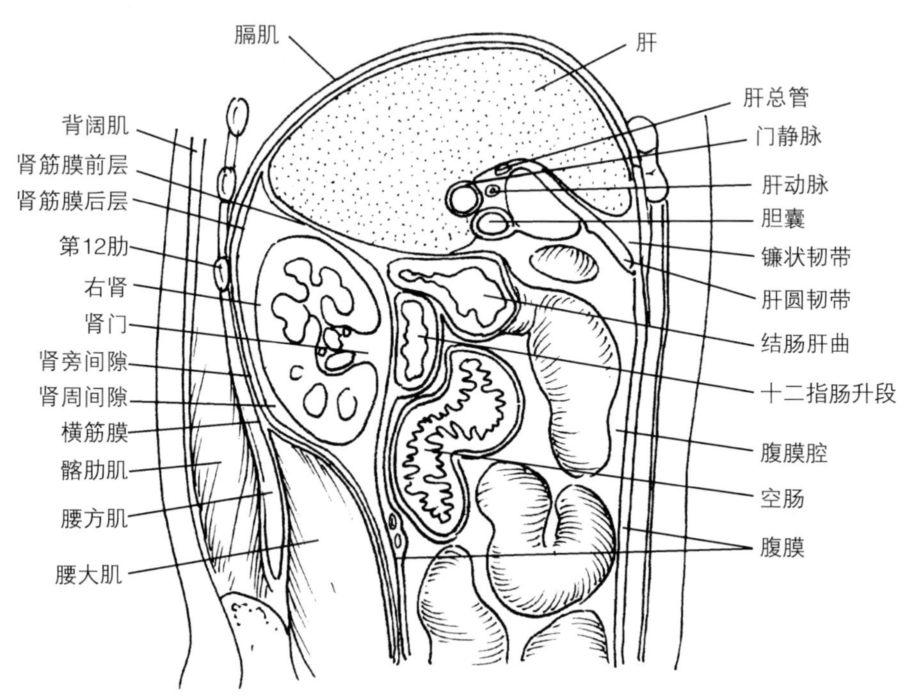

图8-17 通过右肾门矢状切面观

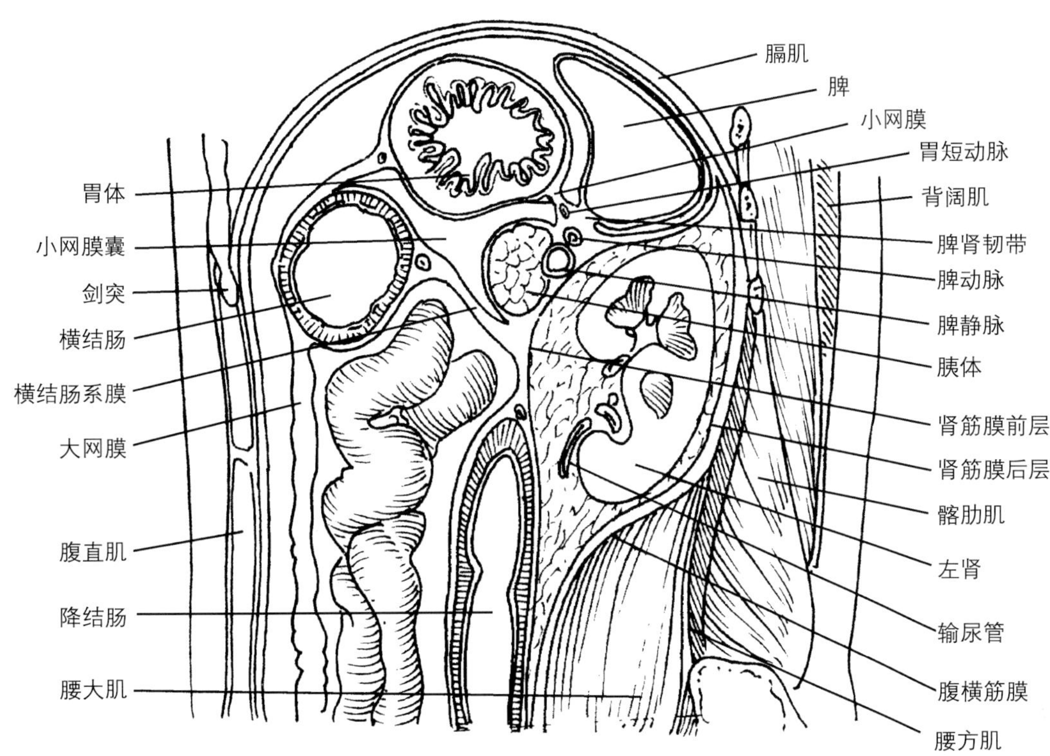

图8-18　通过左肾门矢状切面观

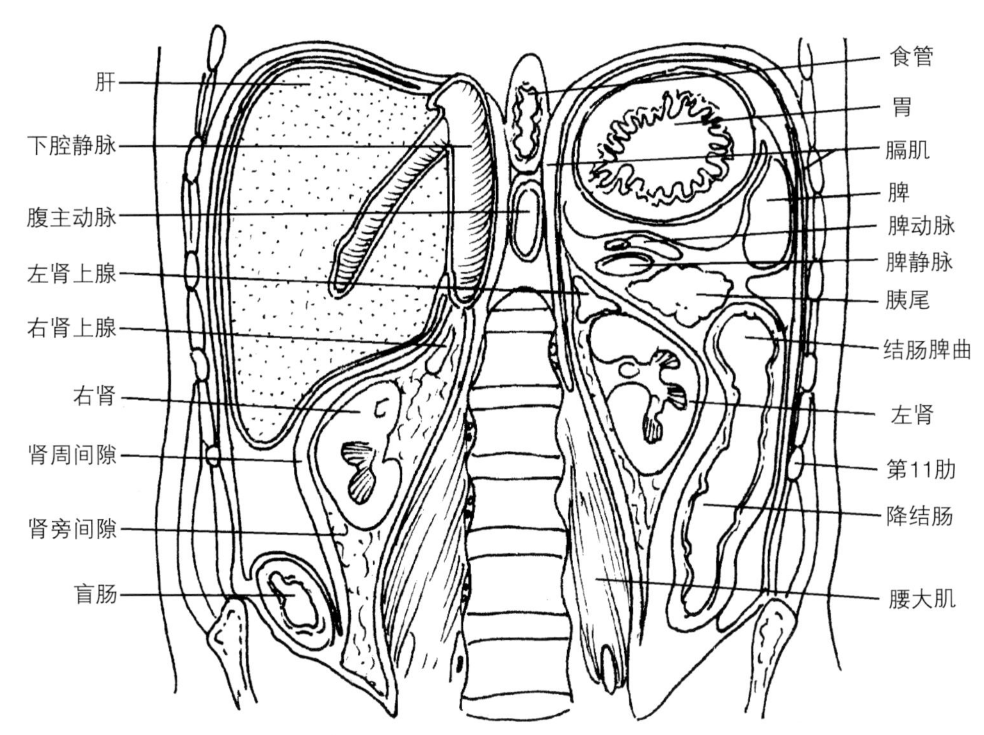

图8-19　通过肾门冠状切面观

肾脏X线定位

肾脏通常位于第12胸椎~第3腰椎椎体范围内，女性肾脏位置稍低。右肾通常较左肾低1~2 cm。肾脏在冠状面、横断面、矢状面都有轻微旋转。冠状面投影：肾上极较肾下极向内侧旋转13°。横断面投影：肾盂和肾门较肾脏外侧凸缘向前30°。矢状面投影：肾脏长轴向后旋转10°。

1. 右肾脏腔内放射学定位（图8-20） 在后层肾盏穿刺前，从横断面看，躯体呈一斜行位置。因此非常有必要了解肾盏与躯体冠状面的角度关系。我们可以通过侧位、斜位、前后方向X线片的分析，形成一个三维结构。肾盂造影的计算机X线断层摄影重建可形成三维图像，这是非常有意义的辅助检查。肾盏定位通常是可变的。在肾上、下极，混合的或连接的肾盏颈形成的角度都是非恒定的。但是，在肾脏中部呈前、后两排排列的肾盏颈之间的角度为76°。

从躯体冠状切面测量：肾盏前、后层长轴与冠状切面角度分别为16°、60°。从肾脏前平面测量：肾脏前、后层长轴与肾脏前平面形成的角度分别为46°、30°。

2. 左肾脏腔内放射学定位（图8-21） 从躯体冠状切面定位：前层肾盏长轴较躯体冠状切面向前倾斜3°。由于前层肾盏非常接近冠状切面，因此，大部分前层肾盏在仰卧位患者的肾盂造影中可以清楚分辨。然而后层肾盏出现始末重叠，后层肾盏长轴较躯体冠状切面向后倾斜60°。

从肾脏前面定位：从肾脏前面观察，前、后层肾盏分别向前、向后倾斜33°和30°。然而，在肾盏形态学和排列上，它们具有很大变异。对于肾脏体积估算，如果结合肾脏整体长度测量，前层肾盏乳头末端至肾脏表面的距离测量是相当可靠的。

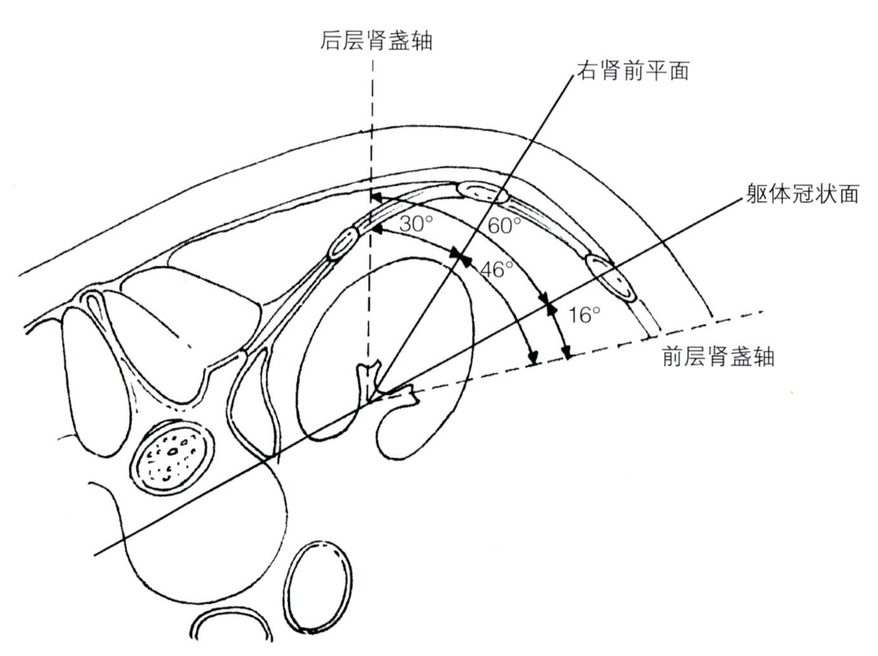

图8-20 右肾X线腔内定位

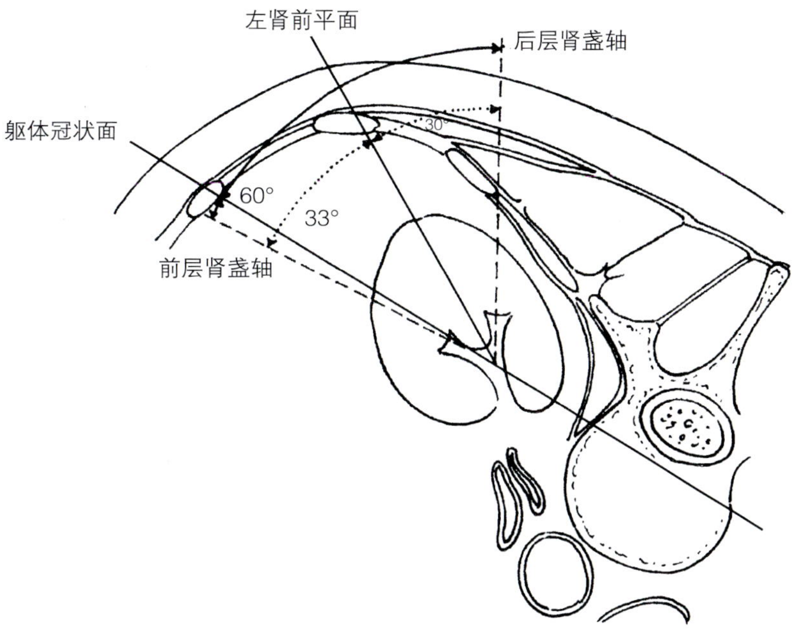

图8-21　左肾X线腔内定位

肾脏的结构

从人体解剖学和发生学来看，肾脏分为两部分：分泌部和导管部，具有分泌结构的为肾小球、近曲小管、Henle’s襻、远曲小管；导管部分为集合管、肾大盏、肾小盏和肾盂。从分布位置上讲，也可将其分为肾皮质和肾髓质。

■ 大体结构

从肾脏的凹缘（肾门renal hilum）切开，肾动脉、肾静脉、肾盂、淋巴管及神经均在肾窦内。肾窦（renal sinus）内的脂肪与肾周脂肪相连。虽然早期的解剖认为肾窦于肾门处封闭，但肾盂旁的外渗显示其是开放的。

肾脏表面由一层纤维囊（fibrous capsule）包被，除非有炎症浸润，它很容易从肾脏表面剥离，这是一层致密的结缔组织，薄而坚韧，具有较大的伸缩性，能够承受褥式缝合。肾部分切除或肾外伤须保留肾脏时，应缝合纤维膜以防肾实质撕裂。使用trocar行肾造口术时可明显感觉到此层纤维膜。当肾脏发生轻度炎症时，纤维膜能随肾体积扩张。遇到急性炎症或循环障碍，肾体积过分膨胀时则会勒逼肾脏，引起剧烈的肾区疼痛，甚至引起尿少以至于尿闭。

肾盂（renal pelvis）

为一漏斗状结构，是肾穹隆至肾门的肾实质所围成的腔隙，位于肾动脉后方。由肾大盏（major renal calices）、肾小盏组成。2~3个肾小盏（minor renal calices）汇合成一个肾大盏。每一小盏，通过乳头管与肾锥体末端（乳头部）相连。肾盏、肾盂、输尿管是一连续统一体，它们均起于中肾管的分支，具有相似的膜和同样的平滑肌排列，即外层为纵行平滑肌，中层为环状平滑肌，内层为黏膜。肾盂的形态、大小不一，大多数呈漏斗形或圆形。肾盂容量为6 mL，超过15 mL被认为积水。肾盂大部分在肾门内的称肾内型；在肾门外的称肾外型。肾内型肾盂可以是输尿管床发展的结果，它使手术径路及肾脏前层的操作变得更困难。肾盂的形状和位置，对肾盂切开术有一定意义，例如在漏斗型肾盂，肾盂大多数有一部分位于肾门外，加上肾的后唇往往较前唇较小，因而从后方暴露切开更为有利。

肾盂输尿管连接部具有起搏点作用。它通过提高肌肉收缩来增加尿液流量，并通过肌源性传导增强输尿管蠕动。

肾盏（renal calices）及其组成

肾锥体内的集合管通过肾乳头将尿液排空至肾盏。集合管开口于被肾穹隆环绕的乳孔板。一个肾小盏引流一个单一的或者复合的、结合的肾乳头。肾小盏由一个肾盏颈和肾盏杯口组成。一个肾大盏至少引流两个以上的肾小盏（图8-22）。

一个肾乳头（renal papillae）可能引流一个肾锥体，两个或者更多的肾乳头可能融合在一起形成单一的统一体。由于融合，肾盏杯口的中央缘失去它们各自的特征，形成复杂的肾乳头引流尿液进入复杂的肾盏杯口。具有较小程度融合的肾锥体，肾乳头仍保持部分特征，称之为连接乳头。连接乳头引流尿液进入两个仍保持各自特征的肾盏杯口，但是这两个肾盏不含有独自的肾盏颈。这就导致了连接乳头具有连接的或混合的肾盏杯口。肾大盏引流两个肾盏颈和两个肾盏杯口并通过肾盏漏斗进入肾盂。肾大盏一般分为上、下两个。有的在上、下大盏相合处尚有中盏汇入。小盏合成上、下大盏的形式变异很多，常见的是上大盏由上极组（收集肾上极区）和中上组（收集肾中部上份）合成；下大盏由中下组（收集肾中部下份）和下极组（收集肾下极区）合成。其中，中上组和下组的小盏较多，收集区亦大，其余两组较少。有中盏出现时，则部分或全部代替中上组和中小组。肾大、小盏通常排列成纵向的两排，肾脏前层排列明显稠密。肾脏上、下极的肾盏通常为混合的或连接肾盏。

肾盂、肾盏分为黏膜、黏膜下、平滑肌纤维3层。肌肉外有结缔组织鞘覆盖。肾盂、肾盏肌肉

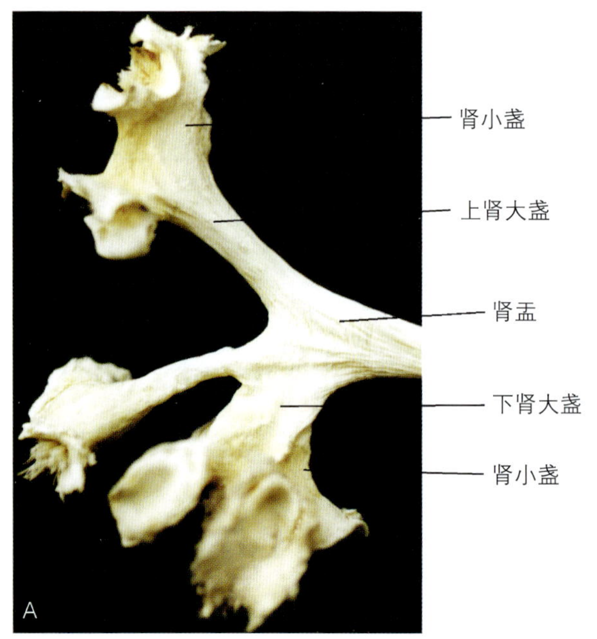

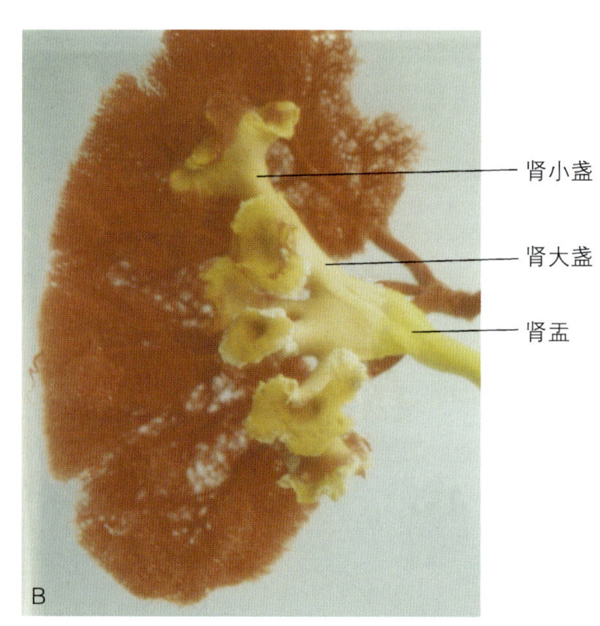

图8-22　肾盏铸型

分典型、非典型两种。典型类型平滑肌与输尿管平滑肌相似。非典型类型位于肾小盏和穹隆部，并向远延伸至肾盂、输尿管连接部，这些非典型类型平滑肌细胞形成一薄膜覆盖在典型平滑肌上，被认为影响肾盂、肾盏平滑肌活性。肾小盏末端的非典型肌细胞作为自发性蠕动的起搏器，形成的基本收缩频率从肾小盏壁开始，向下传至肾盂、输尿管肾盂连接部。依赖尿液生成速度，或多或少的冲动通过连接部传送至输尿管，形成输尿管蠕动。一个肾盏形成蠕动与其他肾盏激发蠕动互协调，导致肾盂蠕动。或者是通过具有最高频率蠕动肾盏来控制。输尿管梗阻时，这种协调性将会破坏，虽然肾脏神经冲动起一定作用，但最基本因素是位于肾盏、肾盂、输尿管的尿量，它们具有刺激肌肉蠕动的活性。去神经肾脏仍然保持肾盂、输尿管蠕动，证明了这点。

穹隆和肾乳头

肾锥体的乳头陷入肾小盏的杯口里。筛状板横越肾乳头，其上有集合管的开口。肾盏杯口壁与肾皮质相邻的部分称为穹隆部，其边缘环绕肾乳头基底部。肾盏移行上皮于此突然转变为单层矮柱状立方上皮。在穹隆下面有较丰富的脉管床，将血液、淋巴液引流至叶间动、静脉和淋巴结。另外由于穹隆边缘作为肾盏杯口壁移动性的转折点，因而在输尿管梗阻时，穹隆能向外扩张，使肾盏杯口在肾盂造影时呈现球形。随着整体过度膨胀，肾盏杯口与乳头连接部破裂，导致尿液进入血管、淋巴管、肾窦。墨汁注射显示，在急性梗阻时，墨汁从穹隆通过肾窦进入肾旁间隙。

■ 组织结构

肾脏分为外周肾皮质、中央肾髓质。肾皮质是最外层为皮质层，含有卷曲小管，但无肾小球。皮质小叶由覆盖锥体基底部及插入锥体间皮质（肾柱）组成。肾窦及肾极皮质较厚。肾脏前后层均含7个肾小叶。每一肾锥体含有集合管、髓襻及一个肾小盏。

肾小叶是肾脏基本单位。它由肾小球、卷曲小管、髓襻、集合管组成，肾小球由小叶间动脉发出入球小动脉供应。

肾髓质

肾髓质（kidney medulla）由集合管、近端小管、远端小管、髓襻组成。

肾表面包以致密结缔组织和少量平滑肌细胞构成的被膜，称为肾纤维膜。正常的肾纤维膜易于剥离，而病理情况下被膜与实质粘连不易剥离。肾的实质部分有位于外周的皮质和皮质深部的髓质两部分构成。肾皮质富有血管形成大量肾小体。髓质约占肾实质的2/3，血管较少，有许多直行的小管组成6~18个肾锥体（renal pyramid）。肾锥体之间有皮质深入，称为肾柱（renal column）。肾锥体底部较宽大，稍向外凸与皮质相连，与皮质分界不清，且从肾锥体的底部呈辐射状伸入皮质形成条纹状的髓放线（medullars rax）。位于髓放线之间的肾皮质称皮质迷路（coltical labyrinth）。每个肾锥体及其周围的皮质部分称为一个肾叶，每个髓放线及其附近的皮质迷路组成一个肾小叶。肾锥体的顶部呈钝圆状，深入肾小盏内，称为肾乳头，乳头管开口于此，肾内形成的尿液由此排至肾小盏内（图8–23）。

肾皮质

肾皮质（renal cortex）由大量的肾单位和泌尿小管组成，其间有少量结缔组织，血管和神经等构成肾间质。泌尿小管是一种能形成尿液的上皮性小管，由肾小管和集合小管两部分组成。肾单位和集合小管在胚胎发生上虽来源不同但以后相互接通。

1. 肾单位（nephron） 是肾形成尿液的结构与功能基本单位，由肾小体和肾小管两部分组成（图8–24）。每个肾有100万个以上的肾单位，它与集合小管共同执行泌尿功能。

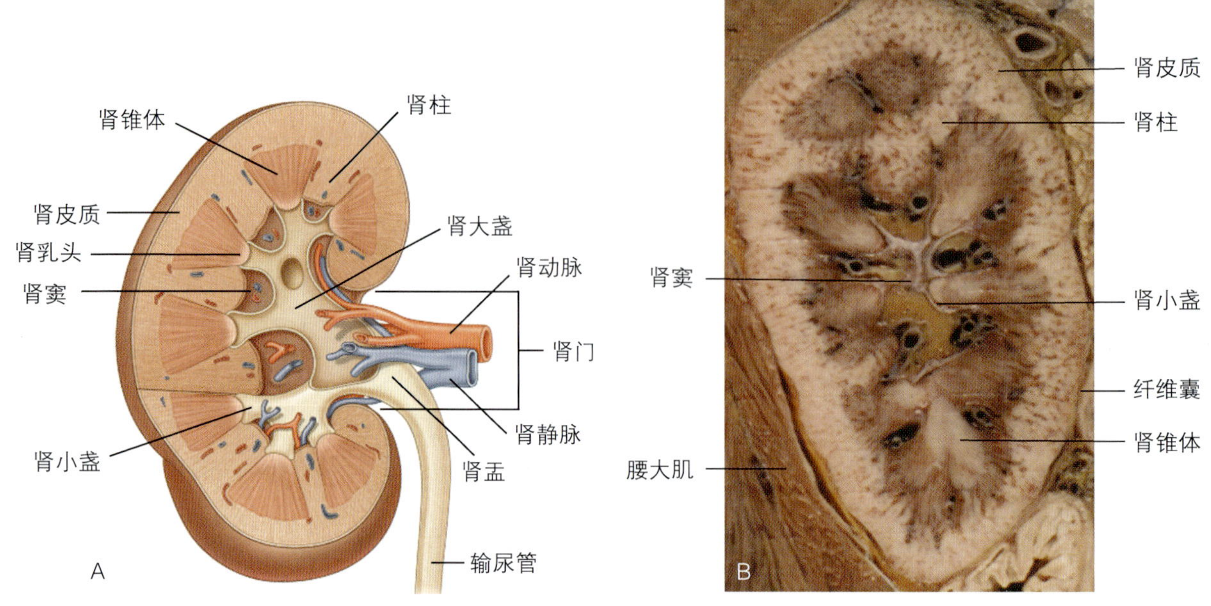

图8-23 肾的结构
A.示意图；B.矢状切面

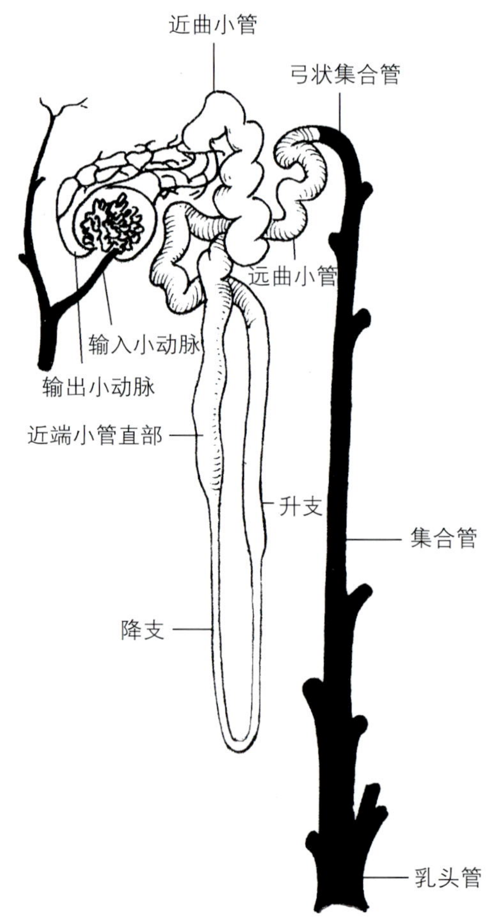

图8-24 肾单位

（1）肾小体（rend corpuscle）：似球形，又称肾小球，由血管球和肾小囊组成（图8-25）。肾小体有两极，微动脉出入的一端称血管极，另一端是肾小体与近端小管衔接称为尿极。

血管球（glomerulus）是包在肾小囊中的盘曲的毛细血管球（图8-26）。每个血管球的毛细血管来自肾动脉的分支，称为入球小动脉（afferent glomerular arteriole），它先分为4~5个初级分支，再分为许多毛细血管襻，这些毛细血管之间有血管系膜支持，血管襻的外面覆盖有肾小囊的脏层上皮。毛细血管然后先集合成数条微小动脉，继而汇合成一条出球小动脉（efferent glomerular arteriole），从血管极处离开肾小囊。血管球是一种动脉性的毛细血管网，且此处毛细血管为有孔型毛细血管，由于入球小动脉管径较出球小动脉粗大致使血管球的球内血压较一般毛细血管高，有利于当血液流经血管球时大量水分和小分子物质滤出血管壁进入肾小囊。

（2）肾小囊（renal capsule）：又称Bowman囊，是肾小管的起始端膨大凹陷形成的双层似杯状的囊，囊内有血管球。肾小囊的外层称壁层，壁层为单层扁平上皮在肾小体的尿极处与近端小管上皮连续，然后在血管极处反折成为肾小管内层或称脏层，两层之间的狭窄腔隙即肾小囊腔，又称Bowman腔，其与近曲小管相通。脏层细胞形态较特殊，具有许多大小不等的突起，称为足细胞（pldocyte）。足细胞体积大，胞体凸向肾小囊腔，胞体伸出几个大的初级突起，然后再分成许多次级突起，相邻的次级突起互相镶嵌呈栅栏状，紧贴在毛细血管的基膜外，这些突起间有直径25~30 nm的裂孔，孔上覆盖 4~6 nm的裂孔膜（图8-27）。

（3）滤过屏障（filtration membrane）：在血管球的毛细血管内皮和肾小管脏层足细胞次级突起之间具有一层厚度300 μm均质状的、PAS反应呈阳性的血管球基膜。基膜主要成分含Ⅳ型胶原蛋白、蛋白多糖和连蛋白，形成以胶原蛋白为骨架的分子筛，骨架上附有的糖胺多糖是以带负电荷的硫酸肝素为主，因此基膜对滤液中的大分子物质有选择性通透作用。当血液流经血管球毛细血管时，血浆内部分的物质经过有孔型毛细血管内皮，基膜和足细胞裂孔滤入肾小囊腔。这3层结构形成的滤过膜分别对血浆成分具有选择性通透作用，称为滤过屏障。滤入肾小囊腔的滤液称原尿，原尿除不含大分子蛋白质外，其成分与血浆相似。

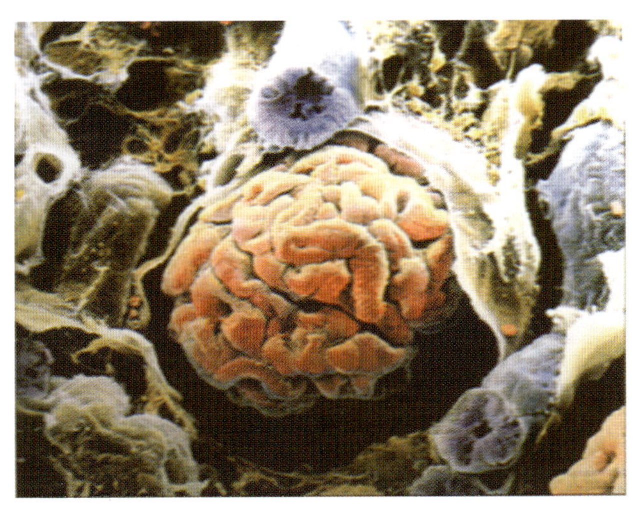

图8-25　肾小体

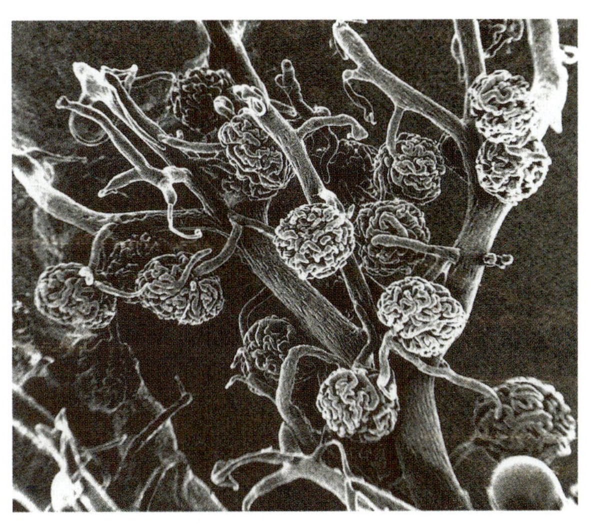

图8-26　血管球（扫描电镜像）

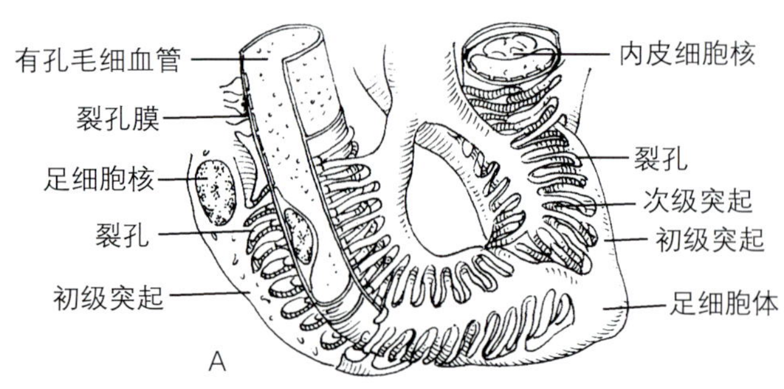

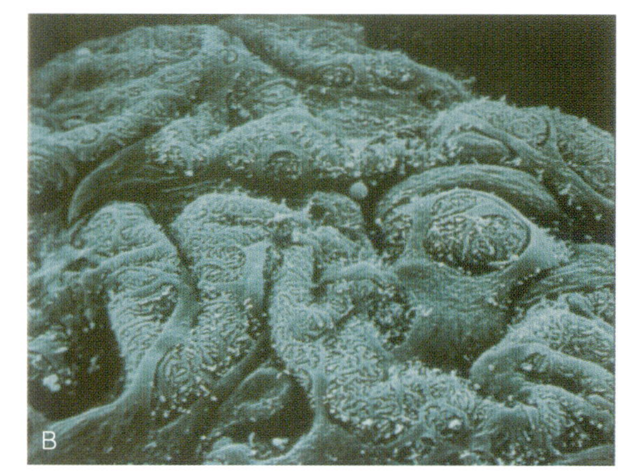

图8-27　肾小体足细胞与毛细血管的关系
A.示意图；B.扫描电镜图

成年人一昼夜可形成原尿约180 L，若滤过膜受损害，则血浆大分子蛋白质甚至血细胞均可通过滤过膜漏出，因此出现蛋白尿或血尿。

2. 肾小管（renal tubule）　系肾小体以外的上皮性小管，包括连接肾小囊的近端小管、细段和连接集合小管的远端小管3个部分（图8-28）。肾小管由单层上皮细胞围成，上皮外为基膜与少量结缔组织。肾小管的作用是重吸收原尿中的某些成分及分泌排出部分机体代谢产物。

（1）近端小管（proximal tubule）：是肾小管中最长最粗的一段，约占肾小管总长的一半，分为曲部和直部两段。

近端小管曲部位于皮质内起于肾小体尿极，迂曲蟠行于肾小体附近。由于原尿不断滤出进入近曲小管，管腔呈扩张状态。上皮细胞的游离面有密集排列的刷状缘，刷状缘是电镜下密集整齐的微绒毛组成的，大大扩大了游离面的表面积，刷状缘处有丰富的碱性磷酸酶和ATP酶等；此外，上皮细胞基部丰富的质膜内脂和相邻细胞以侧突相互嵌合使细胞侧面及基底面与间质之间的物质交换面积增大，在细胞基部的质膜上还有丰富的Na^{+}，K^{+}-ATP酶（钠泵），这些都与细胞的重吸收功能有关。近端小管直部是曲部的延续，直行于髓放线与肾锥体内，结构与曲部基本相似，但不如曲部发达。

近端小管的结构特点使其具有良好的吸收功能，是原尿重吸收的主要场所。原尿中的几乎全部葡萄糖、氨基酸和蛋白质，以及大部分水、离子和尿素等都在近端小管被重新吸收。同时近端

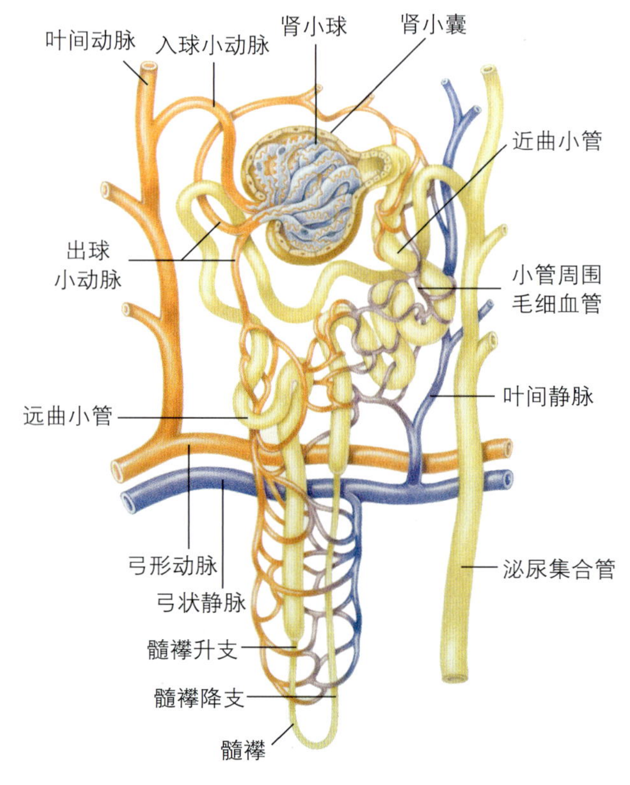

图8-28　肾小管

小管上皮细胞可向腔面分泌H^+、NH_3、肌酐和马尿酸等。临床上利用马尿酸或酚红排泄试验，来检测近端小管的功能状态。

（2）细段：位于髓放线和肾锥体内。细段管径细上皮为单层扁平，甚薄，有利于水和离子通透。浅表肾单位的细段较短，主要位于髓襻降支，而近髓质肾单位的细段长些，由降支再反折上行，又参与构成髓襻升支。

（3）远端小管（distal tubule）：分为远端小管直部和远端小管曲部。直部经肾锥体和髓放线上行至皮质，也即髓襻升支粗段的重要组成部分，此处上皮细胞基部质膜上有丰富的Na^+，K^+–ATP酶，能主动向间质转运Na^+，细胞膜上有一种呈凝胶状不通透水的酸性糖蛋白，致使水不能通过，因而造成从肾锥体底至肾乳头的间质内渗透压逐步增高，有利于集合小管系对水分的继续重吸收。曲部位于皮质内，结构与曲部相似，但不如直部发达。

远端小管是离子交换的重要部位，上皮细胞有吸收水、Na^+和排出K^+、H^+、NH_3等的作用，对维持体液的酸碱平衡起重要作用。肾上腺皮质分泌的醛固酮能促进此段吸收Na^+，排出K^+，垂体后叶抗利尿激素促进此段对水的吸收，从而使尿液浓缩，尿量减少。

集合小管系

分为弓形集合小管、皮质集合小管和髓质集合小管三段。弓形集合小管位于皮质迷路，一端连接远曲小管，呈弓形弯入髓放线，与皮质集合小管相连。皮质集合小管于是沿髓放线直行向下达肾锥体，髓质集合小管在肾锥体内下行至肾锥体乳头，改称乳头管，开口于肾小盏。集合小管能进一步重吸收和交换离子，使原尿进一步浓缩，且与远曲小管一样也受醛固酮和抗利尿激素的调节。

肾小体形成原尿，经过肾小管各段和集合小管后，绝大部分水、营养物质和无机盐等被重吸收入血，部分离子也在此进行交换，小管上皮细胞分泌排出部分机体的代谢产物；且原尿经过远曲小管和集合小管时得到进一步浓缩形成终尿排入肾盏。终尿量为每天1~2 L，仅占原尿的1%左右。肾在泌尿过程中排出了机体的代谢产物，也对维持机体水盐平衡和内环境的稳定起重要调节作用。

肾小球旁复合体

肾小球旁复合体又称肾小球旁器，是肾小管与血管之间接触处的一组特殊结构，由于位于肾小体的附近故名。包括球旁细胞、致密斑和球外系膜细胞3部分组成，在肾小体血管极处形成三角形区域。

1. 球旁细胞　入球小动脉近肾小体血管极处，小动脉血管壁的中膜平滑肌细胞转变为上皮样细胞称为球旁细胞，细胞壁体积较大，立方形，胞质中有大小颗粒，颗粒含有肾素；由于球旁细胞与内皮细胞间无弹性膜和基膜相隔开，免疫组织化学法证明，肾素极易释放入血，其作用为促进血管收缩，升高血压。

2. 致密斑（maculadensa）　远端小管直部靠近肾小体侧的上皮细胞增高，并变窄，形成一个椭圆形的斑状结构称为致密斑，细胞呈高柱状，排列紧密，细胞的基部有细小分支状突起与附近细胞的突起镶嵌。致密斑细胞之间有明显的细胞间隙，细胞表面又缺乏酸性糖蛋白，是一个能够通透水分的上皮区域。因此致密斑细胞可以敏锐地感受它附近的远端小管内滤液Na^+浓度的变化，可视为一种化学感受器。当滤液中Na^+的浓度降低时，它可将“信息”传递给球旁细胞和球外系膜细胞，促进球旁细胞分泌肾素以增强远端小管储Na^+排K^+的作用。

3. 球外系膜细胞　球外系膜细胞又称极垫细胞。它是位于血管极三角形区域内的一群细胞，是与球内系膜细胞相延续的。极垫细胞与球旁细胞和球内系膜细胞之间都有缝隙连接，它的作用是在球旁复合体的复杂功能活动中进行“信息”的传递。

肾动脉直接由腹主动脉分出，经肾门入肾后分为叶间动脉，沿肾柱上行至皮质与髓质交界处横向分支为弓形动脉，弓形动脉分支的小叶间动脉，放射状定行于皮质迷路中，达到被膜下形成毛细血管网。小叶间动脉在沿途向周围放出许多入球小动脉，这些小动脉进入肾小体，形成血管球，然后汇合成出球小动脉。浅表肾单位的出球小动脉在离开肾小体后，分支为球后毛细血管网，分布在肾小管的周围。毛细血管网最后依次汇合成小叶间静脉、弓形静脉、叶间静脉和肾静脉出肾。同时，髓旁肾单位的出球小动脉不仅形成球后毛细血管网，而且还发出若干直小动脉直行入髓质，最后在髓质的不同深度又反折直行上升为直小静脉，构成“U”字形的血管襻与肾单位的髓襻相伴行。

综上所述，肾血液循环与肾的泌尿功能密切相关的特点表现为以下几方面。

（1）肾动脉直接起于腹主动脉，血流量大，约占心排血量的1/4，即每5 min左右人体内的全部血液流经肾脏而被滤过。

（2）肾小体血管球的毛细血管两端都为小动脉，入球小动脉粗短，出球小动脉细长，使血管球的血流量大，血压高，有利于充分滤过。

（3）肾内的血管通路中出现两次毛细血管网，即血管球毛细血管网和球后毛细血管网。经血管球毛细血管网滤过而产生原尿，而分布在肾小管周围的球后毛细血管，由于血流经血管球滤出大量水分后血管内血液的胶体渗透压升高，有利于其周围肾小管上皮细胞重吸收的物质进入血液。

（4）髓质内直小血管襻与肾小管襻伴行，有利于肾小管及集合小管的重吸收和尿液的浓缩。

（5）肾内皮质血流量大，流速较快，髓质血流小，流速也慢些。临床急性肾衰竭时，由于小叶间动脉发生痉挛，皮质供血减少甚至中断，大量血液流经髓质直小血管襻，引起短路循环，致使浅表肾单位滤过功能严重低下，甚至缺血性坏死，因此患者出现少尿，甚至无尿等急性肾衰竭症状。

■ 肾脏的动脉、静脉、淋巴管和神经

肾动脉（renal artery）

1. 肾动脉的分支　肾脏动脉通常于肠系膜上动脉的下方发自腹主动脉，位于第1腰椎上缘和第3腰椎之间。约84.7%肾脏具有一支肾动脉。右侧肾脏具有两支肾动脉较左侧更为常见，两支动脉几乎具有相同大小的管径。即使右肾较左肾位置低，但有肾动脉较左肾动脉动稍高。约15%的肾脏上极或下极接受来自腹主动脉多支分支供应，这些动脉直径一般较小。若这些动脉管径够大，它们于主动脉开口处呈连续排列，充当肾段动脉。

大多数肾下极附属动脉直接进入肾皮质。进入肾上极的动脉多起自肾动脉，它们具有较小管径，并经过肾上腺。一些额外的肾动脉起自性腺动脉和肠系膜上动脉。

肾段动脉（segmental renal artery）供应范围（图8-29）：肾动脉分成前干、后干，肾动脉前干、后干可以从腹主动脉至肾门这一段任何部位发出，前干供应肾脏3/4的范围，后干供应余下部分。前、后干之间无血管区平面相当于后层肾盏长轴位置。

肾脏前、后干发出5支主要的肾段动脉，它们供应的肾段动脉均为端动脉，与静脉系统相反，相隔肾段间无附属分支。在肾被膜和肾脂肪内动脉间发现段间动脉吻合支。这些吻合支口径较少不足以灌注肾脏。

尖段由尖段动脉供应，位于肾上极的中央部分，像一顶小帽子，包括肾脏前、后层部分。尖段动脉发自肾动脉前干或其他肾段动脉。尖段动脉起源变异较其他段动脉频繁。上段局限于肾

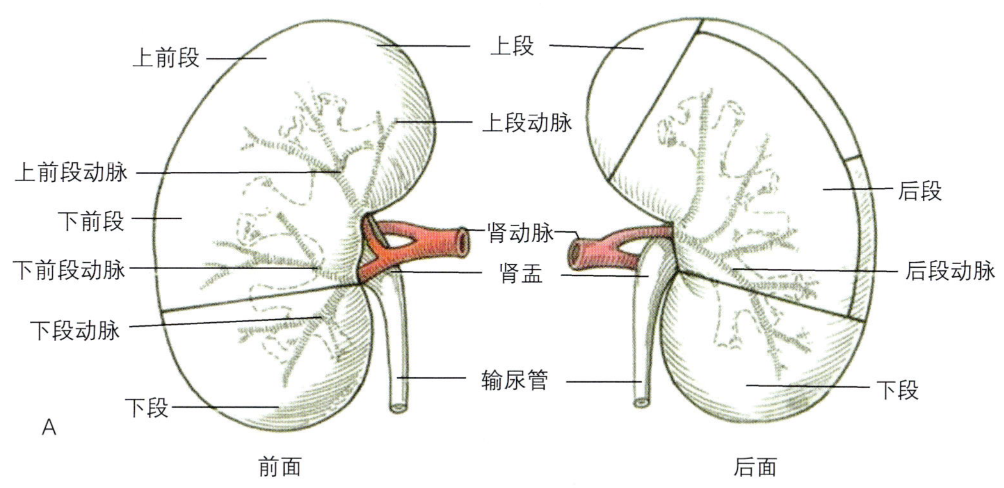

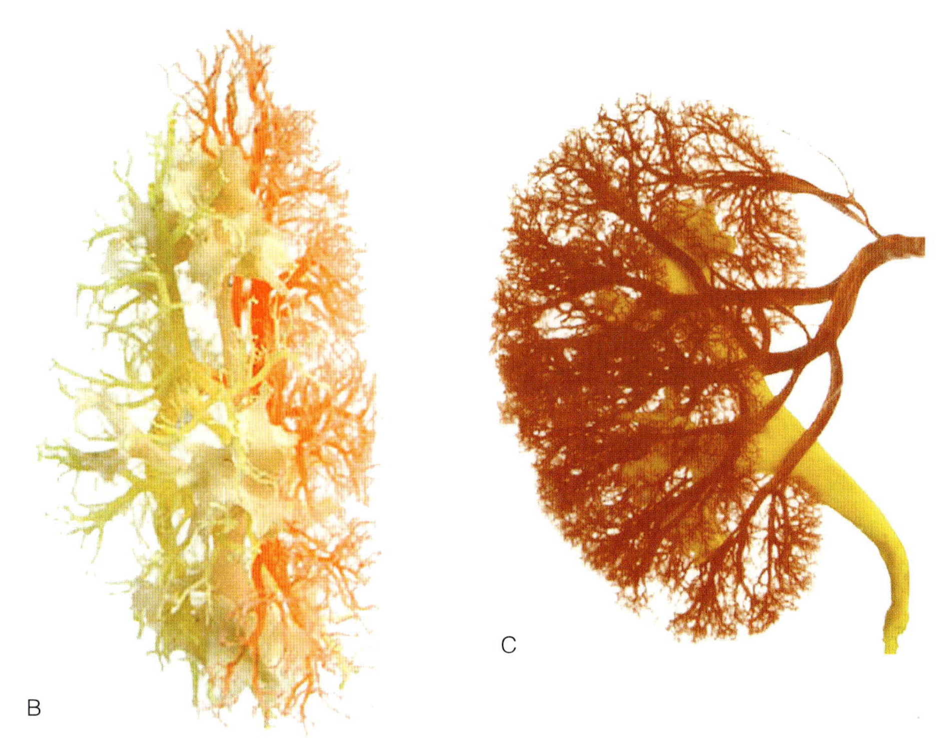

图8-29 肾段动脉

A.各肾段范围；B.铸型侧面观；C.铸型前面观

前层内，包括肾上极剩余部分和肾脏中间部分的上部。它由上段动脉的外侧支和上支供应。中间段位于上段和下段之间的肾前层部分。它由中间段动脉供应。下段包括整个下极，较尖段范围广泛。它由发自肾动脉或肾动脉前干的下段动脉供应。下段动脉于肾盂的前方发出前支、后支，分别供应下极的前层和一小部后层。后段包括除尖段、下段外的后层肾脏。它由起自肾动脉后干主支的后段动脉供应。后段动脉穿过肾盂上部后方，非常接近上盏的起源部。

2. 无血管平面　前、后层肾叶的分界线称为Brodel白线，它位于肾脏弯曲的纵向凹。因为在此平面具有前层动脉的较大分支，所以它并不是肾脏切开术的较好路径。在此白线更后侧，恰好位于后层肾盏前面，肾动脉分成前干、后干系统，形成最小的血管化区域。因此，无血管平面位于肾脏最大弯曲的后方。

3. 皮质、髓质的血管供应　肾段动脉穿越肾盏至肾穹隆发出叶间动脉（interlobar artery），2~3支叶间动脉沿叶间的肾锥体呈放射状至髓连接部。在皮髓质分界线的外周，血管腔明显减小，此处切开危险性明显减小。

每一叶间动脉发出5~7支弓形动脉呈弓形终止于锥体中部。弓形动脉（arcuate artery）的外周分支形成小叶间动脉（interlobular artery）和较小的肾被膜穿孔动脉。这些动脉均垂直进入肾皮质。小叶间动脉发出入球动脉供应肾小球及集合管的营养动脉和肾被膜穿孔动脉。

入球动脉绝大部分来源于小叶间动脉。但是一些较长的入球动脉起源于弓形动脉或叶间动脉。它们首先供应肾小球然后沿锥体中央下行形成直动脉。入球动脉于肾小球内形成终端性的肾小球毛细血管丛，再结合形成出球动脉，分布于近、远曲小管髓襻。出球动脉发出直动脉供应集合管，终止于集合管末端的毛细血管丛——乳头丛。

被膜穿孔动脉与叶间动脉非常类似，但很少供应肾小球。它们穿过肾脏表面加入被膜的动、静脉丛，形成并行（附属）循环系统供应肾周组织。肾脏局部缺血时，血液流向发生逆转，但取决于压力梯度。被膜血管丛随着年龄增大，逐渐减少。

肾乳头具有双重血液供应。肾盏动脉丛的分支加入肾盏壁的血管，沿着肾穹隆形成螺旋动脉，于乳头肌层下加入乳头丛。它们也供应穹隆部的结缔组织。直动脉提供次要的、较微弱的血液供应。

4. 肾被膜的血液供应　肾被膜动、静脉丛具有独特的肾内、外血管吻合。肾被膜由3条肾外血管供应。上被膜动脉常起自于肾上腺，供应肾上极的外侧缘被膜。中被膜动脉发自于肾窦内的肾段动脉，供应肾背侧、腹侧被膜。下被膜动脉起源于性腺动脉，供应肾外侧被膜。它们与腰、髂内、肋间及其他腹膜后的血管具有广泛吻合支。肾被膜还有大约6支穿透动脉供应。它们共同组成并行（附属）循环系统。

5. 肾盂和肾盏的血液供应　丰富的肾盂动脉丛位于肾盂、肾大盏、肾小盏壁的结缔组织鞘内，由来自叶间动脉分支——螺旋动脉供应。肾盏动脉丛发出许多直径相当的血管排成多面体形与其他肾盏血管相吻合，终止于肾盏或肾盂黏膜下血管丛。肾盂还接受肾动脉、肾动脉输尿管分支、肾周脂肪内动脉供应。

6. 肾窦内血管与肾盂、肾盏的位置关系　肾窦是由肾门向肾内伸入的腔隙，为肾盂、肾盏、脂肪组织、神经、淋巴管及肾血管等所充满。苏泽轩等发现，尖段动脉大都不与肾盂、肾盏相交叉，只有4. 4%的尖段动脉后支越过最上肾小盏的外上方或背面。上段动脉的上、下支大部分分别经过肾上大盏上1/3及中下1/3部的前面。中段动脉经肾盂前方。下段动脉的分支在肾盂的下前方进入肾窦，在肾窦深面行经最下肾小盏的下外侧或背面。肾后段动脉在肾门上半部进入肾窦，横跨肾盂后上方，越过点多在肾盂与肾大盏交界处，并发出肾盂后横动脉，此动脉横过肾盂后方或在肾盂大盏交界处与下段动脉吻合，后段动脉主干分成树枝状或呈弓状沿肾后唇的深面下行，沿途分支与肾大、小盏后面或上方伴行进入肾实质；中盏动脉或分为两支，是靠近中盏上、下壁行走，两血管间有一定距离。这种位置关系在手术切开肾盂或肾盏时应予以高度重视。

肾静脉（renal vein）

右肾静脉较左肾静脉短，回流至下腔静脉，大多数无属支。只有极少数右肾静脉接受性腺静脉血液。右肾静脉通常只有一支，但有1/6的右肾静脉为双支，其中每支直径几乎相同。左肾静脉极少有双支，它通常有肾上腺静脉、膈下静脉、性腺静脉、腰静脉等属支（图8-30）。

肾内静脉回流过程复杂。集合管旁的毛细血管丛将直静脉血液引流至弓形静脉（arcuate vein）。小叶间静脉（interlobular vein）与小叶间动脉伴行。肾脏表面的星状静脉与被膜静脉，形成肾内、外静脉系统沟通。星状静脉大多位于肾脏表面的沟内。星状静脉和来自皮质静脉回流至小叶间静脉，随后回流至伴随弓形动脉的弓形静脉内。弓形静脉回流至叶间静脉，叶间静脉聚合成2~3支进入肾静脉。

弓形静脉于皮髓交界处环绕锥体底部形成弓形连接网。从弓形连接网发出较大的叶间静脉，从锥体旁到达肾盏颈远部，与环绕肾盏颈的静脉形成吻合支。引流肾脏后层血液的后叶静脉经过肾小盏的盏颈加入前叶静脉。错误定位的肾脏切开术时会将这些穿行静脉切断。肾内存在两套前叶和后叶静脉，一套引流肾脏上段，另一段是引流肾脏下段。肾窦内叶间静脉形成两支并经过肾盂的前方。

肾内静脉与肾内动脉不同，无分段排列，且在肾内形成广泛吻合。肾内静脉不存在终端，而是形成3个纵向弓：①星状静脉间；②弓形静脉间；③叶间静脉间。每个弓中形成广泛的吻合。另外还存在许多吻合支穿越肾前、后盏间。因此结扎较大管径的静脉不会引起静脉回流障碍。

肾内静脉管径较大，肾内切开或经皮穿刺会导致较多失血。由于肾盏颈的领状吻合支和环绕肾盏的叶静脉在肾脏前层部分较粗大，因此后层路径既可避免损伤动脉，又可避免较大静脉损伤。对于腔内穿刺，最好直接进入肾穹隆，既可避免损伤动脉又可避免刺破较大静脉。在输尿管肾盂内切开术，由于肾静脉下段支位于肾盂前层，因而有必要行外侧切开。

被膜静脉与肾周组织的小静脉互通，并与肾周脂肪内静脉形成附属网络。左侧附属静脉接受毗邻肌肉、肾上腺、膈及腹膜后静脉的血液，并

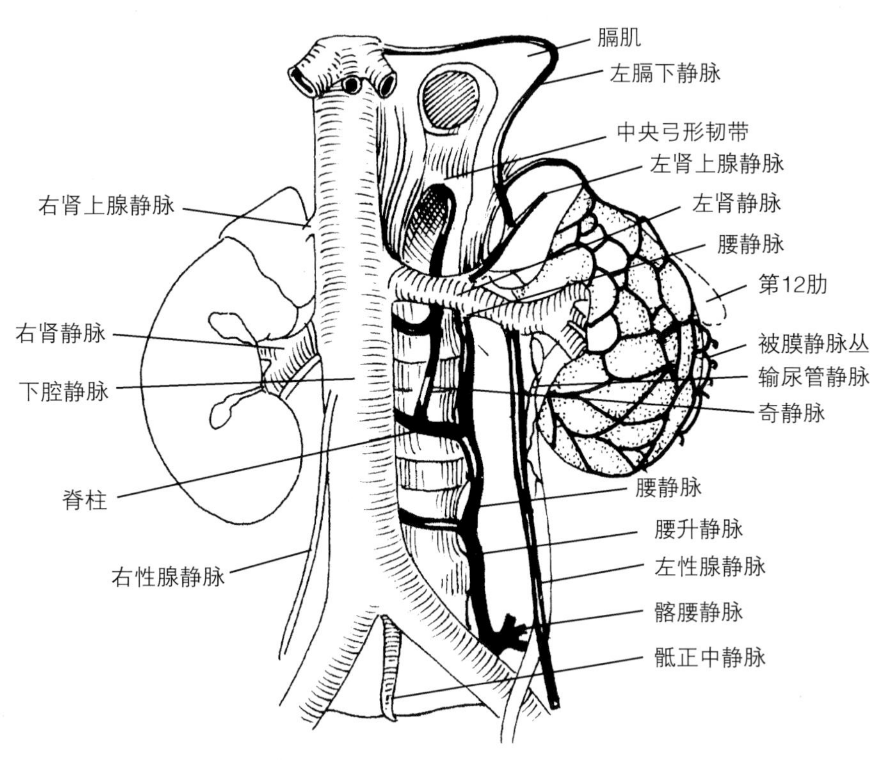

图8-30　肾静脉系统

引流至左肾静脉。附属静脉有浅、深两层。浅层位于肾周筋膜和腹膜下，并回流到深层。深层将血液引流至肾皮质的较大静脉，因而可解释肾癌可以侵袭至被膜旁组织。

被膜静脉可分为主要的和附属的两组。主要静脉组分上、下被膜静脉。上被膜静脉位于肾与肾上腺之间，回流至肾上腺静脉。下被膜静脉来源于肾下极，回流至性腺静脉和肾静脉属支。附属静脉通常管径较小而且行程较多变异。如果左肾静脉梗阻，所有静脉管径扩大形成稠密的血管网，将肾脏血液通过膈下、肋下、肾上腺、腰、性腺静脉引流至下腔静脉。

腔静脉系与主动脉后肾静脉丛的联系使人对肾蒂范围产生一种假象。腰静脉通常直接开口于肾静脉，因而在肾切术要仔细辨认这种变异。单支型肾静脉通常位于主动脉前，主动脉后肾静脉丛因而变得非常复杂。第1、2腰静脉可能独自或联合进入肾静脉。约1/3的左肾静脉与椎旁静脉（如食管静脉丛、椎间静脉、奇静脉）存在着广泛吻合。肾周静脉网形成被膜血管，导致被膜接受邻近组织的血液，并回流至肾静脉。

了解左肾静脉有众多属支而右肾极少是非常重要的。从外科角度来看，将左肾静脉分成近段和远段。近段是指左肾静脉起始部分，接受肾实质、肾盏、肾盂、部分输尿管上段、肾被膜、肾上腺、睾丸或卵巢、肾周组织的血液。远段是指左右肾静脉主干相吻合部分。它非常固定和易于接近，能常从此部位切开取出癌栓。

腰静脉侧支循环：腰静脉是非常重要的附属循环组成部分。它位于每一椎体两侧，通常有5支，每侧腰静脉之间有纵行的腰升静脉相连。由于此区域还有其他静脉，因而变异是很普通的。第5腰静脉通常阙如，偶尔还有其他腰静脉阙如。腰大肌、下腔静脉和其他静脉主干旁腰静脉段之间出现丰富吻合支具有重要意义。腰静脉不仅与肾静脉相吻合，而且还接受腰大肌、椎间静脉的血液，并直接开口于腔静脉。腰静脉系统与肾癌细胞广泛转移密切相关，并且在腔静脉梗阻时，起着重要侧支循环作用。

性腺和肾上腺侧支循环：当左肾静脉切断后，肾静脉血回流依赖于完整的性腺和肾上腺静脉，以及肾盂、肾被膜静脉的扩张。因此肾静脉切断部位必须在这些静脉开口的近侧且不能游离。性腺静脉与髂内静脉有吻合，特别是女性，但仅仅是在瓣膜不能胜任的情况下发挥功能。左肾上腺静脉与膈下静脉的吻合，避开左肾静脉—半奇、腰静脉循环，是管径较大的侧支循环，可以完全支配血液流动。

肾脏的淋巴管

环绕皮质、髓质小管的肾淋巴丛围绕肾血管尤其是肾脏静脉排列。来自肾丛的淋巴管于皮质的基底部加入稠密的淋巴管网络。从淋巴管网络发出的淋巴管到达肾盏漏斗部，伴随此部的血管到达肾窦，将淋巴排空至肾盂表面的许多有瓣的收集器，并伴随肾门外的肾静脉终止于肾血管周围的淋巴结和腹主动脉淋巴结。

肾被膜含有许多淋巴管，并分为浅深两组。浅层淋巴系统直接位于肾筋膜和腹膜下面，它引流淋巴液至肾被膜下深层淋巴系统，进入肾实质的淋巴管。这种排列同样证实了肾脏肿瘤累及至肾周。肾被膜淋巴管与肾毗邻器官如肝、结肠的腹膜内淋巴管吻合，偶尔在肾上极后和肾门前的淋巴收集器中发现转移来的淋巴结。

肾盂、肾盏具有不同的组织起源，因此有独立于肾实质的淋巴管。在肾盂，淋巴管沿着黏膜下排列并与输尿管的淋巴管相连续。当淋巴管通过肾门后，它们互相吻合，并将淋巴液引流至腰大肌或膈脚的淋巴结后注入同侧腹主动脉外侧淋巴结。

肾脏前层淋巴管干先位于肾动脉前，而后至肾静脉前。3/5较短的肾脏后层淋巴管干经过肾动、静脉的后方。它们将淋巴液引流至腹主动脉旁的20~30个淋巴结。这些淋巴结还接纳来自肾上腺、睾丸或卵巢的淋巴液。Poirier将它们分成4组：①腹主动脉左侧；②腹主动脉右侧；③腹主动脉后；④腹主动脉前。腹主动脉旁淋巴结在肾脏淋巴引流中是最为重要的淋巴结（图8−31）。

肾脏的神经

主要是具有血管舒缩能力的神经，具有广泛的来源，并聚集形成肾丛。50%的肾神经分支来自每侧的腹腔丛。它们首先从头侧伸展到肾血管，然后从腹侧穿过肾血管到达肾丛。内脏大、小、最小神经节发出神经支配肾脏，但不是直接支配，一部分通过腹主动脉神经节，另一部分部分通过腹腔神经节。肾丛的部分分支来源于第2腰交感神经节，直接或者通过肾后神经节支配肾脏。还有部分分支来源腹主动脉丛的上部、下部。来源腹主动脉丛的下部的分支与上腹下丛有交通支。

在肾窦，主要在肾动脉表面的腹侧，神经会聚形成肾丛。在肾静脉前面，肾盂的后面无神经分布，但是有神经纤维伴随膜静脉的前、后支到达肾被膜。肾段动脉在肾内无吻合支，但肾丛在肾段动脉间发出分支。

肾前、后神经节纤维之间许多吻合支多位于肾丛内的小神经节。传出、传入神经沿肾动脉进入肾实质内，形成神经末梢网分布于肾小球、肾小管、肾内血管。

肾脏具有极其丰富的神经分布，这些神经具有调节肾血管舒缩功能，其作用大小至今尚不清楚。因为在离体肾脏手术后，肾脏的神经供应完全被切断，但术后肾脏的生理活动并未受到影响。

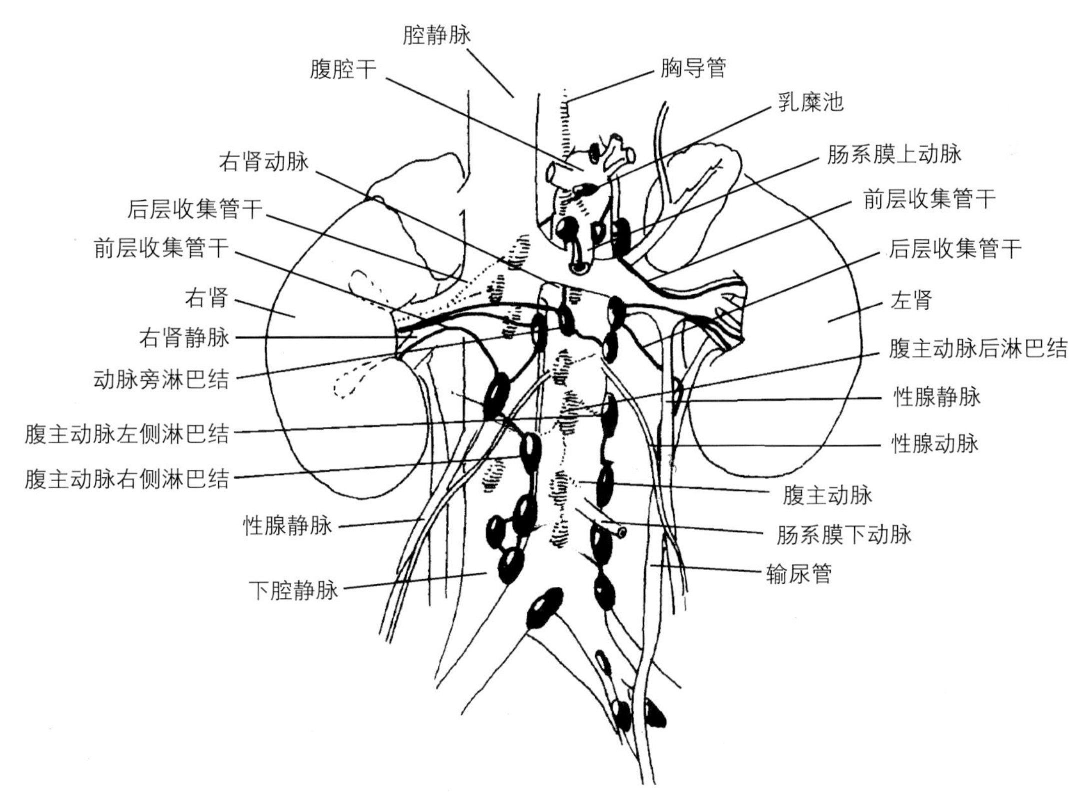

图8−31　腹膜后淋巴结

■ 肾的其他功能

肾脏除泌尿作用外尚能分泌多种生物活性物质，对机体生理活动起重要的调节作用。

1. 肾素–血管紧张素系统　球旁细胞分泌肾素，肾素是一种蛋白水解酶，它能使血浆的血管紧张素原转变为血管紧张素Ⅰ，后者在血管内皮分泌的转换酶作用下转变为血管紧张素Ⅱ，二者均使血管平滑肌收缩，血压升高，增强肾小体滤过作用。肾素还促进醛固酮的分泌促进远曲小管和集合小管吸收N^+和排出K^+，因此对维持机体正常血压及离子交换有重要调节作用。

2. 激肽释放酶–激肽系统　肾皮质内肾小管髓上皮可产生激肽释放酶，集合小管上皮分泌激肽。激肽释放酶促进激肽的形成。激肽的作用是利尿、利钾，使小动脉舒张，可增加肾的血流量。

3. 肾脏间质细胞　肾的间质即肾脏大量泌尿小管之间的结缔组织，皮质部分结缔组织少，越接近肾乳头结缔组织越多，肾间质中除一般结缔组织外，存在一种特殊的细胞，称为间质细胞。间质细胞有分泌前列腺素的功能。

上述三者在生理作用方面存在相互关联的复杂关系。除此之外，球旁细胞可产生红细胞生成因子，加速红细胞的生成；肾还有活化维生素D_2及灭活甲状旁腺素、胰岛素等作用。

肾脏手术

■ 肾切除术

一侧肾脏因梗阻、感染、外伤及其他各种原因导致功能丧失，而对侧肾脏功能良好足以负担肾切除术后的全部切能，可行患肾切除术。

外科解剖

肾脏位于肾旁间隙内，由内向外依次被纤维、肾旁脂肪囊、肾筋膜包被。双肾上方附有肾上腺，左肾内侧有主动脉腹部，前方有胰腺；右肾内侧为下腔静脉，前内侧为十二指肠降部。左肾静脉、右肾动脉分别长于右肾静脉、左肾动脉。肾副动、静脉入肾部位以肾上极最多见。肾副动脉多数不伴有肾副静脉。

肾切除多在肾旁脂肪囊内切除，但在肾周组织紧密粘连，锐性分离或强行剥离可能会引起严重出血或周围脏器损伤时，可采用肾包膜下肾切除术。肾切除的切口路径与切口长度需根据肾脏大小、病变性质和部位，以及患者的体形、年龄等诸要素来决定。其手术入路可选用第12肋下切口、第12肋骨切除切口、第11肋间切口，以及腹部切口。腹部切口既可经腹膜外进入肾脏，也可经腹腔进入肾区。手术选择以显露清晰和尽量减少损伤为原则。目前理想切口为第11肋间切口，但对于外伤性肾切除多采用经腹切口，有利于探查腹内脏器损伤情况。

手术要点

1. 手术切口有关要点

（1）做第12肋下切口时，为避免误入腹腔，先将腰背筋膜切一小口，插入食指，在腹横肌深面将腹膜向前方推开。

（2）做第12肋骨切口时，需切除部分肋骨，肋骨残端应用骨锉锉平，避免粗糙骨端刺伤组织或引起术后伤口疼痛。

（3）做第11肋间的切口时，往往易损伤胸膜，为避免损伤，紧贴第12肋上缘切开肋间肌，将膈肌角和胸膜窦沿第12肋骨上缘向上推开，切断部分膈脚，使膈肌连同胸膜自然上缩（图8–32）。

2. 与肾脏游离有关要点

（1）分离肾脏时，特别在肾上极，需注意异位血管，必须逐一结扎。

（2）分离肾脏内上方时，常撕裂肾上腺血管。肾上极粘连严重时，可能将肾上腺一并游离或撕裂，应避免损伤肾上腺。

（3）游离肾脏内侧时，右肾应慎防下腔静脉撕裂及十二指肠损伤，左肾应避免损伤胰腺。

3. 与肾蒂血管处理有关要点　处理肾蒂（kidney pedicle）是肾切除术的关键步骤。最好能在直视下分别处理肾动、静脉。如有困难，也可以行肾蒂集束钳夹和结扎（图8-33），但应注意以下几点。

（1）上肾蒂钳时，术者应亲自检查肾蒂钳的质量，以免术中发生钳夹闭合不良或肾蒂反弹松脱引起大出血。

（2）右侧肾蒂段短，集束结扎时，必须在直视下放置肾蒂钳，以免误将下腔静脉壁或十二指肠壁夹住。

（3）结扎肾蒂血管时，肾蒂血管钳不要一夹一松。这会引起肾蒂血管破裂大出血，丝线结扎时要逐渐收缩结扎，力量应均衡，注意结扎者与肾蒂钳开放者协同动作。结扎丝线也不宜太细。

根治性肾切除术

肾脏恶性肿瘤无论是否发生远处转移，只要患者情况允许，都应考虑行根治性肾切除术。

外科解剖

肾癌根治切除术要求在肾筋膜外游离肾脏，整块切除肾筋膜、肾周脂肪、肾脏、肾上腺、肾蒂淋巴结。

1. 肾筋膜　起自于腹膜后连接组织的中间层，分为前、后两层，覆盖肾脏及其肾周间隙内的毗邻结构。肾筋膜前、后层与膈深筋膜在肾上腺上方融合，封闭肾旁间隙的头侧端，但这并不是完全性封闭。肾筋膜前、后层于内侧在脊柱前面，与大血管周围的连接组织融合，于外侧与结肠旁筋膜相互融合，向下两层分离，并延续至骨盆。在骨盆、肾筋膜后层与横筋膜融合，而肾筋膜前层包绕输尿管鞘，并延续至膀胱。

2. 肾被膜静脉　与肾周组织的小静脉互通，并与肾周脂肪内静脉形成附属网络。左侧附属静脉接受毗邻肌肉、肾上腺、膈及腹膜后静脉的血液，并引流至左肾静脉。附属静脉有浅、深两层。浅层位于肾周筋膜和腹膜下并回流至深层。深层将血液引流至肾皮质的较大静脉。因此，肾癌可以侵袭肾筋膜和肾被膜旁组织。

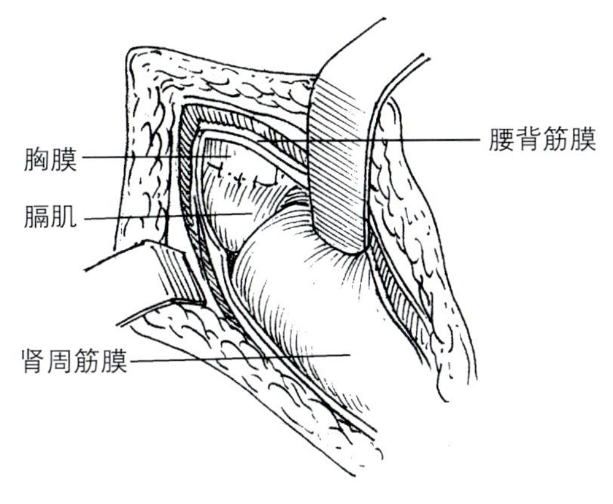

图8-32　第11肋间切口

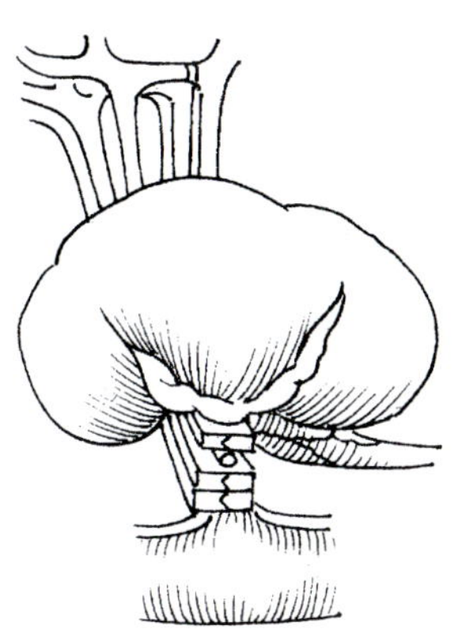

图8-33　肾蒂集束结扎

3. 肾被膜淋巴管　多分为浅、深两组。浅层淋巴系统直接位于肾筋膜和腹膜下，它引流淋巴液至肾被膜下深层淋巴管，进入肾实质的淋巴管。肾被膜淋巴管还与肾毗邻器官相吻合。肾前、后层淋巴管干将淋巴液引流至肾血管周围的淋巴结和腹主动脉旁淋巴结。

4. 肾癌根治性切除　切口选择需根据肿瘤大小、位置，有无腔静脉瘤栓形成及瘤栓上界位置来确定。对于肾上、中部肿瘤，多采用第11肋间切口。该切口不进胸腹腔，术后无体腔手术并发症，而且术野显露好。对于肾中、下极肿瘤，目前一般采用经腹切口。肿瘤巨大且较固定或腔静脉瘤栓位置较高采用胸腹联合切口。

手术要点

1. 在游离肾脏前，首先应分离结扎肾蒂血管，以免分离肾脏时用力挤压，导致肿瘤细胞扩散（图8-34）。

2. 肾癌患者往往是老年人，多伴有动脉硬化，结扎肾蒂过紧，即使采用较粗线也可能勒断动脉，造成出血，肾蒂退缩。

3. 右侧肾蒂较短，肾蒂钳距下腔静脉不能太近，以免结扎时，丝线将肾静脉和下腔静脉交界之锐角连接处割开，引起大出血。

4. 肾脏游离应在肾筋膜外进行。对于各种侧支循环及病理性血管都应加以结扎。

部分肾切除术

外科解剖

肾动脉在肾门处或肾窦内分为前、后两干。前干分出尖、上、中和下段动脉，后干延续为后段动脉，分别供应相应的肾段。各段动脉肾内无吻合。按照肾段动脉分布做肾段切除，可减少出血且不影响毗邻肾段的血供，尤其适合肾极段切除。后段动脉供应后层肾脏，必须仔细显露，避免损伤。在肾上极、下极、中段肾切除时，结扎肾盂后静脉，有助于后段动脉显露。当存在肾副动脉时，可先行阻断肾副动脉，明确缺血区的范围后，再行肾切除更安全。

肾皮质按照弓状动脉供应范围可划分为不同的小叶和肾单位平面，但弓状动脉并不跟随小叶系统分布，它们必须细分出来加以缝扎。

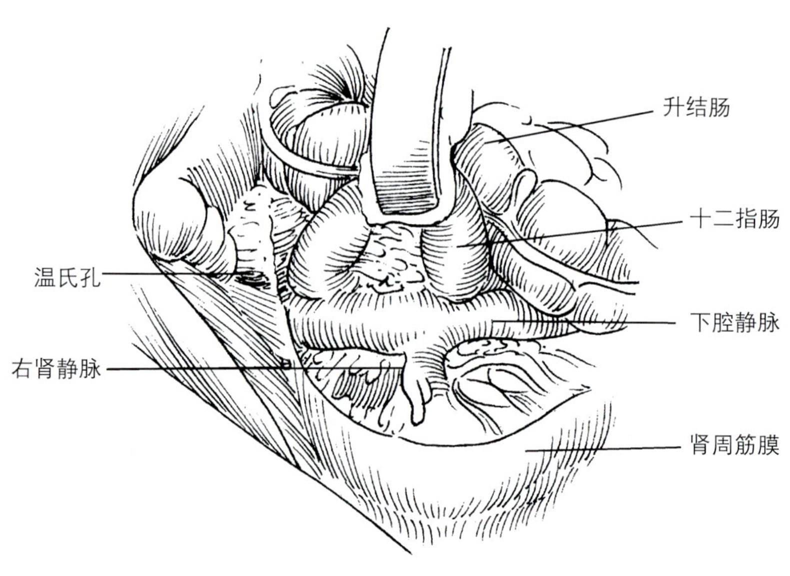

图8-34　分离肾蒂血管

即使肾动脉和相应的肾段动脉阻断后，仍有肾实质静脉持续出血，其原因可能为残存静脉系统的压力。出血还可能来自跨越无血管平面的皮质丛、弓形静脉。肾盏周围由于丰富的静脉丛，出血尤为明显。因此，必须逐一缝扎这些静脉，并将肾纤维膜包裹，以减少出血。

手术要点

1. 切开肾实质前必须用无创伤的止血钳阻断肾血流，不可用一般止血钳，以免损伤血管壁造成血循环障碍。

2. 常温下阻断肾蒂血流时间不宜过长，最好不超过15~20 min。肾脏局部低温可延长肾脏对缺氧的耐受时间，从而减小肾脏损伤。

3. 如有肾副动脉存在，亦应同时阻断。如显示的肾缺血区位于切除范围以后，可结扎，切断肾副动脉。

4. 弓形动脉和叶间血管必须逐一缝扎。残留肾乳头必须切除，以防止术后继续分泌尿液（图8-35）。

肾切开术

外科解剖

前、后层肾叶的分界线称为Brodel白线，它位于肾脏弯曲的纵向凹。它并不是肾脏切开术的较好路径，因为在此平面具有前层动脉的前大分支。在此白线更后侧，恰好位于后层肾盏前面，肾动脉分成前、后干系统，形成最小的血管化区域。因此，无血管平面位于肾脏最大弯曲的后方。沿此平面切开肾实质，可减少出血量及避免肾缺血萎缩。此平面多不在一条直线上，弯曲走行，常不能根据表面的固定解剖标志画出其准确位置。若暂时阻断肾动脉后支，则可清晰显示此平面（图8-36）。

手术要点

1. 注意阻断肾血流的时间。除局部降温外，尚可在阻断前，静推肌苷、20%甘露醇、呋塞米（速尿），以保护肾功能。

2. 阻断肾后段动脉，显示无血管平面，若段间线过于弯曲，可将切口适当拉直，切勿跨过段间线。

3. 肾实质应采用钝性分离，避免损伤切面上的弓状动脉和叶间动脉。

4. 应避免切开、夹伤、缝扎肾乳头。

肾窦内肾盂切开术

外科解剖

肾窦是肾穹隆至肾门的肾实质所围成的腔隙，内含肾盂、肾血管、淋巴管等。在肾门边缘处有一层厚的纤维鞘，其周围附着于肾纤维囊，环绕并附着于肾门水平面的部分肾盂及肾动、静脉壁上，恰好处于肾窦入口，称为肾门包膜隔。苏泽轩等发现从输尿管上段开始有一层致密的纤维脂肪包膜，直至肾乳头周围为止，这层致密的纤维脂肪包膜称为肾窦脂肪包膜。在肾窦脂肪包膜与肾盂外膜之间有一间隙，称为肾盂外间隙，内有疏松结缔组织，未见血管结构。

肾后段动脉在肾门上半部进入肾窦，横跨肾盂后上方，越过点多在肾盂与肾大盏交界处，并发出肾盂后横动脉。此动脉横过肾盂后方或在肾盂与肾大盏交界处下段动脉吻合。后段动脉主干分成树枝状或呈弓状沿肾后唇的深面下行，沿途分支与肾大、小盏后面或上方伴行进入肾实质。

手术要点

1. 肾窦内肾盂的分离，一定要沿肾盂外间隙进行分离。在肾窦或肾盂周围炎症明显时，先在输尿管上段炎症不明显处，找到肾窦脂肪包膜，

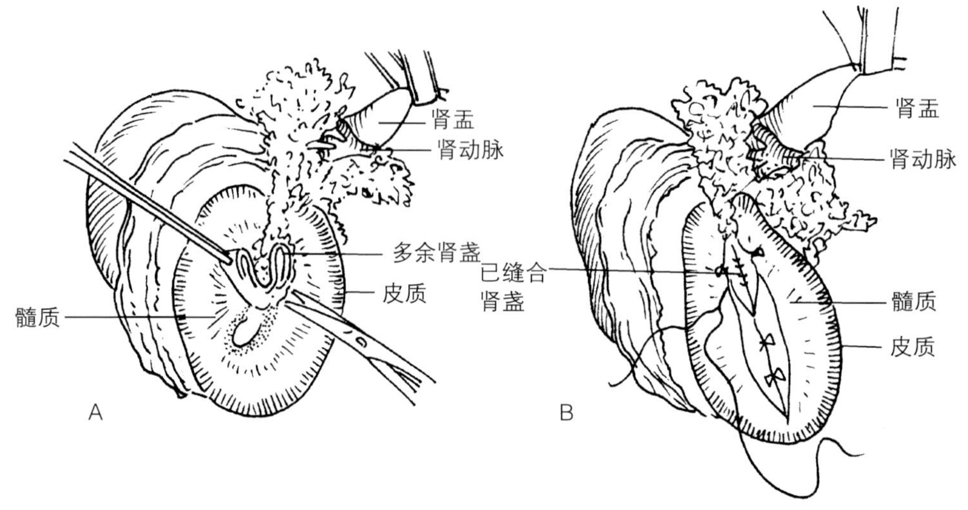

图8-35　肾断面处理

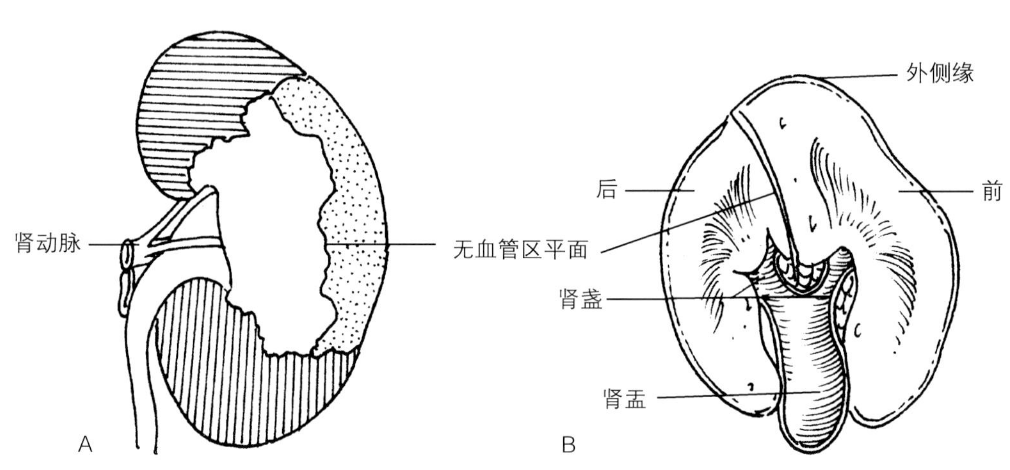

图8-36　肾脏无血管区
A.后面观；B.水平切面观

到达肾门水平线，向肾下盏方向切开肾门包膜膈、扩大肾门，用食指钝性分离到达肾窦深部及肾盏漏斗部，分离范围很大（图8-37）。

2. 根据肾脏位置的高低，结石的位置、形态、大小、数量及结石取出难易程度适当选择切口。腰背直切口适宜于肾脏位置较低、单纯的肾盂结石。第11肋或第12肋切口适用于肾脏位置较高的中、小鹿角形多发性肾结石。

3. 多发性结石或碎石后分块取石者，一定要仔细检查有无残余结石。

4. 切开肾盂深部或肾盏漏斗部，应在直视下进行，以免误伤肾窦内后段动脉、下段动脉及肾盏血管。

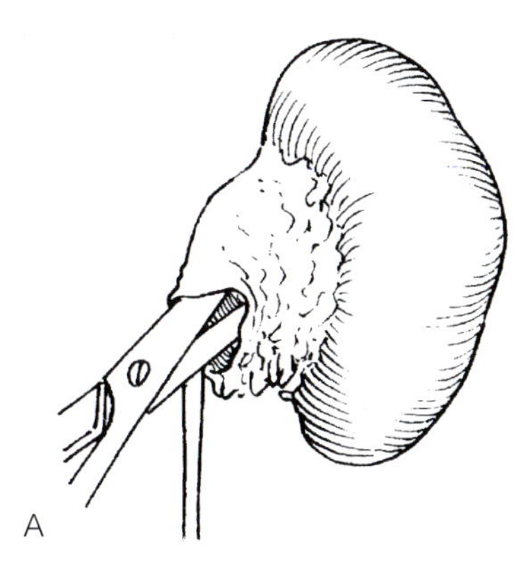

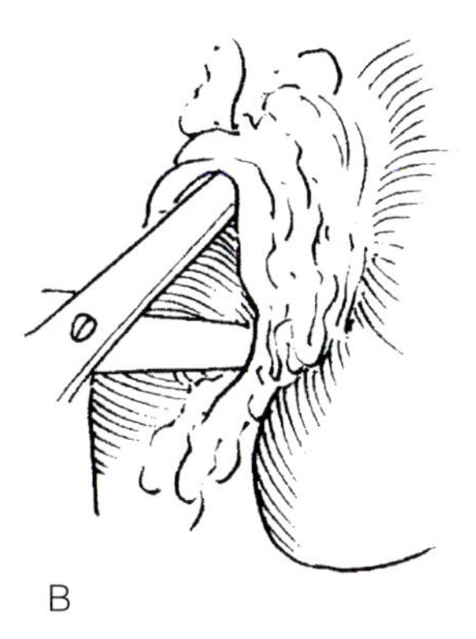

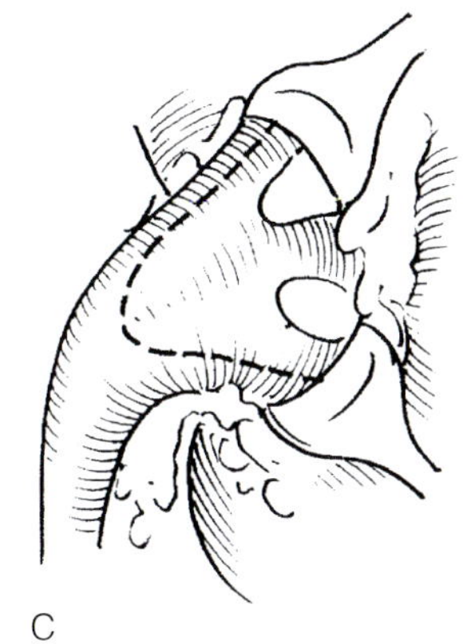

图8-37 肾窦内肾盂分离
A.在输尿管上段找到肾窦脂肪包膜；B.沿肾盂外间隙分离肾窦；C.肾窦内肾盂切口线示意图

（黄中新 程 欣 丁泓文 苏泽轩）

参考文献

1. Moore KL, Persaud TVN. The developing human. 8th Edition. Saunders Elsevier, 2008.
2. 高英茂主译. 奈特人体胚胎学彩色图谱. 北京: 人民卫生出版社, 2004.
3. 丁自海, 李忠华, 苏泽轩. 泌尿外科临床解剖学图谱. 济南: 山东科学技术出版社, 2005.
4. 成令忠, 钟翠平, 蔡文琴. 现代组织学. 上海: 上海科学技术出版社, 2003.
5. 丁自海, 原林. 局部临床解剖学. 西安: 世界图书出版公司, 2009.
6. 丁自海, 原林. 系统解剖学彩色图谱. 北京: 中信出版社, 2004.
7. Richard LD, Vogt AW, Mitchell AWM, et al. Gray's atlas of anatomy. Churchill Livingstone, 2008.
8. Moinuddin Z, Dhanda R.Anatomy of the kidney and ureter. Anaesth Intensiv Care Med, 2015, 16(6):247-252.
9. Bahsi I, Cetkin M, Orhan M.Anatomy of kidney: A comparative historical study. Eur J Ther, 2016, 22(2):66-71.
10. Natsis K, Piagkou M, Skotsimara A, et al. Horseshoe kidney: a review of anatomy and pathology.Surg Radiol Anat, 2014, 36(6):517-526.
11. Bernhard JC, Isotani S, Matsugasumi T, et al.Personalized 3D printed model of kidney and tumor anatomy: a useful tool for patient education. World J Urol, 2016, 34(3):337-45.

9

输尿管

输尿管胚胎发生与畸形

输尿管胚胎发生

胚胎发育第4周时，由中肾管下端向背外侧长出的一个盲管，即为输尿管芽（ureteric bud），为产生输尿管的原基。接着输尿管芽向后上方伸长，逐步扩大成管状成为输尿管，其头部扩大形成原始肾盂。在胚胎第28~35 d时，其输尿管全长是贯通的，可能是因为此期泄殖腔闭锁，输尿管被中肾尿液充满，形成了一定的压力使输尿管管腔开放。在胚胎第37~40 d时，输尿管管腔仅在中段可见到。由于输尿管伸长，管腔可闭塞。以后输尿管管腔由中段向头及尾侧延伸，于胚胎第5周开始再通，再通从输尿管中部开始，近端达输尿管肾盂连接部，远端达输尿管膀胱交界。这可有助于解释先天性肾盂输尿管连接部或输尿管膀胱交接部狭窄，因为这两个部位的管腔最后形成，如果管腔窄小就会发生狭窄。至胚胎的第8周时，输尿管基本形成，但没有肌层，后逐步形成纵、横及斜行的肌肉。约在14周，移行上皮覆盖输尿管管腔。随后输尿管芽远侧的中肾管与尿生殖窦合并，随后形成膀胱三角区和男性尿道的前列腺部，输尿管口随之迁移至膀胱三角区（图9-1）。

先天性畸形

先天性输尿管畸形是由于胚胎期输尿管芽发育不全引起，可归纳为下列几类：①结构异常；②数目异常；③末端异常；④位置异常。

输尿管结构异常

1. 输尿管闭锁和发育不全（atresia and hypoplasia） 是由于输尿管芽发育不足所致，常伴有同侧肾发育不全，输尿管呈纤维条索状，或有不等长度的残留输尿管盲段，膀胱镜检查同侧输尿管开口细小或阙如，膀胱三角区发育不良或正常。偶见发育不全的输尿管呈囊肿样变性。单一输尿管闭锁形成盲端者，常无临床症状而不需治疗，若伴发该侧肾脏感染者，则可切除患侧肾及发育不全的输尿管。双侧输尿管发育不全，因患儿无法生存，故无临床意义。

2. 巨输尿管（megaureter） 先天性巨输尿管为非反流性、非梗阻性的输尿管扩张，常伴有末端输尿管无功能段，导致功能性梗阻。输尿管紧邻膀胱的部分细而直，此段以上的部分呈梭形，并显著扩张，与反流及梗阻引起的迂曲扩张不同（图9-2）。病因不明，有研究认为末段输尿管内肌层结构异常，即环肌增厚和纵肌成分缺

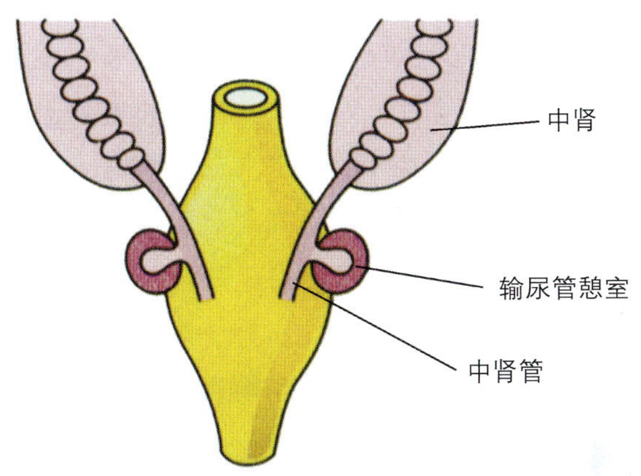

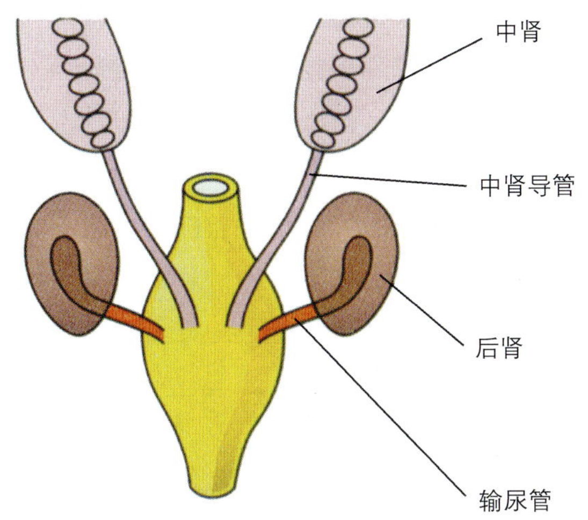

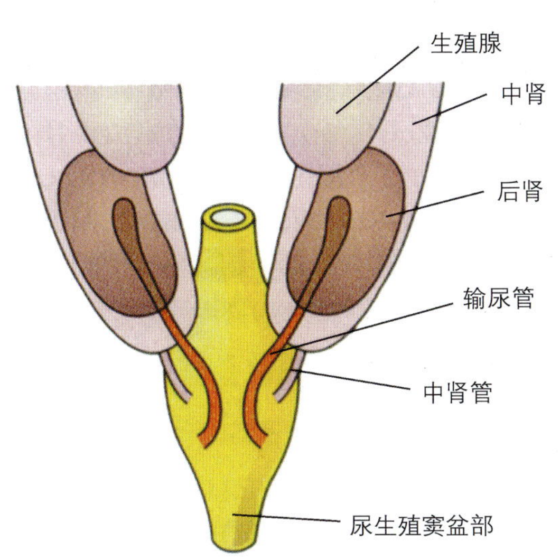

图9-1　输尿管的发生

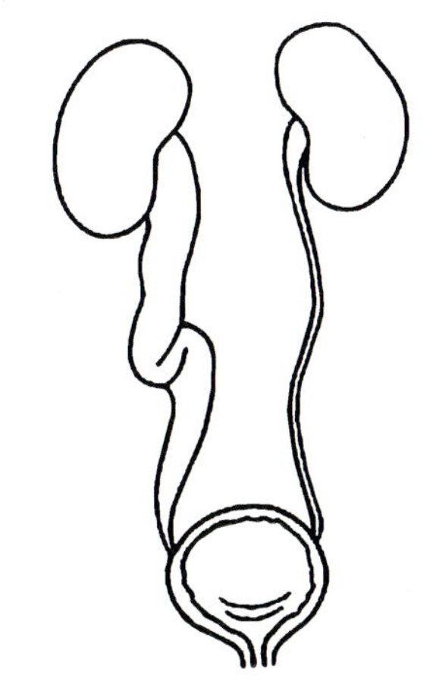

图9-2　先天性巨输尿管（右侧）

乏是导致功能性梗阻的原因。常合并其他尿路畸形。一般因有尿路感染、发热和腰痛、结石和血尿，腹部囊性肿物，或因发育延迟而做尿路造影时被发现。对无症状而又无患侧肾脏进行性损害者，无须采用任何治疗，这样的病例在成年人中多见。在小儿此症较严重，肾脏损害也较大，常需手术治疗。

3. 输尿管狭窄（ureteral stenosis）　先天性输尿管狭窄的病因不明，从超微结构观察单纯性狭窄可能是由于胚胎第11~12周时发育障碍所致。最常见部位在输尿管膀胱连接处和输尿管肾盂连接处，中段罕见。其临床表现主要是上尿路梗阻引起的症状，治疗按患肾的损害情况和程度而定。

4. 输尿管瓣膜（ureteral valve）　输尿管瓣膜罕见，是输尿管腔内有一含有平滑肌纤维的横行黏膜皱褶，可引起近端输尿管的梗阻和扩张，其远侧是正常的。常见部位是在中1/3段和肾盂输尿管连接处。可按具体情况选用瓣膜切除术或输尿管段切除吻合术。5%新生儿的输尿管有不同程度的横行黏膜皱褶存在，在出生后会自行逐渐消失，不引起梗阻症状，故无临床意义。

5. 输尿管扭曲（spiral twists of ureter） 此病例少见，Compbell在一组12 080例尸检儿童中仅见2例。可能是在胚胎发育期，当肾脏上升旋转时输尿管不随之旋转所致，可引起梗阻和肾积水。

6. 输尿管憩室（ureteral diverticula） 有3种类型：①发生于双输尿管之一的输尿管盲端；②先天性输尿管憩室，含有输尿管的各层组织；③获得性憩室，表现为黏膜疝入。先天性憩室极为稀见。可发生在下段输尿管接近膀胱处，中段和肾盂输尿管连接处，有时可形成一巨大囊肿。结果是继发肾积水。临床表现为腹痛或肾绞痛。扪及腹部囊性肿物。小的憩室是可以无症状的。常在手术探查或尿路造影时发现。可手术切除。

输尿管数目异常

1. 输尿管不发育 输尿管不发育是由于胚胎发育时输尿管芽阙如所致，常常伴有同侧肾脏不发育，同侧膀胱三角区阙如或发育不全，也无同侧输尿管开口。双侧输尿管不发育常伴有双侧肾脏不发育，因患儿无法生存，临床中很少见到。

2. 多输尿管 双输尿管胚胎4周时，输尿管芽迅速增长，其近端形成输尿管，其远端被原始肾组织块覆盖而发育为肾盂、肾盏和集合管。如输尿管远端的分支为多支，则形成双肾盂或多肾盂。如分支过早则形成不完全性双输尿管或Y形输尿管。如中肾管的下端发生两个输尿管芽，与正常输尿管并行发育而成为完全性双输尿管，是泌尿系最常见畸形之一。双输尿管各自引流其所属肾的尿液。但两肾常融合成一体，称为重复肾，分为上肾段和下肾段两部，下肾段的输尿管在进入膀胱前越过来自上肾段的输尿管，开口于膀胱内正常位置，而上肾段的输尿管则开口于其下内方。双输尿管如无合并疾病一般无须治疗，如并发感染而无形态及功能上的改变，可用药物治疗，如上肾段功能存在但伴有膀胱输尿管反流者，则可采用输尿管膀胱再植加抗反流手术。如重肾的上半肾或下半肾因严重病变而丧失功能，则做半肾切除。如在中肾管下端发育出3个输尿管芽，或两个中的一个早期分裂，即可形成完全性和部分性3输尿管。亦可发生反流、梗阻等症状和体征。

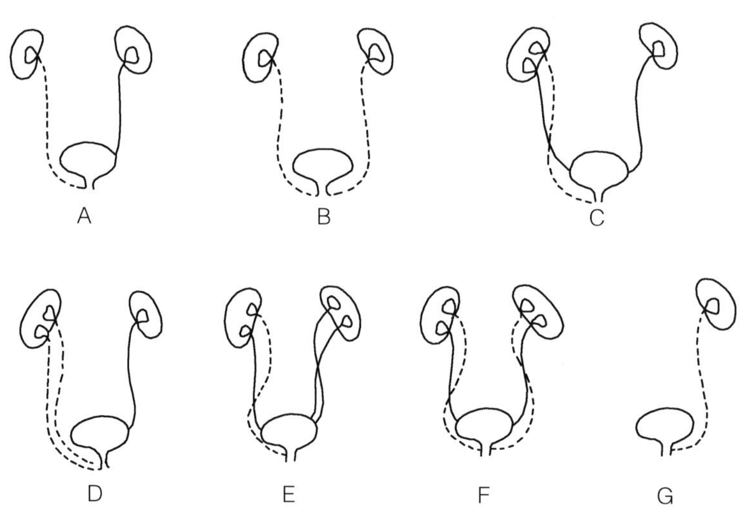

图9-3 输尿管异位开口（Thom）分类

A.一侧异位输尿管口；B.双侧单一异位输尿管口；C.一侧重肾双输尿管并上肾部异位输尿管口；D.一侧重肾双输尿管并上下肾部异位输尿管口；E.双侧重肾双输尿管并一侧上肾部异位输尿管口；F.双侧重肾双输尿管并双侧上肾部异位输尿管口；G.单肾并异位输尿管口

输尿管末端异常

1. 膀胱输尿管反流（vesicouerteral reflux）先天性膀胱输尿管反流是由于输尿管芽从中肾管发出时太靠近尾侧及太早与中肾管分离，导致输尿管膀胱连接处发育异常和解剖上的缺陷，从而使输尿管开口过高和偏侧，宽松地附着于发育不全的膀胱三角区所致。

2. 异位输尿管口（ectopic ureter） 是由于输尿管芽延迟或没有与中肾管分离所致。指输尿管不开口于正常膀胱三角区部位，异位开口男性可开口于后尿道、射精管、精囊、输精管和直肠等处，在女性则可开口于前尿道、前庭区、阴道、子宫和直肠等处（图9-3）。由于解剖位置关系，在男性异位输尿管开口仍受外括约肌的控制，故无漏尿现象；而女性因其异位开口常位于外括约肌控制之外，故有点滴性尿失禁症状。因此临床诊治中女性较男性为多。手术治疗方法应根据肾及输尿管的具体情况而定，若异位开口的输尿管积水显著，其所引流的肾有严重感染和肾功能基本丧失，而对侧肾良好者应做病肾切除术。如系重肾则行重肾切除术，同时将输尿管大部切除，以免发生残端综合征。有些病例肾功能良好，又无严重感染者，可将异位输尿管移植于膀胱内。

3. 输尿管囊肿（ureterocele） 又称输尿管膨出，是输尿管末端呈囊性向膀胱内膨出，其外层是膀胱黏膜，内层为输尿管黏膜，二者之间为菲薄的肌纤维及结缔组织。其原因是胚胎发育期输尿管与尿生殖窦之间的隔膜未吸收消退，形成输尿管口不同程度的狭窄，也可是输尿管末端纤维结构薄弱或壁间段的行径过长、过弯等因素引起，经尿流冲击后形成囊性扩张突入膀胱。可分为原位（单纯性）输尿管囊肿和异位输尿管囊肿。前者多见于成年人，其开口部位正常或略有偏移，囊肿常较小，位于膀胱内，仅产生轻微的输尿管梗阻，不阻塞膀胱颈部，故对肾脏的损害较轻或不受影响。后者多见于女性，囊肿一般较大，合并重肾双输尿管畸形，常见上肾段的输尿管开口于膀胱颈或后尿道，引起尿路梗阻。偶可发生于下肾段的输尿管。

输尿管位置异常

1. 下腔静脉后输尿管（retrocaval ureter）在胚胎期，有3对主静脉与下腔静脉的发生有关，发生的先后为后主静脉、下主静脉、上主静脉。这3对主静脉及其分支相互交通构成静脉环，在胚胎12周时，后肾与输尿管从骨盆上升，穿越静脉环到达腰部，此时，输尿管处于静脉环前后两部之间。在正常发育过程中，右侧的后主静脉逐渐退化萎缩，静脉回流转移到下主静脉及上主静脉。下腔静脉主要是由下主静脉和上主静脉演变而成，因而右输尿管位于下腔静脉之前。如胚胎发育异常，右侧后主静脉不退化，继续存在并演变成为下腔静脉的主要组成部分，则使输尿管处于下腔静脉的后面，绕至前方，经其外侧转向下方进入膀胱，从而形成下腔静脉后输尿管（图9-4）。临床表现主要是下腔静脉对输尿管的压迫所导致的上尿路梗阻症状，发生肾盂及输尿管扩张和积水，以及伴发尿路感染、结石和血尿等。静脉尿路造影和输尿管逆行造影，显示右输尿管向正中移位，越过第3、4腰椎形成“S”状异常。

2. 输尿管疝（ureterocele） 输尿管疝少见。可向腹股沟、阴囊（男性）或股管（女性）疝出，大多见于成年人，小儿少见，也可发生于坐骨孔或向髂血管和腰大肌间隙处疝出。输尿管疝一般没有疝囊。在腹股沟斜疝和阴囊如有膀胱疝出者，同时有输尿管疝出的可能。可引起上尿路梗阻的症状。临床表现为腰痛或尿路感染症状。

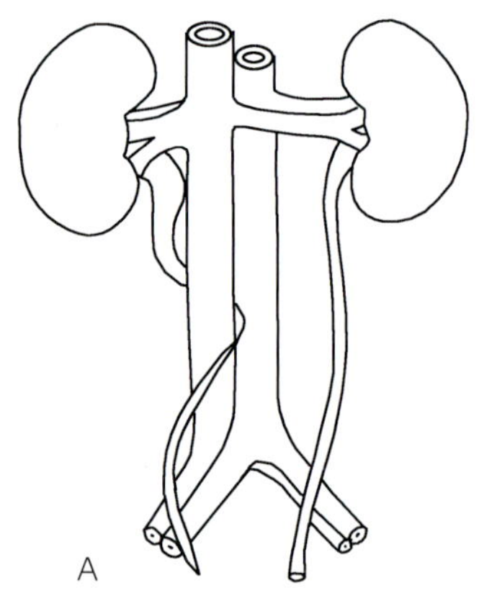

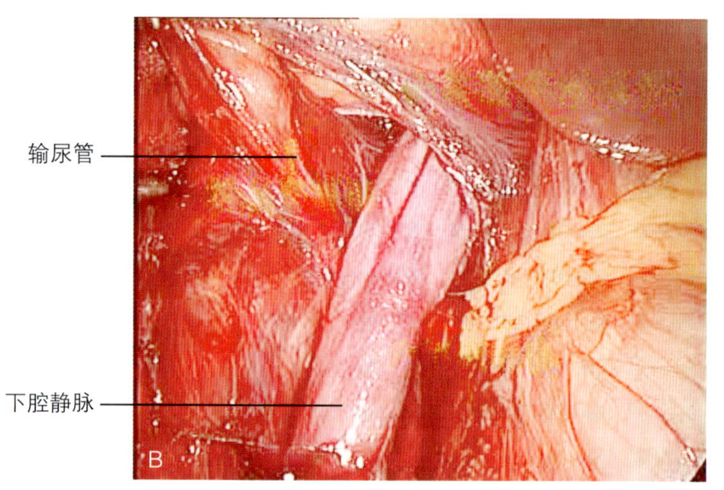

图9-4　下腔静脉后输尿管
A.示意图；B.腹腔镜下观

输尿管的结构及功能

输尿管的结构

输尿管（ureter）壁由3层组织构成，由内到外为黏膜层、肌层及外膜层。①黏膜层：输尿管黏膜光滑，与肾盂及膀胱黏膜相连贯。黏膜形成纵行皱襞，使管腔的横断面呈星状，尿液充溢时皱襞消失。黏膜表面为移行上皮，有4~5层细胞，基膜不明显。黏膜下层为由疏松结缔组织和弹性组织构成的固有层。在肾盂及肾盏处黏膜的移行上皮只有2~3层细胞，且没有黏膜下层。②肌层：主要由内纵和外环两层平滑肌组成。在输尿管下1/3段环层肌外面，还可见一纵行肌层，但三层界限并不清楚。由于肌层呈蠕动性收缩可将尿液输送至膀胱。输尿管穿入膀胱时，环肌消失，纵肌继续穿过膀胱壁达膀胱黏膜，并呈扇形展开形成三角区浅肌层。输尿管呈斜行方向穿过膀胱壁时，输尿管肌肉与膀胱壁肌肉之间可形成一种肌肉复合结构，即Waldeyer鞘。该鞘向下伸展形成三角区深肌层，当其舒张时尿液能进入膀胱内，而当其收缩时又能阻止膀胱尿液逆流至输尿管内。③外膜层：外膜为疏松结缔组织，众多营养血管由外膜发出分支至肌层，在黏膜内形成毛细管网，然后集合成静脉离开输尿管。

输尿管的功能

输尿管具有两大主要生理功能，其一为输送肾脏产生的尿液至膀胱，另一为防止膀胱腔内的尿液返回或逆流进入输尿管以至肾盂系统。

1. 输尿管输送尿液功能　输送尿液的动力来自滤过压及肾盂、输尿管平滑肌收缩。输尿管平滑肌协调地收缩与舒张，使尿液能由上而下递送，这种肌肉活动即为输尿管蠕动。输尿管蠕动是输尿管平滑肌电位变化引起肌肉收缩的结果，目前认为最初的起搏点位于肾小盂末端的非典型肌细胞，顺序而下，规律传播。正常情况下输尿管每分钟收缩2~6次，即向膀胱内输送尿滴2~6次。输尿管其他任何部位受到外界刺激，如手术直接影响、输尿管内的器械检查或操作，或者输尿管有梗阻病变时，都会引起蠕动成为起搏点。

2. 抗膀胱尿液反流功能　输尿管膀胱连接处解剖上的组织结构特点，决定了输尿管膀胱连接处在膀胱充盈时具有抗尿液反流的作用。壁间段输尿管斜行进入膀胱，壁间段的长1.5~2 cm。Waldever鞘的特殊结构保证了输尿管壁间段有良好的收缩闭合装置。当收缩时，壁间段输尿管完全闭合，舒张时则完全开放，呈现出活瓣样的功能。膀胱内尿液的充盈使膀胱内压增高，压迫膀胱壁，输尿管壁间段也受到压迫，引起管腔闭合；另外输尿管壁间段中一部分是在膀胱黏膜下潜行，易被充盈的膀胱压迫，使管腔闭合。尿液排空后，膀胱内压降低，这种压迫作用也就消除。因此，也起到压力性瓣膜作用。

临床解剖学

■ 输尿管的分部及毗邻

输尿管是位于腹膜后间隙的富于肌纤维的细长形器官。左右各一，起自肾盂末端（约平第2腰椎上缘水平），终于膀胱，略呈S形（图9−5），输尿管的长度与年龄、身高有一定的关系，成年人约30 cm。两侧输尿管的长度大致相等。解剖学将其分为腹部、盆部和壁内部。腹部与盆部以骨盆上口平面为界。输尿管管腔全程的粗细并不一致，有3个生理性狭窄：①肾盂输尿管连接部，直径2 mm左右；②输尿管跨越髂血管部，直径4 mm左右；③输尿管膀胱连接部，直径1~3 mm。输尿管由3层不同的组织所构成：内层为黏膜，系移行上皮；中层为平滑肌；外层为结缔组织，具有保护输尿管的作用。在输尿管的不同部位，平滑肌的分布也略有不同：上、中部输尿管平滑肌分为内纵行肌、中环状肌、外纵行肌；环状肌终止于输尿管进入膀胱部位，输尿管的膀胱壁内段由纵行肌组成。

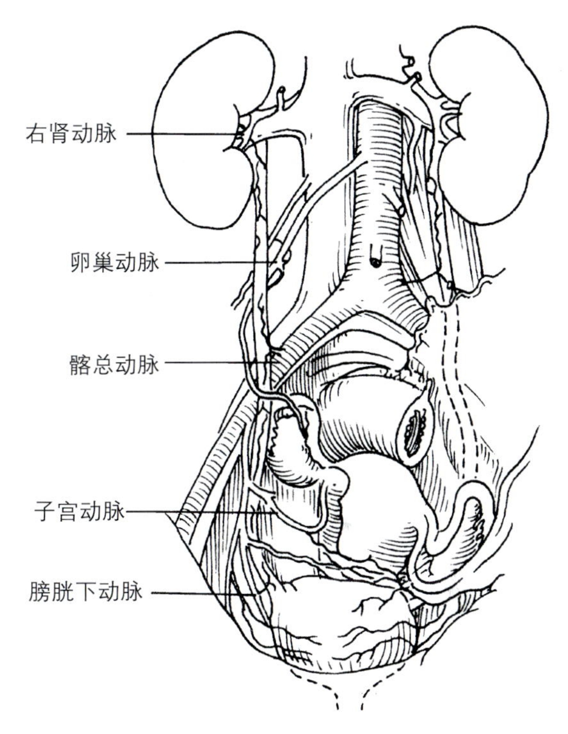

图9−5　输尿管的毗邻

1. 腹部　位于腹膜后，为腹膜外位器官。于腰大肌前面斜向外下行走，周围有疏松结缔组织包绕。约在腰大肌中点的稍下方，男性的输尿管经过睾丸血管的后方，与之成为锐角交叉，在女性，输尿管则与卵巢血管交叉。交叉点以上的部分为腰部，以下的部分为髂部。左侧输尿管的上部位于十二指肠空肠曲的后面，左结肠曲血管又从其前方跨过，在骨盆上口附近，经过乙状结肠及其系膜的后方，于乙状结肠间隐窝的后壁内下降。进入骨盆腔时，经过左髂总血管（主要是髂总动脉）下端的前面。右输尿管的上部，在十二指肠降部的后面，沿下腔静脉右侧下降，右结肠和回结肠的血管从其前方跨过。于骨盆上口附近，经过肠系膜根的下部和回肠末端的后方下降。入骨盆时，经过髂外动脉的前方。由于上述位置关系的特点，在手术时，左输尿管腹部往往比右侧者容易找到。

2. 盆部　其长度较腹部稍短，起自骨盆上约相当于其髂血管交叉处的稍上方，下至输尿管膀胱入口。首先向下后外方，经过髂内血管、腰骶干和骶髂关节的前方或前内侧，然后在脐动脉起始部、闭孔神经等结构的内侧跨过，约至坐骨棘平面，转向前内方，经盆底上方的结缔组织直达膀胱底。坐骨棘平面以上部分为壁部，以下部分为脏部。脏部的行程男女有显著不同（图9-6，7）。男性输尿管的脏部首先向前、内、下方，经直肠前外侧壁与膀胱后壁之间，经输精管的后外侧，以直角交叉，然后至输精管的下内方，经精囊腺顶的稍上方，从外上向内下方斜穿膀胱壁，开口于膀胱三角的外侧角。输尿管末端周围有膀胱静脉丛。女性输尿管盆部的壁部，在跨过髂内动脉的前方处，除位于卵巢的稍后方并构成卵巢窝的后界外，其他皆与男性的相似。其脏部向前内方，经行于子宫阔韧带基底附近的结缔组织内，至子宫颈和阴道穹两侧，距子宫颈约2.5 cm处，从子宫动脉的后下方绕过，经阴道穹弯向稍上方，在子宫颈阴道上部的外侧约2 cm处向前进，然后斜向内侧，经阴道前面至膀胱底。在盆腔手术时易损伤输尿管，结扎子宫动脉、卵巢动脉或直肠上动脉，尤其是在右侧钳夹直肠上动脉时，可误夹输尿管，此外在分离直肠外侧韧带、切除盆腔大肿瘤时，均可能伤及盆部输尿管。

3. 壁内部　斜贯膀胱壁，长约1.5 cm。当膀胱充盈时，壁内部的管腔闭合，加之输尿管的蠕动，因此，有阻止尿液从膀胱回流到输尿管的作用。若壁内部过短或肌组织发育不良，则可发生尿液回流。在壁内部炎症及水肿，或因脊髓损伤而影响其神经支配时，也可发生尿液回流。输尿管膀胱壁内部，在儿童时期较短，也有尿液回流现象。但随着生长发育，由于壁内部不断延长，肌层也不断增厚，于是大部分的尿液回流现象即自然消失。

■ 输尿管的血供

1. 动脉　来源较广，计有肾动脉、肾囊动脉、肾下极动脉、腹主动脉、骶中动脉、第1腰动脉、睾丸动脉（或卵巢动脉）、髂总动脉、髂内动脉、膀胱上动脉、膀胱下动脉及子宫动脉等。它们的分支，在不同位置分布于输尿管的不同节段。输尿管腹部主要由肾动脉分布，每侧有3~9条，平均5条，右侧稍多于左侧。输尿管腹

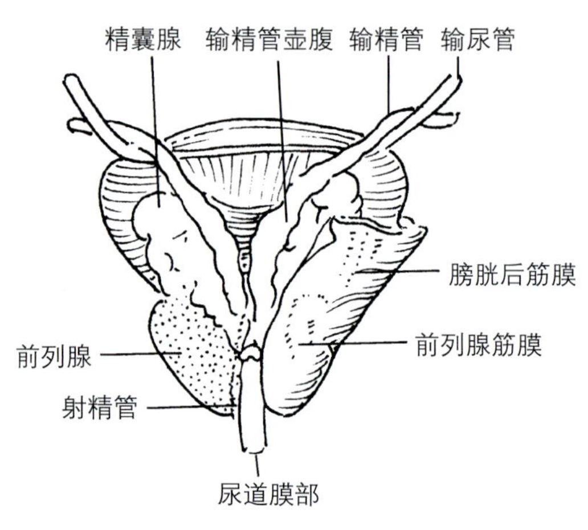

图9-6　男性输尿管盆部下段的毗邻关系

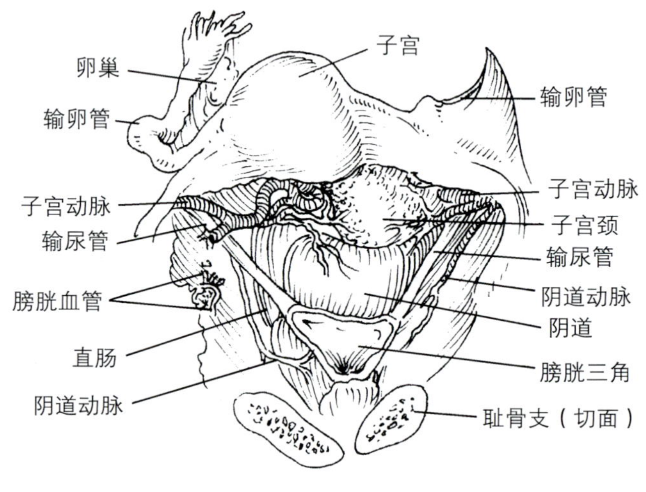

图9-7　女性输尿管盆部下段的毗邻关系

部虽较长，但接受动脉的平均支数少于盆部。输尿管腹部除肾盂外段以外，动脉大都来自内侧，占81%。输尿管盆部的动脉：在男子多来自附近动脉及睾丸动脉；在女子则来自卵巢动脉和子宫动脉的分支。动脉支从内侧进入输尿管者最多，占49%。从外侧进入的占40%，从前面进入的占9%，从后面进入的只占3%。一般情况下，髂总动脉、髂内动脉或髂内动脉始部的分支（如髂腰动脉、骶外侧动脉及臀上动脉）大都从内侧进入管壁。膀胱上、下动脉大都从外侧进入管壁。子宫动脉分布到输尿管的分支进入管壁的方位不规则，变化较大，输尿管动脉在距离输尿管缘2~3 cm处，呈“丁”字形分出一级分支，即升支和降支，进入管壁，立即沿管缘上行或下行一段距离后，在管壁的外膜下，与其上方或下方的一极支吻合。由一级分支再分出许多二级及三级分支进入管壁的深层，形成丰富的吻合。

2. 静脉　输尿管的静脉血汇入上述动脉的同名静脉内。这些静脉，一般注入肾静脉、睾丸静脉（或卵巢静脉）及髂内静脉等。

输尿管手术

肾盂输尿管交界部梗阻的手术

肾盂输尿管交界部正常呈漏斗状，有节律的蠕动波起自肾小盏顶部的起搏细胞，越过肾盂下达输尿管。平滑肌的蠕动不受神经支配。肾盂输尿管交界的漏斗状结构在解剖上发挥其功能。其输送能力持久，并远远超过输送正常尿量的要求。在梗阻发生过程中，肾脏结构上的各种改变对其动力均有影响。

肾盂输尿管交界部梗阻分为两类，即机械性梗阻和动力性梗阻。机械性梗阻可由于外在的纤维索条（肾血管胚胎发育的残留粘连带）或异位血管压迫所致。动力性梗阻不存在管腔受压或狭窄是由于肾盂输尿管交界肌层排列失常或胶原纤维过多，阻碍了蠕动波的传递。外在压迫有时是继发性的。肾盂因动力性梗阻引起肾积水，扩大的肾盂向前转位，将异位动脉牵拉，加重了出口梗阻。松解或切断异位动脉并不能去除动力性梗阻因素。尿液输送障碍一旦发生，肾盂壁即逐渐增厚以代偿梗阻，集合系统内压力增高影响了肾小管功能，肾脏浓缩功能减弱，尿量增多，使梗阻进一步加重。后期则发生肾盂、肾实质变薄和肾萎缩。

肾盂的血液供给：肾盂、输尿管的血液供给主要来自肾动脉分支和来自输尿管及性腺动脉的较大分支。输尿管动脉是肾动脉的分支，它与性腺动脉交通，主要供应肾盂输尿管区，血管网覆盖肾的前方和后方，有分支供给黏膜下和黏膜层。肾盂扩张后，血管变细，使其血液供给由原来大部来自肾动脉变为主要来自性腺动脉。上述血液供给的改变对肾盂成形术有着重要意义：①切除肾盂输尿管交界部使两侧断端的血供只来自相应的一侧，因此，从近侧的肾盂和远侧的输尿管来的血管应小心保存；②肾盂瓣是通过其基底部供血，从肾盂背侧或腹侧取瓣方式很多，虽然肾盂有大量血管丛分布，但尖端仍可发生缺血，瓣的长度不应超过基底宽度的3倍；③在进行瓣式或离断式肾盂成形术时，操作要仔细，防止损伤输尿管的供给血管。

手术要点

肾盂成形术的要点是于术前和术中正确拟定手术计划。无梗阻的肾盂扩张需要做利尿性肾图予以确定；疑及因膀胱输尿管反流引起肾积水者，应做排尿期膀胱造影。重度膀胱输尿管反流引起输尿管肾盂交界扭曲，酷似原发性肾盂输尿管梗阻。部分患者纠正了反流后，肾盂输尿管交界扭曲及梗阻会消失。在静脉尿路造影时输尿管通常不显影，需做逆行肾盂造影、MRU或CTU以显示输尿管狭窄的范围，并了解别的部位有无狭窄。近年来采用B超做胎儿检查，可在出生前诊断肾积水，在新生儿施行手术可避免肾脏进一步受损。若积水的肾脏残留功能低于10%，对侧肾正常，倾向于做肾切除术；若对侧肾脏也不正常，则不要轻易切除严重积水或巨大肾积水的肾脏。

除非肾盂巨大或发生广泛粘连，肾盂成形术一般可以通过小的腰部切口或腹腔镜下施行手术。开放手术时患者体位应安置得当。选择的切口要求容易显露肾盂和近段输尿管。双侧肾盂输尿管梗阻宜用双侧腰部切口，同期或分期施行手术。使用经腹部的切口虽可同时处理两侧病变，但有引起肠粘连和肠梗阻的危险。分期手术相距时间一般为1周，若相距时间太久，会使未行手术的肾脏功能受到抑制，甚至降低了其代偿性增生功能。

肾盂成形术的术式须依据肾盂外形、容量大小、梗阻原因及其他畸形因素而定。绝大多数患者需做离断的肾盂成形术，此种方法可以去除肾盂输尿管交界的动力性或机械性梗阻因素，肾外型肾盂容量太大，需要进行剪裁。巨大肾积水需保留肾脏者，常需先行肾造瘘术1~2周，待肾盂充分减压，肾盂壁缩小、增厚，肾功能改善，再施行肾盂成形术：若一期施行成形术难以估计肾盂剪裁及吻合的宽度，易引起吻合口缺血、萎缩和狭窄。

肾盂输尿管交界梗阻合并膀胱输尿管反流的患者，应先施行肾盂成形术，术后留置导尿管持续引流膀胱，以免排尿时反流压力传至输尿管及肾盂，引起吻合口漏尿。若反流程度轻，患者年龄小，术后可暂不施行抗反流手术，继续行内科治疗，随着患儿生长发育，反流有可能自愈。若反流持续，才施行输尿管膀胱吻合术。膀胱输尿管反流合并肾盂输尿管交界梗阻和较轻的肾盏扩张者，可先施行输尿管膀胱再吻合术，术后定期做B超或静脉尿路造影检查，观察肾盂输尿管交界部，以确定是否需要施行成形手术。先天性巨输尿管兼有肾盂输尿管交界梗阻，宜先施行输尿管剪裁及输尿管膀胱吻合术，留置双“J”管引流。术后定期复查，需要时于第二期施行肾盂成形手术。

离断的肾盂成形术（dismembered pyeloplasty）

1. 基本原则　①去除肾盂输尿管交界部；②去除过多的肾盂；③建成漏斗状肾盂与输尿管连接，吻合口要呈斜形，输尿管的斜形吻合口应正对肾盂内侧。相反方向的吻合会因蠕动波的冲击使吻合口扭曲，造成引流不畅；④为了恢复肌源性传导，肌肉断端应对准缝合，使细胞的连续性能于术后4周形成，外翻或内翻缝合均会使蠕动波的传导中断；⑤肾盂输尿管吻合若缝合满意，可不留置内支架，同时不应留置肾造瘘管，以免引流肾盂后吻合口无尿液通过，而致粘连梗阻。若留置肾盂输尿管支架，亦可不做肾造瘘。吻合口手术后4周才恢复肌源性传导。在此之前，尿液是借肾盂蠕动时的流体动力进行传送。

2. 手术步骤

（1）术野显露：肾盂及输尿管上段可经腹部、肋部或腰部切口获得满意的显露。若肾盂转位不全，宜用腹部横切口。侧卧位，于髂嵴上方垫软枕，使患侧腰部张开。腋下垫小的软枕以防止臂丛神经受压。下方的腿屈曲，上方的腿伸直，用胶布粘贴或用纱袋、布带将其固定。

（2）切口：先天性肾积水除非狭窄段较长，容量很大或反复合并感染甚至粘连，只需做较小的切口便能施行成形手术。小切口对患者的影响小，常可同期施行双侧手术。

（3）分离：不论通过腰部或腹部切口到达肾脏，首先要细致处理肾盂输尿管交界部，注意有无下极血管跨过。肾转位不全时宜从前面入路。一般情况下则将肾下极旋转。必须将肾盂输尿管交界部于原位分离，勿用带子将其缠绕。儿童患者游离输尿管时宜于其两侧切开腹膜，将输尿管与周围组织一起分离，以免损伤输尿管外膜及供应血管。切开覆盖肾盂输尿管交界的薄层组织，显露梗阻节段，弄清其梗阻原因。若输尿管狭窄，其狭窄段很少超过数毫米；在有血管横跨时，受累的输尿管节段会长些，远段管壁血供较差，不能保留。因肌层病变致功能性梗阻者管腔一般无狭窄，应予以切除，以免术后该部位仍发生动力性梗阻。输尿管腔的黏膜皱襞或输尿管瓣膜需切开肾盂才能确定诊断，病变段应予以切除。若切除的病变段太长，需要将肾脏游离并移至合适部位，以免吻合时有张力。

（4）剪裁：在病变的远侧横断输尿管，于断端缝一针3-0牵引丝线。切开肾盂，根据其形态和扩张程度设计剪裁部位。用缝线在上、下、前、后标志其切除1圈。较大而壁薄的肾盂在减压后会有一定程度缩窄、增厚，宜多保留一些肾盂壁。剪裁过程注意大小适度，切除不足会致吻合口成角、狭窄，切除过多则致吻合口在跨过肾下极处因张力过大而折曲。若肾盂扩大不严重者，宜细心计划肾盂瓣的位置及长度，取瓣后往往不需将肾盂缩小。于输尿管断端沿外侧壁纵行切开1~1.5 cm，并插入6~8F双“J”管，准备与肾盂瓣吻合。

（5）缝合：用无齿镊轻轻夹持肾盂创缘，以5-0或6-0可吸收缝线将肾盂瓣的下角与输尿管劈开处的下角全层缝合，肌层断面对准后打结，吻合口的肌层不宜外翻或内翻。用同样方法逐针进行吻合，先缝后壁再缝合前壁（图9-8）。婴儿患者宜用放大镜或眼科器械进行操作。完成肾盂瓣与输尿管的吻合后，继续缝合肾盂创缘，缝合处应不漏尿，在缝合肾盂切口上段时，可做连续缝合，每缝10针做一结扎。

（6）肾盂旁放置引流管引流。

肾包膜瓣肾盂成形术（renal capsular flap pyeloplasty）

近年来，随着对肾盂输尿管交界部（UPJ）梗阻性病变的进一步了解，许多学者主张去除有病变的UPJ，施行离断式的肾盂成形术。非离断式的肾盂成形术已较少被采用。传统的非离断式肾盂成形术虽然保留了病变的UPJ，由于采用了肾盂瓣重建漏斗形UPJ，使UPJ节段大部分管壁有排列正常的平滑肌纤维，且管腔宽阔，术后仍可能获得通畅引流。因此，此种术式至今仍被一些学者所采用。非离断式肾盂成形术较多用于肾盂扩张不严重，无须切除过多的肾盂壁的成年患者。

肾盂输尿管交界部因成形手术失败或因局部组织损伤、感染造成严重狭窄或闭塞，由于肾盂肾盏太小，广泛瘢痕形成，无法利用肾盂瓣做UPJ成形术，在此种情况下，可于肾脏的背侧或下内侧切取一块V形或U形肾包膜瓣，镶嵌入切开的肾盂输尿管狭窄部，扩大UPJ口径。

手术步骤是依原腰部切口切开各层组织，在腹横肌及腰背筋膜深面分离，使瘢痕化的肾周脂肪囊从创缘游离。在无粘连的远侧找到输尿管，

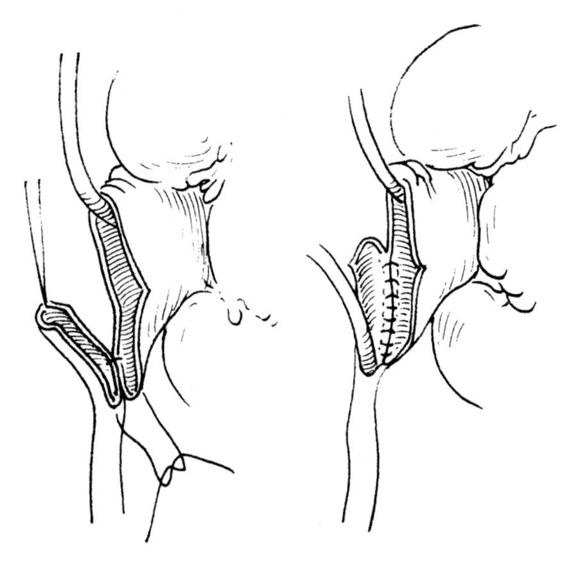

图9-8 离断的肾盂成形术

自此处向肾盂方向追踪，用弯钳沿输尿管外的疏松平面分离，但不游离输尿管，以免损伤其供应血管。分离至肾门附近，将弯钳从组织疏松处穿出，将UPJ从瘢痕组织分离出来。在分离肾脏时须保存肾包膜的完整性，清除取瓣部位表面的脂肪结缔组织，直达肾门处。选择肾门背侧或下内侧适当部位切取V形或U形肾包膜瓣，瓣的基部向肾门。于相应部位切开肾盂输尿管狭窄部，至正常组织的1 cm处，将肾包膜瓣翻转，镶嵌入肾盂、输尿管缺损处，用4-0可吸收线间断缝合。留置双“J”管（图9-9）。

■ 输尿管吻合手术

输尿管上段或中段因损伤、病变段切除致部分缺损，须尽可能行吻合术。缺损段较短者可将两端游离，然后做端端吻合；缺损段较长，则需将肾脏游离、下降，右侧甚至需将右肾静脉移至低位与下腔静脉吻合，才能获得无张力的吻合；输尿管中、下段缺损，无法与膀胱或膀胱瓣吻合时，可与对侧输尿管做端侧吻合，此种情况只适宜用在肾脏无炎症、结核、结石等病变且对侧输尿管腔较宽者，做中下段输尿管切除者不宜采用此术式。输尿管吻合术可保存输尿管的生理功能，比肠管代输尿管更为满意。

输尿管吻合术的手术原则：①游离输尿管时保存其血液供应；②吻合口应无张力；③须做斜形吻合以扩大吻合口，防止术后狭窄；④将断端以可吸收缝线做不漏尿的间断缝合，不应内翻或外翻；⑤一般留置支架引流管。

输尿管吻合术（ureter anastomosis）

1. 手术适应证　①输尿管损伤（断裂、切断、部分切除等）；②输尿管损伤性、先天性或炎症性狭窄等。

2. 手术步骤

（1）按不同的疾病及病变部位采取不同的手术入路。在输尿管损伤时，腹膜后常有大血肿及尿外渗，在腹膜外寻找输尿管较困难，往往会耗费时间，增加创伤，并遗漏可能存在的腹腔脏器损伤，因此宜经腹腔探查。输尿管是附着于腹膜后，至髂动脉分叉内侧处才向下穿行于盆腔疏松组织。在找到输尿管后，即向着血肿及尿外渗最显著的方向追踪其行程，直达损伤部位。输尿管狭窄患者则可取腹膜外途径探查。

（2）为了获得无张力的吻合，须将输尿管两端做适当游离，注意勿损伤输尿管外膜及其营养血管。切断两断端的病变组织后，在两断端相反位置的管壁纵行切开0.5~0.8 cm，修剪创缘，形成宽阔的斜形吻合口（图9-10）。

（3）将F6~8号双“J”管经输尿管远端插入膀胱，双“J”管的另一端从输尿管近端插入肾盂，作为支架引流。以5-0可吸收缝线或肠线将

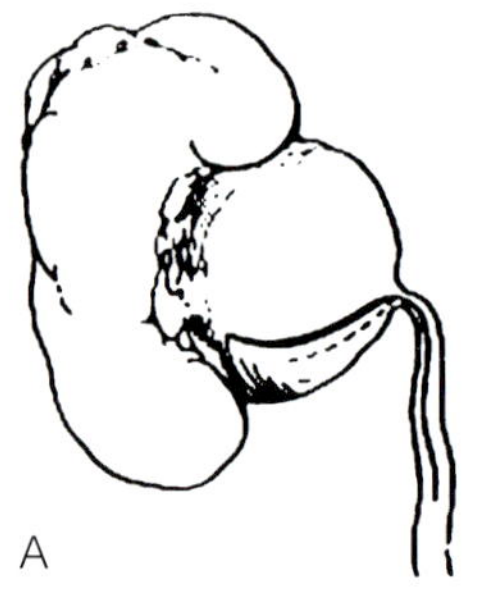

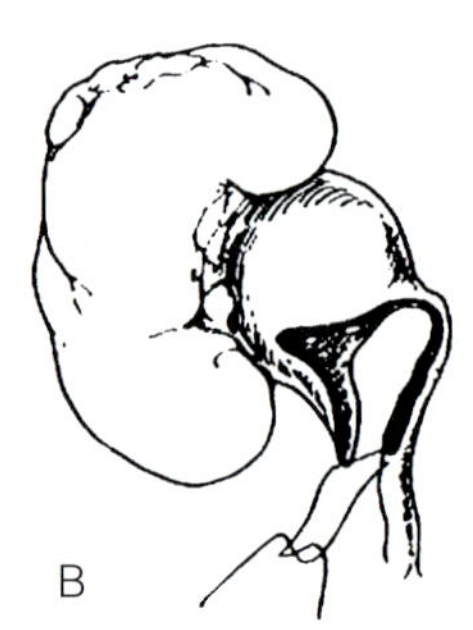

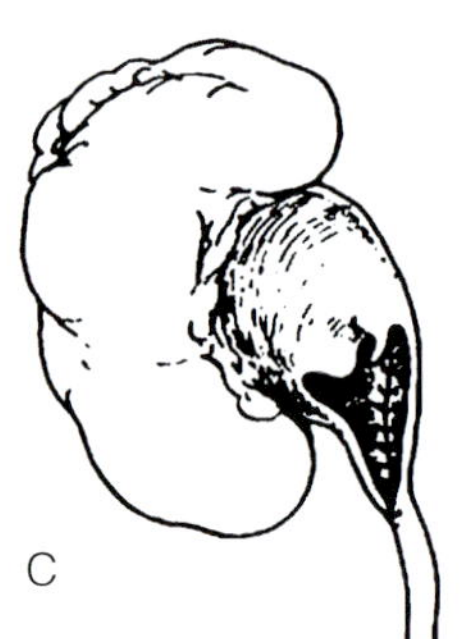

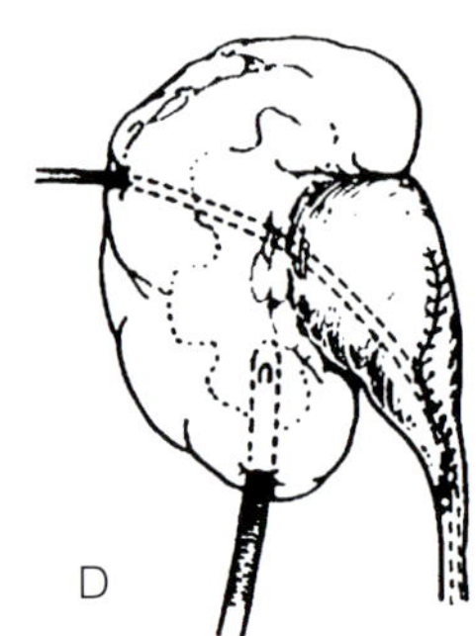

图9-9　肾包膜瓣肾盂成形术（A~D为手术步骤）

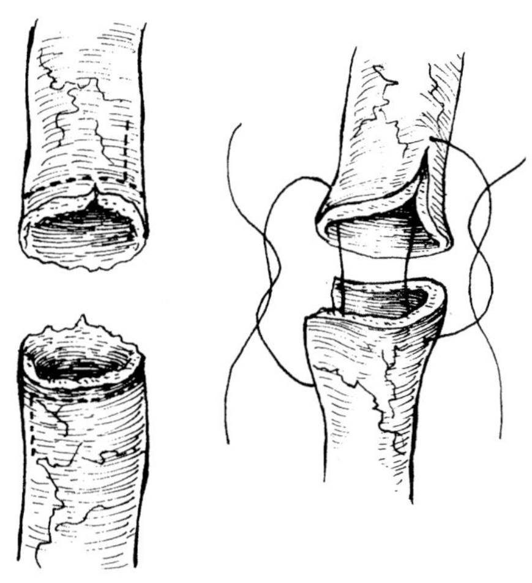

图9-10 输尿管斜形吻合口

断端做间断缝合，缝线最好不穿过黏膜，创缘须对合整齐，勿内翻或外翻。

（4）腹膜外放置引流管引流，缝合腹部或腰部切口。

输尿管膀胱吻合术（ureter-bladder anastomosis）

盆腔段输尿管缺损可采用多种方法将输尿管和膀胱吻合。吻合的成功关键如下。

1. 吻合口血循环良好，没有张力。

2. 重建抗反流机制，包括输尿管末段通过足够长的膀胱黏膜下隧道，以及相对固定的逼尿肌作为靠背。输尿管下段缺损在3 cm以内，通过膀胱外（Lich-Gregoir法）或膀胱内（Politano-Leadbetter法）做黏膜下隧道式输尿管吻合术容易取得成功。若缺损段达3~5 cm，则需将膀胱游离，用肠线将其悬挂于腰肌，可获得相对固定的逼尿肌靠背，并将输尿管断端与膀胱间的距离缩短3~5 cm。Paquin于1959年首先报告了此种腰肌拴挂（psoas hitch）技术。于膀胱前壁做凸向对侧的弧形切口，形成偏向患侧的膀胱角，可使膀胱悬挂后不致产生张力。输尿管下段缺损达6~10 cm，则需切取一膀胱瓣做输尿管下段成形（Boari，1894），并将其固定在腰肌上，才有足够长度与输尿管吻合。合并采用肾脏下降技术，有时还可将缺损12~14 cm的输尿管与膀胱吻合，使输尿管广泛缺损的患者避免施行复杂的自体肾移植或回肠代输尿管手术。

腔静脉后输尿管手术（operations for retrocaval urters）

腔静脉后输尿管是腔静脉发育异常，输尿管上1/3位于腔静脉之后，在腔静脉于腹主动脉绕到腔静脉之前，然后按正常通路进入膀胱（见图9-4）。男性多见，为女性的4倍，主要表现为输尿管的梗阻症状，可因并发尿路感染或结石而就诊。虽为先天性异常，但多数患者直至30~50岁才出现症状。因腔静脉位于右侧，故右肾或输尿管上1/3积水时应考虑本症。

根据X线表现将腔静脉后输尿管分成两种类型。

第一型（低襻型）：为最常见的形式。IVU表现为右侧输尿管上段扩张，然后弯向中线形成一个倒置J或鱼钩状，同时可伴有重度或中度肾积水。输尿管逆行造影呈S状。输尿管通常在第3、4腰椎水平与中线交叉。

第二型（高襻型）：当逆行尿路造影时腔静脉后输尿管部分和肾盂几乎在同一水平呈倒置J或镰刀状。肾脏正常或轻度积水。此型罕见，易与肾盂、输尿管连接部畸形相混淆。

低襻型因重度或中度肾积水及输尿管严重向中线移位，为解除梗阻和矫治潜在性的解剖畸形需手术治疗。手术方案视肾脏受损程度而定，如果患者有严重肾积水和进行性肾实质萎缩，同时对侧肾功能良好者，应考虑肾切除，其余可采用输尿管复位术。高襻型患者，因输尿管与肾盂间的弯曲度相当平顺，往往没有梗阻或梗阻很轻微，所以这类患者一般不需手术。

1. 手术步骤

（1）切口：根据输尿管梗阻的部位，选择腰部斜切口或直切口。因腔静脉后的输尿管周围组织疏松，易于分离，故不必强调大切口。

（2）显露输尿管：于腹膜后分离上段扩张的输尿管，用一导尿管绕在其后方提起。于腔静脉前方分离出梗阻远端的输尿管，注意保存其血液供应。仔细分离腔静脉后方的输尿管。如输尿管与腔静脉粘连而分离困难，可在腔静脉两侧切断输尿管，将此段输尿管留于原位。

（3）输尿管切断吻合：如腔静脉后输尿管正常，有收缩力，则于梗阻近端切断扩张的输尿管，牵出腔静脉后方的输尿管远端，切除近端部分过长的输尿管，于输尿管扩张处，用5-0的肠线间断全层缝合两输尿管断端。创缘必须对合整齐，切勿内翻或外翻，吻合口无张力，并以周围脂肪组织覆盖。可不放置内支架管。如腔静脉后输尿管畸形或狭窄，收缩力差，应将该段输尿管切除，然后行端端吻合，输尿管内可留置双“J”形内支架管，或于吻合口上方数厘米处戳口向下插入输尿管外支架管，并另做肾盂或输尿管造瘘（图9-11）。

（4）如梗阻部位较接近肾盂处，可行输尿管肾盂端端吻合。

（5）腹膜外放置双腔负压引流，逐层缝合腰部切口。

2. 术中意外及处理

（1）腔静脉损伤：分离腔静脉后输尿管时，如误伤腔静脉，应立即用纱布压迫止血，并扩大腰部切口，充分显露出血部位，用一卵圆钳钳夹一纱布球压住出血点，游离两端的腔静脉，用心耳钳阻断腔静脉出血部位的上、下方，用5-0的单股血管线缝合腔静脉裂口。

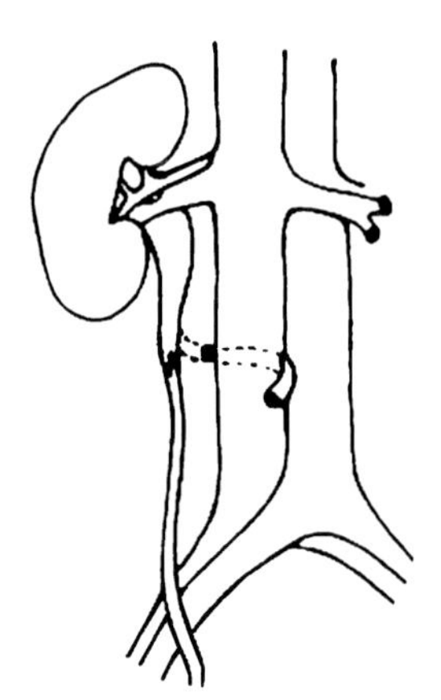

图9-11　腔静脉后输尿管的手术

（2）输尿管过短：如切除过多近端扩张的输尿管，可致输尿管过短，吻合口张力太大，术后易发生尿漏。此时应将肾脏、肾蒂及断端以上的输尿管全部游离，使肾脏向下移位，以便将输尿管断端吻合而无张力。

输尿管膀胱吻合术（ureteroneocyst-ostomy）

1. 适应证　①输尿管下段缺损及损伤后输尿管狭窄，输尿管阴道瘘，靠近输尿管膀胱连接部的膀胱阴道瘘；②其他非损伤性疾患，如输尿管下段的先天性、炎症性或结核性狭窄，输尿管口异位，输尿管囊肿，膀胱肿瘤或憩室手术需切除输尿管口周围的膀胱壁者。对输尿管无扩张的病例，虽可用直接植入法施行吻合手术，但仍以做隧道式的输尿管膀胱吻合术更为合理。可以避免术后发生膀胱输尿管反流、反复上行感染、肾输尿管积水或肾萎缩。再次行膀胱外隧道式输尿管吻合术方法简单，手术创伤较小，对已施行盆腔广泛手术的患者尤为适用。

2. 手术步骤

（1）从尿道插入导尿管：于输尿管间断插入8号导尿管达肾盂，留作支架引流之用。将输尿管下段游离8~10 cm长，注意保存其血液供应。游离同侧膀胱底部至三角区附近。注入生理盐水使膀胱呈半充盈状态，在输尿管残端内侧的膀胱壁上做长约3 cm的纵行切口，切开肌层后，做黏膜下剥离，使有足够位置形成黏膜下输尿管隧道。

（2）用尖刀于膀胱切口远侧做一黏膜小戳孔。用探针将输尿管引流管带出尿道（女）或膀胱前壁小戳孔之外。

（3）将输尿管末段前壁切开，使吻合口呈斜形。用5-0肠线将其与膀胱黏膜切口创缘间断缝合。然后用3-0肠线间断缝合膀胱肌层，将输尿管外膜于周围的膀胱壁固定（图9-12）。留置导尿管引流膀胱。用丝线将支架引流管固定于尿道口（女）或腹壁（男）。输尿管吻合口附近置腹膜外烟卷引流。缝合腹壁切口。

3. 术后处理　①伤口引流管于术后3~4 d拔除；②注意保护导尿管引流通畅，术后5~7 d拔除输尿管引流管，仍需继续留置导尿管1~3 d。拔除导尿管排尿的头两天，应加强抗生素治疗，以防上行感染。

输尿管膀胱角吻合术

1. 手术适应证　输尿管下段缺损或狭窄，由于缺损或病变段较长，不能做输尿管膀胱吻合术者。此类手术尤其适用于第2次或第3次输尿管膀胱吻合术。

在确定手术方案时，必须考虑下列两点：①输尿管经充分游离后，其缺损估计有多长，输尿管断端是否能抵达膀胱角或膀胱瓣；②膀胱壁的伸张能力是否良好，膀胱是否有足够容量。

2. 手术步骤

（1）小心游离覆盖膀胱的腹膜，在膀胱前壁做一弧形切口（图9-13），瓣的基底向着损伤侧。置两指于膀胱腔内将膀胱向上顶起，越过髂血管，形成膀胱角。若估计吻合时有张力，则游离对侧膀胱蒂，使膀胱移向损伤侧。除极广泛的输尿管损伤外，绝大多数输尿管下段损伤的患者不结扎对侧膀胱蒂，亦能获得满意的吻合效果。

（2）在固定膀胱之前，于膀胱角顶部做一肌层小切口，自此切口朝三角区方向做长3~4 cm的黏膜下隧道，然后用2-0铬制肠线将膀胱角固定在腰肌尽可能高的位置，膀胱拴挂后应无张力（图9-14）。小心避免损伤生殖股神经，勿将其结扎在缝线内。

（3）用一牵引线将输尿管带入膀胱角的黏膜下隧道。将输尿管末端纵行切开使开口成斜形。用5-0铬制肠线将输尿管断端与膀胱黏膜创缘间断吻合，后壁应穿过肌层。一般不需使用输尿管支架，只在吻合不满意的困难病例使用。输尿管进入隧道处不应成角或扭曲，膀胱肌层的小切口大小要适宜，隧道要有足够的长度，以防反流（图9-15）。

（4）纵行缝合膀胱切口，用3-0铬制肠线连续缝合黏膜，第2层用2-0铬制肠线间断缝合肌层，做耻骨上膀胱造瘘或留置导尿管。膀胱外置烟卷引流。

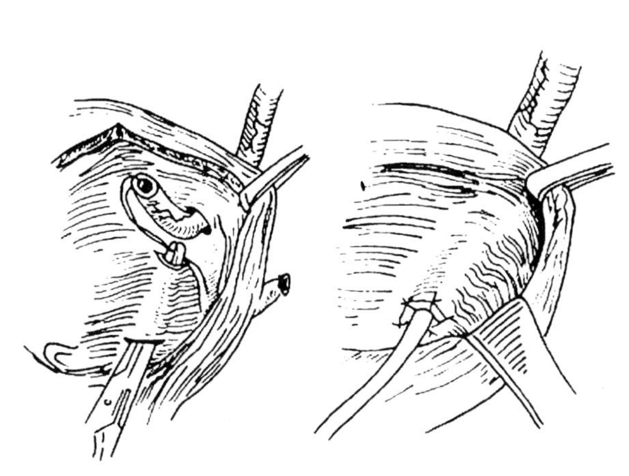

图9-12　输尿管膀胱吻合术

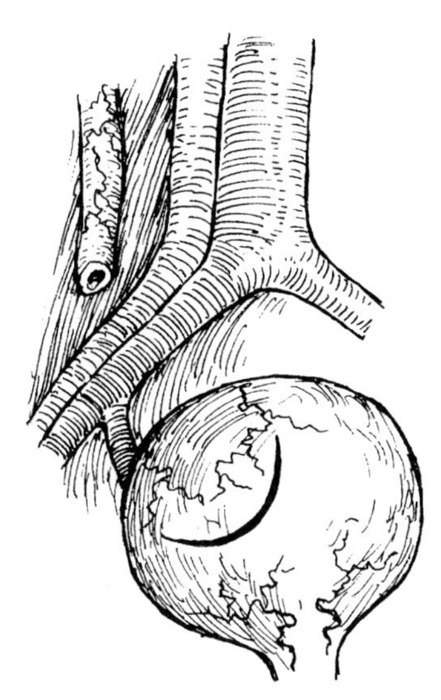

图9-13　形成弧形切口

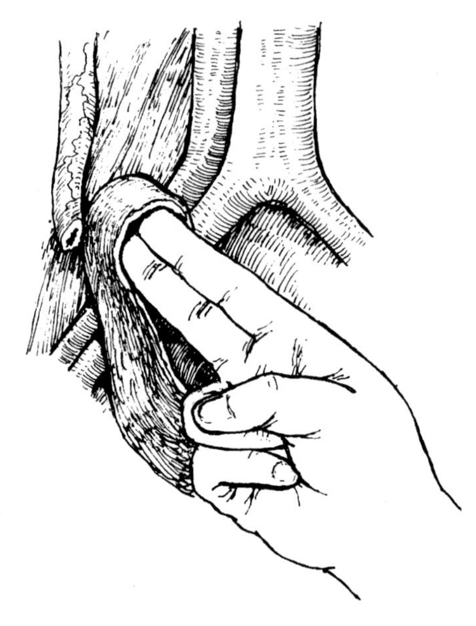

图9-14　形成膀胱角

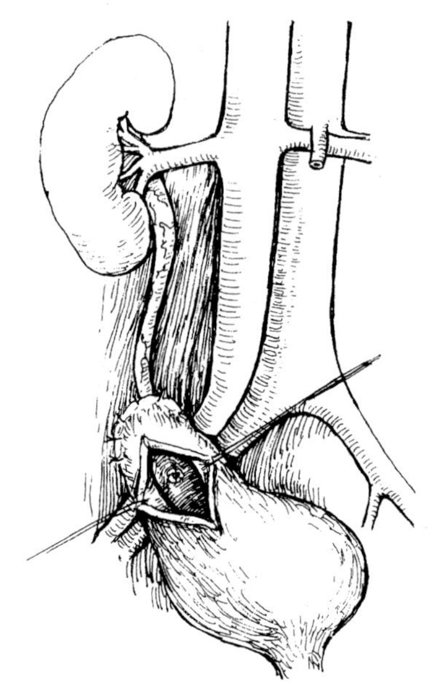

图9-15　输尿管膀胱角吻合

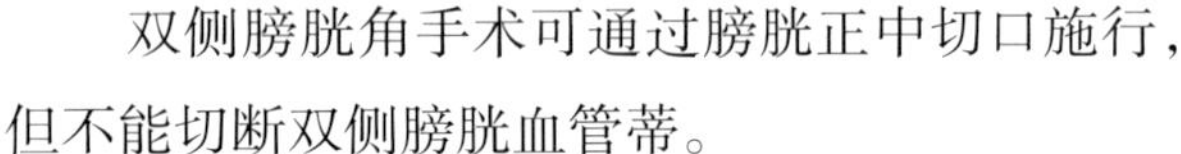

双侧膀胱角手术可通过膀胱正中切口施行，但不能切断双侧膀胱血管蒂。

膀胱瓣输尿管下段成形术（boari fap ureteroplasty）

1. 手术适应证　参考输尿管膀胱角吻合术。

2. 手术步骤

（1）游离膀胱顶部及底部，勿切断膀胱的血管蒂，以免影响瓣的血液供应。于膀胱壁切一梯形瓣，瓣的长度一般为5~6 cm，底宽4~5 cm，顶边宽3~4 cm。于膀胱壁稍伸张的状态下取瓣，以丝线做好标记，并用直剪将膀胱瓣整齐地剪开。若瓣为长方形，缝合后管的基部张力大，易引起末端坏死（图9-16）。

（2）用血管钳于膀胱瓣末端中部分出一黏膜下隧道，约3 cm长。将输尿管及其支架管经隧道拉入膀胱瓣，用5-0肠线将输尿管断端与膀胱黏膜创缘做间断缝合。如输尿管缺损过多，吻合时有张力，可将肾脏及输尿管上段游离，使肾脏下降，并将膀胱拴在腰肌，以缩短肾脏与膀胱瓣的距离。若输尿管过度扩张，宜将末段管壁剪裁，以缩小管径（图9-17，18）。

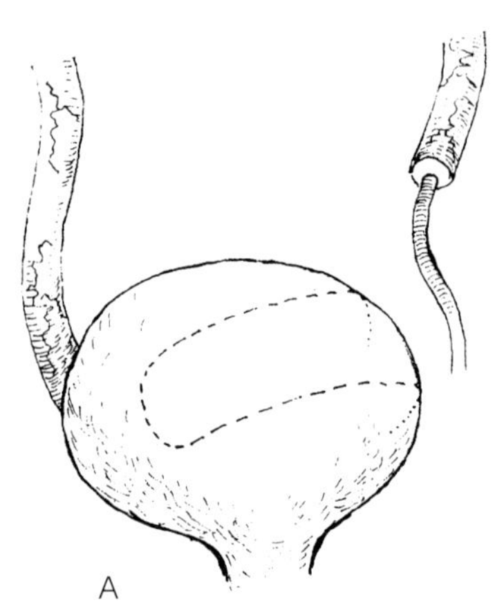

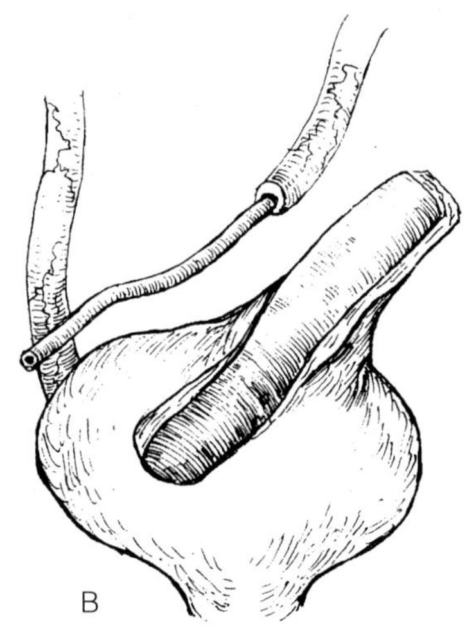

图9-16　梯形瓣
A.膀胱瓣设计；B.膀胱瓣形成

（3）将膀胱瓣两侧创缘用4-0肠线做黏膜连续缝合，形成管道。外层用3-0肠线或丝线间断缝合膀胱肌层，缝线不穿过黏膜。于膀胱瓣末端用数针细线将输尿管外膜固定于膀胱创缘。输尿管支架管从膀胱壁戳孔引出腹壁切口外（图9-19，20）。

（4）做膀胱造瘘或留置导尿管，膀胱瓣旁放置烟卷引流，缝合腹壁切口。

3. 术后处理　①术后3~4 d拔除伤口引流物。②术后7~9 d拔除输尿管支架，仍需留置导尿管3~4 d。拔除导尿管排尿的24 h内，应加强抗菌治疗，以防止上行感染。

4. 术后可能发生的问题及处理　腹壁尿瘘多由于膀胱瓣或瓣的基部裂开所致，与膀胱瓣太窄、缝合后张力太大有关。在膀胱过度伸张状态下取瓣，退缩后必然过于狭窄。瓣应呈梯形，基底较宽。若膀胱比较肥厚，膀胱瓣要相对宽一些。术后保持膀胱引流通畅，加强抗感染治疗，也是防止尿瘘的重要措施。尿瘘形成后，留置导尿管持续引流膀胱，并应用抗生素治疗。瘘孔有可能于2个月内自行愈合，否则可于术后2~3个月再施行手术修补瘘孔。

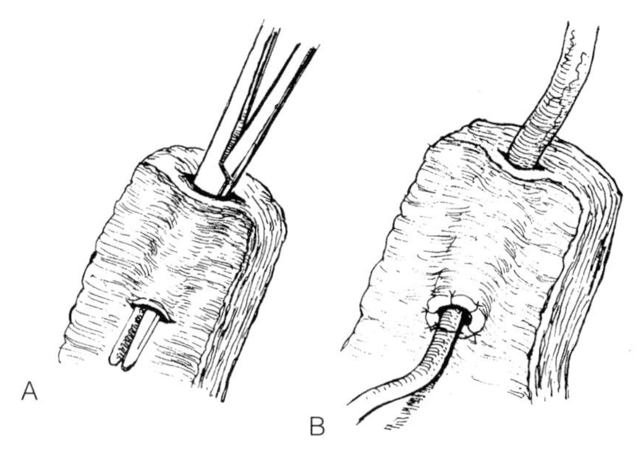

图9-17　建立黏膜下隧道

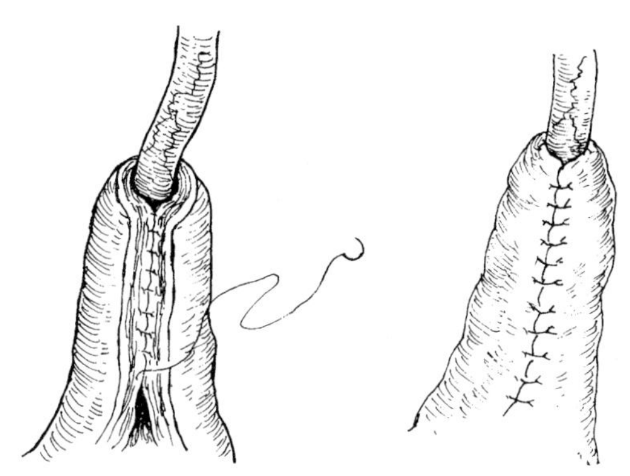

图9-19　膀胱瓣与输尿管吻合

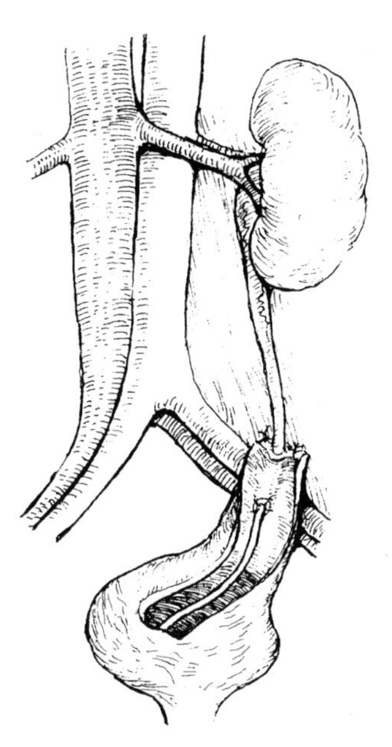

图9-18　膀胱瓣输尿管下段成形术

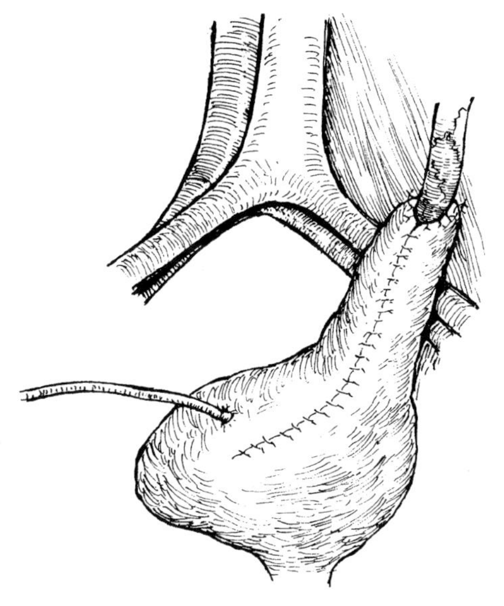

图9-20　膀胱瓣成形术后支架引流

（李功成　潘铁军　涂　忠）

参考文献

1. Soundappan SV, Barker AP.Retrocaval ureter in children: a report of two eases. Pediatr Surg Int, 2004, 20（2）: 158–160.

2. Heidenreich A, Ozgur E, Becker T. Surgical, amagement of vesicoureterral reflux in pediatric patients. World J Urol, 2004, 22（2）: 96–106.

3. 梅骅. 泌尿外科手术学. 3版. 北京: 人民卫生出版社, 2008.

4. Richard NS, Alan BR. Ectopic Ureter, Ureterocele, and Other Anomalies of the Ureter. In: Walsh PC, Retik AB, Vauphan ED, et al. eds. Campbell'S urology. 8th Edition. Philadephia: Saunders, 2002: 2007-2052.

5. Moore KL, Persaud TVN. The developing human. 8th Edition. Saunders Elsevier, 2008.

6. 丁自海, 李忠华, 苏泽轩. 泌尿外科临床解剖学图谱. 济南: 山东科学技术出版社, 2005.

7. 丁自海, 原林. 局部临床解剖学. 西安: 世界图书出版公司, 2009.

8. Richard LD, Vogt AW, Mitchell AWM, et al. Gray's atlas of anatomy. Churchill Livingstone, 2008.

9. Moinuddin Z, Dhanda R.Anatomy of the kidney and ureter. Anaesth Intensiv Care Med, 2015, 16(6):247–52.

10. Frober R.Surgical atlas Surgical anatomy of the ureter. BJU Int.2007, 100(4): 949–65.

11. Jackson LA, Ramirez DMO, Carrick KS, et al. Gross and Histologic Anatomy of the Pelvic Ureter Clinical Applications to Pelvic Surgery. Obstet Gynecol, 2019, 133 (5):896–904.

12. El–Galley RES, Keane TE.Embryology, anatomy, and surgical applications of the kidney and ureter. Surg Clin–North Am, 2000, 80(1):381.

10

膀　胱

膀胱胚胎发生与畸形

■ 膀胱胚胎发生

胚胎发育到第3周初，外胚层细胞增殖向尾侧中轴处迁移，形成原条。原条的细胞继续增殖并向深部迁移，在内、外胚层之间形成中胚层。在原条尾侧有一个没有中胚层的圆形区，内、外胚层直接相贴呈薄膜状，称泄殖腔膜（图10-1）。三胚层胚盘形成后，开始分化并卷折成圆筒形胚体。经第4~8周的发育过程，胚胎初具人形，形成主要器官系统的雏形。此时期的胚胎发育对

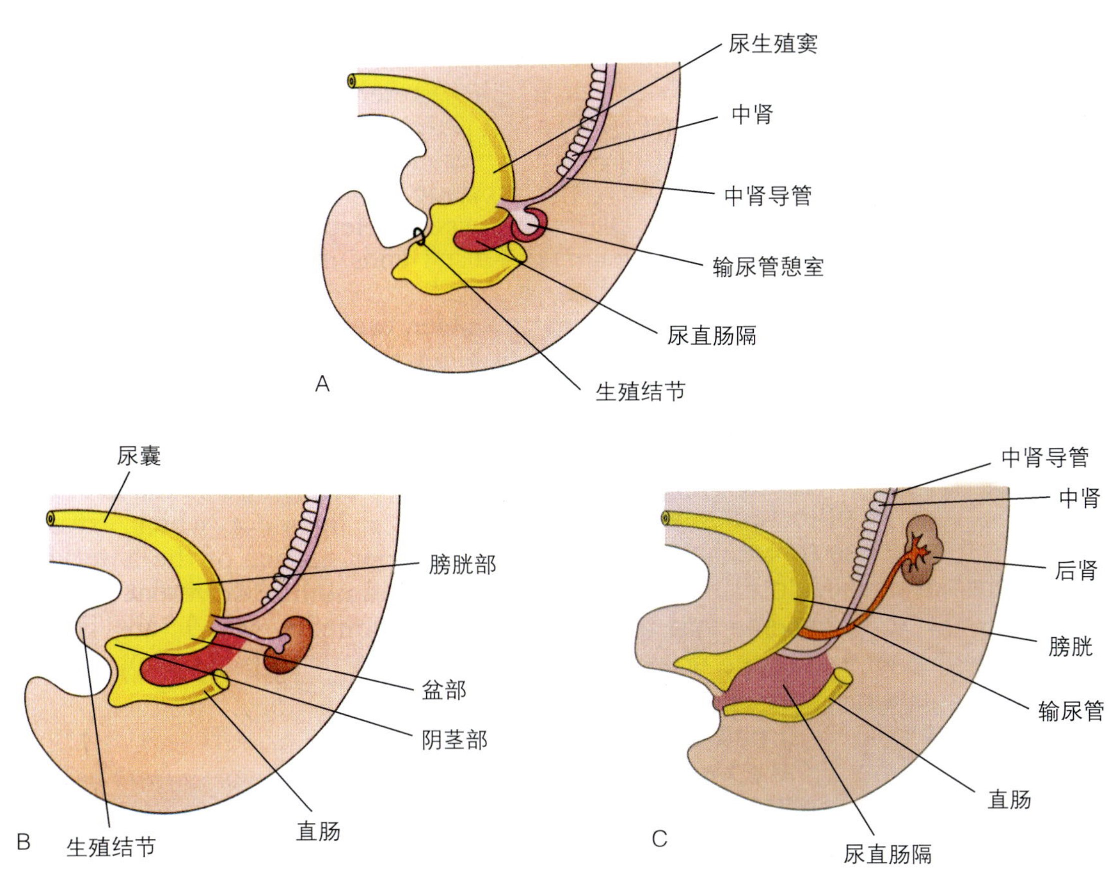

图10-1　泄殖腔的形成

环境的影响十分敏感，在某些有害因素（如药物、病毒等）的作用下较易发生先天性畸形。但泌尿生殖系统则易发生于第7~9周。

尿直肠隔

到胚胎第4周中期，泄殖腔膜由于腹部中胚层的侵犯向尾侧移动，其在尿生殖器分化中将起作用，可看出后肠在泄殖腔的近端，尾肠在远端。

此时，在尿囊肠管导管和泄殖腔导管开口之间出现一鞍。鞍发育形成尿直肠隔，在将成为原始膀胱的泄殖腔腹侧部分和将成为后肠的泄殖腔背侧部分之间下降为分隔。这样，尿囊肠管导管置于未来膀胱的腹侧端。

内、外胚层泄殖腔

尿直肠隔将内胚层泄殖腔分成尿生殖窦和后肠，由于中胚层在其周围的生长，泄殖腔开始降到腹侧间质中，从而留下外胚层位于腹侧表面的浅印迹，即是外胚层泄殖腔。

泄殖腔分隔机制

由于尿直肠隔直接进行性下降到泄殖腔，及泄殖腔各侧面突入隔开了泄殖腔。该分隔的异常是产生肛门直肠畸形的重要因素。

间充质舌部向尾侧扩展，形成了下降的Tourneavx尿直肠褶的前缘。在于外侧缘比中央发展更快，使舌部的形状有点凹，其在冠状面下降但未达泄殖腔膜。

除了舌部的下降以外，有一对褶即Rathke尿直肠褶在外侧面施压。Rathke在中线处联合并形成尿直肠隔，将尿直肠隔从Tourneaux尿直肠褶的腹侧端延伸到泄殖腔膜。

尿直肠隔和泄殖腔膜的融合完成了泌尿管道与肠、肛管的分离，形成尿生殖窦。

膀胱尿道管和尿生殖窦

到胚胎第7周时，泄殖腔已被隔成前部的尿生殖窦和后部的肛管、直肠。尿直肠隔与泄殖腔膜相连将泄殖腔膜隔成前部的尿生殖膜和后部的肛膜，尿生殖膜开放为尿生殖孔，而肛膜则类似成孔为肛门。接着，尿生殖窦被分成3部分，与尿囊延续且在窦结节（Muller结节）中肾管（Wolff管）入口处远端延伸的部分形成膀胱尿道管，较狭窄的中间部分构建了生殖窦的骨盆部，较宽的远端部分形成尿生殖窦的阴茎部，延伸到尿生殖膜。

在接下来1周的发育中，由膀胱尿道管形成膀胱和近端尿道。

1. 膀胱尿道起源　尽管膀胱和近端尿道是一个连续的结构，但它们来自两个起源。膀胱主要是由形成膀胱尿道管的尿生殖窦部分内胚层发育而来，而近端尿道和三角区则由在中肾管末端合并时的中胚层形成。靠近膀胱尿道管的泄殖腔的尿生殖窦部发生重构：其近端管状部形成窦的骨盆部即尿道前列腺部；远端平坦部分为阴茎部，构成了尿道的其余部分。

2. 膀胱逼尿肌及膀胱颈　膀胱最初是膀胱尿道管延长的上段，与狭窄的尿道部相比较，上部的腔是逐渐扩大的，而且膀胱内衬的内胚层源的上皮细胞也变大。始于穹隆部的周围间充质分化成外结缔组织层。在这层中，发育相对早期时就能识别平滑肌束的3个交叉层次（内纵、中环、外纵），但其形成缺乏特异的方向。随后，肌层发育在底部独立开始，尤其是三角区下面和膀胱顶，肌层特别丰富，在膀胱颈纤维呈更多环行的路径以形成膀胱内括约肌。这部分膀胱受交感神经支配，而逼尿肌则由副交感神经支配，而且由于其独立的神经支配而与顶部也不相同。

3. 膀胱的形态变化　到胚胎第13周，膀胱颈已形成，膀胱从卵圆形变成三角形。

4. 膀胱下降骨盆的过程　在胚胎第7周之前，膀胱被旁边增大的脐动脉挤出盆腔位于前腹壁内，然后移进腹腔，位于由含脐尿管和脐动脉的疏松间充质形成的暂时肠系膜处。该肠系膜一直存在至第7个月，其间膀胱留在腹腔，在胎儿晚期和婴儿早期膀胱渐降入骨盆。出生时由于骨盆未形成，膀胱基本上还是腹部器官；出生后最初3年内，其入骨盆的下降是快的，然后缓慢下降，直到20岁左右完成。

5. 膀胱韧带形成　肠系膜暂时演变来的脐膀胱筋膜是由腹膜后组织的中间层形成的。它向头侧扩伸到脐，包绕脐尿管、脐动脉；向尾侧扩伸覆盖膀胱、精囊腺和前列腺；向外侧扩伸形成膀胱侧（真）韧带和耻骨前列腺韧带。

先天性畸形

先天性膀胱分割

文献报道的先天性膀胱分割有各种类型：完全性分割（双膀胱）、不完全性分割（膀胱颈及尿道共用）、膀胱矢状隔及膀胱横隔等。显然这些畸形均与尿生殖窦分割异常有关。

膀胱外翻与泄殖腔外翻

外翻与尿道上裂可以单独发生，也可以合并发生，此时称为外翻-尿道上裂复合畸形。从胚胎学来看，泄殖腔膜最初仅由内、外两个胚层构成，以后中胚层才长入其中，在以后的发育过程中，中胚层形成腹壁、膀胱壁及尿道壁的一部分。若此部分中胚层生长不良以致不能在正中融合，这是外翻及尿道上裂的共同发病机制。膀胱外翻多见于男性，发生率为1：40 000~1：50 000。严重的外翻尿道上裂复合畸形患者，其阴茎或阴蒂也完全分裂，两侧的阴囊或大阴唇相距甚远。膀胱外翻是由于下腹壁未能在中部融合所致，此时既无前腹壁肌肉，又可缺乏膀胱前壁肌肉，这是胚胎第4周时间充质细胞迁移障碍的结果。由于无肌层，当表皮及膀胱前壁破裂时，使膀胱与外界相通。若整个脐下区的腹壁均发育不良可造成泄殖腔外翻。此时泄殖腔也并不分割为尿生殖窦及直肠，致使泄殖腔后壁暴露。此时，整个腹腔内脏（包括肝）也外露。

输尿管膀胱连接部和三角区形成及先天性畸形

总排泄管的合并

1. 泄殖腔角与膀胱尿道管合并　中肾管远离输尿管芽的部分即为总排泄管中胚层，膀胱尿道管的内胚层组织向后扩展到总排泄管，与总排泄管的终段一起形成一个漏斗型的凸出，即泄殖腔角（图10-2）。

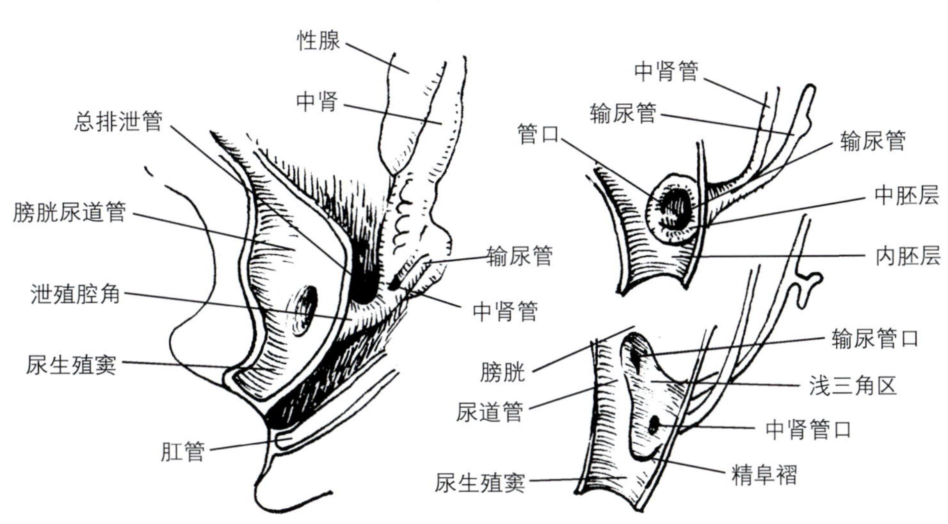

图10-2　泄殖腔角与膀胱尿道管形成

当泄殖腔角再合并入膀胱尿道管内时，其携带着总排泄管的末段进入附有输尿管的膀胱尿道管内，形成浅三角区的一部分。另一种解释是泄殖腔角再合并时，膀胱壁套叠到中肾管牵拉输尿管进入膀胱。

2. 输尿管口位置演变　输尿管最初是从中肾管背侧发出的分支，但在合并过程中，输尿管的位置发生改变，被带入膀胱壁直接开口于中肾管口的外侧。

3. 浅三角区的形成　浅三角区的形成始于血管内侧的中胚层融合。中肾管口仍留在原来位置，但总排泄管起始部分的中胚层变得活跃且增大，中胚层的生长使输尿管口向颅侧和外侧移位，从膀胱尿道管和尿生殖窦部中线附近移到膀胱外侧的位置，完整的浅三角区是从精阜延伸到输尿管口的结构，由该中胚层（中肾）的生长形成。

中肾管的合并

在成熟阶段，中肾来源的组织形成浅三角区。输尿管口位于其近侧末端，其远端在尿道前列腺部，可见精阜容纳有射精管和前列腺囊。因此，从发生学角度来说，浅三角区的肌肉是与输尿管相延续的，都是中肾起源的。

1. 男性　合并到膀胱尿道管的中肾管中胚层（交叉阴影区），携带输尿管口一起向头端和外侧移动。如前所述，该组织在远端的射精管和近端的输尿管口之间分布成浅三角区。此期，肾脏已经开始形成，但中肾仍留在性腺外侧。融合的副中肾管在精阜处进入膀胱尿道管，而精阜则位于膀胱尿道管和尿生殖窦的结合部（图10-3A）。输尿管以直段穿过膀胱壁，后来发育成斜管。

2. 女性　中肾中胚层像男性一样合并，窦囊索管状化后在女性不是形成前列腺囊，而是形成了阴道的末段。女性完整尿道由尿生殖窦发生而来，这与男性尿道前列腺部类似，而与含副中肾前列腺囊的精阜相当的部位被认为是尿道入口处。中肾管的遗迹成为卵巢冠和卵巢旁体，以及也在成年人中出现的延伸到阴道全长的卵巢冠纵管，即Gartner管（图10-3B）。

输尿管膀胱连接部的畸形

畸形在三角区输尿管部附近常见，由源于中肾管的输尿管芽在芽生时变异产生的。可能由于中肾管上另一个芽的形成导致重复的结果，或者在膀胱尿道管，由于输尿管迟到出现异位或输尿管早到，膀胱输尿管逆返而出现异位等。

即使输尿管管芽在适当的位置和时间形成，

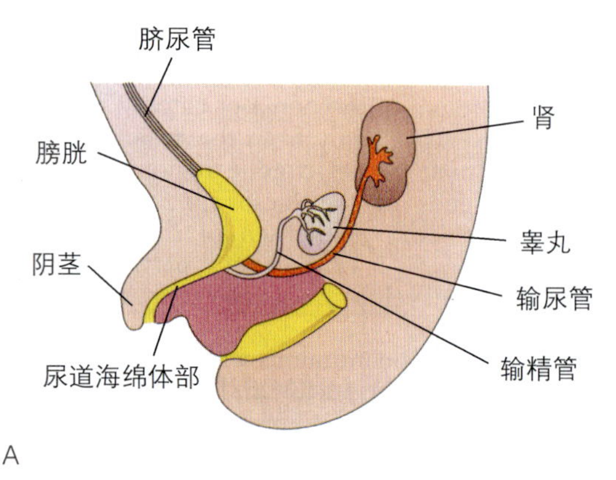

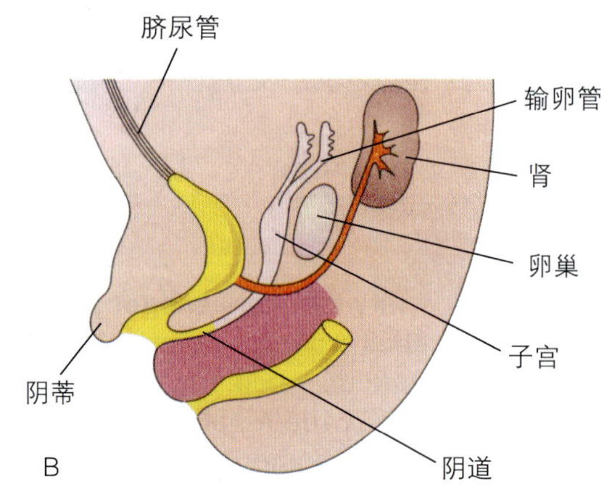

图10-3　中肾管合并
A.男性；B.女性

也有可能出现不恰当的增大，而且形成扩张的上段，正如在非逆流、非梗阻性巨输尿管中所见一样。原因如下：输尿管芽可能未拉长（如肾异位），或未生长，没有足够的诱导能力（如盲端输尿管和肾发育不良），或到达生肾芽茎之前分裂（如双肾、三肾）。

肾芽茎对有分支的输尿管芽上升刺激的反应不充分也可能导致肾组织的减少。肾发育异常或发育不良（成形不良或发生不良）未明确为胚胎性疾病，它们可能伴梗阻，但在无梗阻时遗传综合征中也有发生。肾发育异常可能由于输尿管芽缺少诱导能力所致，或由于输尿管芽发生在相对异常的位置以致其对肾芽茎缺乏诱导。证据是肾发育异常常伴从外侧或远端排空入尿道、移位的继发输尿管芽。

输尿管裂孔处畸形

在输尿管口区上方的三角区上端出现的输尿管旁憩室（小囊）是膀胱黏膜突出裂孔的疝。一些是先天性的，因为在胎儿期发现且不一定伴梗阻。裂孔和浅三角区的肌肉发育不良可能是婴儿期的原因。许多憩室则可能继发于输尿管膀胱角处，膀胱肌肉系统中内纵层的薄弱和外纵层的支持不足。

而梗阻性或神经源性膀胱在逼尿肌压力增高时出现膀胱壁的穿裂孔道，从而形成所谓的黏膜小囊，强行穿过过深的裂孔。裂孔憩室打断了末端输尿管的黏膜下路径，因此伴逆流。可能因单纯先天性原因出现真憩室，其壁含有一些肌束。

输尿管膨出（ureterocel）

输尿管膨出是末端输尿管的囊性扩张，其发生机制尚不完全明了。一种解释是，在胚胎第6周正常位于输尿管和原生殖窦结合部的闭合上皮膜，因生肾功能中止而延迟破裂，膜的存留导致该部的梗阻。另一种解释，发育未全的输尿管延迟吸收到膀胱尿道管。第三种理论是输尿管肌层发育的停止太偏尾端，导致末端部分膨大。

1. 单纯输尿管膨出　是指在正常开口位置出现囊状物。儿童少见，实际上可能是获得性的而非先天性的。

2. 异位输尿管膨出　其开口位于正常输尿管开口和尿道括约肌之间，女童与男童之比为5：1。开口在膀胱内的膀胱内输尿管膨出，和开口在膀胱内却向远离膀胱颈处延伸的异位输尿管膨出是不同的。有3种类型输尿管膨出。

（1）单纯缩窄型：指膀胱内膨出是在顶端狭窄口有肌性壁。

（2）括约肌型：输尿管膨出开口位于膀胱内括约肌内，仅在排尿期间开口才是开的。

（3）括约肌缩窄开口型：是第3型，兼有前两型的特点。

输尿管重复畸形

双输尿管可能有两个开口，都位于基本正常的位置，或者可能一个是异位的。单口单输尿管可能以伴重复输尿管相同的胚胎学机制被移至异位。其重要的因素：输尿管口到达膀胱尿道管的时间和膀胱尿道管后壁中肾中胚层的分化生长。

美国儿科学会命名和分类委员会建议统一泌尿学术语，在描述重复异常时避免混淆。重复肾是指有两套肾盂肾盏系统；而分叉肾系是指有两个肾盂，在输尿管肾盂结合部连结，形成分叉肾盂；分叉输尿管是由在输尿管膀胱结合部以上发生连接的两个输尿管组成；双输尿管是指两个完全重复的输尿管，下输尿管通过三角区外侧角正常位置处的下输尿管口引流下复肾，而上输尿管则通过异位上输尿管口引流上复肾到三角区远离常位管口的位置或膀胱颈的近缘上方。在男性，异位开口的最远位置是精阜，而在女性是尿道入口处。

单系统输尿管口异位

形成输尿管的输尿管芽从总排泄管分支出来，其比正常要更偏近端，位置与重复输尿管畸形的上输尿管相似。

当总排泄管合并到膀胱尿道管中，输尿管可能会迟到，失去与中肾组织一起上升的机会，异位开口于膀胱尿道管，远离正常位置的管口。

原发性反流

原发性反流可能由于从中肾管发出输尿管芽异常低位，产生一段短的总排泄管，这与输尿管异位时发生的恰好相反。

输尿管芽过早到达膀胱尿道管，使输尿管有额外时间向颅外侧迁移以扩大中肾中胚层，导致大的三角区和外侧异位管口，即向近端和外侧发生了移位。由于总排泄管短且由此分布较少的中胚层形成三角区，故浅三角区和输尿管壁内段发育不良，由此不能维持排尿时输尿管倾斜度而产生反流。

巨输尿管

巨输尿管可分3类。

1. 反流性巨输尿管　反流性巨输尿管可能是原发的，其胚胎学病因不明，可能类似紫腹综合征中巨输尿管；或可能继发于膀胱梗阻或神经源性膀胱。

2. 梗阻性巨输尿管　梗阻性巨输尿管可以是原发的，如不明原因结缔组织成分增加导致远段输尿管无力；或可继发于外部梗阻、远端狭窄。

3. 原因不明的巨输尿管　非逆流性、非梗阻性巨输尿管或起因不明的巨输尿管，如果证明无梗阻或解除梗阻后多尿、感染及尿潴留无变化，则可能是原发的。

有手术意义的是这些巨输尿管根据其壁的多少成比例获得血供，血供来源于输尿管、性腺和髂动脉及膀胱动脉。透过腹膜可见血管网走行像“肠系膜”。这些血管可能是正常时4倍大，形成典型的“栅栏”。邻近的腹膜后组织和覆盖输尿管的完整腹膜保护这些血管。

■ 脐尿管的形成及先天性畸形

尿囊（allatois）、膀胱尿道管和脐尿管（urachus）

在胎儿期，膀胱尿道管呈圆锥形且在脐部与尿囊相连续，脐尿管是由其颅侧部分形成的，最多有一小部分来自尿囊。

出生时，由于此时脐尿管不计其额外跨膀胱壁的0.5 cm，通常仅有2.5 cm长，故膀胱仍较好地向脐部伸展。脐尿管隐于很大的脐动脉之间，且与脐动脉一起穿过横筋膜到脐部。

通过分化生长速度、膀胱降入骨盆内及局限性退化等因素，脐尿管的远端和脐（闭）动脉一起被向下牵拉终止到以下位点之一：有时可终止于脐部（解剖变异Ⅰ型）；绝大多数是脐尿管远段退化，贴着一条脐（闭）动脉，终止于距脐2/3处（Ⅱ型）；此外，可加入两条脐动脉（Ⅲ型）；最后，其可能退后几厘米的长度，终止于一些纤维束，每个纤维束都是上皮已消失的脐尿管细胞柱的遗迹，这些纤维束形成Luscke纤维丛（Ⅳ型）。

脐尿管和膀胱在组织学上相似，有共同的起源。脐尿管由衬着移行上皮，其外环绕有平滑肌，再外为一层外膜包裹。

脐尿管的较近段可能一生持续存在潜在的腔，由不规则交替出现的扩张、狭窄段组成，内衬类似膀胱上皮，外露薄的肌层。其腔可周期性因脱落细胞而闭合。上皮细胞可保持增生的能力，穿过外周的结缔组织形成腺癌、囊肿，甚至在晚年形成癌。出生后，脐尿管形成脐正中韧带（median umbilical ligament）。

脐尿管的血供来自脐尿管动脉，为膀胱上动脉的分支，沿其前表面直到脐部。

脐尿管的先天性畸形

脐尿管畸形临床上可见4种。

1. 先天性脐尿管未闭　有从膀胱到脐部开放的腔。出生时膀胱不是骨盆器官，位置很高，与膀胱顶部几乎平脐。在下降到骨盆过程中，组成脐尿管的部分随膀胱体下降。如果膀胱未下降或者脐尿管未能缩窄，则膀胱和脐之间的相通导致未闭的脐尿管（Ⅱ型解剖变异）。下口梗阻不是主要作用，因为仅占1/7，而且脐尿管腔正常是在尿道开放之前闭合的。

这是少见的畸形，脐处尿流量很少但几乎总在新生儿期可查出，可见两种形式：①顶部延长的胎儿膀胱持续存在；②脐尿管没有缩小、缩卷以致管腔持续存在更常见。

2. 膀胱脐尿管憩室　邻接膀胱的脐尿管部分没有完全缩窄，留有一小段距离的扩张，出现了小的膀胱憩室。正如紫腹综合征，随着慢性淤积，憩室可能会很大，需要切除。

3. 脐囊肿和脐窦　如果在脐部，脐尿管腔那部分未闭合消失，可能会形成脐尿管囊肿或出现感染，且像窦道一样有分泌物。

4. 交替性脐尿管窦　在Ⅱ型解剖变异中，脐尿管腔可能未完全退化而持续存在一个窦道，其内脱落细胞碎片的感染将沿着潜存的腔，有时到膀胱，有时到脐，交替产生膀胱感染和脐周脓性引流液。

输尿管膀胱连接部

■ 输尿管膀胱连接部抗逆流机制

输尿管膀胱结合部由5部分组成，其有让尿液进入膀胱和防止尿液逆流入输尿管的功能。这些部分包括近膀胱壁的输尿管、输尿管壁内段、膀胱内输尿管、浅三角区和膀胱壁（图10–4）。

近膀胱壁输尿管

近膀胱壁的输尿管止于膀胱壁的外膜，由于其被包在输尿管周围鞘（Waldeyer鞘）内而显得重要。

输尿管段由明显的外膜包绕，同时该外膜套在由逼尿肌衍生的纤维肌性输尿管周围鞘（Waldeyer鞘）内。从解剖学来讲，形成输尿管覆盖层。鞘从输尿管口到包绕近膀胱输尿管处长3~4 cm，在近膀胱输尿管平面融合到输尿管肌系中。在输尿管口上方，鞘纤维向近端膀胱后壁上扩展且进入由逼尿肌中环层延续的深三角区。一些纤维与对边的另一些纤维相遇形成输尿管间嵴的深部，其浅部由浅三角区形成。其他肌纤维斜穿输尿管口和膀胱口之间，构成深三角区的余部，而且大多数外侧纤维形成输尿管嵴的深部。膀胱壁本身在输尿管进入膀胱的位置包绕输尿管，发出少数肌纤维到输尿管周鞘，但输尿管却自由穿过逼尿肌裂孔。输尿管主要依赖于输尿管周鞘和其延续的深三角区，以及附着的浅三角区。在输尿管壁内段和浅三角区的收缩期间，输尿管壁内段的运动取决于输尿管周鞘下面的疏松外膜层。

近膀胱壁的输尿管延续为膀胱内（终末）输尿管，约1.5 cm，由膀胱壁内段和膀胱黏膜下的短的黏膜下段组成。

输尿管壁内段

壁内段输尿管的结构不同于其上的输尿管，壁内段的肌纤维走行几乎全部是纵向的，取代了适合于蠕动或推进的螺旋形肌束，包埋在也是纵向的弹性纤维和胶原纤维束的筛网内。肌性部和弹性部的平衡保证尿液从这段输尿管通过时所需的顺应性。功能性梗阻（原发性巨输尿管）可能

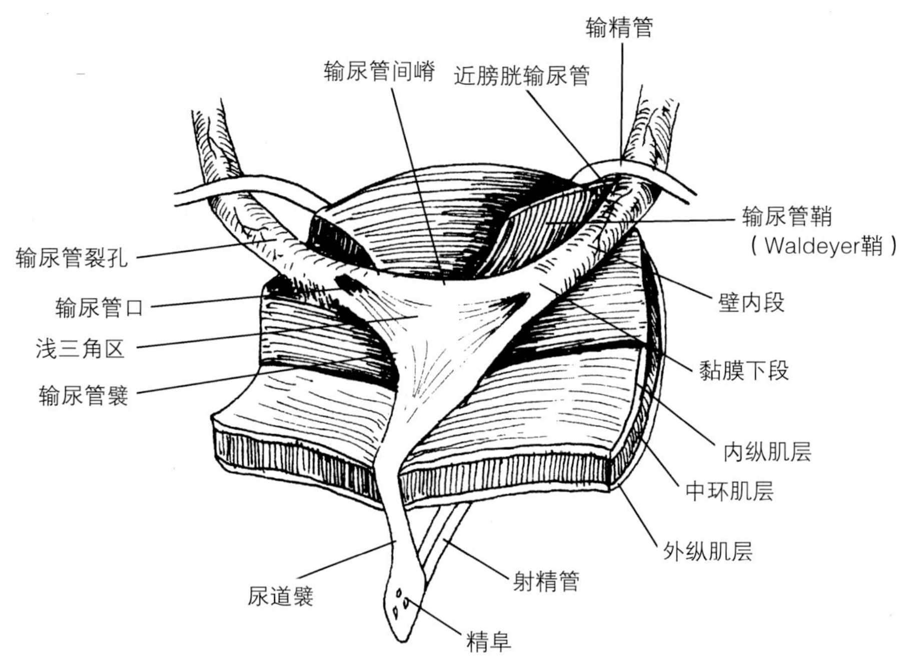

图10-4　输尿管膀胱连接部的抗逆流结构

由于过多结缔组织沉积干扰了肌肉的运动，导致肌肉的顺应性下降。

输尿管黏膜下段

穿过膀胱壁后，输尿管在浅三角区行走于黏膜下。壁内段见到的纵肌一直延续到此段。

浅三角区

输尿管纵肌延续到膀胱，扩展形成浅三角区，即由相对小的平滑肌束组成的薄层，由薄层结缔组织与深三角区的环肌层分隔。由输尿管处移行而来的肌肉扩展覆盖形成深三角区的中环层中心部分，且在中线处相遇。一些纤维横行交叉，但大多数则沿尿道壁下行成为尿道襞并加入射精管肌层内。在女性，浅三角区的肌肉扩展至尿道全长以纤维环终止于近外尿道口处。

浅三角区可能在排尿时开放膀胱颈没什么作用，但是在排尿时通过收缩和增加输尿管壁内段的倾斜度阻止膀胱输尿管逆流是重要的。

膀胱壁

当输尿管以斜段穿过膀胱壁时，被覆的膀胱壁进行性变薄，似皮瓣的作用。其后，膀胱壁进行性增厚到管口，从而否定了输尿管是膀胱内压升高而压缩的理论。

膀胱输尿管反流

反流可能被黏膜下和壁内段输尿管的倾斜、特别是黏膜下段（皮瓣）的收缩性能阻止。该作用可由浅三角区收缩引起输尿管长度增加而增补。当膀胱内低压时，静息张力使覆盖黏膜下输尿管的皮片关闭，还允许蠕动推进的尿液团的通过。当膀胱充盈和腔壁张力增高时，浅三角区被拉伸，牵拉壁内输尿管更斜。因此，当膀胱开始排空时，浅三角区反射性缩短，使壁内输尿管变得更长、更斜，增加了皮瓣的效应。当尿液蠕动团通过时，壁内输尿管的纵向纤维缩短，使上方输尿管的螺旋形肌层相互滑行且被拉进裂孔，即减低尿流的阻力。

■ 抗反流的输尿管膀胱吻合术

输尿管膀胱吻合通常用于治疗膀胱输尿管反流、输尿管膨出、先天性巨输尿管、输尿管下端损伤、狭窄、输尿管阴道瘘、输尿管口异位、囊肿等疾患。盆段输尿管缺损可采用多种方法将输尿管和膀胱吻合。

吻合成功关键在于：①吻合口血液循环良好，没有张力；②重建抗反流机制，包括输尿管末段通过足够长的膀胱黏膜下隧道，一般为输尿管直径的4~5倍，以及相对固定的逼尿肌作为靠背；③输尿管明显扩张时，应将远端输尿管剪裁或折叠，缩窄管腔，并注意避免损伤输尿管血供，以防止缺血和纤维化。

术式选择

手术前应根据病情选择适合的术式，对绝大多数婴儿和儿童，经膀胱的方法（Politano-Leadbettr法）适用于膀胱三角区小或输尿管粗者。远端隧道方法（Glenn-Anderson术）或跨三角区方法（Cohen术）也被广泛采用，因此类简单的输尿管前移手术不需太多游离，手术时间短。膀胱外的方法（Lich-Gregoir术）适合于较多复杂的病例。

如果输尿管缺损段达3~5 cm，则需将膀胱游离，用肠线将其悬挂于腰肌，可获得相对固定的逼尿肌靠背，并可将输尿管断端与膀胱间的距离缩短3~5 cm。当输尿管下段缺损达6~10 cm，则需切取一膀胱瓣做输尿管下段成形，并将其固定在腰大肌上，才有足够的长度与输尿管吻合。合并采用肾脏下降技术，有时可将缺损12~14 cm的输尿管与膀胱吻合，使输尿管广泛缺损的患者避免施行复杂的自体肾移植或回肠代输尿管手术。

输尿管膀胱吻合术

1. 输尿管前移术　当输尿管远侧有足够位置形成黏膜下隧道时，可经膀胱游离输尿管下段，于其内下方分离出长2~3 cm的膀胱黏膜下隧道，缩窄过宽的逼尿肌裂孔，将输尿管前移至隧道远侧造口。用肠线缝合原输尿管口处的膀胱黏膜。若需延长隧道，可向上外侧将逼尿肌切开2~3 cm，将裂孔移向上方。修补逼尿肌切口及原来的裂孔，缝合膀胱黏膜以覆盖输尿管（图10-5）。

2. 输尿管跨三角区前移术　当存在双侧输尿管反流，其远侧没有足够位置做输尿管前移时，先经膀胱游离双侧输尿管下段，缩窄逼尿裂孔。于输尿管口间嵴上下两侧做黏膜下剥离，将两侧输尿管取平行方向前移至对侧造口，缝合膀胱黏膜以覆盖隧道内的输尿管（图10-6）。

3. Politano-Leadbetter法　Politano-Leadbetter输尿管膀胱吻合术是经膀胱内、外途径进行，适用于输尿管长度不太充分或扩张较明显，需要形

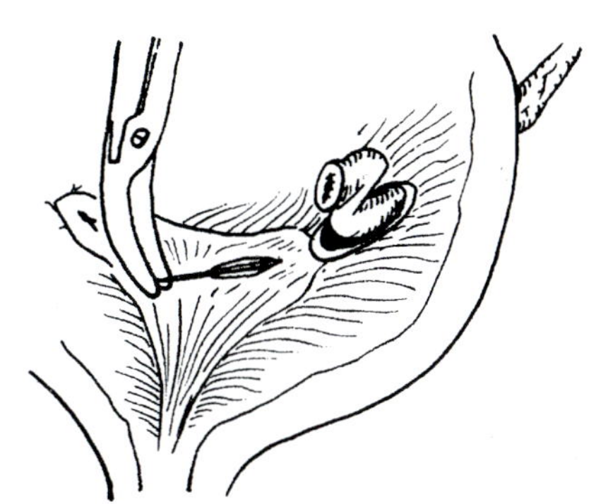
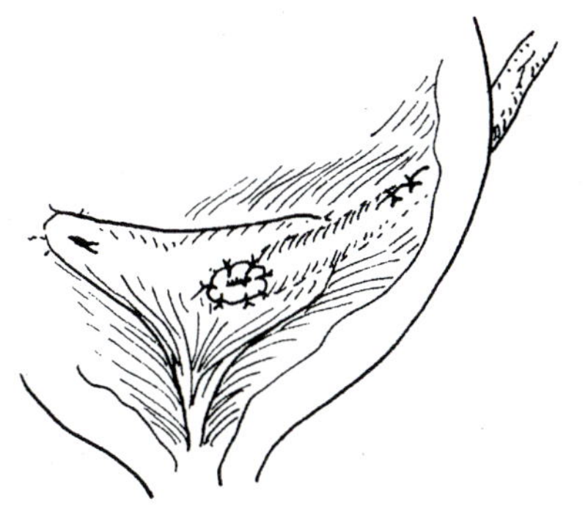

图10-5　输尿管前移术

成较长的黏膜下隧道，以及再次手术的患者。

经膀胱内游离输尿管下段，在膀胱外继续向上游离至足够长度，于膀胱内分离黏膜下隧道，在隧道起始处切开膀胱壁，形成逼尿肌输尿管裂孔，将输尿管通过裂孔带经隧道，于远侧造口。需要时可将输尿管前移以延长隧道。修补原逼尿肌裂孔并缝合膀胱瓣膜（图10-7）。

4. Lich法　用Lich法做输尿管膀胱吻合，不需进入膀胱，不必离断输尿管口周围的黏膜。于膀胱外游离输尿管下段至进入膀胱，自此沿输尿管正常行程切开膀胱逼尿肌，切口长3 cm。于黏膜下剥离一间隙，以容纳输尿管。用肠线间断缝合肌层，包埋输尿管末段。输尿管损伤、输尿管阴道瘘或肾移植手术时，也可用膀胱外方法做输尿管膀胱吻合，吻合部位可在膀胱后方，也可在膀胱顶部（图10-8）。

5. 输尿管膀胱角吻合术　盆段输尿管缺损，长度不足以做隧道式输尿管吻合，可于膀胱前壁做一偏向对侧的U形切口，用手指于膀胱内将U形瓣顶起形成膀胱角，将其用丝线固定于髂血

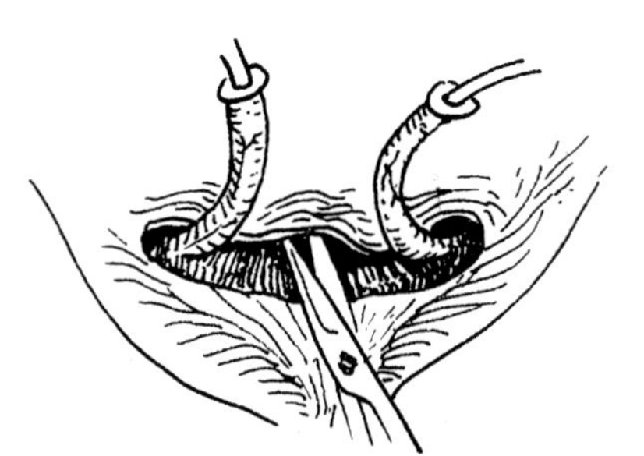

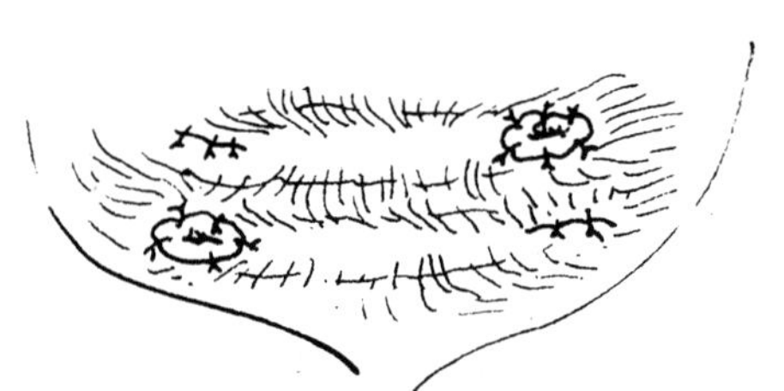

图10-6　输尿管跨三角区前移术

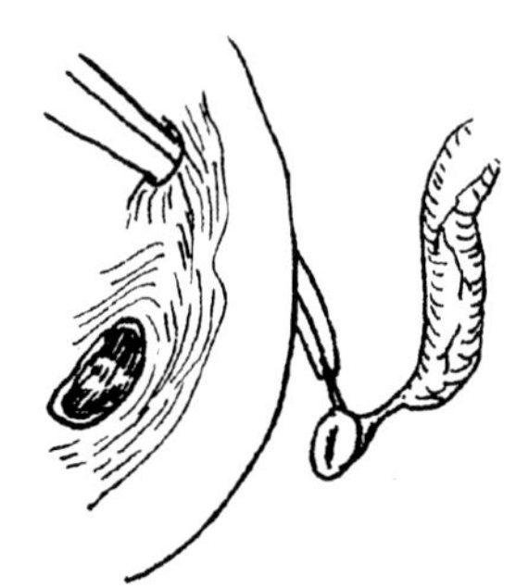

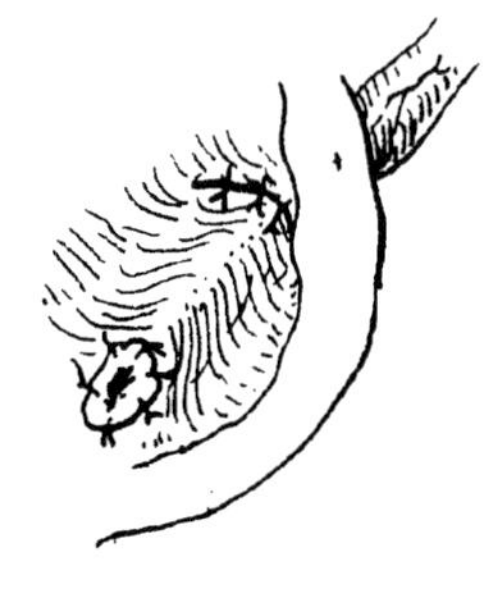

图10-7　Politano-Leadbetter法

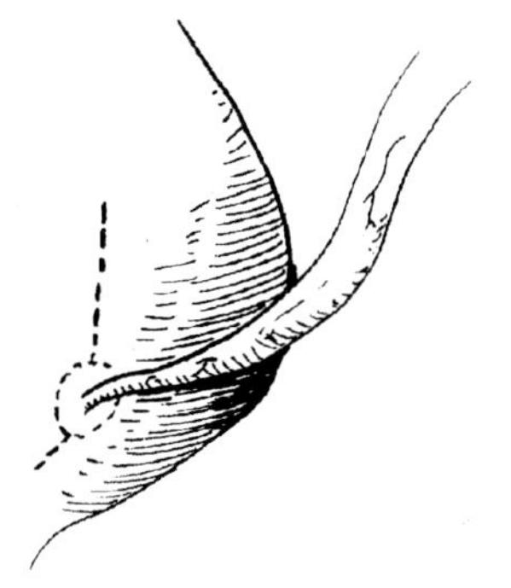

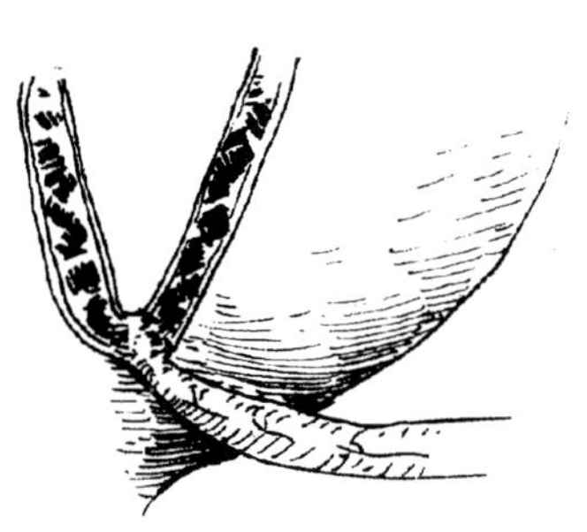

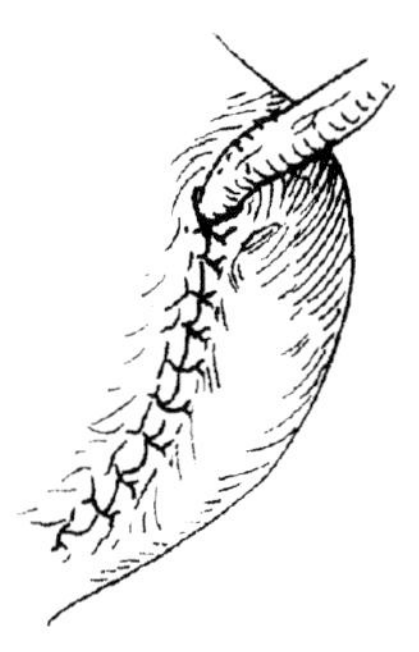

图10-8　Lich法

管外上方的腰肌处。若有张力，可将膀胱游离，使偏向患侧。然后将输尿管与膀胱角做隧道式吻合。这种方法称之为膀胱角技术（bladder horn technic）（图10-9）。

膀胱瓣输尿管成形术

当输尿管盆段不足以与膀胱角吻合时，可于膀胱顶部及底部做一梯形瓣，瓣的长度6~7 cm，底宽4~5 cm，顶宽3.5~4 cm。于膀胱壁稍伸张状态下取瓣，以丝线做好标记，用直剪裁取。于瓣的末段分离一黏膜下隧道，将输尿管通过隧道与膀胱瓣吻合，留置输尿管支架引流管。用3-0肠线将膀胱瓣缝合成管状，并缝合膀胱切口，外层以1号丝线加强缝合。若吻合有张力，需将膀胱游离，切断对侧的膀胱外侧韧带，并将膀胱悬挂于腰肌，必要时将肾脏游离、下降，以减少吻合口的张力（图10-10）。

特殊情况的处理

1. 巨输尿管　当输尿管直径超过1 cm，需要将直径缩小才能做抗反流的吻合。一般采用输尿管剪裁方法。于营养血管的对侧切开输尿管外膜，于外膜下剥离需要切除的管壁，插入12F导尿管作支架，用输卵管钳或组织钳于切除的位置夹住输尿管，将多余的管壁剪除。用5-0肠线间断或连续缝合输尿管，外层用数针加强缝合（图10-11）。剪裁的节段一般相当于全长的1/3，不能超过全长的1/2，上段输尿管不应游离，以免发生缺血。

输尿管折叠法亦可缩小管腔，将部分管壁内翻缝合，可取得类似剪裁的效果。

2. 输尿管膨出　输尿管膨出亦称输尿管囊肿，可为单侧或双侧性，有时发生在肾、输尿管完全重复畸形的上肾输尿管口。膀胱壁段输尿

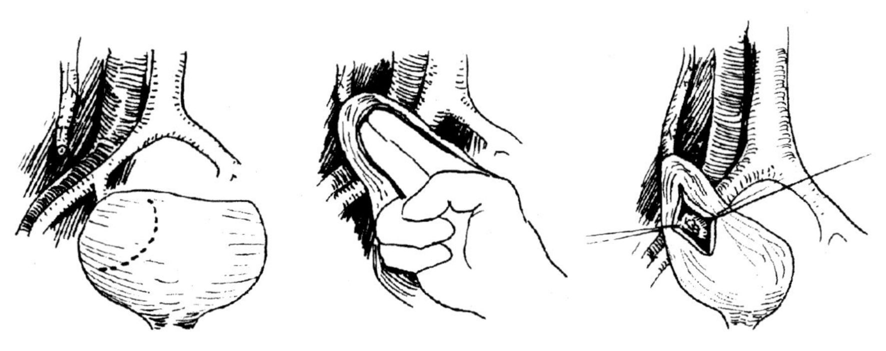

图10-9　输尿管膀胱角吻合术

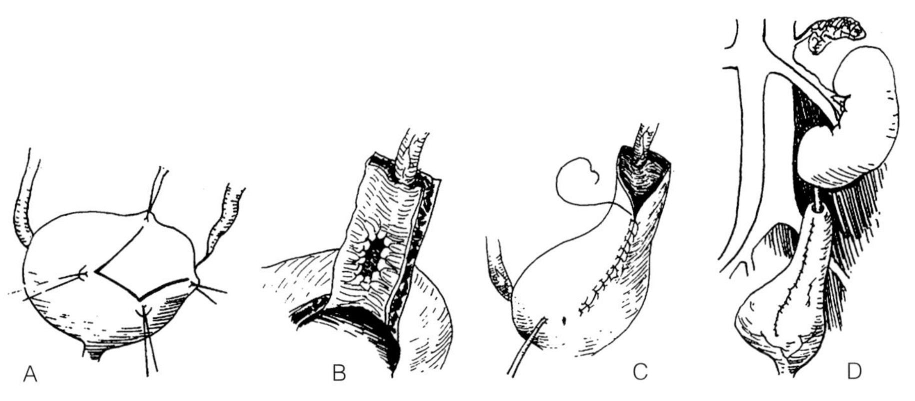

图10-10　膀胱瓣输尿管成形术（从A~D示操作过程）

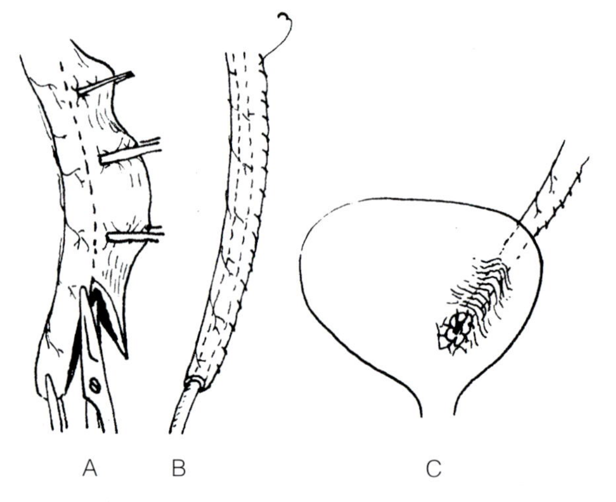

图10-11　巨输尿管剪裁术（A~C示操作过程）

管呈囊状扩张，使逼尿裂孔增宽，三角区浅肌薄弱。环绕囊肿基部切开膀胱黏膜，将囊肿及下段输尿管游离并拉进膀胱内。若为双侧输尿管畸形，则需一起游离。切除膨出的输尿管末端，缩窄逼尿肌裂孔，修补薄弱的隧道部逼尿肌，将两输尿管末端于隧道远侧造口，并固定于膀胱三角区。

3. 膀胱以下梗阻性病变　膀胱输尿管反流往往合并膀胱以下梗阻。如膀胱颈挛缩、后尿道瓣膜等。应于输尿管膀胱吻合术前或同时予以矫治。

患双侧膀胱输尿管反流的患者，因再次手术输尿管长度不足或膀胱容量大小，不能做两侧抗反流的吻合手术，可将一侧的输尿管跨过骶岬前方分离出的通道，与对侧较粗的输尿管做端侧吻合（输尿管—输尿管造口术）。将输尿管断端向内侧劈开0.5 cm，以扩大吻合口，用5-0肠线于对侧输尿管纵切口间断缝合。两侧均需放置肾盂输尿管支架引流管，一并从受侧输尿管引流。由于只做一个输尿管膀胱吻合，可在膀胱后壁分离一条长的黏膜下隧道，必要时可长达7 cm，能有效地防止反流。

膀　胱

膀胱的形态和位置

膀胱（urinary bladder）的形态、大小和位置随膀胱内尿液的多少及其与邻近脏器的状态而不同，其位置又与年龄密切相关（图10-12，13）。当膀胱空虚时，完全位于盆腔内；充盈时则向前上膨胀至腹腔。空虚的膀胱呈四面锥体形，分底、体、尖、颈四部和上面、下外侧面。膀胱底（fundus of bladder）为三角形，朝向后下方，女性膀胱底紧贴阴道的前壁。男性底的上部隔着直肠膀胱陷凹、下部有精囊腺和输精管壶腹与直肠相邻。膀胱尖（apex of bladder）朝向耻骨联合上部，自尖向上有脐正中韧带连于脐。膀胱体（body of bladder）上面为三角形，前角为膀胱尖，后方两侧角为输尿管进入膀胱部，两侧边缘有脐外侧韧带。男性上面被以腹膜，向后再向下延续为直肠膀胱陷凹；女性膀胱体的上面几

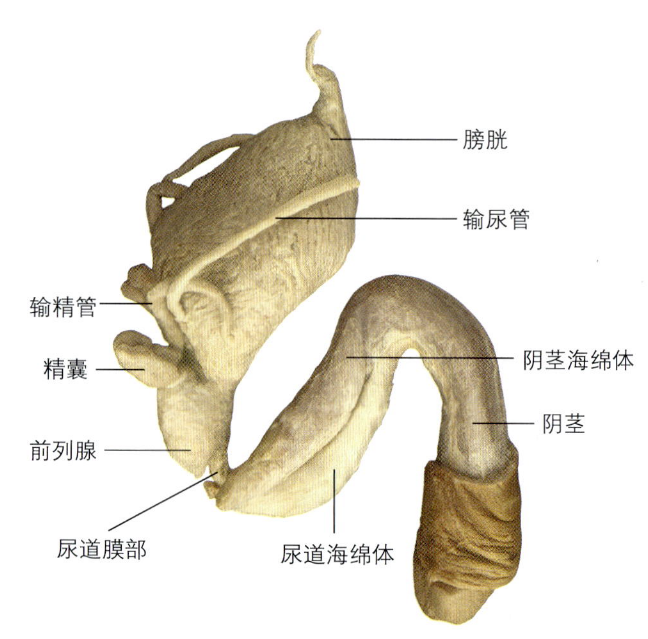

图10-12　膀胱的形态

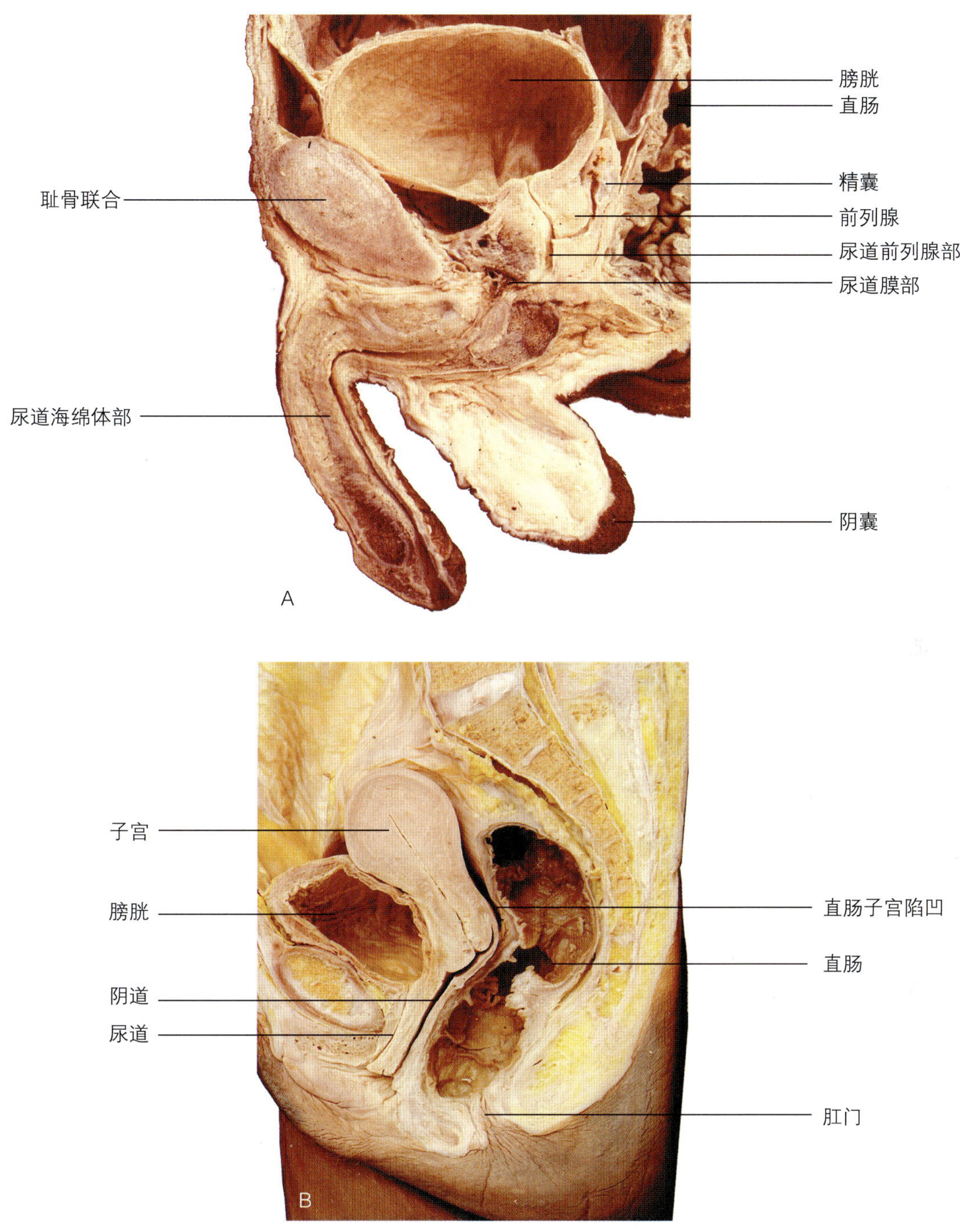

图10-13 膀胱的位置
A.男性；B.女性

乎全被腹膜覆盖，但接近其后线反转至子宫于子宫颈交界处向上覆盖子宫体，反转处的凹陷为膀胱子宫陷凹。充盈的膀胱基本呈椭圆球形，膀胱尖处的腹膜反折随之向上推移，可高出耻骨联合3~5 cm。因而在耻骨联合上缘行膀胱穿刺术时可不损伤腹膜。此时的下外侧面成为前面。膀胱颈（neck of bladder）位于最下部，也是最固定的部位，它在耻骨联合下部后方3~4 cm处，也即位于骨盆下口稍上方水平。男性的膀胱颈下方，与前列腺底紧密相邻，女性则与尿生殖膈相邻。新生儿的膀胱位置较成年人相对为高，尿道内口平对耻骨联合上缘，应该说膀胱是腹部的器官，约占脐下的2/3，以后逐渐下降至盆腔。

前列腺和膀胱韧带

男性的膀胱出口由前列腺从下方支持，而前列腺由耻骨坐骨肌支持。左、右耻骨前列腺韧带从前部支持前列腺，形成耻骨前列腺内侧韧带，附着于耻骨联合。

在女性，膀胱直接位于骨盆底，女性尿道和膀胱颈由耻骨膀胱韧带支持。

膀胱外侧面由侧（真）韧带或由中间层综合衍生的膀胱蒂支持。这些韧带将膀胱与骨盆筋膜（源于腹膜后结缔组织的外层）的腱弓、坐骨肌和肛提肌连结起来。脐正中韧带（脐尿管遗迹）和脐内侧韧带（脐闭动脉）将膀胱牵附到前体壁和脐。脐内侧韧带与胚胎起源一致的膀胱上动脉相延续。其他韧带有侧（假）韧带即腹膜到骨盆侧壁的反折。这些韧带形成直肠膀胱陷凹的侧缘，而陷凹的后缘部分形成了后假韧带。

与膀胱有关的筋膜

膀胱作为泌尿系统的一部分，位于腹膜后筋膜的中间层内。肾筋膜（Gerota筋膜）的后层与壁筋膜（横筋膜）的骨盆部在膀胱后融合，盆壁筋膜来自腹膜后筋膜的外层，与覆盖骨盆血管为同一层。肾筋膜的前层继续向尾侧延伸，在成为覆盖膀胱的筋膜之前，包绕鞘内的输尿管。

膀胱颈和三角区

膀胱颈与膀胱底一起是膀胱扩张性最小的部分，位于耻骨联合和坐骨尖平面。

三角区和后尿道是膀胱颈的完整部分。浅三角区（膀胱三角，trigone of bladder）是光滑的，相对平坦的高起结构，有扩展到膀胱颈的尖（膀胱悬雍垂，resical urula）和两个环绕输尿管口的上极（图10–14）。

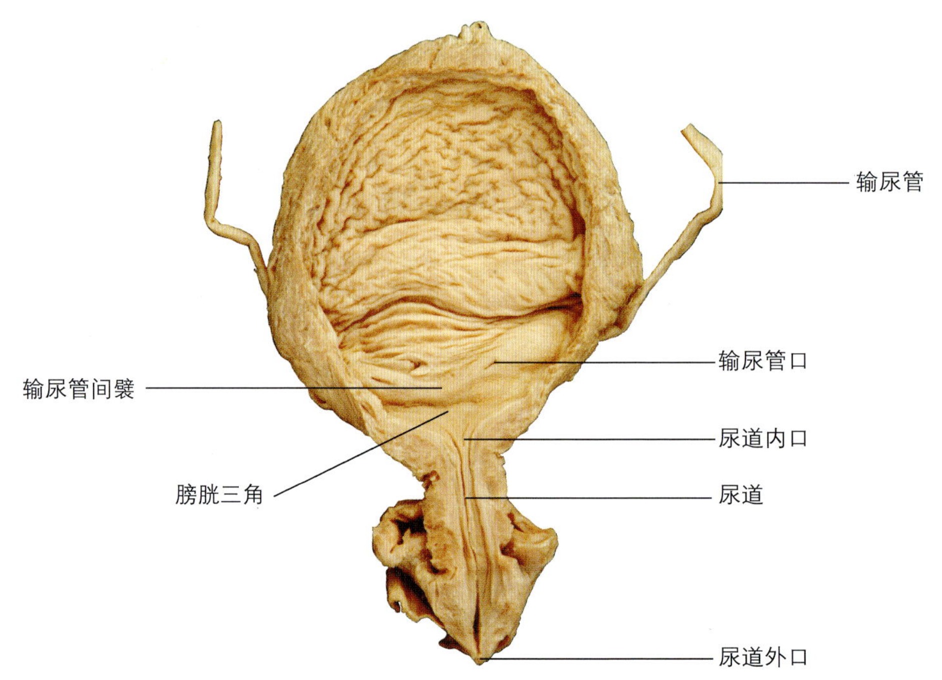

图10–14　膀胱三角

三角区向上止于输尿管间嵴或襞（interureter-icfold，Mercier襞），向外侧止于输尿管襞（输尿管嵴或贝尔肌）。输尿管间嵴由横纹肌纤维不明显的黏膜下层，是由输尿管口来的输尿管平滑肌穿过膀胱颈的延续。三角区的尖正好在膀胱出口，由于胚胎起源，实际上男性在精阜处，女性则位于外尿道口。三角区大小形状是变化的，儿童期近似等边的三角形，而成年人尤其男性则被拉长。

膀胱镜下解剖

膀胱整体观

用膀胱镜观察膀胱内部可见3部分：膀胱颈、浅三角区和膀胱壁。

膀胱壁则分底部或基底部（膀胱底），延伸到输尿管间嵴上方；两个外侧壁、前壁和气泡标志的顶部或穹隆部。

膀胱颈的镜下观

无前列腺增大的膀胱颈像一个圆形的开口，浅三角区的尾侧伸展区在底部可见其伸展到含前列腺囊和射精管的精阜。良性前列腺增生，由于前列腺叶从外侧挤压膀胱颈而变为三角形。

输尿管口的镜观

输尿管口（ureteric orifice）关闭时，其形状位于输尿管间嵴和输尿管嵴结合部附近成斜隙样，由输尿管肌扩展区—浅三角区的牵拉，保持管口的合适位置（图10-15）。排尿时，输尿管壁内段的纵肌纤维向上拉三角区的角和管口；排空期，浅三角区从远处牵拉管口，使穿过膀胱壁的输尿管段更倾斜，因此更能抑制尿反流。

膀胱壁的结构

膀胱黏膜是与输尿管、尿道相延续的，由移行上皮组成。在膀胱排空时变成皱褶，膀胱膨胀

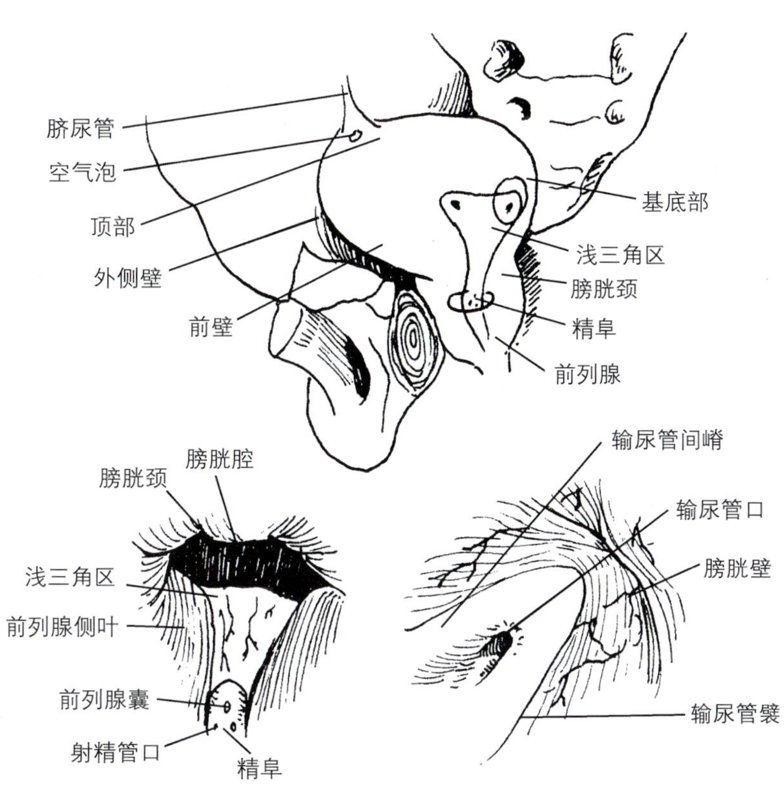

图10-15 输尿管口的结构

时则上皮细胞能变得高度扁平。黏膜下层的固有层是富含弹性组织的疏松结构，其下是逼尿肌的内纵、中环、外纵3层结构（图10-16）。

黏膜层

黏膜层呈粉红色，由移行上皮组成，向上与输尿管黏膜层、向下与尿道部膜层相连续。空虚膀胱的黏膜层增厚，且形成大量的皱褶，即膀胱襞（vesical plica），膨胀时则变薄且皱褶消失。膀胱三角区的黏膜层，由于紧密与肌层相贴，故不论膀胱充盈与否，黏膜层总是平滑，只不过在膨胀时，黏膜层稍变薄。一般认为黏膜内不存在腺体，但有人认为在接近尿道内口处存在。

黏膜下层

由大量的疏松结缔组织组成，除膀胱三角区外均存在。它适应膀胱的收缩与膨胀，收缩时此层较厚，膨胀时则变薄，与其他管腔壁的构造比较，其特点是此层内没有黏膜肌层，也没有真正的黏膜腺。

逼尿肌层

1. 逼尿肌弓（逼尿囊或逼尿肌） 由独立的粗平滑肌束组成。大部分膀胱体，这些肌束的平面和方向是变化的，它们互相交错以致单一纤维可能通过所有三层延续。这种排列从功能上讲适于在所有方向协调收缩，从而在排尿时获得表面的一致缩小。

在前后壁发现有逼尿肌外层，基本纵向的宽肌束，而在外侧壁则不能清楚见到此层。当外层的后纵束接近膀胱颈时，较中心部分插入深三角区的尖部以形成部分中环层。后肌束的外侧部环绕输尿管膀胱结合部，形成逼尿肌弓，前纵束在宫颈前弓处加入逼尿肌等（图10-17）。

内外层之间的中层即中环层，有或多或少的环行纤维，从顶到底形成绕膀胱壁的环。内层肌束呈内纵层，会聚于膀胱颈，其表面的浅三角区。

膀胱内压升高和逼尿肌肥大可引起黏膜层和固有层穿过环、纵肌束之间的间隙形成膨出，而

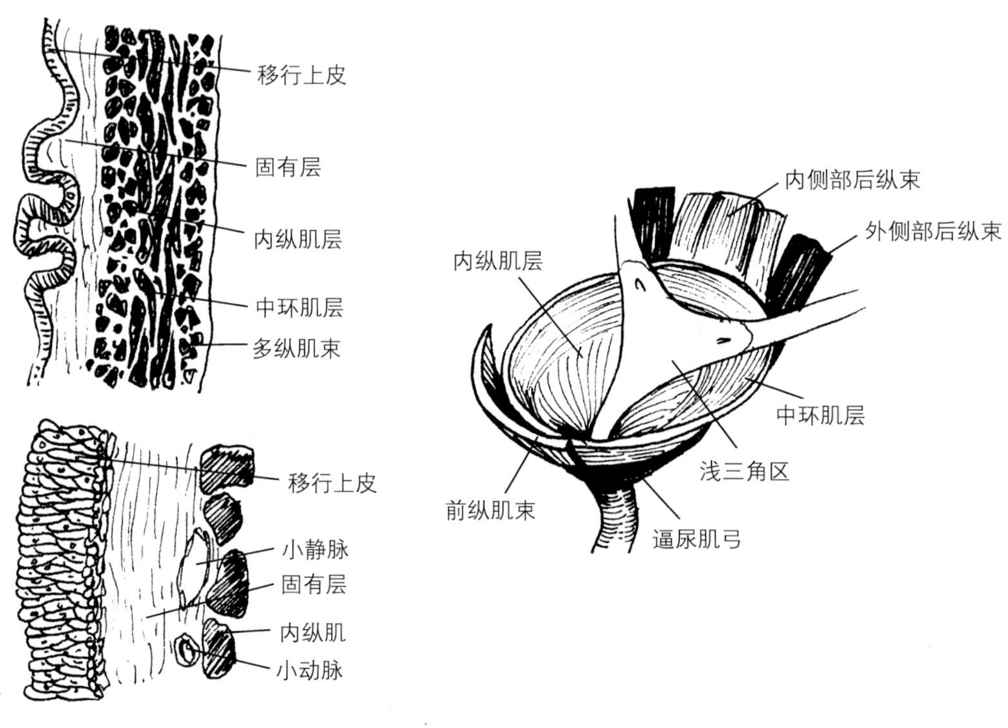

图10-16 膀胱壁的结构

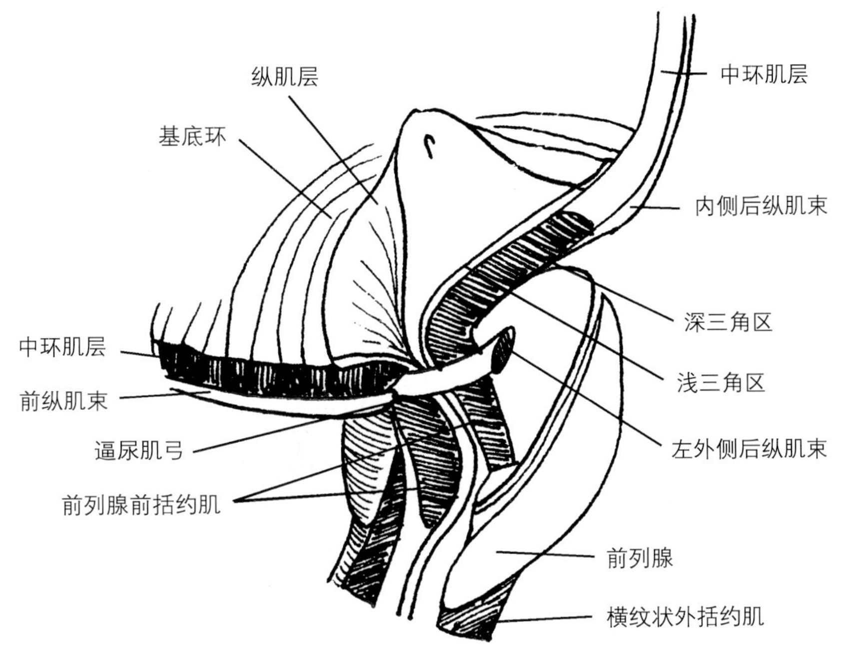

图10-17　逼尿肌的结构

导致小渠的形成。

2. 膀胱底的肌系　由于膀胱底有潴留、排放尿液的功能，其结构与膀胱体有明显不同。在男性膀胱底也形成生殖系统最近端部分，有阻止精液逆流的功能。膀胱体主要由副交感神经支配运动的，而膀胱底则和前列腺、精囊腺、射精管相似，由副交感神经支配。

膀胱底有控制尿液和排空尿液的功能。前者由肌肉和有括约肌作用的弹性组织完成，后者由纵向肌的扩张作用完成。

3. 膀胱颈括约肌系统　由逼尿肌中环层肌束组成，该肌束向前下斜行，环绕输尿管口，加入外层前纵肌束的深层。这层呈不对称的同心环，形成所谓的基底环或三角区环。另外，后纵肌束的外侧部从各边绕过，在前下位点结合形成凹面向后的弓，即所谓逼尿肌弓（图10-17）。

膀胱颈系统是前列腺前括约肌的延续，这个关系对膀胱颈高度控制尿液是很重要的，膀胱颈从结构上不是真的括约肌，通过X线摄影术观察到在膀胱出口处能控制尿液，故常称其为内括约肌。它所连结的平滑肌和弹性纤维压缩松软的内衬黏膜层以达到控制功能。在膀胱充盈时，通过去甲肾上腺能交感神经的刺激，此括约肌和前列腺括约肌的紧张度反射性增加。

来自外纵肌层的前、后纵肌束的中间部分，女性从远端通过且固定到宫颈前弓，男性一些肌束则下降与前列腺底部的肌层融合。少数肌束伴行于耻骨前列腺韧带。当由纵肌层的肌束会聚到尿道口，附着于环肌或者向下延续到尿道渐渐消失合并到尿道前列腺前部的内纵肌层时，这些肌束变成辐射向。扩张肌系统主要由胆碱能（副交感神经）神经纤维支配。

在女性，背侧外纵层走行过程与男性的相似，不同的是这些肌纤维终于膀胱阴道隔而不是止于前列腺。另外，腹侧外纵层像背侧一样绕背侧面成环，产生外纵层肌束环绕尿道一周的效果。

因此，认为男性近端尿道和女性全尿道都是

膀胱壁的延续，尽管这些部位发育是不同的。

■ 血液供应

膀胱有双重血供（图10-18），通过中间层衍生的筋膜两蒂部位传递，该筋膜形成膀胱外侧和后面韧带。

膀胱上动脉

膀胱上蒂内有膀胱上动脉（superior vesical arteries）及其分支和膀胱输精管动脉（或女性的子宫动脉）。这些来自髂内动脉的血管实际上是胚胎时脐动脉的分支，脐动脉在出生后变成脐内侧襞内的脐内侧韧带。

膀胱上动脉1条，通常有2~3个分支供应膀胱穹隆和后面。这些分支结构弯曲以适应膨胀时膀胱大小的变化。膀胱输精管动脉发出小的分支到基底，发出输尿管支到末端输尿管，但这样的排列是多变的。

膀胱下动脉

膀胱下动脉（inferior vesical artery）位于膀胱底，通常由阴部内动脉或髂内动脉发出，但也可来自臀下动脉。其他来源有脐动脉的残部或膀胱输精管动脉的总干。膀胱下动脉供应膀胱底，近端尿道以及前列腺，前列腺经常接受闭孔动脉的血供，在女性，子宫和阴道动脉也供应膀胱一些血液。

闭孔动脉膀胱支

闭孔动脉发出一支膀胱支，分布到膀胱底，有时此支代替膀胱下动脉。

■ 静脉回流

不与动脉伴行，膀胱静脉引流到输尿管旁的外侧静脉丛，以及沿阴茎背深静脉和海绵体静脉引流到前列腺膀胱丛（阴部丛、前列腺静脉丛）。离开静脉丛，静脉走行在前列腺外侧韧带内，引流到髂内静脉（图10-19）。

■ 神经支配

第1、2腰椎水平发出的交感神经是节前神经纤维（图10-20）（实线所示），穿过交感神经干，作为下腹神经走行到下腹下（盆）丛，发生突触交换，成为节后神经纤维（虚线所示），通过膀胱丛支配膀胱颈和通过前列腺丛支配前列腺前括约肌和前列腺，与副交感神经的突触交换产生调节作用。

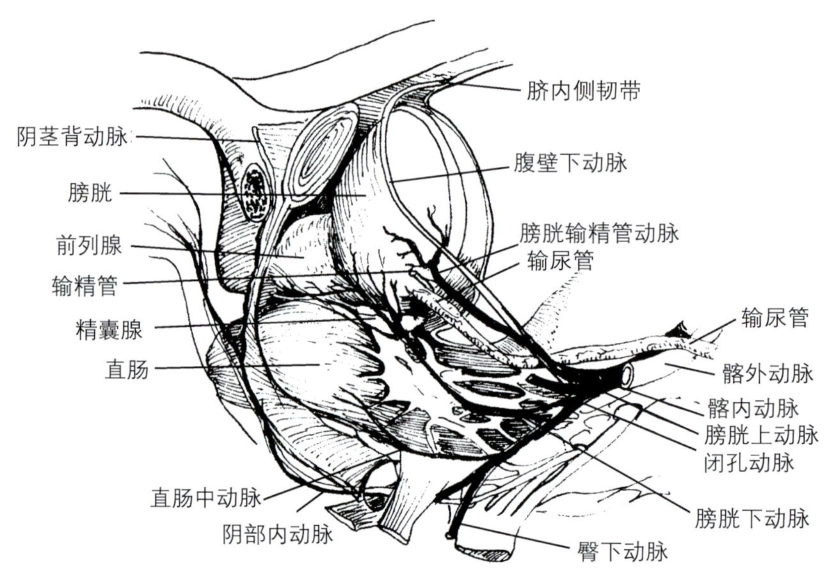

图10-18　膀胱的双重血供

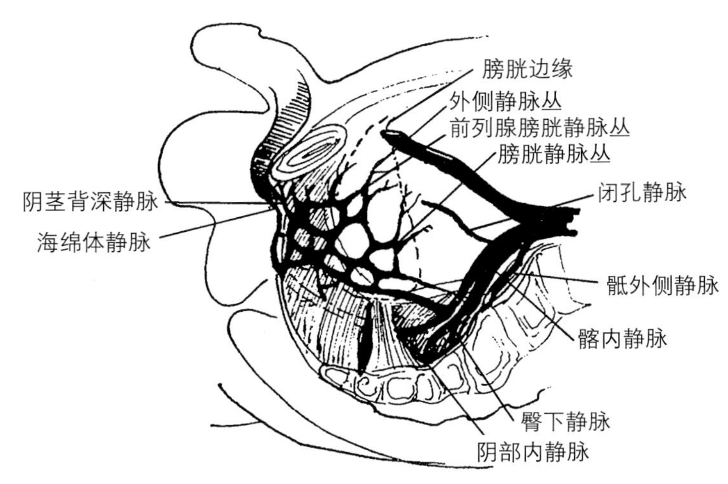

图10-19　膀胱的静脉回流

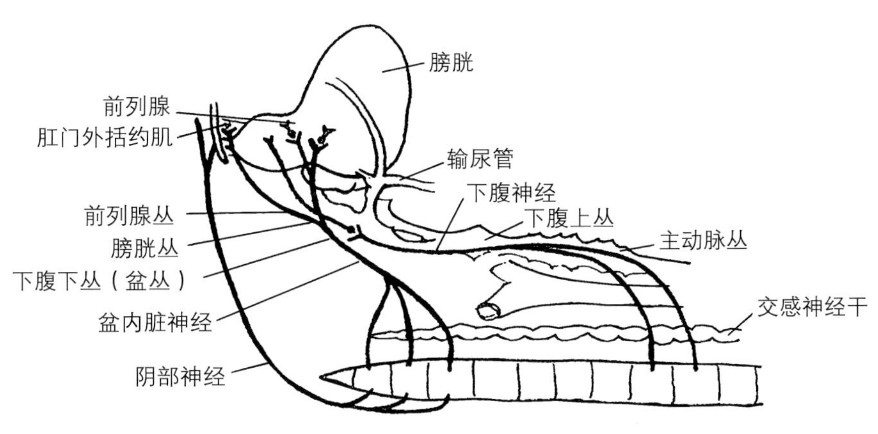

图10-20　膀胱的神经支配

S_2~S_4神经发出的副交感神经是盆（内脏）神经，由节前纤维组成，穿过下腹下（盆）丛和膀胱丛到逼尿肌内并终止于神经节，再发出节后神经支配膀胱肌。逼尿肌完全由胆碱能运动神经末梢营养，每个平滑肌细胞至少由一根这类副交感神经末梢支配。由于只发现少数去甲肾上腺能交感神经，且是支配血管的，因此可能通过下腹下丛的副交感神经元细胞体影响神经节的交换，调节逼尿肌活动。也许是其他物质，如血管活性肠肽，通过另一类运动神经作用于逼尿肌。

膀胱颈的支配来自交感神经系，作为膀胱颈—前列腺复合体的部分。

膀胱的神经走向，是从下腹下丛的两侧左右下腹神经下行达髂内动脉内侧和骶交感干前面，然后加入左、右下腹下丛（盆丛），邻接于膀胱底、前列腺和精囊腺。膀胱由后外侧面上的膀胱丛支配，该丛源自下腹下丛的前部，向下加入前列腺丛。下腹下丛及其衍生支发出分支到输尿管丛和睾丸丛。S_1~S_3神经（内脏神经）发出副交感神经纤维分布到这些丛。

膀胱丛的神经在底部与动脉伴行到达膀胱，每个下腹下丛的前部构成膀胱丛。前列腺丛的副交感神经可能部分支配尿道外括约肌。

淋巴引流

引流膀胱壁的淋巴管

引流膀胱壁的淋巴管共有3级：黏膜下、肌层和膀胱周。黏膜下丛的淋巴管渐渐合并为肌束的网络，进一步加入肌丛中更大的淋巴管，引流入表面外膜收集管的收集中。

来自膀胱的淋巴管

来自膀胱的淋巴引流到髂外淋巴结，根据各起源位置不同通过3个不同的路径引流（图10–21）。

1. 膀胱颈、三角区和膀胱底的淋巴管起源于男性输精管之间的膀胱壁和女性输尿管之间的膀胱壁，它们向颅侧、外侧走行到膀胱下蒂，停留在输尿管嵌入部前面。

2. 膀胱底的一些淋巴可直接引流到髂内和髂总淋巴结；颈部的一些淋巴可直接引流到骶淋巴结。

3. 收集后壁的淋巴管在输尿管前以2~3个淋巴干走行，跨过脐动脉，到达髂内淋巴结；收集前壁的淋巴管遇到一系列的前列腺和邻近器官的收集管，终止于髂外组的中干，小的淋巴结在这些淋巴管中出现，尤其在膀胱前面多见，前壁的淋巴引流到股淋巴结（Cloquet淋巴结）和髂内或髂总淋巴结。

膀胱周围淋巴结和沿膀胱下动脉和中动脉分支分布的淋巴结接收一些淋巴管引流。

临床上，发现膀胱癌的转移涉及骶淋巴结的有1/5病例，但主要是扩散到闭孔和髂外淋巴结。

脐尿管和脐韧带

脐尿管是膀胱尿道管腹侧末端的遗迹，包埋在中线处腹膜内形成脐尿管韧带或脐正中韧带。脐尿管的起始部位于膀胱前隙（Retzius隙），其遗迹走在脐膀胱筋膜（中间层）内，腹膜和横筋膜之间。脐膀胱筋膜中间层向外侧扩展成脐内

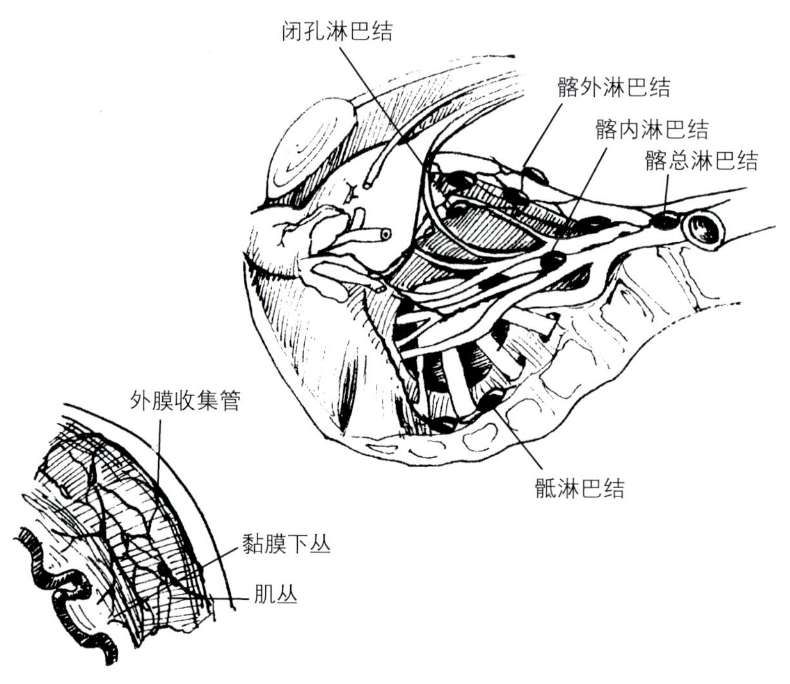

图10–21　膀胱的淋巴引流

侧韧带，包绕从膀胱上动脉到脐（闭）动脉。向下，脐膀胱筋膜与膀胱、前列腺的筋膜融合。

成年人的脐尿管通常达不到脐，多止于一条下腹（闭）动脉附近，或加入两条下腹（闭）动脉，或脐尿管短且部分退化成脐下纤维丛（Lnschka丛）。脐尿管壁由外膜、膀胱附近更充分发育的外平滑肌层、黏膜下结缔组织层和有变移上皮、或立方上皮的内上皮层组成。

临床应用

内尿道重建术

内尿道重建术（reconstruction of internal urethra）又称为改良Young-Dces-Leadbetter法。

女性先天性短尿道或尿道阙如患者其膀胱颈不健全，尿道阻力低，常有尿失禁；有一些患者膀胱容量小，膀胱壁薄，膀胱输尿管连接部异常，可能有膀胱输尿管反流，尚有部分患者伴有尿生殖窦和尿道下裂或上裂畸形。施行外尿道或内尿道重建不一定能获得成功，广泛的内外尿道重建术是较适宜的方法，多数患者的尿失禁可以治愈。

1. 做下腹部弧形切口显露膀胱，将发育不良的膀胱颈完全游离；纵向切开膀胱前壁后做双侧输尿管插管，切开输尿管膀胱连接部并游离一段输尿管，用横跨三角区的黏膜下隧道将输尿管再植于膀胱后壁较高位置（图10-22）。这样可以保障利用发育不良的膀胱再造足够长的尿道。

2. 在膀胱三角区自膀胱颈向近侧做两个平行的黏膜切口，长约5 cm，宽约15 cm，剥去其外侧的黏膜。将留下黏膜的膀胱瓣围绕8号或10号导尿管，用3-0铬制肠线连续缝合，形成膀胱颈及后尿道，然后将剥去黏膜的膀胱壁做双襟式缝合（图10-23），双侧输尿管引流导管经相应的膀胱前壁戳孔引出腹壁，做膀胱造瘘后缝合膀胱切口，再在膀胱“颈”处缝合两针将其悬吊在耻骨联合。

如果膀胱容量太小，则需用全部膀胱壁来重建内尿道，尚要取一段回盲肠或乙状结肠替代膀胱，即在做好抗反流的输尿管“膀胱”吻合后，把“膀胱”吻合于新造的内尿道上。

先天性短尿道或尿道阙如的女性患者，若膀胱颈及输尿管膀胱连接部发育良好，可先施行外尿道重建术，术后无尿失禁可不做内尿道重建术。

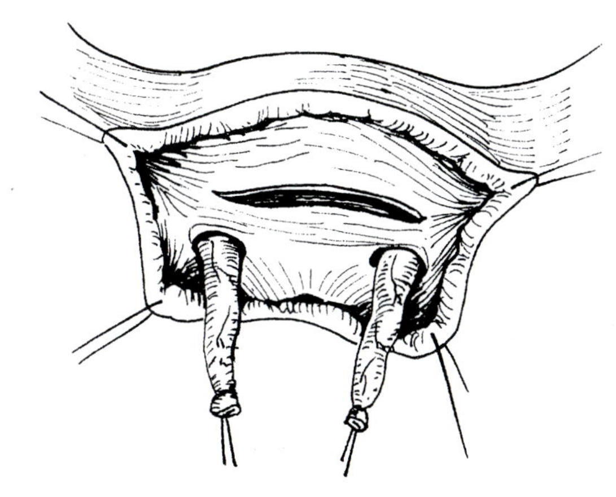

图10-22 游离双输尿管

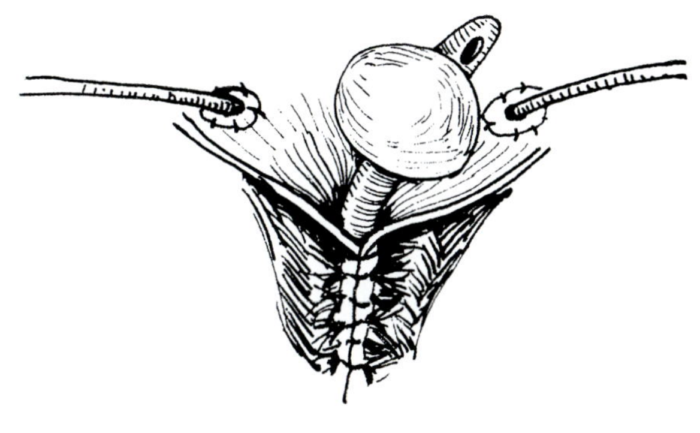

图10-23 后尿道膀胱颈成型

■ 膀胱全切除术

在行膀胱全切除术时，无论是单纯的全切或是同时行双侧盆腔淋巴结清除术，重要的是每一步以及整体操作都要有一个清晰的解剖概念。否则将会出现种种失误，如淋巴结清除不彻底、精囊残留、前列腺残留、损伤直肠、Santorinis静脉丛出血以及支配阴茎勃起的海绵体神经血管束受损等。

1. 清除盆腔淋巴结的操作要点　盆腔淋巴结清除术的范围应包括髂血管外组淋巴结、髂血管内组淋巴结，以及闭孔组淋巴结，偶尔涉及骶前淋巴结和主动脉旁淋巴结。在分离髂血管外组淋巴结时应避免损伤生殖神经，在切取髂血管内组淋巴结和闭孔组淋巴结时，必须防止切断闭孔神经（图10–24）。

2. 避免精囊残留　分离切断输精管，沿输精管近端向内向下，朝精囊方向分离（图10–25）。到达精囊时可触及囊状、有波动感的精囊体，继续于其后方做钝性分离达前列腺部，沿此平面分离，出血少，可将完整的精囊连同膀胱整块切除。

3. 避免损伤直肠及海绵体神经血管束　于前列腺直肠筋膜（Denonvillier筋膜）两层之间的平面进行分离，直达前列腺尖部（图10–26），可将前列腺与直肠分开，将Denonvillier筋膜后层向前列腺尖部剪开，此时海绵体神经血管束可钝性向外侧推离前列腺，术后性功能得以保存。

4. 避免前列腺残留及Santorinis静脉丛出血　处理好膀胱外侧及后侧韧带后，常找不到分离、切除前列腺的平面，盲目钳夹、分离，易损伤静脉丛，前列腺也不能完整切除。其原因在于未将前列腺前侧方的盆内筋膜切开，将盆内筋膜切开后（图10–27），于前列腺前侧方向下分离，可触及明显的前列腺外侧韧带（上蒂和下蒂）。此时将易于处理此韧带，避免前列腺残留及Santorinis静脉丛出血。

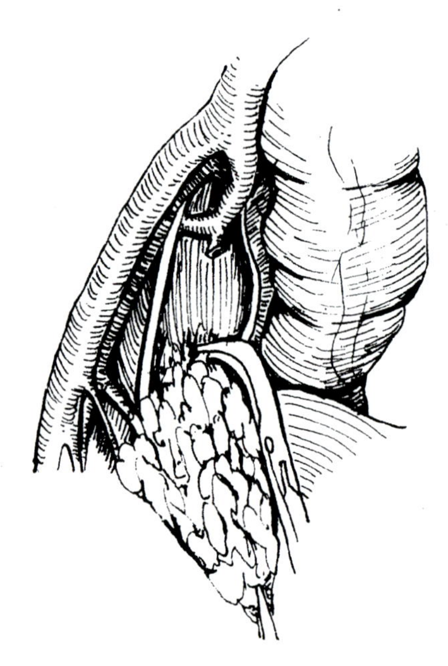

图10–24　分离闭孔组淋巴结

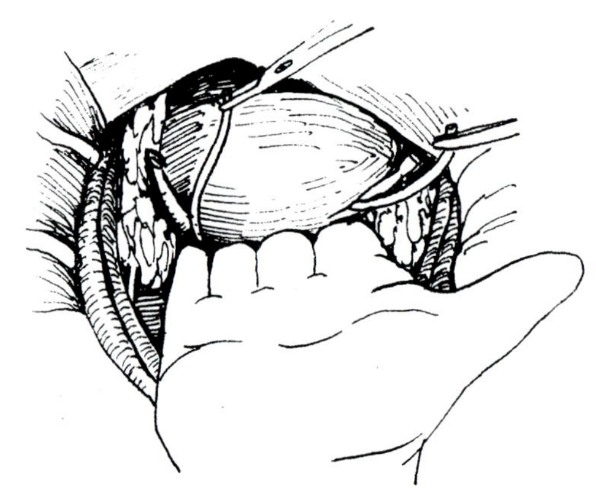

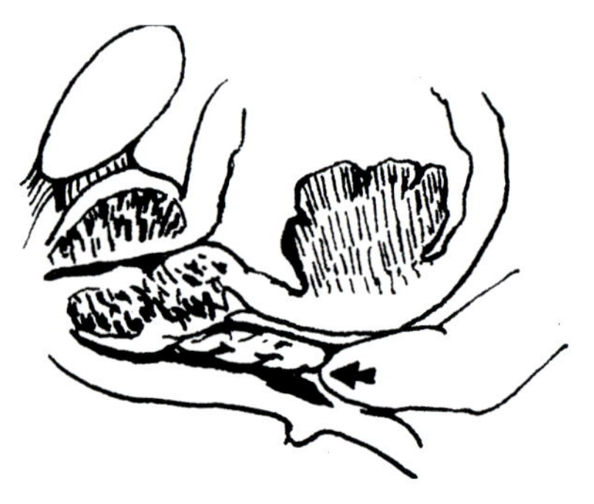

图10–25　沿输精管向下分离精囊

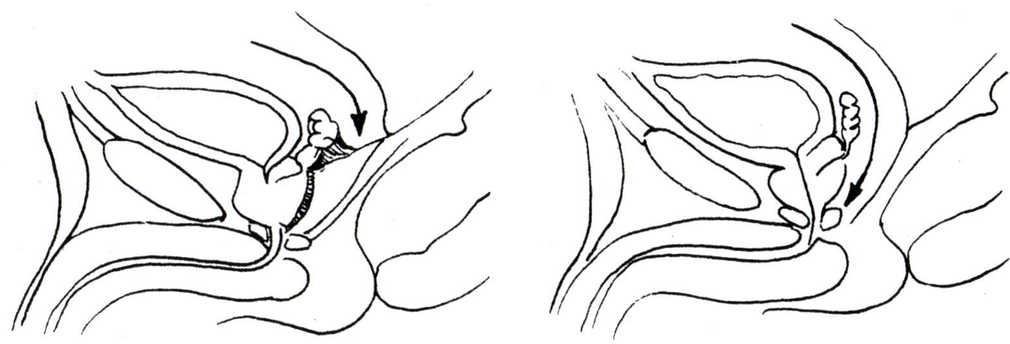

图10-26　沿Denonvillier筋膜分离达前列腺尖

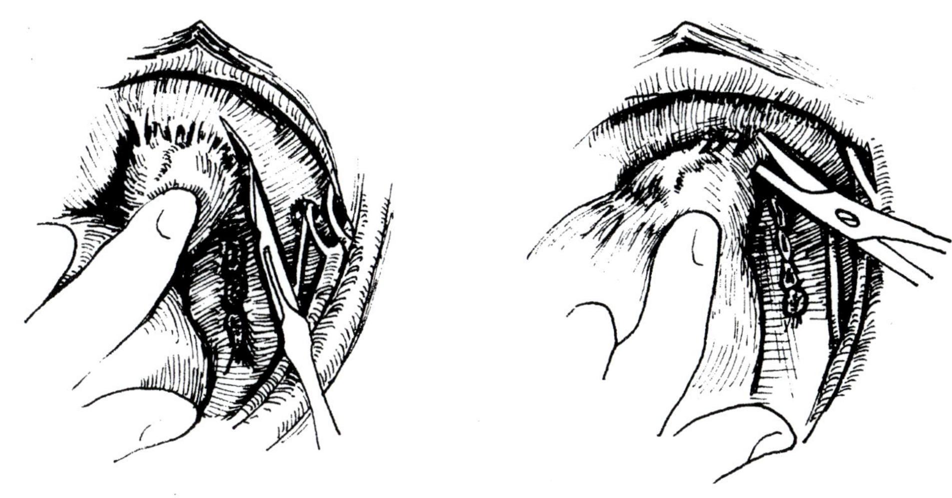

图10-27　切开盆筋膜，分离前列腺侧韧带

（陈凌武）

参考文献

1. James DB. Anatomy of the lower urinary tract and male genitalia. In: Walsh PC, Retik AB, Vaughan ED. et al(eds). Camnpbell's Urology. 7th ed. WBS Co Philadelphia, 1998: 89-110.
2. Hinman F, Jr（ed）. Atlas of Urosurgical Anatomy. W.B.Saunders Company, Philadelphia, 1993: 310–344.
3. 梅骅. 下段输尿管手术要点. 见: 吴阶平主编. 泌尿外科. 济南: 山东科学技术出版社, 1993: 1231–1238.
4. 陈凌武. 膀胱的局部解剖及手术入路. 见: 梅骅, 章咏裳主编. 泌尿外科手术学. 2版. 北京: 人民卫生出版社, 1996: 236–238.
5. Moore KL, Persaud TVN. The developing human. 8th Edition. Saunders Elsevier, 2008.
6. 丁自海, 李忠华, 苏泽轩. 泌尿外科临床解剖学图谱. 济南: 山东科学技术出版社, 2005.
7. 丁自海, 原林. 局部临床解剖学. 西安: 世界图书出版公司, 2009.
8. Blais AS,Bolduc S,Moore K.Vesicoureteral reflux:From prophylaxis to surgery. Can Urol Assoc J,2017,11(1−2Suppl1):S13−S18.
9. Hester AG, Kretschmer A, Badlani G. Male Incontinence: The Etiology or Basis of Treatment.Eur Urol Focus, 2017, 3(4−5):377−384.
10. Naranjo−Ortiz C, Shek KL, Martin AJ, et al. What is normal bladder neck anatomy? Int Urogynecol J, 2016, 27(6):945−50.
11. Aoki Y.Urinary incontinence in women. Nat Rev Dis Primers.2017, 6(3):1704.
12. Lobo N, Mount C. Landmarks in the treatment of muscle−invasive bladder cancer. Nat Rev Urol, 2017, 14(9):565−574.

11 前列腺和精囊

胚胎发生学

前列腺的胚胎发生

胚胎第4~7周时，泄殖腔被尿道直肠隔分隔为背侧的直肠和腹侧的尿生殖窦。泄殖腔膜同时被分割成背侧的肛膜和腹侧的尿生殖窦膜。尿生殖窦可分为上、中、下3段。尿生殖窦顶端与尿囊相连，其上段较宽大，发育为膀胱，其顶点与脐尿管相连，出生前后闭锁，演化为脐正中韧带。随着膀胱扩大，中肾管下段并入膀胱形成膀胱三角区。尿生殖窦中段狭窄，保持管样，发育成尿道的前列腺部和膜部。中肾管开口于此段，其后发育为输精管、精囊和射精管。尿生殖窦下段则形成尿道的海绵体部（图11–1）。

胚胎第10周前后，在胚胎睾丸分泌的睾酮刺激下，前列腺开始生长发育。12周时，前列腺发育成5组实质性上皮芽伸长、分枝，最后形成前列腺的导管系统。一组小管称为叶。在胎儿早期，各叶互相分开，随着胎儿的生长而互相靠拢。出生时，除后叶外各叶界限不清。Timms等对鼠胚胎前列腺组织和两例人胚胎前列腺标本进行连续切片和计算机辅助三维图像重建，结果显示前列腺导管主要沿尿道的近端向远端、腹侧向背侧、头侧向尾侧发生和生长。结缔组织和平滑肌来自邻近的脏层间充质。Popek等人发现胚胎早期前列腺间充质呈完全疏松的状态，其间分布少量腺细胞团，尿道周围无平滑肌细胞的出现。随着腺管发育，其周围开始出现规则排列的平滑肌束，且前列腺囊、射精管周围的平滑肌束与精囊壁平滑肌相延续。

前列腺小管腔内上皮与前列腺部尿道上皮相似，由2~4层低柱状、方形或多角细胞组成。前列腺部尿道从射精管开口到膀胱颈这一段上皮来自尿生殖窦的膀胱尿道管的内胚层。前列腺部尿道其余部分和尿道膜部上皮则来自尿生殖窦骨盆部的内胚层。前列腺部尿道颅侧的黏膜，与膀胱三角区相似，起初来源于中胚层，但很快为内胚层上皮所替换。尿道阴茎部的上皮，除阴茎龟头部外，则来自尿生殖窦初阴部的细胞。

各种生长因子、激素和细胞外基质成分，通过间质—上皮相互作用影响着前列腺的发生、发育、生长和分化。前列腺上皮细胞与间质细胞分离后失去生长能力。Cuha等在其一系列研究中发现，间质在前列腺发生中起重要作用。男性泌尿生殖窦嵴间质可促使泌尿生殖窦上皮分化为前列腺结构。将成年鼠膀胱或阴道上皮与胚胎尿生殖窦间质混合培养，发现上皮可迁移进入间质形成功能性前列腺。前列腺上皮细胞在活体时对雄激素高度敏感。体外试验，上皮与间质分离后上皮失去对雄激素的敏感性，间质可分泌分子量为56KD和59KD的物质，可刺激上皮细胞转铁蛋白和雄激素结合蛋白的合成，并抑制卵泡刺激素所诱导的芳香化酶活性，从而促进上皮的生长。近年来的研究表明，前列腺间质中含有丰富的5α–

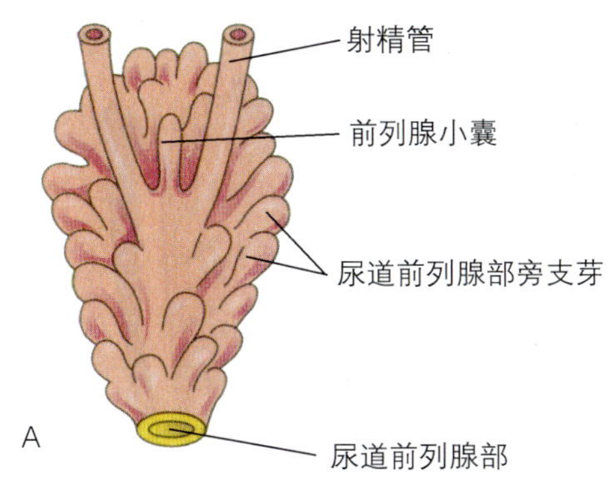

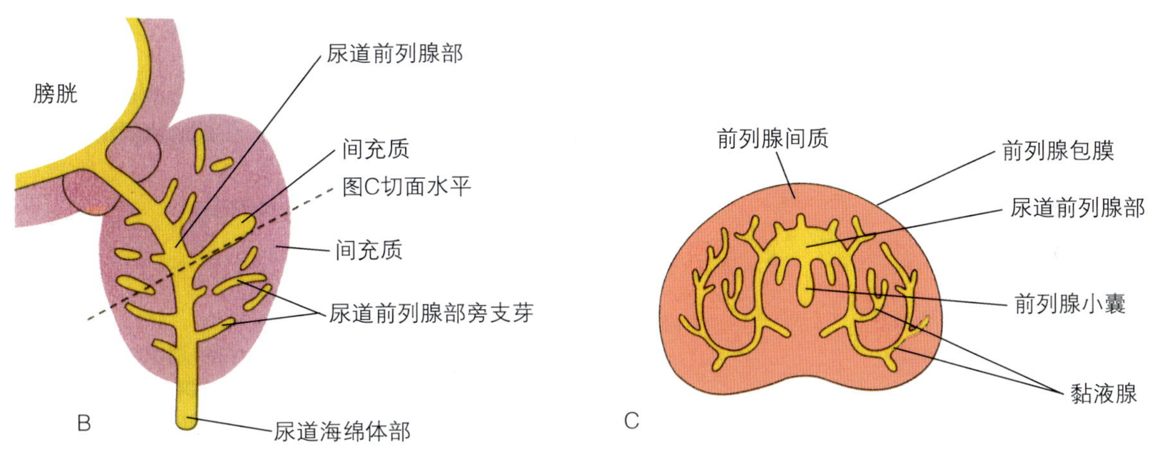

图11-1 前列腺的发生（A~C示发生过程）

还原酶，间质中的睾酮在5α-还原酶作用下，转化为双氢睾酮而作用于上皮细胞；另外，上皮也可分泌一些因子影响间质的生长。Fong等观察前列腺上皮细胞在普通塑料培养板及重建的基膜上培养时的生长、分泌及中间丝表达情况，结果表明，前者细胞迅速生长，但失去合成和分泌前列腺特异性抗原（prostatic specific antigen，PSA）和前列腺酸性磷酸酶（prostatic acidphosphatase，PAP）的功能，并且出现波形蛋白（vimentin）的异常表达；在重建基膜上培养的上皮形成器官样簇，且保持分泌囊泡、微绒毛和桥粒，同时保持PSA/PAP的高表达，而无波形蛋白的表达。

前列腺的结构与年龄有密切关系，其大小、重量也随年龄而变化。10岁以前，前列腺很小，腺组织不发达，主要由肌组织和结缔组织构成，无真正的腺管，仅有胚芽。10岁以后，在胚芽的基础上，上皮细胞开始增生，形成腺管。至青春期，随着性腺的发育，腺管迅速发育成腺泡，同时肌肉纤维支架组织也增多，24岁达最高峰。至30岁时，腺泡内上皮组织细胞向腺泡内折叠，使腺泡复杂化。从45~50岁开始，折叠于腺泡内的上皮组织开始消失，前列腺开始退化，但位于移行区及尿道周围之腺体开始增生，外周区被压迫而萎缩，形成所谓的“外科包膜”。国内王美顺等对88例6个月至80岁前列腺标本按年龄分组，测其重量、体积，并通过光学纤维镜观察组织结构的变化，发现10岁前前列腺重量为4 g，10岁12 g，20岁为18 g，30岁为20 g，40岁为23 g，50岁为25 g，60岁为26 g，70岁为25 g；结缔组织占百分比10岁前为29.6%，10岁为30.2%，20岁为32.1%，30岁为35.4%，40岁为39.7%，50岁为39.6%，60岁为35.3%，70岁为38.7%；重量与体积呈正相关，前列腺比重接近1，结缔组织随年龄增加而增多。

■ 精囊的胚胎发生

胚胎12周时，中肾旁管（Mullerian管）开始退化，中肾管（Wolffian管）与尿生殖窦连接部出现隆起，后者将发育成精囊和输精管壶腹部。两侧中肾管的其余部分形成输精管，后者位于膀胱后，被一层纤维肌性结缔组织包绕，至膀胱颈后面，两侧输精管向外生长出较大的分支结构。在精囊腺与输精管壶腹部分开后，精囊开始形成管腔并形成囊性结构，之后，逐渐形成四支弯曲的分支囊性结构。精囊腺管与输精管合并进入前列腺腺体内。于精囊腺分支的远端，输精管延续为射精管，开口于前列腺部尿道（图11-2）。

■ 先天性畸形疾患

见男性生殖器官的变异与畸形。

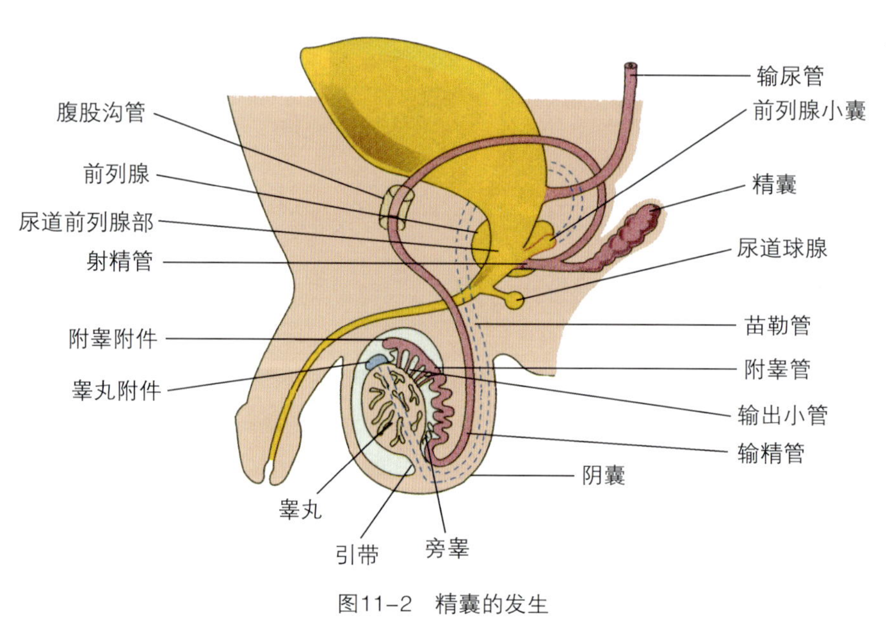

图11-2　精囊的发生

结构及功能

■ 前列腺外科解剖结构

前列腺位置、毗邻结构

前列腺（prostate）位于男性骨盆腔内，呈圆锥体状，形似栗子，在膀胱之下，尿生殖膈之上，耻骨联合下缘耻骨弓之后，直肠之前。前列腺可分底、体、尖3部分，底朝上、尖朝下。前列腺底部中央稍凹陷，膀胱颈置于底的上方；前列腺尖部细小，止于尿生殖膈上筋膜；底、尖两部之间为前列腺体部。

前列腺属盆内器官，位于耻骨联合下缘耻骨弓之后直肠之前，围绕尿道前列腺部，1/3在尿道之前，2/3在尿道之后，可分为前、后及下外侧三面。前列腺前面较隆凸，约在耻骨联合下缘后方2 cm处，与耻骨联合之间有前列腺静脉丛、蜂窝组织及耻骨前列腺韧带。前列腺后面稍平坦，正中有一浅纵沟，称前列腺沟；后面紧贴直肠前壁，与直肠壶腹部之间仅隔以少量疏松结缔组织和直肠膀胱隔（Denonvillier筋膜）；前列腺后面上方有左、右射精管穿入的小压迹；精囊则和前列腺后面上缘接近（图11-3，4）。直肠指诊时，在直肠前壁可触到前列腺后面中央微凹陷，称为中央沟（前列腺沟），左右两侧微隆，习惯上称为左叶和右叶。前列腺的下外侧面与肛提肌上部紧密相连。

前列腺周围筋膜

前列腺周围有3层深筋膜包绕。第1层是前上层，位于前列腺静脉丛上方和前列腺的前方，形成两条耻骨前列腺韧带。两韧带之间及其远侧是前列腺静脉丛和阴茎背深静脉，合称背血管复合体（dorsal vascular complex）。手术切断背血管复合体后可用手沿前列腺的前面分离至前列腺尖，并可触及尿生殖膈上层。第2层为中层，在前列腺静脉丛下面的前列腺后下方，实质就是Denonvillier筋膜的前层。第3层即后层，覆盖在直肠后壁上面，实际上是Denonvillier筋膜的后层（图11-5）。

Denonvillier筋膜的前层系尿生殖膈深层筋膜的延续，向上沿前列腺、精囊和射精管后面延伸，并有血管、神经伴行其中，形成一层厚实的筋膜，是阻止前列腺癌扩散的一个屏障。事实上，上行引流前列腺的静脉、淋巴管并非穿行其中而是行走于其前方。

覆盖膀胱的筋膜在精囊上方分为两层，分别位于精囊和射精管的前后方。前层沿精囊、射精管前面下行至前列腺后方向前折返上行与前层筋膜中层相连。后层在精囊后方下行至前列腺后包筋膜处，并与Denonvillier筋膜前层相融合。在精

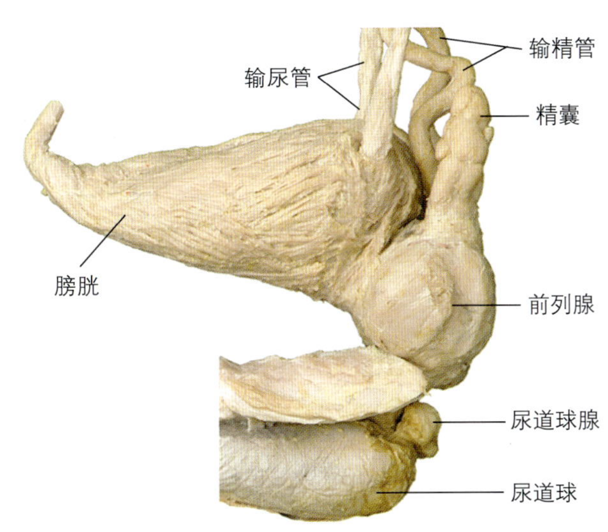

图11-3　前列腺的毗邻和形态

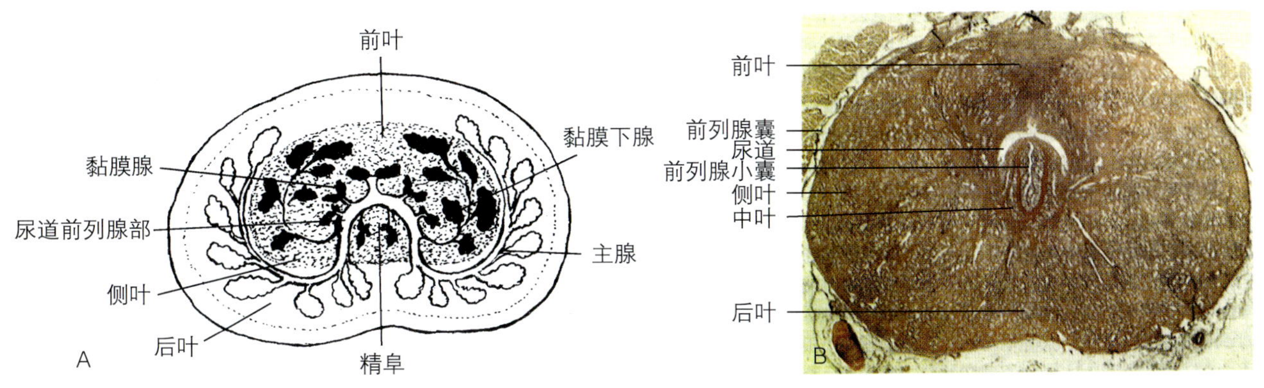

图11-4　前列腺结构
A.示意图；B.组织结构

囊侧方，前后两层融合在一起，紧靠于膀胱底部（图11-5）。在冠状切面图上，可见肛提肌位于前列腺的两侧，覆盖肛提肌上面的筋膜内有引流前列腺、精囊的血管和淋巴管穿过。因此，在施行前列腺癌根治切除时，若肿瘤已波及前列腺筋膜，应紧贴肛提肌才能将包含前列腺、精囊血管及淋巴管的筋膜一并切除。

前列腺动脉

前列腺动脉血供主要来源于膀胱下动脉（占74.3%），后者是髂内动脉的分支。此外，还可来源于膀胱上动脉（占8.9%）、直肠下动脉（占7.3%）、输精管动脉（占5.5%）、直肠上动脉（占2.2%）和闭孔动脉（占1.7%）。它们多在前列腺体、膀胱前列腺连接处进入腺体（图11-6）。动脉在前腺内可分为两组。第1组为外包膜组，此组动脉与年龄及前列腺增生无明显关系。第2组为腺内组，也称为尿道组，它可随年龄增大而增多，且与前列腺增生密切相关。

腺内组动脉有两特点：①此组动脉于膀胱前列腺连接部，相当于膀胱颈后唇5、7点钟位置穿入腺体，然后在与尿道平行之平面下行至腺体内。②腺内组动脉是供应增生部分前列腺体血供的主要来源。在施行前列腺切除手术时，强调于膀胱颈后唇、前列腺窝后缘5、7点处缝扎前列腺动脉的道理就缘于此。

前列腺静脉

前列腺静脉在其底部形成静脉丛，尤其在其前面和侧面较明显。此静脉丛收集阴茎背深静脉的回血并与阴部静脉丛、膀胱静脉丛有广泛的交通支，最后汇聚成数支小静脉回流至髂内静脉（图11-7）。在经尿道前列腺切除（TURP）和前列腺根治切除中，如损伤贴近包膜的静脉，冲洗液则易由此进入血液循环。如冲洗液消毒不严或不是等渗液体，则可导致全身感染或血管内溶血。

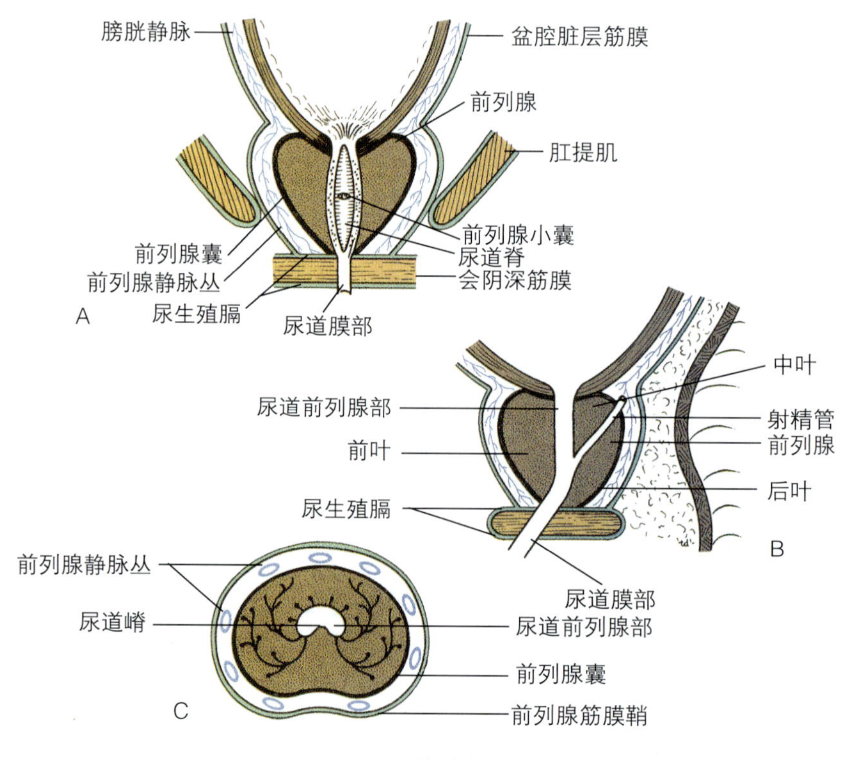

图11-5　前列腺被膜
A.冠状切面；B.矢状切面；C.水平切面

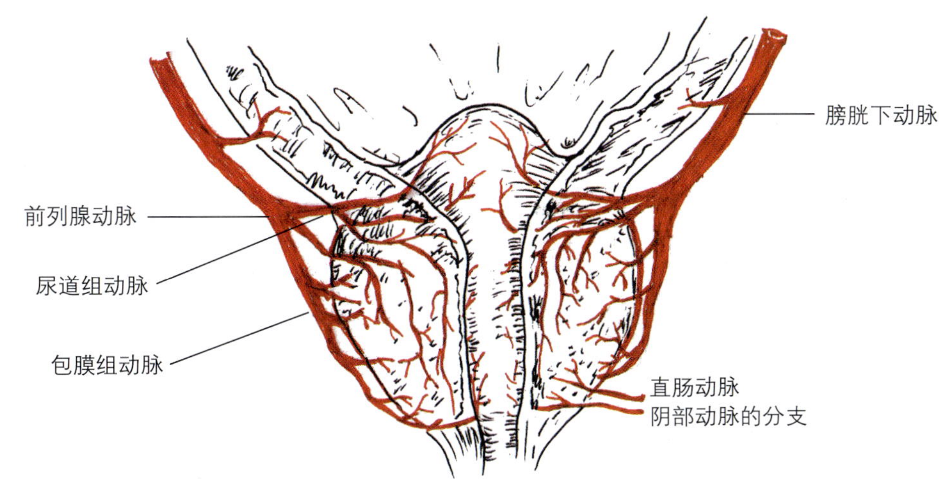

图11-6 前列腺的动脉

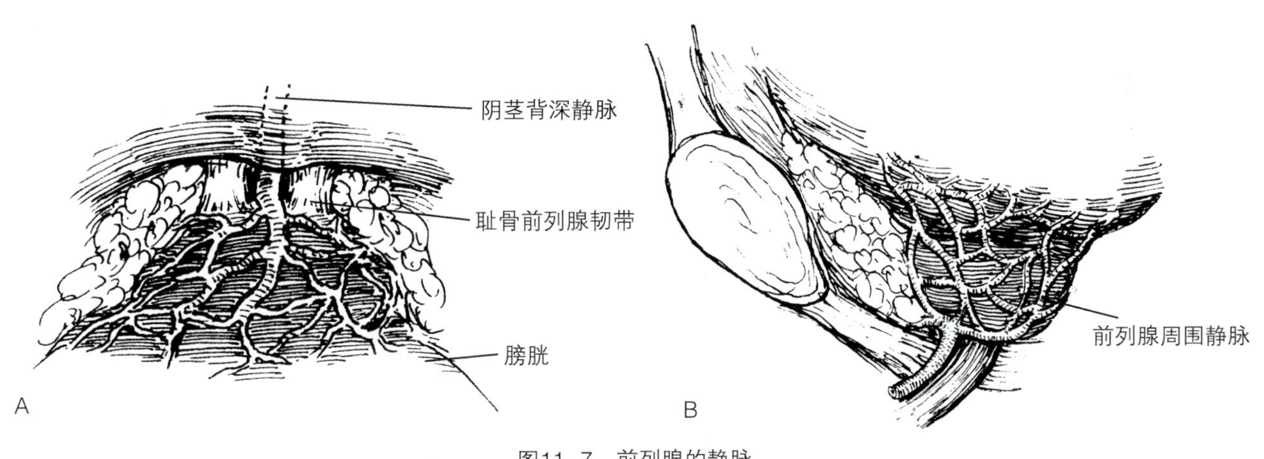

图11-7 前列腺的静脉
A.上面观；B.侧面观

前列腺淋巴回流

前列腺的淋巴回流主要回至髂内和骶前淋巴结，部分也可回流至髂外淋巴结。前列腺内的输出淋巴管在前列腺包膜外形成前列腺周围淋巴网，后者汇成数支主要淋巴管。大多数输出淋巴管从前列腺后侧离开腺体上行。有一组腺体前方的输出淋巴管，沿膀胱下动脉上行，引流至骶外淋巴结。另一组腺体后侧的输出淋巴管则回流至骶外侧淋巴结，与精囊、直肠的淋巴管有丰富的交通支，最后汇聚成髂总淋巴干。第3条淋巴通路是回流至胃肠淋巴链的膀胱旁淋巴结。

前列腺神经

前列腺及其包膜有丰富的交感神经及副交感神经，分别来自骶前神经丛及盆神经。前列腺的自主神经由盆丛的下部分出，形成前列腺丛，随前列腺的动脉进入前列腺。前列腺丛还分布于输精管盆部、输精管、尿道前列腺部、尿道膜部和尿道海绵体部、阴茎海绵体及尿道球腺等。Walsh最先提出前列腺后外侧血管神经束（neurovascular bundle，NVB）的概念，认为盆腔神经丛发出的分支走行于前列腺后外侧，并与血管伴行呈束状，支配勃起的海绵体神经是由该NVB延伸而来。保留性神经的前列腺癌根治术（nerve-sparing radical prostatectomy）正是依据此概念而提出的，然而即使术中保留了双侧NVB，术后仍有一定比例的勃起功能障碍发生率。近年来的研究发现，NVB的分布形式多样，并非都呈束状，许多学者提出NVB呈“扇叶状”弥散分布于前列腺周围。

尿道外括约肌位于尿生殖膈内，故不易被损伤。支配它的神经行走于坐骨直肠窝的脂肪组织内。内括约肌则有许多纤维束行于前列腺内，并与膀胱颈肌层及逼尿肌的肌纤维相连接。最近的解剖学研究显示，尿生殖膈并无增厚的上筋膜，尿道外括约肌伴随从前列腺来的肌肉，环绕尿道膜部，终止于会阴部。后尿道最薄弱部位不是位于前列腺尖，而是位于尿道球膜部交界，此处是骨盆骨折时最容易损伤的部位。

■ 前列腺的组织学结构

前列腺是一纤维肌性腺体。腺体组织占70%，由高柱状上皮组成；肌纤维组织占30%，为前列腺的支架。前列腺增生时，其肌纤维组织的比例明显增加。前列腺实质由30~50条复管泡状腺构成，每个腺体都有一个导管，邻近导管汇合成16~32条排泄管，开口于两侧前列腺窦。外周区排泄管的开口沿着从精阜到前列腺尖部长约1.5 cm的侧隐窝一线排列，每个开口间隔大约2 mm。腺体周围的平滑肌及结缔组织构成被膜伸入腺体内形成隔，作为腺体的支架。在性冲动时，平滑肌的节律性收缩有助于腺体的分泌及分泌物的排出。

前列腺组织可分成两个腺组，即外腺组和内腺组，两组腺之间有一层纤维肌组织隔开。外腺组较大，也称真腺组，相当于侧叶和后叶，构成前列腺的主体部分，包含分支腺和主腺，其排泄管长，且弯向后，导管主要开口于前列腺窦；内腺组，也称为尿道腺组，皆集中在尿道黏膜及黏膜下层，相当于中叶和前叶，此组又分为黏膜腺和黏膜下腺。黏膜腺是一些短的单管腺，环绕于尿道前列腺部的周围；黏膜下腺位于黏膜腺和纤维肌组织隔之间，其排泄管开口于前列腺窦。在前列腺的前部，没有黏膜下腺。外腺组是前列腺癌的好发部位，而内腺组则易发生前列腺增生。

前列腺有3层被膜。外层为前列腺筋膜，来源于直肠膀胱间的盆筋膜，紧贴在前列腺的前面及侧面，含有丰富的静脉和疏松结缔组织；中层为纤维鞘，即前列腺固有包膜，位于前列腺体表面，为一层致密且坚韧的纤维组织和平滑肌包膜，其伸入腺体实质，将腺体分叶，故腺体于固有包膜紧密黏合；内层是肌层，与前列腺组织内的大量肌肉纤维相连。

■ 前列腺的分叶与分区

过去，根据Lowsley（1912）对胚胎时前列腺研究的结果，把前列腺分成五叶，即前、中、后及两个侧叶。前叶很小，位于尿道前方、两侧叶之间，临床上无重要意义；中叶称前列腺峡，呈楔形，位于尿道后方，即两射精管及尿道之间的腺体组织；后叶位于射精管、中叶和两侧叶的后方；两侧叶紧贴尿道侧壁，位于后叶侧部前方，前叶和中叶的两侧。

良性前列腺增生几乎从不发生于后叶，但前列腺癌最常发生于后叶。中叶和侧叶是良性前列腺增生的好发部位，侧叶增生从两侧压迫尿道，容易引起排尿困难；中叶增生时，向上发展，突入膀胱，发生尿路梗阻，且梗阻症状与前列腺大小不呈正比。

目前，多采用新的分区方法（McNeal，1968），即中央区、外周区和移行区。McNeal对前列腺大切片进行染色表明，在两个射精管与尿道内口至精阜之间的前列腺组织呈圆锥状，称为中央区，约占25%；在中央区周围的组织为外周区，此区较大，约占70%；这两区占腺体的

95%；移行区位于精阜之上、尿道周围，约占前列腺的5%；中央区与外周区之间有明显的界线，中央区腺管分支复杂，细而密，上皮细胞密集；外周区腺管分支粗而简单，上皮细胞较稀疏。外周区是前列腺炎和前列腺癌最常发生的区域，而移行区则是前列腺增生的易发部位。尿道周围还有一些腺体，主要由纤维和平滑肌组织构成，称为尿道周围腺体区，也是前列腺增生的发源地。既往所称前列腺两侧叶增生实际上为移行区腺体增生；中叶增生实际上为尿道周围腺体增生，多数突入膀胱。而中央区一般不发生前列腺癌，也不发生前列腺增生。前列腺尿道前面的肌纤维组织在精阜平面近端的平滑肌增强，形成前列腺前括约肌，可能有防止逆行射精的功能。

■ 前列腺的功能

前列腺的功能包括控制尿液自膀胱排出；射精时输送精液；分泌前列腺液，其中的一些小分子物质和多种酶有利于精子的活动；5α-还原酶则可使睾酮代谢成双氢睾酮。

前列腺构成近端尿道壁包括尿道内括约肌，环状平滑肌纤维围绕尿道前列腺部。当逼尿肌收缩时，内括约肌即松弛。主观排尿起始于前列腺尖端外括约肌的松弛。

前列腺将精囊及输精管中的内容物经射精管输入尿道。射精时前列腺及精囊的肌肉收缩，将其分泌物从小叶及腺管中压入近端尿道。

前列腺是男性最大的附属性腺体，其主要功能是分泌前列腺液，供应精液中的某些成分，受雄激素的控制，对生育非常重要。

前列腺液可用经直肠按摩前列腺的方法取得。正常的前列腺液无色，微酸性，其中两个主要成分是枸橼酸和磷酸酶。人体内各种组织中的枸橼酸浓度以骨骼中为最高，其次是精液和乳腺。磷酸酶包括酸性磷酸酶和碱性磷酸酶，前列腺增生患者血清酸性磷酸酶升高，若血清碱性磷酸酶的增高则提示前列腺癌转移。

前列腺液中有许多小分子物质，如钠、钾、钙、氯、锌及氨基酸等。锌是前列腺组织中重要成分之一，无论是正常前列腺组织还是增生的前列腺组织，其含量约为0.8 mg/g（前列腺干组织）。前列腺癌时，锌含量明显减少。

此外，前列腺液中还有凝集酶，使精囊中的纤维蛋白原凝集成块；纤溶酶可使纤维素凝块分解。

前列腺含有丰富的5α-还原酶，可使睾酮转变为生理活性更强的双氢睾酮。目前认为，双氢睾酮在良性前列腺增生的发病机制中发挥重要作用。阻断5α-还原酶，则可减少双氢睾酮的产生，从而使增大的前列腺萎缩，排尿困难症状改善。

■ 精囊与射精管

精囊（seminal vesicle）左右各一，呈长椭圆形囊状，上宽下窄，前后稍扁，位于输精管壶腹的外侧，前列腺底的上方，紧贴膀胱后壁并与输尿管下段交叉，其后为直肠前壁，其间隔以膀胱直肠筋膜，外侧有前列腺静脉丛。精囊底伸向外上方，排泄管向内下方，与输精管壶腹末端合成射精管，开口于精阜上。

精囊长3~5cm，宽1~2cm，厚约lcm，主要由迂曲的小管构成，因而表面不平，其切面呈管腺状，可见袋形或憩室样结构，黏膜皱襞高而细，且多分支，彼此连接成网状（图11-8）。精囊的大小随年龄及充盈度而不同，老年人随性功能的减退而逐渐缩小，精囊壁变薄。精囊肌层较薄，主要由环状平滑肌和少量纵行平滑肌组成，外膜为疏松结缔组织。精囊的动脉来自输精管动脉、膀胱下动脉及其分支、直肠上动脉、直肠中动脉等，彼此有吻合；静脉构成精囊静脉丛，入膀胱下丛，后者位于前列腺的两侧，形成膀胱前列腺静脉丛，最后汇入髂内静脉。淋巴管很丰富，与血管伴行，入髂外淋巴结与髂内淋巴结。精囊腺的神经是由输精管神经丛发生的分支所支配，并构成精囊神经丛。精囊的分泌物为精浆的主要成分。

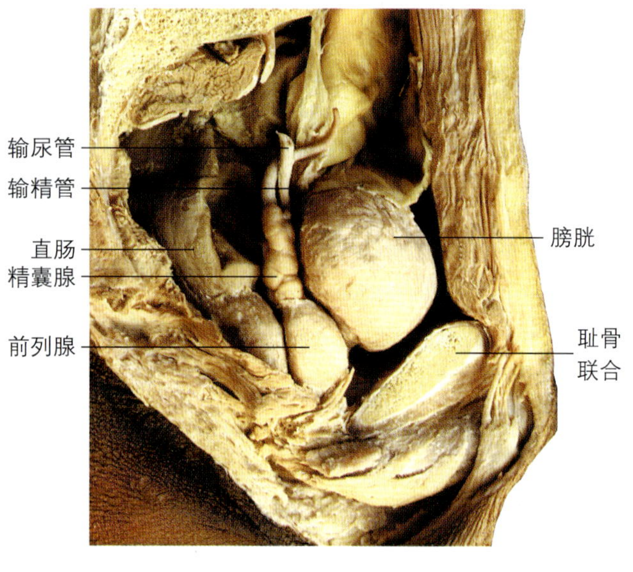

图11-8　精囊腺的毗邻

射精管（ejaculatory ducts）左右成对，是由输精管壶腹在前列腺的后上方与精囊腺排泄管汇合而成。此管壁薄，肌层为平滑肌，管腔内衬柱状上皮细胞。射精管长1.5~2.0 mm，近端管腔直径约1.0 mm，末端0.5 mm，开口处仅有0.3mm，是排精管道最短、最细的一段。它贯穿前列腺，开口于尿道前列腺部后壁的精阜两侧。射精管穿前列腺处，为前列腺后叶及中叶的分界区。根据其解剖学特点，可将射精管分为3个解剖区域，射精管的最近段（A）为前列腺外段，相对较宽，邻近输精管壶腹和精囊腺排泄管，其管壁由外（平滑肌）、中（胶原纤维）、内（黏膜的柱状上皮细胞）3层构成。中间段（B）为射精管穿过前列腺部分，此段管壁的外层平滑肌逐渐变薄，至射精管远段（C，即开口于尿道前列腺部精阜的末段）时，管壁的外层平滑肌消失。在射精管开口于精阜的远段也缺乏括约肌（横纹或平滑肌）。

平滑肌及横纹肌括约机制

一般认为男性尿道存在内括约肌，但经过多年的研究发现，在解剖意义上不存在真正的尿道内括约肌，而是一个包括膀胱底、膀胱尿道连接部（膀胱颈）和膀胱下尿道（近段尿道）等排列复杂的肌肉形成的平滑肌括约机制。

有学者利用宏观解剖和镜下观察相结合并辅以组织化学研究的方法，对成年人盆腔和不同胚龄的胚胎盆腔标本进行矢状和多重横断面切片，来研究男性前列腺、后尿道及其周围结构。他们发现，在胚胎发育过程中，后尿道从膀胱颈向下一直至会阴膜都有横纹肌分布，中间没有间断；只是随着前列腺的发生和发育，尿道后面的一部分横纹肌纤维萎缩或消失；在成年人，自膀胱前列腺结合部至前列腺尖部均有横纹肌纤维分布，在前列腺尖部与尿生殖膈之间横纹肌纤维由前向后斜行分布包绕尿道，最终于尿道后面正中线融入会阴中心腱。

■ 平滑肌括约机制

平滑肌括约肌（smooth muscle sphincter）包括前列腺前括约肌（preprostatic sphincter，PPS）及前列腺括约肌（prostaticsphincter，PS）（图11-9）。

前列腺前括约肌（PPS）

PPS又称为非自主性括约肌、膀胱颈括约肌、内括约肌。与膀胱的中层环形肌相连形成基底环，但它们无论在胚胎起源、形态学还是功能上都完全不同。PPS是位于尿道黏膜下、前列腺移行带之中的环状平滑肌纤维，包绕一段长

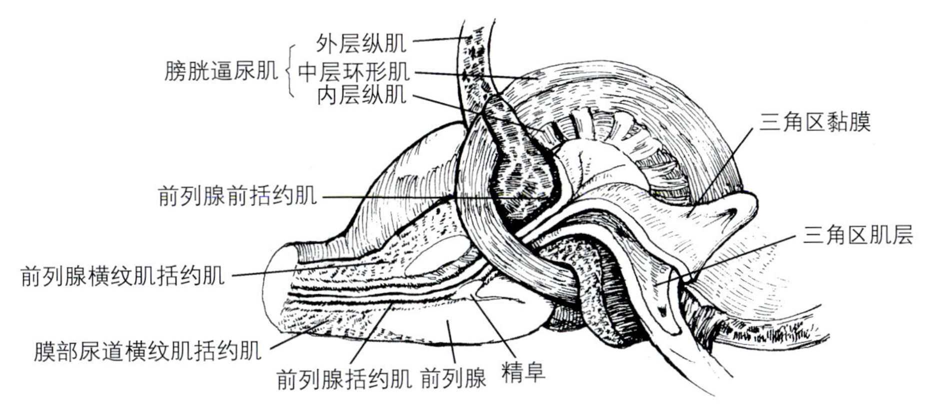

图11-9 前列腺括约肌

1.0~1.5 cm的尿道，止于精阜水平。PPS的近段环绕膀胱颈并伸向前列腺底部，与前列腺平滑肌相连。PPS的肌纤维与其附近的逼尿肌完全不同，它通常混有弹性纤维和胶原纤维，肌纤维也较小。此外，PPS是由非肾上腺素能交感神经支配，也不同于逼尿肌的副交感神经支配。PPS这些复杂的机制有助于维持膀胱颈的抗失禁及防止逆行射精功能。在交感神经反射亢进时，逼尿肌—括约肌协同失常，导致排尿困难，如非神经源性内括约肌痉挛综合征或非神经源性膀胱颈逼尿肌协同失调综合征。

前列腺括约肌（PS）

前列腺括约肌又称为被动前列腺括约肌（passive prostatic sphincter），是位于前列腺段及膜部尿道黏膜下的半环形平滑肌纤维，混有弹性纤维组织及一些环形横纹肌纤维，与前列腺及膜部尿道周围的横纹肌性括约肌紧密相连。此外，位于精阜近段，其内层还有一薄层纵向肌纤维与PS相连。PS的功能主要是辅助前列腺及膜部尿道的横纹肌括约肌，起到对前列腺及膜部远段尿道的抗失禁作用。

横纹肌括约机制

横纹肌性外括约肌（striated muscle sphincter）包括前列腺膜部横纹肌括约肌（prostato membranous striated sphincter，PMS）（图11-10）和尿道周围横纹肌括约肌（periurethral striated muscle sphincter，PUSS）。

前列腺膜部横纹肌括约肌（PMS）

PMS实际上又可分为前列腺横纹肌括约肌（prostatic striated sphincter，PSS）和膜部尿道横纹肌括约肌（membrano usurethral striated sphincter，MUS）。在前列腺近段的前面和两侧有横纹肌覆盖构成PSS，在前列腺前面增厚而在其两侧及背侧逐渐变薄，与前列腺的纤维肌组织相连。近膀胱颈处，PSS主要位于前列腺的后外侧并与膀胱颈的纤维组织相连接；膀胱颈远侧，PSS于前列腺两侧面斜向前下方；至前列腺中部，PSS主要分布于前列腺的前面；在前列腺尖部，除后面留有一小间隙外，PSS几乎包绕前列腺尖构成一肌环。前列腺远段PSS两侧有纵行的耻骨前列腺肌相贴，后者在结构上虽然不同于PSS，但在功能上与PSS有协同作用。

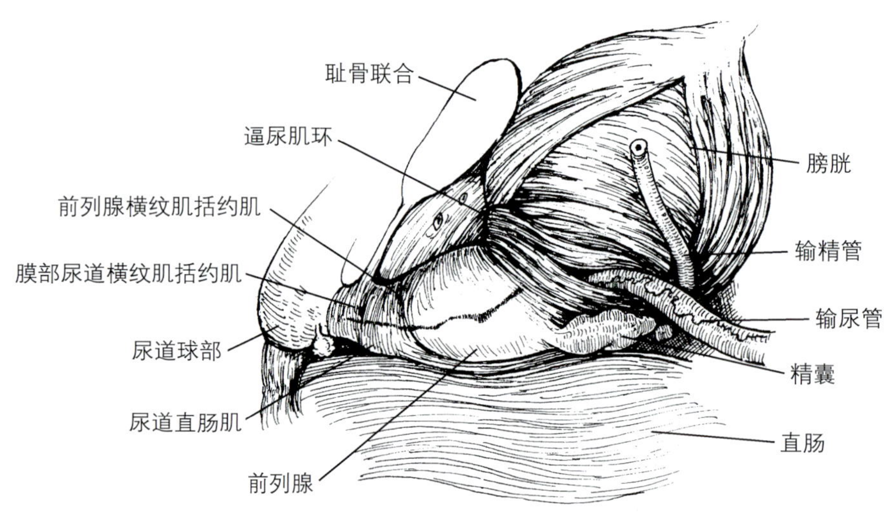

图11-10　前列腺膜部横纹肌括约肌

MUS位于膜部尿道周围，长约2 cm，厚度约0.6cm。PMS（PSS及MUS）的肌纤维与一般横纹肌的纤维不同，其直径仅为后者的1/3，但有对刺激重复反应并持久维持一定张力的特点，后者有助于尿道的抗失禁功能。PSS及MUS主要由S_3及部分S_2的腹侧神经根的躯体神经支配，其分支与盆腔神经相连并穿行至腹腔下神经节。它的感觉神经冲动主要由来自S_2和少部分S_3神经根的分支（阴部神经）来传导。

尿道周围横纹肌括约肌（PUSS）

PUSS由耻骨尾骨肌的中间部分组成。它与PMS无论在解剖上还是在神经支配方面都不相同。PUSS由快反应和慢反应肌纤维组成。快反应肌纤维有利于急尿、咳嗽等情况下帮助PMS快速、有力地关闭尿道；慢反应肌纤维则有协同耻骨尾骨肌及其他肛提肌维持提升前列腺、膀胱颈及直肠的基础张力的功能。PUSS作为耻骨尾骨肌的一部分，主要受S_2腹侧神经根分出的阴部神经支配。

尿道括约肌的神经支配

支配PPS和PS（平滑肌括约肌）的神经主要来自L_2、L_3背神经的交感神经纤维，穿过交感神经链的神经节至下腹神经丛，这些节前神经纤维通过突触连接节后神经纤维（α－肾上腺素能神经），后者分布于前列腺、膀胱、精囊及直肠等器官。

支配PMS（前列腺膜部横纹肌括约肌）的神经主要来源于S_2、S_3背部神经的分支，穿行盆腔神经丛至PMS。支配PUSS的神经则来源于S_2神经根的分支，沿阴部神经而行（图11-11）。

膀胱颈及尿道的抗失禁机制

膀胱尿液的容纳依靠非肾上腺素能神经控制的膀胱颈内括约肌及与相连的膀胱颈控制；实际上，膀胱颈内括约肌是功能上的概念，它包括平滑肌及一些弹性纤维；它与PPS的张力随着膀胱的不断充盈而呈反射性地逐渐增高，起到抗失禁的作用。PPS的另一功能是防止射精过程中精液向膀胱返流（逆行射精）。在前列腺切除之后，膀胱颈平滑肌被切除，尿道的环形平滑肌（也受非肾上腺素能神经支配）可作为被动括约肌起到抗失禁作用。前列腺切除后，PSS被破坏，则可能发生逆行射精。前列腺膜部的横纹括约肌包含快反应及慢反应肌纤维，其中受躯体神经支配的

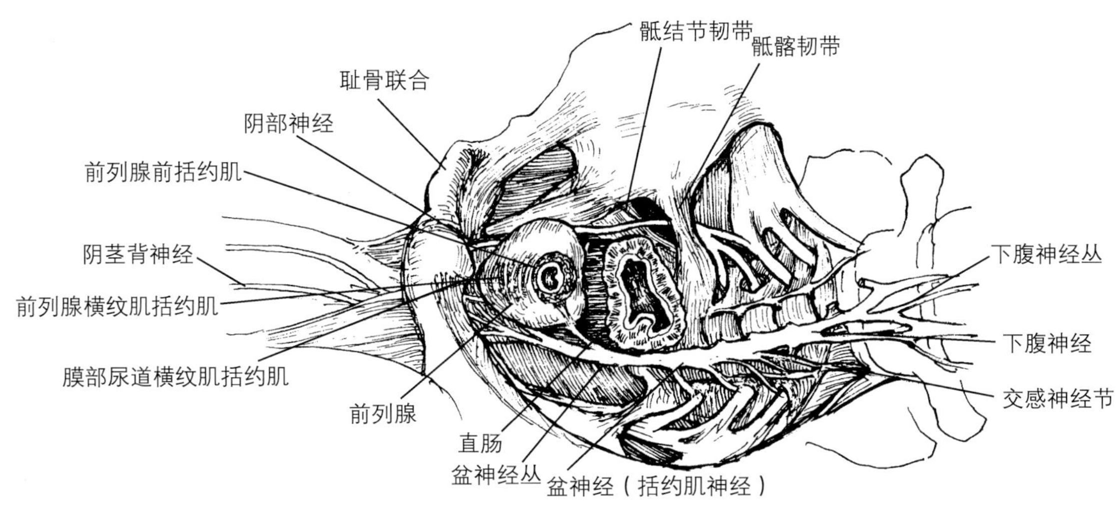

图11-11 尿道括约肌的神经支配

慢反应肌纤维起到被动括约肌功能，而受躯体神经支配的尿道周围横纹肌括约肌则对排尿停止起到自主控制作用。

前列腺前外侧的PMS，在盆底肛提肌活动激发的PUSS收缩协同下，对膜部尿道的括约功能起重要作用。盆底肌群的收缩，不但抬高膀胱底部，延长尿道，而且还起到使膜部尿道收缩的作用；此外，它还可通过盆壁内短反射抑制逼尿肌的收缩，自主地松弛盆底则可激发逼尿肌收缩。

Burnett通过原位解剖研究，提出男性尿道外括约复合体的概念。他指出，男性尿道括约肌复合体包括尿道前列腺膜部、所有的尿道周围横纹肌、尿道旁固有肌肉和盆腔的结缔组织结构，并界定出其范围，近侧是前列腺尖部，远侧是球海绵体。腹侧是背侧静脉丛，背侧是直肠，两侧是肛提肌肌肉。

男性尿道括约肌复合体具有肌肉和结缔组织精细的构建。肌肉筋膜和骨骼结构给男性尿道括约肌复合体以重要的框架。横纹肌是围绕前列腺尿道膜部的同中心的肌肉结构，此肌肉的前后侧厚度相同，两外侧较厚。与前列腺尿道膜部相近的肌纤维，在腹侧由膀胱底延伸到会阴膜，在背侧由前列腺延伸到会阴膜。横纹肌具有筋膜框架，筋膜具有具体的连接部位。在腹侧，筋膜是腹膜外的结缔组织，其向尾侧延伸，当与覆盖在前列腺和膀胱上的筋膜融合时进入尿生殖裂（孔）。在耻骨水平，此筋膜聚集明显成对的耻骨前列腺韧带。二者均在背深静脉丛的两侧，构成括约肌横纹肌外侧部与耻骨联合软骨外侧的骨膜的附着点。

在尿道括约肌复合体的背侧中间，肉眼可见清晰的纤维组织隔，其将尿道括约肌复合体与会阴膜融合起来。这一结构代表着括约肌肌纤维在后面的插入点，其由在前列腺尖部的denovilliers筋膜向尾侧延伸到会阴中心腱。在前列腺尖部的范围，盆外侧筋膜走在前列腺的背外侧，背侧与denovilliers筋膜和直肠外筋膜融合。

（夏术阶　邓春华）

参考文献

1. 梅骅, 苏泽轩, 郑克立. 泌尿外科临床解剖学. 济南: 山东科学技术出版社, 2001: 233–255.
2. 谷现恩, 潘柏年. 现代前列腺疾病. 北京: 北京医科大学, 中国协和医科大学联合出版社, 1996: 1–19.
3. 梅骅, 陈凌武, 高新. 泌尿外科手术学. 3版. 北京: 人民卫生出版社, 2008: 393–430.
4. Walsh PC, Retik AB, Vaughan ED, et al. Campbell's Urology. 7th. Philaelephia: W. B. Sounders Co, 2001: 1381-1428.
5. 顾方六. 现代前列腺病学. 北京: 人民军医出版社, 2002: 13−41.
6. 夏同礼. 现代泌尿病理学. 北京: 人民卫生出版社, 2002: 427−439.
7. 王建业. 前列腺疾病理论与临床实践.北京: 北京出版社, 2002: 7−11.
8. 王美顺, 孟彦, 郑宝钟, 等. 国人正常前列腺组织学结构的加龄性变化. 临床泌尿外科杂志, 2003, 17: 236-238.
9. Timms BG. Prostate development: a historical perspective. Differentiation, 2008,76:565-577.
10. Popek EJ, Tyson RW, Milluer JG, et al. Prostate development in prune belly syndrome and posterior urethral valves: etiology of PBS-lower urinary tract obstruction or primary mesenchymal defect? Pediatr Pathol, 1991, 11: 1-29.
11. Cunha GR. Role of mesenchymal-epithelial interactions in normal and abnormal development of the mammary gland and prostate. Cancer, 1994, 74(Suppl): 1030-1044.
12. Sebe P, Schwentner C, Oswald J, et al. Fetal development of striated and smooth muscle sphincters of the male urethra from a common primordium and modifications due to the development of the prostate: an anatomic and histologic study. Prostate, 2005, 62: 388-393.
13. Burnett AL, Mostwin JL. In situ anatomy study of the male urethral sphincteric complex: relevance to continence preservation following major pelvic surgery. J Urol, 1998, 160: 1301-1306.
14. Alsaid B, Karam I, Bessede T, et al. Tridimensional computer- assisted anatomic dissection of posterolateral prostatic neurovascular bundles. Eur Urol, 2010, 58(2): 281-287.
15. Costello AJ, Brooks M, Cole OJ.Anatomical studies of the neuro−vascular bundle and cavernosal nerves. BJU Int, 2004, 94:1071−1076.
16. Bayan Alsaid. Division of Autonomic Nerves Within the Neurovascular Bundles Distally into Corpora Cavernosa and Corpus Spongiosum Components: Immunohistochemical Confirmation with Three−Dimensional Reconstruction.Eur Uro, 2011, 59(6):902−909.
17. Walz J, Epstein JI.A critical analysis of the current knowledge of surgical anatomy related to optimization of cancer control and preservation of continence and erection in candidates for radical prostatectomy. Eur Urol, 2010, 57(2):179−192.
18. Walz J, Epstein JI.A Critical Analysis of the Current Knowledge of Surgical Anatomy of the Prostate Related to Optimisation of Cancer Control and Preservation of Continence and Erection in Candidates for Radical Prostatectomy: An Update. Eur Urol, 2016, 70(2):301−311.
19. Wein AJ, Kavoussi LR, Partin AW, et al. Campbell−Walsh Urology. 11th Edition. 2016.
20. Shah AP, Mevcha A.Continence and micturition: an anatomical basis.Clin Anat. 2014, 27(8):1275−1283.
21. Bessede T, Sooriakumaran P, Takenaka A, Tewari A.Neural supply of the male urethral sphincter: comprehensive anatomical review and implications for continence recovery after radical prostatectomy. World J Urol, 2017, 35(4):549−65.
22. Zattoni F, Artibani W.Technical innovations to optimize continence recovery after robotic assisted radical prostatectomy.Minerva Urol Nefrol, 2019, 71(4): 324−338.

12 阴　茎

阴茎的胚胎发生

泄殖腔膜（cloaca membrane）是一块增厚的内胚层，它是胚胎早期会阴部发育过程的诱导组织，紧贴于外胚层上（图12-1）。胚胎第4周时，泄殖腔膜颅侧左右间充质增生，在正中合成一小隆起，称生殖结节（genital tubercle）。泄殖腔膜两侧间充质增生，在其左右各形成两条隆起，内侧隆起为左右泄殖腔褶，外侧隆起为左右阴唇阴囊隆起（labio-scrotal swelling），又称生殖膨大（图 12-2）。胚胎第6周时位于胚体尾部的尾结节与脐部的脐带之间的生殖结节发育成一个大的圆锥体，尾部逐渐变成斜坡状，并被发育成胚体的侧垫组织加宽。生殖结节与脐带之间由脐生殖沟相隔。生殖结节被逐渐伸展扩大的脐生殖沟挤成垂直位，并因侧垫组织的加入而逐渐增大。

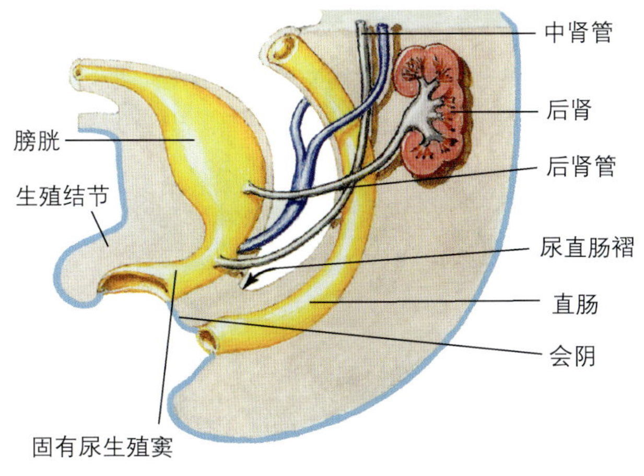

图12-1　泄殖腔的形成

胚胎第6周末，逐渐下降的尿直肠隔（urorecta septum）将泄殖腔分隔成腹侧的尿生殖窦（urog-enital sinus）和背侧的肛管，尿直肠隔接触泄殖腔膜时，诱导泄殖腔膜分化为尿生殖膜和肛膜，泄殖腔褶随之分化为在尿生殖膜两侧的尿生殖褶（urogenital fold）与肛褶（analfold），尿生殖膜延伸到生殖结节的下面，并于靠近脐部的生殖结节近端受限，肛膜位于生殖结节的尾部。

在这段时间内，胚胎下部从内胚层泄殖腔腹侧发育来的尿生殖窦被下降和逐渐汇合的尿直肠隔分为3部分：①尿生殖窦的头部，以后发育成膀胱；②中部发育成短管状的盆腔部，是男性未来的前列腺部和膜部；③尾部发育成一个扁平的初阴部，在男性以后发育成尿道的阴茎部。胚胎发育到此时，男女生殖器是无法区分的。

在胚胎发生过程中，未分化性腺分化为睾丸或卵巢，其决定因素是原始生殖细胞内有无Y染色体，Y染色体短臂上的遗传信息（睾丸决定基因）通过H-Y抗原使未分化性腺在第2个月时发育成睾丸（如果缺乏Y染色体，未分化性腺就发育成卵巢）。睾丸的间质细胞（leydig细胞）分泌睾酮促使中肾管发育成附睾、输精管壶腹和精囊；睾丸的支持细胞（Sertoli细胞）分泌苗勒抑制素，抑制苗勒管分化成输卵管、子宫和阴道上段的胚胎部分，从而促进生殖器向男性方向发展。

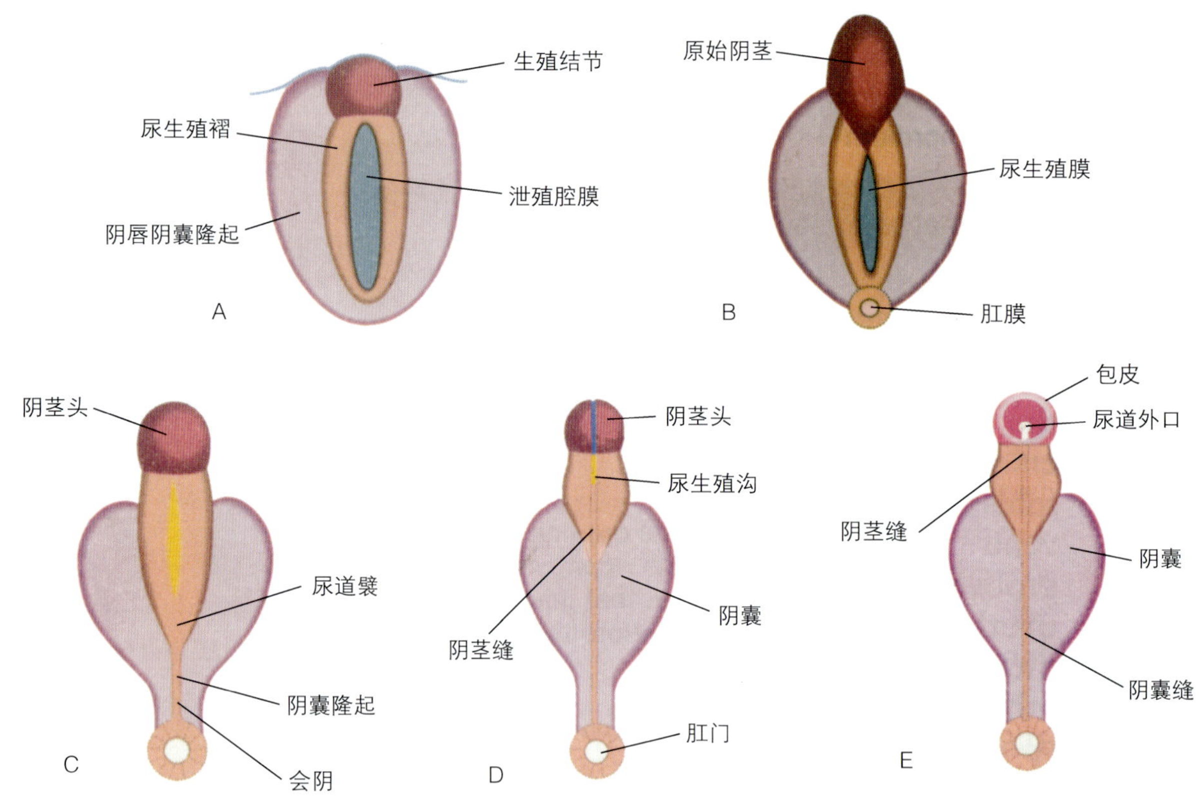

图12-2 泄殖腔褶和生殖膨大（A~E示阴茎发育过程）

胚胎第6~14周，在垂体分泌的黄体生成素出现高峰的影响下，睾丸间质细胞分泌的睾酮在外生殖器和尿生殖窦中的5α-还原酶的作用下，转化为5-双氢睾酮，它与细胞液中的受体结合，转入细胞核，促进生殖膨大、生殖褶和生殖结节往男性方向分化，随后，睾酮在绒毛膜促性腺激素的影响下，促进阴茎的增大，在阴茎明显延长后，向男性化发展的第一步便是尿道沟形成、尿道阴茎段及出现包皮的发育。

胚胎第8周时，增长迅速的成对中胚层团块组织加入生殖结节的内外胚层之间，促使生殖结节生长超过尿生殖膜腹侧，第9周时，阴茎发育只是一个简单的管状结构，仅可见到一个环状的凹陷，它是阴茎头与阴茎体分界的标志。凹陷逐渐加深形成冠状沟，阴茎基部的生殖膨大逐渐形成阴囊隆起，尿生殖膜在阴茎逐渐增大的过程中形成它的基底部，尿生殖窦阴茎部位于原生殖膜下，在这阶段，一条矢状面内胚层团块组织（刚好位于外胚层表面上皮的下面）往前侵入生殖结节的实性中胚层核心，形成尿道板。它位于尿生殖窦阴茎部的外胚层下面。尿生殖窦尚由尿生殖膜所封闭。

此时，在生殖结节尾侧斜坡上两个略微隆起的尿道褶（尿生殖褶）之间较浅的原尿道沟，随着尿道板两侧的间质增生使尿道褶抬高，当抬高明显时，二者之间就形成尿道沟。随着尿道沟的逐渐加深，约在第9周时，被覆的尿生殖膜向尿道沟穿破，形成尿生殖口，且与尿生殖窦的阴茎部相通。随着尿道褶沿着覆盖在外侧外胚层泄殖腔凹陷内的泄殖腔膜往尾侧伸展时，内侧的内胚层泄殖腔也被尿直肠隔分隔（图12-3），生殖膨大尾部延伸增大，发育成阴囊。

内胚层尿道板侵入覆盖有外胚层上皮的原阴茎的内胚层核心，原尿道沟凹向尿道板，随着覆盖于尿道沟上的外胚层逐渐退化，尿道板的内胚层便逐渐暴露，尿道板边缘逐渐与尿道沟的外胚层边缘相连。其中央内胚层退化使尿道沟逐渐加深形成第二期尿道沟（定型尿道），内衬内胚层，侧面衬以外胚层尿道褶。覆盖于尿道沟上的外胚层逐渐退缩，暴露出夹于内胚层尿道板之间的二期尿道沟。从肛门附近开始，尿道褶加入尿道板的上方，形成尿道阴茎段，远端冠状沟处的尿道最后关闭。尿道褶融合后，其内的间充质发育成海绵体，同时阴茎头的勃起组织分别发育（图12-4）。

尿道的阴茎头段是舟状窝的组成部分，它比尿道的阴茎段形成得迟，形成的机制也不同。由于阴茎头只有近端有顺着阴茎体往前发育的内胚层尿道板，它并不是直达阴茎头，因此它只形成尿道阴茎头段的近端。阴茎头表面尖端外胚层向内增生形成细胞索即阴茎头板（glandular plate），与尿道阴茎部末端相连，并向间质侵入形成外胚层侵入块。在外胚层逐渐侵入阴茎头形成一个腔的同时，尿道褶关闭了大部分的尿道板，外胚层侵入的基底部与尿道板的远端汇合连通。这样，远端的外胚层腔隙就与近端的内胚层尿道延续（图12-5）。

尿道褶与诱导包皮生长的阴茎头板相连延续，当尿道褶在阴茎头基底部加入时，阴茎头板与包皮褶融合形成包皮系带。

胚胎第8周时，阴茎的两侧出现了浅的包皮褶，它们在冠状沟近端背侧相汇合形成一个扁平的嵴（由于腹侧受不完全发育的阴茎头尿道阻挡，这个嵴将阴茎头包绕完整的一圈）。在嵴形成的同时，上皮增生进入包皮褶的基底部，即形成所谓的阴茎头板，它是个增生活跃的组织层，近端边缘因细胞增生而增厚。在1周内，阴茎头板增生将包皮褶往前卷起，盖过阴茎头基部而形成位于冠状沟和新生包皮之间的包皮沟（图12-6），在包皮沟的近端，阴茎头板的上皮细胞在包皮褶与阴茎头之间形成一个突，包皮褶上皮与阴茎头板之间的间质细胞变得活跃而与阴茎头板上皮相连接，包皮褶间的间质细胞与阴茎头板的外胚层迅速增生，促使包皮褶往远处移动，一直持续到覆盖着除阴茎头腹侧面以外的所有阴茎头表面为止（图12-7）。阴茎头腹侧表面不能覆盖是因为有较迟闭合的尿道沟阻挡。

第12周时，远端尿道已形成，扁平的包皮褶不仅盖住了整个阴茎头，并因间质的持续增生也

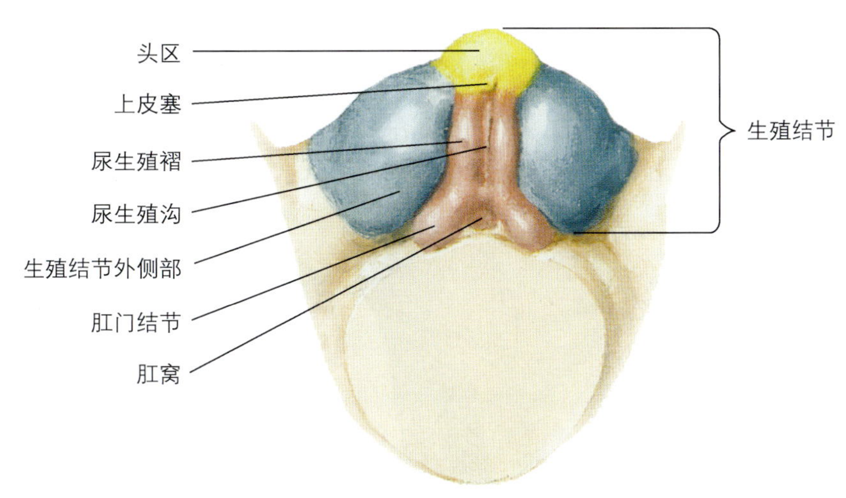

图12-3　尿道褶的形成

盖住了尿道口（图12-8）。位于包皮与阴茎头间的单层上皮出现上皮珠，上皮珠退化后，单层上皮分化为双层上皮，并从远端开始分层形成包皮阴茎头间隙，此过程持续到出生时（图12-9）。

在胚胎第3个月时，发育成阴茎的原间充质开始分化成海绵体。阴茎海绵体由原先成对的生殖结节中密集的细胞团块发育而成。尿道海绵体和阴茎头则由尿生殖窦的远端和成对的尿道褶发育而成，随后由形成勃起组织的血管穿入这些海绵体。到第14周时，虽然有了可看见的性分化，但是男女性器官似无法分辨。此后男婴的阴茎发育加快。随着平滑肌和弹性组织围绕海绵窦的聚集，新生儿期就形成了和成年人一致的阴茎结构。

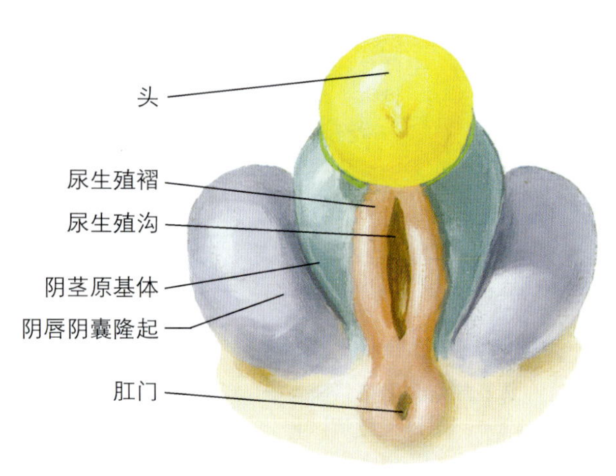

图12-4 尿道的闭合

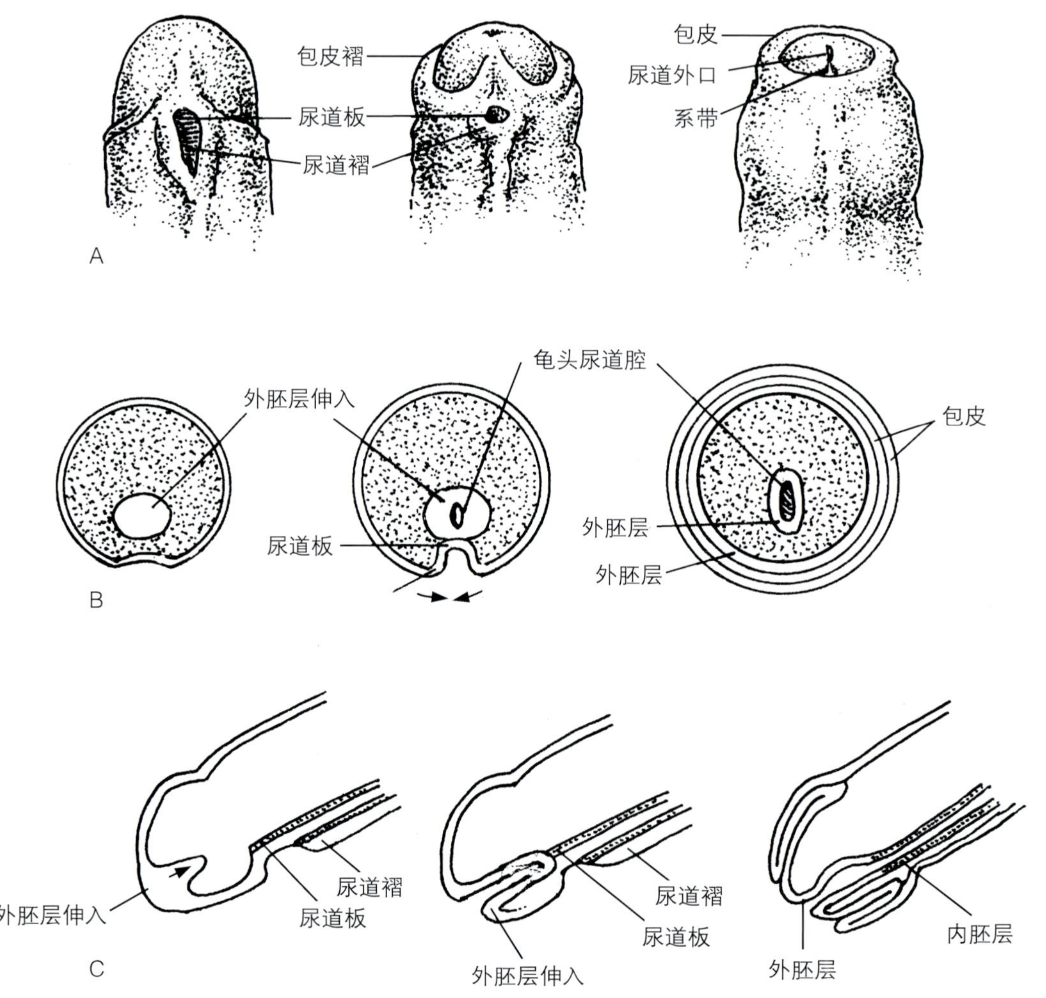

图12-5 冠状沟部尿道的形成过程

A.下面观；B.横断面观；C.矢状面观

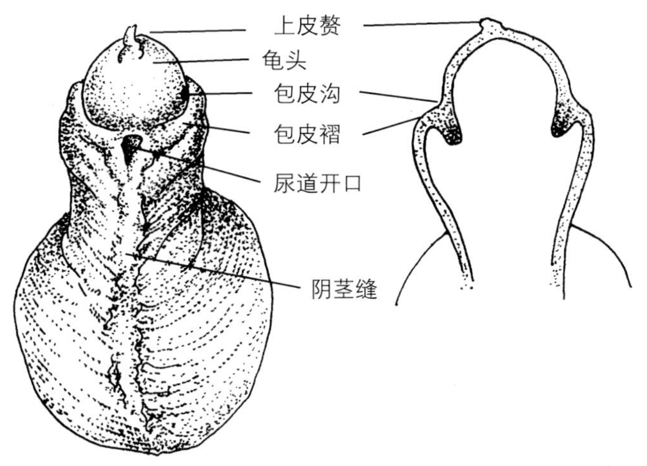

图12-6 包皮褶的形成

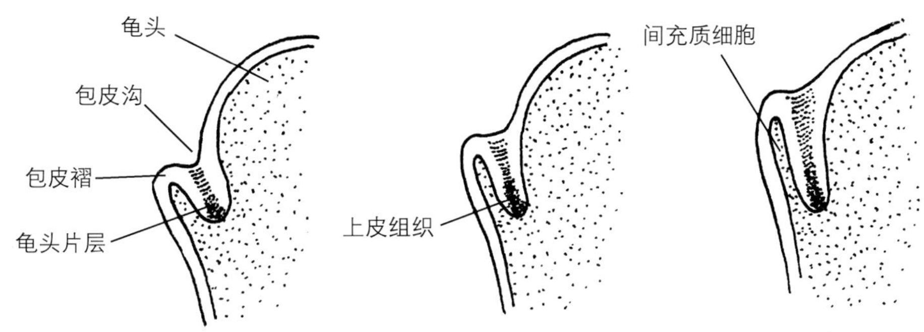

图12-7 龟头片层的增殖

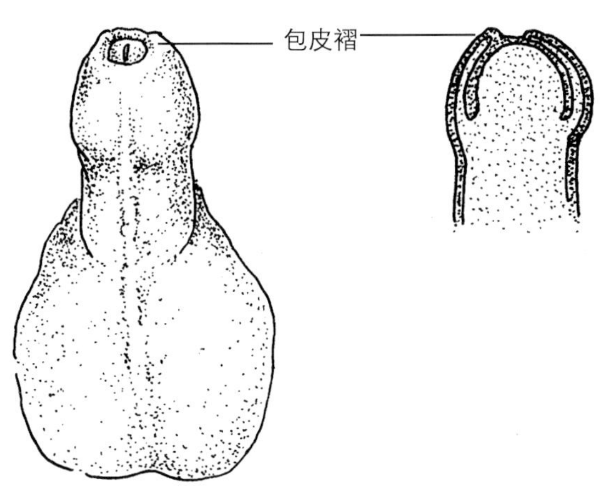

图12-8 龟头的覆盖

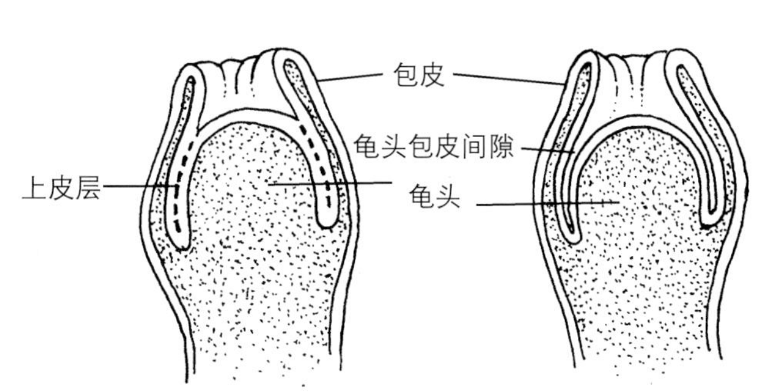

图12-9 包皮的分离

阴茎的形态和结构

■ 阴茎的形态

阴茎是泌尿系统和男性生殖系统的排泄管，是主要的性器官，它悬垂并附着于尿生殖膈和耻骨弓前侧面，背侧为三角筋膜鞘组成，白线形成的阴茎悬韧带附着。它分为阴茎根（root of penis）、阴茎体（phallosome）和阴茎头（glans）3部分。阴茎根部是阴茎的固定部，包括阴茎海绵体左、右脚和尿道球，表面覆盖会阴及阴囊皮肤。阴茎体部是阴茎的可动部，呈圆柱状，上面称阴茎背，下面称尿道面。阴茎头为阴茎末端的膨大部。

■ 阴茎的结构

阴茎由背侧的两个阴茎海绵体和尿道面的一个尿道海绵体组成（图12-10），阴茎海绵体（penial cavernous corpus）呈圆柱状，左右各一，二者对称，其两端较尖锐，两个阴茎海绵体近端不相连而分叉成两个阴茎海绵体脚（cavernous crus of penis），附着于耻骨弓前侧面的耻骨下支、坐骨支及尿生殖膈下筋膜，成为固定的阴茎根。左右两阴茎海绵体的中间有由结缔组织构成的中隔，名阴茎中隔。阴茎根部位于会阴部的尿生殖膈与会阴浅筋膜（Colles筋膜）之间。成对的坐骨海绵体肌从坐骨嵴内侧面发出包绕阴茎脚，伸展到阴茎脚的侧面和下部，少数肌纤维可突入阴茎背侧，这些肌肉收缩时可牵引海绵体，有助于维持阴茎勃起的位置。阴茎海绵体的远端嵌入阴茎头底面的陷凹内。左右阴茎海绵体在耻骨联合下缘附近互相结合，其相连处的背侧及尿道面各有一纵沟，背侧沟较浅，中央有1条阴茎背

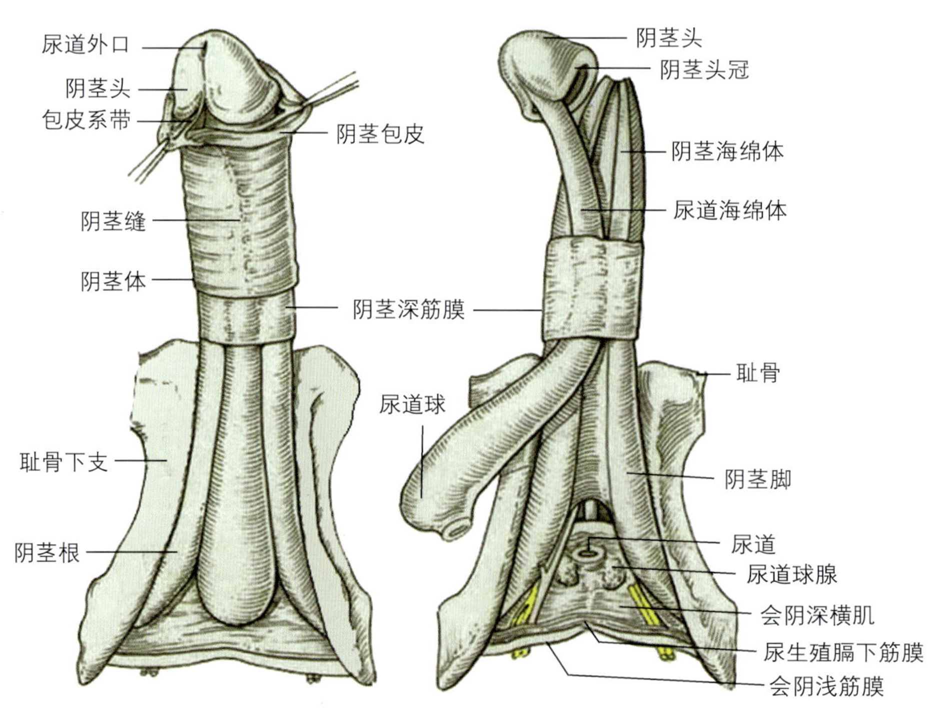

图12-10　阴茎的海绵体

深静脉，静脉的两侧由内向外依次有阴茎背动脉和阴茎背神经；尿道面沟较深，尿道海绵体位于其内。尿道海绵体呈圆柱状，较阴茎海绵体小，近端膨大成尿道球部，嵌于两侧阴茎海绵体脚中间，球海绵体从会阴中心点发出，向前通过并围绕整个球部，附着于尿生殖膈下筋膜，外覆盖有球海绵体肌。球海绵体肌收缩压迫尿道球部，参与排尿和射精。尿道海绵体包绕整个海绵体部尿道，由近端向远端逐渐变细，至远端显著膨大为阴茎头，附着于阴茎海绵体末端，其颈部前下方有尿道外口，其底的边缘凸起游离称阴茎头冠，冠的后方较细部分叫阴茎颈（冠状沟），为阴茎头与阴茎体的移行部（图12-11）。

阴茎的层次结构

阴茎的层次从浅至深依次为皮肤、会阴浅筋膜（Colles筋膜）、阴茎筋膜（Buck筋膜）、白膜、阴茎和尿道海绵体，以及尿道（图12-12）。阴茎筋膜包绕所有的海绵体，而白膜只包绕每个海绵体，并在两阴茎海绵体间形成阴茎中隔。

1. 皮肤　呈棕褐色，薄而柔软，是全身最薄的皮肤，厚约1 mm，缺乏皮下脂肪，富于伸缩性。皮肤与阴茎筋膜之间借阴茎浅筋膜疏松相连，活动度较大。阴茎皮肤在冠状沟处由内、外两层皮肤反折形成包皮，包罩阴茎头的全部或大部分，内层皮肤薄而表面光滑，经冠状沟（coronary sulcus）移行于阴茎头，在尿道外口移行于尿道黏膜。包皮内层外观近似黏膜，缺乏色素，也不角化，也不存在毛和汗腺，只有称为包皮腺的皮脂腺，其分泌物为包皮垢的成分之一。内外层相移行的游离缘围成的口，称为包皮口（orifice of prepuce）。由包皮口向内，包皮内层与阴茎头之间的狭窄裂隙，名包皮腔。腔内有由脱落的上皮及分泌物组成的包皮垢。阴茎头表面缺乏色素，且角化现象程度很低，真皮具有许多敏感的乳头。在阴茎头尿道口下方，有一小的皮肤皱襞连于包皮，称包皮系带（frenulum praeputii），由此在尿道面有一条浅隆线，名为阴茎缝，一直延续于阴囊缝。在做包皮环切术时，不要切断系带。

幼儿的包皮往往较长，包裹整个阴茎头，随着年龄的增长，包皮口扩大，包皮逐渐退缩至阴茎头冠后，阴茎头即露出于外。成年人阴茎勃起时，包皮两层皮肤即伸展成一层，如果成年人阴茎头还完全被包皮包裹，称为包皮过长。若包皮口狭小，包皮不能向阴茎头后方翻转时，则称为包茎（phimosis）。包皮过长或包茎由于积存包皮垢，易引起龟头炎、包皮炎及湿疣，尤其包茎还可引起阴茎头与包皮粘连，甚至诱发阴茎癌。所以，包皮过长或包茎者，应尽早行手术切除。

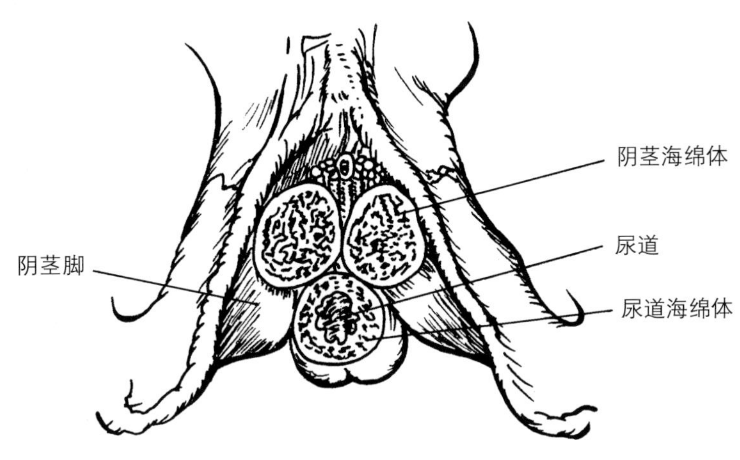

图12-11　阴茎、尿道海绵体的平面图

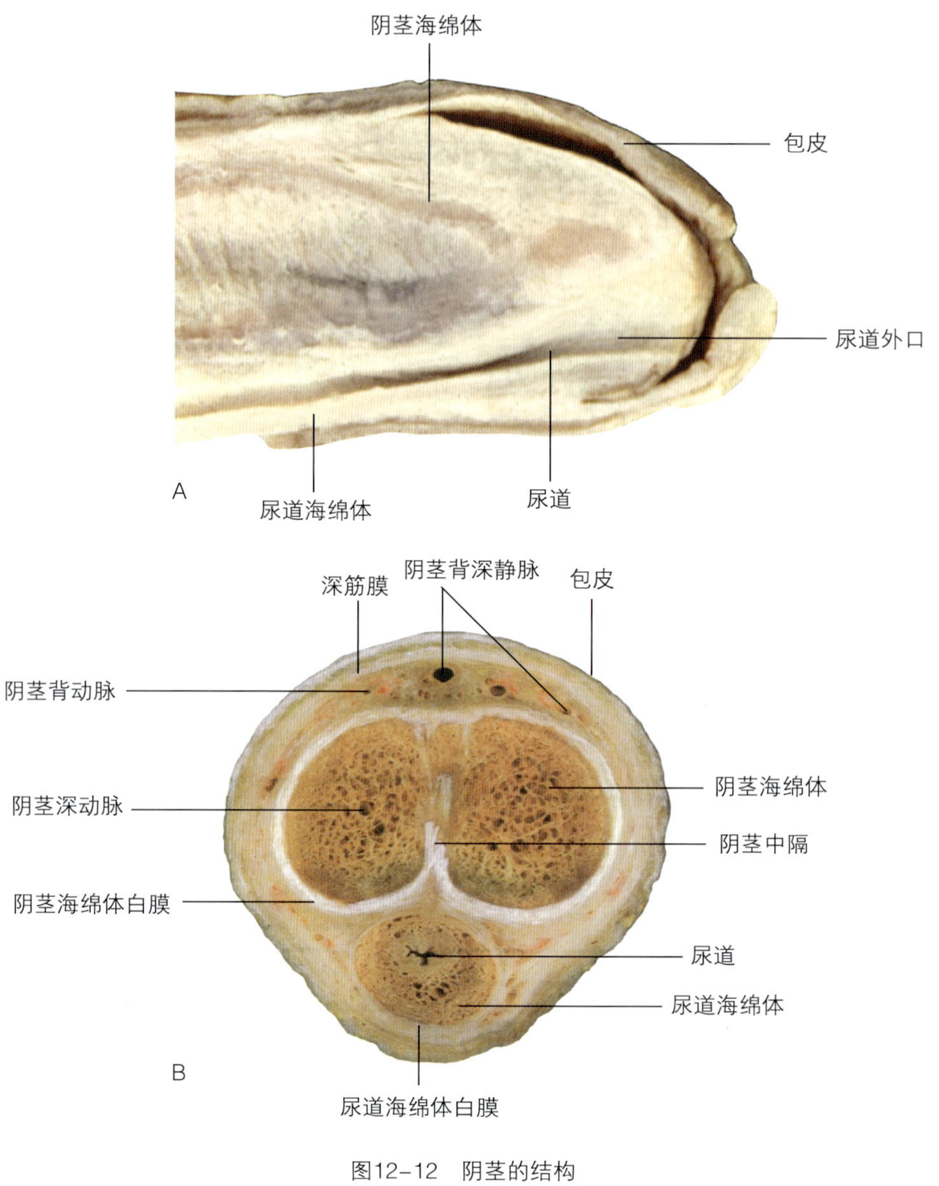

图12-12　阴茎的结构
A.矢状切面；B.水平切面

2. 阴茎浅筋膜　即Colles筋膜，由疏松结缔组织构成，内含少量平滑肌纤维，缺乏脂肪组织，易使皮肤滑动。此筋膜在根部向周围分别移行于阴囊肉膜、会阴浅筋膜及下腹前壁浅筋膜的深层（Scarpa筋膜）（图12-13）。筋膜内有来自阴部外浅动、静脉的阴茎背浅动、静脉。

3. 阴茎筋膜　又名Buck筋膜，此层筋膜包裹所有的海绵体，向前至阴茎颈逐渐变薄，以至消失。在此层筋膜与深面的海绵体白膜之间有阴茎背深静脉，它位于阴茎背侧正中，其两侧向外依次排列有阴茎背动脉和阴茎背神经。Buck筋膜起自耻骨联合与阴茎悬韧带，向前和阴茎冠状沟融合，向后和尿生殖膈下筋膜融合，与白膜紧贴。阴茎筋膜和两个阴茎海绵体之间的中隔发出许多小梁进入阴茎海绵体，使海绵体主体成为无数彼此通连的网状腔隙，称为海绵窦。小梁内含有平滑肌纤维、弹性纤维、胶原纤维和小的血管以及神经。海绵窦腔隙内衬以扁平上皮，似静脉之内膜，直接与血管相通，为血液所充盈。尿道海绵体的小梁较为细致，小梁之间的腔隙也较小。

与此层筋膜有密切关系的是固定阴茎的韧带，即阴茎系韧带和阴茎悬韧带。阴茎系韧带位置较浅，为弹力纤维束，起自腹白线的下端，向下分为两束，降至阴茎根两侧附着于阴茎筋膜，至阴茎下面会合并与阴囊隔相连结。阴茎悬韧带位于阴茎系韧带的深部，呈三角形，由致密的纤维束构成，起自耻骨联合前下方的下部，向下附着于阴茎筋膜。

4. 海绵体白膜　厚1~2 mm，由致密的胶原纤维和弹力纤维组成，故坚韧而有伸展性，紧密地包围着每个海绵体表面，阴茎海绵体部略厚，尿道海绵体部较薄。白膜在两个阴茎海绵体间形成中隔，即阴茎中隔，隔内有裂隙使两个阴茎海绵体相通。阴茎海绵体白膜的胶原纤维排列成内环（深层）、外纵（浅层）两层，外层共同包绕两个阴茎海绵体，内层分别包绕两个阴茎海绵体。

5. 海绵体　包括一对阴茎海绵体和一个尿道海绵体。阴茎海绵体构成阴茎体的基础，后端以阴茎脚附着于坐骨支和耻骨下支的边缘，被坐骨海绵体肌所覆盖。前端尖锐，嵌入阴茎头底面的凹陷内。两侧阴茎海绵体在耻骨联合下缘附近互相结合，其腹、背面各形成一纵沟，背侧者较浅，称阴茎背侧沟，腹侧者较深，为尿道沟，容纳尿道海绵体。尿道海绵体有尿道贯穿其全长，呈圆柱状，后端膨大部，称尿道球，位于两侧阴茎海绵体脚之间，包于球海绵体肌内，前端显著膨大，即阴茎头（见图12-10）。

阴茎海绵体为勃起组织，系由许多片状或柱状小梁和小梁间腔隙（或称窦）构成。小梁系结缔组织、弹力纤维和平滑肌组成，呈海绵网状结构，腔隙直接与血管相通。血管迂曲，名螺旋动脉。螺旋动脉壁有平滑肌，具有瓣膜作用，平时收缩，管腔闭塞。阴茎勃起时，螺旋动脉及小梁内平滑肌松弛，螺旋动脉舒张而充血，海绵体立即膨大。阴茎海绵体前段的血液回流入阴茎背深静脉，中段和后段的血液主要经数条阴茎脚静脉引流入阴部内静脉。

阴茎的血管、神经和淋巴管

1. 血管　阴茎的动脉主要有来自阴部外浅动脉的阴茎背浅动脉及阴部内动脉的阴茎背动脉和阴茎深动脉（又名海绵体动脉）（图12-14）。阴茎背浅动脉自阴茎根附近入阴茎背面的阴茎浅筋膜内，从阴茎背浅静脉两侧前行达阴茎头，分布于阴茎皮肤。阴茎背动脉自骨盆横韧带下缘，经阴茎系韧带的内侧进入阴茎筋膜与白膜之间，沿阴茎背静脉向前行，达阴茎头，不断发出分支营养阴茎海绵体及阴茎被膜，末端与对侧同名动脉构成吻合弓，并发出分支营养阴茎头和包皮。阴茎深动脉经阴茎脚汇合处进入阴茎海绵体的中

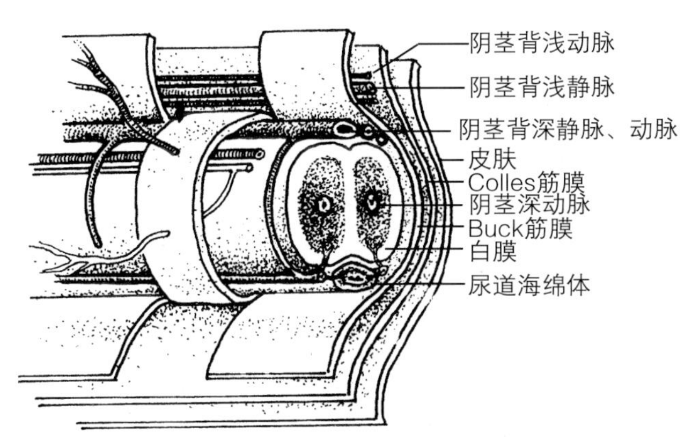

图12-13　阴茎筋膜的层次

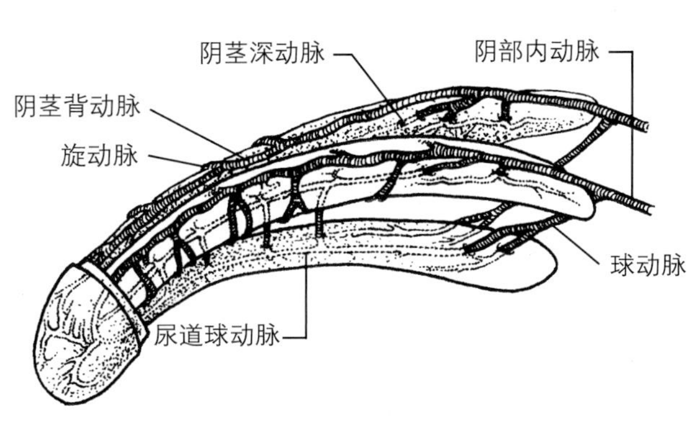

图12-14　阴茎动脉

央，又名中央动脉，其分支营养阴茎海绵体，两侧海绵体动脉可有穿过中隔的交通支。尿道海绵体由阴部内动脉分出的尿道球动脉和尿道动脉分布，尿道动脉、阴茎背动脉和阴茎深动脉互相吻合，尤其在阴茎头部三者形成致密的吻合网，因此，阴茎头的血液供应极为丰富。

阴茎皮肤的血液经阴茎背浅静脉，分左、右两支汇入阴部外浅静脉，继而入大隐静脉。阴茎头和阴茎海绵体的血液经小静脉汇入阴茎背深静脉，其中一些小支由阴茎海绵体背面穿出，另一些小支则从阴茎海绵体下方穿出，并接受来自尿道海绵体的小支，经阴茎海绵体两侧绕至阴茎背面，汇入阴茎背深静脉。阴茎背深静脉经耻骨弓状韧带及阴茎悬韧带下方经尿生殖膈进入盆腔，分为左、右支，入前列腺静脉丛和阴部静脉丛（图12–15）。

在做阴茎部分切除时，应将阴茎背动脉和阴茎背深静脉等主要血管加以分离，分别进行结扎、切断。阴茎再植时，也应将主要血管缝接。

2. 神经　阴茎的感觉神经主要来自S_{2}~$_{4}$神经，经阴部神经的阴茎背神经到达阴茎（图12–16）。阴茎背神经穿经骨盆韧带下缘及阴茎系韧带内侧至阴茎背部，在阴茎背动脉的外侧行向阴茎头，分支分布于阴茎皮肤、包皮、阴茎头及海绵体。另外，髂腹股沟神经分支分布至阴茎底部皮肤。所以，在进行包皮环切手术时，多在阴茎根部背侧附近施行传导阻滞麻醉。

阴茎的交感神经和副交感神经来自盆丛，在前列腺后外侧沿血管神经束内下行，穿过尿生殖膈后，沿血管分布于阴茎海绵体。交感神经包括阴茎海绵体大、小神经，分布于阴茎，并形成阴茎海绵体丛；副交感神经主要来自盆内脏神经，是阴茎勃起的主要神经，故名勃起神经。阴茎海绵体既含有胆碱能神经和肾上腺素能神经，又有血管活性肠多肽能神经。

3. 淋巴管　阴茎的淋巴管分为浅、深两组。浅淋巴管收集包皮、阴茎皮肤、阴茎皮下组织及阴茎筋膜的淋巴。淋巴管有4~8条，以5条较为多见，与阴茎背浅静脉伴行，至阴茎根部向上经耻骨联合和皮下环前方，呈弓状弯曲，继而向下注入左右腹股沟下浅淋巴结。在阴茎两侧的淋巴管行向外与阴部外浅静脉伴行，也注入腹股沟浅淋巴结。在手术治疗阴茎阻塞性淋巴水肿时，切口与阴囊的淋巴管静脉吻合术切口相同。深淋巴管收集阴茎头和阴茎海绵体的淋巴，淋巴管经阴茎筋膜的深面，与阴茎背深静脉伴行，注入腹股沟深淋巴结，再经股管至髂外淋巴结。此外，阴茎的淋巴管也有直接注入髂内淋巴结者，因此，在

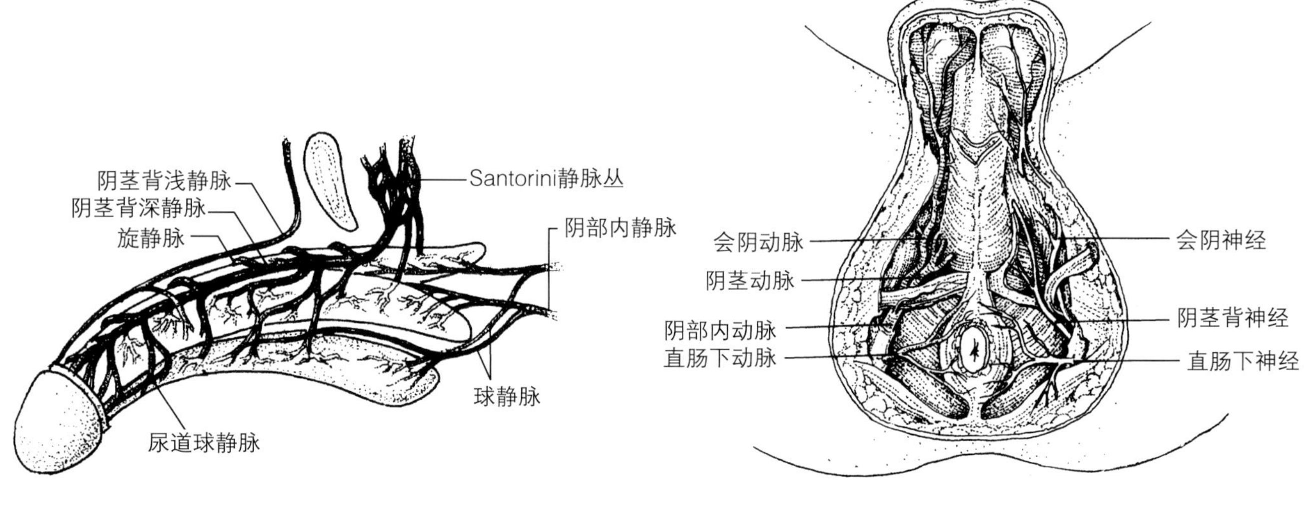

图12–15　阴茎静脉

图12–16　阴茎的血管和神经

阴茎癌的患者，必须检查腹股沟淋巴结是否增大及癌细胞转移，如发现已有转移时，在做根治手术时，应将两侧腹股沟淋巴结一并切除。若阴茎癌已有广泛转移，应考虑做髂及腹股沟淋巴结清扫手术。

阴茎手术

■ 阴茎部分切除术

在距肿瘤缘2 cm环切阴茎，切开皮肤、阴茎浅筋膜、阴茎筋膜，在阴茎筋膜的深面，海绵体白膜的表面，分离阴茎背深静脉、阴茎背动脉及神经，分别予以结扎、切断（图12–17）。切断阴茎海绵体，保留与尿道相邻的阴茎海绵体白膜外层（浅层），加强尿道海绵体的背侧部分，保护尿道残段血运，沿此平面向远侧分离，于距离阴茎海绵体断端1~1.5 cm处横断尿道（图12–18）。用4号丝线间断缝合阴茎海绵体断端，缝线需穿过两侧的阴茎海绵体白膜及中隔。皮肤创缘纵行缝合。横切尿道末端形成上、下两瓣，将黏膜外翻与皮肤无张力缝合，形成稍向外凸出的尿道外口（图12–19）。

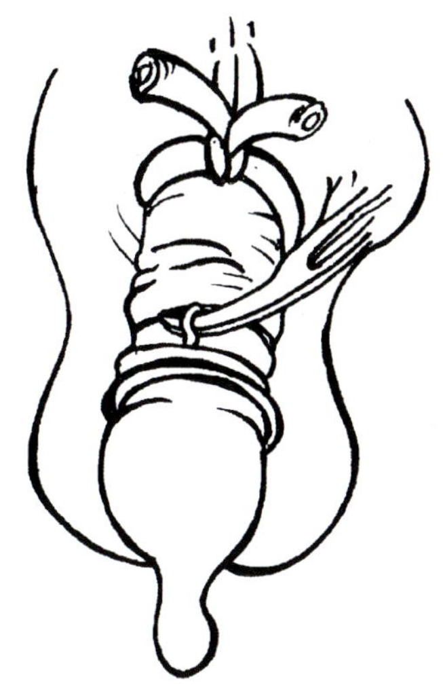

图12–17　分离阴茎背动脉

■ 阴茎全切除术

用阴茎套将肿瘤部分包绕，绕阴茎根部纵向梭形切口，切口两端向上下各延长2~3 cm，上端达耻骨联合上方（图12–20）。于阴茎根部背侧中线处阴茎系韧带的深面，分离并切断阴茎悬韧带。切开阴茎筋膜，分离、切断、结扎阴茎背深动脉、阴茎背深静脉和神经（图12–21）。清除阴茎根部周围及耻骨前区淋巴脂肪组织。上翻阴茎，在阴茎腹侧将切口延伸至阴囊中间线，并向两侧分离，游离并显露尿道海绵体（图12–22）。从阴茎海绵体白膜表面游离出尿道，距肿瘤2.5 cm以上切断尿道，将近心端尿道海绵体向下牵拉，并充分游离直达尿道球部（图12–23）。游离两侧阴茎海绵体，至靠近耻骨支处，

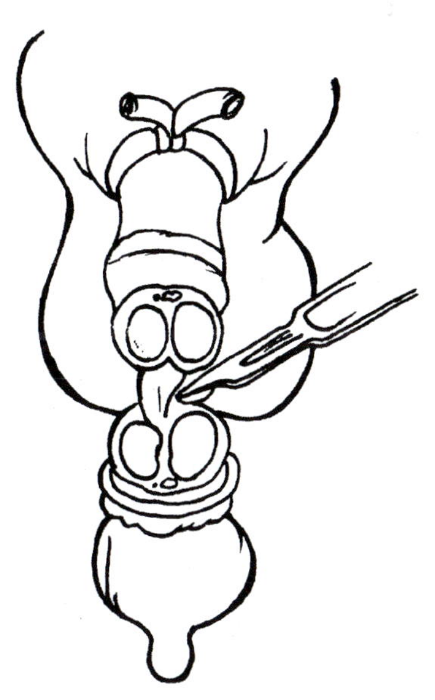

图12–18　切断阴茎海绵体和尿道

用止血钳将左右两个阴茎海绵体脚分开并钳夹，距耻骨支0.3 cm两钳间用锐刀切断阴茎海绵体脚，断端用丝线间断缝合结扎，必要时做双重缝合结扎（图12-24）。会阴部阴囊下方做一纵行小切口，将尿道由此切口引出。在无张力情况下，尿道应露出皮肤切口1 cm。然后横行剪开尿道末端0.5 cm使成两瓣，细丝线将尿道海绵体外层与皮下组织间断缝合数针（图12-25），随后将尿道瓣分开分别与皮肤缝合，使黏膜外翻呈乳头状，横行缝合切口。

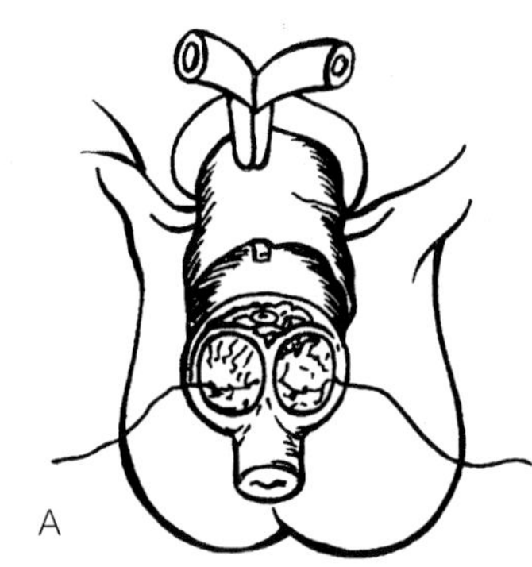

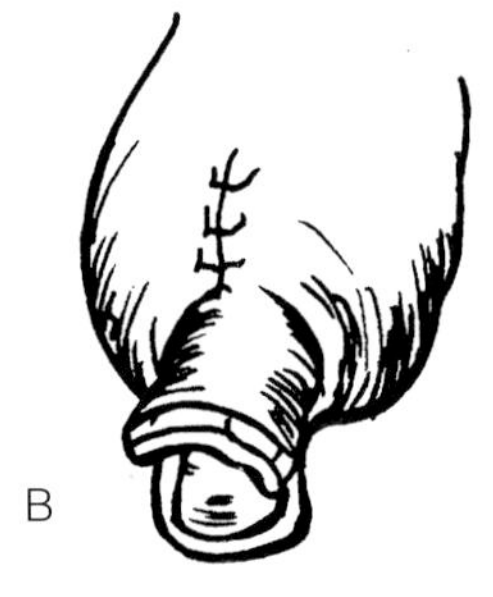

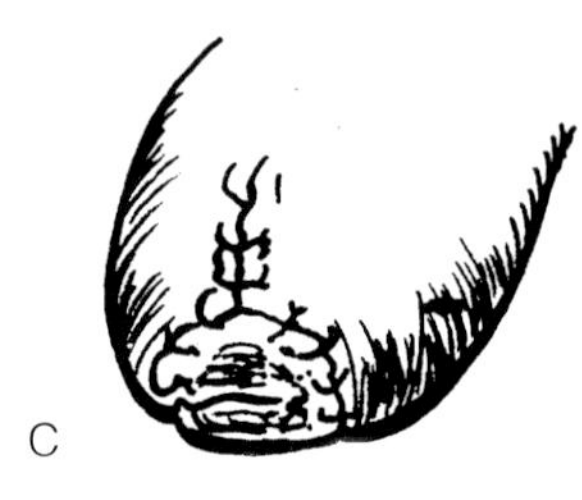

图12-19　重建尿道外口（A~C示操作过程）

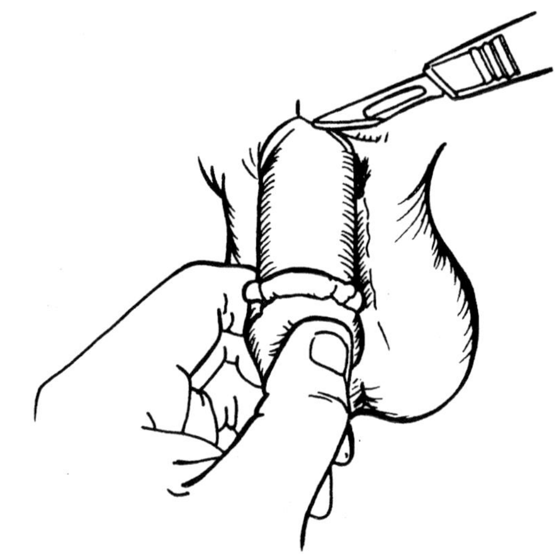

图12-20　阴茎根部切口

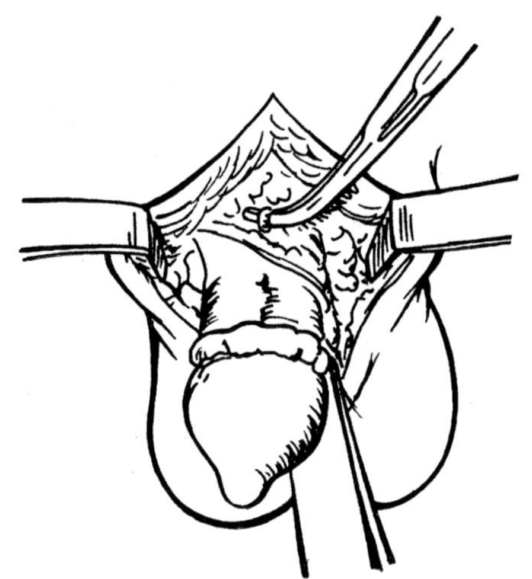

图12-21　结扎阴茎背深血管和神经

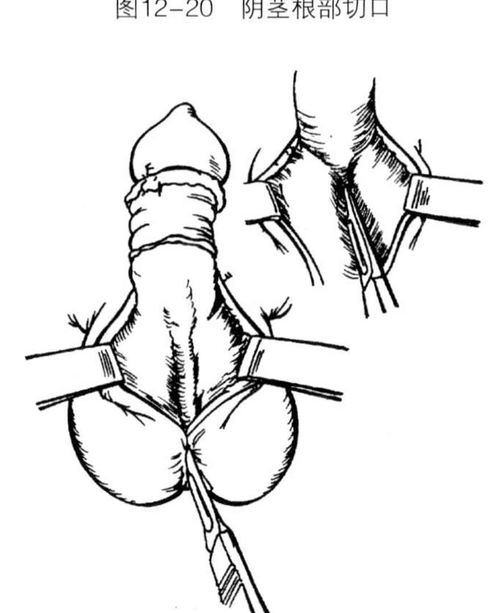

图12-22　显露尿道海绵体部

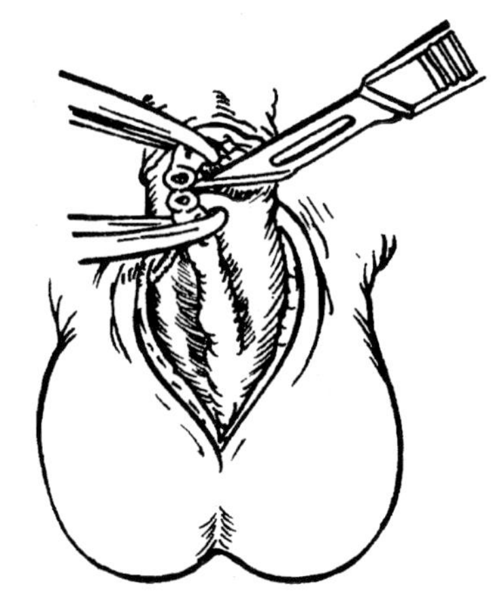

图12-23　游离尿道直达尿道球部

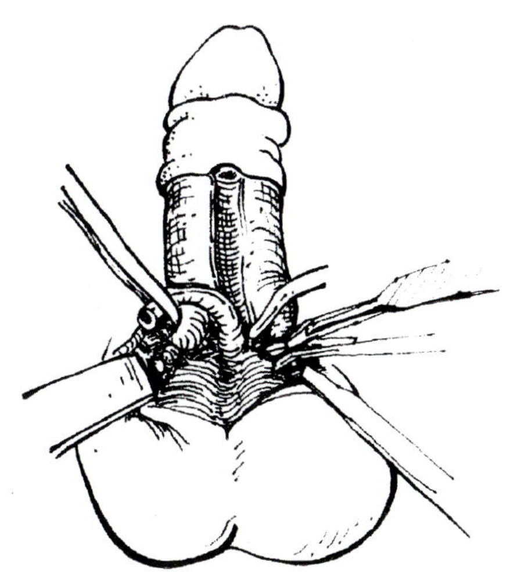

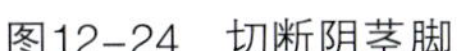

图12-24　切断阴茎脚

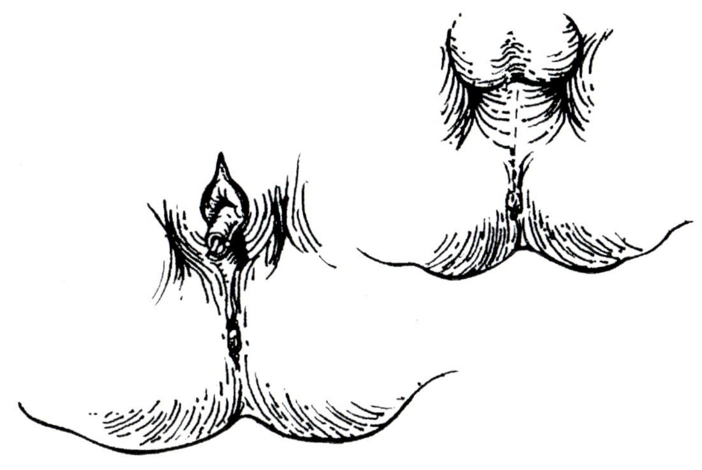

图12-25　会阴切口重建尿道外口

（周祥福　高　新）

参考文献

1. 张朝佑. 人体解剖学. 2版. 北京: 人民卫生出版社, 1998.
2. 刘斌, 高英茂. 人体胚胎学. 北京: 人民卫生出版社, 1999.
3. 钟世镇. 临床应用解剖学. 北京: 人民军医出版社, 1998.
4. 吴阶平. 泌尿外科. 济南: 山东科学技术出版社, 1993: 669-697.
5. 梅骅. 泌尿外科手术学. 2版. 北京: 人民卫生出版社, 1996.
6. 韩永坚, 刘牧之. 临床解剖学丛书（腹盆部分册）. 北京: 人民卫生出版社, 1992.
7. 谢文英, 王一飞, 江鱼. 男性学. 上海: 上海科学技术出版社, 1991.
8. Hlnman F. Jr. Atlas of Urosurgical Anatomy. W. B. Saunders Company, Philadelphia, 1993: 417-448.
9. Moore KL, Persaud TVN. The developing human. 8th Edition. Saunders Elsevier, 2008.
10. 丁自海, 李忠华, 苏泽轩. 泌尿外科临床解剖学图谱. 济南: 山东科学技术出版社, 2005.
11. 丁自海, 原林. 局部临床解剖学. 西安: 世界图书出版公司, 2009.
12. Richard LD, Vogt AW, Mitchell AWM, et al.Gray's atlas of anatomy. Churchill Livingstone, 2008.
13. Palminteri E, Berdondini E, Lazzeri M, et al. Resurfacing and reconstruction of the glans penis. Eur Urol, 2007, 52(3):893-8.
14. Kim S, Dennis M. The anatomy of forearm free flap phalloplasty for transgender surgery. Clin Anat, 2018, 31(2):145-151.
15. del Pozo-Jiménez G, Jara Rascón J. Anatomy and vascularization on the male urethra and penis. Arch Esp Urol, 2014, 67(1):5-11.
16. Garg S, Date SV. Successful microsurgical replantation of an amputated penis. Indian J Plast Surg, 2016, 49(1):99-105.
17. Baskin L, Shen J. Development of the human penis and clitoris. Differentiation. 2018, 103:74-85.
18. Cheng-Hsing Hsieh. Advances in understanding of mammalian penile evolution, human penile anatomy and human erection physiology:Clinical implications for physicians and surgeons. Med Sci Monit, 2012, 18(7):RA118-RA125.
19. Belinky JJ, Cheliz GM. Glanuloplasty with urethral flap after partial penectomy. J Urol, 2011, 185(1):204-206.

13

男性尿道

男性尿道的形态和结构

男性尿道起于膀胱颈的尿道内口，止于阴茎头部的尿道外口，为细长的管状器官，是排尿和排精的通道，在排尿或排精时扩张，平时处于关闭状态，为裂隙状。在成年人长16~22 cm，管径5~6 mm，自然状态下呈“S”形弯曲。尿生殖膈将尿道分为前后两部分：前尿道自尿道外口至尿生殖膈下筋膜，包括阴茎头部、阴茎体部和球部尿道；后尿道自尿生殖膈至尿道内口，包括膜部和前列腺部尿道（图13-1）。

前尿道

位于阴茎海绵体的腹侧，全长有尿道海绵体（urethral cavernous corpus）包绕，长约15 cm。

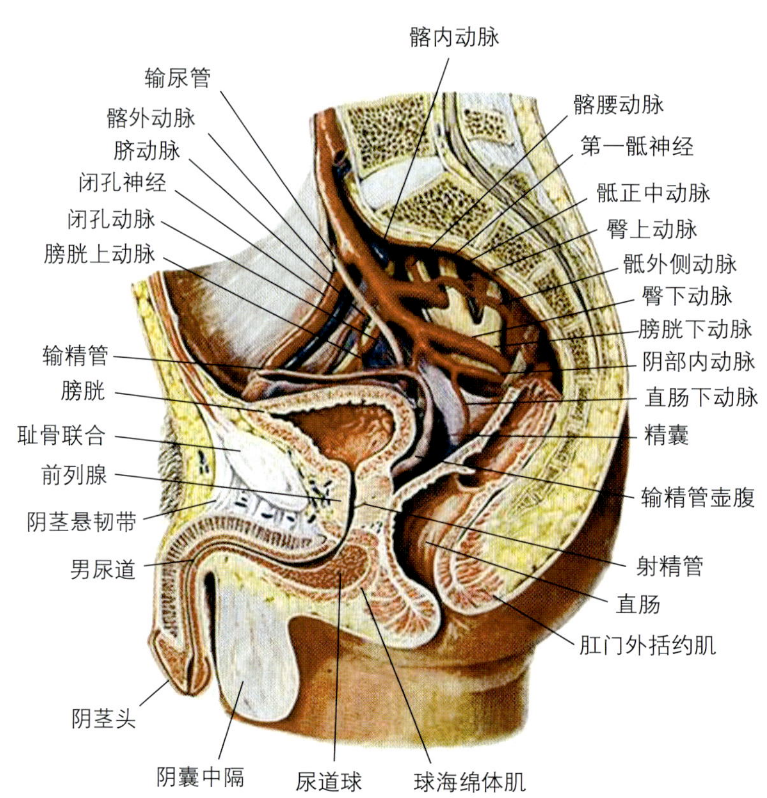

图13-1　男性尿道的形态

1. 阴茎头部　由尿道外口至阴茎冠状沟平面，尿道外口是尿道最为狭窄的部分，其后尿道腔扩大成舟状窝（navicular fossa），尿道舟状窝的两侧特别是背侧有数个囊袋，一个较大的囊袋开口于舟状窝的顶壁即大陷窝，尿道远端前壁有些很小的隐窝，为尿道腺的开口。此部尿道的功能是把近端流来的尿流聚集缓冲，使其流速减慢而压力升高，当其通过尿道外口时，产生射流，避免自身受到尿液的污染。

2. 阴茎体部　位于海绵体之间，被Buck筋膜固定，周径为27~33 mm。其上方被阴茎悬韧带固定于耻骨上，在耻骨联合的下缘，阴茎悬韧带将阴茎体部尿道固定在耻骨上。阴茎体部尿道是阴茎活动最大的部分，受伤的机会最少。

3. 球部　起于耻骨弓下方阴茎悬韧带水平，止于尿生殖膈与膜部相连。球部尿道的周径为33~36 mm，近端管腔较远端大，有尿道球腺的导管在此开口，包绕尿道的尿道海绵体肌在此增厚形成球海绵体肌，愈接近近端增厚愈明显，使近端的收缩功能增强。球海绵体肌收缩时压迫球部尿道，将停留的精液排出。该部血液循环丰富，尿道球腺开口于该部的末端。球部尿道损伤最为常见，因为球部尿道位于会阴部，从耻骨下经过，比较固定，常因会阴部骑跨和会阴撞击致伤。当尿道出现炎症反应时，海绵体肌组织反应性收缩，导致该部尿道出现较严重的狭窄。

后尿道

1. 前列腺部　自膀胱颈的尿道内口至尿生殖膈上筋膜，长3~4 cm，完全在盆腔内，由前列腺包围，是尿道最宽的部分。在尿道后壁中线有一纵行隆起为尿道嵴（urethal ridge），嵴的中部突起成圆丘，即精阜（seminal colliculus），是前列腺增生腔内手术的解剖标志。其上正中有隐窝，称前列腺囊（prostatic utricle）。囊的两侧分别有一个射精管的开口，在精阜两旁的沟中有12~24个前列腺管的开口。前列腺部尿道血液循环丰富，外伤后，出血较多（图13-2）。

2. 膜部　位于尿生殖膈上、下筋膜之间，穿过尿生殖膈的一段尿道，长1.5~2.0 cm，周径约27 mm，位于会阴深袋中，有横纹肌包绕，即尿道外括约肌，控制排尿和射精，是尿道最固定、最薄弱的部位，也是除尿道外口外最狭窄的部位。尿道器械检查时，若不注意操作手法，易发生损伤。在会阴部受暴力挤压如骑跨伤时，常与球部尿道同时损伤。骨盆骨折移位时，尿生殖膈撕裂，常致膜部尿道破裂或撕裂（图13-3）。

组织结构和功能

1. 组织结构　尿道壁由黏膜层、黏膜下层及肌层组成。在前尿道外面包绕有丰富的弹力纤维和平滑肌纤维的尿道海绵体。尿道黏膜由各种上皮组成。前列腺部尿道为移行上皮，近尿道外口舟状窝远侧段，开始为复层鳞状上皮，膜部、球部及包括舟状窝近侧段在内的阴茎体部尿道，为复层柱状上皮和单层柱状上皮。黏膜与海绵体肌靠疏松结缔组织连接。黏膜下层血供丰富，主要为结缔组织。肌层为内纵行肌和外环行肌，膜部除以上两层肌外，还有一层环行横纹肌，即尿道外括约肌。尿道周围有多种腺体开口于尿道黏膜，但主要的均集中于前尿道；阴茎尿道和尿道球部有尿道旁腺腺管开口，这些腺体内有较多杯状细胞，贯穿海绵体组织小梁和血管间隙中，再斜行穿过黏膜下结缔组织。当尿外渗或腺体感染时，这些组织中纤维细胞反应性增生，随后导致海绵体纤维化，引起尿道狭窄。

尿道旁腺在阴茎勃起时受挤压分泌清晰黏液，起润滑作用；尿道球腺为一对，位于膜部尿道两侧，三角韧带两层之间，其导管在3、9点开口于球部尿道的后部，该腺有许多弹性纤维和纤维组织包围，在射精时分泌清晰而略带灰白的黏液，组成精液的一部分。

2. 功能　男性排尿、排精均通过同一通道——尿道。因膜部尿道有尿道外括约肌，所以

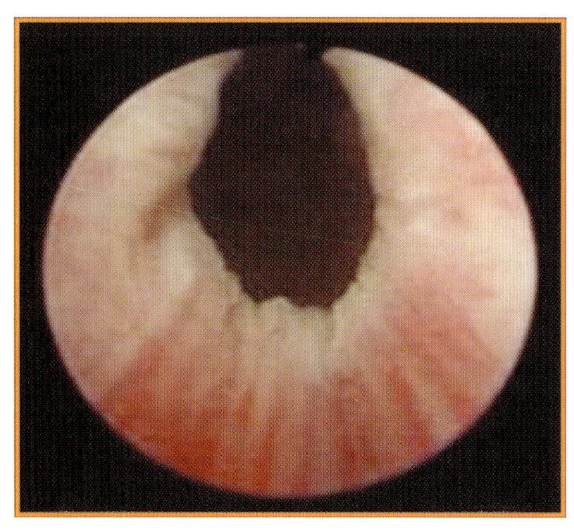

图13-2　正常尿道内口

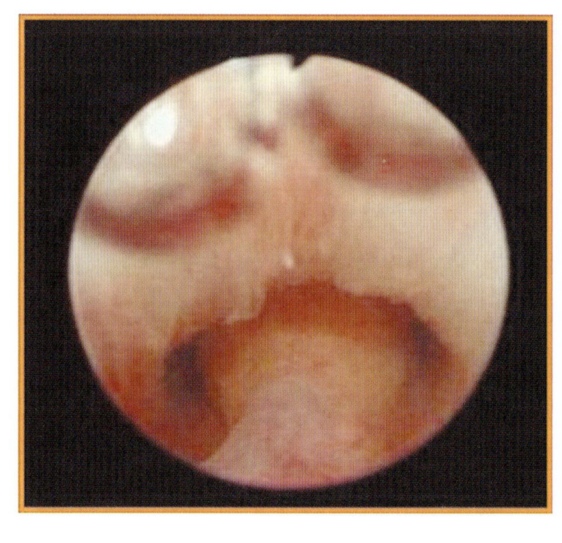

图13-3　正常尿道膜部

是控制排尿和排精的主要部位。尿道其他部位则在排尿时让尿流自行通过；射精时协助精液排出。为适应这两种功能的需要，尿道由特殊组织即尿道海绵体包绕，排尿时尿道海绵体完全松弛，让尿流通过；而在性生活时，尿道海绵体保持一定的张力，使尿道管腔缩小，以防止少量的精液郁积；射精时，球海绵体肌收缩，将精液排空。

生理狭窄、膨大和弯曲

男性尿道在解剖上有3个狭窄部，即尿道外口、膜部和尿道内口。尿道外口最窄，其次为膜部和尿道内口，尿道内器械操作时容易受到损伤。

3个膨大部，即舟状窝、球部、前列腺部。前列腺部最宽大，膨大部为结石易于停留之处。

尿道全程有2个生理性弯曲，介绍如下。

第1个弯曲称耻骨下弯，位于耻骨联合下，即尿道内口至阴茎悬韧带所形成的一个凹面向上的固定弯曲，包括前列腺部、膜部及球部的起始部尿道。该部位较为固定，弯曲不能人为改变。

第2个弯曲称耻骨前弯，位于阴茎根（固定部）和阴茎体（可动部）的移行处，呈一凹面向下的可变弯曲。当阴茎向前上提向腹壁时，该弯曲即消失。

由于上述两个生理性弯曲的存在，临床上使用尿道器械操作时应尽量将阴茎向前上拉直，使尿道形成大的弯曲，便于置入器械进行尿道内操作，切忌粗暴，避免操作手法不正确而损伤尿道。

当尿道外伤在尿道生殖膈以上发生破裂时，尿液将渗于腹腔外间隙内。若尿道膜部破裂，尿液遂渗入会阴深袋内，该处筋膜坚强且无间隙，与周围相通，故尿液不易向外扩散。如尿道球部破裂，尿液将渗入会阴浅袋内；由于会阴浅筋膜和肉膜相融合，向上包绕阴囊、阴茎并越过耻骨联合与腹下部浅筋膜相延续。故尿液渗入此袋后，除向阴茎、阴囊蔓延外，还可向上扩展至脐以下腹前壁的疏松结缔组织中。假如尿道破裂在阴茎海绵体部，由于阴茎筋膜仅包被所有海绵体，故渗出的尿液可仅限于阴茎的范围之内。

尿道的血液供应、淋巴回流和神经支配

1. 动脉　前尿道的动脉供应来自阴部内动脉、尿道球动脉及尿道动脉的分支；后尿道的血供主要来自膀胱下动脉的前列腺支，并有直肠下动脉的直肠动脉及阴部内动脉的分支穿过前列腺至后尿道。它们之间有吻合支。

2. 静脉　前尿道的静脉回流经阴部内静脉，再至髂内静脉；后尿道的静脉回流至膀胱前列腺静脉丛，再回流至髂内静脉。后尿道损伤可引起这些静脉丛损伤导致大出血。

尿道的动、静脉与阴茎海绵体、阴茎皮肤的血管有广泛的交通支，因此，尿道的血液供应十分丰富。

3. 淋巴　尿道的淋巴十分丰富，尿道的淋巴管起源于尿道黏膜下的淋巴网。淋巴网分布于尿道全程，在舟状窝特别丰富。淋巴经小管往近端汇流，全部集中到阴茎和球膜部尿道淋巴干。阴茎腹侧表面的淋巴管绕过阴茎海绵体，在背侧与来自阴茎头部的淋巴管汇合。前尿道引流至腹股沟浅淋巴结，进而至腹股沟深淋巴结，并沿髂外淋巴结向上引流。后尿道引流至髂外淋巴结、闭孔淋巴结及盆腔淋巴结。

4. 神经支配　尿道主要受阴部神经的支配，包括会阴部神经、交感神经及副交感神经的分支。尿道膜部括约肌的神经受来自$S_{2\sim4}$并经阴部神经的分支支配。尿道的感觉来自尿道黏膜下的结缔组织中的神经末梢，通过阴茎背神经传入中枢。

尿道狭窄的手术治疗

尿道狭窄是泌尿外科的常见病之一，近年来其发病率有增高趋势。尿道狭窄发生后主要引起3个方面的症状：排尿困难、膀胱刺激症状及膀胱失代偿、梗阻性排尿困难或尿路感染。尿道狭窄可分为痉挛性和器质性两类，器质性又可分为先天性狭窄和后天性狭窄，后天性按病因又可分为外伤性、医源性、炎症性和硬化性苔藓性尿道狭窄。

尿道狭窄的手术治疗，经历了很长的一个历史阶段，从最古老的尿道扩张术，到尿道内外切开术，再到尿道成形术及补片移植，再到尿道替代术及近年来的组织工程学再生医学的发展，在这个过程中尿道狭窄治疗的总成功率已经有了很大的提高。

术前患者都应进行详细的检查，包括尿道的触诊、肛门直肠指诊、外阴及阴囊的检查、尿道的造影检查、CT三维尿道重建、尿道MRI、尿道超声显像、膀胱镜尿道镜检查以及尿动力学分析等。

尿道上皮的缺损和尿道的纤维化是泌尿外科手术的一个难点。首先，表现在处理比较困难，尤其是创伤后如骨盆骨折引起尿道断裂后尿道狭窄或尿道闭锁；其次，手术效果的不肯定性，此类手术后最大的并发症就是再狭窄。因此，掌握尿道的解剖、恰当的手术时机、合适的手术方式是治疗的关键。

■ 尿道扩张术

尿道扩张术是先期治疗尿道狭窄和术后后续治疗的最基本的常规技术。它利用机械扩张狭窄瘢痕，促进局部血液循环、瘢痕软化、浸润吸收，增大尿道腔，从而起到预防和治疗炎症性、外伤性及尿道手术后尿道狭窄的作用。

1. 适应证

（1）了解尿道有无狭窄，以及狭窄部位和程度。

（2）了解尿道内有无结石或异物。

（3）预防和治疗炎症性、外伤性及尿道手术后的尿道狭窄。

（4）膀胱颈部痉挛性梗阻。

2. 禁忌证

（1）急性尿道炎、急性前列腺炎或尿道分泌物过多者。

（2）骨盆骨折或会阴部骑跨伤所致的后尿道或球部尿道损伤。

（3）每次尿道狭窄扩张术后均有尿道热者。

（4）疑有尿道肿瘤者。

3. 手术步骤

（1）探子插入尿道：若患者为平卧位，术者立于患者左侧（右侧亦可，视检查者习惯）；若患者为截石位，术者可立于患者两大腿之间。术者以右手拇、食、中三指握探子柄，探子涂以无菌润滑剂。左手扶持患者的阴茎，使其向上伸直，用拇指及中指分开并固定尿道外口，将探子徐徐插入尿道口内（图13-4）。

（2）探子送入球部尿道：探子插入尿道外口后，仍保持其与患者腹壁呈平行状态，继续将探子向内插入，经过悬垂部尿道后，探子尖端滑入球部尿道内（图13-5）。

（3）探子尖端跨过膜部尿道：探子尖端进入球部尿道后，术者松开左手，使阴茎无张力牵拉，术者再轻柔地将探子逐渐向后尿道方向推进，边推边将探子由与腹壁平行位抬至垂直位，使其尖端跨过膜部尿道进入前列腺部尿道内（图13-6）。

（4）探子尖端进入膀胱：探子尖端通过膜部尿道之后，再将探子向前推进，并边推进边将其由与腹壁呈垂直位下压使之呈平行位。当探子完全呈平行位时，其前部即已进入膀胱，从而完成了整个尿道扩张术的操作（图13-7）。当探子进入膀胱后即可在尿道及膀胱中左右拧动。尿道扩张术完成后，按上述操作步骤以相反的程序拔出探子。

4. 并发症

（1）出血。

（2）尿道损伤或穿破。

（3）感染。

（4）丝状探条折断。

■ 男性前尿道狭窄的治疗

1. 尿道外口和舟状窝尿道狭窄的处理　腹侧转移包皮皮瓣手术：①切除狭窄部尿道，分离两侧龟头至有足够的空间；②切取皮瓣；③制作新尿道；④缝合阴茎创面。

2. 狭窄段切除和一期吻合治疗前尿道狭窄

（1）适应证：①球部尿道狭窄，狭窄长度在3 cm以内，尿道扩张治疗失败或无明显效果者。②炎症性尿道狭窄者，局部应无明显炎症。外伤性尿道狭窄者，应在伤后3个月后进行手术。

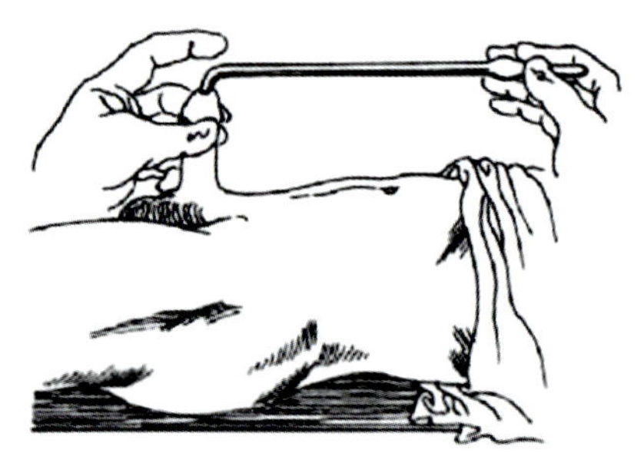

图13-4　探子插入尿道

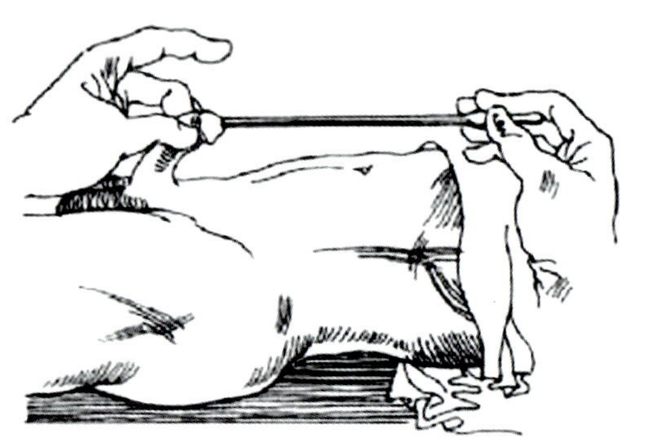

图13-5　探子送入球部尿道

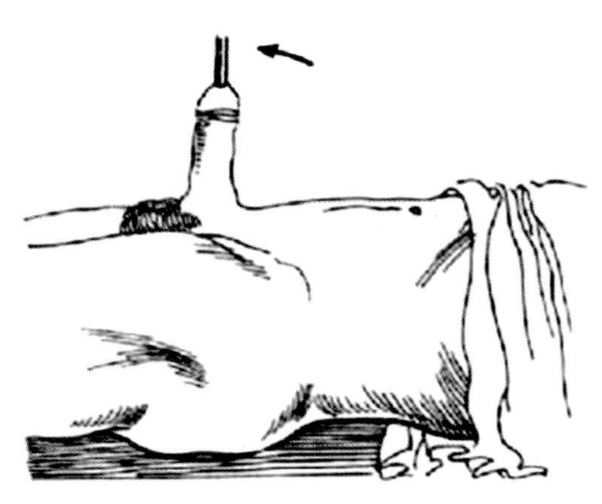

图13-6 探子尖端跨过球部尿道

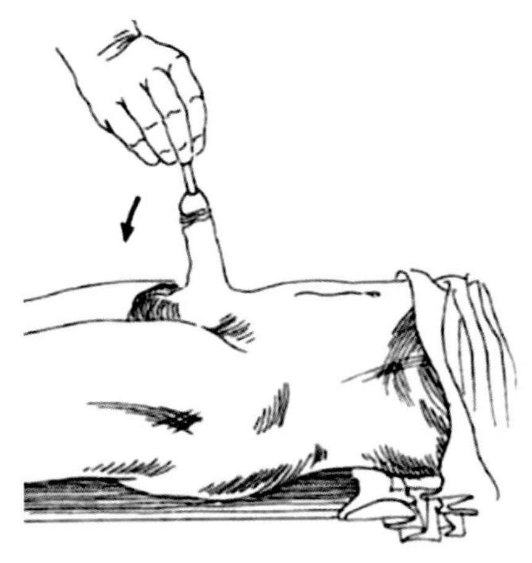

图13-7 探子尖端进入膀胱

（2）手术步骤

①采用会阴正中直切口，若靠近膜部尿道，则采用倒“Y”字形切口。按层切开皮肤及皮下组织至海绵体肌表面。在其表面钝性游离周围组织，使海绵体肌完全暴露于切口之内。

②纵行切开球海绵体肌，暴露包绕于其内的球部尿道。沿尿道海绵体表面向两侧及上下将尿道从海绵体肌中游离出来。然后用一个组织钳在尿道瘢痕处夹提起，在尿道海绵体与阴茎海绵体之间，用剪刀分离，使尿道瘢痕狭窄段及其近远侧部分正常尿道与阴茎海绵体完全分开。

③经尿道外口插入一尿道探子，其尖端受阻部位即为尿道狭窄的远端。于探子尖端受阻处的正常尿道上方横行切断，远侧尿道断端用组织钳全层夹住以暂时止血，再切除瘢痕狭窄的尿道段，显露出正常的近侧尿道断端，断端亦用组织钳全层钳夹提起。

④尿道断端剪成斜面，再用4-0号可吸收线间断吻合8针。尿道内留置F18硅胶带槽引流管，用含有抗生素的等渗盐水冲洗伤口，手术视野放皮片引流，用丝线间断缝合尿道海绵体肌、深筋膜、皮下组织及皮肤，皮片末端露于切口外并用丝线缝合固定。

（3）并发症：主要有术中海绵体破裂出血及术后仍有海绵体狭窄。因此，在游离尿道狭窄段时，应在尿道海绵体与阴茎海绵体之间进行，建议采用剪刀钝性分离，认清界面仔细分离，勿损伤各自的包膜，则不致发生海绵体破裂出血。

3. 尿道扩大吻合术

（1）适应证：①对于球部尿道狭窄段长度为1~2 cm，可采用单纯性尿道扩大吻合术。狭窄段尿道完全切除后，将尿道背侧远近端各切除1 cm，腹侧尿道直接吻合，背侧行补片替代尿道成形术。②复杂性尿道扩建吻合术可用于尿道重度狭窄合并邻近尿道节段轻度狭窄的修复。

（2）禁忌证：尿道狭窄并发急性或亚急性尿道炎，或有尿道瘘者，禁忌尿道吻合术，宜先行耻骨上膀胱造口术，待充分引流炎症或瘘管治愈后3~6个月再行尿道手术。

（3）手术步骤：以常见的球膜部尿道狭窄手术为例。①切口的选择：若狭窄部位靠近阴囊根部可采用会阴正中直切口，靠近尿道膜部则宜用会阴部“∩”形或倒“Y”形切口。如膜部或膜部以上尿道狭窄、狭窄段较长、后尿道闭锁或后尿道有假道，可同时打开膀胱或利用膀胱造瘘口用尿道探条帮助指引后尿道。②显露尿道球海绵体肌及尿道：依层次切开皮肤、皮下组织、会阴浅横肌，显露球海绵体肌、中心腱。纵行切开球海绵体肌，显露其下方的尿道并将其游离出来。沿尿道海绵体表面向两侧及上下分离，自正常部分尿道开始将尿道从球海绵体肌中完全游离出来。③游离尿道狭窄段：沿正常尿道海绵体向自远端向瘢痕处游离，在尿道海绵体与阴茎海绵体之间，用小刀或剪刀锐性分离，使瘢痕狭窄段及其相邻近两端正常尿道与阴茎海绵体完全分开。④切除瘢痕狭窄：自尿道外口插入尿道探条，其尖端受阻部位为尿道狭窄的远端。于探子尖端受阻处的横行切断，远侧尿道断端可用组织钳钳夹全层暂时止血，再切除瘢痕狭窄段，直至显露正常的近侧尿道。狭窄处尿道周围斑痕应尽量切除干净，以防手术后再次压迫尿道。⑤尿道吻合：两正常尿道断端用3-0或4-0可吸收线间断端端吻合，尿道内留置导尿管。⑥放置引流，关闭切口：尿道吻合完毕，以等渗盐水冲洗伤口，在尿道吻合口两侧用生理盐水冲洗创面、止血，用缝线间断缝合尿道球海绵体肌、深筋膜、皮下组织及皮肤，用橡皮片或细引流管引流。膀胱切开者，行耻骨上膀胱造口后，于耻骨后间隙放置引流管再依层次关闭切口。

（4）手术要点：①游离尿道海绵体时，注意层次，如尿道海绵体出血很难电凝、结扎止血，常常需要细丝线缝扎。分离尿道海绵体与阴茎海绵体时，应锐性分离，因此处尿道海绵体较薄且易破，两海绵体之间间隙小，有血管吻合支，用电刀易使组织结痂，使层次不清，易损伤一侧海绵体包膜。②处理狭窄瘢痕时应注意：a.切除足够长度的尿道狭窄段，以保证吻合口组织健康，血运良好，避免日后再形成狭窄；b.彻底切除周围瘢痕组织，防止瘢痕压迫尿道。③尿道吻合要点：a.寻找正常尿道管腔时，应从瘢痕处切开，逐渐切到正常尿道管腔，这样可以尽可能保留正常尿道组织，保证有足够的尿道长度和无张力吻合；b.吻合的断端组织血运良好；c.保证吻合口无张力，将尿道两侧断端向远端稍加游离0.5~1 cm，这样可以降低吻合口张力，减少手术后狭窄；d.吻合时应尿道对端全层吻合，最好外翻吻合，使黏膜对黏膜，此为手术时吻合的关键；e.吻合时，按照上、下、左、右四个方位用可吸收线最少缝合4针，用5-0可吸收线可以缝合6~8针；如吻合困难，缝合好6点位是关键。④避免损伤直肠：狭窄部位较高，切开尿生殖膈向上游离、切通尿道、切除尿道瘢痕是手术操作中最困难的步骤，稍有不慎就可能损伤直肠前壁，尤其是既往行过后尿道手术，局部瘢痕广泛、组织粘连严重者。避免直肠损伤的方法是：a.熟悉尿道解剖，注意尿道走行方向，尽量紧贴耻骨下缘切除瘢痕，精细操作，避免一次组织切除过多，切忌粗暴操作；b.经膀胱放一尿道探条至后尿道作引导，用尖刀或剪刀沿探子尖端切开；c.术者可将左手食指伸入直肠内做标志，在该指示引导下紧贴尿道后壁游离和切除瘢痕，直至见到正常组织为止。

后尿道吻合术（经会阴或腹会阴后尿道吻合术）

1. 适应证　膜部或球膜部尿道狭窄，长度在2 cm以内，或狭窄段虽然较长但带有耻骨上膀胱造口者，可采用会阴途径，不必行耻骨上切口；膜部或膜部以上尿道狭窄，狭窄段较长，或后尿道闭锁，后尿道疑有假道，需切开膀胱探查膀胱及膀胱颈情况者，或需同时处理膀胱内病变者，应行耻骨上膀胱切开，经腹会阴联合途径吻合后尿道。

2. 禁忌证　尿道狭窄并发急性或亚急性尿道炎，或有尿道瘘者，禁忌尿道吻合术，宜先行耻骨上膀胱造口术，待充分引流炎症或瘘道治愈后3~6个月再行尿道手术。

3. 手术步骤

（1）切口及显露后尿道狭窄部位：会阴部“∩”形或倒“Y”形切口。切开皮肤及皮下组织，显露球海绵体肌、中心腱、会阴浅横肌。纵行切开球海绵体肌，在其深面将球部尿道游离出来并向膜部尿道方向游离，直至尿道狭窄部位。尿道内插入一粗尿道探子，其尖端受阻处即为狭窄段与正常尿道交接处，在此处切断尿道。

（2）游离球部尿道：尿道切断后，拔出金属尿道探子，换一导尿管自尿道口插入，其尖端自尿道断端穿出。提起尿道断端，将球部尿道向前方游离0.3~0.4 cm以备吻合。

（3）游离尿道狭窄段：用一组织钳提起尿道狭窄段远端。若有耻骨上膀胱造口，可经造瘘口插入一粗尿道探子，经膀胱颈进入尿道前列腺部尿道，探子尖端顶于狭窄段的近端将狭窄段向会阴切口内顶出，并可借此探子的引导以识别后尿道位置。若未做膀胱造瘘口，且在会阴切口内又难认识瘢痕位置，则应做耻骨上膀胱切开，经膀胱颈插入尿道探子于后尿道内。借助于探子的引导。围绕探子切开尿生殖膈，充分游离尿道狭窄的瘢痕段，直至能在切口触到位于前列腺部尿道内的尿道探子尖端。

（4）切除尿道狭窄段：将插入前列腺部尿道内的探子向会阴顶出，在其尖端切除瘢痕狭窄段，探子即从后尿道断端露于会阴切口内。

（5）游离近侧尿道断端：用组织钳将近侧尿道断端全层提起，并用剪刀环绕尿道壁做仔细游离，使近侧尿道断端游离1.0 cm左右，以备吻合。

（6）吻合尿道：以2-0可吸收线将球部尿道（尿道远侧断端）与前列腺尖部尿道（尿道近侧断端）做间断吻合。后壁吻合后，自尿道口插入F18~F20号导尿管，通过吻合口至膀胱内，再吻合尿道侧壁及前壁。

（7）关闭会阴切口，放置橡皮片引流：尿道吻合完毕后，再用细丝线将尿道海绵体间断缝合于尿生殖膈上，以加固吻合口。吻合口两侧各放置橡皮片引流1条，清洗手术创面后，逐层关闭会阴切口。

（8）膀胱切开者，行耻骨上膀胱造口后，关闭腹部切口并于耻骨后间隙放置烟卷引流条。

4. 手术要点

（1）与球部尿道吻合术一样，应彻底切除瘢痕组织，并在无张力下做尿道吻合。

（2）避免直肠损伤：切开尿生殖膈向后游离和切除尿道瘢痕段是手术操作中最困难的步骤，稍有不慎就可能损伤直肠前壁，特别是既往行过后尿道手术，局部瘢痕广泛，组织粘连严重者。避免直肠前损伤的方法是经膀胱放一尿道探子至后尿道作引导，用尖刀或剪刀沿探子尖端切开。术者亦可将左手食指插入直肠内作标志，在该指示引导下紧贴尿道后壁部位游离和切除瘢痕，直至正常组织为止。

（3）后尿道吻合一般均可用弯圆针在会阴切口内操作。但由于会阴切口小而深，对接近膀胱颈的高位后尿道狭窄，一般弯圆针吻合尿道操作极困难可改用直针吻合。

（4）后尿道狭窄有时合并假道，应注意避免将尿道吻合在假道上。尿道与假道的鉴别是尿道黏膜光滑呈淡红色，管腔较大，易插入尿管而进入膀胱，可用探子经膀胱颈插入后尿道，探子尖端穿出者为真尿道的断端，则不致发生错误的吻合。

（邢彦群　林　健）

参考文献

1. 徐月敏. 尿道修复重建外科学. 北京: 人民卫生出版社, 2010.
2. 吴阶平. 吴阶平泌尿外科学. 济南: 山东科学技术出版社, 2013.
3. 金锡御, 宋波, 吴雄飞. 尿道外科学. 2版. 北京: 人民卫生出版社, 2004.
4. 丁自海, 李忠华, 苏泽轩. 泌尿外科临床解剖学图谱, 济南: 山东科学技术出版社, 2005.
5. 丁自海, 原林. 局部临床解剖学. 西安: 世界图书出版公司, 2009.
6. R. Hamilton Russell. The treatment of urethral stricture by excision. British journal of surgery, 2: 356–359.
7. Jordan GH, Virasoro R, Eltahawy EA. Reconstruction and management of posterior urethral and straddle injurires of the urethra. Urol Clin N Am, 2006: 97–109.
8. Yucel S, Baskin LS. An anatomical description of the male and female urethral sphincter complex. J urol, 2004, 171: 1890–1897.
9. Fu Q, Xu YM, Zhang J, et al. Use of anastomotic ureth–roplasty with pubectomy for posterior urethral obliteration jnjuries: 10 years experience. World J urol, 2009, 27: 695–699.
10. Koraitim MM. Post–traumatic posterior urethral strictures: preperative decision making. Urology, 2004, 3: 19–23.
11. Brandes S. Initial Management of Anterior and Posterior Urethral Injuries. Urol Clin N Am, 2006, 33: 887–95.
12. Andrich DE, Greenwell TJ, Mundy AR. The problems of penile urethroplasty with particular reference to 2–stage reconstructions. J Urol, 2003, 170: 87–89.
13. Pradidarcheep W. Anatomy and histology of the lower urinary tract.Handb Exp Pharmacol, 2011, 202:117–48.
14. del Pozo–Jiménez G, Jara Rascón J. Anatomy and vascularization on the male urethra and penis. Arch Esp Urol, 2014, 67(1):5–11.
15. Shaw NM, Venkatesan K. Endoscopic Management of Urethral Stricture: Review and Practice Algorithm for Management of Male Urethral Stricture Disease. Curr Urol Rep, 2018, 19(3):19.
16. Wessells H. Male Urethral Stricture:American Urological Association Guideline.J Urol, 2017, 197(1):182–190.
17. Tuo Deng. Management for the anterior combined with posterior urethral stricture:a 9–year single centre experience.Int J Clin Exp Med, 2015, 8(3):3912–3923.
18. Stein MJl, DeSouza RAl. Anterior urethral stricture review. Transl Androl Urol, 2013, 2(1):32–38.
19. Lee Zhao. Management of complex urethral stricture. Rev Urol, 2017, 19(1):52–55.

14 睾丸、附睾和输精管

胚胎发生学

■ 睾丸的发生

睾丸（testis）来自间介中胚层。胚胎第3周末，在第7~14体节外侧的间介中胚层呈分节状，称生肾节（nephrotome）。其余的中胚层不再分节，渐向腹侧移动，增生成一对索状的生肾索（nephrogenic cord）。胚胎第5周时生肾索迅速发育增殖，从腹腔后壁凸向体腔呈长条状隆起，分列于背主动脉两侧形成左右对称的两条纵行隆起，称尿生殖嵴。生殖嵴的长轴出现一条纵沟将其分成内侧的生殖腺嵴和外侧的中肾嵴。生殖腺嵴分化成性腺（gonad）（图14-1），中肾嵴发育成中肾。该嵴的表面上皮逐渐向深部间充质增生形成条索状上皮细胞索，称初级性索。

同时来源于胚胎尾侧近尿囊处的卵黄囊壁内胚层出现大而圆的原始生殖细胞，以变形运动经后肠背系膜迁移进入初级性索。向男性或女性分化取决于原始生殖细胞内的染色体。若原始生殖细胞及生殖腺嵴细胞膜上有组织相容性抗原，即H-Y抗原。胚胎第7~8周，在Y染色体短臂的遗传信息（睾丸决定基因）的影响下通过使初级性索增生形成次级性索，并逐级分化形成弯曲的睾丸索，在第8周时表面上皮下间充质增生形成一层较厚的结缔组织白膜，并伸入睾丸索之间形成睾丸间质，而睾丸索则逐渐分化成曲精小管和直精细管，发育成睾丸（图14-2）。支持细胞起源于腺体表面的腺上皮，间质细胞由在间质里围绕生精索的类成纤维细胞形成，生殖腺最初位于后腹腔壁的上部，随生殖嵴腺增大渐渐向腹腔突出，它与后壁的联系分化成睾丸系膜（mesorchium）。

■ 附睾和输精管的发生

附睾（epididymis）和输精管（vas deferens）有相同的来源，均来自胚胎腔后方表面的生殖嵴，在胚胎的第4~6周，作为外分泌结构最重要的中肾出现，将衍化为男性的生殖管道。生殖管道的发生和分化与睾丸产生的激素密切相关。睾丸的曲细精管含有由原始生殖细胞演化的精原细胞和由表面上皮分化的支持细胞。支持细胞产生抗中肾旁管激素，它抑制中肾旁管（mullerian duct）的发育使其退化。同时睾丸间质内含有许多由间充质分化而来的大型间质细胞，在第9~12周分泌雄激素，促进中肾管（wolffian duct）发育。

早期的一对中肾由一系列的原始小管组成，并很快与增长的中肾管相连接，向下延伸到开口位于原始后肠的泄殖腔，中肾管的开口向前延伸终止于尿生殖窦，一些中肾小管连接于生殖腺形成附睾头来传送精子，其他中肾小管变成发育不良的结构，如迷走管和旁附睾，中肾管最终形成附睾的体和尾。精囊由中肾管末端壁外突发育而来，在完全发育成熟的男性胚胎，中肾管（输精

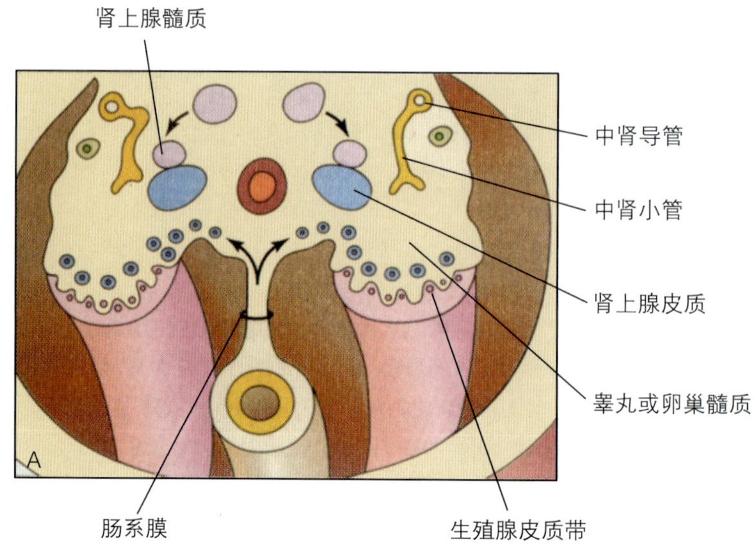

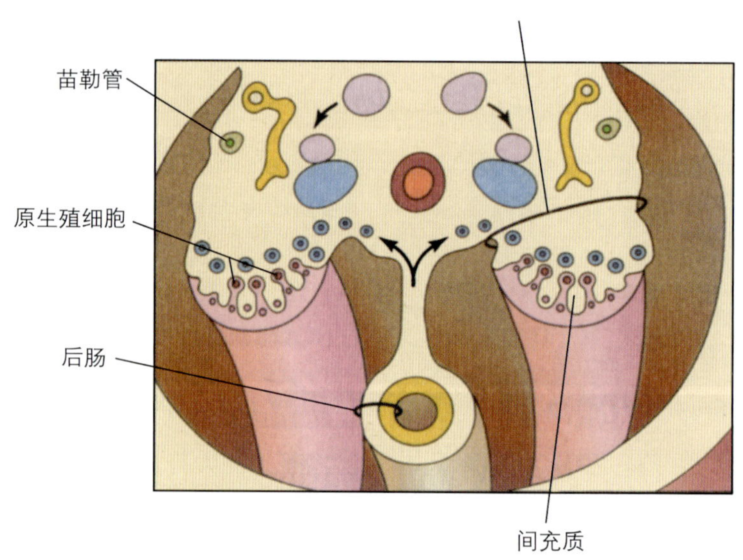

图14-1　尿生殖嵴和原始性索（第4周）

管）末端膨大形成壶腹，壶腹部近侧端突出形成精囊腺，最终开口于前列腺尿道部的精阜，未分化的生殖腺（最终发育成睾丸）利用中肾和中肾管作为排泄结构。在女性中肾管退化，形成从阔韧带到前庭的一系列微小囊肿（Gartner管），平行位于阴道顶的尿管，可形成相当大的囊肿。

中肾管侧面体腔间皮的凹槽，第2对中肾旁管在胚胎的第2个月末出现，同样终止于原始的尿生殖窦，在女性汇合形成子宫和近端4/5的阴道。男性则退化，除其近端和远端保留形成睾丸附件和前列腺囊外，其余均消失。所有这些发育不全的结构（每个睾丸上极的固有囊和位于精阜微小组织囊）均可能引发病变或是病变发生的部位。在假两性畸形，男性中肾旁管的退化或在女性中肾管的消失可能不完全，导致各种不同类型的畸形。

■ 睾丸的下降

生殖腺在胚胎发育前位于横膈下，在生殖嵴腺尾端到阴囊之间有一条长的索状结构称为睾丸引带（gubernaculum testis），引带在腹腔肌肉发育之前就存在，随胚胎逐渐长大，腰椎的迅速增长使引带相对缩短导致生殖腺下降（图14–3）。如果没有引带，睾丸将位于腹腔膜后高位，因此盆腔的睾丸不是由于腹膜后睾丸下降，而是由于肾上升和远端的固定。是引带的收缩、腹腔压力或其他因素决定睾丸的下降，目前还没有定论。

在第10周生殖腺已达腹部与骨盆部之间，第3个月时位于盆腔，通过腹股沟管时体腔腹膜向下突起称鞘状突（processus vaginalis），包绕睾丸周围随睾丸下降，第7~8个月抵达阴囊。而睾丸引带则逐渐缩短，至出生时仅为全长的1/4，以后逐渐消失（图14–4）。一般睾丸降入阴囊后明显增大，出生前腹腔与鞘状突的通道逐渐闭锁，鞘状突形成睾丸鞘膜，而随睾丸下降的输精管、血管和神经由结缔组织及横纹肌纤维包裹成精索。

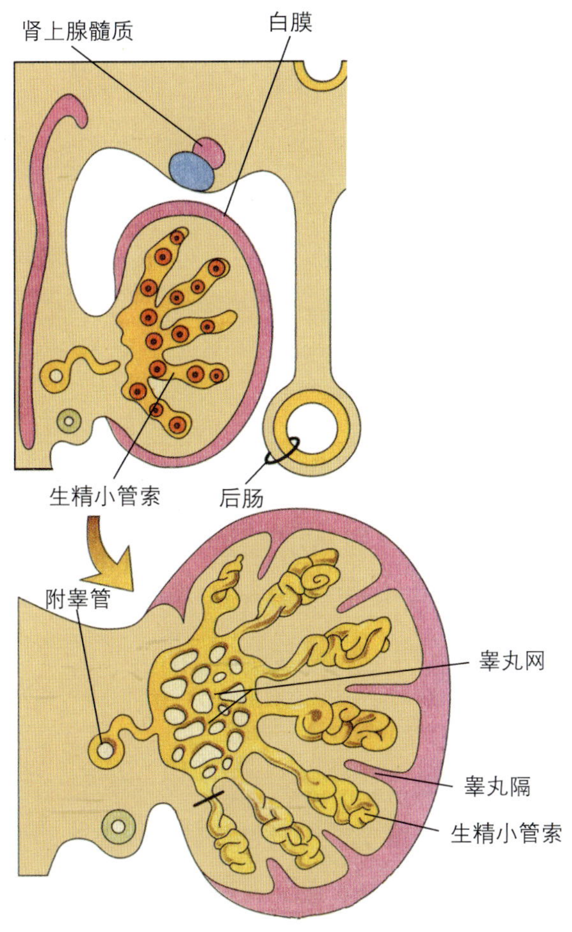

图14–2　睾丸的形成

■ 睾丸、附睾的先天异常

隐睾（cryptorchidism）

若出生后3~5个月内睾丸仍未降至阴囊即为隐睾症。促性腺激素和雄激素对睾丸下降有调节作用。出生时发病率约3%，其中15%为双侧，在1岁以前有自然下降的可能，到1岁时约有0.8%的小儿有一侧睾丸没进入阴囊内（图14–5）。

隐睾对人体的影响主要是损害睾丸的造精功能，影响生育和使睾丸的恶变机会增加。隐睾手术时不但应将睾丸置于阴囊防止热损害，而且应接受激素支持。一般地说，隐睾位置越高则发育越差，除激素和位置的因素引起睾丸缺陷外，常伴随局部的异常。造成隐睾的一个原因就是引带

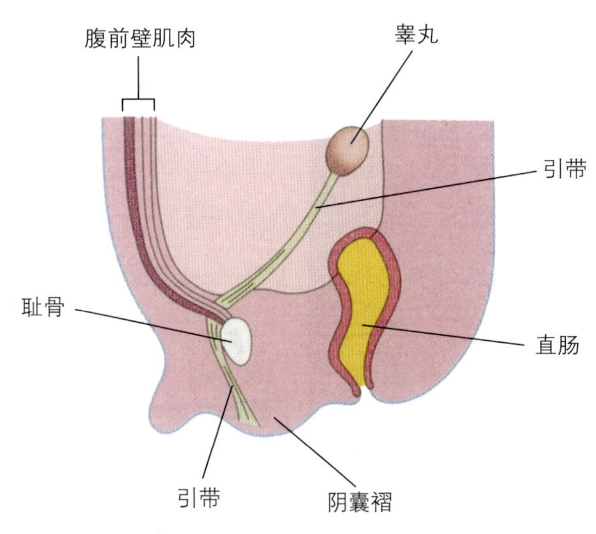

图14–3　睾丸引带

与附睾连接缺陷，有36%的隐睾伴有输精管和附睾的异常，如附睾变长或与睾丸分离，输精管和附睾尾、管发育不全或闭塞，甚至输精管异位等。

电镜显示生殖细胞在2岁末已受损，隐睾患者应在不可逆损伤发生前进行治疗。2岁前可试用促黄体生成素释放激素或人绒毛膜促性腺激素（HCG）治疗。若不成功则应尽快手术治疗。近来研究表明，隐睾患者最好在1岁左右手术治疗，动物研究显示早期的手术可逆转睾丸组织的退化。

睾丸鞘膜积液、腹股沟疝和精索鞘膜积液

随睾丸下降的鞘状突分脏层和壁层，脏层直接覆盖睾丸及附睾的表面，与睾丸后缘及附睾和精索下端的后面折转向前移行于壁层，两层间的鞘膜腔含少量浆液作为润滑剂。当液体量形成增多或吸收减少时就形成鞘膜积液。一般鞘状突在出生后闭锁，依闭锁不全的各种方式可形成交通性睾丸鞘膜积液（communicating hydrocele）、精索鞘膜积液（hydrocele of cord）和腹股沟疝（图14-6）。

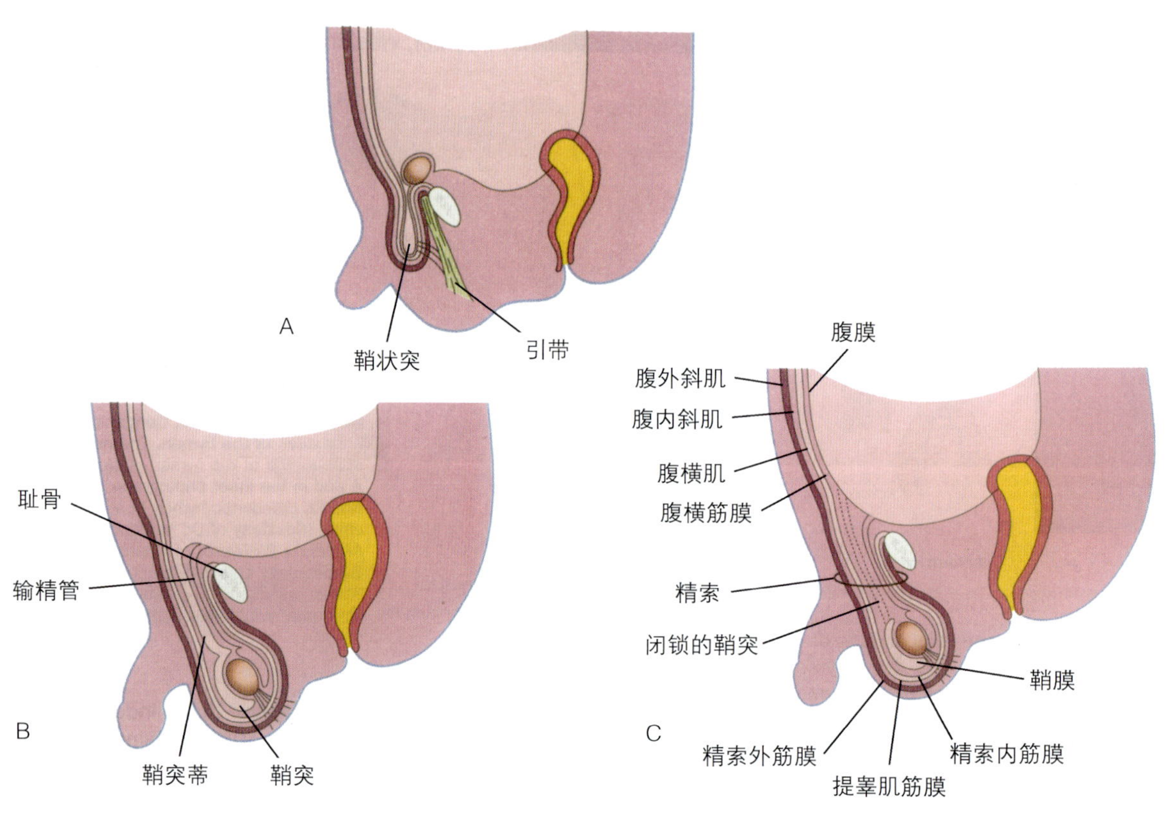

图14-4　睾丸下降（A~C示下降过程）

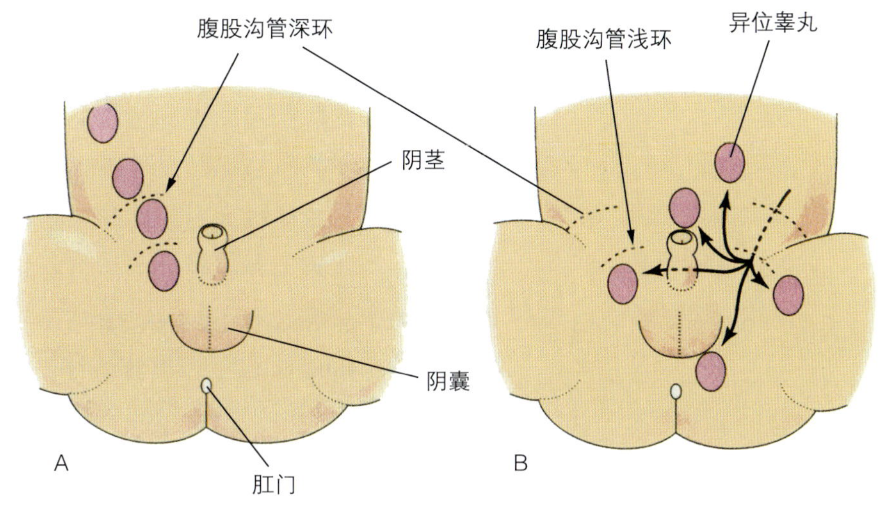

图14-5　隐睾（示不同位置的隐睾）

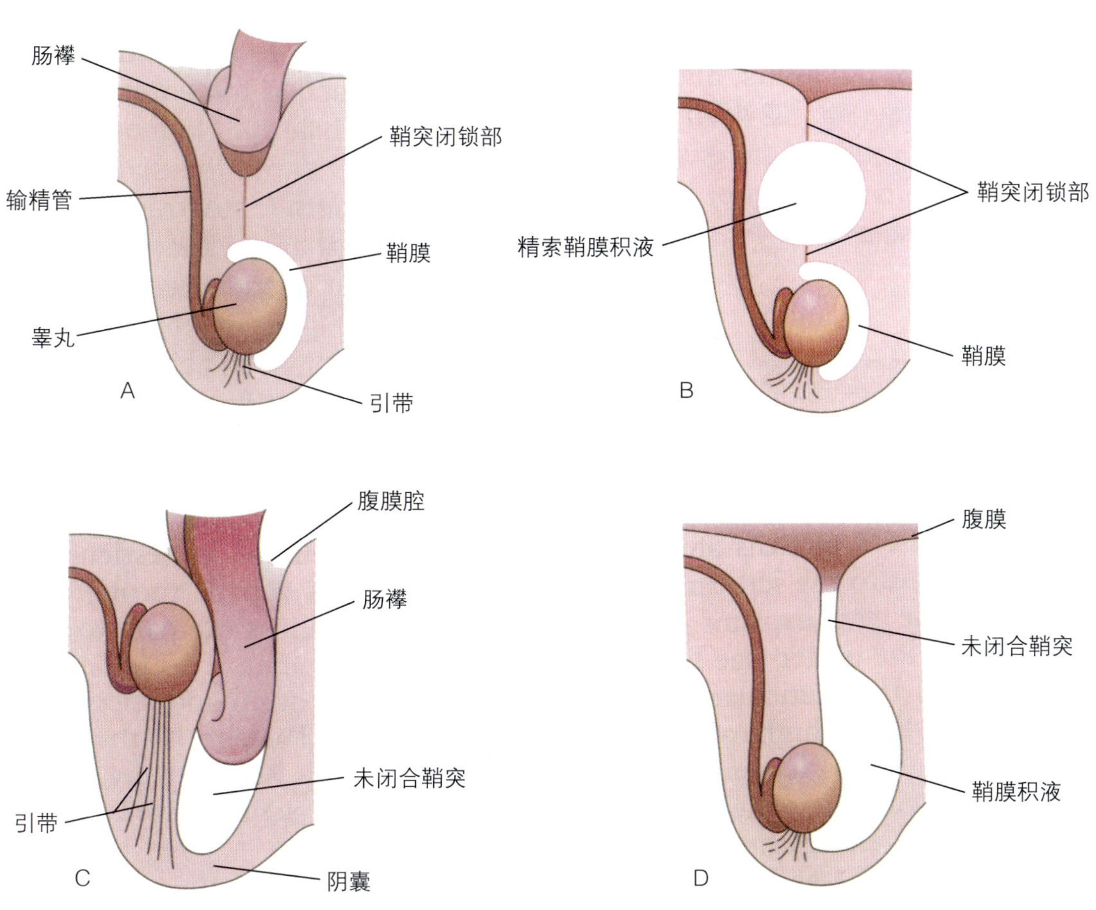

图14-6　睾丸鞘膜积液和腹股沟疝

睾丸、附睾、输精管和阴囊的形态和结构

■ 睾丸的形态及结构

睾丸的形态

正常成年人睾丸左右各一，卵圆形，表面光滑，大小对称，约长4 cm，宽3.5 cm，厚3 cm，容量30 mL。新生儿睾丸相对较大，在性成熟前发育较慢，至性成熟期迅速增大，到老年则萎缩变小。左右睾丸在阴囊的位置不一，左睾丸因精索较长而位置较低。

睾丸分前后两缘及上下两端，前缘游离而隆凸，后缘较平直，与附睾和精索下部接触，有血管、淋巴管、神经出入，称睾丸系膜缘。上端后部被附睾头遮盖，下端游离（图14-7）。

睾丸的组织结构

1. 睾丸的被膜　睾丸除后外侧以外均由鞘状突的脏层包绕，睾丸实质的表面包有3层膜。

（1）白膜（tunica albuginea）：白膜是一层厚、坚韧而富有弹性的纤维膜，紧密包绕睾丸组织。白膜于睾丸后上缘伸入睾丸实质形成睾丸纵隔（mediastinum testis）。从纵隔发出睾丸小隔（septula testis），呈放射状伸入睾丸实质分隔睾丸成200~300圆锥形睾丸小叶（lobule of testis）。小叶的底是白膜，尖朝向纵隔。白膜与睾丸小隔相连，使实质不易与白膜剥离。每个小叶含一个或多个曲精管，增大变成卷曲形成附睾小叶。小叶合并形成附睾头，最后汇合成单一、高度卷曲的附睾管。

（2）血管膜：紧贴白膜深面，是睾丸实质血供的主要来源，由睾丸动脉主支及其伴随静脉构成，作用是调节睾丸内温度。

（3）睾丸固有鞘膜：由鞘状突形成，分脏层和壁层，脏层直接覆盖睾丸及附睾的表面，与睾丸后缘及附睾和精索下端的后面折转向前移行于壁层，两层间的鞘膜腔含少量浆液作为润滑剂，适于睾丸在阴囊内活动。睾丸除后外侧外，还由鞘状突的脏层包绕。

所有3层合称睾丸包膜。有支持和容纳睾丸实质的作用。能收缩和舒张睾丸，对睾丸实质起一种按摩或泵的作用，使睾丸内压增加，促进睾丸内精子向附睾排放。

2. 精曲小管和精直小管　精曲小管（conto－rted seminiferay tubule）的总长70~80 cm，小管上皮能产生精子。管间的结缔组织内含间质细胞，能分泌雄激素。每个睾丸小叶内的精曲小管逐渐向纵隔方向集中，汇合成精直小管（straight seminiferous tubule），各睾丸小叶的精直小管进入睾丸纵隔后互相吻合成睾丸网（rete testis）（图14-8）。

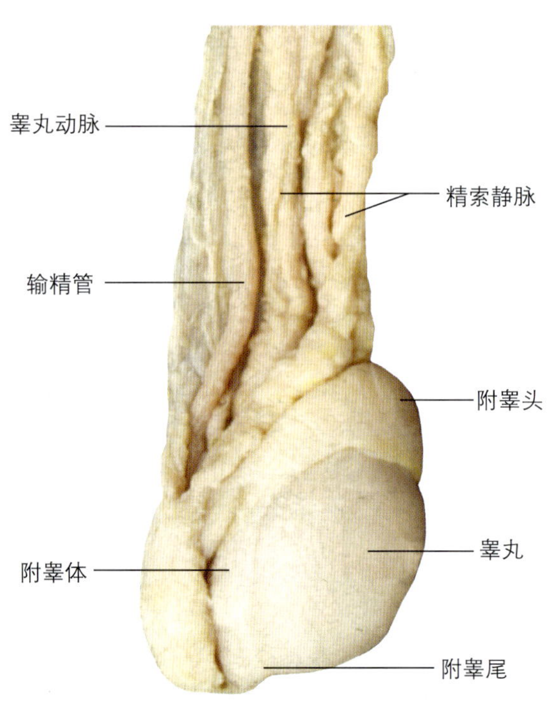

图14-7　睾丸附睾的形态

3. 阴囊的结构　阴囊靠肉膜和Colles筋膜中隔即阴囊中隔（septum of scrotum）分成左右两腔，外以阴囊缝为标志。

睾丸筋膜

睾丸筋膜有3层（图14-9），均来自前腹壁各层。

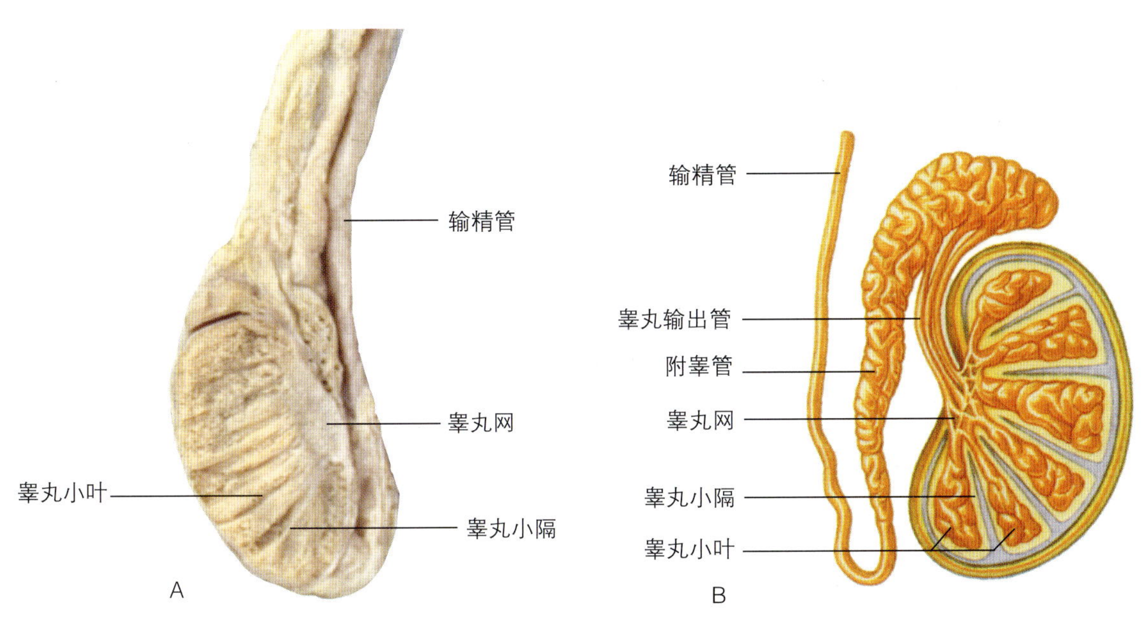

图14-8　睾丸附睾的结构
A.矢状面观；B.示意图

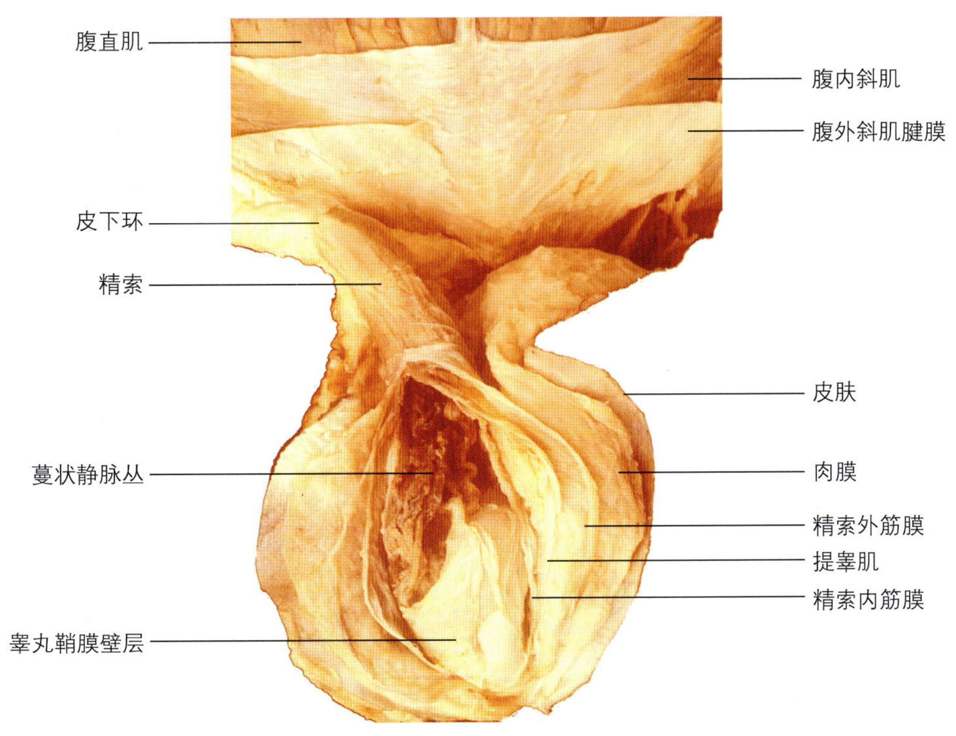

图14-9　睾丸筋膜

1. 精索外筋膜　腹外斜肌腱膜的延续。

2. 提睾肌和筋膜　来自腹内斜肌、腹横肌。当提睾肌放松能降低阴囊温度，收缩能保护睾丸免除外伤。

3. 精索内筋膜　起源于与腹横筋膜相连的腹膜后结缔组织。它覆盖鞘状突的壁层和脏层。

附睾和输精管

附睾的形态和结构

1. 附睾（epididymis）的形态　附睾为一对细长的扁平器官，长5 cm，主要由附睾管构成。上端膨大称附睾头，借睾丸输出小管与睾丸相连。下端尖细称附睾尾，借结缔组织与鞘膜脏层相连，并后内向上移行与输精管相延续（见图14-7）。

2.附睾的结构　由睾丸网发出8~15条睾丸输出小管，经睾丸后缘上部入附睾头。沿卷曲的途径向下经附睾体到尾部，增大延续成输精管。输精管在精索内通过腹股沟环，穿过输尿管前面和脐中韧带后方进入膀胱后，扩张形成壶腹。狭窄形成射精管，于精囊后方与伴随血管、淋巴管和神经一块进入前列腺。

3. 附睾的被膜　附睾也有白膜、血管膜和固有鞘膜。在附睾头见含有丰富血管的结缔组织小隔称附睾小隔，将附睾头分成8~15个附睾小叶。睾丸输出小管离开睾丸网，直接穿过白膜进入附睾小叶后逐渐迂曲形成附睾圆锥，在圆锥底部迂曲的小管由上而下逐步汇合成附睾管，并逐步移行为输精管。

输精管

输精管（vas deferent）为细长管状结构，长31~32 cm，管壁较厚，直径约0.3 cm。管壁由黏膜、肌膜和纤维膜组成。

输精管与附睾管直接连续，由睾丸网发出8~15条睾丸输出小管经睾丸后缘上部入附睾头。沿卷曲的途径向下经附睾体到尾部，增大延续成输精管，自尾部急转向上，随精索达腹股沟管内环，进入盆腔，穿过输尿管前面和脐中韧带后方进入膀胱后，扩张形成壶腹。输精管壁厚，高度肌肉化，能在射精时推动管内容物向壶腹移动。输精管按走行部位可分为四部。

（1）睾丸部：起始部，比较迂曲，位于附睾的内侧，沿睾丸后缘附近上升至附睾头高度，移行为精索部。

（2）精索部：介于附睾头和腹股沟管外环间，沿精索血管的内后侧上升。触诊输精管质韧、硬，易于在体外触摸，因此，输精管结扎多在此部施行。

（3）腹股沟部：自腹股沟外环经腹股沟管及深部入腹腔，移行于盆部。

（4）盆部：自内环向内跨过腹壁下动脉根部，急转向内下方，腹膜覆盖此处形成皱襞成输精管襞。至骨盆上口附近，输精管从上方跨过髂外血管入盆腔。沿骨盆侧壁向后下方，先与脐动脉索、闭孔血管和神经以及膀胱血管交叉，然后从内侧与输尿管交叉，向内前方，经过膀胱与直肠之间，至膀胱底、精囊腺上端，沿精囊腺内侧向下内方，两侧输精管逐渐接近，最后至前列腺后上部。

输精管末端呈梭行膨大叫输精管壶腹（ampulla of vas deferens），其表面呈结节状，长2.3~7 cm，内腔凹凸不平，管壁上有隔状皱襞，襞间形成多数迂曲的陷凹称壶腹憩室。褶襞中央有一沟通全腔的主管。壶腹下端逐渐变细，于前列腺底的后上方与精囊腺排泄管汇合成射精管，于精囊后方与伴随血管、淋巴管和神经一起进入前列腺（图14-10）。

射精管的解剖特征

射精管是成对的管状结构，由输精管壶腹部与精囊排泄管在前列腺底部后方区域汇合而成，

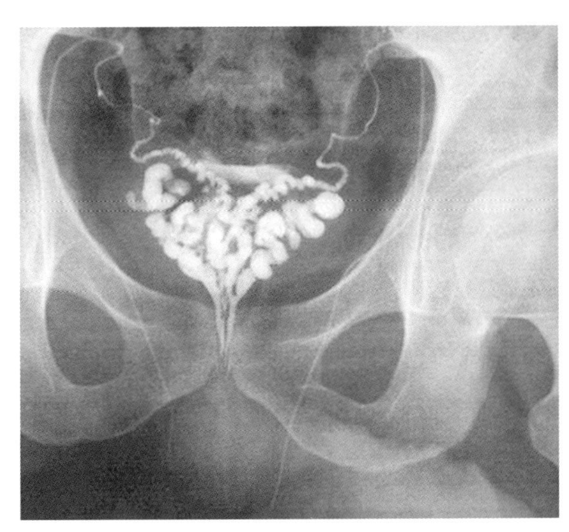

图14-10　输精管、射精管和精囊（造影）

双侧射精管从前列腺底部后方分别沿旁正中线向前斜向下穿越前列腺，开口于前列腺部尿道的精阜区域。两侧射精管之间常存在一潜在的囊腔，即为前列腺小囊（prostatic utricle）。生理情况下，三者均开口于精阜区域，但并无交通，射精管一般开口于前列腺小囊开口的5点和7点处。

双侧射精管黏膜被覆单层柱状上皮，基本无皱襞，在接近尿道的开口处变为移行上皮。管壁肌层较厚，分内纵、中环和外纵3层。肌层和外膜与前列腺组织相连续。射精管肌纤维亦受肾上腺素能神经支配，性高潮时激发肌纤维做同步的节律性强烈收缩，促使精液喷出。射精时输精管及精囊液混合经射精管进入尿道。射精管行程与尿道的成角较好地防止尿液反流，而射精管开口周围的环形肌纤维可能存在括约肌样对射精控制及抗反流作用。

射精管可划分为3个解剖区段：近端前列腺外区段、中间前列腺内区段和位于精阜内接近尿道远端区段。射精管为近粗远细的锥形管状结构，其锥形结构有利于抗尿液反流和喷射排精。射精管全长2~4 cm，远端及开口最细，0.3~0.5 mm，中段及近端逐渐增粗至2~3 mm。由于射精管开口及远端细小，使得其在前列腺部尿道出现炎性病变时，极易引起射精管开口的炎性狭窄而导致射精管梗阻。射精管梗阻可分为先天性梗阻和继发性梗阻两类。先天性因素有中肾管和副中肾管发育异常导致的射精管狭窄或闭锁；或中肾管囊肿、扩大的前列腺囊、苗勒管囊肿等压迫射精管导致管腔狭窄。继发性因素包括后尿道及前列腺炎症、创伤、医源性损伤、结石、肿瘤等。

精道远端疾病主要包括精道感染或继发结石形成、射精管狭窄及梗阻，其次为先天畸形或发育不良，如先天性精囊发育不良或阙如、先天性或获得性精道囊肿如苗勒管囊肿或射精管及精囊囊肿等，精囊原发肿瘤罕见。近年来由于影像学技术的发展和精囊镜技术的应用，对精道疾病的诊治和认识水平明显提高。精道远端疾病最常见的症状就是血精，可间歇性发作或持续存在，少数患者可伴有排精后肉眼血尿、射精痛、阴囊及会阴部疼痛等。部分精道远端梗阻或发育异常者可出现严重少弱精子症或无精症而引起不育。

随着内镜技术的成熟和更为纤细的内镜的研发问世，有少数学者开始应用精囊镜诊治精道远端疾病。最早开展精囊镜检查可追溯到1998年，Okubo等曾报道应用6F输尿管镜进入一例直肠切除术后皮肤精囊瘘患者的精囊，首次利用内镜检查到精囊呈多房结构。2002年Yang等报道应用经尿道精囊镜技术诊治血精，其后国内外多个医疗中心也相继开展了精囊镜技术。精囊镜进镜方法和入路包括经前列腺小囊破窗直入或经射精管进入，以及射精管口切开等几种。基于早期器械所限和经验不足，有少数患者因术中寻找射精管开口和进入射精管困难，而采用经前列腺小囊戳孔或切开射精管开口进入，经过随访，有部分患者分别在术后不同时段出现血精复发和射精管再狭窄或梗阻。因此，我们在积累一定经验后，于2011年提出经射精管自然通道精囊镜技术，并在临床实践中得以普遍实施。具体方法是直视下找到精阜和前列腺小囊开口，然后在前列腺小囊两侧寻找射精管开口，通过导管引导注水扩张射精管口进入射精管和精囊。该技术的难点主要是寻找辨认射精管开口以及如何进入射精管。由于射精管开口存在诸多变异且狭小，术中往往难以找到开口而导致进镜困难，这也是自然腔道精囊镜技术学习曲线较长的重要原因。笔者经验是利用前端纤细的内镜，在前列腺小囊两侧找到射精管开口后插入纤细导管，注水扩张射精管引导进镜。

精索（spermatic cord）

精索为出入睾丸的血管、淋巴管、神经及输精管组成的柔软圆索状结构，起自腹股沟内环，经腹股沟管、外环进入阴囊，终止于睾丸后缘。左侧较右侧略长。在腹股沟管通过时，上方有髂腹下神经，下方有髂腹股沟神经和生殖股神经的生殖支通过。

精索的内容物有输精管、血管淋巴管和神经。输精管呈硬索感，光滑。当有病变时则壁僵硬，呈结节状。动脉包括睾丸动脉、提睾肌动脉及输精管动脉；静脉有输精管静脉和蔓状静脉丛，位于最前面；与静脉伴行的有4~8条淋巴管；神经有生殖股神经的生殖支和输精管神经丛（睾丸交感神经丛）。还有来自鞘状突的残留物鞘韧带。精索外包有精索被膜，由内向外分别是精索内筋膜（internal spermatic fascia）、提睾肌及精索外筋膜（external spermatic fascia）。

阴囊的结构

阴囊（scrotum）由皮肤和肉膜构成，皮肤含丰富汗腺，肉膜（dartos coat）含有平滑肌，能收缩皮肤。阴囊靠汗腺和肉膜来调节睾丸温度。

血管、淋巴管和神经支配

动脉供应

睾丸动脉

睾丸主要是由睾丸动脉供应，睾丸动脉（testicular artery）来自肾动脉下方腹主动脉的前侧壁，右侧跨过腰大肌、下腔静脉、生殖股神经、输尿管和髂外动脉，与精索合并进入腹股沟管。左侧经肠系膜下动脉后方，跨过左结肠动脉，与精索合并进入腹股沟管（图14-11）。

睾丸动脉（精索内动脉）主要营养睾丸和附睾。当睾丸动脉离开腹股沟管到达睾丸上端，在发出附睾上、下动脉后，分成弯曲的2条主支，外支（睾丸内动脉）和内支（睾丸下动脉）。睾丸动脉由蔓状静脉丛围绕，睾丸动脉越接近睾丸越弯曲，作用是冷却动脉血。内支穿行于睾丸和附睾体之间，于睾丸后侧穿白膜进入血管膜。

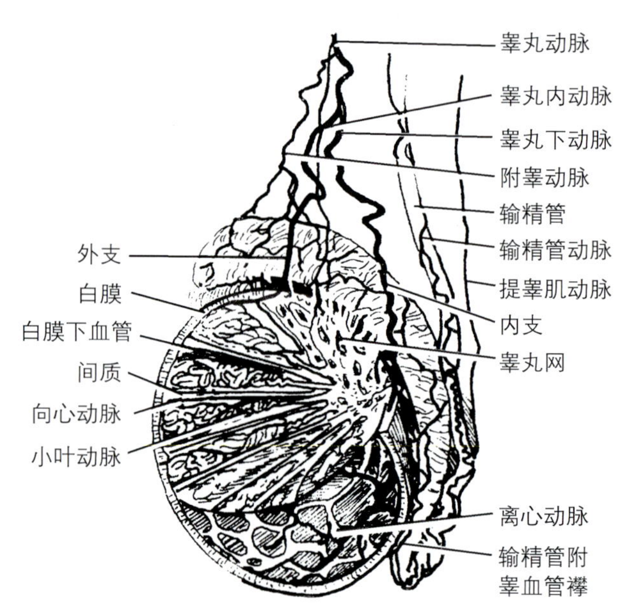

图14-11　睾丸的动脉供应

其次输精管动脉和提睾肌动脉与睾丸动脉的分支有吻合，对睾丸、附睾的血供有补充作用。6%~8%在精索动脉高位分精索外动脉和精索内动脉（睾丸动脉），也可在腹膜后分出，做睾丸下降手术时须仔细分离。精索外动脉主要营养提睾肌及筋膜。

附睾动脉

附睾的血液由发自睾丸动脉的附睾上、下动脉和输精管动脉的分支共同供应。附睾动脉是睾丸动脉的单一分支，通过毛细动脉供应附睾头和体。附睾尾部由来自提睾肌的动脉供应。

输精管动脉

输精管主要由输精管动脉供应，输精管动脉与睾丸动脉的附睾下动脉以及邻近的动脉吻合，有时膀胱下动脉也有分支到输精管。

附睾上、下动脉和输精管动脉之间相互吻合形成睾丸血管网，这种血管网提供了广泛的血循环对隐睾下降有重要作用。有报道指出，约1/3人群的提睾肌和输精管动脉口径总和与睾丸动脉相等。输精管动脉部分的分支在附睾上方的精索内加入睾丸动脉，这动脉支与附睾后动脉一起形成“附睾输精管襻（epididymal-deferential loop）”。结扎睾丸动脉，睾丸依靠这个襻吻合睾丸末端或远端的动脉。睾丸和输精管动脉的吻合没有固定模式（图14-12）。

提睾肌动脉

提睾肌动脉在精索内筋膜的表面，供应很少的血给内部结构。然而，一些终末支可能到达睾丸下极与附睾输精管襻吻合，在隐睾下降时若此动脉太短可予以结扎。

精囊腺由输精管动脉、膀胱下动脉、直肠下动脉发出分支分布。

静脉回流

睾丸、附睾内的静脉回流

睾丸小叶的静脉有两个引流方向。朝睾丸网的向心静脉，经睾丸网最后穿出睾丸门入蔓状静脉丛和朝睾丸表面行走的离心静脉，在睾丸的血管内汇成较大的静脉，每2条静脉与1条睾丸动脉的主支伴行，向睾丸门方向集合加入蔓状静脉丛（图14-13）。

附睾的静脉起始于实质的管周毛细血管网，逐步汇合于睾丸和附睾头上方形成蔓状静脉丛包绕睾丸动脉行于精索内，左侧注入肾静脉，右侧入下腔静脉。

睾丸外静脉回流

离开睾丸附睾的静脉和输精管的静脉分别组

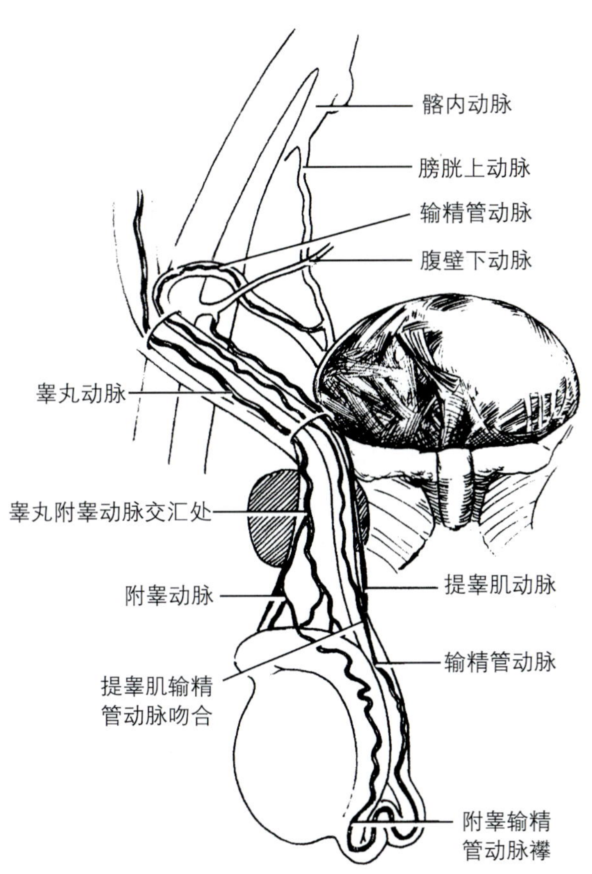

图14-12　睾丸输精管侧支循环

成深静脉丛和表浅静脉丛。

1. 深静脉丛　有3个组成部分。

（1）前组：由蔓状静脉丛（pampiniform plexus）和睾丸静脉组成。来自睾丸和附睾前方的静脉相互吻合形成10余条静脉支，组成网状的蔓状静脉丛，伴随睾丸动脉走行于精索内输精管的前方。蔓状静脉丛逐步减少成3~4条，通过腹股沟外环时减为2条。这2条静脉汇合成单一的睾丸静脉位于动脉的侧方和输尿管前方经盆腔上升，左侧直角汇入左肾静脉，右侧在肾静脉下方斜行汇入下腔静脉，约10%汇入肾静脉（图14–14）。

（2）中组：位于深静脉丛的中央，由引流附睾尾部的静脉和输精管静脉组成。引流附睾尾部的静脉汇入腹壁下静脉和髂外静脉。输精管静脉部分汇入膀胱前列腺静脉丛到髂内静脉，部分伴随输精管汇入精索内静脉回流入肾静脉和下腔静脉。

（3）后组：由提睾肌静脉组成。在接近外环处与精索分开，注入腹壁下静脉。

2. 浅静脉丛　睾丸被膜的血液，由阴囊的静脉经阴部外静脉入隐静脉或经会阴浅静脉回流入阴部内静脉。提睾肌静脉通过浅静脉丛连接精索静脉丛（plexus venosus seminalis）和腹壁下静脉。精囊的静脉构成精囊腺静脉丛，入膀胱丛注入髂内静脉。

精索静脉曲张（varicoceles）

青春期男性约10%有蔓状静脉丛曲张，其中90%在左侧，8%双侧，2%右侧。由于内分泌改变、血管内毒性因子和静脉压的缘故，曲张的静脉可损害睾丸的功能。静脉曲张有两种类型，即静脉回流堵塞和静脉反流，多伴有静脉瓣功能不全。无论哪一种类型，80%的病例均可通过经腹股沟睾丸静脉结扎而得到纠正。精索静脉曲张左侧多发原因如下。

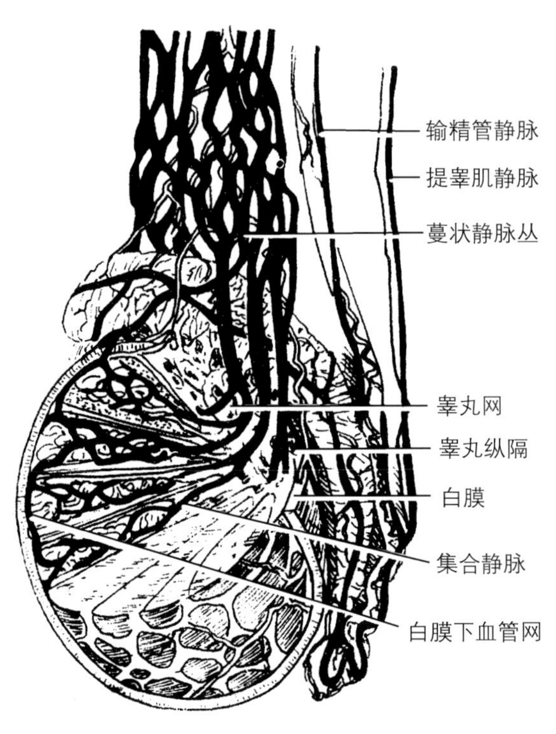

图14–13　睾丸的静脉回流

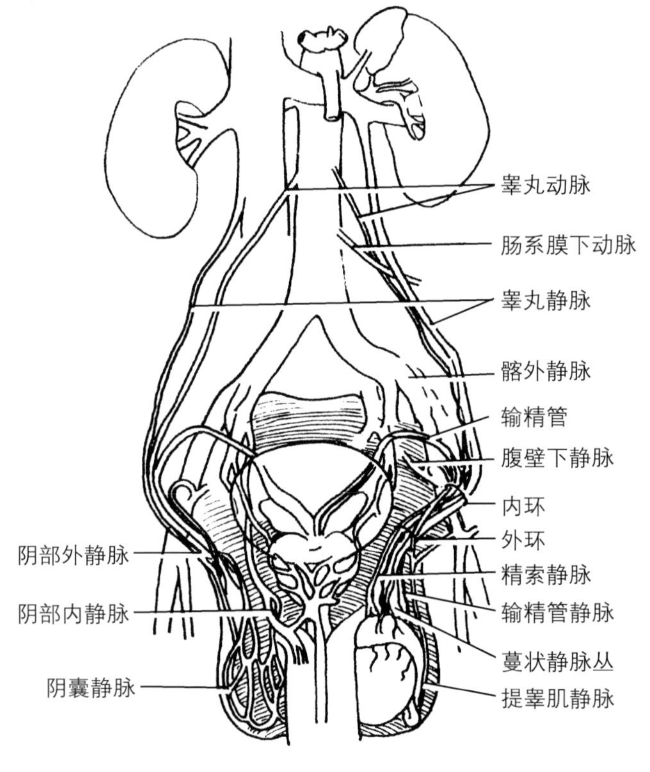

图14–14　睾丸外静脉回流

1. 左侧精索长。

2. 精索静脉与肾静脉直角汇合。

3. 肾静脉压比下腔静脉压高。

4. 被降结肠内容压迫或被肠系膜上动脉与主动脉的夹角压迫。

5.睾丸静脉缺少瓣膜。有报道称，左侧精索静脉40%~50%缺少瓣膜，而右侧仅23%，双侧缺失占1/3。精索静脉有瓣膜也多位于肾静脉下方1 cm内，即使有完整的瓣膜，肾的静脉血也可能通过与瓣膜远端相同的交通支而反流入精索静脉。

蔓状静脉丛的功能是压力缓冲，保护睾丸免受由于腹腔内压突然增加而回流的高压静脉血伤害。假如瓣膜缺失或功能不完全，腹内压由于咳嗽、运动而升高，直接作用于蔓状静脉丛并引起扩张。

胡桃夹综合征应用解剖

胡桃夹综合征（Nutcracker syndrome， NCS）又称为左肾静脉受压综合征，系左肾静脉在汇入下腔静脉行程中受到外力的机械挤压（图14-15），导致左肾静脉回流受阻而引起左肾、输尿管及生殖腺静脉内压增高所产生一系列临床症候群的现象。根据肾静脉解剖位置可分为两型，前NCS指左肾静脉从肠系膜上动脉（superior mesenteric artery， SMA）与腹主动脉（abdominal artery， AA）夹角内穿过并受压，当SMA与AA之间的夹角≤35° 时将会出现血尿、蛋白尿等症状；后NCS指左肾静脉从腹主动脉和脊柱之间穿行时受压引起相应的症状。

解剖学上，下腔静脉（IVC）和腹主动脉并行于腹膜后脊柱两侧，前者位于右侧，后者位于左侧。肠系膜上动脉（SMA）位于腹主动脉前方，与其形成夹角。右肾静脉直接注入IVC，而左肾静脉（LRV）单支多见，需穿过经腹主动脉与SMA所成的夹角，跨越腹主动脉前方注入IVC，故较长。左肾静脉长度6.47 cm，外径1.4 cm，左肾、左睾丸（卵巢）静脉、左肾上腺静脉、左输尿管静脉及左侧腰静脉等静脉回流（图14-16）。

大多数情况下，SMA呈直角（80° ~190° ）从腹主动脉发出，SMA起源处和LRV有2~4 mm的距离，且SMA和AA之间有0.6~2.6 cm的距离，其内为脂肪、腹膜、神经纤维丛和淋巴结填充，AA和SMA之间夹角（AMA）在正常个体接近90° 。SMA的异常分支或起源异常、LRV位置变

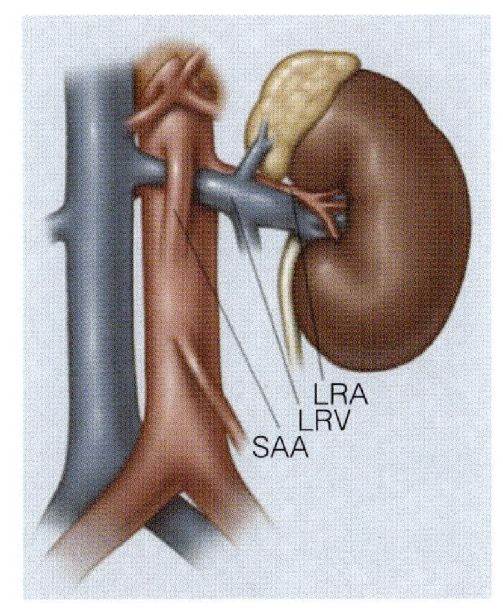

LRA.左肾动脉，LRV.左肾静脉，SAA.肠系膜上动脉。

图14-15 胡桃夹综合征的原理

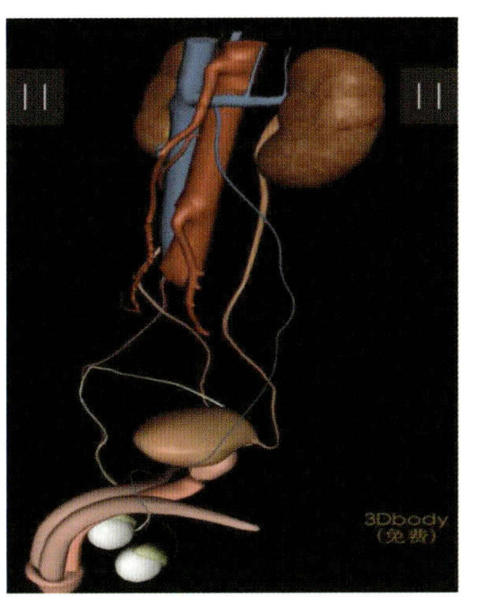

图14-16 左肾静脉及属支

异（如左肾静脉走行于腹主动脉和脊柱之间的后NCS）、腹腔脏器下垂、部分青少年生长过快、脊柱过度伸展、腹主动脉旁纤维组织压等因素导致其角度变小达50%以上可致左肾静脉血液回流受阻。

淋巴引流

睾丸和附睾的淋巴回流

睾丸和附睾的淋巴管形成浅、深丛。浅淋巴管丛位于睾丸固有鞘膜脏层的内面。深淋巴管丛起始睾丸附睾内管道系统的毛细淋巴管，位于睾丸和附睾的实质内。

深丛汇集成4~8条淋巴管，在精索内伴随睾丸血管上升，在与输尿管交叉平面与血管分开，向内侧汇入腔静脉前淋巴结，最后入腰淋巴结。最低位于主动脉分叉处。右侧睾丸的淋巴管汇入位于肾静脉和主动脉交叉之间的主动脉前淋巴结和腔静脉前淋巴结。左侧睾丸的淋巴回流到主动脉旁淋巴结。在极少数情况下，睾丸淋巴沿输精管直接回流到髂外淋巴结。由于睾丸起源于肾和肾上腺的平面，因此睾丸的淋巴与肾和肾上腺的淋巴之间互相有吻合。

输精管和精囊的淋巴回流

输精管的淋巴管丰富，越近膀胱越密。与附睾和输精管动脉伴行，与附睾伴行的淋巴管回流到精索淋巴管，最后引流到腰淋巴结与输精管动脉伴行的淋巴管回流入髂外淋巴结。

精囊的淋巴管与静脉伴行，入髂内淋巴结。

神经支配

睾丸神经

睾丸的神经来自精索丛的上部，起源于脊髓第10~12胸节的肾丛及腹主动脉丛，伴随睾丸动脉下降形成精索上神经，神经纤维直接进入睾丸。

附睾神经

附睾的神经均来自精索丛下部的精索下神经，起源于脊髓第11~12胸节和第1腰节的下腹下丛（盆丛）的纤维与来自膀胱丛的纤维形成精索下神经，沿输精管下降，除发少数至输精管外，大部分神经纤维进入附睾。

输精管神经

输精管的神经来自精索丛下部的精索中神经，由起源于脊髓第12胸节和第1~3腰节的上腹下丛的神经纤维组成，向尾侧延伸经腹股沟管内环到达精索，主要分布于输精管，有少量纤维沿输精管向下分布附睾。输精管以交感神经的支配占优势。精囊腺的神经由输精管神经丛分支形成精囊腺神经丛。

睾丸交感神经丛与输精管交感神经丛相吻合。支配附睾和输精管的神经参与了射精活动。根据临床研究和观察，当刺激上腹下丛时可发生射精，如切除此丛则不能射精。为避免失去生育能力，应保存第1腰交感干神经节。

阴囊神经

阴囊的神经由睾丸和附睾神经发出分支分布，可通过舒缩阴囊的肉膜来参与调节阴囊内睾丸的温度。另外，睾丸鞘膜和阴囊还有来自阴部神经及髂腹股沟或生殖股神经的传入纤维分布。

睾丸手术解剖

■ 睾丸固定术

睾丸固定术是治疗隐睾的一种常用手术。对于低位隐睾（腹股沟管型和外环型）手术并无困难，而对于高位隐睾（腹膜后或腹腔内型）则需谨慎。

睾丸固定术适用于：①儿童单侧隐睾；②儿童双侧隐睾，经HCG治疗仍未下降者；③成年人隐睾，一般可行睾丸固定术。若单侧隐睾的睾丸已萎缩者，应切除睾丸，以防睾丸恶性变；④异位睾丸、游走睾丸或合并有腹股沟疝的隐睾；⑤外伤性睾丸脱位，经手法复位未成功者；⑥鞘突未闭合者。

腹股沟隐睾下降固定术

1. 手术切口　取腹股沟半横切口。从腹股沟韧带中点上方1~2 cm处做一3.5~4.5 cm的半横切口，从腹直肌边缘延伸至髂前上棘内侧。

2. 显露睾丸　切开皮肤，仔细分离皮下组织，剪开腹外斜肌腱膜达外环处，显露腹股沟管。应避免损伤其下方的髂腹股沟神经及其内外侧分支。大多数隐睾位于腹股沟管内，即可将精索及睾丸连同鞘膜游离出来。合并腹股沟疝的患者，睾丸可能在腹腔内，嘱患者咳嗽增加腹压，则睾丸可随疝囊进入腹股沟管内（图14-17）。

3. 松解精索　切断睾丸系带，切开睾丸鞘膜，检查睾丸、附睾及输精管，切除多余的睾丸鞘膜。将精索鞘膜自精索上完全剥离，使精索充分游离松解至睾丸能牵拉至耻骨联合以下。若睾丸仍不能牵拉至耻骨联合以下，则应由内环处继续向上松解精索，使其与腹膜外的脂肪组织分开，直至能将睾丸在无张力下牵拉至耻骨联合以下为止（图14-18）。

4. 关闭腹膜鞘状突　如鞘膜与腹腔相通，应于内环处将鞘状突做环状缝合关闭。应注意勿损伤精索血管及输精管。如合并有腹股沟斜疝，应行疝修补术。

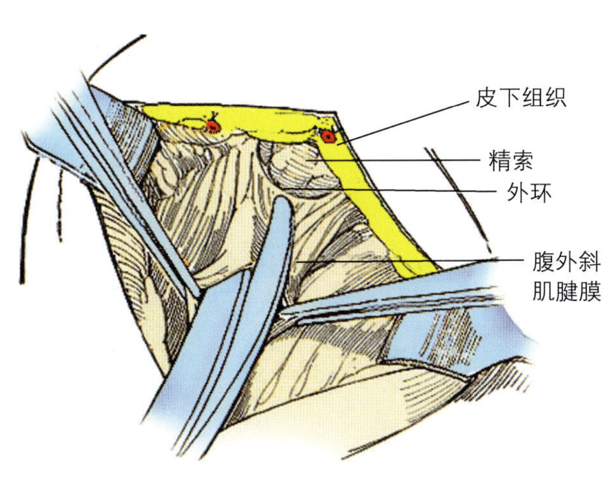

图14-17　显露睾丸

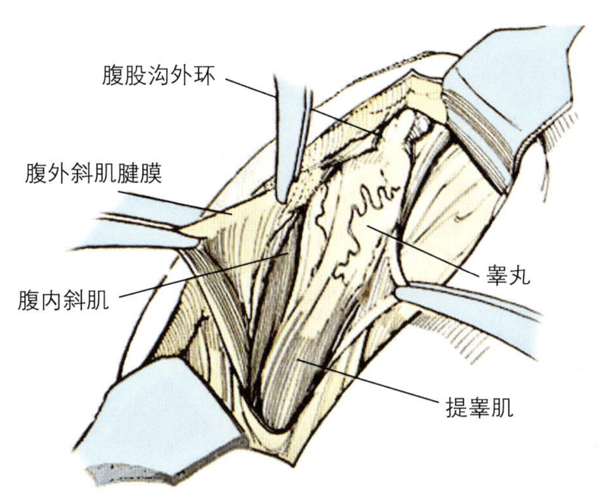

图14-18　松解精索

5. 扩大阴囊　用食指经切口的腹壁深筋膜深面向阴囊方向分离，轻轻扩张阴囊腔，直达阴囊底部，建造放置睾丸的囊腔。剥离过程中用蚊式钳将已分离的疝囊边缘提起，使精索内筋膜的后侧及外侧面与疝囊分离（图14-19）。

6. 固定睾丸　用中号丝线穿过睾丸下方鞘膜或系带，暂不打结，两线尾再经阴囊底部穿出皮肤以便牵引睾丸。将睾丸系带或睾丸下极白膜再缝于阴囊底部肉膜内面，使睾丸移至扩大的阴囊腔内，注意勿使精索扭转（图14-20）。

7. 牵引睾丸、关闭切口　拉紧牵引线并将其缝扎于同侧大腿内侧皮肤上。分层缝合切口，注意外环处不要缝合过紧，以能容纳一小指为宜，以免影响睾丸血运（图14-21，22）。

腹腔睾丸下降固定术

1. 标准睾丸固定术　手术步骤如下。

（1）下腹正中切口（脐至耻骨上）。打开腹腔，推开腹腔内容物。睾丸常位于膀胱后的腹腔内，系膜较短。

（2）斜行切开腹膜，直视下将其血管与后腹膜组织分离。

（3）将输精管从膀胱壁锐性分离下来，保留2 cm宽的腹膜，直到游离长度能使睾丸放入阴

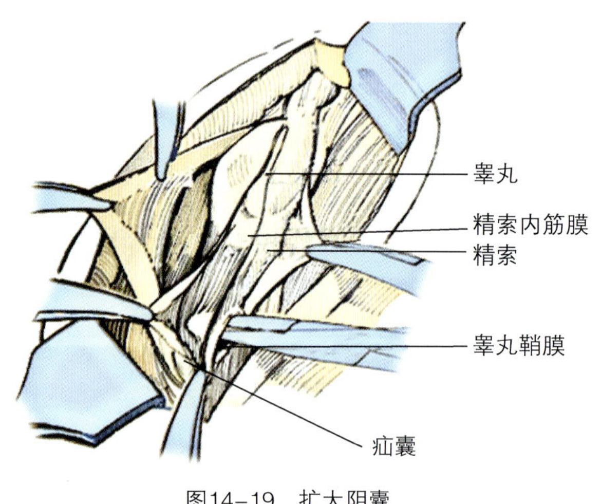

图14-19　扩大阴囊

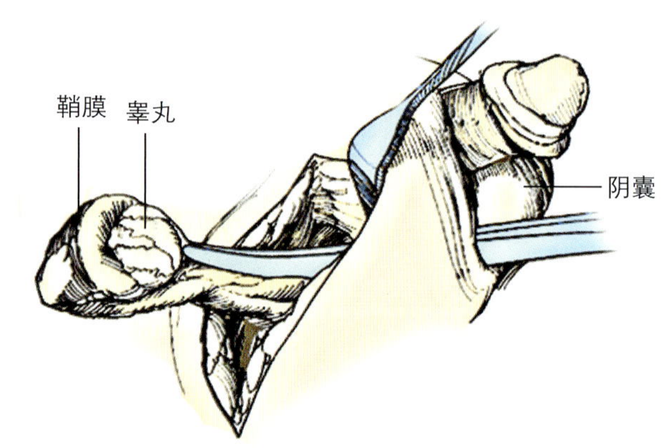

图14-20　固定睾丸

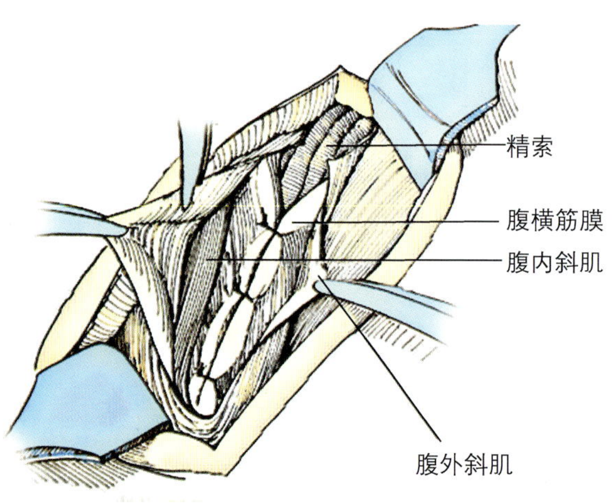

图14-21　牵引睾丸

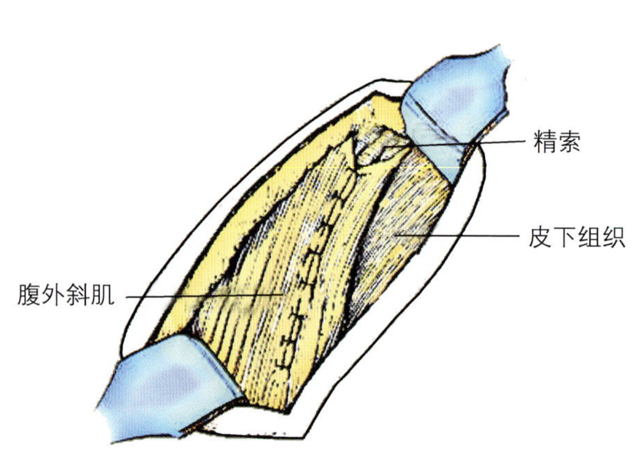

图14-22　关闭切口

囊为止。经外环将阴囊底上翻，切口内置弯血管钳，弯钳抵着阴囊外的手指，手指退，弯钳进。经腹横筋膜和联合腱扩张腹股沟管和阴囊，形成睾丸通道。肉膜切一小口，弯钳通过该孔进腹股沟管，夹住牵引线，将睾丸小心引入阴囊内。缝合肉膜小口，把睾丸固定于阴囊内。

2. 分期睾丸固定术　高位睾丸虽经广泛游离，但精索长度仍不足以使睾丸无张力放入阴囊时，可考虑行分期睾丸固定术。

（1）手术步骤及应用解剖：①一期手术步骤与前述标准固定术相似。根据游离后精索的长度，将睾丸固定于耻骨结节、腹股沟韧带或阴囊上部。②将游离的精索及睾丸包裹在硅胶膜中，用丝线连续缝合，远端留一孔以便将睾丸固定于外环附近。应用硅胶膜包裹精索及睾丸，可以减少一期术后粘连，使再次手术时能较容易地将睾丸放入阴囊。③间隔6~12个月后再做二期手术。经原切口小心逐层切开，找到腹外斜肌肌腱处存留的缝合丝线，其下即为硅胶膜包裹的精索和睾丸。去除硅胶膜，于内环处向腹膜后游离精索。将睾丸无张力地固定在阴囊皮肤与肉膜之间的潜窝内。

（2）手术要点和注意事项：①腹股沟部或外环附近的隐睾，不论单侧或双侧，均采用腹股沟斜切口。位于腹膜后的隐睾，单侧者采用下腹部斜切口或腹股沟切口的延长切口。切开内环甚至向上延长切开腹膜，在髂窝内探查寻找。双侧者采用下腹部弧形切口或下腹部正中切口。这些切口可充分暴露腹膜后间隙，能在直视下游离精索血管，使手术获得满意效果。②无论在松解精索、关闭腹膜鞘状突或行疝修补时，均应避免损伤精索血管及输精管。③术中有时发现附睾和输精管而找不到睾丸，即睾丸和附睾分离。尽管术中经过仔细查找仍未发现睾丸，治疗不应在内环处切断精索而结束；术后要完全排除腹腔内睾丸的存在，若有，应做分期固定。分期睾丸固定术是一种较理想的治疗高位隐睾的手术方法，但由于分期手术增加了精索血管损伤机会，术后6%~17%的睾丸发生萎缩。④有时睾丸不能顺利引降至阴囊，需进一步游离血管并使精索能通过血管，可采用Prentiss技术，即切断腹横筋膜和腹壁下血管，可使精索和血管从腹股沟管出来向中间下降。

■ 单纯睾丸切除术

单纯双侧睾丸切除术适用于进展期前列腺癌患者的去势治疗。手术步骤如下。

1. 切口　将睾丸挤向阴囊皮肤，用食指和拇指固定睾丸，使阴囊皮肤紧绷。于阴囊上睾丸处做一横行或纵行切口，或做一长的横切口显露双侧睾丸。切开皮肤、肉膜层、提睾肌层至睾丸鞘膜。切开时尽量避开皮下可见血管。结扎或电凝出血点。用纱布推开阴囊各层，将睾丸连同鞘膜挤出（图14-23）。

2. 游离精索　向下牵拉睾丸显露精索及附睾，切断并结扎输精管，将精索血管分成2~3束切断并结扎（图14-24）。

3. 缝合切口　彻底止血后，阴囊内可以放置橡皮引流条，24 h后撤除。细丝线缝合肉膜及皮肤。同法进行对侧手术。

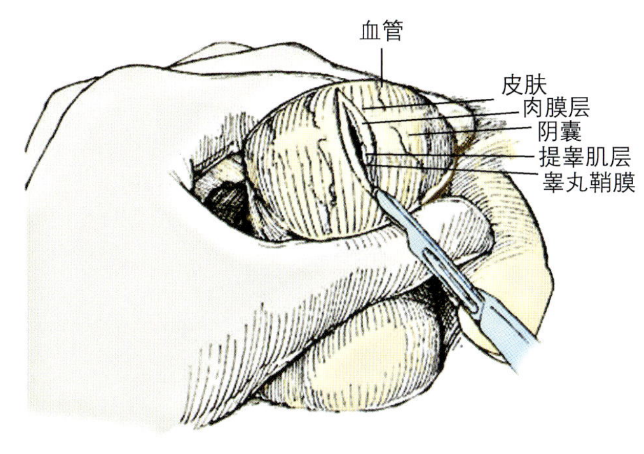

图14-23　切口

包膜内睾丸切除术

此法常用于进展期前列腺癌患者的去势治疗，以及希望保留正常阴囊外观的患者。手术步骤如下。

1. 如前述方式显露睾丸，沿睾丸纵轴切开白膜，切口长度等同睾丸。

2. 用纱布将白膜内所有内容物从白膜面剥离，直至睾丸门。电凝止血（图14-25）。

3. 用细丝线结扎或缝扎睾丸门，电刀切断。电凝基底部及清除所有间质细胞（图14-26）。

4. 连续缝合白膜，分别缝合肉膜层及皮肤。可以放置橡皮条引流。同法进行对侧手术（图14-27）。

根治性睾丸切除术

根治性睾丸切除术主要用于睾丸肿瘤的治疗。术前应测定血浆胎儿甲种球蛋白、乳酸脱氢酶及绒毛膜促性腺激素等；术后行胸片、腹部与盆部CT检查，并根据这些结果进行临床分期，然后决定下一步的治疗方案。

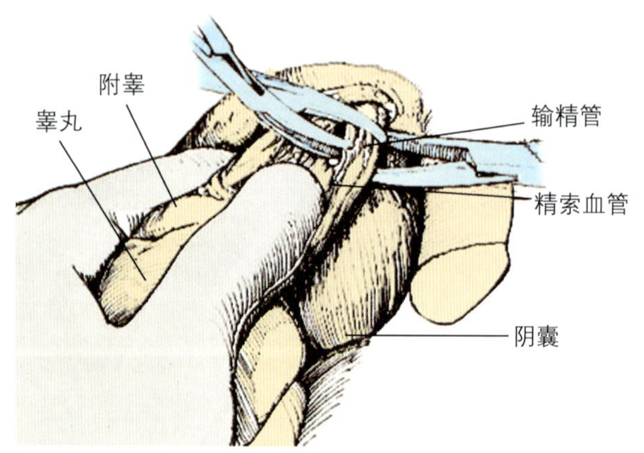

图14-24　游离精索

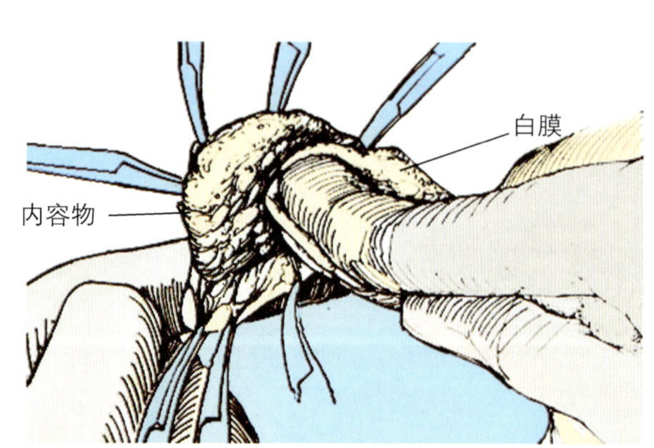

图14-25　用纱布将白膜内所有内容物从白膜面剥离

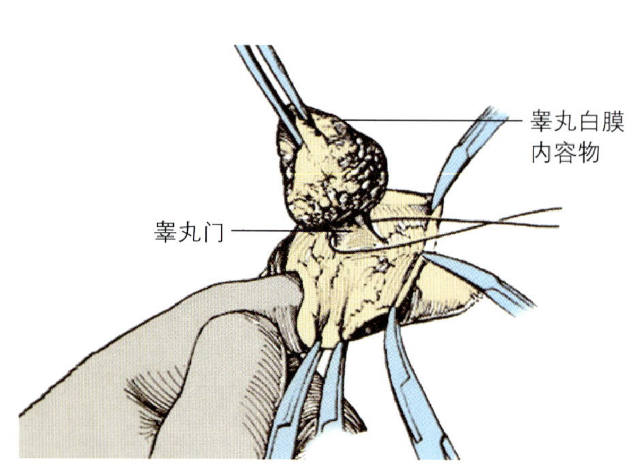

图14-26　电凝基底部及清除所有间质细胞

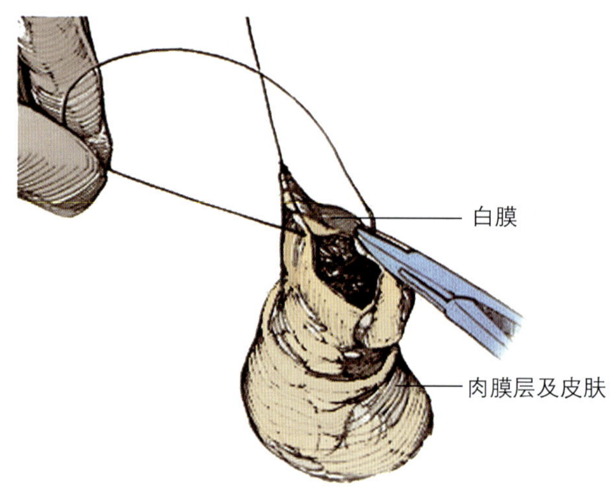

图14-27　缝合白膜、肉膜及皮肤

手术步骤

1. 切口　取腹股沟部与腹股沟韧带平行之切口。上端始于腹股沟内环，下端终于阴囊上部。切开皮肤、皮下脂肪。

2. 游离精索　确定皮下环，切开腹外斜肌腱膜，注意勿损伤位于其下的髂腹股沟神经。钝性游离精索内外侧缘，向下至耻骨结节（图14-28）。

用导尿管或橡皮条提起精索，向上游离精索至内环。结扎进入提睾肌的血管。游离输精管，于内侧返折处结扎后离断。在内环下方2.5 cm处用血管钳夹住导尿管，可起到止血带的作用（图14-29）。

3. 暴露睾丸　扩张阴囊颈部，向上牵拉精索远端，将阴囊内容物拉出切口之外，于睾丸底部钳夹、切断并结扎睾丸引带。如肿瘤体积较大，可进一步切开Scarpa筋膜，一般不需延长皮肤切口（图14-30）。

4. 若诊断不明确，可将睾丸置于纱垫上，切开睾丸白膜，直视下检查。一般不需组织学检查；如有必要，可行睾丸活检。但活检后应更换手术器械、巾单及手套。

5. 离断精索　于内环口导尿管的上方双重钳夹、切断精索，残端双重结扎。结扎线可做一标记，以便在淋巴结清扫时辨别。此时精索残端应置于腹膜后（图14-31）。

6. 缝合切口　冲洗切口，将联合肌腱缝至腹股沟韧带。重叠缝合腹外斜肌腱膜。依次缝合皮下组织及皮肤，无须放置引流，敷料加压包扎阴囊。阴囊内不宜同期植入睾丸假体（图14-32）。

手术要点和注意事项

1. 术前明确诊断为睾丸肿瘤者，须经腹股沟路径，在处理睾丸之前应于内环处阻断精索血管。若睾丸肿瘤的诊断存在疑问，在阻断血流之

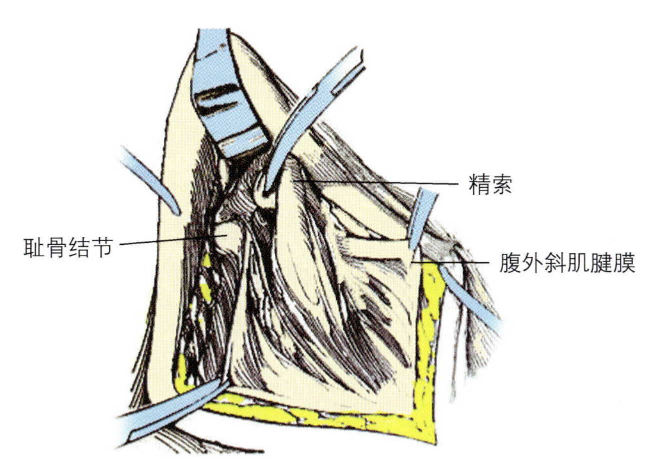

图14-28　游离精索

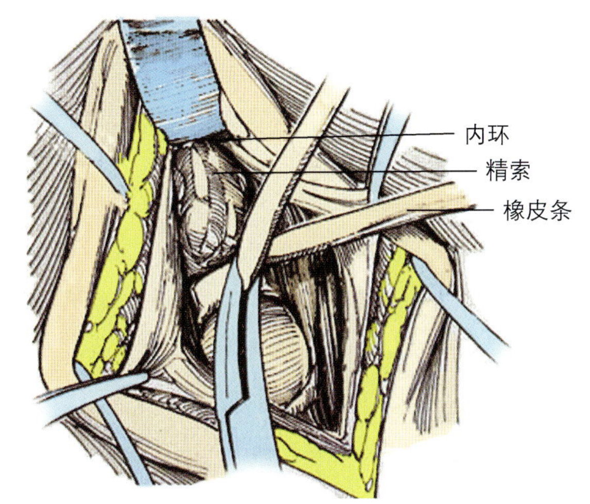

图14-29　用橡皮条提起精索，向上游离至内环

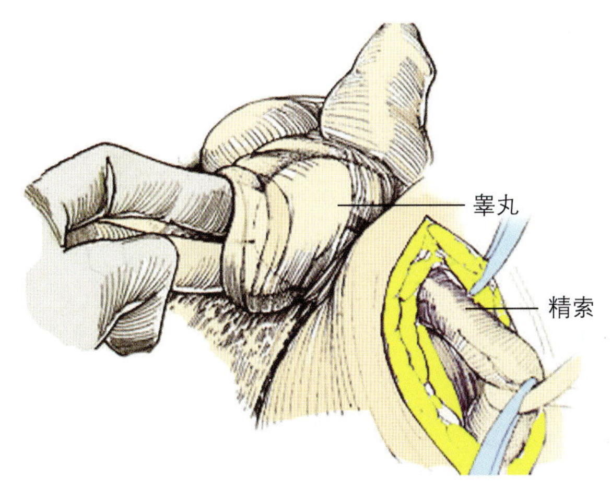

图14-30　暴露睾丸

后，直视下仍难确定，可行睾丸活检，待诊断明确后再行切除。

2. 对于非精原细胞瘤患者，若情况许可同期可行腹膜后淋巴结清扫术。

3. 睾丸非肿瘤性病变，原则上保留睾丸组织，必要时可行睾丸部分切除。

4. 精索血管和输精管要分别结扎、离断。精索离断后，残端应置于腹膜后，便于淋巴结清扫时能够找到精索。

附睾切除术

本术式的适应证包括：①附睾结核；②附睾良性肿瘤；③已确诊的慢性附睾炎，久治不愈，症状显著，而无生育要求者。

手术步骤及应用解剖

1. 切口　用左手握住患侧睾丸并绷紧阴囊皮肤。在阴囊前外侧相对无血管区做一长约4 cm纵行切口。逐层切开皮肤、肉膜、Colles筋膜、精索外筋膜及提睾肌，直达睾丸鞘膜。如为结核，切口应延长至腹股沟管外环，以便先结扎、切断远端输精管。用弯血管钳沿鞘膜壁层表面游离，并将其挤出切口之外。

2. 切开睾丸鞘膜，显露附睾　用尖刀切开睾丸鞘膜，显露附睾，注意附睾病变部位和程度是否与术前诊断相符，及其与周围关系。

3. 切除附睾　在附睾头做一牵引线，用小圆刀在附睾头部与睾丸交界处做锐性分离，离断、结扎输出小管。分离时紧靠附睾，以免损伤进入睾丸的血管，经附睾体直达附睾尾部（图14-33）。

然后切开精索的覆盖筋膜，分离出一段输精管，于高位钳夹离断，用3-0铬制肠线结扎，向下游离至附睾尾部，仔细将附睾从睾丸表面切除（图14-34）。

4. 电凝或结扎活动性出血，用3-0铬制肠线将睾丸内膜的创面缝合。缝合精索外的筋膜组织，以覆盖精索血管。睾丸鞘膜不必缝合。将睾丸还纳阴囊内，放置橡皮条引流；结核手术不应放置引流。用细丝线间断缝合提睾肌及皮肤（图14-35）。

手术要点和注意事项

1. 附睾切除时病变粘连紧密者，可在附睾的固有鞘膜下剥离，以防损伤周围的组织。

2. 附睾结核患者在附睾尾部的病变常含有干酪样物质和脓液，切除时应从白膜外找到正确的

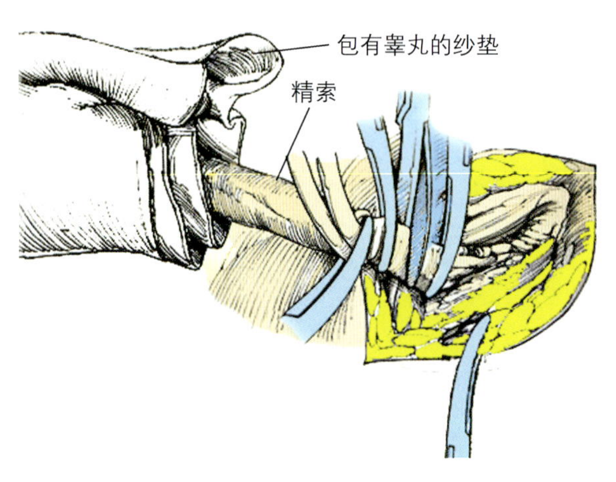

图14-31　离断精索

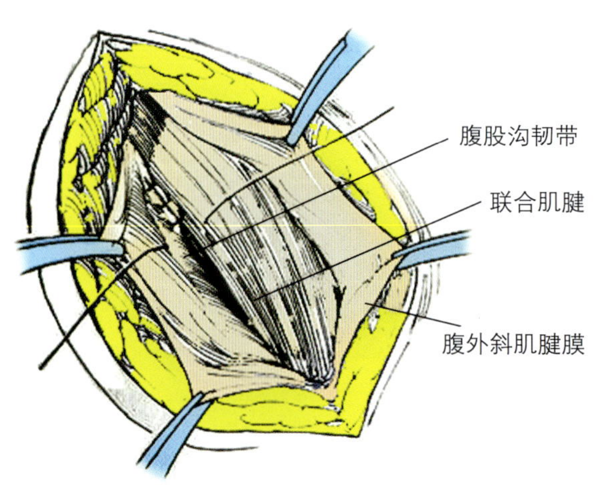

图14-32　缝合切口

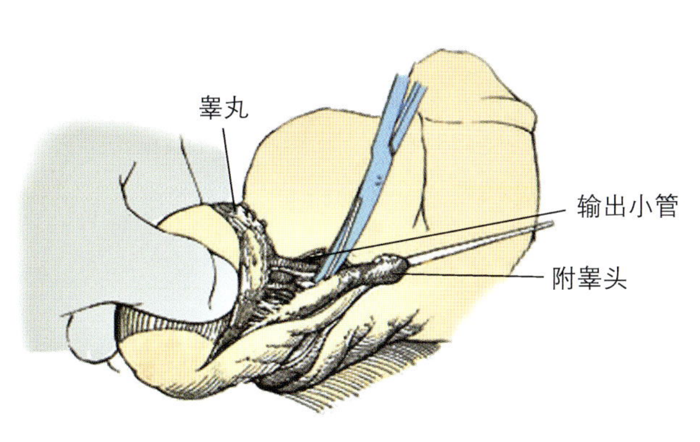

图14-33 切除附睾

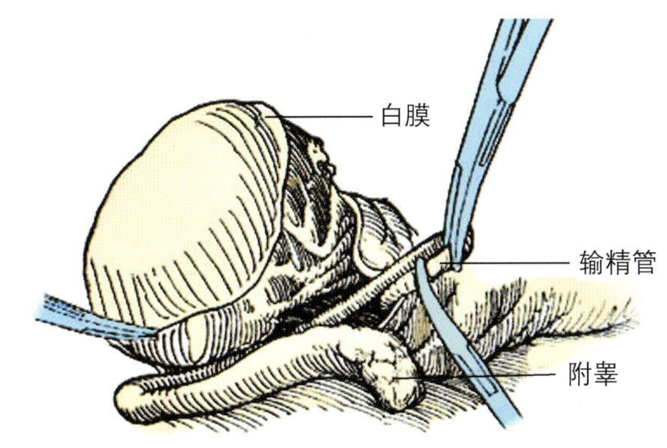

图14-34 分离输精管，于高位钳夹离断

剥离平面。若术中发现附睾结核已广泛累及睾丸时，应争取做睾丸切除。

3. 术中疑为附睾恶性肿瘤时，需切取组织做快速冰冻病理检查。如为恶性肿瘤，需另做腹股沟切口，于高位将精索结扎切断，切除睾丸，以后再决定是否清扫腹膜后淋巴结。

4. 剥离输精管时要仔细，防止损伤精索血管。一旦损伤，不要盲目结扎，争取做血管吻合，防止轻率切除睾丸，尤其对未生育者更是如此。

术后处理

1. 为限制手术区活动可应用无弹力的特大阴囊悬带，不宜使用加压包扎。

2. 根据患者病情使用抗生素或抗结核药物。

3. 橡皮条引流于术后24 h拔除。

4. 术后5~6 d拆线。

精索静脉结扎术

经腹膜后精索静脉高位结扎术（Palomo术式）

精索内静脉经内环口进入腹膜后，此处分支较少，常合并为1~2支，所以腹膜后途径结扎较为彻底。缺点是解剖层次深，不易显露。适用于原发性精索静脉曲张，侧支循环良好，经腹股沟结扎失败的病例。手术步骤如下。

1. 切口 与腹股沟韧带平行，自内环斜向上做4~5 cm长的皮肤切口，依次切开皮肤、皮下组织及腹外斜肌腱膜（图14-36）。

2. 显露 钝性分开腹内斜肌、腹横肌和腹横筋膜，在侧腹膜外钝性游离，向内上推开腹膜，髂窝即可清晰显露。精索血管往往与侧后腹膜附着，位于腹膜外脂肪内（图14-37）。

3. 游离 若在内环处显露，则可见输精管转向内下，精索内动静脉向后上方行走。若显露部位较高，则仅见斜向后上方行走的曲张增相的精索内静脉及动脉。内环以上的精索内静脉常为1条，也可为2~3条。分离精索内静脉，注意保护精索内动脉（图14-38）。

4. 处理精索内静脉 钳夹切断精索内静脉，丝线双重结扎两断端（图14-39）。

5. 关闭切口 彻底止血，逐层缝合切口。

经腹股沟精索静脉结扎术（Ivanis-sevich术式）

适用于：①原发性精索静脉曲张且侧支循环良好；②症状较严重，而保守治疗无效者；③精液质量差，导致不育。

1. 手术步骤

（1）切口：腹股沟上方、自内环到外环斜行切口。切开皮肤、皮下组织和腹外斜肌腱膜，

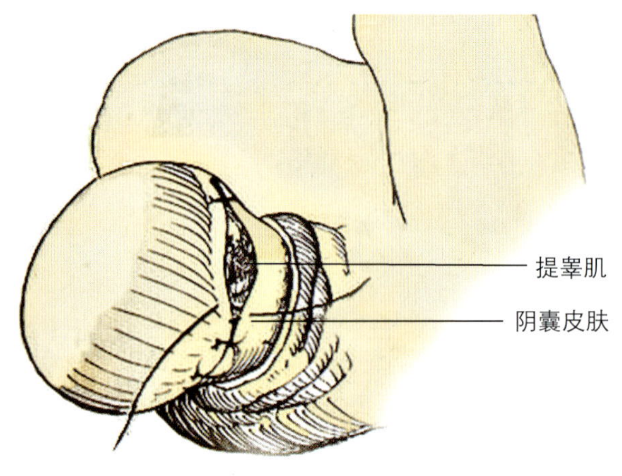

图14-35　缝合提睾肌及皮肤

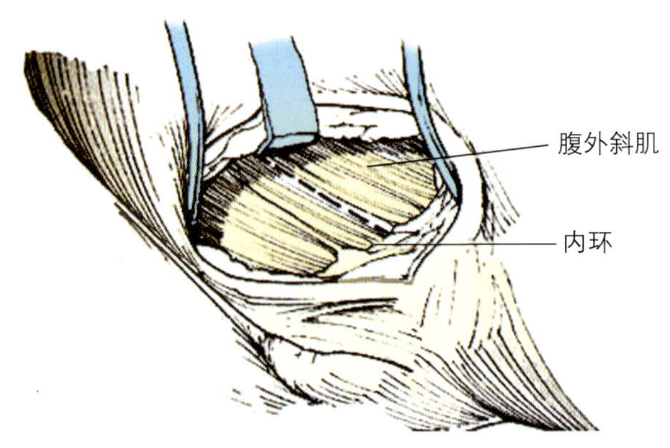

图14-36　切口

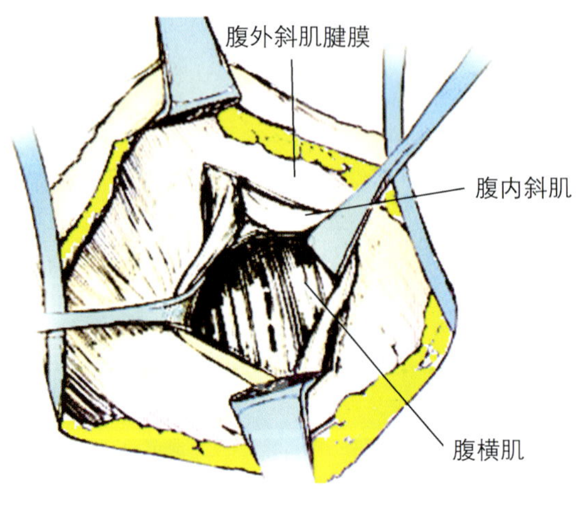

图14-37　显露

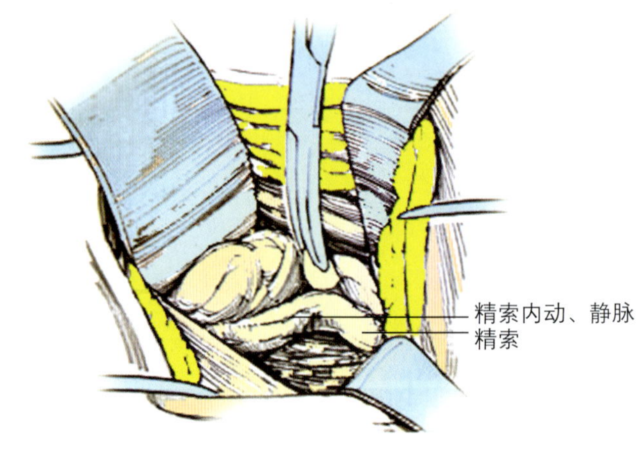

图14-38　游离

注意保护精索上方的髂腹下神经及其下方的髂腹股沟神经（图14-40）。

（2）游离：向上牵开腹内斜肌和腹横肌，切开提睾肌和精索内筋膜，显露曲张静脉（图14-41）。

向上分离曲张的精索静脉达内环处。精索内动脉和输精管予以保护，向外环方向分离曲张的精索内静脉约5 cm（图14-42）。

（3）处理精索静脉：于内环口钳夹、切断精索内静脉，并将已游离的约5 cm的曲张精索切除。两断端双重结扎或缝扎，两端各留一长线尾（图14-43）。

（4）缩短精索：扎紧两断端线尾，将断端拉拢并缩短精索。将两线尾各穿圆针，悬吊缝合于腹内斜肌和腹横肌游离缘，结扎两线尾，使睾丸进一步上提。

（5）关闭切口：间断缝合提睾肌，用7号丝线间断缝合腹外斜肌腱膜，注意外环口处松紧，以可容纳一小指尖为宜，逐层缝合皮下组织和皮肤（图14-44）。

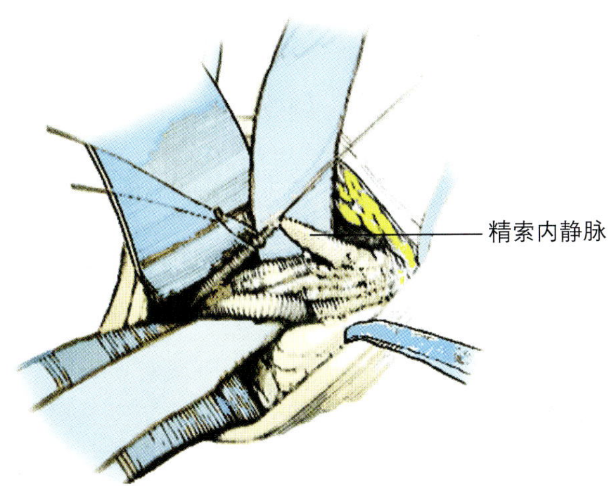

图14-39　钳夹切断精索内静脉

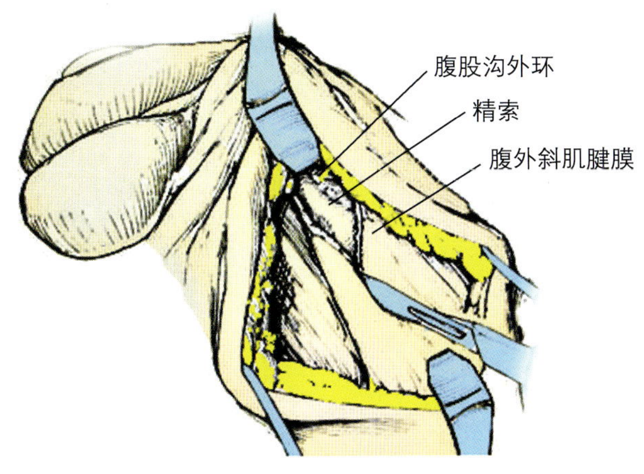

图14-40　切口

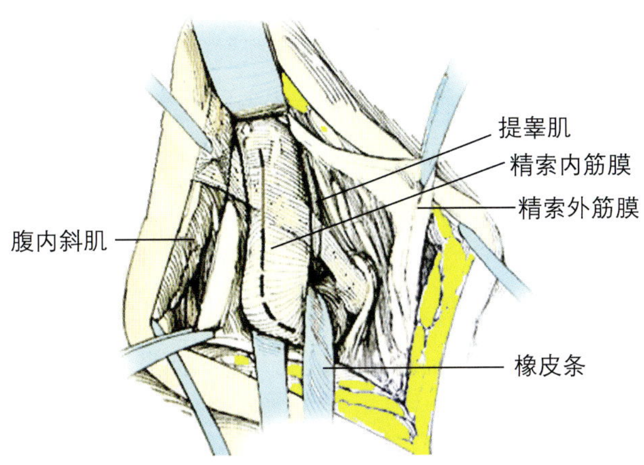

图14-41　游离

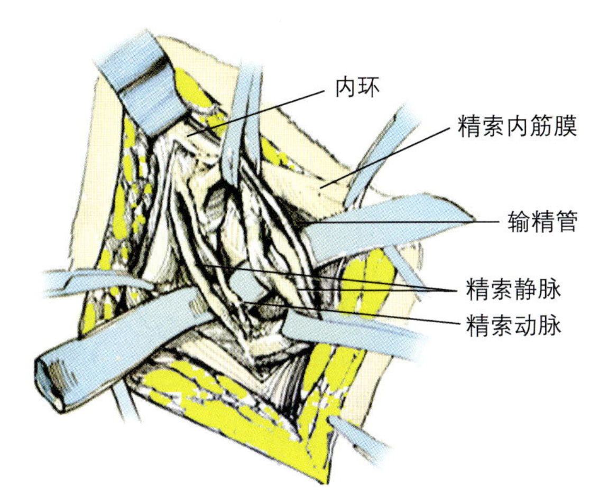

图14-42　分离曲张的精索静脉

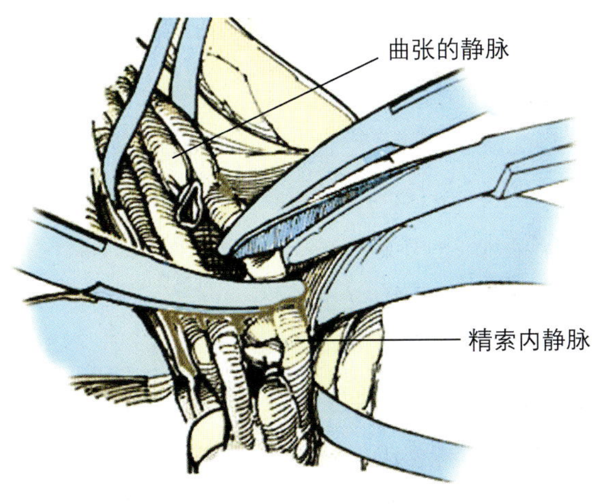

图14-43　钳夹切断精索内静脉

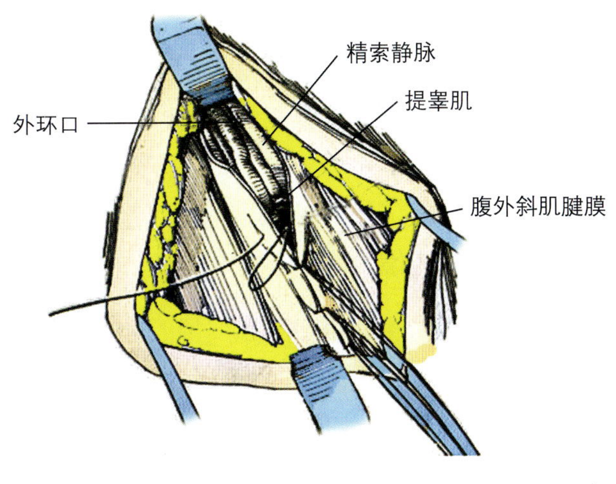

图14-44　关闭切口

2. 手术要点和注意事项

（1）注意保护精索内动脉及输精管。

（2）辨清精索内动脉和静脉是减少并发症、保证手术成功的关键。牵拉过度，易引起静脉空虚、动脉痉挛，使辨认困难，因此术中应尽量避免。

（3）输精管较硬易于辨认，精索内动脉一般与其伴行，故先将二者游离，剩余的血管为精索内静脉，可集束结扎。

（4）内环口处的精索内静脉分支少，此处结扎不易遗漏。

（5）术中注意有无疝囊和交通性鞘膜积液存在，若有一并处理。

显微精索静脉结扎术

近年来，有较多行显微精索静脉结扎术的报道，均在手术显微镜下操作。据报道该术式优点为：静脉侧支、睾丸动脉、输精管动脉和淋巴管，甚至提睾肌动脉在手术显微镜下均可清晰显示，漏扎、误扎减少，能提高手术效果，减少术后复发、睾丸萎缩和鞘膜积液等并发症。

适应证同经腹股沟精索静脉结扎术。手术步骤如下。

1. 外环处切口（腹股沟下途径）或腹股沟切口（经腹股沟途径）。

2. 游离输精管及动脉并牵开保护，结扎、切断曲张的输精管静脉。

3. 切开精索内筋膜，显露睾丸动脉、淋巴管及曲张的精索内静脉，显微镜下可清晰分辨以上组织解剖。保护睾丸动脉及较大的淋巴管，尽量剥净并切断结扎所有曲张静脉。

4. 逐层缝合切口。

腹腔镜精索静脉高位结扎术

目前大多数有条件的医院已普遍开展了腹腔镜精索静脉高位结扎术。该术式高位结扎彻底、简便、安全、恢复快，对双侧精索静脉曲张患者更为适合。先制造人工气腹，建立操作通道，在腹腔镜下很容易发现出自内环口的精索内静脉。助手牵拉患侧睾丸时，可进一步得到证实。将精索内静脉游离，钛夹夹闭、切断，释放腹膜腔内气体，缝合切口。

NCS的治疗方法根据其临床症状不同而有很大差异，对于无症状或年龄小于18岁的年轻患者选择保守观察治疗，并至少观察2年。对于反复、长期血尿并明显贫血，以及淤血导致左腰痛、性腺血管严重曲张者，保守治疗效果较差，需要手术治疗及介入治疗（血管内支架植入术）。手术的目的在于解除LRV受压，改善淤血症状，使LRV内的血流畅通。NCS手术方式（开放、腹腔镜或机器人手术）包括肠系膜上动脉移位术、左肾静脉外支架固定术、左肾静脉下移—下腔静脉端侧吻合、卵巢静脉下腔静脉端侧吻合术、脾静脉左肾静脉端侧吻合术及自体肾脏移植等手术方式。对于合并重度精索静脉曲张患者可行左侧精索静脉高位结扎+左精索内–腹壁下静脉分流术。

1. 左肾静脉外支架植入固定术　1988年Barnes等首次报道应用血管外支架治疗胡桃夹综合征。2001年首例腹腔镜下血管外支架手术完成。可经腹或后腹腔途径，沿消化系统与左肾Gerota’s筋膜前层之间隙进行充分分离可显露左肾静脉、左肾上腺及左生殖腺静脉，打开左静脉血管鞘，游离松解左肾静脉主干至汇入腔静脉处。结扎左肾上腺静脉及腰静脉，是否结扎左侧生殖腺静脉要根据是否存在生殖腺静脉曲张决定。术中可暂时抬高肠系膜上动脉，通过观察左肾静脉远端充盈情况进一步验证左肾静脉压迫情况。将血管外支架（如带环人工血管）包绕在左肾静脉外。注意将外支架与周围组织固定，防止术后支架移位。封闭结扎邻近的淋巴管，防止术后淋巴瘘。腹腔镜下左肾静脉外支架固定术与传统术式相比，具有创伤小、并发症少、恢复快等特点。

2. 各类血管吻合术　包括肠系膜上动脉移位术、左肾静脉下移–下腔静脉端侧吻合、卵巢静脉-下腔静脉端侧吻合术、卵巢静脉-髂外静脉端侧吻合术、脾静脉左肾静脉端侧吻合术等。以左肾静脉下移-下腔静脉端侧吻合报道较多。手术可经腹或后腹腔途径，开放、腹腔镜或机器人辅助下完成。术中左肾静脉在左生殖腺静脉汇入处右侧阻断，有利于阻断期间左肾静脉血液通过左生殖腺静脉回流。于左肾静脉汇合处离断，下移至腔静脉远端左侧壁做端侧吻合。术后常规进行抗凝治疗。

3. 左侧精索静脉高位结扎+左精索内-腹壁下静脉分流术　腹壁下静脉行于腹直肌深面，经半环线出腹直肌鞘，在腹膜与腹横肌之间走向外下方，经腹环内侧在腹股沟韧带上方注入髂外静脉。腹壁下静脉94%为两支，与腹壁下动脉伴行（图14-45），通常内侧支较粗，约64%在注入髂外静脉前汇合成公干。腹壁下静脉内径正常为1.3~3.6 mm，长度6.9~9 cm。腹壁下静脉解剖位置相对固定，变异很少。精索内静脉与腹壁下静脉解剖位置较近，容易分离和吻合。且腹壁下血管走向从内上到外下（图14-46），与精索内静脉走向一致，行血管端-端吻合，吻合口角度小，不易形成血栓和管腔狭窄。从血流动力学上分析，曲张的精索内静脉压力高于腹壁下静脉压，左肾静脉受压时尤为明显。腹壁下静脉是垂直下流，吻合后精索内静脉返流血液可顺利汇入。多数腹壁下静脉有1~2个健全的静脉瓣，施行静脉吻合术以后，能防止盆部大静脉血的倒流。

以左侧腹股沟内环口为止点做左下腹斜形切口，长6~8 cm。切口经腹直肌外侧缘，可准确定位左侧腹壁下血管。游离一支管径稍粗的左腹壁下静脉（图14-47），远心端结扎，近心端（汇入髂外静脉端）游离长4~5 cm，血管夹夹闭，肝素盐水冲洗管腔待吻合用。分离左精索内静脉，选择管径增粗的一支左精索内静脉，远心端（近睾丸端）结扎。近心端（汇入左肾静脉端）游离长4~5 cm。左精索内静脉近心端夹闭后多可见该静脉管壁紧绷并弓状迂曲，提示静脉内压增高，修剪断端成一斜行椭圆状，肝素盐水冲洗管腔待吻合用，打开血管夹应可见返流的血液流出，提示存在返流。其余精索内静脉分支予切断后两端双重结扎（注意保留精索动脉）。显微镜下无损伤血管缝线将左精索内静脉近心端与左腹壁下静脉近心端做端-端吻合6~8针。撤除血管夹，见血管立即充盈，做通畅试验显示管腔通畅（图14-48）。该手术方式充分利用侧支血管建立的畅通血液回路缓解了左肾静脉回流压力，具有手术简单、安全、创伤小的特点。

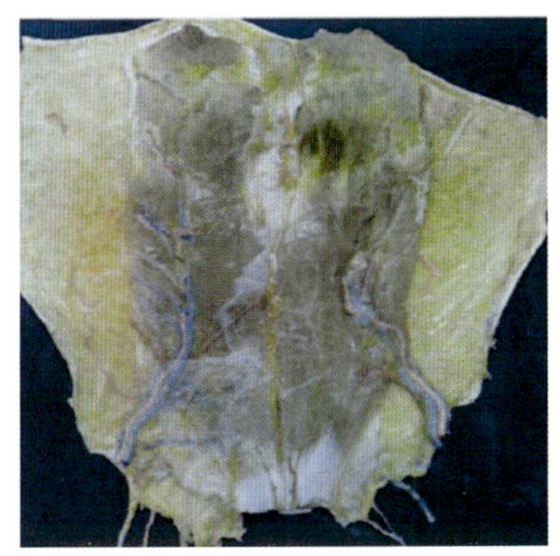

图14-45　腹壁下动静脉实体解剖图

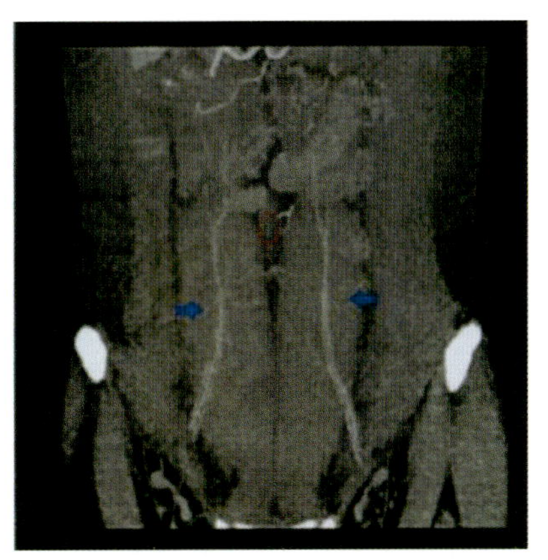

图14-46　腹壁下动脉的CTA图

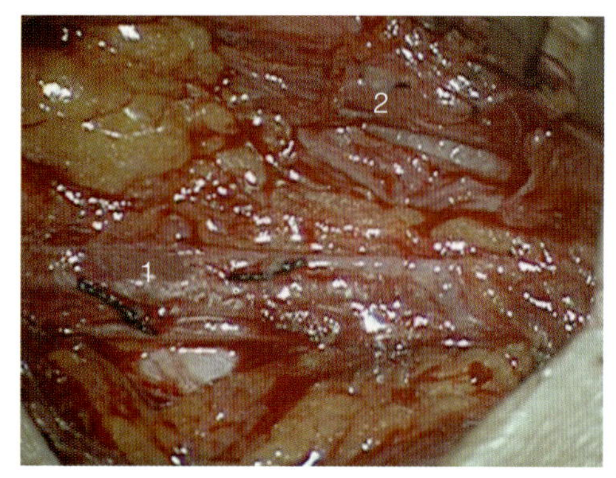

1.腹壁下血管；2.精索内静脉。

图14-47　术中游离左腹壁下静脉

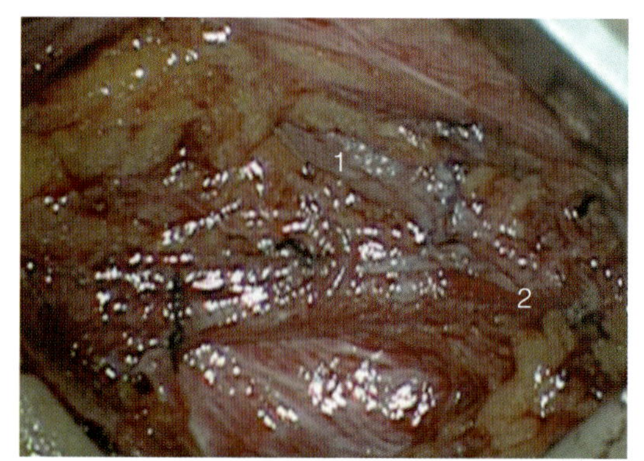

1.精索内静脉；2.腹壁下静脉。

图14-48　吻合的精索内-左腹壁下静脉

■输精管结扎术

输精管结扎术（vasoligation）是一种简单、安全可靠的绝育手术，是计划生育的主要手术之一。输精管结扎术阻断了精子的输送通道，使精子淤积于附睾尾部，以后液化吸收。输精管结扎术后十多年再行吻合者，仍能恢复生育能力，证明该手术对生精小管上皮并无影响，对间质细胞的雄激素分泌更无妨碍。因此，术后男性第二性征不会发生变化，也不会影响性功能和体力。

本术式适用证：①已有子女的夫妇，经过双方同意，可行双侧输精管结扎；②一侧附睾和前列腺结核，为防止对侧感染，可行对侧输精管结扎术。禁忌证：①全身性感染或泌尿生殖系统感染，阴囊局部皮肤炎症、严重精索静脉曲张等情况者，应待治愈后施行；②有严重贫血、出血性疾病、神经官能症、精神病或其他严重慢性疾病者，应该用其他有效节育措施。

手术步骤

1. 固定输精管　以三指法将输精管固定于阴囊皮下，张开阴囊皮肤，同时推开精索血管。在距附睾尾部较远部位无血管区做局部浸润麻醉。在麻醉和分离过程中，应保持手指固定，以免输精管滑脱（图14-49）。

2. 分离输精管　用输精管分离钳或蚊氏血管钳从针眼刺入阴囊壁，扩大裂口至0.3~0.4 cm，分离输精管（图14-50）。

3. 提起输精管　用输精管固定钳夹住输精管，提到切口外。剥离输精管：纵行切开精索内筋膜及输精管外膜，露出乳白色的输精管壁。用分离钳紧贴输精管分离，将其剥离出来提至外膜切口外（图14-51）。

4. 分离、结扎输精管　分离出长约1.5 cm的一段输精管，注意避免损伤输精管动脉。用4号丝线结扎输精管近端（近附睾侧），结扎线暂不剪断。在输精管远端另绕一线，暂不结扎（图14-52）。

5. 注射杀精溶液　在两结扎线间切开输精管，用平头针向精囊方向插入输精管腔，缓慢注入杀精子溶液（如0.5%~1%普鲁卡因、1∶10 000醋酸苯汞或1∶3 000新洁而灭溶液3 mL），以杀灭输精管内精子。

6. 输精管远端反折结扎　结扎输精管远端，线头先不剪断，于二者间切断输精管。持止血钳反折输精管近侧（或远侧）断端，利用近端（或远端）结扎线在反折处再度结扎，切除反折端多余的输精管1~1.5 cm。近睾丸端亦可用周围筋膜包埋以隔离两断端。

7. 闭合裂口　确切止血后，将输精管送还阴

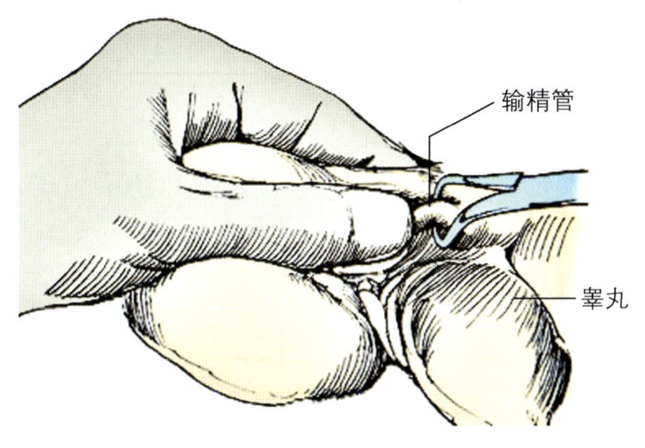

图14-49　固定输精管

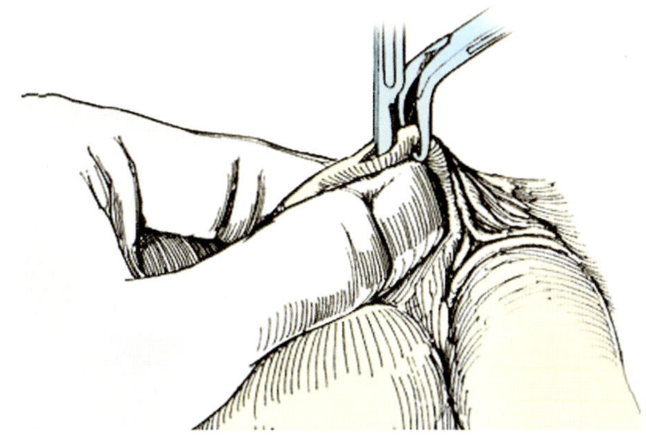

图14-50　分离输精管

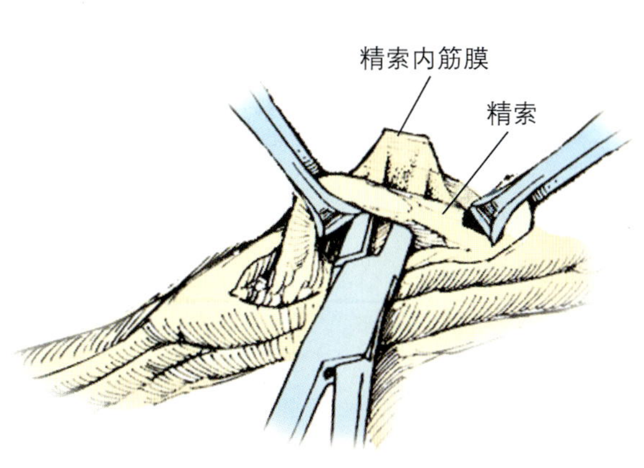

图14-51　用输精管固定钳夹住输精管，提到切口外

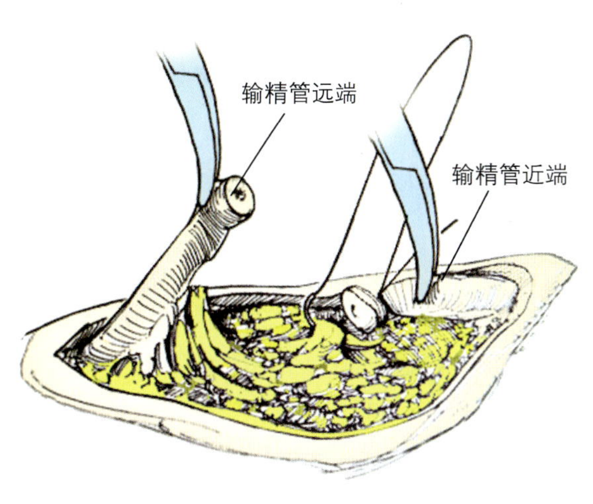

图14-52　分离、结扎输精管

囊内，皮肤裂口钳压闭合或缝合1针。同法结扎对侧输精管。

手术要点和注意事项

1. 在局麻后切开皮肤前，可直接用输精管固定钳经皮肤外固定输精管。

2. 输精管结扎部位宜在精索段，不应距附睾和皮下环太近。

3. 在结扎输精管前也可不注射杀精子的溶液，但因精囊内尚存有活精子，术后应严格避孕，且避孕时间应予延长。

4. 输精管远端可不做反折结扎，但切除的输精管应长于1 cm，以免再通。

■ 输精管吻合术

输精管吻合术是将人为断通或病理性断通的输精管修复，从而使之恢复畅通的手术。输精管绝育术后如需要再育时，或术后并发症经保守治疗无效，需手术治疗时，都要行输精管吻合（复通）术。20世纪70年代前，输精管复通皆用肉眼吻合输精管，因此复通率较低，为30%~60%，复孕率也仅为5%~35%。近些年随着显微吻合技术的发展和逐步普及，缩短了手术时间，减少了手术并发症，术后狭窄概率更小，复通率更高。

手术适应证：①输精管阻断后要求再育者；②输精管阻断术后，并发非手术治疗不愈的附睾郁积症者；③输精管阻断术后，发生严重的性功能障碍，久治无效者；④外伤或手术时意外损伤输精管者。

手术步骤

1. 输精管结扎术后患者阴囊可触及结扎点硬结，于硬结处切开，游离出输精管，于硬结两端切断输精管，远侧端通畅试验，近侧端按摩附睾取液送检（图14-53~55）。

2. 固定两断端输精管，8-0非吸收线全层吻合断端输精管4~6针，后各针距间补充缝合输精管外膜层各一针。

手术要点和注意事项

1. 术前详细询问病史，输精管结扎时间，手术、外伤史（如疝修补术等）。辅助检查：精液分析（离心镜检）、生殖系统B超、性激素6项、输精管造影、精浆生化、染色体检查、Y染色体微缺失等。

2. 输精管近侧端按摩附睾取液送检未见精子，改行输精管附睾吻合术。

■ 腹膜后淋巴结清扫术

腹膜后淋巴结清扫术主要适用于非精原性生殖细胞瘤或精原性生殖细胞瘤伴有AFP、HCG升高者，与睾丸切除术同期或术后二期施行。常采用腰麻或连续硬膜外麻醉，一般采用仰卧位。常用的腹膜后淋巴结清除术式有根治性、改良性、保留神经性及腹腔镜腹膜后淋巴结清扫术4种术式。

根治性腹膜后淋巴结清扫术的清扫范围为上至肾静脉、左右输尿管、下至髂总动脉分支下方约2 cm。清除此范围内的病灶及淋巴管、脂肪和

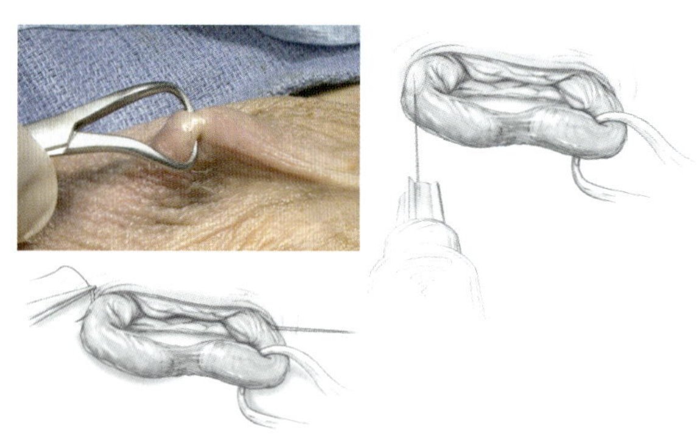

图14-53　梗阻部位确认、输精管游离和附睾取液送检

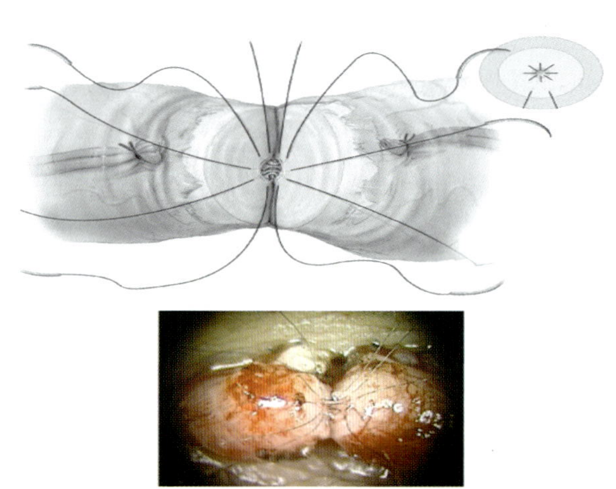

图14-54　全层吻合输精管断端

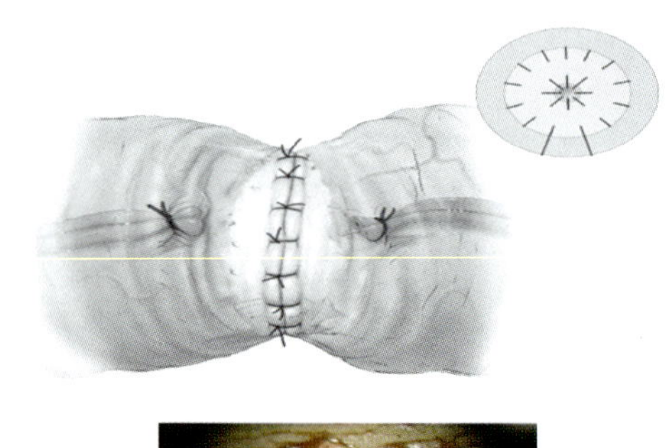

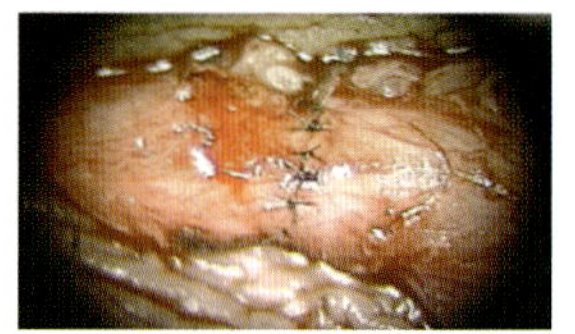

图14-55　缝合输精管外膜层

结缔组织。该项手术创伤大，容易发生一些并发症。改良性腹膜后淋巴结清扫术可减少手术近期并发症，且对肿瘤的5年生存率无明显影响，适合于早期、分期低患者。清扫范围：右侧睾丸肿瘤淋巴结清扫上起右肾门，外至输尿管，下达右髂总动脉分支，内侧重点清扫腔静脉旁、腔静脉与主动脉间的淋巴及结缔组织，保留两侧交感神经链和肠系膜下动脉。左侧睾丸肿瘤淋巴结清扫上起左肾门，外至输尿管，下至左髂总动脉分支，内侧至主动脉旁及其与下腔静脉间隙组织，保留肠系膜下动脉，并注意保护骶副神经（图14–56）。

右侧腹膜后淋巴结清扫术

手术步骤

1. 切口　从剑突至耻骨联合做腹正中切口，必要时可向第8或第9肋间延长。切开皮肤、皮下及腹膜等至腹腔。切断肝镰状韧带，将肝牵拉至上方。探查肝、脾、胰、双肾、肠和腹膜后淋巴结情况，确定有无手术可能性。如仅行患侧腹膜后淋巴结清扫术，也可做腹正中旁切口，从腹膜后路径进入（图14–57）。

2. 显露右侧腹膜后间隙　从结肠肝曲至盲肠外侧缘切开结肠旁沟的后腹膜，切口下端绕过盲肠转向内上，沿小肠系膜根部左侧向上至Treitz韧带。游离结肠肝曲及升结肠，显露右肾下极及输尿管，将后腹膜切口经Winslow孔向上延长，越过腔静脉至十二指肠空肠曲（图14–58）。

游离十二指肠横部，即可显露主动脉、腔静脉和右肾蒂。必要时可切断胃结肠韧带，游离十二指肠降部，可使右侧腹膜后间隙暴露更充分。将小肠、盲肠及升结肠置于肠袋，用拉钩拉开，注意不要压迫肠系膜上动脉（图14–59）。

3. 右侧腹膜后淋巴结清扫　于右肾静脉水平切开腔静脉壁前面的组织，在血管壁与外膜之间隙开始剥离。清扫右肾静脉与腔静脉周围组织，于腔静脉前壁右侧精索静脉汇入处将其结扎、切断（图14–60）。

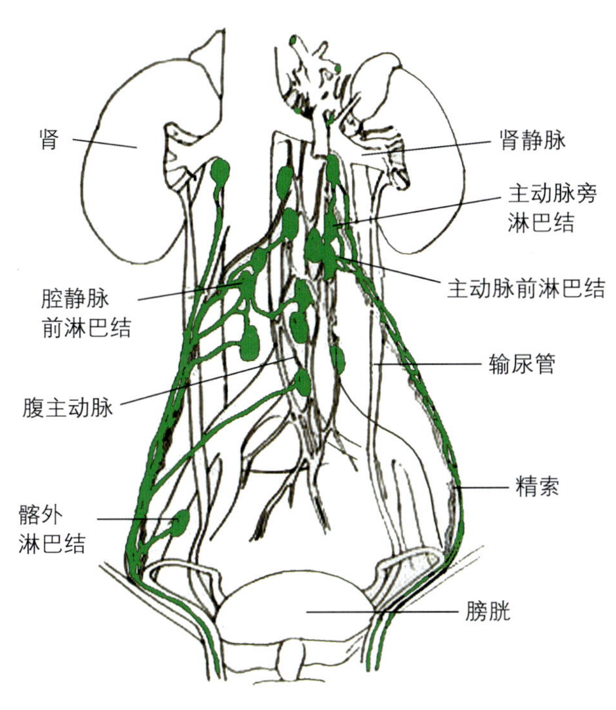

图14–56　淋巴结清扫范围

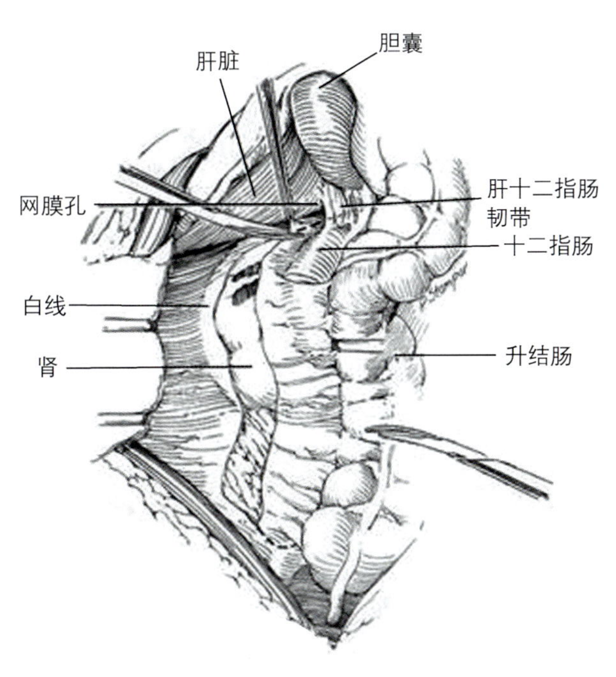

图14–57　切口

游离右输尿管，结扎、离断其与右精索血管相通的侧支。沿腔静脉向下，锐性及钝性剥离至右髂总动脉、髂外动脉的上1/3及对侧髂总血管的分支处。用静脉拉钩向左侧牵开主动脉及腔静脉，游离出腔静脉后面的右肾动脉，游离组织经腔静脉后方递至中线。于近心端结扎切断所有淋巴管（图14-61）。

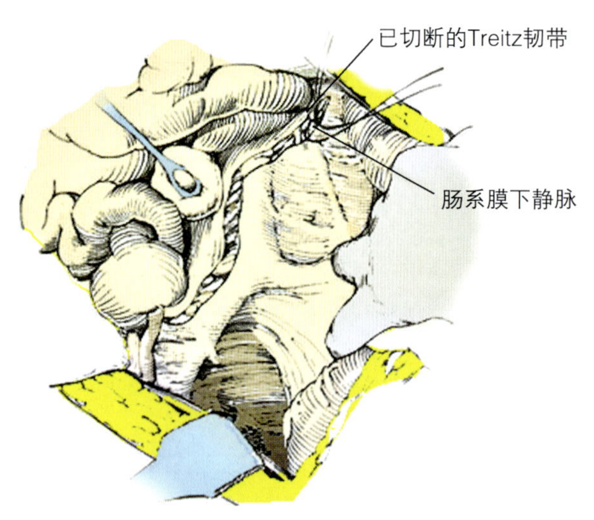

图14-58　显露右侧腹膜后间隙

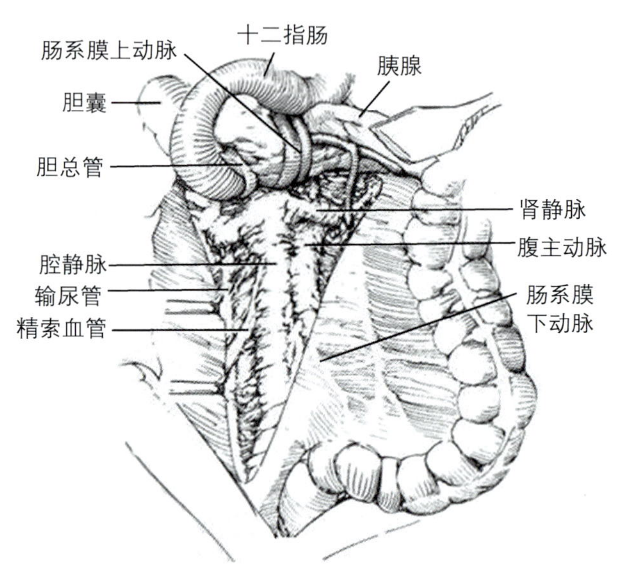

图14-59　游离十二指肠横部

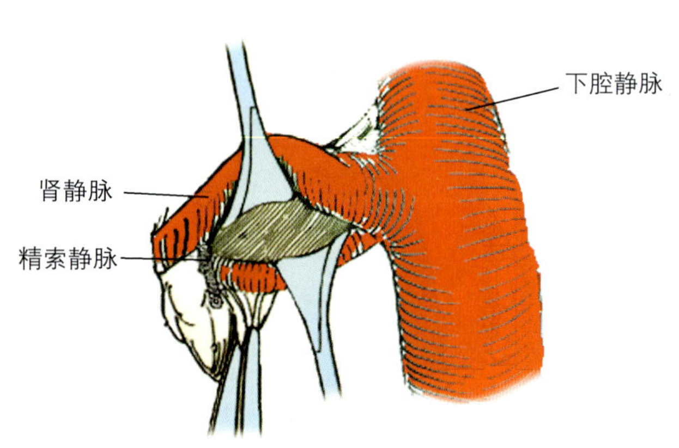

图14-60　清扫右肾静脉与腔静脉周围组织

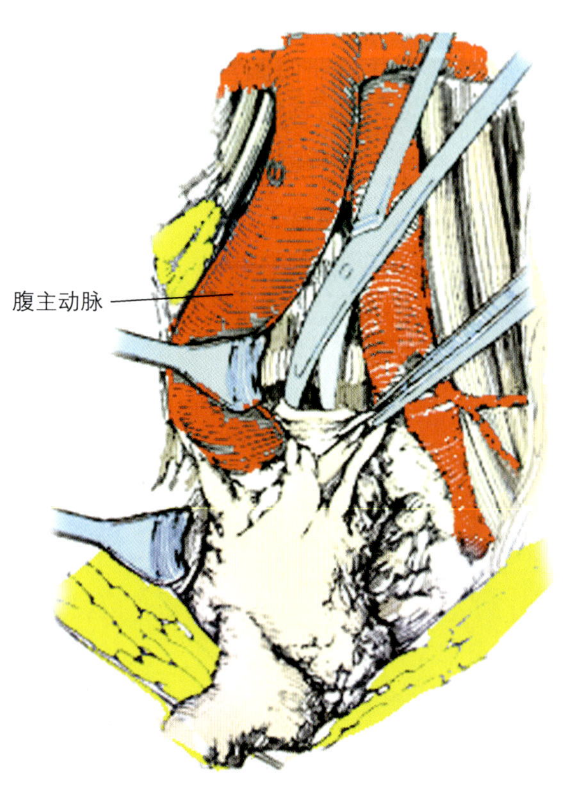

图14-61　游离结扎切断所有淋巴管

清扫肾蒂周围、主动脉腔静脉间、腔静脉后及主动脉后的所有淋巴管、脂肪及结缔组织。必要时可结扎切断部分腰动静脉，有助于更好地止血及剔除主动脉、腔静脉旁的淋巴组织。沿精索血管向下至腹股沟内环，切除全部精索血管，包括睾丸切除时留下的精索残端。至此，右侧腹膜后淋巴结清扫完毕。

左侧腹膜后淋巴结清扫术

手术步骤

1. 显露左侧腹膜后间隙　于降结肠外侧缘切开腹膜返折部，游离左半结肠。钝性分离胰腺体尾部，切断胃脾韧带，向内上方牵开胰腺和脾脏，即可显露左肾蒂、腹主动脉和腔静脉，从而显露左腹膜后上半部（图14-62）。

如单纯性左侧清扫术，还可在肠系膜下动脉右侧切开腹膜，于肠系膜及腹膜后行钝性分离，即可显露位于左腹膜后下半部的腹主动脉、下腔静脉和髂血管。

2. 左侧腹膜后淋巴结清扫　左侧腹膜后淋巴结清扫的手术操作方法及清扫次序如同右侧，即于左肾静脉水平的腔静脉前壁开始游离，先清扫腔静脉和肾静脉周围的组织，再依次清扫其他部位的淋巴结、脂肪及结缔组织（图14-63）。

3. 缝合切口　彻底止血，冲洗腹腔及腹膜后间隙。腹膜后间隙放置橡皮引流管引流。逐层缝合切口。

保留神经的腹膜后淋巴结清扫术

保留神经的腹膜后淋巴结清扫术的手术路径、操作方法及清扫次序基本上同左、右侧腹膜后淋巴结清扫术相一致。但有几点需注意：①交感神经链一般位于腰动静脉的外侧，因此在清扫下腔静脉、主动脉周围的组织时，可先结扎切断腰血管，分离出交感神经链并将其牵开后再行清扫。②对侧淋巴结清扫时尽量不要超过肠系膜下动脉水平。因腹下神经丛位于主动脉分叉处，手术时易损伤，故清扫时应避开此处。

胸腹联合切口淋巴结清扫术

胸腹联合切口淋巴结清扫术适用于骨盆以上有大体积的腹膜后淋巴结肿块及过度肥胖患者，特别适合于清扫肾血管上方及后纵隔的淋巴结。手术操作方法及手术技巧可参考经腹正中切口左、右腹膜后淋巴结清扫术。

采取腰腹扭转体位，肩部垫高30°~45°，背部与手术台边缘平齐，同侧臀下可放置一沙袋。

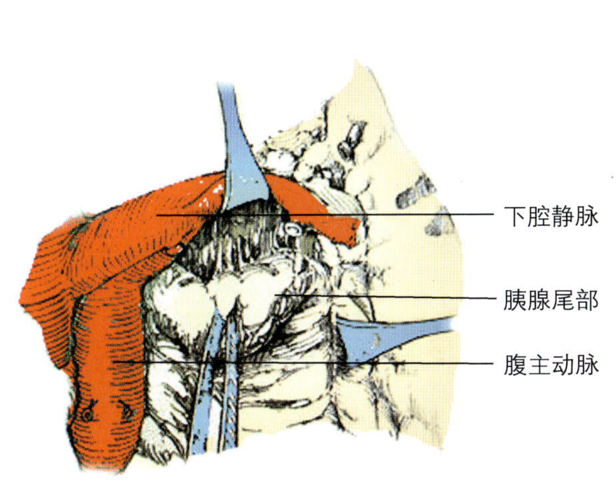

图14-62　显露左侧腹膜后间隙

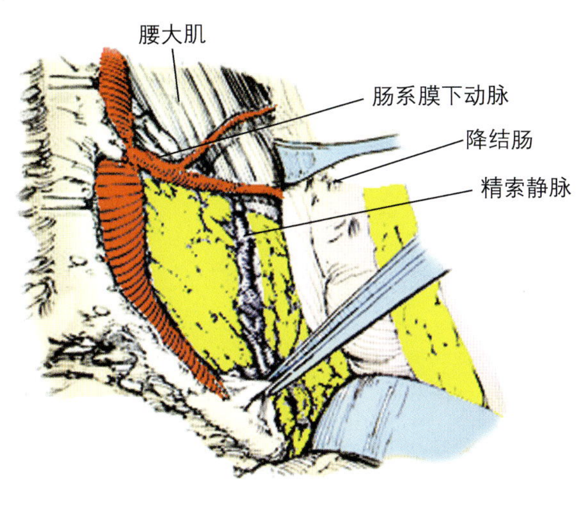

图14-63　清扫左侧腹膜后淋巴结

对侧膝关节弯曲，左臂悬吊固定。通常取第9肋间切口，也可选择第8肋或第10肋间切口。切口一般始于腋后线，至剑突与脐连线的中点后转向下成正中切口。

手术要点和注意事项

1. 在行腹膜后淋巴结清扫术前，应仔细探查腹腔脏器及腹膜后淋巴结的转移情况，以确定手术的可行性。

2. 游离十二指肠时，注意不要损伤肠壁及其血液供应。

3. 游离输尿管时须保证其充足的血液供应。

4. 注意在手术过程中不要压迫和损伤肠系膜上动脉。

5. 要注意肠管的血供情况，避免系膜血管的受压和过度牵拉。

6. 手术过程中要避免对肾血管长时间过度牵拉。

7. 术中遇到淋巴管时均应于近心端结扎切断。

8. 对于未婚未育的早期患者宜采用保留神经的腹膜后淋巴结清扫术。

9. 由于手术创面较大，腹膜后宜放置引流管。

10. 腹膜后可用氮芥等渗盐水等溶液冲洗、浸泡，杀灭残留的肿瘤细胞，避免种植性转移。

11. 对于全身情况较差，特别是肥胖患者，可考虑行减张缝合。

（魏　辉　赖彩永　白文俊　肖　飞）

参考文献

1. Reed NR1, Kalra M, Bower TC, et al. Left renal vein transposition for nutcracker syndrome. J Vasc Surg, 2009, 49(2): 386−93.
2. Wang P, Jing T, Qin J, et al. Robotic−assisted Laparoscopic Transposition of the Left Renal Vein for Treatment of the Nutcracker Syndrome.Urology, 2015, 86(6): e27−28.
3. 孟宪玉, 钟世镇, 刘万胜, 等. 精索内静脉与腹壁下静脉吻合术治疗精索静脉曲张的应用学解剖学. 临床应用解剖学杂志,1984, 2(3): 132−134.
4. 方栢荣, 乔群. 腹壁下动脉穿支皮瓣的血管构造及临床应用研究. 博士研究生学位论文. 2004.
5. 赖彩永, 苏泽轩, 郭泽雄, 等. 左精索内—腹壁下静脉分流术治疗胡桃夹征并精索静脉曲张. 现代泌尿外科杂志, 2012,17(2): 204−205.
6. S. Oka, K.Shiraishi, H.Matsuyama.Microsurgical Anatomy of the Spermatic Cord and Spermatic Fascia: Distribution of Lymphatics, and Sensory and Autonomic Nerves, J Urol, 2016, 195(6):1841−7.
7. R.Sullivan, R.Mieusset. The human epididymis: its function in sperm maturation, Hum Reprod Update, 2016, 22(5):574−587.
8. S.Udani. Longitudinal ultrasound through the testicle, BMJ, 2013, 347:f6781.

15 女性生殖器官及其支持结构

女性外生殖器官

■ 胚胎发生

胚胎早期外生殖器未分化，其外形男性和女性无差别。胚胎第9~12周为外生殖器分化阶段，女性的生殖结节短小，向尾端弯曲，形成阴蒂。尿道沟（urethral groove）较短，尿生殖褶不向中线闭合，形成小阴唇。尿道沟扩大成阴道前庭。尿生殖褶后端联合形成阴唇联合。生殖隆突（genital swelling）伸长形成大阴唇（图15-1）。

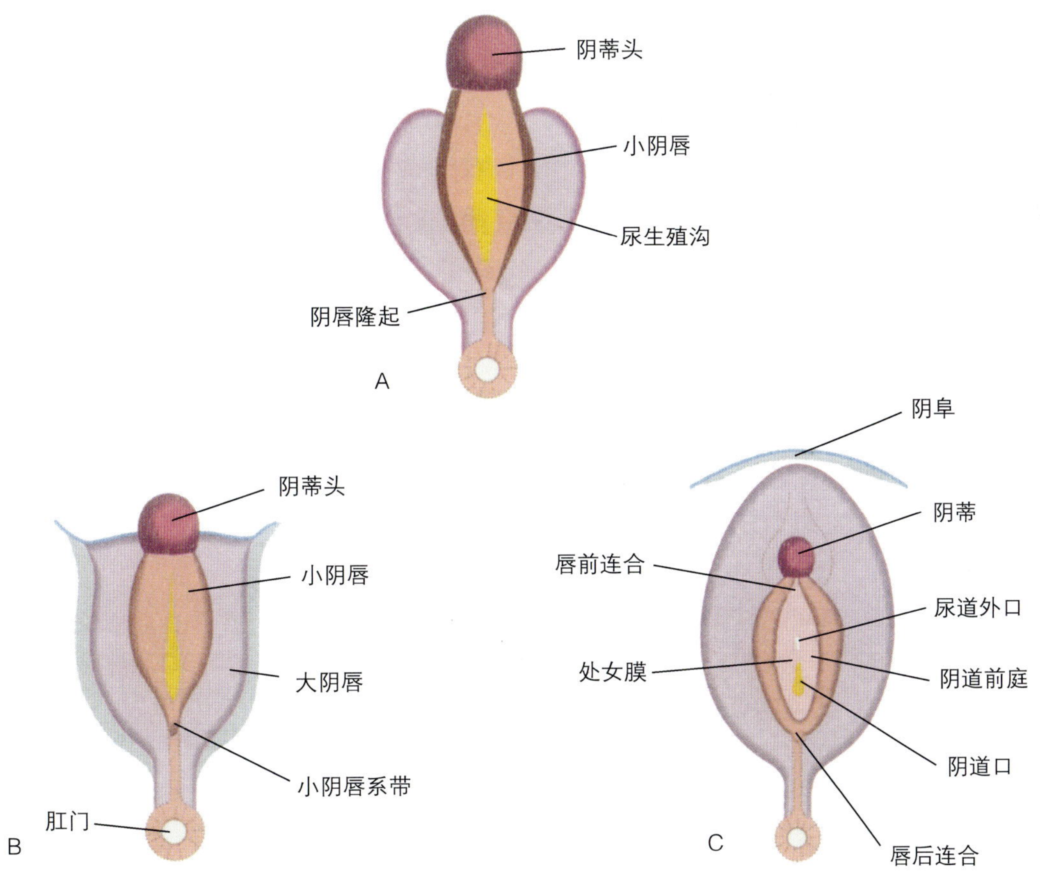

图15-1　女性外生殖器的发生过程

患先天性肾上腺皮质增生症的女性胎儿由于肾上腺网状带分泌大量男性激素，引起阴蒂过分发育，酷似男性阴茎。

■结构与功能

女性外生殖器又称女性外阴（pudendum），包括阴蒂、阴阜、大阴唇、小阴唇、前庭及前庭腺（图15-2）。

1. 阴蒂（clitorifis）　阴蒂的胚胎与阴茎同源。大阴唇向背中线会合形成包皮，覆盖阴蒂头，包皮腹侧与小阴唇系带相连。阴蒂海绵体远段1. 8 cm组成阴蒂干，然后分成一对阴蒂脚，附着于耻骨坐骨支，其浅面覆盖坐骨海绵体肌。悬韧带将阴蒂固定在耻骨联合处。阴蒂海绵体勃起组织为厚的白膜所包被，末端为细小的阴蒂头。球海绵体的腹侧联合部仅为退化的片状组织，与阴蒂头相连，其近侧部分为泪点状海绵体结构，称为前庭球，它被球海绵体肌覆盖，位于阴道口两侧。阴蒂头的血管神经束在阴蒂海绵体白膜浅面走行，施行阴蒂整形手术时需将其保留。

2. 阴阜（mons pubis）　阴阜为覆盖耻骨联合、含丰富脂肪组织的结构。在青春期开始阴阜有阴毛生长。

3. 大阴唇（labia majus）　大阴唇在胚胎期与男性阴囊同源，皮肤有较多皱褶，覆盖自阴阜至会阴部的脂肪垫，圆韧带终止于此处。复杂膀胱阴道瘘修补术中常用带蒂大阴唇脂肪垫作为覆盖屏障。

4. 小阴唇（labia minors）　小阴唇的胚胎发生与男性尿道沟同源，位于大阴唇内侧。它缺乏毛发及皮下组织，后方的联合部称为阴唇系带（frenulum of pudendal labia）。

5. 前庭（vestibule）　小阴唇围绕前庭，尿道、阴道及前庭小腺于此处开口。阴道口至包皮间的凹陷称为前庭陷窝，前庭大腺（bartholin腺）于此处开口，是一对球状小腺体，腺管长约2 cm，位于前庭球的末端，其胚胎发生与男性尿道腺同源。

6. 阴道口（intoitus）　阴道开口于前庭后方，处女膜（hymen）位于阴道入口处，在处女为环状黏膜瓣，处女膜前沿距尿道口0.5~1 cm。若处女膜前方呈山形隆起覆盖尿道口（处女膜伞）或尿道口融合在处女膜前沿（尿道-处女膜融合）（图15-3），较易发生下尿路感染。对伴有反复发作的下尿路感染者需施行处女膜及前庭成形术。

女性外生殖器的血管、神经分布与男性相似。从外阴来的淋巴管多引流至腹股沟淋巴结的

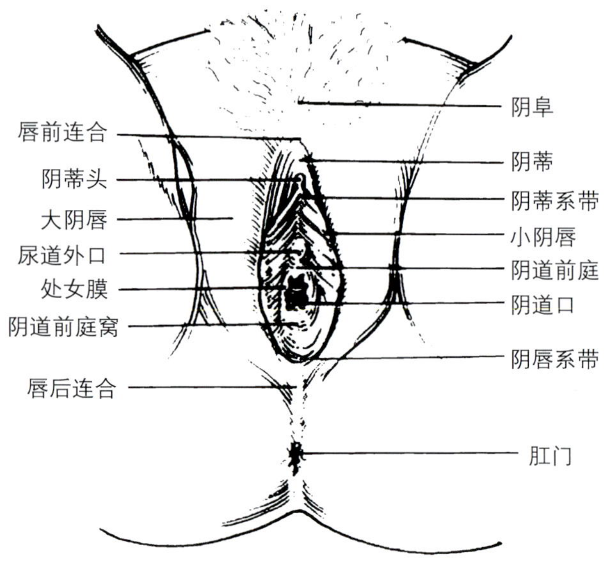

图15-2　女性外生殖器

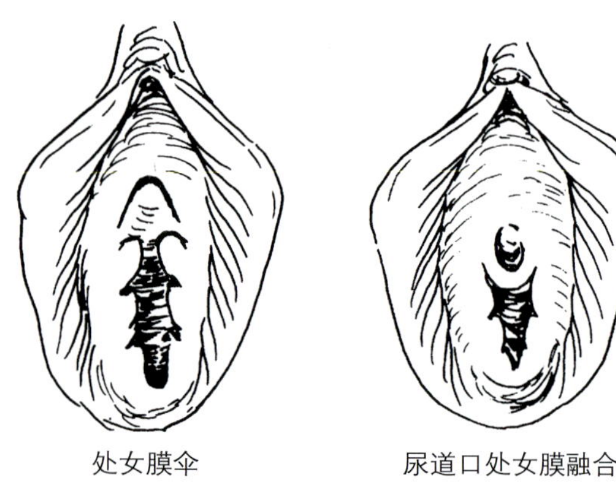

图15-3　处女膜伞和尿道处女膜融合

上内组，由阴蒂束的淋巴管与男性阴茎的流向相同。外阴和邻近会阴和感觉由股后皮神经的会阴支所分布。

■ 外生殖器手术解剖学

处女膜成形术（hymenoplasty）

处女膜成形术用以治疗反复发生尿频、尿急或下尿路感染的患者，手术的基本原则是切除覆盖尿道口的处女膜伞，将尿道口前移，重建处女膜环及阴道前庭。

手术步骤如下：用弯止血钳钳住处女伞，平尿道口切开伞的黏膜，切口延长至两旁处女膜边缘，在成年人达1 cm处。用15号刀沿阴道和尿道间的平面分离，游离尿道口1 cm，此处为胶原纤维环的起始处，自此处向上，将平滑肌尿道的后壁及侧壁稍加游离，尿道口即向前移位（图15-4）。将已游离的处女膜外板与尿道口创缘缝合，并与对侧处女膜外板创缘在中线靠拢缝合，形成阴道前庭。

楔形切除过多的阴道黏膜，将创缘纵行缝合，使处女膜环位于离尿道口0.6 cm处，其间为重建的阴道前庭（图15-5）。

阴道口前缘后移术

本手术适用于尿道口处女膜融合患者。用鼠齿钳将处女膜前缘间两侧牵开，于尿道口后方做一横切口，长约3 cm。用弯剪分离切口后方的阴道黏膜。以上述切口为底边，向阴道壁切除一等腰三角形的黏膜（图15-6A）。用不吸收缝线将创面做横行褥式缝合，深达阴道括约肌，将阴道口缩小并后移，用可吸收缝线间断缝合黏膜创缘，形成前庭（图15-6B）。

女阴成形术

先天性肾上腺皮质增生所致的女性男性化患者施行女阴成形术。按照畸形严重程度采用不同的手术方式：畸形较轻者切除部分阴蒂海绵体，做端-端吻合（阴蒂缩短术）；阴蒂高度肥大者需做阴蒂海绵体全切除，保留阴蒂头及其血管神经束（阴蒂形成术），并切开尿生殖窦，扩大阴道入口。

手术步骤如下：沿阴蒂头切开包皮，向腹侧沿球海绵体前联合两侧做平行切口，至尿道口

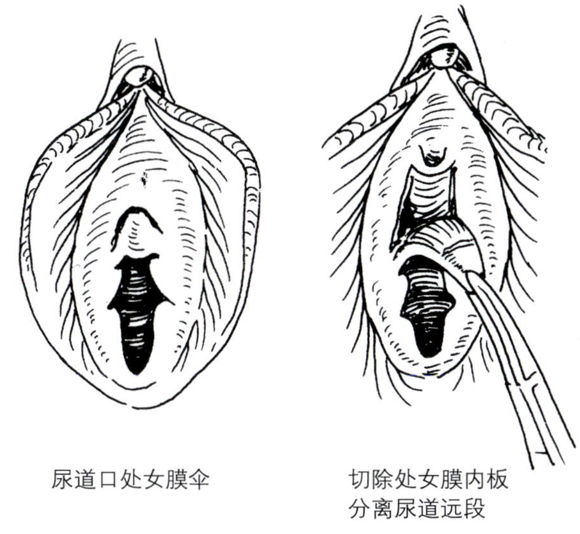

图15-4 切除处女膜内板分离尿道远段

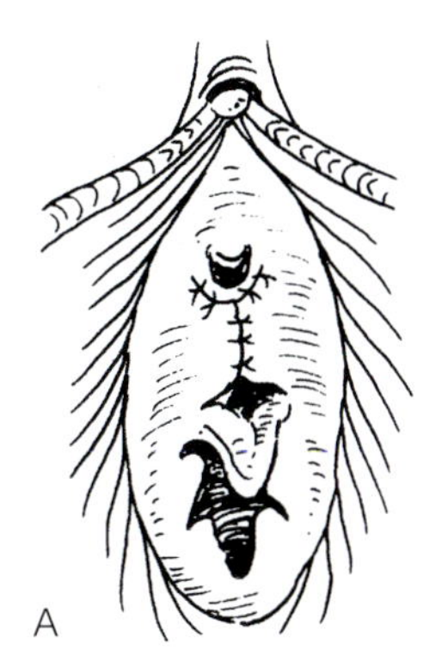

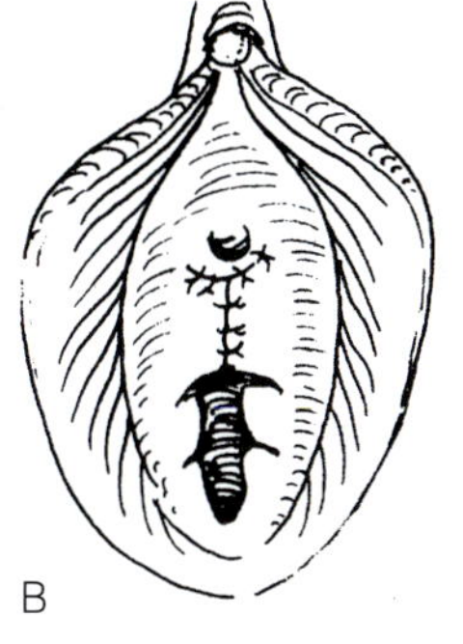

图15-5 前庭成形

旁。分离阴蒂海绵体，切断阴蒂海绵体，缝合断端。于阴蒂背侧做两个平行切口，保存供应阴蒂头的血管神经束。切断阴蒂海绵体，缝合阴蒂头断端。剥去阴蒂头后部的皮肤，留下前部相当于阴蒂头大小的皮肤。切断过长的前联合。于大阴唇间做倒V形皮肤切口，剥离皮瓣，保存其血液供应。沿中线切开尿生殖窦及部分阴道壁，扩大阴道入口（图15-7）。

将前联合断端靠拢缝合。用缝线将阴蒂头固定于耻骨联合前方，使其血管神经束盘曲于创口内。将倒V形皮瓣嵌入阴道后壁的切口内，用可吸收缝线缝合皮肤-黏膜创缘，形成宽阔的阴道入口。做包皮背侧切开。将两侧创缘与留下的阴蒂皮缘、前联合及阴道入口的创缘缝合，形成酷似正常形态的女阴（图15-8）。

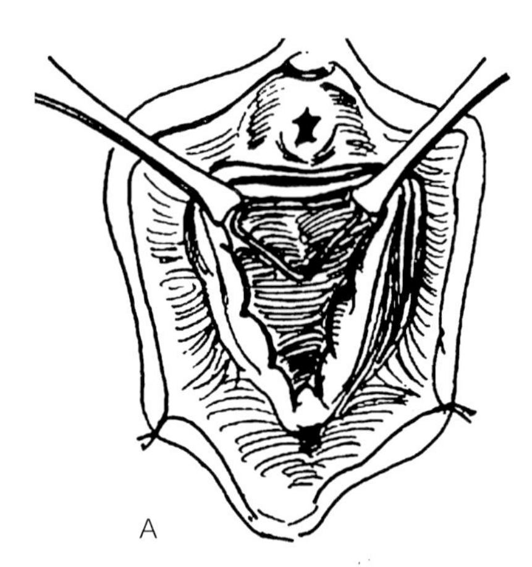

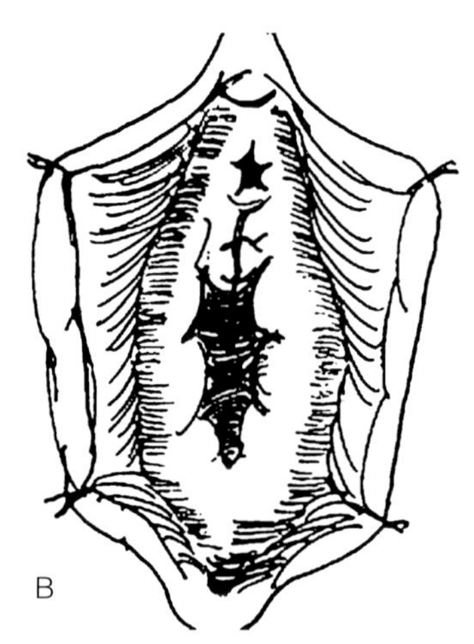

图15-6　阴道口前缘后移术

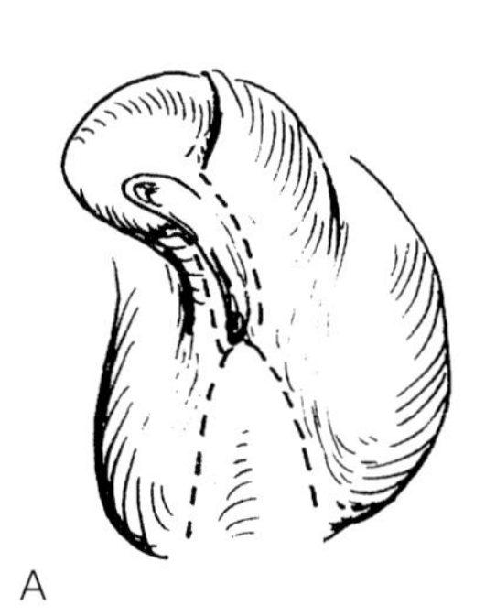

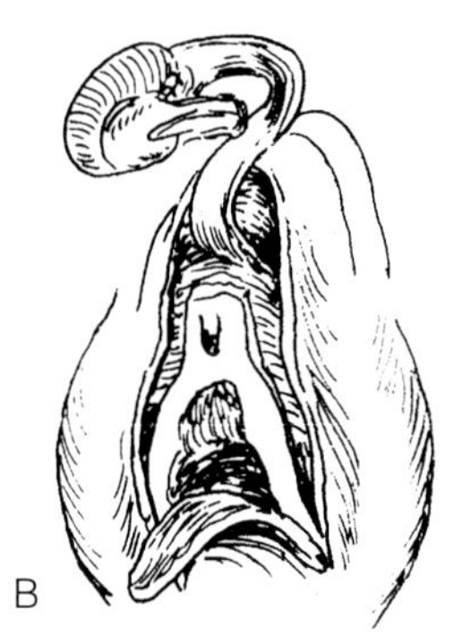

图15-7　女性外生殖器成形术
A.切口；B.切除阴茎海绵体，保留血管神经束，切取阴道皮瓣

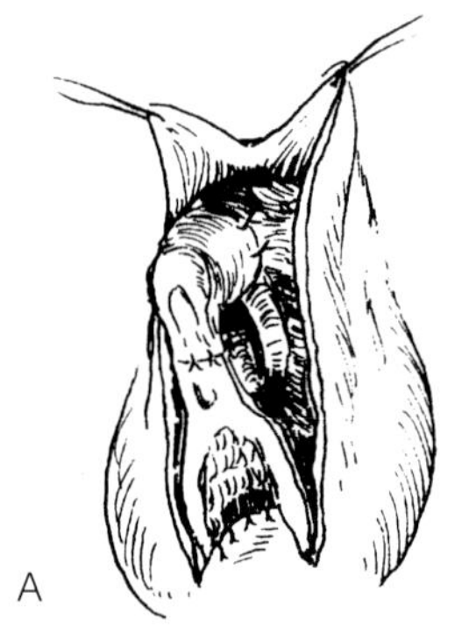

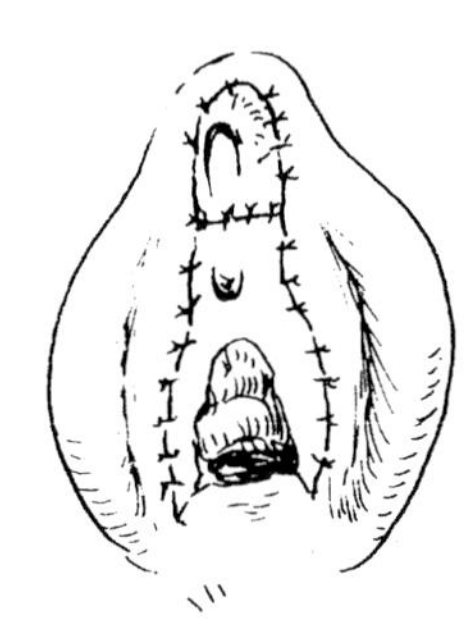

图15-8　女阴成形术
A.缝合前联合、固定阴蒂头，插入阴道皮瓣；B.女阴成形

女性内生殖器官

■胚胎发生

妊娠第6周时，胚胎中肾头侧的体腔上皮内陷，形成中肾旁沟（paramesonephric groove），在中肾管后方形成后肾始基，中肾旁沟边缘向中线闭合成管状结构，称为中肾旁管（paramesonephric duct）。中肾旁管的头侧是输卵管的始基，其内侧有卵巢发育。后肾始基发育成肾脏，借输尿管与尿生殖窦连接。胚胎第8周时肾脏上升并向外旋转，其上方覆盖肾上腺（图15-9）。

胚胎第10周时，中肾旁管头和中段分化形成输卵管，两侧的尾段在中央融合，随后管道化而成子宫。子宫索在膀胱尿道管交界和尿生殖窦骨盆部背面紧密接触。尿生殖窦内的上皮在局部增生，并与子宫索汇合，形成子宫窦索，它由窦内胚层以及中肾管和中肾管内的上皮混合组成窦结节（或称Mullerian管）（图15-10）。子宫索将来形成阴道，窦将形成阴道口。

随着泌尿道与肠分离，尿生殖膜穿破形成尿生殖开口，腹上的尿生殖窦缩短，显露了分开的阴道口和尿道口，直肠和肛门后移，让位给阴道口。

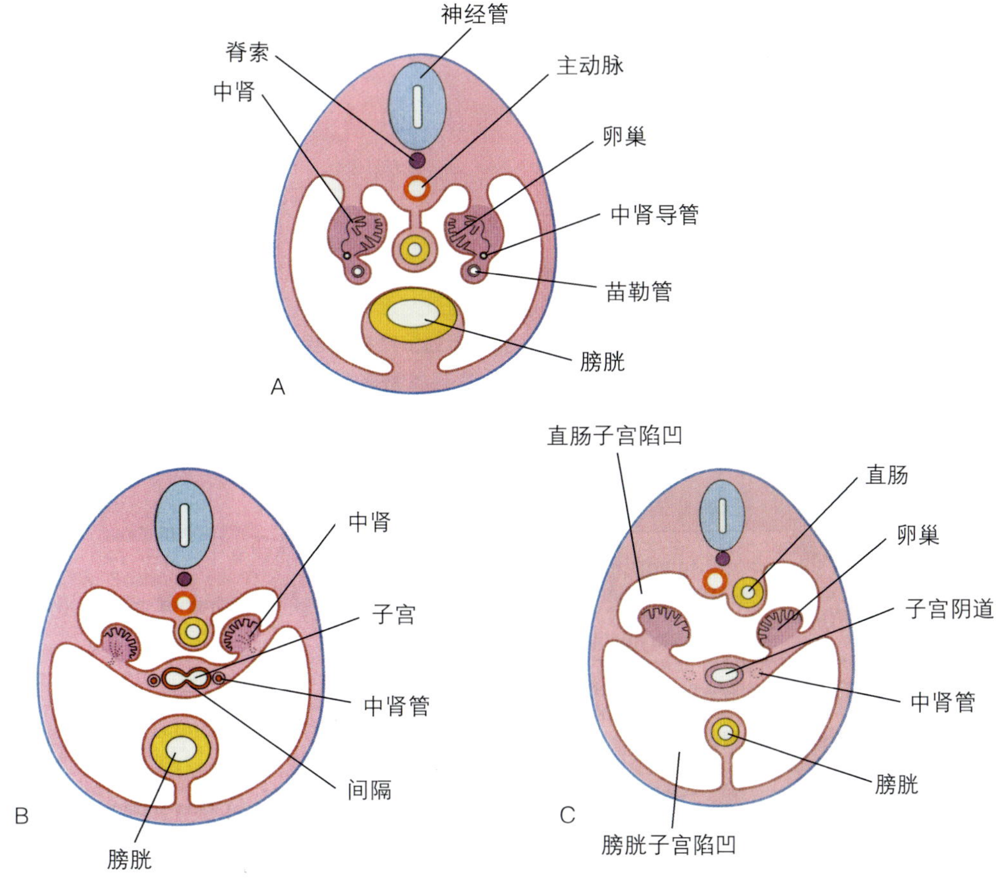

图15-9　第7、8周时的胚胎

子宫和子宫颈由融合的中肾旁管的管状部分发育而成，中肾旁管始基变成覆盖子宫的上皮，附近的间充质将来形成子宫内膜基质和子宫肌（图15-11）。若中肾旁管融合不全，会形成双子宫及阴道隔。

中肾管在逐渐退化过程中，中肾旁管头侧不融合部分继续发育而成输卵管并成横位，其末端开口称为输卵管伞端。骨盆增大将尿生殖窦从子宫颈拉开，使有位置供阴道发育。阴道的实质期有中胚叶侵入，并有来自子宫索的上皮在其内部增殖，随后由于在子宫索内的上皮退化，形成空腔，于胚胎第20周发育成的完整管腔的阴道。若管道化不完全或上皮不能侵入中胚叶内，就会发生阴道闭锁。阴道闭锁亦可继发于子宫远侧的中肾旁管不能到达尿生殖窦，只于正常阴道开口位置留下一浅的凹陷，当月经来潮后就会发生阴道积血。若中肾旁管的远端不能形成，则致子宫阙如。

胚胎第20周，子宫颈的位置已可确认。阴道和尿生殖窦交界处为处女膜。窦结节下方的尿生殖窦退化，形成前庭，此时窦结节的位置在处女膜水平。处女膜通常穿破，但亦可将阴道封闭。尿道和阴道被尿道隔分开。

当中肾旁管融合时，腹膜在冠状位置形成阔韧带，其后方为子宫直肠陷凹，前方为膀胱子宫陷凹。在阔韧带内中胚叶增生形成结缔组织和平滑肌，而成子宫旁组织。

胚胎第9周，中肾小管和中肾旁管仍存在，后者于子宫、阴道旁伸展至尿生殖窦（图15-12）。中肾旁管遗留部分则称为卵巢冠和旁卵巢冠。中肾管头侧遗留部分则称为囊状附件，中肾管退化后在子宫颈和阴道壁的遗留称为Gartner管。由于输尿管是从中肾管分化而来，输尿管芽分离延迟可产生异位输尿管口，开口于Gartner管行程的任何位置，最远可达阴道口。

与男性睾丸引带同源的是腹股沟皱褶内的胚叶节段，上方位于卵巢韧带，形成引带的近侧部

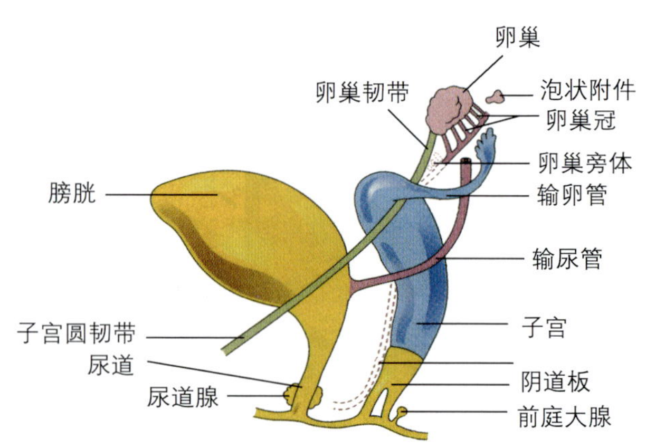

图15-10　子宫阴道及输卵管形成

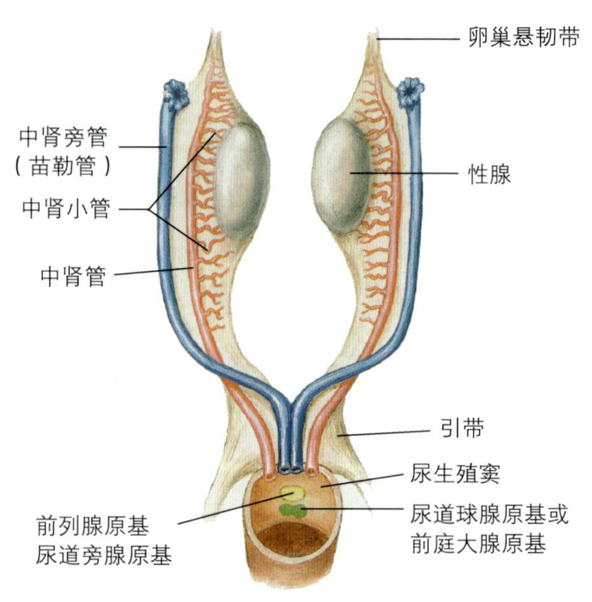

图15-11　子宫的发生

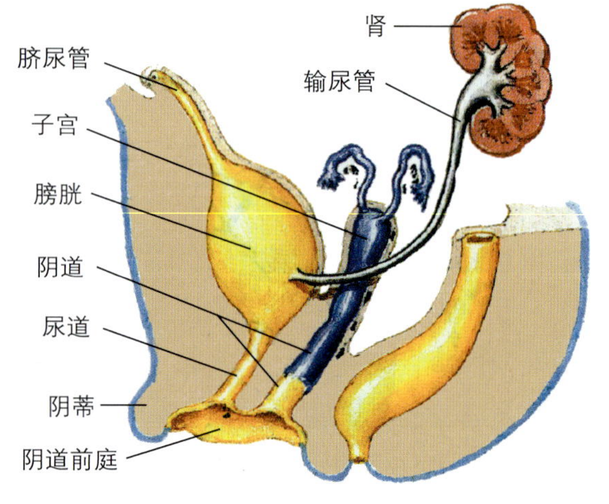

图15-12　胚胎20周阴道的发生

分；下方位于圆韧带内，圆韧带附着于子宫，为引带和终末部分，伸延入腹股沟管，与男性的鞘状突同源，称为阴道囊或Nuck管，它伸延入大阴唇，直至出生前才闭合。

卵巢来自生殖嵴，当胚胎第7周时，由上皮细胞和中胚叶分化而成。最初，体腔上皮形成髓，又称卵巢网（ovarian rete）。上皮索（皮质索）不规则形成，仍附着于生殖嵴表面，位于最深处的细胞则形成网。在皮质上索中有生殖细胞始基增生，但于卵巢发育期间仍未发生变化。于第16周，在两个X染色体短臂上的女性化基因的影响下，皮质索分开形成细胞簇，含有卵原细胞的卵泡始基被单层的卵泡细胞围绕，卵巢细胞变成原始卵细胞，当它被卵泡细胞覆盖时，形成原始卵泡。在产期，卵泡在多层粒膜内生长，组成细胞内膜和纤维外膜，出生后3~6个月卵泡萎缩，至青春期再出现。

生殖上皮变成单层，其表面的白膜形成纤维包膜覆盖卵巢组织。当卵巢系膜形成后，卵巢与中肾分离。第3个月末，卵巢降入骨盆内。

结构与功能

女性内生殖器官包括卵巢、子宫、输卵管及阴道（图15-13）。

卵　巢

卵巢（ovary）呈圆形，位于后腹膜卵巢陷凹处，该陷凹以闭锁的脐动脉、输尿管和髂动脉为界，前方的卵巢系膜借卵巢悬韧带（suspensory ligament of ovary）（骨盆漏斗韧带）附着于阔筋膜后方，下方附着于子宫外侧（图15-14）。

子　宫

子宫（uterus）为梨形器官，长7~8 cm，其长为厚的3倍，宽为厚的2倍。以子宫内口狭窄处为界，将其分成两部：上部为膨大的子宫体（body of uterus），下部为较细的子宫颈（cervix of uterus）。子宫颈开口于阴道。在和子宫颈交界处子宫体向前屈曲，因此，在多数情况下子宫体比子宫颈处于更垂直位置，使子宫颈阴道间形成直角，子宫颈的外口正对着阴道后壁。产后早期若不采取正确姿势协助子宫复旧，往往使子宫呈后屈、后倾状态。

子宫系膜（mesometrium）是阔韧带的一部分，它将卵巢、卵巢韧带和子宫体附着于盆壁。子宫骶骨韧带是直肠子宫皱襞所形成，附着于骶骨前方。圆韧带是阔韧带内的两条扁带结构，起自子宫外侧角，进入腹股沟内环，其纤维终止于大阴唇内的脂肪组织。

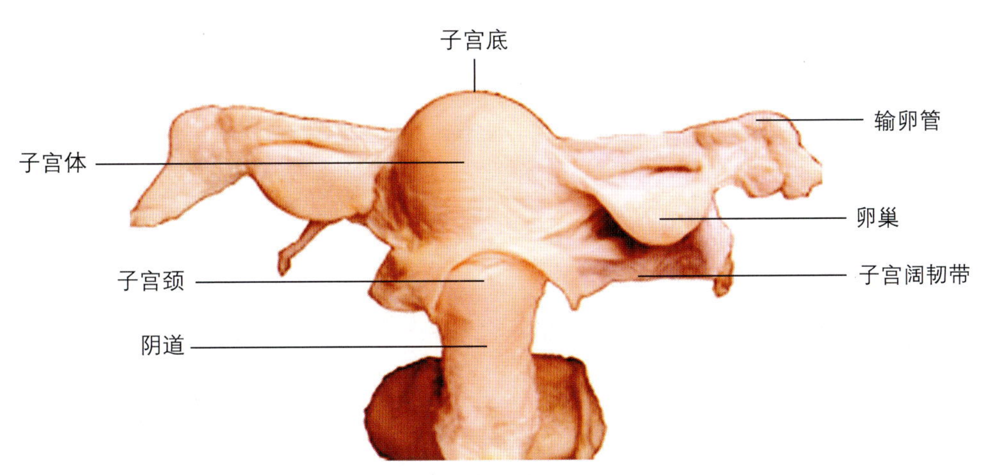

图15-13　女性内生殖器官

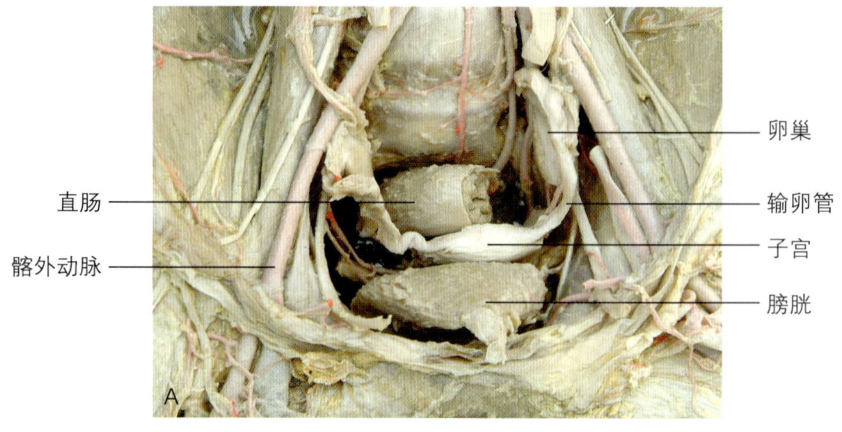

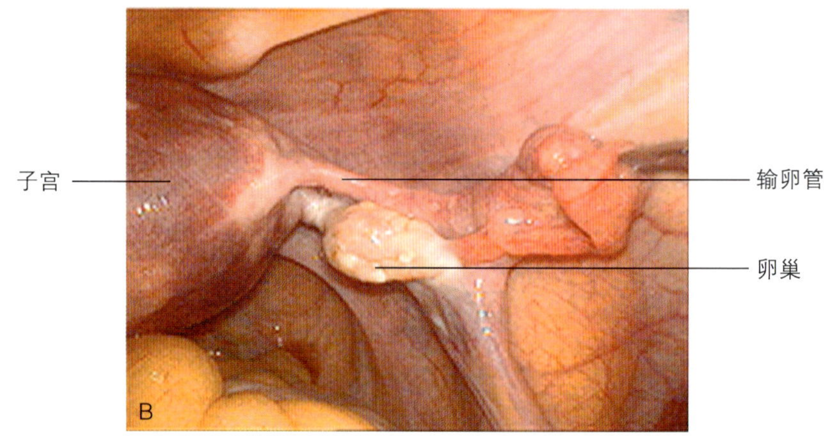

图15-14　卵巢和输卵管的位置
A.上面观；B.腹腔镜下观

输卵管

输卵管（fallopian tube）左右各一，长10~12 cm，位于阔韧带上部、卵巢的尾侧，开口于子宫两侧的上角，其上方为子宫底的圆形区，输卵管从子宫角向远侧分为间质部、峡部、壶腹部和漏斗部，向腹腔开口处称为伞端，它跨越卵巢的上缘，终止于其内侧。支持在卵巢上缘的输卵管为卵巢伞（图15-15）。

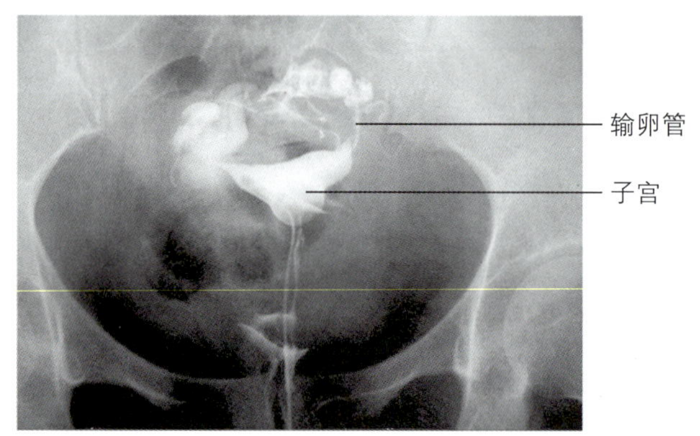

图15-15　子宫和输卵管造影

阴道（vagina）

阴道壁的黏膜有很多横形皱襞，前壁和后壁有许多纵向的阴道柱，终止于尿道阴道嵴。阴道由黏膜层、固有层和肌层组成，固有层为疏松组织，含丰富的薄壁静脉。肌层为平滑肌，包括很强的外纵层和内环层，其两侧紧密附着于直肠膀胱筋膜。阴道与子宫颈的连接处称为阴道穹（fornix of vagina），前穹较浅，其前方为膀胱底部；后穹较深，其后方是直肠子宫陷凹。两侧部分称为侧穹。阴道的上1/4位于直肠子宫陷凹旁；中1/2靠腹膜反折的融合部，即直肠阴道隔。远侧1/4位于会阴部，其后方为会阴体。阴道可与膀胱分开，但与尿道间有紧密结缔组织粘连，很难将二者分离。阴道四周遍布随意肌。

■ 血液供给、淋巴引流及神经支配

血液供给

卵巢是由卵巢动脉和子宫动脉的卵巢支供血。卵巢动脉起自肾动脉下方的腹主动脉，行经骨盆漏斗韧带，达卵巢系膜，进入卵巢，然后在阔韧带内下行，发出分支供给输卵管，与子宫动脉汇合（图15-16）。在进行输卵管结扎手术时，须注意勿损伤其动脉，以免导致卵巢动脉功能障碍。

子宫由来自髂内动脉前支的子宫动脉供血，此动脉在离子宫颈2 cm处跨过输尿管，分出细支至输尿管。子宫切除手术中分离系膜须注意避免损伤输尿管（图15-17，18）。子宫动脉到达子宫时，在阔韧带内取弯曲行程，至输卵巢进入的部位，然后向外侧走行到达卵巢，于此处与卵巢动脉吻合，同时向尾侧走行，供应子宫颈。到达阴道的分支为阴道动脉，其终末为阴道奇动脉。这些动脉在阴道前方和后方走行，在子宫内形成螺旋状动脉终支。子宫动脉和卵巢动脉间，在上方的左、右卵巢静脉和在下方的阴道动脉间存在吻合支。阴道动脉通常为多条，供应阴道上部、前庭球、膀胱底以及邻近的直肠，还发出一小支

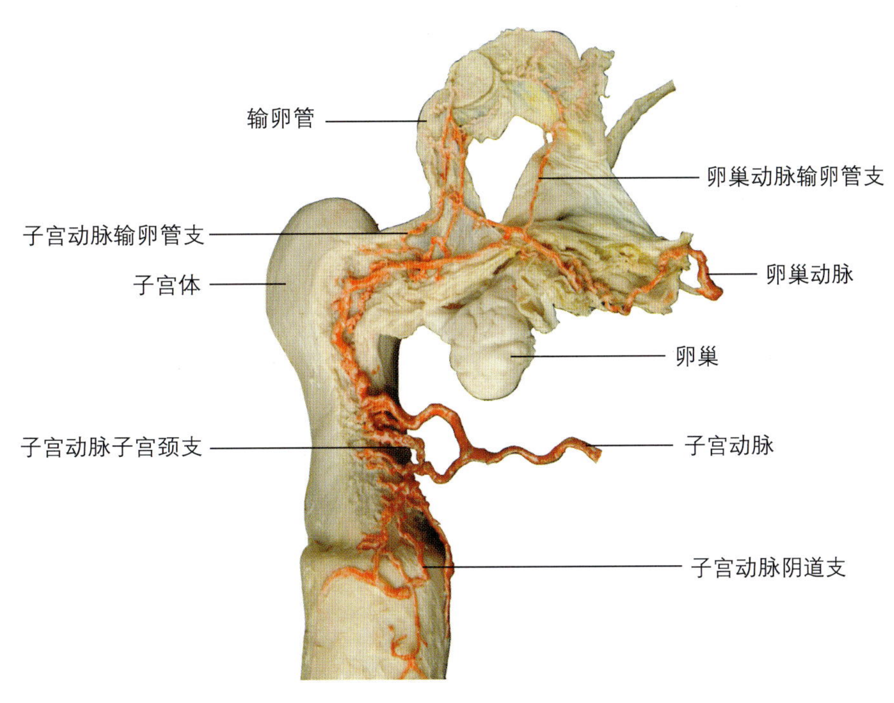

图15-16　子宫、卵巢的动脉供应

供应输尿管。阴道口的血供是来自子宫动脉的阴道分支，中段是来自直肠中动脉的阴道分支，远段是来自阴部内动脉。

静脉引流

卵巢的静脉血先流入卵巢门外的蔓状静脉丛，然后汇入卵巢静脉。右卵巢静脉汇入左肾静脉。子宫的静脉血是经子宫静脉汇入肾静脉。子宫的静脉血是经子宫静脉丛引流，在子宫外侧的阔韧带内走行，与阴道和卵巢丛相连接，然后经子宫静脉汇入髂内静脉。阴道丛在阴道外侧走行，与子宫、膀胱和直肠丛汇合，流入髂内静脉。

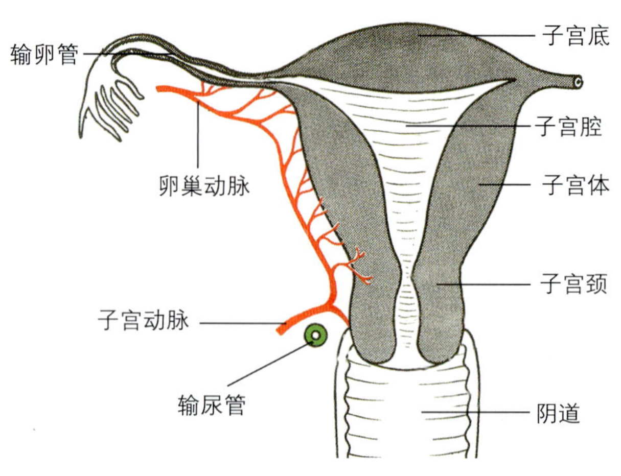

图15-17　子宫动脉的走行及与输尿管的关系

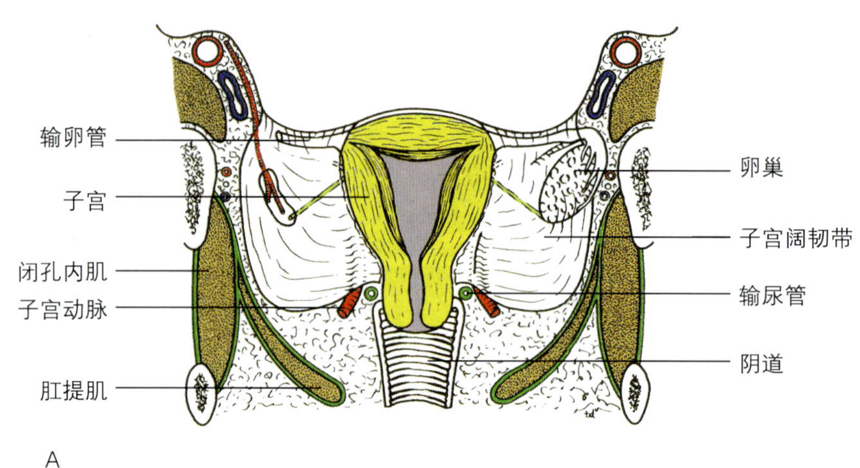

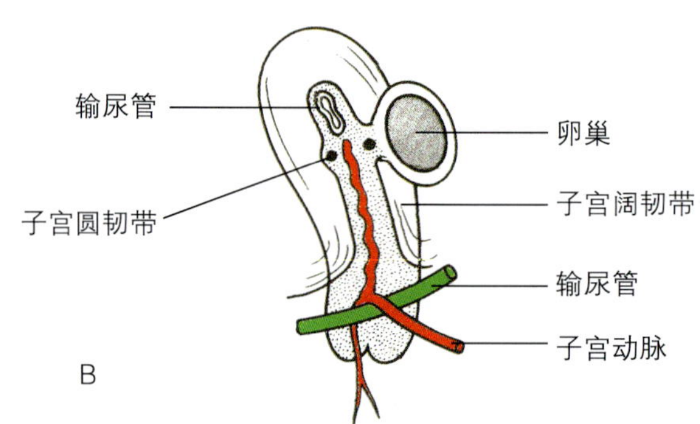

图15-18　子宫动脉与输尿管的关系

A. 冠状切面观；B. 矢状面观

淋巴引流

卵巢的淋巴引流伴随卵巢动脉，至肾脏水平到达主动脉侧和主动脉前淋巴结，子宫的淋巴管浅组位于腹膜下，深组来自子宫组织。子宫上部和输卵管的淋巴管与卵巢的淋巴管伴行，到达主动脉侧和主动脉前淋巴结。来自圆韧带附着区组织的淋巴管引流入腹股沟浅淋巴结。子宫体的淋巴引入髂外淋巴结。子宫底和卵巢、输卵管的淋巴管沿卵巢动脉行程到达主动脉旁和主动脉外侧淋巴结。阴道上部的淋巴管沿子宫动脉到达髂外淋巴结，中部沿阴道动脉达髂内淋巴结。阴道下部的淋巴管随阴唇淋巴管到达腹股沟浅、深淋巴结（图15−19）。

神经分布

卵巢接受来自肠系膜下丛与卵巢动脉伴行的神经纤维分布。子宫接受作为盆丛（腹下丛）一部分的子宫阴道丛分布。盆内脏神经传送感觉冲动至S_2和S_3水平，输出纤维来自盆丛。阴道神经供给感觉纤维至远侧部分。

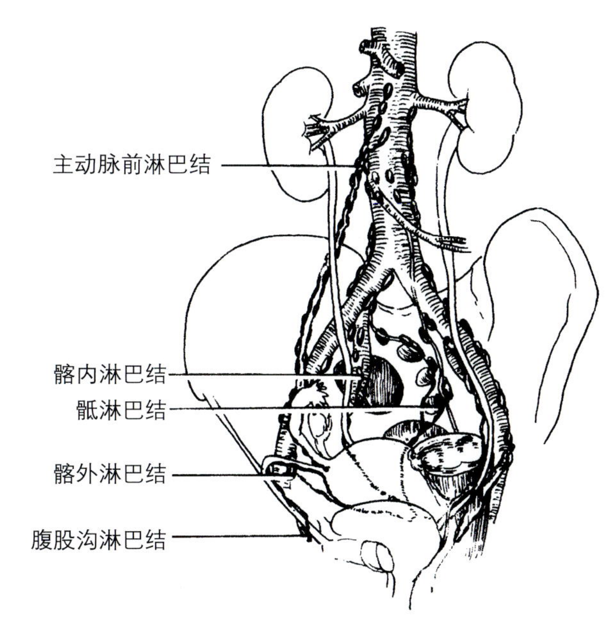

图15−19　女性生殖器的淋巴引流

盆内脏器的支持结构、间隙及尿道

■ 盆内脏器的支持结构

骨盆是支持所有盆内结构的框架组织。附着于盆骨的盆膈和会阴部肌肉构成盆底，支持盆内器官（图15−20）。盆底支持结构包括盆膈和会阴部肌肉，盆底界线腹侧为耻骨，外侧为腱弓，背侧为骶棘韧带，坐骨棘为骶棘带和弓状韧带的附着点，站立时盆底是斜置于水平面（图15−21，22）。腹膜后结缔组织充填盆内器官周围的空隙，在一些地方加强、增厚形成韧带，这些韧带对各个器官的支持起着重要作用。腹膜后结缔组织的中层和外层发育成横筋膜及盆内筋膜。盆腔内每个器官都被各自的筋膜所覆盖，使能进行各自独立活动；两个器官的接触面有两层筋膜，部分筋膜增厚而成支持韧带。筋膜间存在间隙。

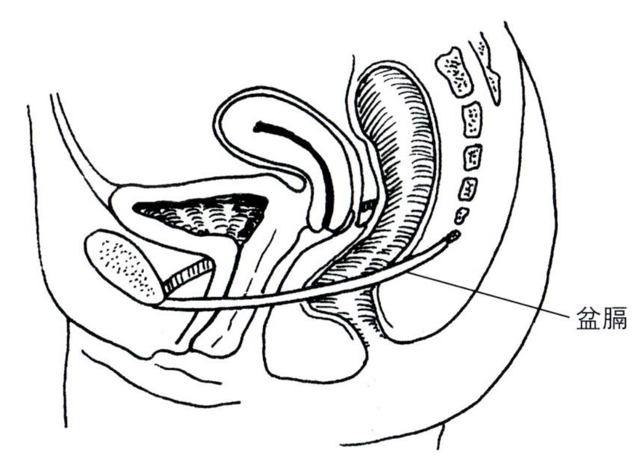

图15−20　盆膈的位置

提肛环和尿生殖膈只为盆内器官提供大体上的支持，对个别器官的支持必须依靠环绕该器官的增厚的结缔组织，借此牢固地附着于盆腔。

盆膈包含肛提肌和尾骨肌。肛提肌及其组成部分（耻尾肌、髂尾肌和坐尾肌）是尿道、阴道和直肠的主要支持结构。盆底肌肉及其周围筋膜形成宽敞的膈，前至耻联外侧的耻骨支，后达坐骨棘内侧（图15-23）。在这两面点之间，以闭孔筋膜的“弓状线”（腱弓）为肌肉起端（图15-24）。肌纤维向后、向内伸展，与来自对侧的肌纤维相会合。在其前部，肛提肌起自阴道、直肠和尿道，穿出腹腔内的U形裂孔边缘。耻尾肌的纤维分出指状肌束进入这些结构，环绕尿道形成外括约肌。肌纤维混杂于直肠和前方的肌层，成为会阴支持结构的一部分。阴道近侧一半水平置于肛提肌上。因此，肛提肌像一条吊带提托着盆内器官，当腹压增高时提供支持和固定作用。覆盖肛提肌的盆内筋膜在尿道和膀胱颈水平

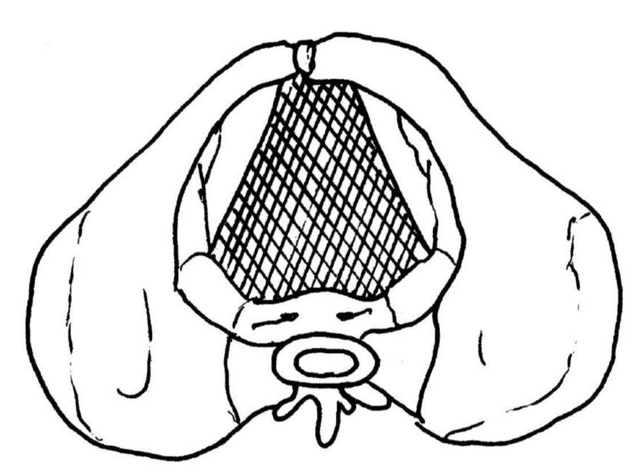

图15-21 站立时盆底状态（上面观）

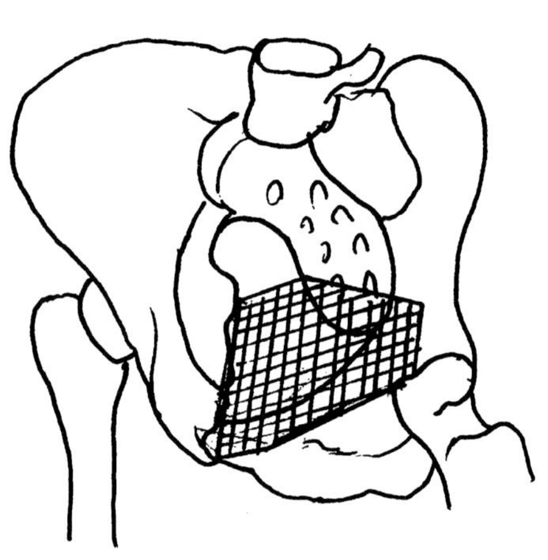

图15-22 站立时盆底状态（前面观）

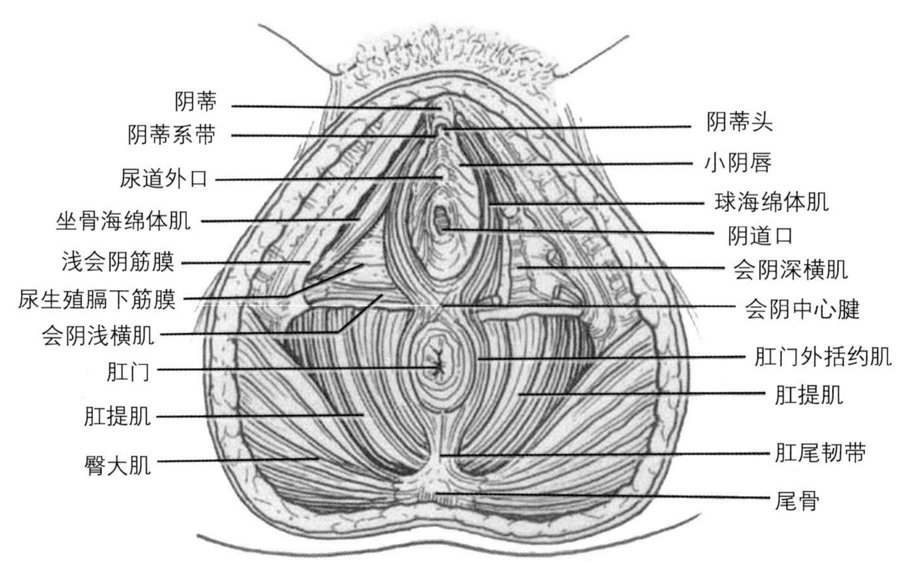

图15-23 盆膈（会阴面观）

形成两个显著的区域，即耻骨尿道韧带和尿道盆韧带（盆内筋膜和尿道周围筋膜的融合部分）。

耻骨尿道韧带

耻骨尿道韧带（pubourethral ligament）将尿道中段与耻骨相连（图15-25）。此韧带将尿道和阴道前壁支持并固定于耻骨下方，但对膀胱颈无明显的固定作用。此韧带薄弱使尿道中段能向后向下活动，在此韧带的远侧有骨骼纤维（尿道外括约肌），耻骨尿道韧带将尿道分为两段，近侧1/2位于腹内，其平滑管道负责被动控制排尿；远侧1/2位于腹外，有横纹括约肌负责主动控制排尿，但其远侧的平滑肌管道及末端无平滑肌的环状纤维管道，并无明显括约作用。

尿道骨盆韧带

尿道骨盆韧带（urethropelvic ligament）是将尿道和膀胱颈附着于侧盆壁的肌筋膜，是膀胱颈和尿道近段的主要支持结构，酷似两翼将尿道环抱至腱弓（肛提肌在闭孔筋膜的肌肉止端）。耻骨尿道韧带和尿道骨盆韧带是肛提肌筋膜的增厚部分，它附着于尿道和膀胱颈。尿道骨盆韧带是膀胱颈最重要的支持结构，它将膀胱尿道节段维持在正常位置。因此，在解剖性压力性尿失禁手术治疗时占重要地位。这些韧带含有平滑肌，当手术切断后会退缩，须重新将其缝合复位。

尿道周围筋膜

当切开阴道壁，将阴道壁游离并翻向两侧，在尿道的平面，自尿道口至膀胱颈处可见一有光泽的筋膜，即为尿道周围筋膜。它向两侧达到耻骨，与盆内筋膜相融合，终止在尿道骨盆韧带，附着于腱弓处。在正常女性，阴道壁向外、向上行，在它固定于骨盆侧壁的部位疏松地附着于尿道骨盆筋膜。

耻骨子宫颈筋膜

在膀胱底水平将阴道壁向外侧剥离，在阴道壁深面即可见到恰位于阴道壁深面的耻骨子宫颈筋膜。这个筋膜在肛提肌平面上将膀胱及阴道壁支持在侧盆壁。它向前、后伸延，从外科解剖学观点可分为3个部分：在尿道旁、尿道和阴道的筋膜融合；在膀胱颈水平，于膀胱阴道间隙外侧，膀胱和阴道的筋膜融合形成耻骨子宫颈韧带和膀

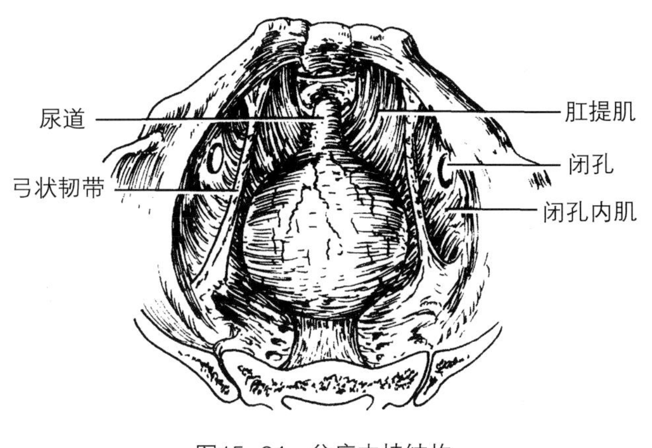

图15-24 盆底支持结构

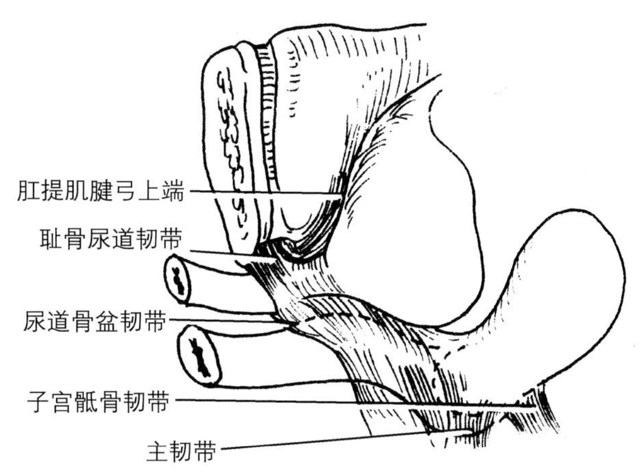

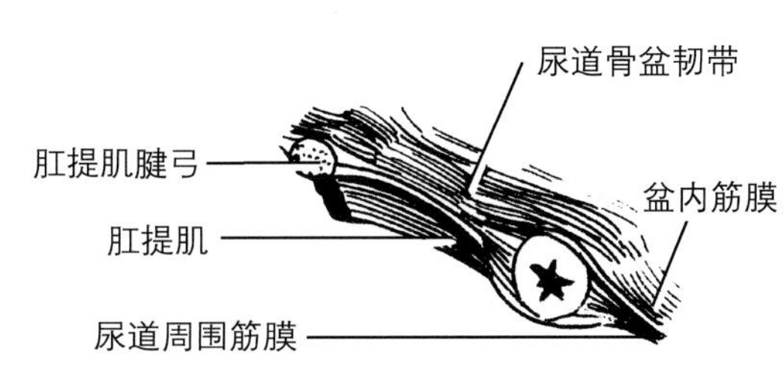

图15-25 支持盆内器官的筋膜韧带

胱子宫颈韧带；直肠阴道筋膜，由两层腹膜融合而成，与前列腺精囊筋膜（Denonvillies筋膜）同义，是一层厚的筋膜，位于阴道和尿道后壁，由直肠子宫陷凹的腹膜皱褶到达会阴体（图15-26）。

分娩损伤、内分泌缺乏和盆底松弛可产生下列3种类型的膀胱支持失常：①中央缺损；②外侧（阴道旁）缺损；③复合缺损。存在中央缺损的患者，膀胱通过薄弱耻骨子宫颈筋膜从中线疝出，而膀胱的外侧支持尚保留。存在外侧缺损的患者，膀胱缺少对侧盆壁的附着，产生膀胱和耻骨子宫颈筋膜的滑疝。

主韧带

主韧带（cardinal ligament）是将子宫支持在侧盆壁的重要结构（见图15-26）。且对支持膀胱起重要作用。主韧带是由尿道周围筋膜和两侧的耻骨子宫颈膜形成的直角三角形的基底。耻骨子宫颈筋膜的纤维与主韧带向前伸延的纤维相融合。当子宫颈有良好支持时，主韧带位于中部，而且耻骨子宫颈筋膜之间的缺损很小，若主韧带松弛（子宫脱垂），直角三角形的基底变宽，且耻骨子宫颈筋膜向外侧移位，易形成膀胱膨出。

阴道的后支持结构

阴道、直肠、会阴和肛门括约肌由一筋膜和肌肉组成的复合结构支持，包括直肠前后直肠旁筋膜和肛提肌（尤其是耻尾肌部分）以及尿生殖膈（球海绵体肌、会阴深横肌、会阴浅横肌），肛门外括约肌和会阴中央腱。正常情况下于直立时，阴道中部恰位于盆底处形成110°角，阴道水平部靠在肛提肌上，阴道远侧段与垂直线成45°角，反映了肛提肌和尿生殖膈的支持角度。盆底松弛的患者则失去了这两个角，尿道近段由水平变为锐角，肛提肌裂孔扩大，正常阴道中部的110°角消失，阴道远段与垂直线不成45°角，而是向下、向后旋转，不再被支持在水平的高位，可发生直肠膨出。

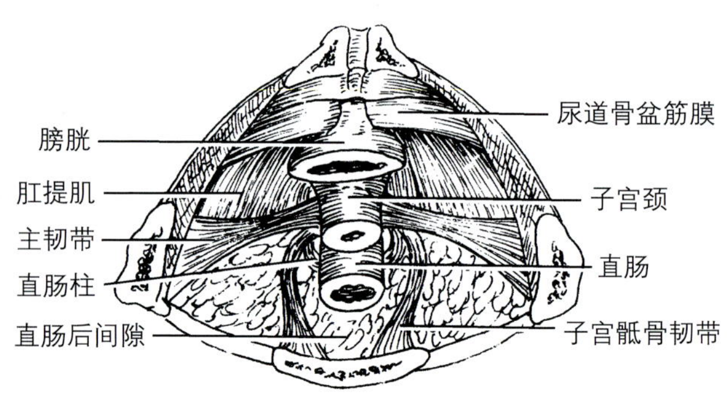

图15-26　盆膈盆面观

当尿生殖膈肌肉亦受损时，阴道出口变宽，尿道和后阴唇系间的距离加宽，轻度撕裂时可伴有程度不等的会阴撕裂。阴道后壁的修补应包括：①加强薄弱的直肠前后直肠旁筋膜以矫治直肠膨出；②缩短肛提肌裂孔以修复肛提肌缺损，使阴道近侧1/2段获得水平支架平面；③修补尿生殖膈的会阴部肌肉以获得正常阴道入口及改善对阴道的支持。

阴道顶部和子宫的支持

子宫是由子宫阔韧带和主韧带支持，子宫骶韧带由子宫颈向后达骶骨边缘，在子宫颈水平，子宫骶韧带与主韧带后部融合。阔韧带含有输卵管、圆韧带、卵巢韧带、子宫动脉和卵巢血管，将子宫附着于侧盆壁，主韧带除支持子宫外还支持膀胱，对尿失禁、膀胱膨出和阴道重建手术有重要意义，主韧带由子宫峡部伸延至侧盆壁（闭孔和肛提肌筋膜），韧带很厚，呈三角形，含子宫动脉，向后与子宫骶韧带融合，向前借盆内筋膜覆盖膀胱和阴道；主韧带向前伸展与耻骨子宫颈韧带相融合，形成膀胱直角三角形的底部（尿道旁筋膜、耻骨子宫颈筋膜及主韧带），成为膀胱支持结构。

■ 筋膜间隙

盆内器官由疏松组织形成6个间隙，最重要的是位于中线的膀胱阴道间隙和直肠阴道间隙，另外两个位于中线的间隙是耻骨后（或膀胱前）间隙和直肠后间隙。两个位于盆内两侧的是膀胱旁间隙和直肠旁间隙（图15-27），位于阴道两侧的筋膜在3个外科平面处相互连接：①耻骨后；②膀胱阴道；③直肠阴道。这层筋膜统称为中间层。这些平面和间隙在分离阴道时相当重要。

1. 膀胱前间隙　位于腹膜后结缔组织外面的盆内筋膜及来自中间层的膀胱筋膜之间。它向外侧伸延，从脐部到闭锁的动脉，由前到后，它在耻骨联合的膀胱之间通过。

2. 膀胱阴道间隙　位于膀胱和阴道筋膜之间，二者均从中间层分出。此间隙前缘为膀胱外膜，外侧为膀胱柱（vesical pillars），后方为阴道外膜。间隙的下方止于阴道外膜与尿道外膜远侧的融合处，上方终止于膀胱外膜与阴道和子宫颈外膜融合处，形成阴道上隔或膀胱子宫韧带。在此间隙的上方是膀胱子宫颈间隙，它是膀胱阴道间隙在阴道上隔的延续，终止于膀胱子宫颈窝的腹膜皱褶。

3. 直肠阴道间隙　位于膀胱直肠腹膜反折融合层（相当男性Denonvillier筋膜）和直肠筋膜间，外侧止于直肠隔，上缘止于子宫直肠陷凹的腹膜反折部，下缘为肛提肌及会阴体。相当于男性Denonvillier筋膜的止端。

4. 直肠后间隙　位于中线，是在直肠筋膜和覆盖骶骨的横筋膜之间。

5. 膀胱旁和直肠旁间隙　在横筋膜与中间的间隙被主韧带分隔为膀胱旁间隙和直肠旁间隙。

女性尿道

女性尿道（female urethra）长3~5 cm，内直径约 0.4 cm，扩张时可达1 cm。尿道的行程并非呈直线，近段与膀胱形成的后角为90°~100°，自此向前向下走行，达其中部，然后于耻骨联合下方接近水平方向达尿道外口。

尿道空虚时黏膜呈皱褶状，阻塞尿道腔，近段后壁中线有隆起的嵴，使尿道腔呈新月形，至绝经期黏膜萎缩，渐变扁平。排尿期尿液充盈尿道。尿道腔于内口处狭窄，于会阴膜上方变宽。经盆腔括约肌结构时稍狭窄，然后变宽，至尿道外口又变窄而呈垂直裂隙状。尿道黏膜由假复层柱状上皮构成，靠近膀胱处为移行上皮，近尿道外口处为鳞状上皮。黏膜下层（固有层）富含弹性纤维。后壁上部正中线上最显著的一条纵襞称尿道嵴，尿道嵴含有从三角区浅肌来的平滑肌纤维索（图15-28）。黏膜下有许多尿道腺，开口于尿道远侧1/3的后外侧部，其中有一对较长的腺管开口于离尿道口约1 cm处的白线上方，因腺

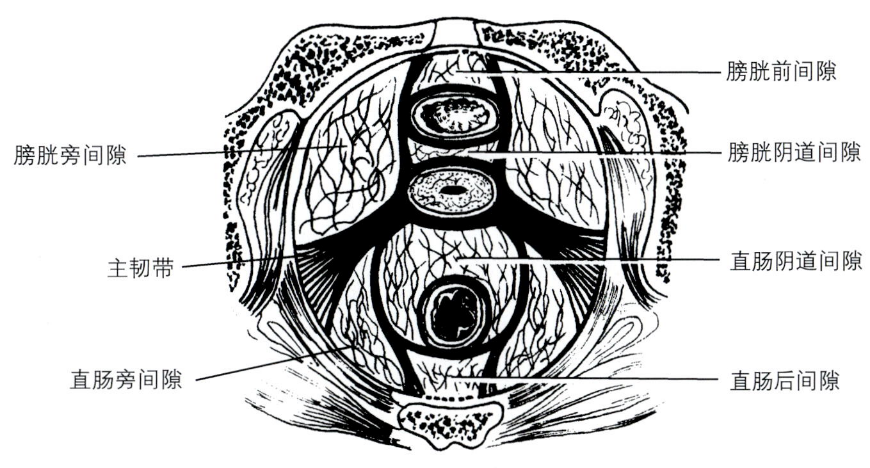

图15-27　盆内筋膜间隙

管长，若引流不畅，易招致感染。另外一对尿道旁腺（Skene腺）位于尿道远段的黏膜下，腺管开口于尿道外口旁或内面两侧缘附近处（图15-29）。若发生感染、积脓或腺管阻塞形成潴留囊肿，需施行手术治疗。

■ 女性尿道括约肌

包括平滑肌括约肌和尿生殖横纹肌括约肌。

平滑肌括约肌

平滑肌括约肌实际上是尿道壁的平滑肌层，内纵层与逼尿肌纵层相连，细微的平滑肌纤维与弹性纤维和大量坚实的胶原纤维汇集在一起，中间伴环层肌纤维在膀胱颈处形成襻状，并供给肌纤维组成半环状，下行至尿道。环层于尿道中段更显著，与外括约肌的横纹肌纤维混合。纵层和环层肌向远侧逐渐变薄，止于末段的胶原纤维环。尿道含大量的胶原组织，随平滑肌排列成纵层及环层。伴随环状肌层的胶原组织对尿道闭合起重要作用。弹性纤维含量很小。平滑肌括约肌被一层海绵状组织所环绕，含静脉及分散于其间的平滑肌和弹性纤维。平滑肌和周围横纹肌张力使尿道黏膜处于闭合状态，是维持可控机制的重要因素。尿道远侧1/2只含薄弱的平滑肌，它和末端的胶原环并无括约肌功能。尿道纵行平滑肌的作用是在排尿时将尿道缩短，使尿道口径增宽。女性尿道主要由胆碱神经纤维所支配，肾上腺能神经纤维稀少。

尿生殖横纹肌括约肌

横纹肌括约肌分3个部分：环绕尿道中段的横纹括约肌；位于尿道远侧段及阴道前庭的尿生殖括约肌；尿道腹侧的压尿道肌（图15-30）。

1. 尿道外括约肌　尿道外括约肌环绕尿道平滑肌括约肌，由膀胱底至会阴部并无明显的尿生殖膈。在尿动力学检查显示的尿道中段的高压区处可见最密集的横纹肌，一些纤维向近侧延续至膀胱颈，一些纤维与阴道壁或盆筋膜相连。肌纤维细小，且缓慢颤动，促使尿道长时间闭合。横纹肌间有平滑肌纤维，尤其于中段，并有胶原纤维及弹性纤维。

2. 尿道旁横纹肌　尿道旁横纹肌形成压尿道肌（urethral compressor）及尿道阴道括约肌。压尿道肌起自靠近坐骨结节处，跨过尿道，到达对侧相应部位。在跨越尿道处肌束回转、增厚，一些肌纤维远达尿道横纹肌的近侧和远侧缘，当它收缩时可将尿道延长。当肛提肌将尿道近侧端上提时，它将尿道拉向下方。尿道阴道括约肌是一种扁平肌肉，在腹侧与压尿道肌一起伸延至尿

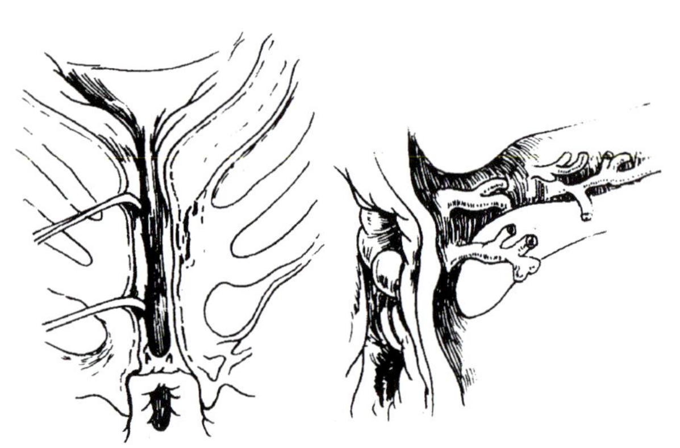

图15-28　女性尿道，显示尿道嵴黏膜下腺及管口

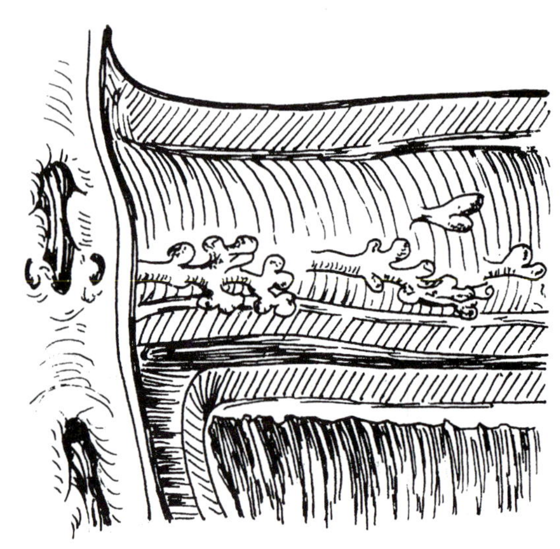

图15-29　尿道腺体

道、阴道侧方并将其包绕。

3. 阴道横肌　阴道横肌（transverse vaginal muscle）是一薄肌，参与压迫尿道，位于压尿道肌背侧，充填于压尿道肌和尿道阴道括约肌之间。

耻尾肌含有多数肛提系统内侧肌纤维，当它从耻骨经阴道侧壁行走至尾骨时紧靠尿道，耻尾肌不与尿道接连，但在其两侧经过，不构成真括约肌，但含有快颤动和慢颤动纤维，其功能是增加尿道阻力。

尿道横纹括约肌接受体神经支配，神经纤维主要来自S_3神经前根，随盆神经（内脏）至盆丛神经（下腹下神经）。尿道阴道括约肌、压尿道肌和耻骨肌由会阴神经支配，神经纤维主要来自S_2神经前根。

尿道上1/3段接受来自膀胱的动脉供血，其余部分及邻近阴道由膀胱下动脉供血。静脉血通过膀胱上、中、下静脉和阴蒂丛回流。尿道远侧段和邻近阴道是经前庭丛引流入腹股沟浅、深淋巴结，尿道中段和阴道淋巴管与阴道动脉伴行。尿道近段的淋巴管经膀胱前壁进入髂外、髂内和闭孔淋巴链并经膀胱后面到达子宫淋巴链。

尿控机制是由尿道内在括约机制及周围横纹肌、括约肌和筋膜所组成。尿道内在括约机制包括膀胱颈及尿道黏膜、黏膜下层产生的缩窄作用，以及由神经支配下的平滑肌及横纹肌产生的压迫作用所组成。膀胱颈及尿道周围支持结构产生的压迫和压力传递，保证了有效的膀胱颈和尿道的机械性效能。

尿道平滑肌括约肌含内纵层、中半环层，于膀胱颈呈襻状，外环层于中段与外括约肌融合，末端尿道为纤维环。尿道外括约肌为环绕尿道中段的横纹肌，一些肌纤维纵向近侧延伸至膀胱颈，一些纤维与阴道壁或盆筋膜相连。在尿道中段形成高压区；其腹侧的压尿道肌及位于尿道远侧及阴道前庭的尿生殖括约肌参与压迫及延长尿道的功能。

尿道和阴道通过肛提肌的尿生殖裂孔，肛提肌的稳定能力将尿道和阴道压向耻骨，保持裂隙孔关闭，并使韧带紧张以支持盆内容物，防止内脏从薄弱处疝出。肛提肌受损或虚弱，其覆盖筋膜被伸展，盆底松弛，盆内器官重量使支持韧带变形，发生盆内器官脱垂（图15-31）。

耻骨尿道韧带含平滑肌纤维，将尿道中段和阴道前壁固定在耻骨下方，韧带的前段为阴蒂悬韧带，后段为盆内筋膜的耻骨尿道韧带，中部将两韧带相连（图15-32），在腹压增高时，阴道前壁被肛提肌的耻骨肌及其附着的筋膜支持，形成吊床（图15-33）。耻骨尿道韧带在上方将尿道中段及阴道前壁悬吊固定，形成尿道中段高压区，保持尿道关闭，防止尿失禁（图15-34）。

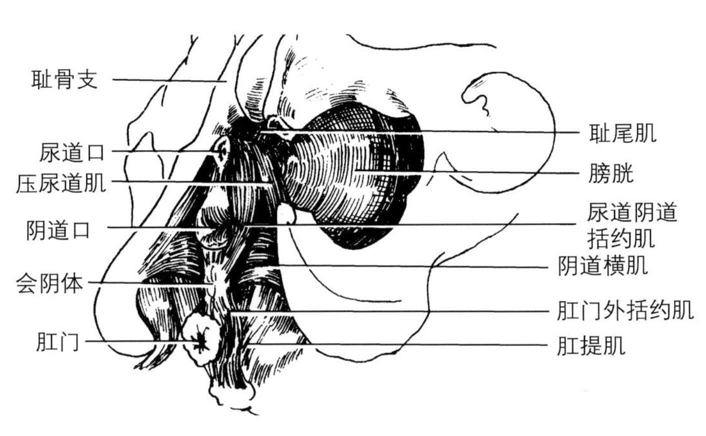

图15-30　尿生殖横纹括约肌

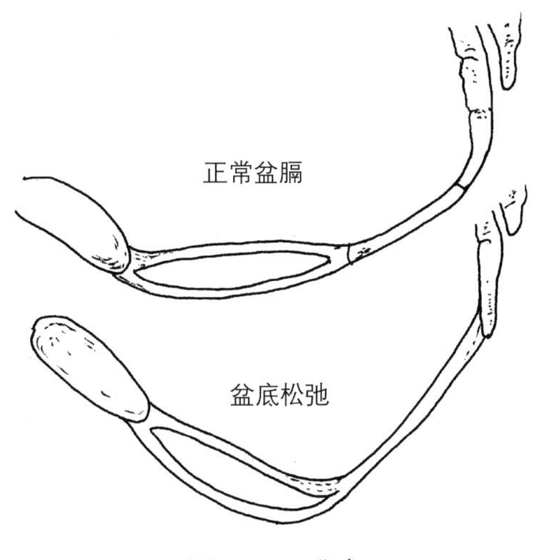

图15-31　盆底

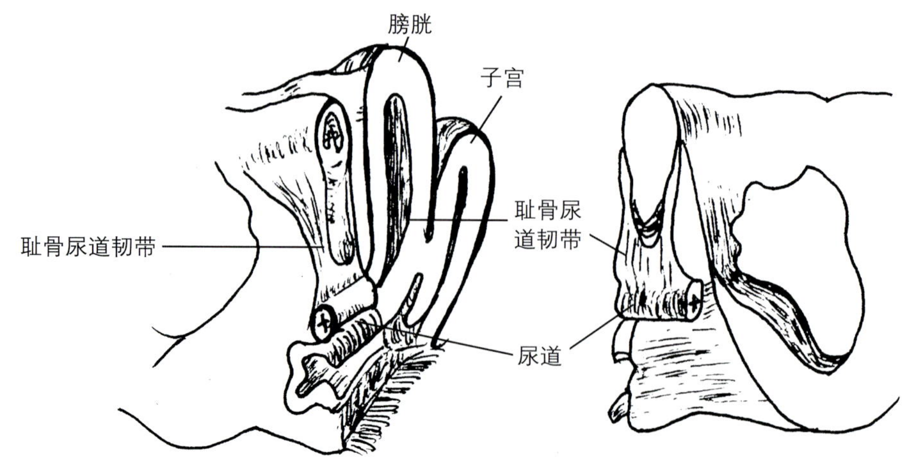

图15-32　耻骨尿道韧带

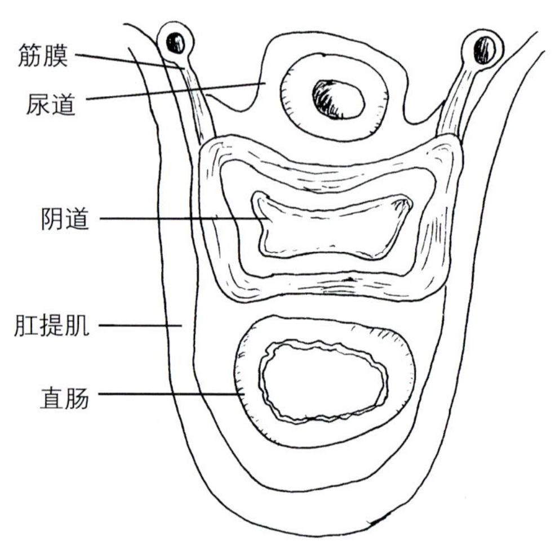

图15-33　阴道前壁被肛提肌的耻骨肌及筋膜支持，形成吊床

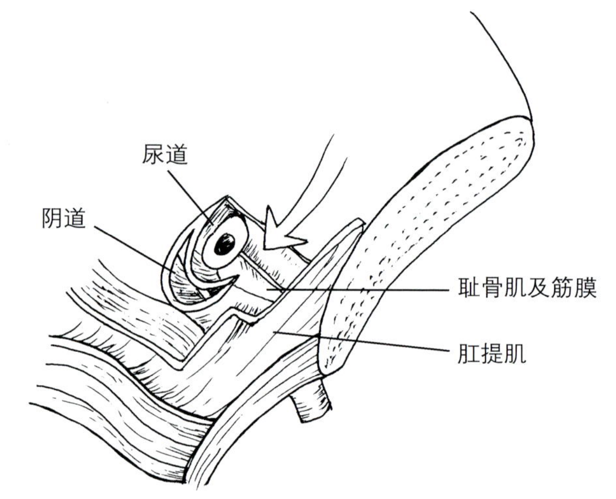

图15-34　耻骨尿道韧带在上方将尿道中段及阴道前壁悬吊固定

内生殖器手术解剖学

■ 女性压力性尿失禁

女性压力性尿失禁是因膀胱尿道解剖上支持组织不健全，致膀胱出口在腹压增高时关闭不全，而在休止时则可完全关闭。病因多为产伤、老年性萎缩或发育异常所引起。临床表现为休息时能控制尿液，腹压增高时有尿失禁。患者常有阴道前壁脱垂，膀胱颈-尿道节段下移，不同程度的膀胱膨出。手术方式的设计取决于盆底支持结构的损害程度，以及盆腔器官变位的类型。传统方法是将过度活动的膀胱尿道节段固定于高位（如M-M-K手术或Burch手术），合并中度膀胱膨出者还需修复薄弱的膀胱耻骨韧带。近年来学者们根据吊床假说和尿道中段高压区的理论，设计了尿道中段吊带术式（经阴道无张力吊带术，

tension free vaginal tape，TVT），对膀胱功能及容量正常，无合并明显膀胱膨出的解剖性压力性尿失禁患者，可取得满意疗效。

1. 切口　在耻骨上沿中线的外侧分别做一长约0.5 cm的小切口，左右切口旁间距约5 cm；然后在尿道中段的阴道壁用组织钳夹住中段尿道两旁的阴道壁，离尿道外口1 cm处纵行切开阴道壁，切口长1.5 cm。于阴道黏膜下用组织薄剪向外钝性分离直至碰到耻骨下缘（图15-35）。

2. 穿刺送吊带　拔出尿管，牵开器置于尿管内并固定，将带有牵开器的尿管经尿道插入膀胱，牵开器远端摆向右侧大腿内侧，将固定于推进器的穿刺针尖置于阴道切口并向右上偏移，左手食指置于阴道以引导穿刺针尖到耻骨内缘，右手将穿刺针向耻骨上缘右侧切口方向推进，直到穿出右下腹部切口，推进时始终在左手食指引导下使穿刺针贴近耻骨内侧。松开推进器并固定于另一支穿刺针，理顺吊带，使其不扭转，以同样方法将另一穿刺针前端穿出左下腹部切口（图15-36）。

3. 膀胱镜检查　退出尿管，用膀胱镜观察膀胱，确认穿刺针没贯穿膀胱后，将两支穿刺针向上提出下腹部切口外，向膀胱注入250 mL生理盐水，退出膀胱镜。

4. 调整吊带松紧度　于尿道与吊带之间置一薄组织剪，牵拉带塑料鞘的吊带远端调节吊带，退出薄组织剪，观察吊带刚好贴近尿道而没有压迫尿道为止（图15-37）。嘱患者咳嗽或用力向下屏气，观察尿道口无溢出或溢出1~2滴为松紧适宜。再于尿道与吊带间放置一薄组织剪，剪开并拉出塑料鞘，紧贴腹壁皮肤表面剪断多余吊带即可。

5. 关闭切口　用可吸收缝线缝合阴道切口，腹壁小切口可按具体情况缝合或不缝合。

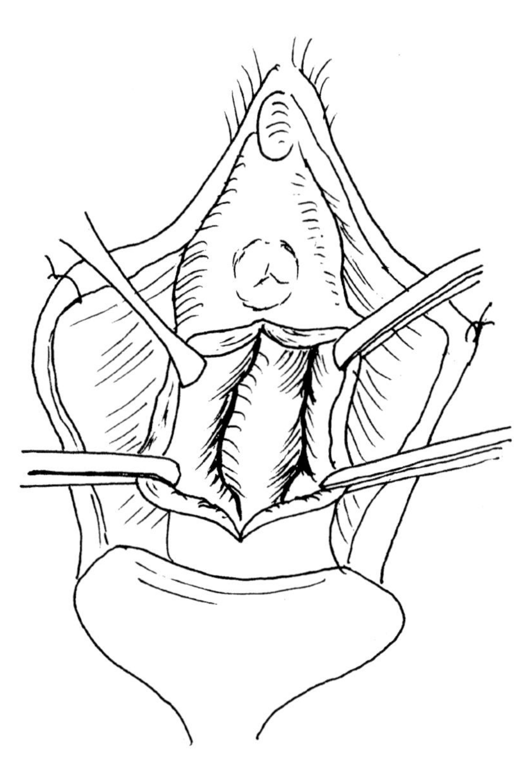

图15-35　切口

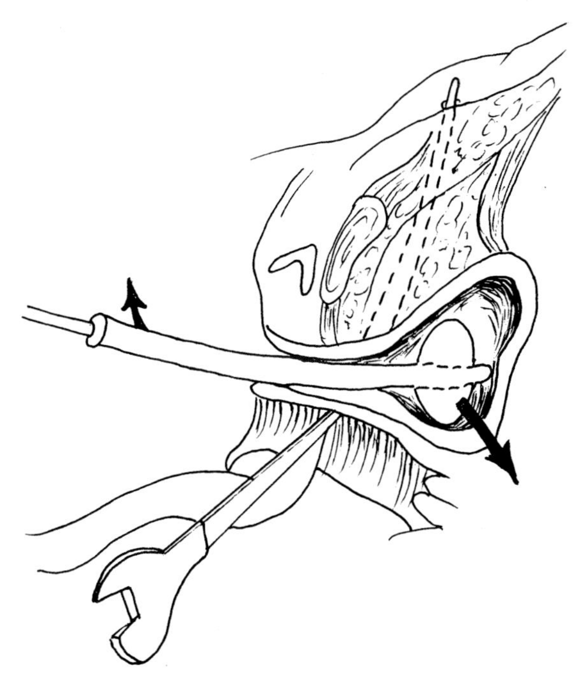

图15-36　穿刺送吊带

■ 解剖性前盆腔脏器清除术

解剖性前盆脏器清除术（anatomical anterior exenteration）是切除膀胱和子宫，保留支配阴蒂及尿道盆神经丛。该神经丛靠近膀胱颈和阴道，在尿道的中至远侧1/3段有平滑肌和横纹肌混合的肌纤维，称“横纹括约肌”，受阴部神经支配，是女性重要的括约机制。由于横纹括约肌是位于尿道中下段，可将整个膀胱及膀胱颈切除而不致损伤可控机制，全膀胱切除需保证留下最少移行上皮覆盖的组织，以减少肿瘤复发危险，并减少膀胱成形术后发生可控过度。手术步骤如下。

1. 取蛙腿过伸体位，术野消毒后插入导尿管。经下腹部正中切口剖腹，做两侧盆淋巴结清除或取活检做分期之用。分离膀胱脐韧带、卵巢及输卵管（图15-38）。更年期前妇女可保留一侧或双侧卵巢，于近膀胱壁处切断双侧输尿管，并将其游离，插入有侧孔的8F~10F导尿管至肾盂，留作支架引流之用。输尿管断端取活检送冰冻切片，了解有无原位癌。

2. 将膀胱牵向内侧，显露膀胱外侧及膀胱血管蒂，认清支配阴蒂海绵体的自主神经，它起自直肠旁的盆神经丛（图15-39），向子宫颈外侧下行，在膀胱和阴道前穹隆交界处横过阴道外侧。将膀胱纤维血管蒂游离达膀胱阴道交界处，并显露血管神经束至膀胱尿道交界处。

3. 切断、结扎膀胱外侧血管蒂，分离、结扎及切断位于膀胱交界处的背血管复合体，缝扎断端（图15-40）。保留耻骨尿道韧带。用粗线结扎膀胱颈部，以免切断尿道后尿液漏出。用弯剪剪断尿道，并缝线牵引。注意勿分离尿道背侧，否则会损伤阴道对尿道远侧2/3段的支持（图15-41）。

4. 于膀胱和阴道间分离，此处二者紧密靠近，注意勿切穿阴道壁，逆行做钝性、锐性分离，至阴道-子宫颈交界和主韧带处。切断、结扎主韧带（图15-42）。用电刀于穹隆部横断阴道（图15-43），取出已切除的标本。阴道断端用2-0可吸收缝线连续缝合。

5. 做新膀胱成形者，用回肠去管重建成新膀胱与尿道吻合（图15-44）。做腹壁尿流改道者，宜尿道全切除。

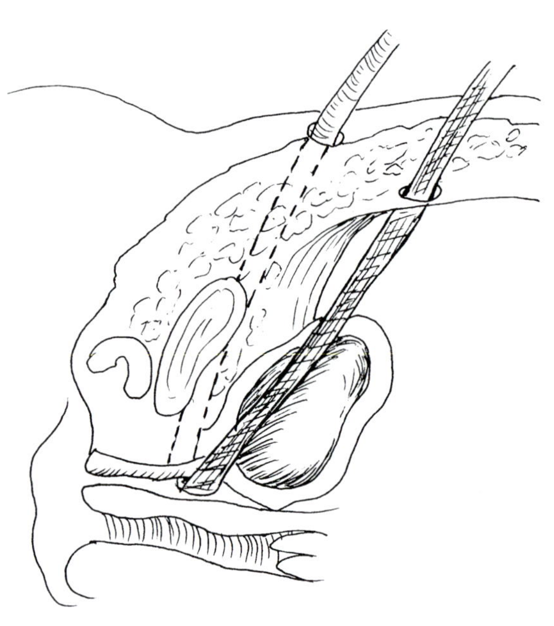

图15-37　调整吊带松紧度

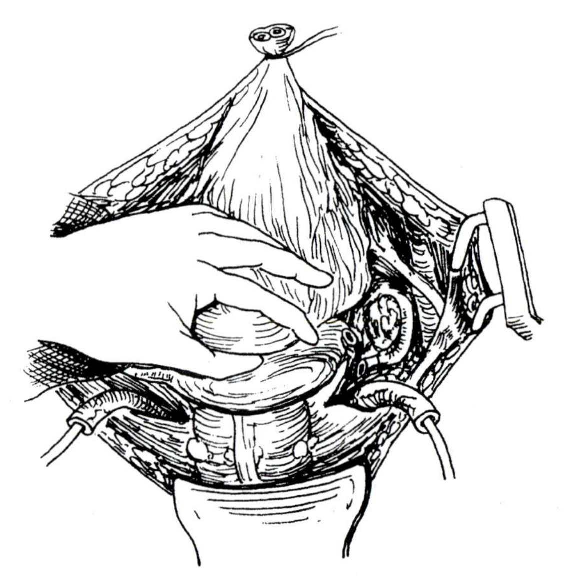

图15-38　切断、结扎膀胱脐韧带、输卵管及卵巢血管，切断两侧输尿管

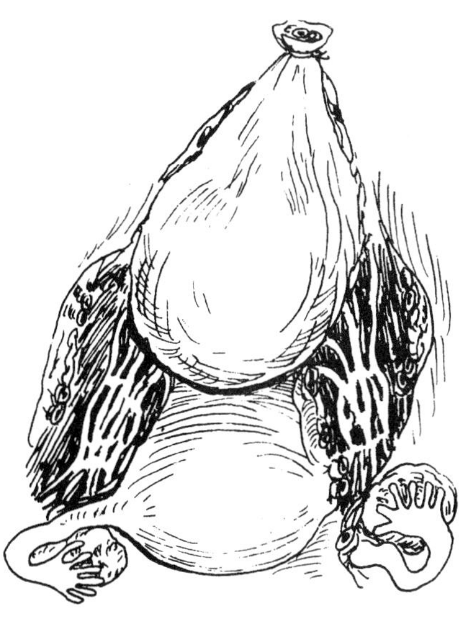

图15-39　显露盆丛及阴蒂海绵体神经

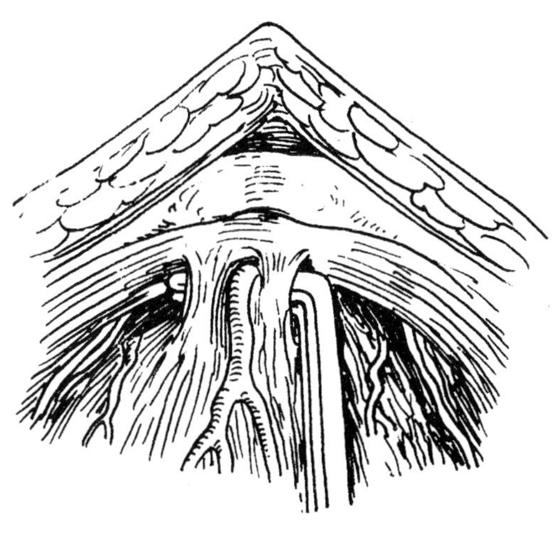

图15-40　分离背血管复合体

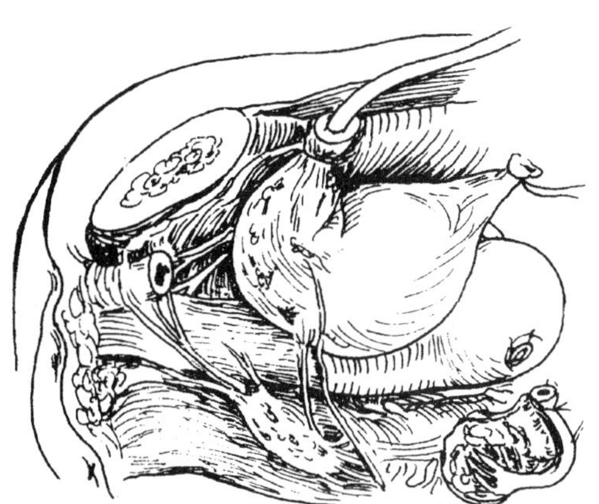

图15-41　切断尿道，显露盆丛及血管神经束

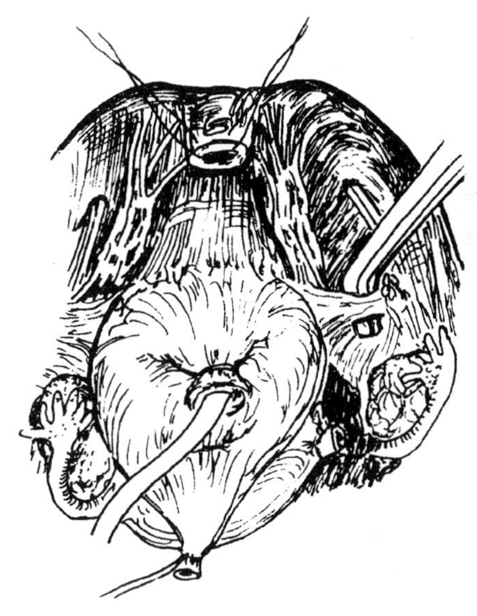

图15-42　分离主韧带

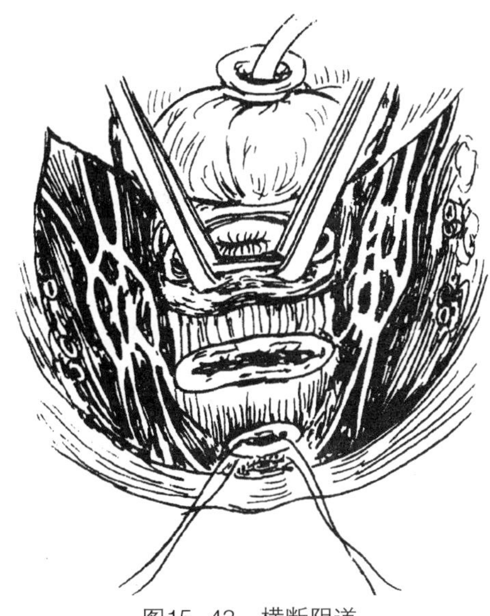

图15-43　横断阴道

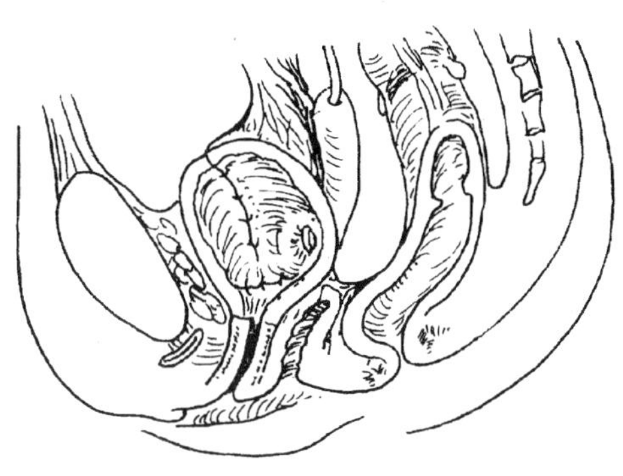

图15-44　新膀胱与尿道吻合

（梅　骅）

参考文献

1. Raz S, Little NA, et al. Female Urology. In: Walsh P C, Retik AB, Stamy TA. et al (eds). Campbell's Urology. WBS Co philadelphia, 1992: 2782-2828.
2. Hinman F, Jr. Atlas of Urosurgical anatomy. W. B. Saunders Company, philadephia, 1993: 389–416.
3. 袁德霞. 女生殖器. 见: 张朝佑. 人体解剖学. 2版. 北京: 人民卫生出版社, 1998: 556–586.
4. 梅骅. 尿失禁手术. 见: 梅骅, 章咏裳. 泌尿外科手术学. 2版. 北京: 人民卫生出版社, 1995: 364–378.
5. Wood D P. Orthotopic urinary diversion in women. Urol Clin N Amer, 2000, 27: 367–378.
6. Schoenlerg M, Hoitopan S, Schlassberg L, et al. Anatomical anterior exenteration with urthral and vagi–nal preservation: Illustrated surgical method. J Urol, 1999, 161: 569–572.
7. Delameey JO. Stauctural support of the urethra as it relates to stress urinary incontinence: the hammock hypothesis. Am J Olstet Gynecol, 1994, 170: 171.
8. 梅骅. 女性压力性尿失禁. 见: 梅骅, 陈凌武, 高新. 泌尿外科手术学. 3版. 北京: 人民卫生出版社, 2008: 320~334.
9. Moore KL, Persaud TVN. The developing human. 8th Edition. Saunders Elsevier, 2008.
10. 高英茂, 主译. 奈特人体胚胎学彩色图谱. 北京: 人民卫生出版社. 2004.
11. 丁自海, 李忠华, 苏泽轩. 泌尿外科临床解剖学图谱. 济南: 山东科学技术出版社, 2005.
12. 丁自海, 原林. 局部临床解剖学. 西安: 世界图书出版公司, 2009.
13. Richard LD, Vogt AW, Mitchell AWM, et al. Gray's atlas of anatomy. Churchill Livingstone, 2008.
14. E. Finazzi–Agro, A.Gammie, T. M. Kessler, et al.Urodynamics Useless in Female Stress Urinary Incontinence? Time for Some Sense–A European Expert Consensus, Eur Urol Focus.2018.
15. V.W.Sung, D. Borello–France, D. K. Newman, et al. Effect of Behavioral and Pelvic Floor Muscle Therapy Combined With Surgery vs Surgery Alone on Incontinence Symptoms Among Women With Mixed Urinary Incontinence: The ESTEEM Randomized Clinical Trial, Jama, 2019, 322(11):1066–1076.

16

泌尿外科内镜的应用解剖

经皮肾镜、输尿管镜的应用解剖

经皮肾镜手术涉及经皮建立通过肾实质进入肾集合系统的通路，而输尿管镜术则利用自然通道，经尿道进入膀胱至输尿管或肾集合系统进行外科手术，明确肾、输尿管、膀胱、尿道的解剖，有助于操作时的定位及指引，提高手术安全有效性。

■ 肾脏

肾脏的大体解剖及毗邻

1. 肾脏的大体解剖　肾脏位于腹膜后，贴附于腹后壁分布于脊柱的两侧。右肾稍低于左肾，右肾上端平第12肋胸椎，下端平第3腰椎，左肾上端平第11肋胸椎，下端平第2腰椎；右肾门约平第2腰椎，左肾门约平第1腰椎。肾的位置也有变异，瘦长的人肾脏位置相对较低，肥胖者相对较高。

2. 肾的毗邻

（1）肾周覆盖物：肾的表面被附着一层连续的纤维组织，称为肾筋膜。肾筋膜外层被大量的位于腹膜后和后腹壁之间的脂肪组织包绕，肾筋膜分为后层和前层，后层界限清楚、结构坚韧，前层结构柔弱且附着于腹膜上。前后层的肾筋膜将腹膜后的空间细分为3个潜在的间隔（图16-1）：①仅包含脂肪的肾旁后层；②包含肾上腺、肾和近端输尿管、肾周脂肪的肾旁中层；③肾旁的前层，穿过中线从腹部的一边延伸到另一边，包含升结肠和降结肠，十二指肠襻和胰腺。在下面，多层的肾筋膜在输尿管周围融合；在上面，两层肾筋膜在肾上腺融合并最后融合在膈下的筋膜。在外侧，两层肾筋膜在升结肠和降结肠后融合；在内侧，后筋膜层和脊柱肌肉融合。前筋膜层连接到大血管的结缔组织（主动脉和下腔静脉）。

正常情况下，经皮肾镜取石术中内镜应该置于肾集合系统内，但是如果出现经皮肾通道丢失，或在扩张经皮肾通道时未能进入肾集合系统，在这些偶然的情况下，可以在内镜下看到肾周的组织。内镜见到黄色的脂肪组织以及泡沫状

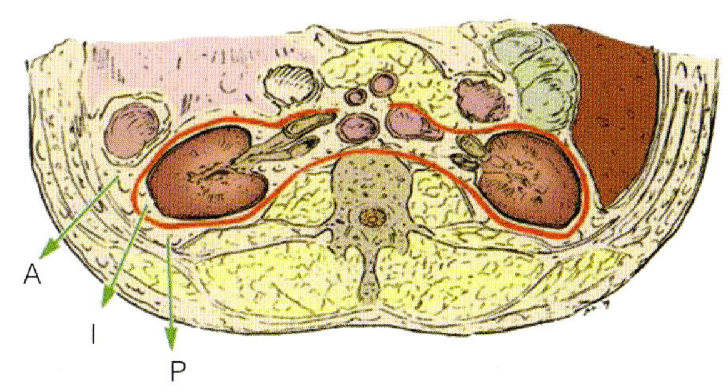

P. 后肾旁空间，仅包含脂肪；I. 中间的肾旁空间，包含了肾上腺、肾和邻近输尿管与肾周脂肪；A. 前肾旁空间，从腹部的一侧延伸穿过中线到另一侧，包含了升降结肠、十二指肠和胰腺。

图16-1　肾在第2腰椎水平的横切片的上面观显示后腹膜腔的3个空间

或蜘蛛网状的脂肪结构，说明通道仍在肾周脂肪囊；内镜在肾周附近，则可见呈淡红色的肾脏表面；经皮肾通道在肾实质，则可见红色肾组织以及黄色肾窦脂肪，部分脂肪可呈团块状并带明显的折光。由于肾脏随着呼吸在上下移动，内镜操作时的灌注液进入肾周，进一步加剧了肾脏偏离正常的位置，因此，这种情况下需要及时改变治疗策略，尽早找回原来入肾的通路，必要时可考虑重新经皮肾穿刺。

（2）肾上腺：肾上腺为成对的器官，左右各一，位于腹膜的后侧，附着于两侧肾上极的内侧，其周围覆盖着肾周脂肪组织。左肾上腺靠近脾血管以及胰腺尾部，左侧肾上腺下极接近肾门，游离时应注意肾门处的血管；右侧肾上腺前方为肝脏，前下方为十二指肠，术中应注意避免损伤。肾上腺的动脉血供分为3支，分布于上、中、下3部分，分别来源于膈下动脉、腹主动脉、肾动脉。这些动脉在腹腔镜下通常难以找到或辨认，往往只是见到一些小的动脉分支，边电凝边分离，以免渗血影响术野清晰。肾上腺的静脉常只有一支，左侧肾上腺静脉长约20 mm，起自肾上腺底部，大致呈直角注入左肾静脉；右侧肾上腺静脉长约10 mm，起自肾上腺尖部，呈40°~60° 角汇入下腔静脉后侧。

经后腹腔镜途径入腹，气囊或水囊扩张后，常常只能看到腹膜外的脂肪组织，肾上腺区空间有限，对操作不利，需要进一步扩大操作空间。应该避免盲目分离肾周的脂肪组织，而是将肾周脂肪整块向下分离，然后打开Gerota筋膜，向上分离肾周脂肪，暴露出肾上极，分离至肾前内侧即可以找到肾上腺。

经腹途径处理左侧肾上腺时，顺着结肠脾曲进入后腹膜，在Gerota筋膜外向内游离并推开降结肠到达肾门，在肾静脉的上方切开Gerota筋膜，即可游离肾静脉和中央静脉；经腹途径处理右侧肾上腺时，先暴露肝脏肋下方的胆囊，寻找到右肾上极顶起的腹膜突起，二者之间的凹陷即为肾上腺所在；切开肝结肠筋膜之后即可以进入腹膜后腔，可见到被Gerota筋膜覆盖的肾上腺；剪开Gerota筋膜，暴露肾上腺的下缘；从外下方逐渐向上极游离肾上腺，最后提起肾上腺尖部，向下腔静脉方向游离肾上腺，并处理中央静脉。

（3）肾与膈、肋及胸膜的关系：通常右肾稍低于左肾，右肾上端平第12胸椎，左肾上端平第11胸椎。而膈的后面附在第11肋和第12肋的末端。肾脏位于腰大肌和腰方肌上，在靠近脊柱的地方，膈附在后腹壁的肌肉上，并与每一边形成内侧和外侧弓状韧带。这样，膈的后面（后叶）在肾的上极形成弓状的圆顶。因此，当经皮肾穿刺时，可以认为大部分时候11肋间穿刺都要横穿膈，甚至有时12肋以下的穿刺也有可能穿过膈。一般高位穿刺都会带来明显的肩部放射痛，但也可能在不产生症状的情况下穿过胸膜腔。由于胸膜腔的负压状态，气体或者经皮肾手术时使用的灌注液、肾内尿液可能被吸入胸腔，造成液气胸。但大多数时候，经过胸膜腔下段的通道由于炎症刺激形成对通道的包裹，不会出现漏气漏尿。

通常胸膜的后投影延伸低到12肋，然而肺的最下缘位于11肋上面（第10肋间）。同时肾脏随呼吸运动而上下活动，一般可有4 cm。因此，不论呼吸的深度（中度或深呼吸），从第10肋间的经皮通道增加了肺损伤的可能，需要慎重。

肋间血管常沿肋骨下缘走行，为了避免损伤到肋间血管，任何肋间穿刺都应该在肋间隙的一半以下进行。在用尖刀做皮肤以及皮下肌层切口时，注意切口方向顺着肋间隙走行方向，并离开上一肋骨的下缘，避免损伤肋间血管。

（4）肾与肝脾的关系：位于右侧的肝和左侧的脾可能与肾上极关系密切（图16-2），尤其是肝脏下缘常包绕右肾上部；而脾大的时候，也可包绕左侧肾脏。这种情况下，高位经皮肾穿刺需要注意，尽量靠近脊柱内侧穿刺，避免相应的损伤。CT扫描对这类患者经皮肾穿刺具有重要的指导意义，通过CT可以清楚地指引穿刺的层面和角度及深度。

（5）肾与结肠的关系：升结肠从回盲瓣向上走行成为横结肠的结肠右曲（肝曲），位于右肾下部的前面；降结肠从结肠左曲（脾曲）延伸到髂嵴水平，位于左肾的前外侧（图16-3）。在常规的腹部CT扫描检查中，可以观察到腹膜后的结肠位于肾脏后外侧，甚至后面，形成对肾脏的包绕。因此，考虑腹膜后的升、降结肠位置是很重要的，经皮肾穿刺可能会经过结肠。在不同体位对照研究中CT扫描证实，当患者处于仰卧位时，肾后结肠的发现率是1.9%，而当患者俯卧时（更常用于经皮肾手术的体位）肾后结肠的发现率为10%。由于肾下极的活动度较大，肾下极出现肾后结肠的概率更高。因此，在进行任何侵入性的经皮肾操作前都要特别注意患者在俯卧位时是否有肾后结肠的出现。

肾盂肾盏集合系统

1. 肾盂肾盏基本解剖　肾组织基本由肾皮质和肾髓质组成。肾皮质组织由带有远曲小管和近曲小管的肾小球组成。肾锥体由髓袢和集合管组成，这些管连接形成乳头管（大约20个），乳头管在肾乳头表面开口（肾乳头筛区），并引流尿液进入肾小盏的穹隆部，最后到达肾集合系统。肾小盏为紧靠着一个肾乳头的肾盏。肾小盏引流5~14个肾乳头（平均8个）的尿液。虽然肾小盏的数量是参差不齐的，但我们发现70%的肾有7~9个肾小盏。肾小盏可以是单个的（引流一个乳头）也可以是混合的（引流2~3个乳头）。肾小盏可能引流尿液直接进入肾盏颈或者联合形成肾大盏，其后再由肾大盏引流进肾盏颈并进一步引流进肾盂（图16-4）。

2. 肾盂肾盏系统分类　研究者通过对离体肾脏标本进行铸型，发现肾的集合系统的形态是各种各样的，而且大多数时候是不对称的，左右对称的仅占37.1%。在进行腔内泌尿外科操作时，必须注意集合系统解剖的多样性，因为肾集合系统的结构直接影响内镜的操作。

在图16-5A中，我们观察到一个非常细长的上极肾盏漏斗，这种解剖形态将给引导和操作肾镜进入上极集合系统造成一定的困难，尤其是经皮肾术中，容易引起肾盏颈部的撕裂，造成大出血。而在图16-5B中，肾上下极的肾盏锥体都是宽短的，经皮肾镜术中，穿刺较为容易，内镜也比较容易在这种集合系统中操作。

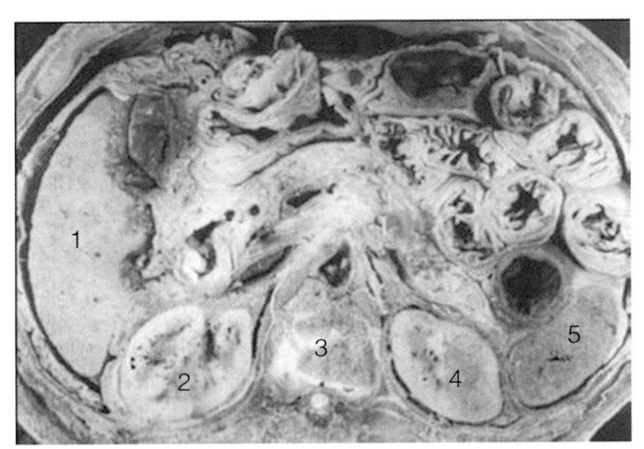

1. 肝；2.右肾；3.椎体；4.左肾；5.脾。

图16-2　横切面显示右肾和左肾处在肝和脾后侧位

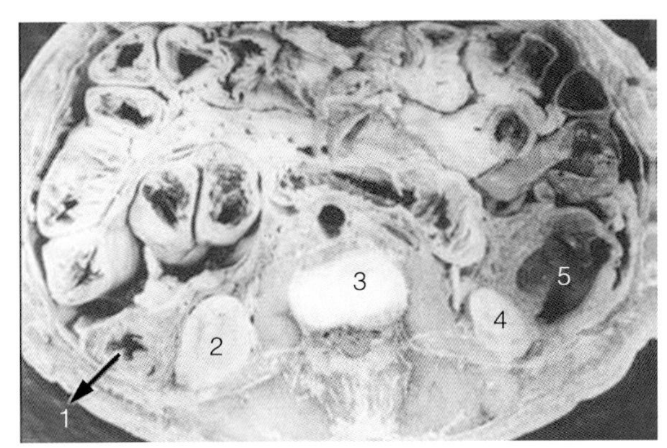

1. 降结肠；2. 左肾；3. 椎体；4. 右肾；5. 升结肠。

图16-3　肾下极水平的横切面，升结肠位于右肾的前外侧，降结肠位于左肾的外侧

Smith腔内泌尿外科手册中基于肾铸型技术，根据肾盂盏的不同引流情况，将肾集合系统分成A、B两大类型。

A型占总数的62.2%，肾盂肾盏系统由肾上极和下极两大部组成，两大部可包含多个小盏引流，通过共同的肾盏颈进入肾盂。A型包括两个不同的肾盂肾盏系统类型。

A-Ⅰ型（45%），肾中部由从属于上极肾盏组或下极肾盏组，甚至同时从属于两个肾盏组的肾大盏引流（图16-6A）。

A-Ⅱ型（17.2%），肾中部有穿过的肾盏引流，其中一个引流上极肾盏组，而另一些则引流下极肾盏组（图16-6B）。

B型占总数的37.8%，肾中部的肾盏独立于上下极肾盏组进行引流，包括两个不同的肾盂肾盏类型。

B-Ⅰ型（21.4%），肾中部由一个独立于上下极肾盏组的肾大盏引流（图16-7A）。

B-Ⅱ型（16.4%），肾中部由1~4个肾大盏引流进入肾盂（图16-7B），这些肾盏是独立于上下极肾盏组的。

3. 肾盂造影和集合系统三维铸型对照　在上尿路的腔内操作前，有必要透彻理解肾盂肾盏空间解剖结构。解剖背景知识有助于泌尿外科医生形成一个三维的肾集合系统的意象。但是排泄性尿路造影（静脉造影IVP）仅仅在一个平面显示集合系统，泌尿外科医生要想象实际的三维结构是比较困难的。Smith腔内泌尿外科手册的研究中，研究者先往肾集合系统中注入稀释后的造影剂，并获得尿路造影片，随后用液态聚酯型树脂成型获得肾集合系统的三维铸型。通过对肾集合系统的造影片和三维铸型的对照研究，使得泌尿外科医生对肾集合系统有一个初步的感知，这对内镜操作是非常重要的。

（1）肾盏引流：Sampaio研究发现98.6%的铸型上极都是由中线的肾盏锥体引流，95.7%的肾中部是由两排（前和后）成对的肾盏引流；57.9%的肾下极是由排成对的肾盏引流，而另42.1%铸型是由单个中线肾盏锥体引流（图16-8）。

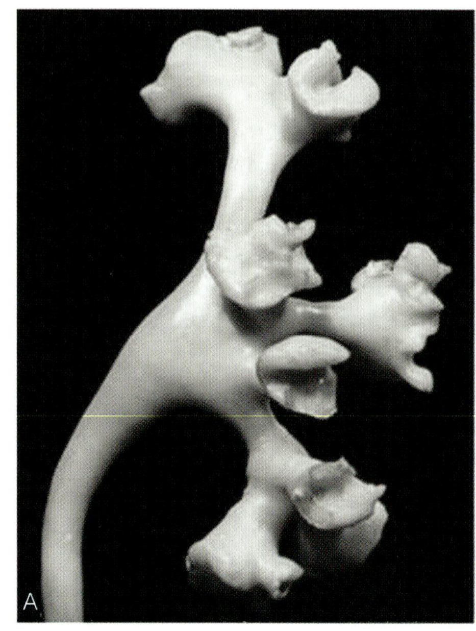

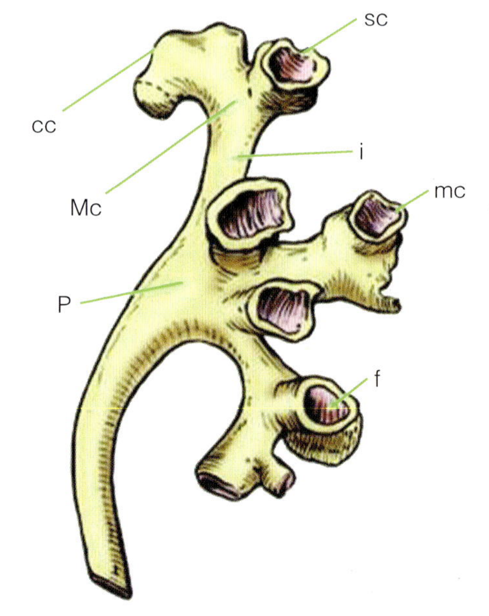

图16-4　肾盂肾盏

A.左肾肾盂肾盏铸型标本前位相；B.肾集合系统基本结构：cc.复合肾盏，sc.单个肾盏，mc.肾小盏，Mc.肾大盏，f.肾盏穹隆，i.漏斗部，P.肾盂

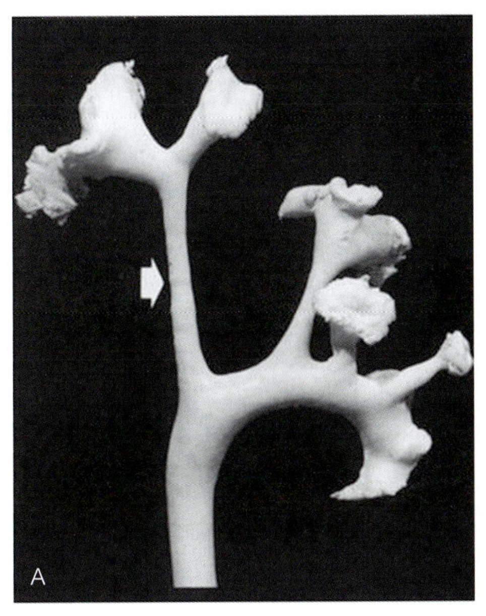

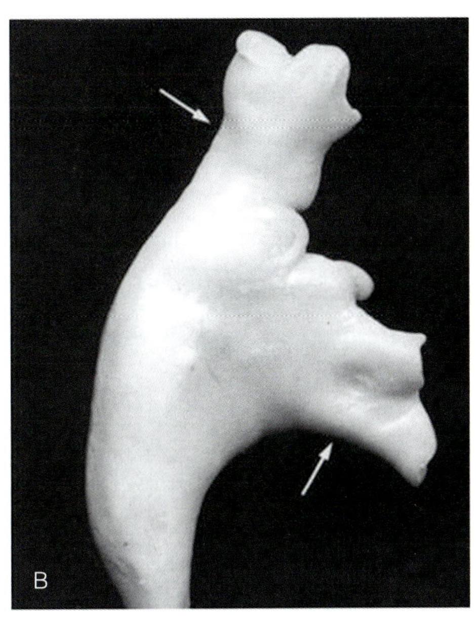

图16-5 显示多样化的肾盂肾盏系统（铸型）

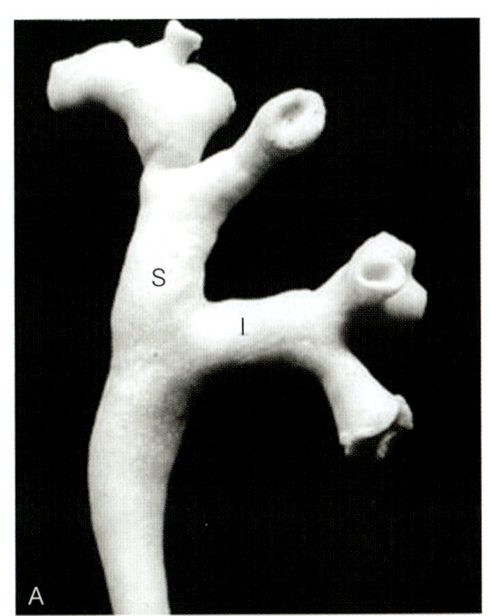

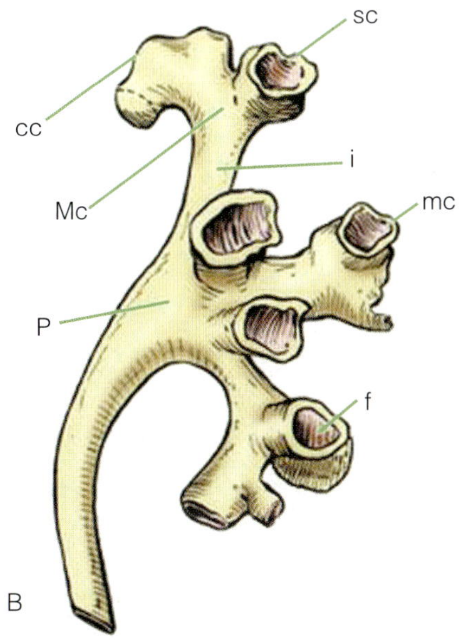

图16-6 构成A组的肾盂肾盏系统的两个形态学类型

A. A-I型，肾盂肾盏铸型的前面观显示了肾中部由附属于上下极肾盏组的肾盏引流；B. A-II型，肾盂肾盏铸型的前面观显示了肾中部同时由附属于上下极肾盏组的交叉肾盏引流

这些结果对腔内泌尿外科医生来说是重要的，因为通过内镜检查由单个锥体引流的肾极比到由成对肾盏引流的肾极更容易，通常由单个肾锥体引流的肾极有更宽的盏颈。尤其是肾下盏，常常用于鹿角状结石经皮肾穿刺选择点。大多数下极是由成对肾盏引流，因此在准备进行肾下盏穿刺操作之前，必须谨记解剖细节以设计并建立合适的通道。

（2）垂直肾小盏的存在：在11.4%（16/140）的铸型中，可以发现垂直的肾小盏直接引流进肾盂或者进肾大盏（图16-9）。在铸型上看，与集合系统表面垂直的肾小盏可能与其他结构重叠，因此这些肾盏的X线显影难以与其他肾盂盏的显影进行区分，在X线影像中这些结石好像是在肾盂或肾大盏里。在这种情况下，为了确定结石的确切位置和范围，应该再做一个侧位X线片。

当结石位于垂直的肾小盏中时增加了体外冲击波碎石和经皮肾镜取石的难度。有结石在这类肾小盏里的患者是不适合做ESWL的，因为这些肾盏常常有狭窄（直径小于4 mm）的肾锥体，碎石块排出将会很困难。经皮肾取石直接进入含有结石的肾盏是可选择的方法，然而这种穿刺较为困难，因为术中影像难以区分重叠的垂直肾盏，无法提供精确的定位，存在损伤盏颈血管的风险。

（3）交叉的肾盏：在17.2%的铸型中，肾中部（肾门）是由交叉肾盏引流的，一个引流上极肾盏组，另一个引流下极肾盏组。在静脉肾盂造影片上，交叉肾盏（外侧）和肾盂（中央）呈现了一个可透射线的区域（图16-10B），在铸型中也能看到相同部位好像是空的（图16-10C）。

交叉肾盏一般都出现在肾的中部，且引流下极肾盏组的肾盏在腹侧的概率较大。在一些铸型中，甚至当X线造影片显示引流下极肾盏组的肾盏好像是在背侧，但在铸型上却发现它在腹侧（图16-11）。对于术者来说，这种立体分布需

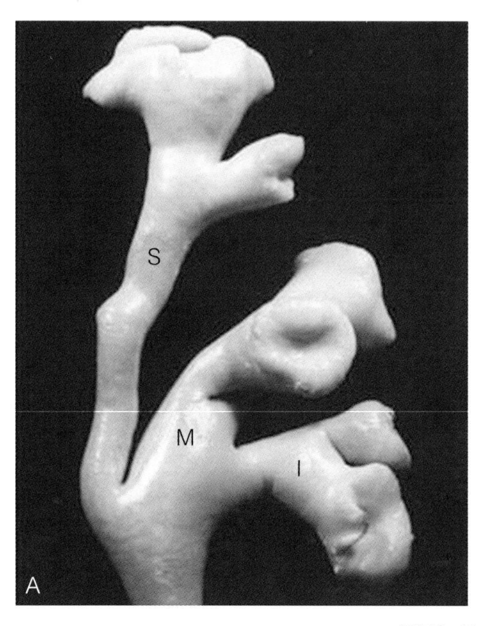

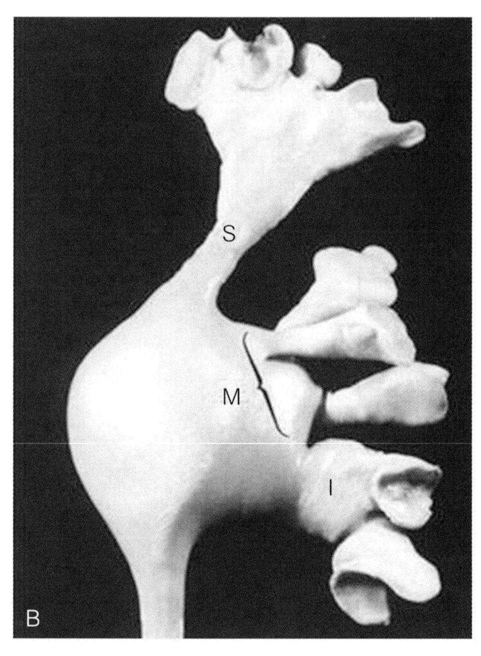

图16-7 B组肾盂肾盏系统两个类型

A. B-I型，肾盂肾盏铸型的前面观显示肾中部由独立于上下极肾大盏的肾门肾大盏引流；B. B-II型，肾盂肾盏铸型的前面观显示肾中部由直接进入肾盂的肾大盏，肾大盏独立于上极和下极肾盏组

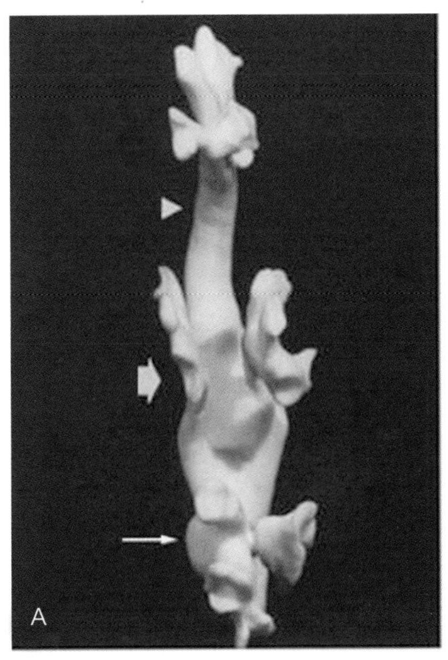

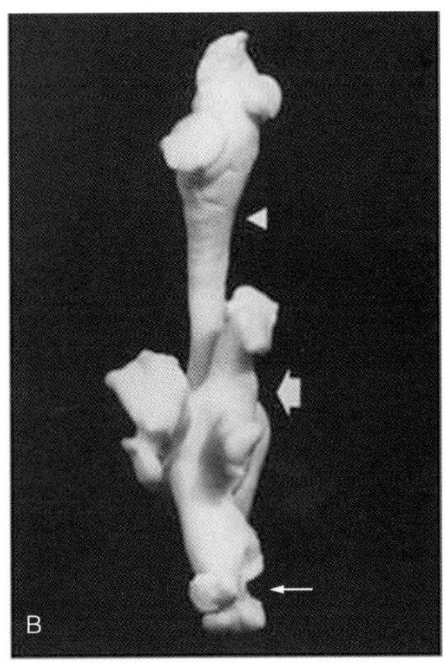

图16–8　肾盏引流

A.上极由单个肾盏漏斗引流（箭头），下极由成排的肾盏引流（长箭头）；B.上极由单个中线肾盏漏斗引流（箭头），中部由成排的肾盏引流（箭头），下极由一个中线肾盏漏斗引流（长箭头）

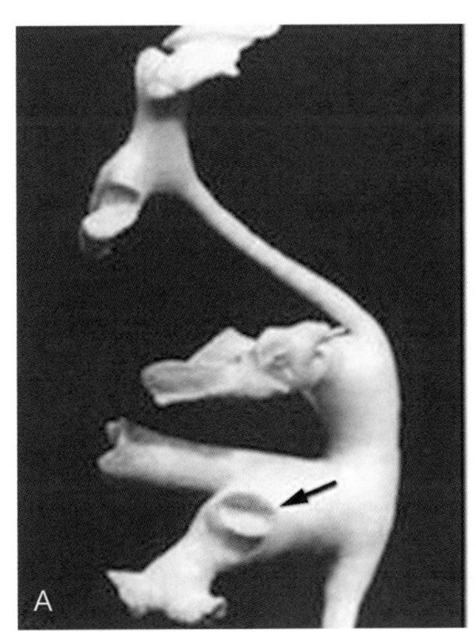

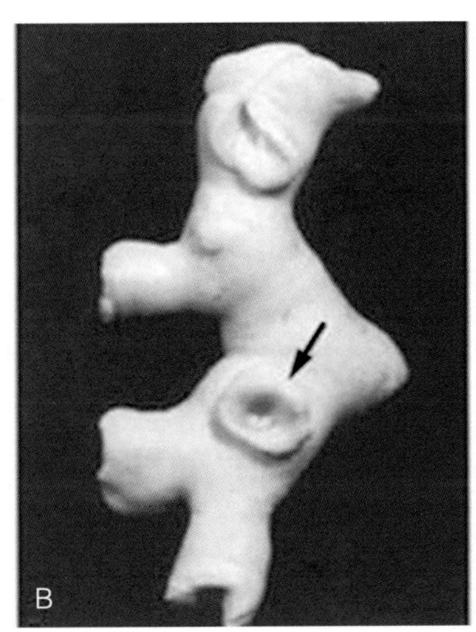

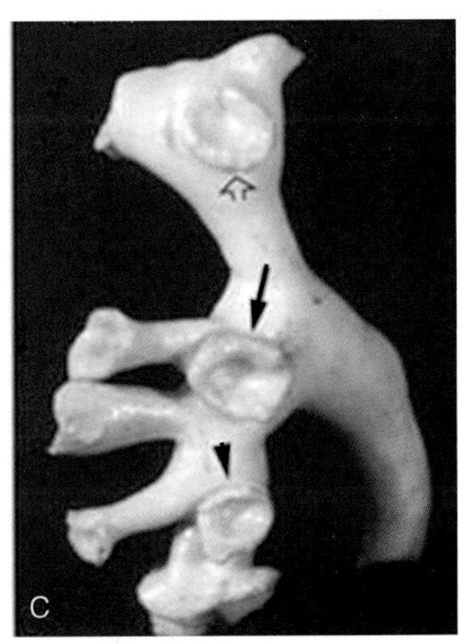

图16–9　垂直肾小盏

A.肾盂肾盏铸型的前位相显示垂直的肾小盏引流进入下极肾盏组（箭头）；B.肾盂肾盏铸型展示垂直肾小盏引流进入非常接近肾盂的下极肾盏组（箭头）；C.右肾盂肾盏管铸型的前位相展示垂直肾小盏引流进入肾盂（箭头），也显示垂直肾小盏引流进入上极组和一个垂直肾小盏引流进入下极组

要注意。如果术者打算在经皮肾取石术中通过交叉肾盏进入肾盂或者通过肾盂到交叉肾盏，请记住引流肾下极肾盏组的肾盏大部分是在腹侧，不同部位肾盏的长度和角度也有较大差异（图16-12）。

（4）肾盏前后组盏的投影：既然俯卧位下经皮肾进入肾集合系统的部位最好是通过后组肾盏，那么就有必要在术前就确定哪些是前组肾盏哪些是后组肾盏。肾盏的长度和与水平面的角度决定了俯卧位下垂直X线透视时，不同肾盏的投影位置，一般后组盏在造影片中更靠近内侧。

Sampaio等研究发现，不能以肾盏的位置更靠近中央或更靠近外侧来界定区分前后组肾盏。对比IVP或逆行造影以及铸型标本，Sampaio发

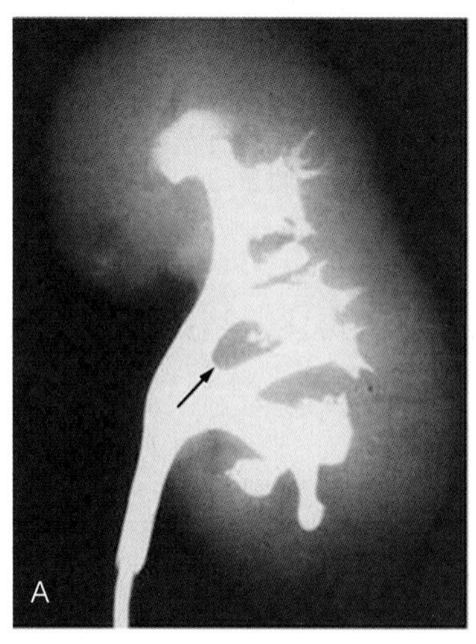

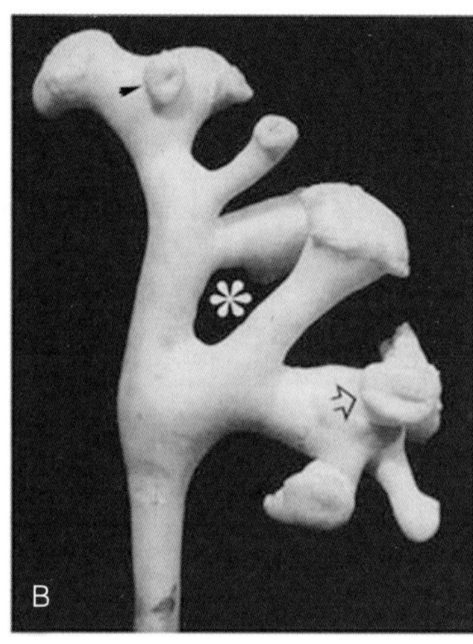

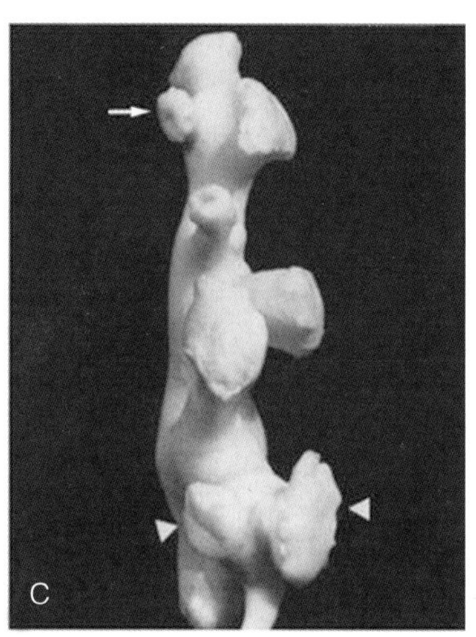

图16-10　左肾的X线肾盂造影影像与铸型之间的对比研究

A. X线肾盂造影影像；B.相应的铸型前面视图；星状物表示肾盂肾盏内的空间；实心箭头显示一个肾小盏垂直和重叠到上极肾大盏的表面，这在肾盂造影上是看不见的；宽箭指示的肾小盏的重叠到后组肾盏，在肾盂造影上也是难以区分的；C.同一例的X线斜位片，细箭显示了一个垂直肾小盏进入上极；三角形箭头指示下极肾盏的复杂性，它们在肾盂造影片上是重叠的

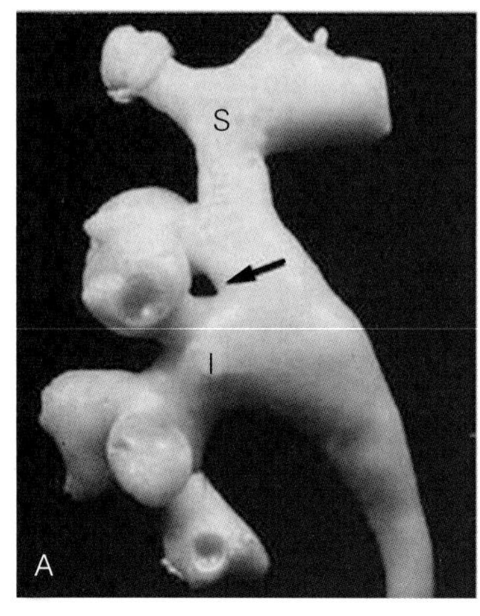

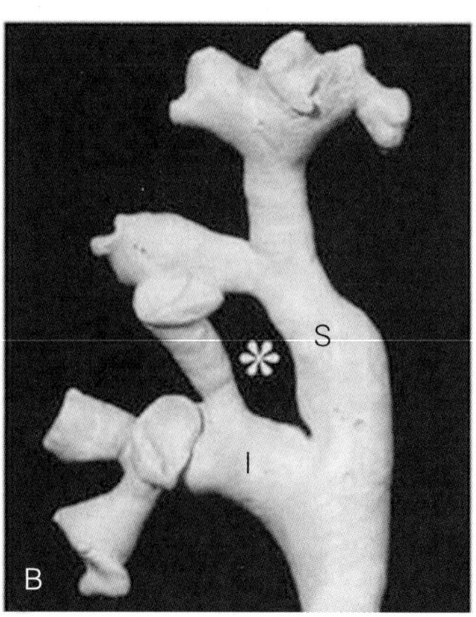

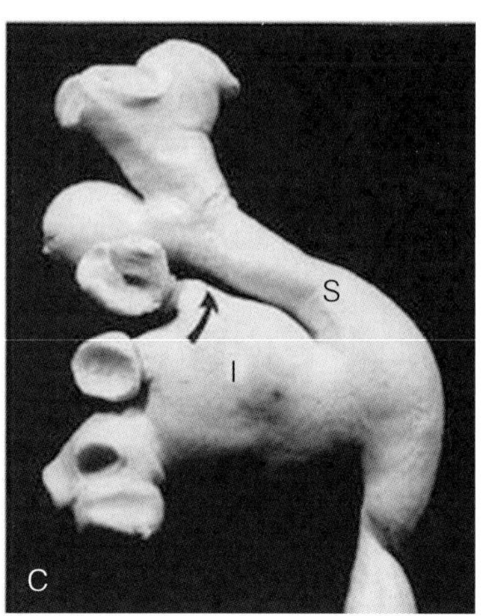

图16-11　肾盂造影和相对应的肾盂肾盏系统铸型的对比研究

A.逆行肾盂造影的前面观显示肾盂肾盏内部的放射像（箭头）；B.对应的铸型的前面观；C.箭显示引流进下极肾盏组的肾盏在腹侧。S.上极肾盏组，I.下极肾盏组

现140例患者中有39例（27.8%）的前组肾盏比后组肾盏更靠近外周，27例（19.3%）后组肾盏比前组肾盏更靠近外周，而在大多数铸型中52.9%（74/140）的前后组肾盏位置是不固定的，没有规律的重叠或者间隔开的分布：在一个部位，最外侧的是前组肾盏，在另一个部位最外侧的可能是后组肾盏。

因此，Sampaio认为用普通的造影来精确检查肾盏的前后组位置是有困难的，即使联用斜位和侧位片；为了快速而经济地解决这个问题，可以在患者取俯卧位时，将空气注入肾集合系统，协助确定哪个肾盏是在后组（用射线的通透性来对比）。

肾脏的血管

1. 肾脏血管概况　肾动脉主干在发出肾上腺动脉后分成1个前支和1个后支。后支（肾盂后动脉）收集了后部动脉，供应没有重要分支的同侧肾部分；前支肾动脉则提供了3~4个肾段动脉。在进入肾实质前肾段动脉分成叶间动脉，该动脉沿着肾盏漏斗和肾小盏前行，在肾锥体之间进入肾柱。随着叶间动脉向前行，在肾锥体的基部附近叶间动脉发出了（常为二分叉）弓状动脉。弓状动脉又发出小叶间动脉，小叶间动脉到末梢发出肾小球的入球微动脉。

肾内静脉不像肾内动脉，它没有区段性，但是肾内静脉存在丰富的循环吻合，这些静脉间的吻合在静脉损伤的时候能防止肾实质的充血与失血。皮质的小静脉又称星状静脉，引流呈一系列弓状的小叶间静脉的血液。在肾实质中通常有3个纵轴的吻合弓状系统，这些吻合发生在不同的水平：星状静脉之间（更外围）、弓状静脉间（锥体的基底部）和叶间（漏斗）静脉间（靠近肾窦）。我们将弓状静脉从外周到中央命名为一级、二级、三级（图16-13）。

2. 肾脏各极的动静脉分布　通过聚酯树脂对肾内动静脉和集合系统进行铸型，借此研究肾脏的脉管系统。

（1）肾上极：在86.6%的铸型中上盏漏斗几乎全部有肾段或叶间（漏斗）动脉，在84.6%的铸型中有与上盏漏斗关系紧密的一条动脉和一个后静脉丛（图16-14）。

（2）肾中极：在65%的铸型中，肾中极的一个大肾盏或小肾盏的漏斗前面与一条肾段动脉或

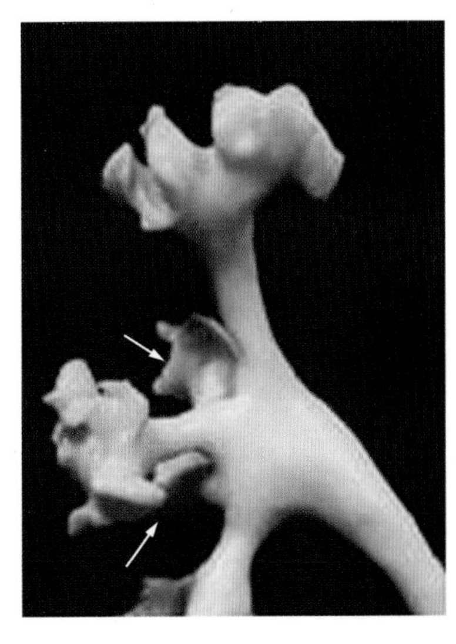

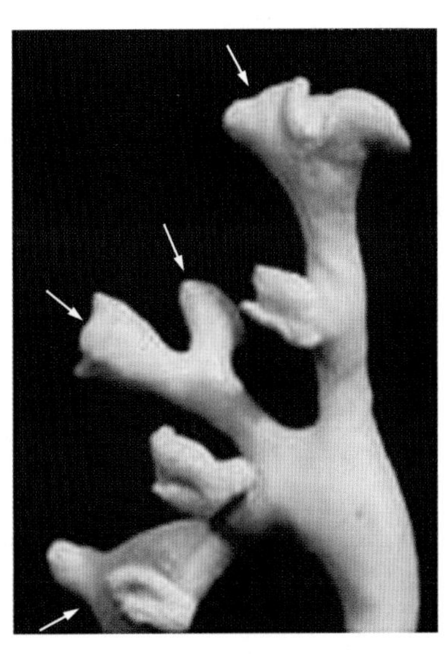

图16-12　不同部位的肾盏前后盏的长度和角度差异较大，难以在平面造影上区分前后盏

漏斗动脉关系紧密。在后面，所有的铸型都至少有一个肾中极漏斗与后段动脉（肾盂后动脉）的中级分支有紧密联系（图16-15）。71%的铸型中漏斗的前面和肾静脉的前支连在一起。在21%的铸型中漏斗的后面与肾静脉的后支紧密相连（图16-16）。

（3）肾下极：在所有的铸型中，肾大盏或肾小盏的下极漏斗前面与前下或下段动脉关系紧密。38%的病例后段动脉的延长部分与下极肾大盏漏斗关系紧密，其余62%下极肾大盏漏斗的后

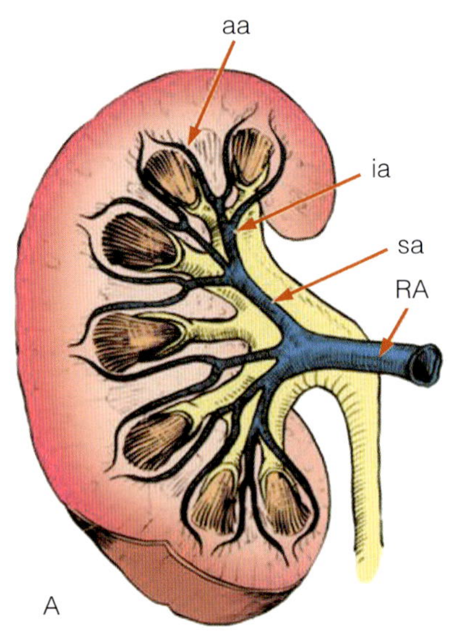

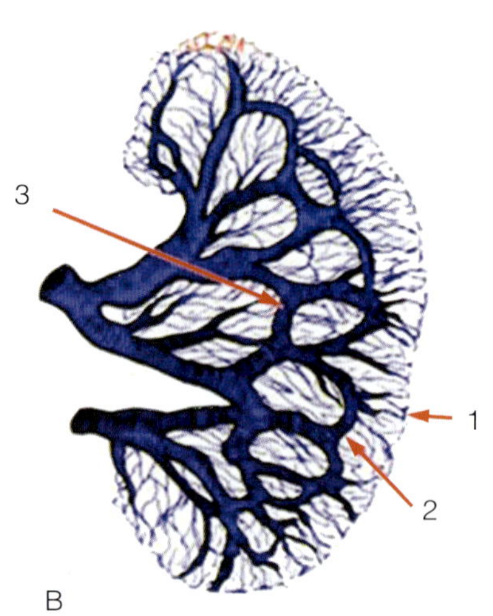

图16-13 肾动、静脉在肾内的分布

A.肾动脉的分布：RA.肾动脉，sa.段动脉，ia.叶间（漏斗）动脉，aa.弓状动脉；B.肾静脉的分布：1.第一级弓状静脉，2.第二级弓状静脉，3.第三级弓状静脉

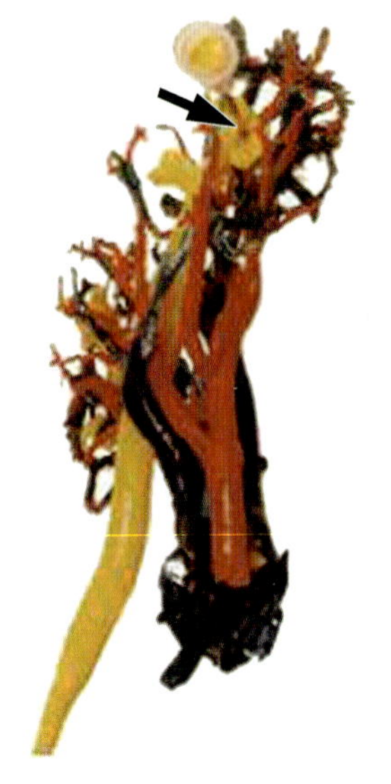

图16-14 肾管道铸型的上面观，显示即使在上极通过穹隆（箭）的穿刺都是安全的

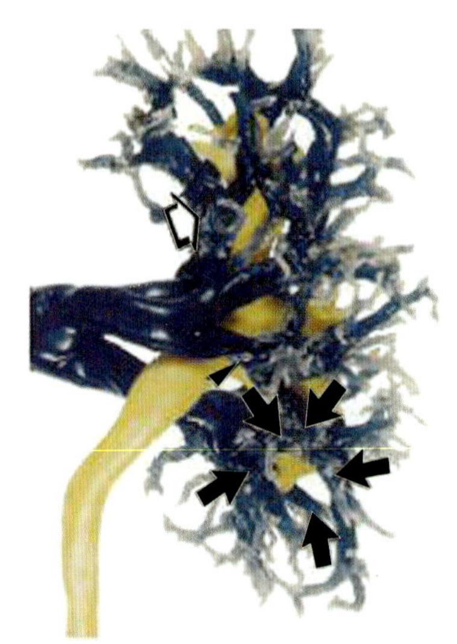

图16-15 右肾脉管系统（肾盂肾盏系统和静脉）铸型的后面观显示了一个靠近较上漏斗的大静脉从（空的短箭）。箭头指着靠近大静脉的较低肾盏漏斗的后面。箭头围着了较低肾小盏颈像环状的静脉吻合

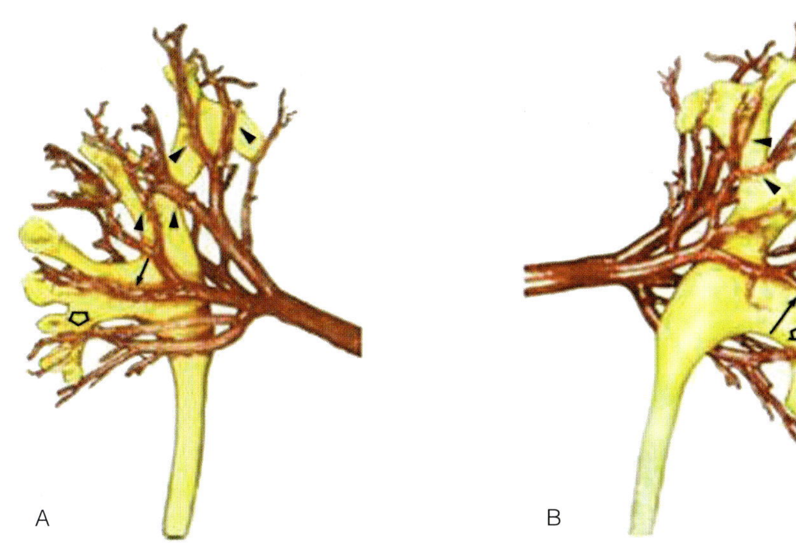

图16-16　右肾管道铸型（集合系统和动脉）

A.前面观，显示较上的靠近肾段和叶间（漏斗）动脉肾盏漏斗的前面（箭头），箭头指着一条在肾中极漏斗前面行走的动脉，宽箭头显示靠近较低肾小盏漏斗前面的前下段动脉的延伸；B.后面观，显示紧靠较上肾漏斗后面的漏斗动脉（箭头），箭头指着后肾段动脉（后肾盂动脉）的中部分支，该后肾段动脉横跨肾中极漏斗的后面，宽箭头指示一条靠近最低肾盏漏斗后面的漏斗动脉

面是没有血管的，然而在所有的铸型中下极肾小盏漏斗的后面都与一条动脉有关（见图16-16）。所有铸型中下极漏斗的后面都与肾内静脉紧密相连。另外在肾下极常常可以发现围绕肾盏漏斗（肾盏颈）的似环状的静脉吻合（图16-15）。

3. 肾盂输尿管移行部的血管　对280个肾盂肾盏铸型与肾内动脉和静脉分析发现，65.1%的铸型中有一条正常动脉或静脉或动静脉与UPJ前面关系紧密。在45.2%铸型中，当血管穿过该部位的前面进入下极时，下段动脉与UPJ前面关系紧密（图16-17）。这条血管既不是附属也不是畸形，而是一条正常段动脉，并没有压迫UPJ。Sampio认为，许多在血管造影术中看上去和UPJ关系紧密的血管和被描述为异常的血管，实际上可能是正常的段动脉，它们也许并不会导致梗阻，只有39%的患者因为异常的动脉横跨UPJ才导致了梗阻。对于具有横跨血管和轻中度肾积水的患者，腹腔镜下剪断横跨血管曾被报道过，然而所有的肾动脉都是终末血管，中止血运后，可能导致肾功能下降。因此，如果确定UPJO是由横跨动脉导致的，开放手术或者腹腔镜肾盂成形术应该移动横跨血管，而不是剪断它。

在65%的铸型中都有一条显著的动脉或静脉或二者都与UPJ的腹侧关系紧密。在这些铸型中，45%是下段动脉和UPJ腹侧关系紧密。在6.2%的铸型中，大量血管（动脉、静脉或二者皆有）与UPJ背面关系紧密。在全部的铸型中，后段动脉横越UPJ背面的占3.5%（图16-18，19）。

4. 肾内血管（动脉和静脉）与肾集合系统的解剖关系　在建立经皮肾通道的过程中，必须面对血管损伤导致出血这样一个棘手的并发症。因此术者应认识到集合系统与肾脏血管的解剖

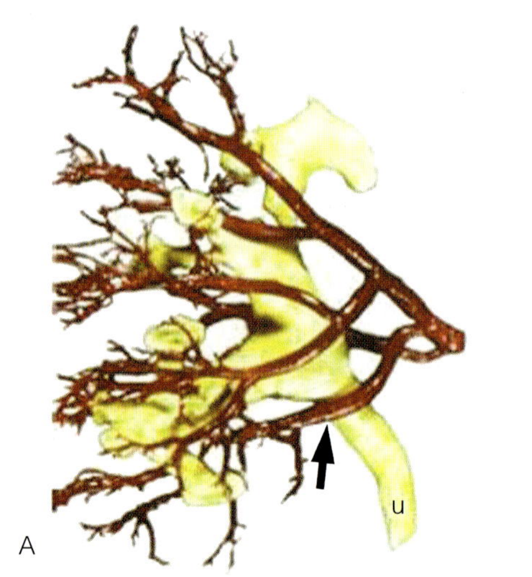

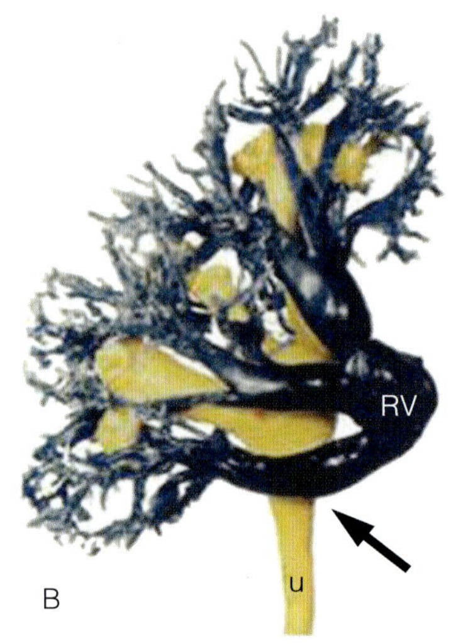

图16-17　肾盂系统及肾内血管铸型

A.右肾前位模拟图（肾盂系统及肾内动脉），显示下段动脉与UPJ前面的紧密关系（箭头）；B.右肾前位模拟图（肾盂系统及肾内静脉），显示顺着下级走行的肾静脉与UPJ的紧密关系（箭头）。RV.肾静脉；u.输尿管

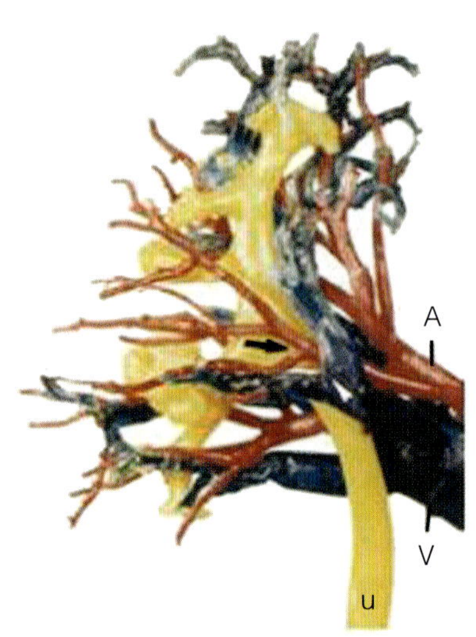

A.肾动脉；V.肾静脉；u.输尿管。

图16-18　左肾后位模拟图（肾盂系统及肾内动、静脉）显示肾静脉的背侧分支（箭头）及后段动脉（肾盂后动脉，箭头）与UPJ后面关系紧密

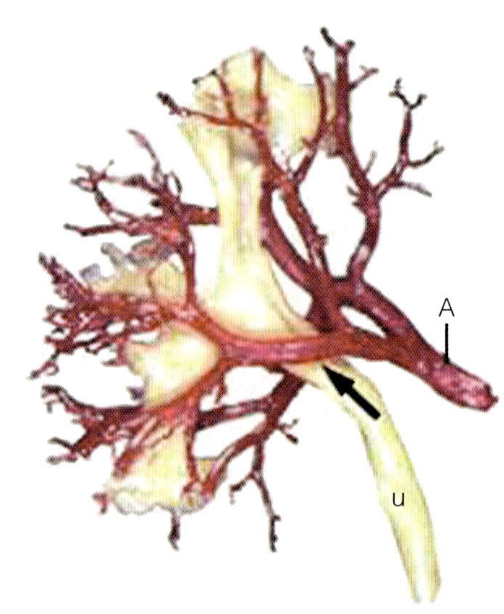

A.肾动脉；u.输尿管。

图16-19　左肾后位模拟图像（肾盂系统及肾内动脉）显示后段动脉（肾盂后动脉）与UPJ后面关系紧密（箭头所示）

关系，以尽量避免穿刺造瘘过程中损伤血管。Sampaio等通过使用不同颜色的颜料区分肾盂肾盏、动脉和静脉，完成铸型，分析了62例逆行性肾盂造影片和对应的肾集合系统铸型，并分析了自新鲜尸体肾动静脉的资料，展示了肾脏管道系统的复杂性。

研究发现，在86.6%的铸型中上盏盏颈有肾段或叶间动脉，但经过肾盏穹隆部穿刺是安全的（图16-20）。在65%的铸型中，中盏的一个肾大盏或肾小盏盏颈的前面与一条肾段动脉或盏颈动脉关系紧密，而在后面几乎所有的病例都至少有一个中盏盏颈与后段动脉（肾盂后动脉）的中级分支有紧密联系。在下极，所有的铸型肾中极大盏或肾小盏的下极盏颈前面与前下或下段动脉关系紧密，且静脉丛更为明显，常常可以发现围绕肾盏盏颈的似环状的静脉吻合。

经过肾上极穿刺通过上极漏斗部是最危险的，因为这个部位完全被大血管所包绕（图16-21），动脉和静脉平行地前行到上极漏斗的前后面。在肾上极漏斗穿刺发生的最严重的血管意外是损伤后段动脉（肾盂后动脉）。在57%的铸型中这条动脉穿过并归于上漏斗部的后表面（图16-22）。因为后段动脉（后肾盂动脉）可能供应了肾实质50%的血流，它的损伤会导致肾功能显著下降。

通过肾中极漏斗的经皮肾通道产生的动脉损伤在被研究的肾中占23%，后段动脉的中间支损伤最多。泌尿外科医生和放射介入医师广泛认为下极漏斗部的后面是无动脉的，然而大约38%被检查的肾漏斗部动脉在这个部位被发现。因此通过想象上的无血管下极入路穿刺可能造成严重的并发症。

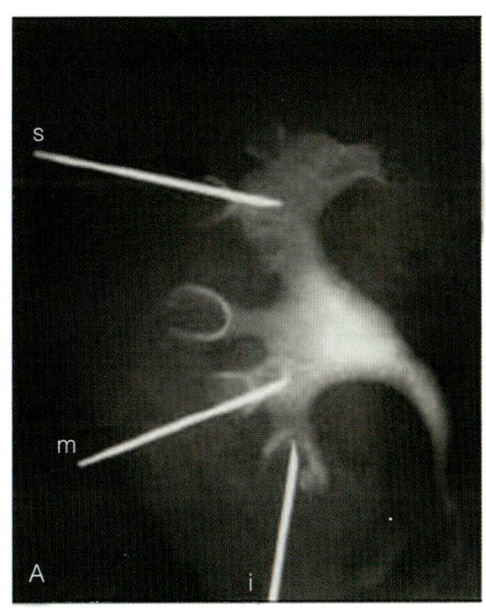

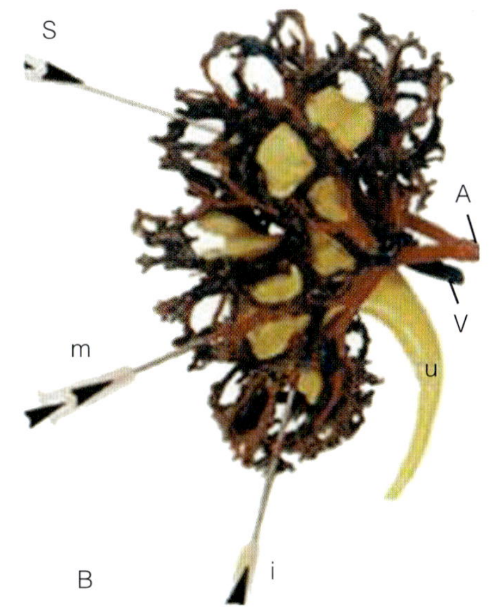

S.上极穿刺；m.肾中极穿刺；i.下极穿刺。箭头指示穿刺针的通道。A.肾动脉；V.肾静脉；u.输尿管。

图16-20　右肾逆行肾盂造影的前面观显示上极（s）、肾中极（m）和下极穿刺。往动静脉系统内注入透X线的树脂，在凝胶状态后做经皮肾穿刺，随后维持穿刺针在原位并去除肾实质，获得对应的铸型

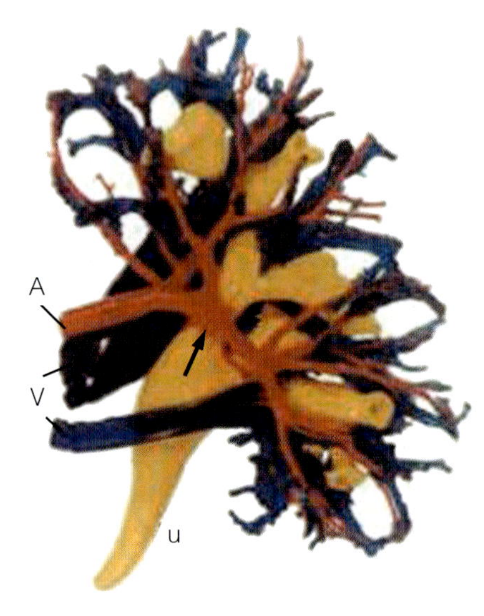

A.肾动脉；V.肾静脉；u.输尿管。

图16-21　左肾的动脉、静脉和肾盂肾盏系统的管道铸型斜位中间相显示较上的漏斗几乎全部被漏斗动脉和静脉环绕。这种解剖的排布使得较靠近上极的穿刺尤其危险

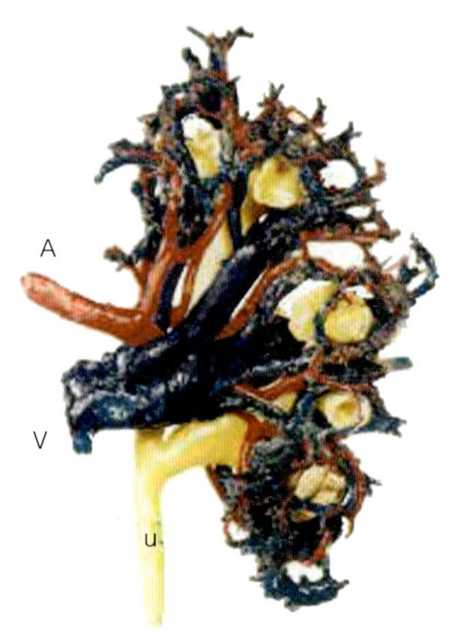

A.肾动脉；V.肾静脉；u.输尿管。

图16-22　右肾管道铸型的后面观显示后段动脉穿过了较上的漏斗的后面

因此，穿刺通过肾盏漏斗部存在巨大的风险，应该被禁止（图16-23）。直接对肾盂穿刺也应该被禁止，除因为在手术操作中通道在这个位置容易脱出外，经肾盂的穿刺还存在损伤肾盂后大血管的风险。详见UPJ血管章节。

■ 输尿管

输尿管是位于腹膜后的一对富有肌纤维的细长管性器官，上端起自肾盂输尿管连接部，下端终止于膀胱。输尿管的长度一般在25~30 cm，管径在0.5~1.0 cm。

输尿管按照部位可以分为腹部、盆部和壁内段。临床中，常将输尿管分为上段（骶髂关节上缘以上）、中段（骶髂关节上下缘之间）、下段（骶髂关节下缘以下）；临床上这种分段方法并非以解剖结构不同为依据，而与手术入路的选择有关。

输尿管全程有3处狭窄：上狭窄位于输尿管起始部；中狭窄位于骨盆上口，输尿管跨髂血管处；下狭窄位于输尿管壁内段，是输尿管3处狭窄段中最窄的地方。因此，输尿管镜从输尿管开口处入镜最具挑战性。由于壁内段斜行于膀胱壁内，在膀胱充盈的时候，壁内的输尿管闭合，有阻止尿液返流的作用，不利于输尿管镜的进入，因此在入镜时注意膀胱内不能充盈过度。找到输尿管膀胱开口后，在3F输尿管导管的引导下，同时灌注冲水，可有助于输尿管镜的进入。输尿管壁内段长约1.5 cm，输尿管镜顺利入镜后，即可轻松通过，进入输尿管中段。由于输尿管中段跨过髂血管，输尿管镜至此可见到明显的管腔外血管搏动，这段较为狭窄，操作宜轻柔，防止损伤。越过髂血管段，输尿管管腔通畅，一般可以直接到肾集合系统。但是，男性后尿道较为固定，影响输尿管镜的摆动，由于角度关系，有些时候难以使镜至输尿管上段。

正常情况下，输尿管的走行并非由上至下的垂直走行，全长有3个弯曲：第1个弯曲为肾曲，位于输尿管上段；第2个弯曲为界曲，位于骨盆的

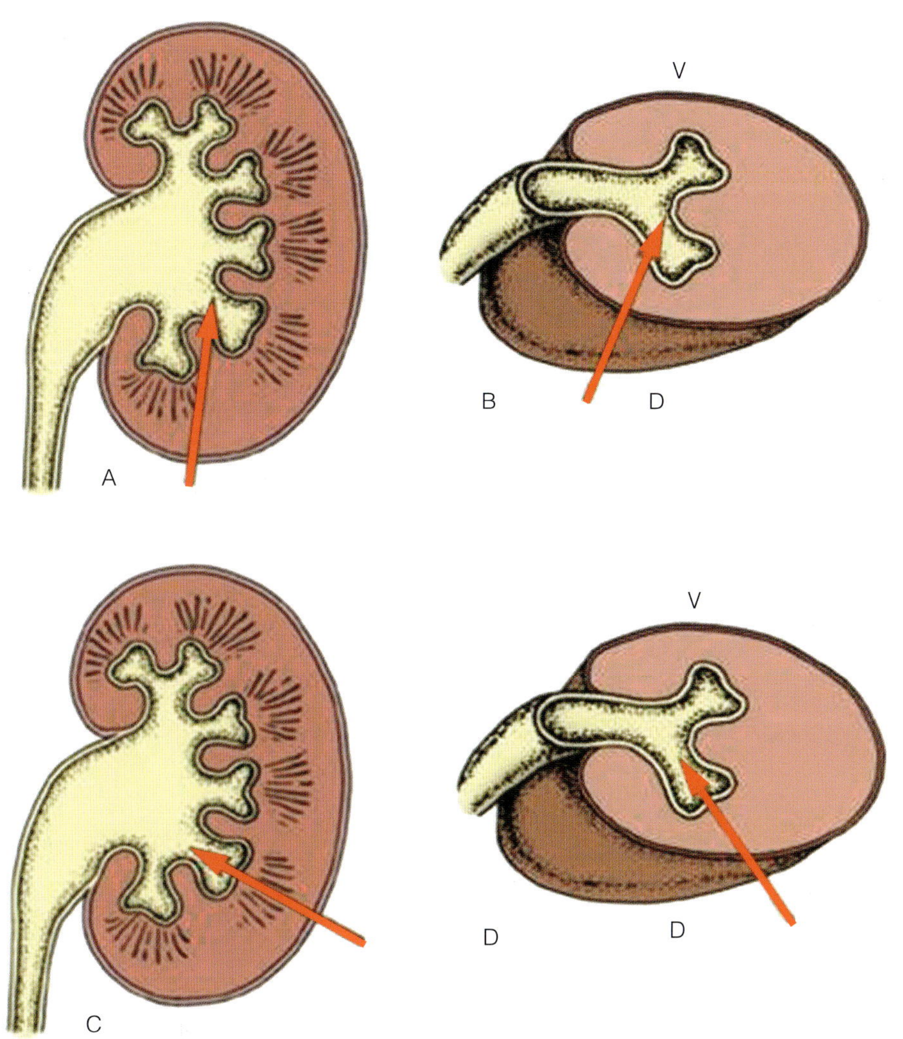

图16-23 肾盏漏斗部穿刺

A.右肾纵切片后面观，显示通过肾盏漏斗部的穿刺；B.肾横切片上面观，显示通过肾盏漏斗部的穿刺。这两种穿刺应该避免。V.腹侧部位；D.背侧部位；C.右侧肾纵切后面观，显示通过肾盏穹隆的穿刺；D.横切片上面观，显示通过肾盏穹隆的穿刺。这两种穿刺是建议的。V.腹侧部位；D.背侧部位

上口处，呈“S”形，由向下的方向斜转向内，过骨盆上口后转向下方；第3个弯曲为骨盆曲，由斜向内下方转向前下方，突向后下方。因此，截石位下，输尿管镜术中，需要注意输尿管的走行，时刻保持术野的清晰，镜体位于输尿管管腔中央，防止输尿管的损伤。肾积水的情况下，肾脏下移，输尿管可能有扭曲迂回，适当调整患者体位，给予头低位，让肾脏由于重力作用拉长输尿管的折曲段，或者托起患者腰部也有助于减轻输尿管的迂曲，利于输尿管镜的通过。

输尿管为一肌性管腔，管壁厚，黏膜为纵行皱襞，内壁光滑，粉红色。当输尿管由于炎症刺激出现水肿时，管壁出现皱襞，甚至有渗血。输尿管结石常引起结石下端输尿管的炎性水肿，息肉常伴发，输尿管镜下呈乳头状或者水草状漂浮。上尿路结核以及由于输尿管长期炎症纤维化，输尿管壁的血运差，黏膜呈白色，管腔常狭窄甚至闭锁。

输尿管的动脉血供来源很广，肾动脉、肾囊动脉、肾下极动脉、腹主动脉、骶中动脉、第一腰动脉、睾丸动脉（或卵巢动脉）、髂总动脉、髂内动脉、膀胱上动脉、膀胱下动脉以及子宫动脉等均有分支供应相应水平的输尿管。大约有48.63%的动脉分支从输尿管的内侧进入输尿管壁，40%的动脉分支从输尿管的外侧进入输尿管壁，而从输尿管前面进入者占8.64%，后面进入者占2.73%。应该根据输尿管不同层面的血供情况决定切开方向，膀胱壁内段在6点钟处切开，越过髂血管的地方在内上方切开，近UPJ处在外侧方切开。对于小的血管出血，电凝常能够彻底止血，但是较大的血管出血，往往较为棘手。输尿管节段的血供被破坏后，常会缺血坏死，引起尿瘘。输尿管的静脉汇入上述的同名静脉，最终回流入肾静脉、睾丸静脉（卵巢静脉）和髂内静脉等。

膀胱

膀胱为储存尿液的肌性囊状器官，正常人的膀胱容量为350~500 mL，最大容量可达到800 mL左右。但是，不同年龄、性别和个体的膀胱容量也有所差异。

排空的膀胱呈锥形，可以分为膀胱顶部、体部、底部和颈部，各部之间无明显界限。由于膀胱腔内黏膜丰富，充盈后这些黏膜展开后显得膀胱内壁很光滑。膀胱大体可以分为上面、后面和两下侧面。空虚时，膀胱全部位于盆腔内，男性膀胱底的上部和顶部盖有腹膜，向后反折到直肠，在膀胱和直肠之间，有腹膜形成直肠膀胱反折。膀胱底的外下方与精囊和输精管相邻。男性膀胱上面的腹膜向两侧与膀胱旁的腹膜相连，向前移行于腹前壁前正中襞。下外侧的前上部与耻骨联合和闭孔肌之间的间隙称为膀胱前隙，里面填有丰富的脂肪和结缔组织。膀胱外下侧与肛提肌、闭孔内肌以及筋膜之间的疏松结缔组织称为膀胱旁组织。膀胱颈为膀胱的最下部，位于骨盆平面的稍上方，与前列腺的近端相接。膀胱颈部通往尿道的出口称为尿道内口。女性膀胱底部无腹膜覆盖，而是有丰富的结缔组织和静脉丛与子宫颈和阴道前壁相毗邻。女性膀胱的上面被覆腹膜，并与子宫阔韧带的前叶相连。膀胱的后缘相当于子宫内口的平面，表面腹膜向上方移行位于其后上方的子宫体前面。在膀胱和子宫之间，有腹膜反折形成膀胱子宫凹陷。膀胱的外下侧大部分无腹膜覆盖，附近有子宫圆韧带经过。膀胱颈直接与尿生殖膈相连，并向下与尿道相接。女性尿道内口较男性低，大约位于耻骨联合后面的中点以下，或者耻骨联合下缘水平。

膀胱镜入尿道，至膀胱颈，见膀胱颈部呈半月形或凹形弧线，表面光滑而整齐。越过膀胱颈部，进入视野的是平坦的膀胱三角区，膀胱三角区底边为输尿管间嵴，由两侧输尿管的纵行肌纤维交织而成，左右输尿管开口分别居于输尿管间嵴的两侧。典型的输尿管开口呈裂隙状、沟穴状。

正常情况下，膀胱黏膜光滑，血管分布均匀，镜下隐约可见肌纤维。下尿路梗阻导致持续膀胱压力增加，可以出现膀胱扩张，肌纤维间隙变宽，膀胱壁变薄，形成了大小不等的向外突出的凹陷，较大的凹陷成为膀胱憩室，这些网状的肌纤维称为小梁。

尿道

成年男性尿道长17~20 cm，平均18 cm，自然状态下呈“S”形，源于2个生理弯曲：一个是耻骨前弯，凹向下，在阴茎根部和悬垂部的移行部，此弯曲可以拉直，行尿道膀胱镜检查的时候，向上牵扯阴茎可以克服此弯曲；另一个弯曲是耻骨下弯，凹向上，在膜部和海绵体部尿道的起始段，此弯曲固定。膜部尿道在自然状态下是闭合的，行尿道膀胱镜检查的时候，灌注液能够使其开放。在灌注液的冲洗下，男性尿道呈套叠环状的管腔。进入第二个生理弯曲后，可以发现在尿道前列腺后壁、尿道内口与尿道外括约肌之间有一条纵行的黏膜皱襞，称为尿道嵴。在近尿道外括约肌处，尿道嵴有一樱桃状隆起，称精阜，呈黄色，上面有3个开口，分别是位于两侧的射精管开口以及位于中央的较大的前列腺囊开口。

成年女性尿道较男性短且直，长4~5 cm。女性尿道的主要特征是明显的纵行皱襞，向中央放射状汇集直至膀胱。近端尿道环状平滑肌与膀胱颈部的环状肌相连贯，在膀胱颈特别肥厚，对控尿非常重要。

腹腔镜泌尿外科手术的应用解剖

■ 腹腔镜肾上腺手术的应用解剖

肾上腺的毗邻

左、右侧肾上腺的毗邻不同。左肾上腺前面的上部借网膜囊与胃后壁相隔，下部与胰尾、脾血管相邻，内侧缘接近腹主动脉。右肾上腺的前面为肝，前面的外上部没有腹膜，直接与肝的裸区相邻，内侧缘紧邻下腔静脉。左、右肾上腺的后面均为膈肌（图16-24，25）。

另外，手术时需注意，虽然肾上腺位于肾上极，但因肾上腺和肾脏在胚胎学发生和功能上截然不同，故当遇到异位肾脏时，肾上腺并未随肾脏移位，而在原位。

肾上腺的血液供应

1. 动脉供应　肾上腺的动脉有上、中、下3支，分布于肾上腺的上、中、下部。肾上腺上动脉为膈下动脉的分支，常分为3~4支进入肾上腺；肾上腺中动脉大多由腹主动脉直接发出，少数可由膈下动脉或腹腔干分出；肾上腺下动脉为肾动脉的分支。这些小动脉于肾上腺的内上、内下方进入肾上腺，肾上腺的前后面是相对无血管区。这些小动脉在手术时无须刻意游离，用超声刀或双极电凝直接处理即可。

2. 静脉回流　肾上腺静脉不与动脉伴行，常只有1支即肾上腺中央静脉。右侧肾上腺中央静脉较短，长0.4~0.8 cm，外径3~4 mm，直接于后外侧注入下腔静脉；左侧肾上腺中央静脉较长，长3~4 cm，外径3~4 mm，与左膈下静脉汇合后注入左肾静脉。两侧肾上腺中央静脉回流常有变异：

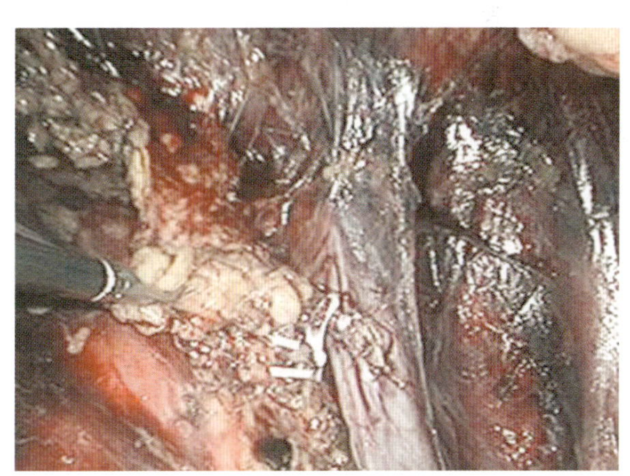

图16-24　正常右肾上腺术中镜下观
（已行腹腔镜右肾切除术）

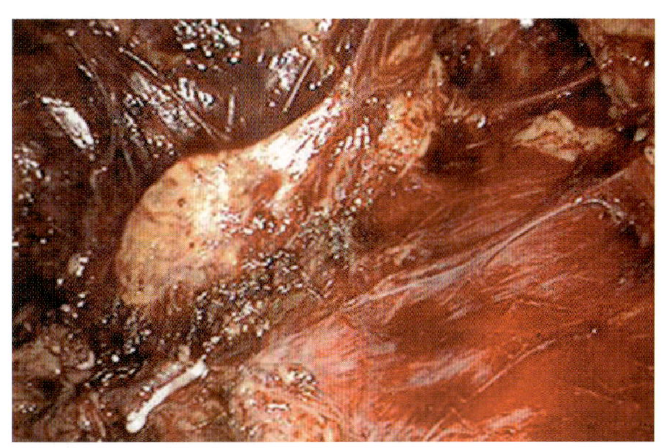

图16-25　正常左肾上腺术中镜下观
（已行腹腔镜左侧活体供肾切除术）

约1/3的右肾上腺中央静脉回流到右肾静脉，约10%的回流到副肝右静脉；约5%的左肾上腺中央静脉回流到变异的双支左肾静脉的前侧支，约1%的直接回流到下腔静脉（图16-26）。肾上腺切除手术时，需充分认识到上述解剖学特点及变异。

肾上腺周围的相对无血管间隙

根据肾上腺位置毗邻特点，张旭在做后腹腔镜肾上腺手术中发现，与肾上腺的腹面、背面及肾面相对应，肾上腺周围存在3个相对无血管间隙。第1个相对无血管间隙：位于肾脏内上方的肾周脂肪囊与肾前筋膜之间，白色网状组织和一些垂直排列的白色条带间隔组织位于该层面内（图16-27），它们是判断进入该层面的重要标志。该相对无血管区内，肾上腺的腹侧面紧贴肾前筋膜，以白色网状组织疏松相连（图16-28）。因此，正确进入该平面后，在肾前筋膜和肾上极脂肪囊腹侧之间分离，可迅速找到肾上腺腺体或瘤体。第2个相对无血管间隙：位于肾脏外上方的肾周脂肪囊与腰大肌之间（图16-29）。第3个相对无血管间隙：位于肾上腺底部脂肪囊与肾上极实质表面之间（图16-30）。

■ 腹腔镜肾脏手术的应用解剖

肾脏的解剖基础及毗邻关系

肾脏位于腹膜后间隙内，脊柱的两侧，贴靠腹后壁的上部。肾的大小因人而异，正常成年男性长10~12 cm，宽5~7 cm，厚3~4 cm，重量为134~150 g。女性肾略小于男性。此外，肾脏的大小还和体型密切相关，身材矮小的人肾脏相应较小。有关肾的位置和形态详见第8章。

肾脏后方和后腹壁的肌肉相邻，膈覆盖在肾的上1/3或肾上极。左肾上端平第12胸椎上缘，下端平第3腰椎上缘；右肾上端平第12胸椎下缘，下端平第3腰椎下缘。左肾比右肾高1~2 cm，通常能达到11肋。第12肋斜越左肾后面的中部，右肾后面的上部肾门约平第1腰椎平面，距正中线约5 cm。在竖脊肌的外侧缘与第12肋之间的部位称为肾区（脊肋角）。肾的位置可随呼吸和体位而上下移动，幅度为2~3 cm。肾的位置一般女性低于男性，儿童低于成人，新生儿的则更低，甚至可达髂嵴附近。

肾后面上1/3借膈与肋膈隐窝相邻，在进行肾手术时应注意勿伤胸膜。肾后下2/3与腰大肌、腰方肌和腹横肌相邻。肾前面的毗邻左、右不同：

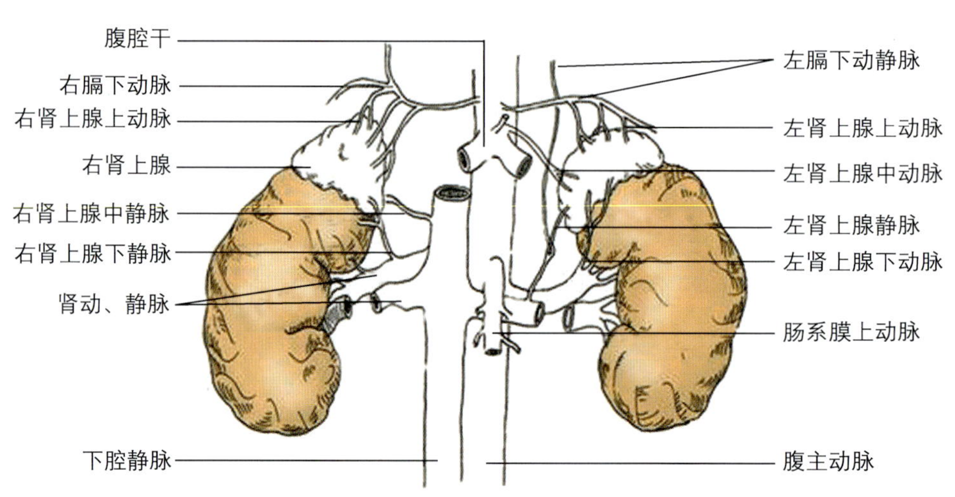

图16-26　肾上腺的血管

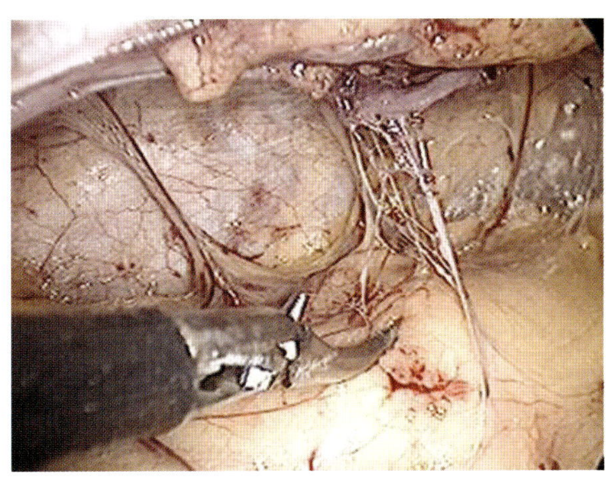
图16-27 位于肾上腺腹侧的第一个相对无血管间隙

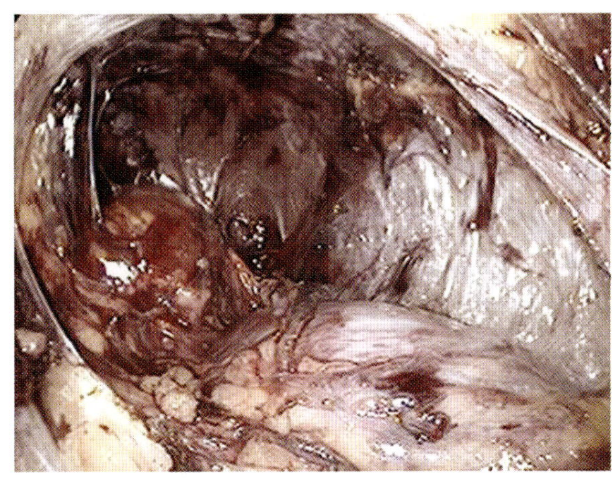
图16-28 位于肾上腺腹侧的第一个相对无血管间隙

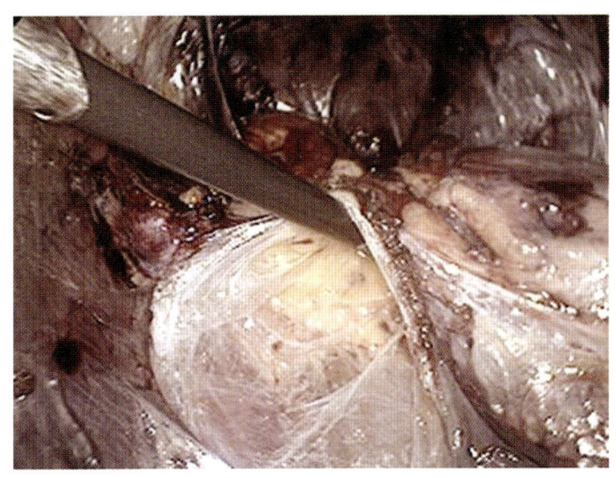
图16-29 位于肾上腺背侧的第二个相对无血管间隙

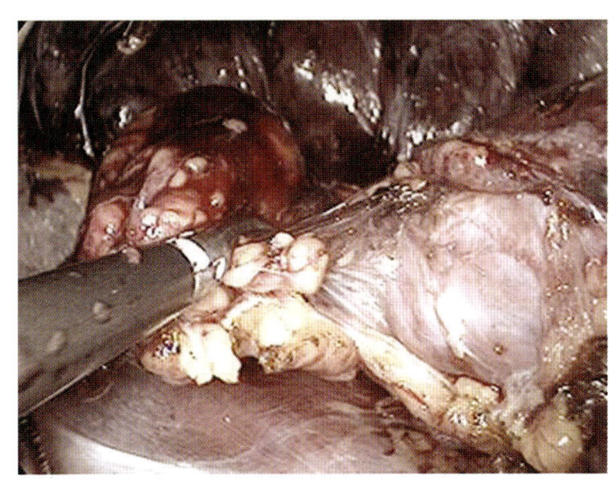
图16-30 位于肾上腺底部的第三个相对无血管间隙

右肾邻十二指肠、肝右叶和结肠右曲；左肾与胃、胰、空肠、脾和结肠左曲相邻。两肾上端均由肾上腺覆盖。

肾脏被膜及与腹膜后隙的解剖关系

肾脏由外向内有3层被膜包绕，依次为肾筋膜、肾脂肪囊、肾纤维囊（图16-31）。

1. 肾筋膜　肾筋膜的研究可追溯到一百多年前，1883年Zuckerkandl、1895年Gerota分别对肾后筋膜及肾前筋膜做了描述。关于肾筋膜的称谓一直比较混乱，1989年美国Chesbrough通过复习Zuckerkandl和Gerota当年的原始文献，明确

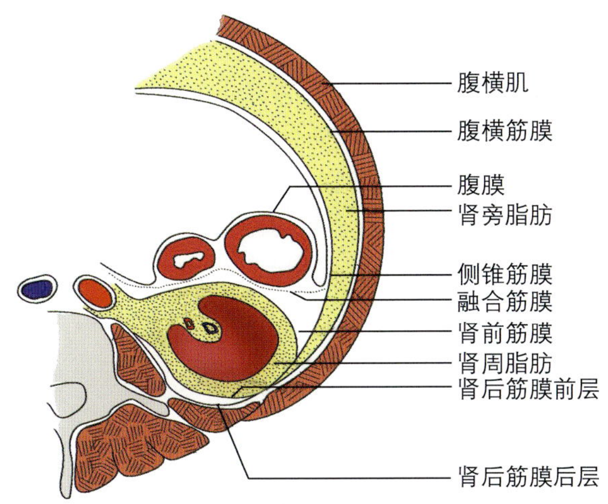

图16-31 肾脏周围筋膜

指出肾前筋膜即Gerota筋膜，而肾后筋膜应称为Zuckerkandl筋膜。遗憾的是，至今人们仍习惯将肾前、后筋膜统称为Gerota筋膜。

（1）肾筋膜的分层：自Gerota对肾筋膜研究以来，一些学者对肾筋膜的结构做了大量的研究，提出了肾筋膜的分层学说，Vechi首先提出肾筋膜分为两层，即肾前筋膜和肾后筋膜。肾前、后筋膜在肾外侧融合形成侧椎筋膜，后者再向前外侧经升或降结肠后方附着于结肠旁沟的腹膜。Raptopoulos等用新鲜尸体做精细解剖证实了肾后筋膜分为前后两层，前层较薄与肾前筋膜相续，后层稍厚与侧椎筋膜相续，两层在肾前外侧分开。

（2）腹膜后间隙的划分：1972年Meyers等以肾筋膜为主要解剖标志，把腹膜后间隙划分为3个间隙：肾周间隙、肾旁前间隙和肾旁后间隙。

肾周间隙：由肾前、后筋膜包绕所形成，其主要内容物为肾、肾上腺、肾门处出入的血管、输尿管及脂肪组织。肾前筋膜内侧融于中线大血管周围的鞘和结缔组织，肾后筋膜融于腰大肌或腰方肌浅面的腰肌筋膜。在上方，肾前、后筋膜在肾上腺上方先相互融合，然后再融合于膈下筋膜；在下方，因肾筋膜与髂筋膜及其下内方的输尿管鞘呈疏松的融合，因而肾周间隙的下方是开放性的，可以与肾旁前、后间隙以及下方的髂窝相通。

肾旁前间隙：是指后层壁腹膜与肾筋膜前层及侧椎筋膜之间的区域。有些学者指出在肾前筋膜与后层壁腹膜之间还有一层筋膜，称为融合筋膜，包绕胰腺的大部分、十二指肠降部、升结肠和降结肠。

肾旁后间隙：指肾后筋膜和侧椎筋膜后外方与腹横筋膜之间的区域。内含脂肪、血管、淋巴管等，不含脏器。它向前与腹膜相连续，上连膈下，下方直至盆腔。

正确认识以上筋膜及各间隙之间的关系，可顺利进行肾脏及肾上腺手术，尤其对肾癌根治术尤为重要。

2. 脂肪囊　又称肾床，为脂肪组织层，成年人的厚度可达2 cm，在肾的后面和边缘更为发达。脂肪囊有支持和保护肾的作用。经腹膜外做肾手术时，在脂肪囊内易于游离肾脏。

3. 纤维囊　又称纤维膜，为肾的固有膜，由致密结缔组织构成，质薄而坚韧，被覆于肾表面，有保护肾的作用。纤维膜易于从肾表面剥离，在粘连性无功能肾切除时，利用该特点可行包膜下切除。在肾部分切除或肾外伤时，应缝合纤维膜，以防肾实质撕裂。

肾门、肾窦、肾蒂

1. 肾门　肾内缘中部凹陷处称肾门，是肾血管、肾盂、神经和淋巴管出入肾的部位。肾门多为四边形，其边缘称为肾唇。前唇和后唇有一定的弹性，手术需分离肾门时，牵开前唇或后唇可扩大肾门，显露肾窦。

2. 肾窦　由肾门深入肾实质所围成的腔隙称肾窦，内有肾动脉的分支、肾静脉的属支、肾盂、肾大小盏、神经、淋巴管和脂肪组织。

3. 肾蒂　由出入肾门的肾血管、肾盂、神经和淋巴管等所组成。肾蒂主要结构的排列由前向后依次为肾静脉、肾动脉和肾盂；由上向下依次为肾动脉、肾静脉和肾盂。

肾脏的血液供应

1. 肾动脉　肾动脉多平第1~2腰椎间盘高度起自腹主动脉，于肾静脉的后上方横行向外，经肾门入肾。由于腹主动脉位置偏左，故右肾动脉较长，并经下腔静脉的后面右行入肾。肾动脉起始部的外径为0.77 cm，肾动脉多为1支，2支或3~5支者少见。肾动脉进入肾门之前，多分为前、后两干，由前、后干分出段动脉。在肾窦内，前干走行在肾盂的前方，分出上段动脉、上前段动脉、下前段动脉和下段动脉。后干走行在肾盂的后方，入肾后延续为后段动脉。每条段动脉均有相应供血区域，上段动脉分布于肾上端；上前段动脉至肾前面中上部及肾后面外缘；下前段动脉至肾前面中下部及肾后面外缘；下段动脉至肾下端；后段动脉至肾后面的中间部分。每一段动脉分布的肾实质区域，称为肾段。肾段共有5个：上段、上前段、下前段、下段和后段。肾各段动脉之间彼此没有吻合，若某一段动脉血流受阻时，其相应供血区的肾实质即可发生坏死。肾段的划分，为肾局限性病变的定位及肾段或肾部分切除术提供了解剖学基础。肾动脉的变异比较常见。将不经肾门而在肾上端或下端入肾的动脉，分别称为上极动脉或下极动脉。据统计，上、下极动脉的出现率约28.7%，上极动脉比下极动脉多见。上、下极动脉可直接起自肾动脉、腹主动脉或腹主动脉与肾动脉起始部的交角处。手术时应引起足够重视，否则易被损伤，不仅可致出血，而且可导致肾上端或下端的缺血坏死。

2. 肾静脉　肾内的静脉与肾内动脉不同，无节段性，但有广泛吻合，结扎单支不影响血液回流。肾内静脉在肾窦内汇成2支或3支，出肾门后则合为一干，走行于肾动脉的前方，以直角汇入下腔静脉。肾静脉多为1支，少数有2支或3支者，且多见于右侧。肾静脉的长度，左侧为6.4 cm，右侧为2.7 cm。其外径两侧亦不同：左侧为1.4 cm，右侧为1.1 cm。两侧肾静脉的属支不同：右肾静脉通常无肾外属支汇入；而左肾静脉属支较多且常有变异，通常包括肾上腺静脉、生殖静脉以及腰静脉，还常与周围的静脉相吻合。值得一提的是，左肾动脉根部的肾静脉-半奇静脉-腰静脉复合体（reno-hemi-azygo-lumar trunk，AZV）及各属支（图16-32，33）。左肾门血管背侧被第2腰静脉和腰升静脉及其交通支包绕，第2腰静脉横亘于左肾静脉和左肾动脉之间，静脉和腰升静脉交汇形成“人”字形的AZV，紧贴左肾动脉根部，腰升静脉沿主动脉背外侧上行。对该解剖结构的认识有助于活体供肾切取术中安全地游离肾蒂血管和获得满意的肾血管长度。

淋巴管及神经

1. 淋巴管　肾内淋巴管分浅、深两组。浅组位于肾纤维膜深面，引流肾被膜及其附近的淋巴。深组位于肾内血管周围，引流肾实质的淋巴。两组淋巴管相互吻合，在肾蒂处汇合成较粗的淋巴管，汇入各群腰淋巴结。其中右肾前部的集合淋巴管沿右肾静脉横行，或斜向内下方，注

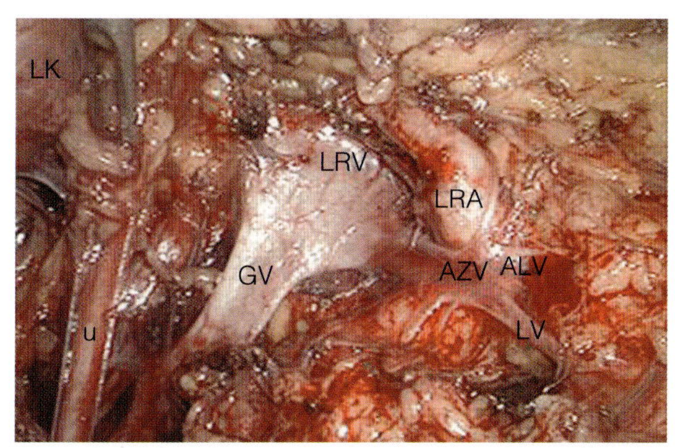

LK.左肾；u.输尿管；LRV.左肾静脉；GV.生殖静脉；LRA.左肾动脉；AZV.肾静脉-半奇静脉-腰静脉复合体；ALV.腰升静脉；LV.腰静脉。

图16-32　左肾静脉及属支（腹腔镜下观）

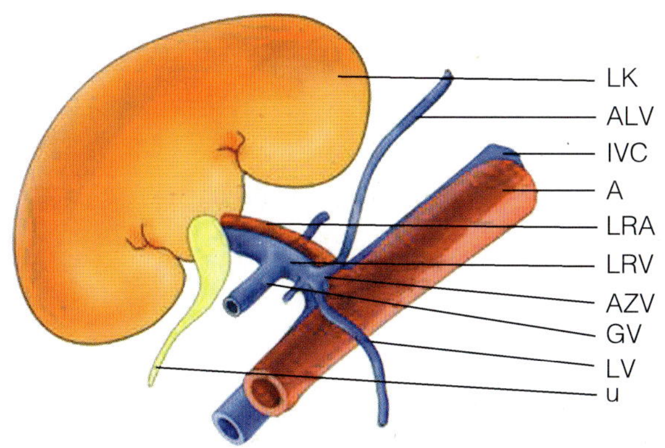

LK.左肾；ALV.腰升静脉；IVC.下腔静脉；A.腹主动脉；LRA.左肾动脉；LRV.左肾静脉；AZV.肾静脉-半奇静脉-腰静脉复合体；GV.生殖静脉；LV.腰静脉；u.输尿管。

图16-33　左肾静脉及属支示意图

入腔静脉前淋巴结、主动脉腔静脉间淋巴结及主动脉前淋巴结。右肾后部的集合淋巴管沿右肾动脉注入腔静脉后淋巴结。左肾前部的集合淋巴管沿左肾静脉注入主动脉前淋巴结及主动脉外侧淋巴结。左肾后部的集合淋巴管沿左肾动脉注入该动脉起始处的主动脉外侧淋巴结。肾癌时上述淋巴结可被累及。

2. 神经　肾接受交感神经和副交感神经双重支配，同时有内脏感觉神经。肾的交感神经和副交感神经皆来源于肾丛。一般认为分布于肾内的神经主要是交感神经，副交感神经可能只终止于肾盂平滑肌。

手术应用解剖

以后腹腔镜根治性肾切除术为例。

1. 麻醉和体位　采用气管插管全身静脉复合麻醉，健侧卧位，升高腰桥。

2. 制备气腹并放置套管（位于肾旁后间隙内）　于腋后线肋缘下（A点）处切开皮肤约2 cm，用血管钳钝性分开腰背筋膜，手指探入分离腹膜后间隙，经该切口放入自制气囊，注气500~800 mL，维持3~5 min，建立后腹腔间隙。左手从该点伸入后腹腔，在手指的引导下再分别在腋中线髂嵴上2 cm（B点）、腋前线肋缘下（C点）穿刺，置入套管（图16-34）。

3. 清除肾旁脂肪，显露侧椎筋膜　操作镜进入后腹腔后，视野内首先见到的是肾旁脂肪（图16-35）。从膈下开始，左手持分离钳将脂肪组织向下牵拉，尽量保持一定的张力，右手持超声刀将连接于脂肪与膈肌、腹膜、筋膜之间的白色丝网状组织切断。由上而下将其整块剥离并塞至髂窝，显露侧椎筋膜及肾后筋膜（图16-36）。

4. 分离肾脏腹侧，进入肾旁前间隙　在腹膜后返折的背侧（图16-37），超声刀纵行切开侧椎筋膜（图16-38），显露肾前筋膜（图16-39）。继续向腹侧深面分离，暴露肾脏中下极的肾旁前间隙部分，分离出一“洞穴样”的间隙（图16-40），然后转而分离背侧。

5. 分离背侧，处理肾蒂（在腰肌前间隙内进行）　腰肌前间隙是肾旁后间隙的一部分，位于肾后筋膜与腰肌筋膜之间，在二者之间钝性分离（图16-41），上至膈下，下至髂窝。沿腰大肌向深面分离，约平肾脏中段水平可见肾动脉搏动，超声刀切开肾动脉鞘，直角钳游离出肾动脉（图16-42），以Hem-o-lok夹闭（近端2个，远端1个）后剪断。继续向腹侧游离，显露肾静脉及其属支（图16-43，44），同法以Hem-o-lok处理或用Endo-GIA离断。

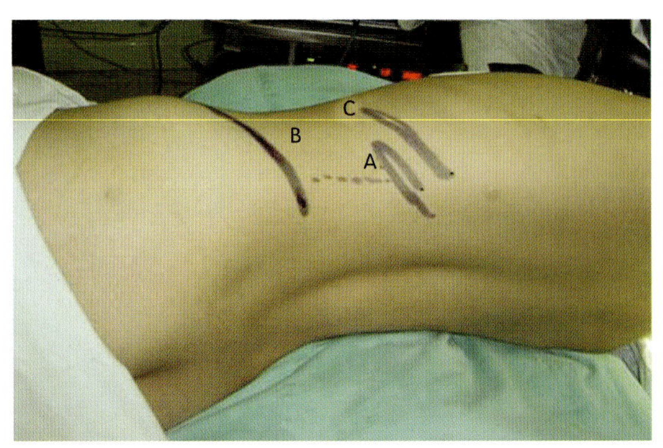

图16-34　各套管位置示意图

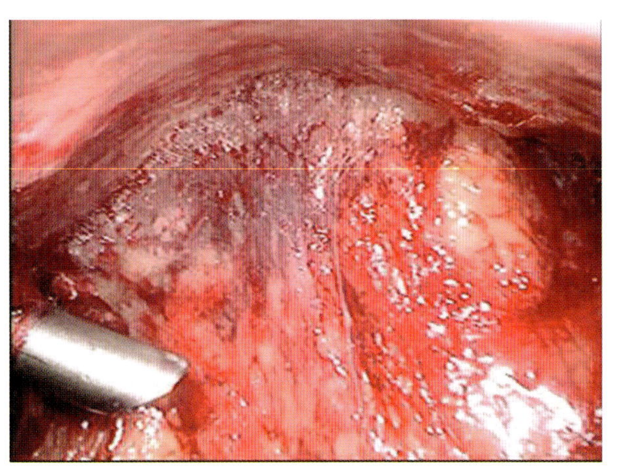
图16-35　操作镜进入后腹腔后，视野内所见肾旁脂肪

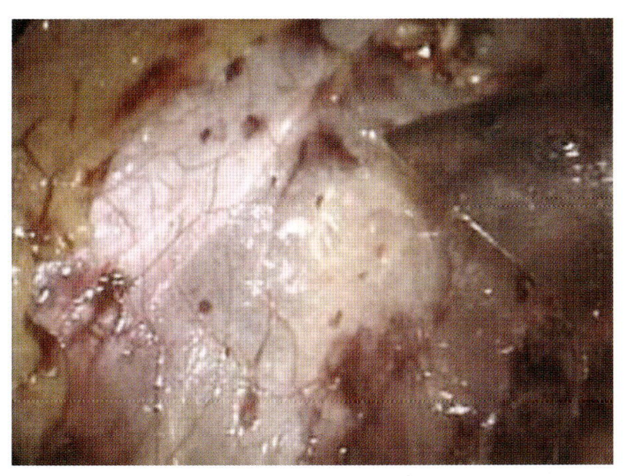

图16-36　清除肾旁脂肪后，显露侧锥筋膜及肾后筋膜

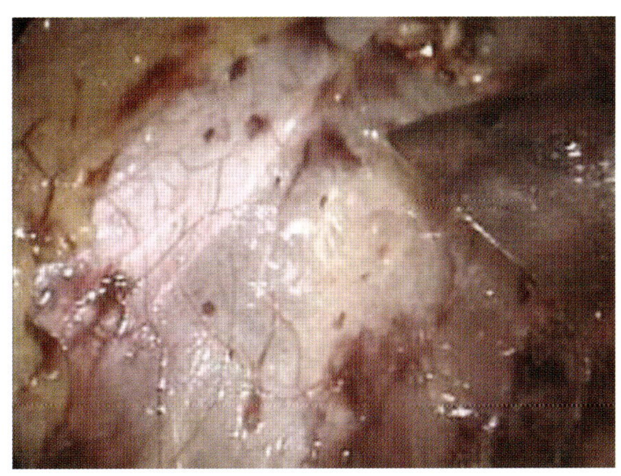

图16-37　辨认腹膜后返折

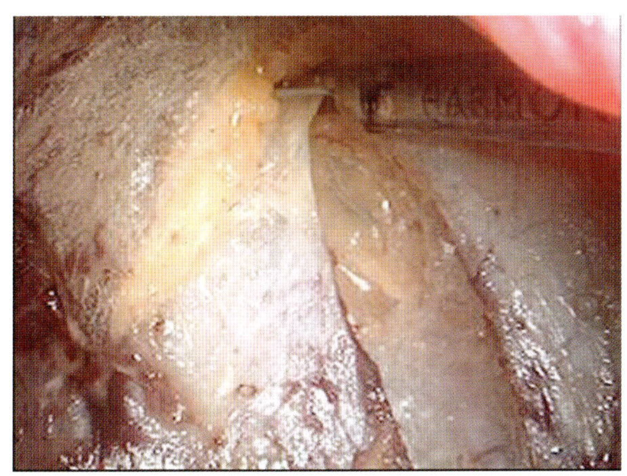

图16-38　超声刀纵行切开侧锥筋膜

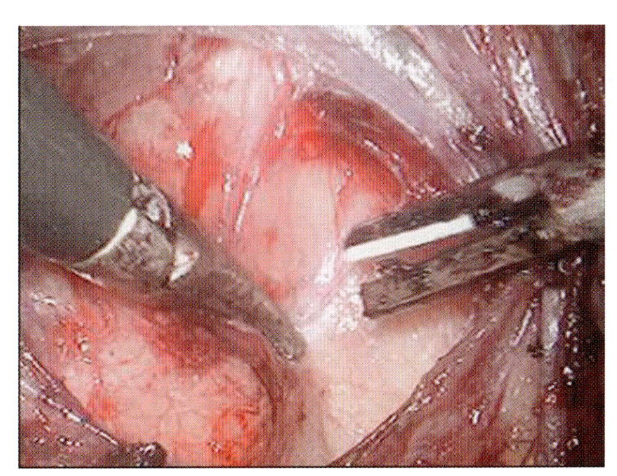

图16-39　显露肾前筋膜及肾旁前间隙

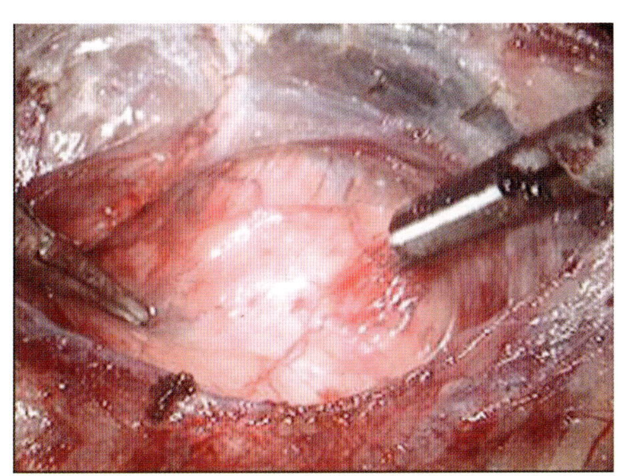

图16-40　“洞穴样”的间隙

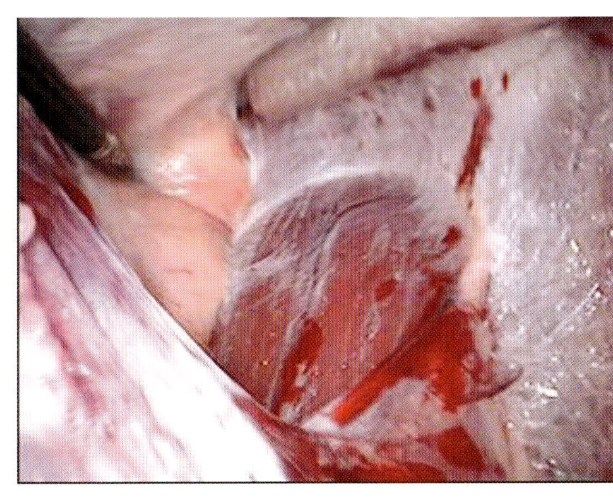

图16-41　在肾后筋膜与腰肌筋膜之间钝性分离腰肌前间隙

6. 背侧游离完毕，肾蒂离断后，继而沿先前腹侧分离间隙，在肾前筋膜外与腹膜之间，继续扩大该间隙，并与背侧会合。

7. 处理肾脏上、下两极　首先处理下极，在近髂血管水平以超声刀将肾下极连接组织及输尿管切断，Hem-o-lok夹闭输尿管然后切断（图16-45）。然后切断肾上极筋膜与膈下筋膜相连的部分（图16-46），根据病情决定是否切除肾上腺。

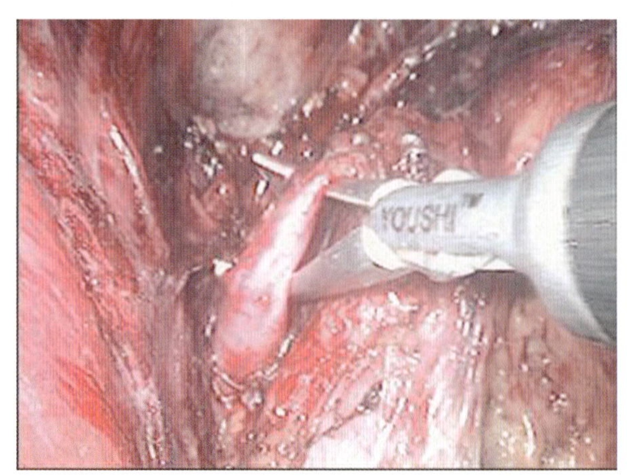

图16-42　直角钳游离出肾动脉

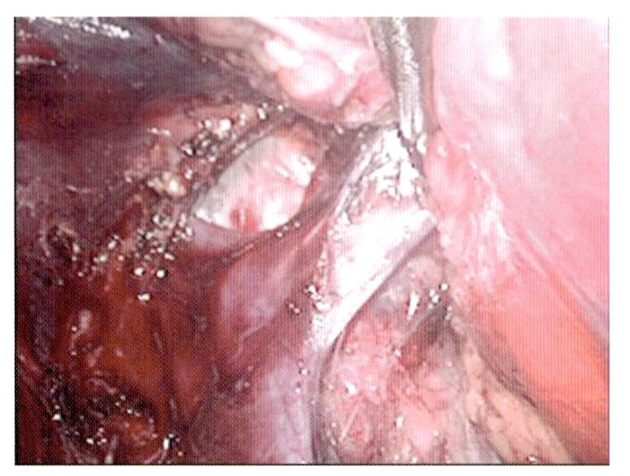
图16-43　显露下腔静脉、肾静脉（右肾）

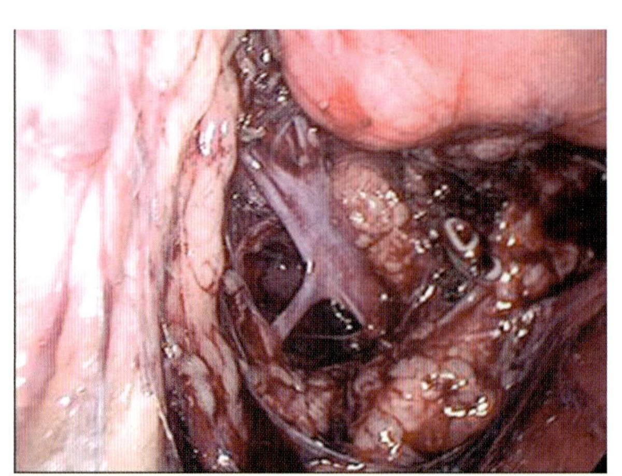
图16-44　显露肾静脉及其属支

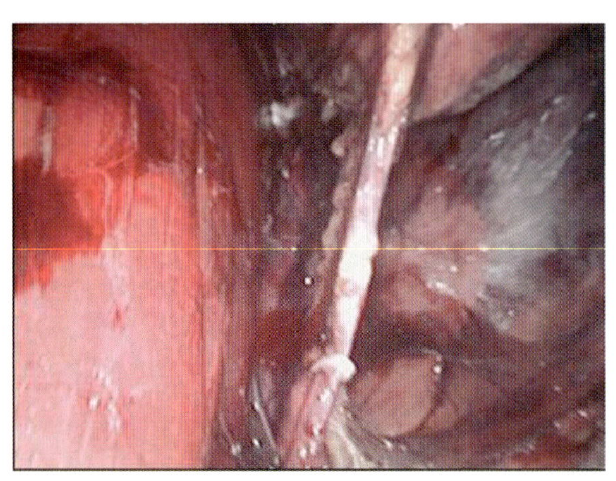
图16-45　Hem-o-lok夹闭输尿管

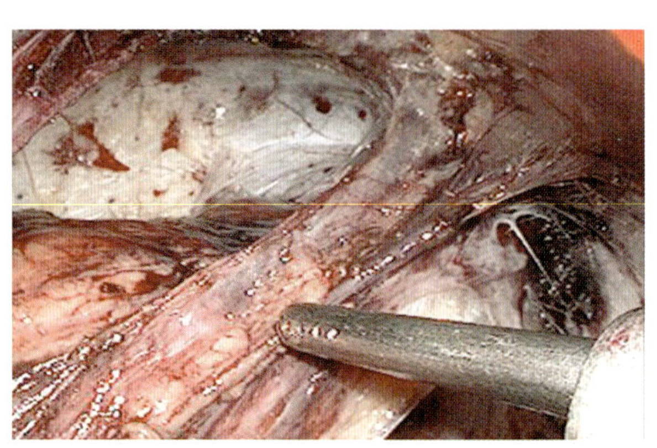
图16-46　肾上极筋膜与膈下筋膜相连的部分

腹腔镜前列腺手术的应用解剖

前列腺的解剖

1. 结构和毗邻　前列腺呈栗子形，位于膀胱和尿生殖膈之间，前面为耻骨联合下缘，后面为直肠。正常前列腺约3 cm × 2.5 cm × 2.5 cm，重18~20 g。有前、后、侧面，下面是前列腺尖，细小，与膜部尿道及尿道外括约肌相连，上面是前列腺底，与膀胱颈部相连。射精管从后斜行穿过并开口精阜两侧。

前列腺前面较隆凸，约在耻骨联合下缘后方2 cm处；其与耻骨联合之间有前列腺静脉丛，并有疏松结缔组织及两条耻骨前列腺韧带，该韧带将前列腺固定耻骨联合的后面。前列腺的后面平坦，正中有一浅纵沟，称前列腺沟。前列腺后面紧贴直肠前壁，与直肠壶腹部之间仅隔以少量疏松结缔组织和直肠膀胱隔（Denonvillier筋膜）。前列腺后面的上部有左、右射精管穿入的小压迹；精囊则和前列腺后面上缘接近。

有关前列腺的详细解剖学资料见第11章。

前列腺由大约70%的腺体成分和30%的基质成分组成。基质由胶原蛋白和平滑肌组成，基质包绕并渗透到前列腺腺体内，射精时基质收缩使前列腺分泌物快速排入尿道。

2. 分叶及分带　传统将前列腺分成五叶，即前、中、后及两个侧叶：①前叶很小，位于尿道前方、两侧叶之间，临床上无重要意义；②中叶呈楔形，位于射精管及尿道前列腺部之间；③后叶位于射精管、中叶和两侧叶的后方；④两侧叶紧贴尿道侧壁，位于后叶侧前方，前叶、尿道前列腺部和中叶的两侧。

一般将前列腺分为三带：①移行带为围绕尿道精阜的腺体，约占前列腺的5%，前列腺增生主要发生于移行带；②中央带呈楔形包绕射精管，约占腺体的25%，一般不发生前列腺癌，也不发生前列腺增生；③外周带位于前列腺的背侧和外侧，约占70%，外周带是前列腺炎和前列腺癌最常发生的区域。尿道周围还有一些腺体，主要由纤维和平滑肌组织构成，称为尿道周围腺体区，也是前列腺增生的发源地。以往所称的前列腺两侧叶增生实际上为移行带腺体增生；中叶增生实际上为尿道周围腺体增生，多数突入膀胱。

3. 前列腺周围筋膜　前列腺周围有3层筋膜包绕。

第1层位于前列腺前面，为肛提肌筋膜在前列腺前面的延续，形成两条坚韧的耻骨前列腺韧带。两韧带之间及其远侧是前列腺静脉丛和阴茎背深静脉，合称背血管复合体。

第2层为前列腺筋膜，在前列腺的前面和前外侧，前列腺筋膜与前列腺真包膜延续。阴茎背静脉的主要属支和前列腺静脉丛在前列腺筋膜内走行。

第3层为Denonvillier筋膜，覆盖在直肠前面，将直肠和前列腺分离。Denonvilliers筋膜在前列腺底部和精囊区明显变厚，并与前列腺的真包膜融合，在向下延伸到尿道外括约肌时明显变薄。该筋膜和前列腺之间被脂肪组织隔开。

4. 血液供应　前列腺动脉血供大部分来自膀胱下动脉，还可来源于膀胱上动脉、直肠上动脉、直肠下动脉、输精管动脉、闭孔动脉、阴部内动脉、阴茎深动脉和阴茎背动脉等。膀胱下动脉首先发出小分支供应精囊和膀胱底部，然后分为两组，即尿道组和包膜组。尿道组血管于膀胱前列腺连接部后外侧，相当于膀胱颈5点和7点处进入前列腺，供应膀胱颈和尿道周围的腺体。包膜组在盆侧筋膜内沿着盆壁，在前列腺的后外侧进入前列腺，供应前列腺的外周部分。此组血管与盆神经丛发出的分支共同组成神经血管束（neurovascular bundle），是前列腺手术中的重要解剖标志。支配海绵体的动脉主要发自阴部内动脉，也可以源于闭孔动脉、膀胱下动脉和膀胱上动脉。

阴茎背深静脉穿出尿生殖膈后形成3个主要分支：浅表支、左侧静脉丛、右侧静脉丛。浅表支走行于耻骨前列腺韧带之间，分布在前列腺和膀胱颈表面。两侧静脉丛位于前列腺后外侧，与阴部静脉、闭孔静脉和膀胱静脉丛有广泛的交通，损伤后会出现严重出血。

5. 盆丛　由发自S_2~S_4的骶髓副交感神经和胸腰段交感神经共同构成，在男性位于腹膜后直肠两侧，距肛门外缘5~10 cm，呈网状矩形，中点位于精囊尖水平。由于膀胱下动脉和静脉的分支穿过盆丛，结扎前列腺侧束的中部，可能会损伤支配前列腺、尿道和海绵体的神经。另外，穿过盆丛的体壁神经还支配肛提肌、尿道横纹肌，损伤后会影响尿控。支配前列腺的神经在前列腺包膜和Denonvilliers筋膜外走行，自进入前列腺的位置穿透包膜。盆丛的海绵体支以喷散状在膀胱前列腺交界处的远端2~3 cm处与前列腺包膜血管汇合，共同组成神经血管束，自尿道外侧和后外侧穿过尿生殖膈，走行在阴茎背动脉和背神经的后面，逐渐上行到球部尿道的1点和11点处，终末支分布于阴茎螺旋动脉和海绵体组织中。

腹腔镜根治性前列腺切除术的应用解剖

以腹膜外途径为例。

腹腔镜根治性前列腺切除术（laparoscopic radical prostatectomy）有经腹腔入路和经腹膜外入路两种，国外以经腹腔入路为主，此入路可以提供清晰的解剖标志，宽大的操作空间，膀胱尿道吻合时张力较小，可以进行扩大的淋巴结清扫。我们目前以腹膜外入路为主（图16–47，48）。该入路优点有：①手术类似开放手术，腹腔和盆腔截然分开，保持腹腔的完整性，对腹内脏器相对无干扰；②对于既往有盆腔和腹腔手术史者、肥胖者，手术较少受到限制，拓宽了手术指征；③对腹腔无干扰，患者此后可再行经腹腔二次手术；④对视野干扰少，术中无须牵拉肠管；⑤无须切断脐韧带、游离膀胱前壁，减少了对膀胱的干扰。

1. 麻醉和体位：全身麻醉。仰卧位。

2. 制备气腹并放置套管。

3. 分离Retzius间隙，切开盆内筋膜。

（1）充分扩展耻骨后间隙，清除覆盖在前列腺前表面、膀胱颈前壁及盆内筋膜表面的脂肪结缔组织，显露解剖标志（图16–49）。

（2）将前列腺压向左侧，使右侧盆内筋膜保持一定张力，辨认盆内筋膜返折，打开盆内筋膜（图16–50）。

（3）自侧面显露肛提肌，再向中线分离，直至显露前列腺尖部，充分游离前列腺尖部和肛提肌肌束之间的纤维组织（图16–51）。

4. 切断耻骨前列腺韧带，结扎背深静脉丛。

（1）背深静脉丛位于耻骨前列腺韧带之间前列腺包膜的深面（图16–52）。

（2）切断耻骨前列腺韧带（图16–53）时要紧贴耻骨并且不能剪得过深，以免损伤出血。

（3）耻骨前列腺韧带离断后可以更好地显露前列腺尖部，进一步向前列腺尖部分离盆内筋膜（图16–54）。

（4）2–0可吸收缝线8字缝扎背深静脉丛（DVC）（图16–55）。

5. 离断膀胱颈（图16–56）。

6. 分离输精管和精囊　从膀胱颈5~7点的位置进入正确层面后向两侧分离，游离出输精管离断（图16–57），进一步游离出精囊，由于神经血管束与精囊顶部邻近，因此分离精囊防止神经血管束损伤。

7. 切开Denonvillier筋膜，分离前列腺背侧（图16–58）。

8. 前列腺侧蒂的处理　将输精管和精囊向前牵拉，以便更好地显露前列腺侧血管蒂，用超声刀紧贴前列腺包膜切断直至前列腺尖部（图16–59）。尽量少用电切或电凝，以免损伤神经血管束。

9. 用剪刀锐性切断前列腺尖部尿道（图16–60）。

10. 前列腺取出后术野（图16–61）。

11. 膀胱尿道吻合，采取单针连续缝合法（图16–62）。

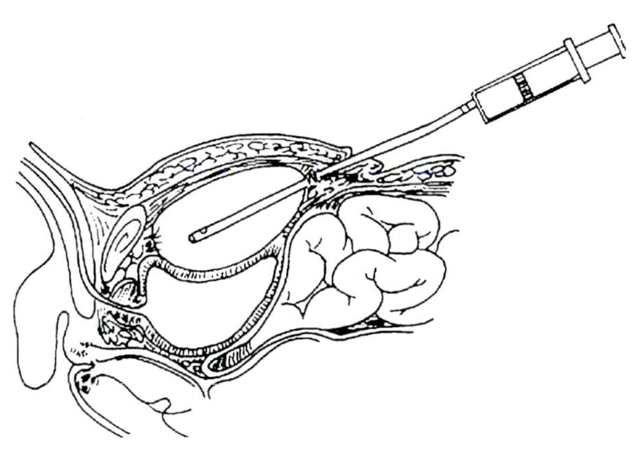

图16-47 腹腔镜根治性前列腺切除术

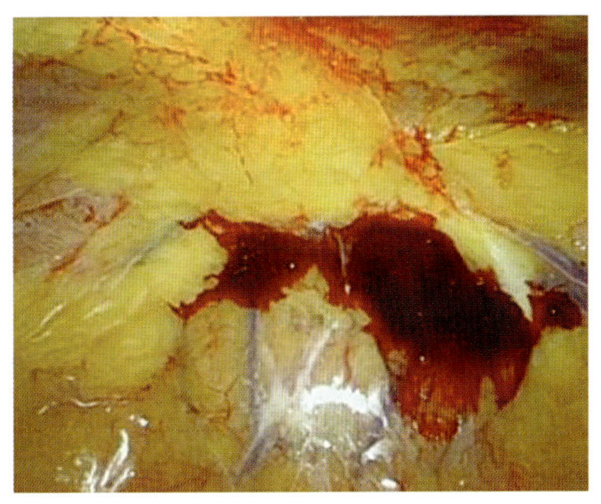

图16-48 扩张腹膜外间隙

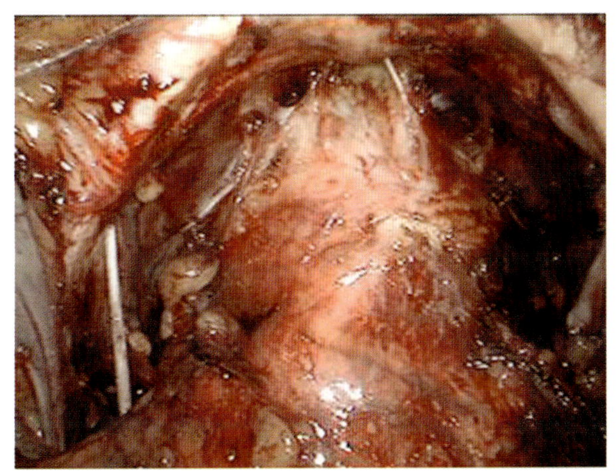

图16-49 显露耻骨后解剖可见耻骨弓，前列腺、膀胱、闭孔神经、髂外静脉

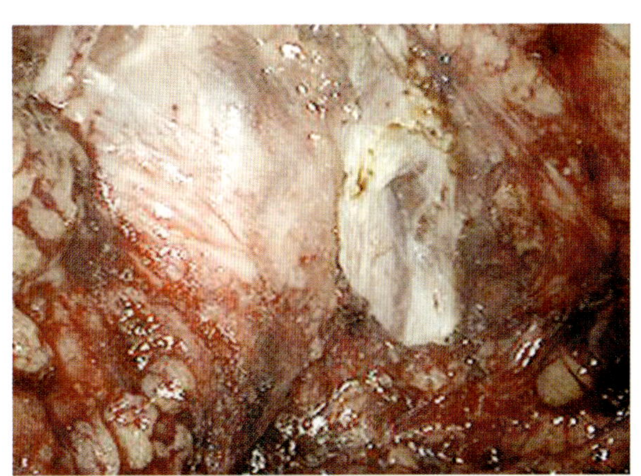

图16-50 打开盆内筋膜

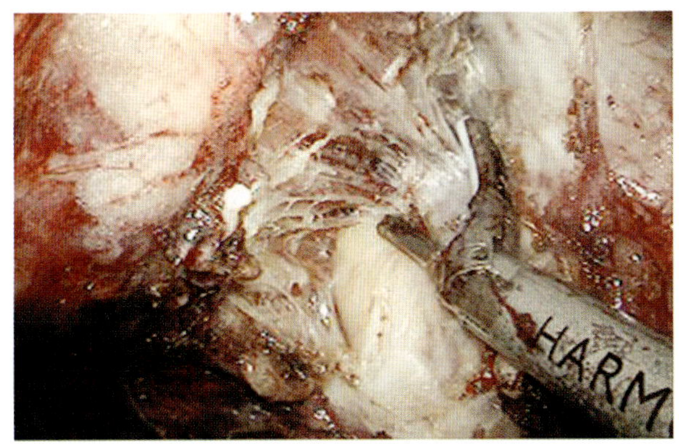

图16-51 游离肛提肌

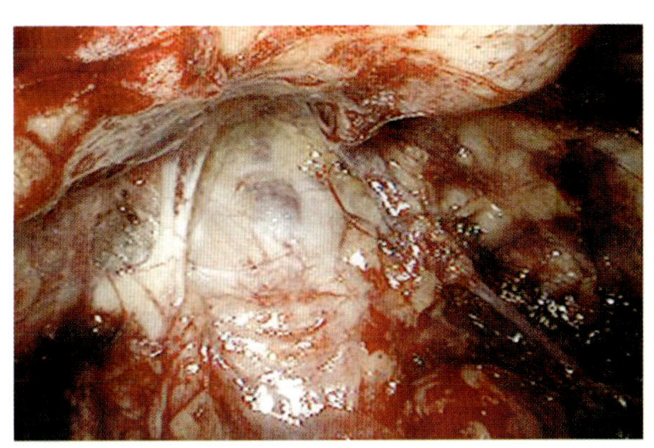

图16-52 阴茎背深静脉复合体

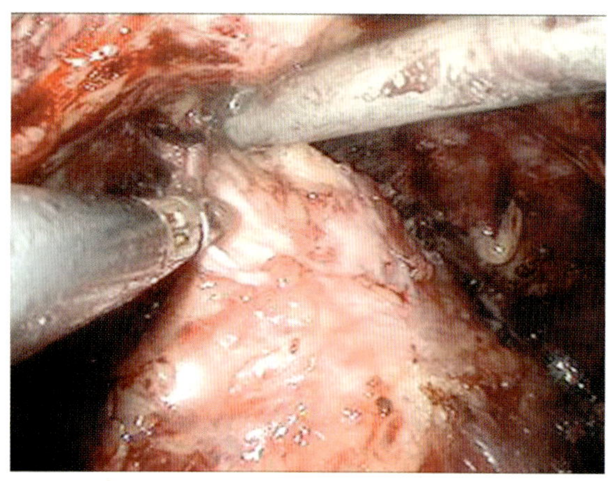

图16-53　切断耻骨前列腺韧带

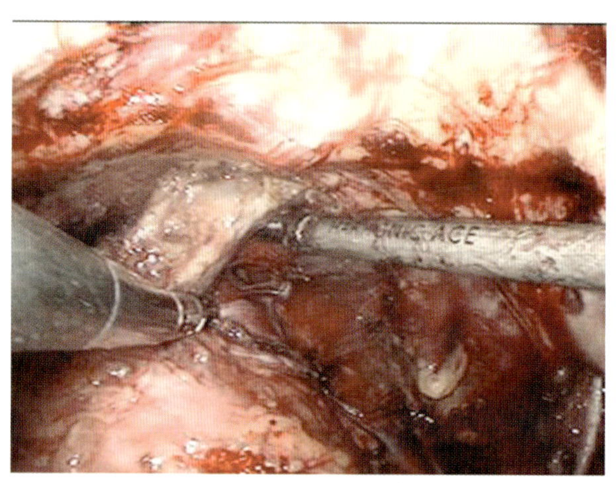

图16-54　显露前列腺尖部

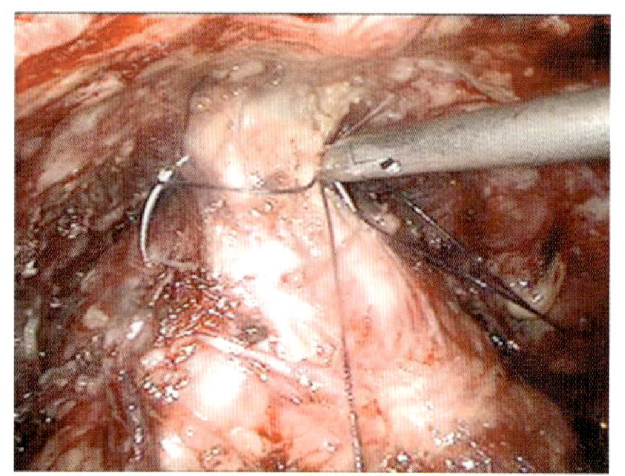

图16-55　缝扎DVC

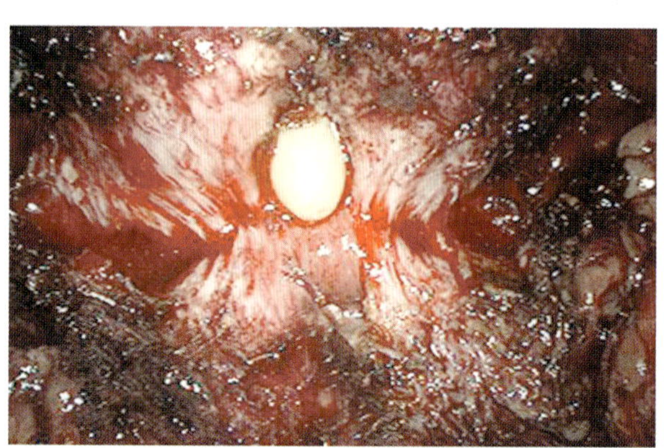

图16-56　膀胱颈

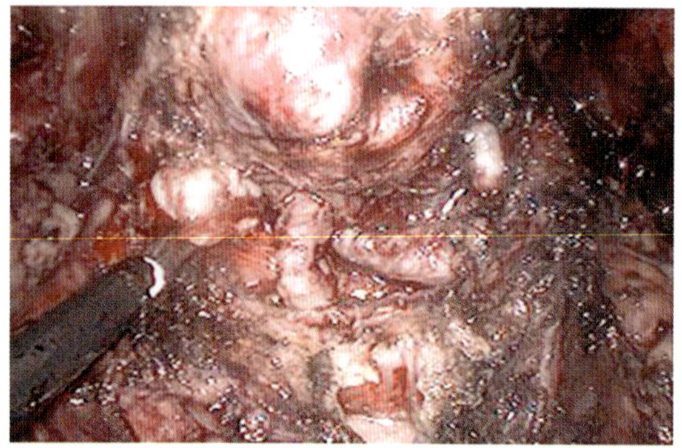

图16-57　输精管壶腹和精囊

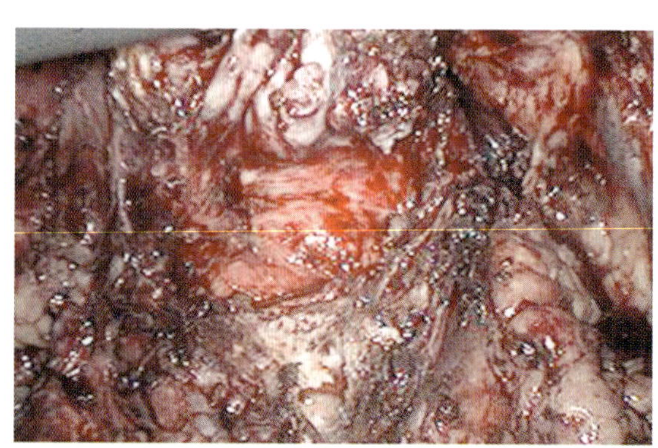

图16-58　Denonvillier筋膜

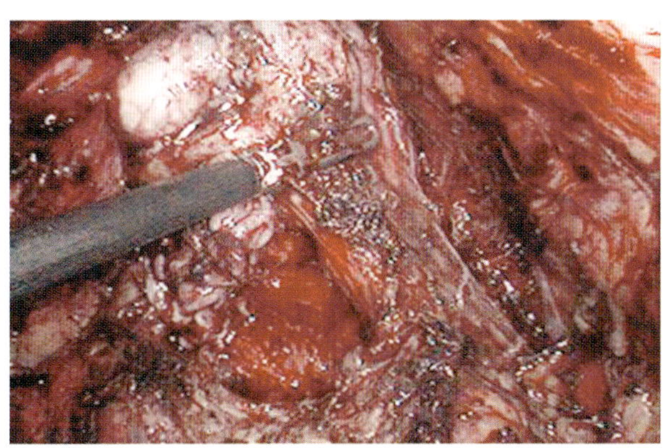

图16-59　前列腺侧蒂

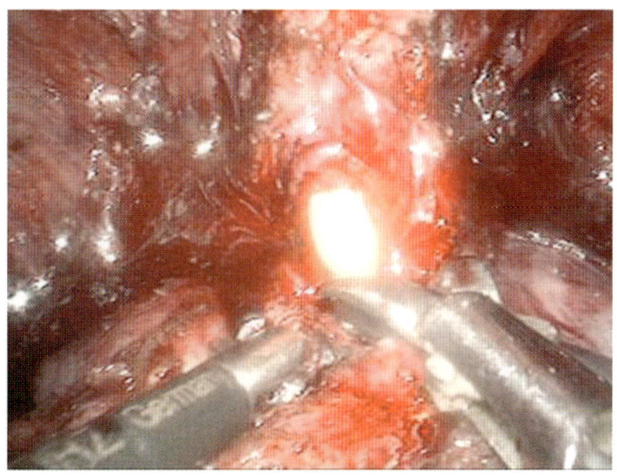

图16-60　前列腺尖部

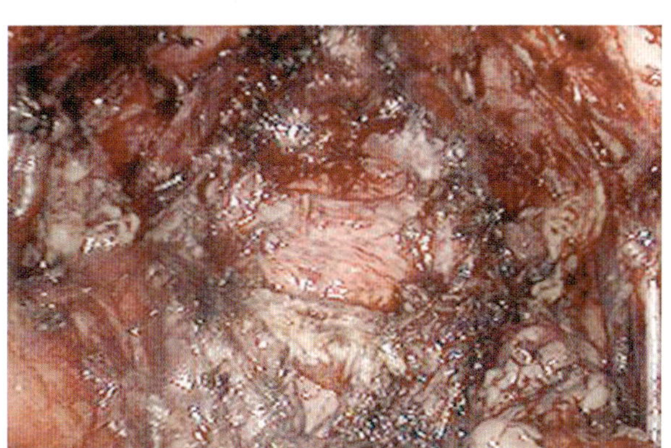

图16-61　前列腺取出后

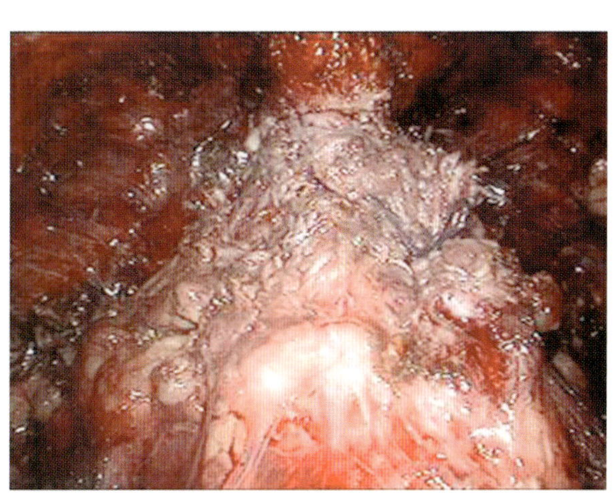

图16-62　膀胱尿道吻合后

（曾国华　张　旭）

参考文献

1. Sampaio FJB. Analysis of kidney volume growth during the fetal period in humans. Urol Res, 1992, 20(4): 271–274.
2. Sampaio FJB. Renal anatomy: endourologic considerations. Urol Clin North Am, 2000, 27(4): 585–607.
3. Hopper KD, Yakes WF. The posterior intercostal approach for percutaneous renal procedures: risk of puncturing the lung, spleen, and liver as determined by CT. AJR Am J Roentgenol, 1990, 154(1): 115–117.
4. Hopper KD, Sherman JL, Luethke JM, et al. The retrorenal colon in the supine and prone patient. Radiology, 1987, 162(2): 443–446.
5. Sampaio FJB. Relationships of intrarenal arteries and the kidney collecting system. Applied anatomic study. In: Sampaio FJB, Uflacker R, editors. Renal anatomy applied tourology, endourology, and interventional radiology. New York: Thieme Medical Publishers, 1993: 23–32.
6. Sampaio FJB, Aragio AHM. Anatomical relationship between the renal venous arrangement and the kidney collecting system. J Urol, 1990, 144(5) : 1089–1093.
7. Sampaio FJB. Anatomic classification of the pelviocaliceal system. Urologic and radiologic implications. In: Sampaio FJB, Uflacker R, editors. Renal anatomy applied tourology,

endourology, and interventional radiology. NewYork: Thieme Medical Publishers, 1993: 1–6.

8. Kaye KW, Goldberg ME. Applied anatomy of the kidney and ureter. Urol Clin North Am, 1982, 9(1): 3–13.

9. Sampaio FJB, Mandarim–de–Lacerda CA.3–Dimensional and radiological pelviocaliceal anatomy for endourology. J Urol, 1988, 140(6): 1352–1355.

10. Sampaio FJB. Renal collecting system anatomy: its possiblerole in the effectiveness of renal stone treatment. Curr Opin Urol, 2001, 11(4): 359–366.

11. Sampaio FJB, Zanier JFC, Aragio AHM, et al. Intrarenal access: 3–dimensional anatomical study. J Urol, 1992, 148(6): 1769–1773.

12. Sampaio FJB. Intrarenal access by puncture. Three–dimensional study. In: Sampaio FJB, Uflacker R, editors. Renal anatomy applied to urology, endourology, and interventional radiology. New York: Thieme Medical Publishers, 1993: 68–76.

13. Sampaio FJB, Aragio AHM. Anatomical relationship between the intrarenal arteries and the kidney collecting system. J Urol, 1990, 143(4): 679–681.

14. Sampaio FJB, Schiavini JL, Favorito LA. Proportional analysis of the kidney arterial segments. Urol Res, 1993, 21(7): 371–374.

15. Clayman RV, Hunter D, Surya V, et al. Percutaneous intrarenal electrosurgery. J Urol, 1984, 131(5): 864–867.

16. Clayman RV, Picus DD. Ureterorenoscopic endopyelotomy. Preliminary report. Urol Clin North Am, 1988, 15(3): 433–438.

17. Clayman RV, Basler JW, Kavoussi L, et al. Ureteronephroscopic endopyelotomy. J Urol, 1990, 144(2 Pt 1): 246–252.

18. Streem SB, Geisinger MA. Prevention and management ofhemorrhage associate with cautery wire balloon incision of ureteropelvic junction obstruction. J Urol, 1995, 153(6): 1904–1906.

19. Rehman J, Landman J, Sundaram C, et al. Missed anterior crossing vessels during open retroperitoneal pyeloplasty: laparoscopic transperitoneal discovery and repair. J Urol, 2001, 166(2): 593–596.

20. Sampaio FJB. The dilemma of the crossing vessel at the ureteropelvic junction: precise anatomic study. J Endourol, 1996, 10(5): 411–415.

21. Sampaio FJB, Passos MARF. Renal arteries: anatomic study for surgical and radiological practice. Surg Radiol Anat, 1992, 14(2): 113–117.

22. 邱剑光, 高新. 腹腔镜肾周筋膜后间隙解剖及手术入路. 见: 梅骅主编. 泌尿外科手术学. 3版. 北京: 人民卫生出版社, 2008.

23. 张旭, 王超. 腹腔镜前列腺癌根治性切除术. 临床泌尿外科杂志, 2008, 16（2）: 98–99.

24. 张旭. 解剖性后腹腔镜肾上腺切除术的手术方法和技巧. 临床泌尿外科杂志, 2007, 22（8）: 562–564.

25. 王怀经. 局部解剖学. 北京: 人民卫生出版社, 2003: 178–179, 183.

26. 邓春华. 前列腺及毗邻结构的外科解剖学. 见: 梅骅主编. 泌尿外科临床解剖学. 济南: 山东人民出版社, 2001. 251–252.

27. 沃尔什. 坎贝尔泌尿外科学. 8版. 北京: 科学技术出版社, 2002.

28. A. Forsmark, J. Gehrman, E. Angenete, et al. Analysis of Open and Robot–assisted Laparoscopic Surgery for Prostate Cancer Within the Prospective Multicentre LAPPRO Trial. Eur Urol, 2018,74(6):816–824.

29.M.A.White, R. Autorino,G.Spana,et al. Robotic laparoendoscopic single–site radical nephrectomy: surgical technique and comparative outcomes, Eur Urol, 2011, 59(5):815–822.

30. J.W.Yaxley,Will Favourable Functional Results with Salvage Robot–assisted Laparoscopic Radical Prostatectomy Increase the Uptake of Primary Focal Therapy for Localised Prostate Cancer? Eur Urol, 2019, 76(1):31–32.

17 泌尿系统层面解剖学

新名词与命名规则：输尿管系膜、膀胱系膜、前列腺系膜。肾上腺、肾、输尿管、膀胱、前列腺等各泌尿系器官，在解剖排布上与肠道一致，其器官位于躯体的前侧或外侧，而血管均来自躯体中线的大血管，向前或向外走向器官。在这些器官及其附属血管的前后及外侧面均由连续的筋膜覆盖，筋膜与器官间尚有填充脂肪。连续筋膜内的空间可以称作筋膜腔隙。参照将肠道血管走行的筋膜腔隙命名为肠系膜的方式，也可以将泌尿系呈片状的血管筋膜腔隙命名为“某某系膜”，如肾上腺系膜、输尿管系膜、膀胱系膜、前列腺系膜（图17-1~5）。膀胱系膜和前列腺系膜在本文中替代了既往词汇膀胱侧韧带和前列腺侧韧带。肾脏血管排布因不呈片状，仍称作肾蒂。

泌尿系筋膜层面解剖

器官筋膜与筋膜间层面

泌尿系的各器官，肾、肾盂输尿管、膀胱、前列腺，有着相同的筋膜包裹和脂肪填充模式。

以肾脏为例，由深及浅，肾脏首先由其固有膜肾包膜包裹。肾包膜的外面则由一层肾周脂肪包裹。肾周脂肪浅面由一层难以独立分开、极其菲薄的筋膜包裹。在肾周脂肪的外侧，由肾筋膜包裹。肾周脂肪与肾包膜间存在疏松平面（肾包膜平面）。肾周脂肪浅面的筋膜与肾筋膜之间也存在疏松平面（肾筋膜下平面）。

注：筋膜间层面、筋膜间平面、筋膜间隙。3个词汇在本文中同义并通用，指相邻筋膜间的无血管平面。3个词汇中以筋膜间层面为首选词汇。

注：筋膜腔隙。包绕器官或组织的筋膜构成一个立体空间，这种立体空间称作筋膜腔隙。规定筋膜腔隙定义的目的是为了与筋膜间层面、筋膜间平面或筋膜间隙相区别。在本文中，肾筋膜形成肾筋膜腔隙，输尿管筋膜形成输尿管筋膜腔隙，肾上腺筋膜形成肾上腺筋膜腔隙，等等。

注：筋膜血管脂肪毡。腹膜下的脂肪血管网及被覆在脂肪血管网前后的筋膜组成片状的毡状结构。锥侧筋膜及其内的脂肪血管网、后腹腔筋膜及其内的脂肪血管网，以及腹膜、肾筋膜、输尿管筋膜和其他的许多命名为筋膜的结构，都不是纯粹的二维的膜状结构，而是在筋膜前后层内走行有血管网的三维毡状结构。尽管在本文以后的行文中并不是每处都称作“筋膜血管脂肪毡”，但这些片状的筋膜腔隙事实上呈毡状结构。

肾盂输尿管、膀胱、前列腺和精囊输精管的周围也由以上3层类似的结构组成。在肾盂输尿管，由内而外可以分别称为肾盂输尿管包膜、肾盂输尿管周围脂肪、肾盂输尿管筋膜。在膀胱，由内而外也可以分别称作膀胱包膜、膀胱周围脂肪、膀胱筋膜。前列腺也一样，可以分别称作前列腺包膜、前列腺周围脂肪、前列腺筋膜。

消化道，如肠管，其筋膜包裹和脂肪填充模式也与泌尿系各器官相同。

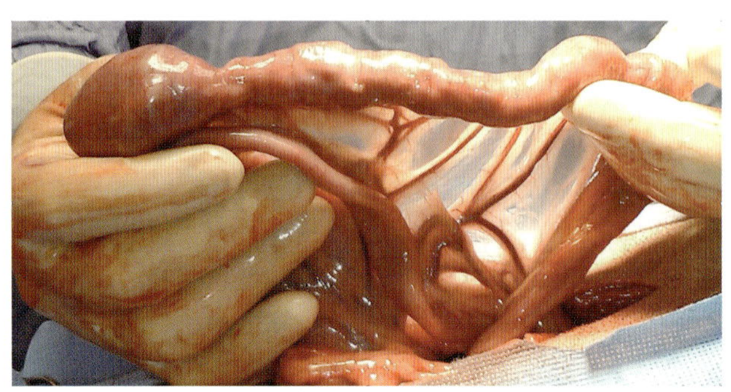

图17-1　小肠系膜

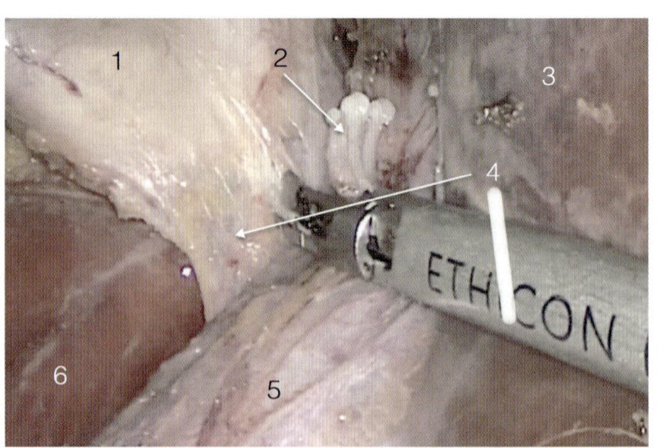

1.肾上腺；2.中央静脉；3.肝脏；4.肾上腺系膜；5.下腔静脉；6.膈脚。

图17-2　肾上腺系膜

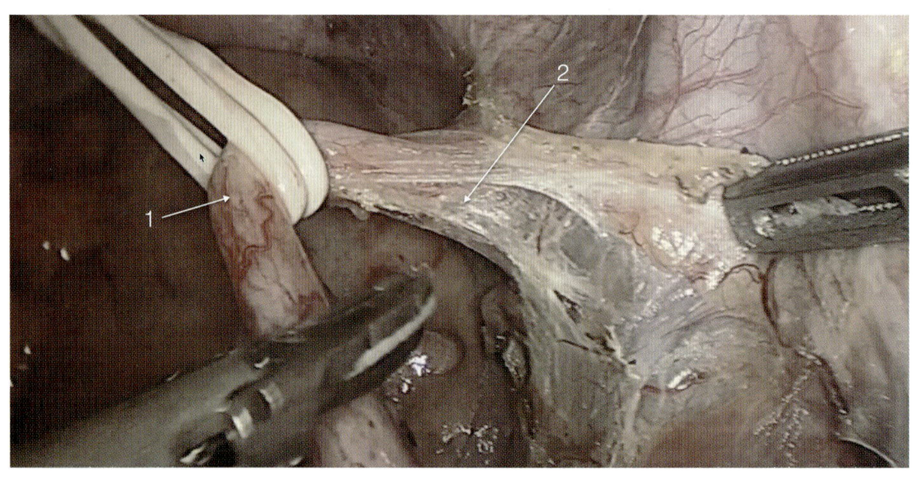

1.输尿管；2.输尿管系膜。

图17-3　输尿管系膜

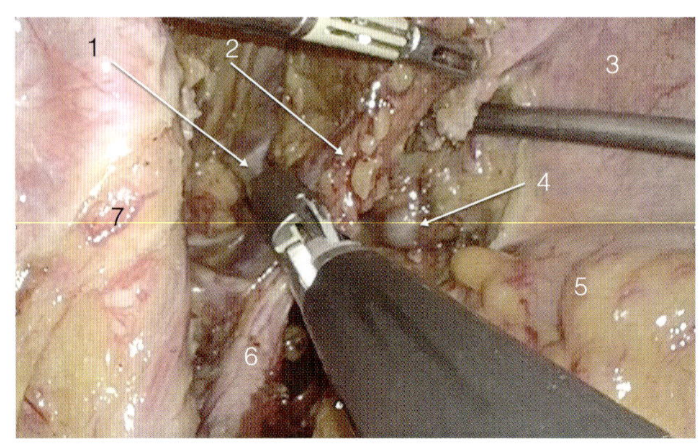

1.盆筋膜；2.膀胱系膜；3.膀胱；4.精囊；5.直肠；6.髂内动脉；7.髂外动脉。

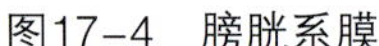

图17-4　膀胱系膜

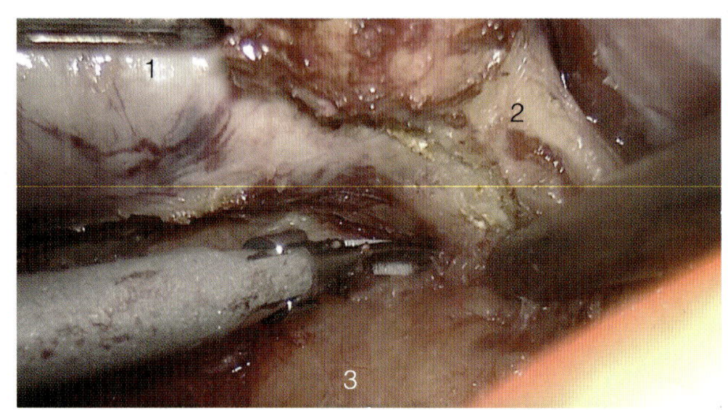

1.前列腺；2.前列腺系膜；3.直肠。

图17-5　前列腺系膜

肾静脉及它们汇入的下腔静脉，其筋膜包裹和脂肪填充模式与泌尿系统基本相同，区别在于肾静脉和下腔静脉的血管包膜相对独立如同丝袜状。这层丝袜状的血管包膜与肾静脉和下腔静脉壁间存在疏松平面，切开这层丝袜状血管包膜，可以裸化肾静脉和下腔静脉。

肾动脉鞘及腹主动脉鞘厚且致密。动脉鞘的内层是动脉包膜，外层是动脉筋膜。动脉包膜与动脉筋膜形成动脉鞘筋膜腔隙。动脉鞘筋膜腔隙（动脉鞘）内除脂肪外，还可见淋巴管和内脏神经。鞘的内外层筋膜（动脉包膜和动脉筋膜）与鞘内结构结合紧密，难以分层解剖。但动脉包膜与动脉壁间有疏松的层面，沿此层面可以裸化肾动脉和腹主动脉。

毗邻筋膜与筋膜间层面

1. 肾脏（图17-6~13）

（1）肾周诸筋膜的结构模式图：

1）模式图中绿色线胚胎后腹膜、腹膜下脂肪和腹膜下血管网。腹膜与腹膜下脂肪血管网间存在疏松平面，但越往头侧，腹膜与其下脂肪血管网间的结合越紧密，脂肪血管网也逐渐致密变薄成一层筋膜（腹横筋膜）。

2）紫色线是锥侧筋膜。锥侧筋膜从腰大肌外缘发出，向前绕过肾脏外侧与壁腹膜后部的腹横筋膜融合。锥侧筋膜不是一层薄膜，而是一个中间走行有血管网的薄被状结构。

3）红色线是后腹腔筋膜。后腹腔筋膜也是从腰大肌外缘发出，向前绕过肾脏后在肾脏前方转向内，跨过腹主动脉和下腔静脉前方与对侧同名筋膜相续。

和锥侧筋膜一样，后腹腔筋膜也不是一层薄膜，而是一个中间走行有血管网的薄被状结构。

后腹腔筋膜并非在腹壁上全程都有，其上缘是肾上极以上，下缘是髂窝。后腹腔筋膜腔隙内包含有肾上腺、肾脏、输尿管、肾周围脂肪和肾筋膜、肾盂输尿管周围脂肪和肾盂输尿管筋膜、血管与血管周围脂肪和筋膜（肾血管、腹主动脉及其分支，下腔静脉及其汇入支）。后腹腔筋膜腔隙在髂窝水平敞开，输尿管筋膜腔隙（内含输尿管和输尿管周围脂肪）离开后腹腔筋膜腔隙进入腹膜后隙（输尿管筋膜腔隙直接进入腹膜与腹膜下脂肪血管网后方）。

4）草绿色线条是结肠腔隙的脏腹膜（前）

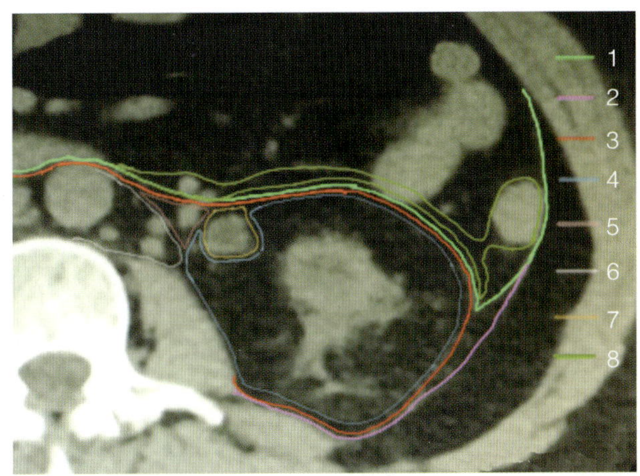

1.腹膜、腹膜下脂肪、腹膜下血管网；2.锥侧筋膜与血管网；3.后腹腔筋膜与血管网；4.肾筋膜；5.生殖筋膜；6.腹主动脉筋膜；7.输尿管筋膜；8.结肠脏腹膜（前）与融合筋膜（后）。

图17-6　肾周诸筋膜模式图

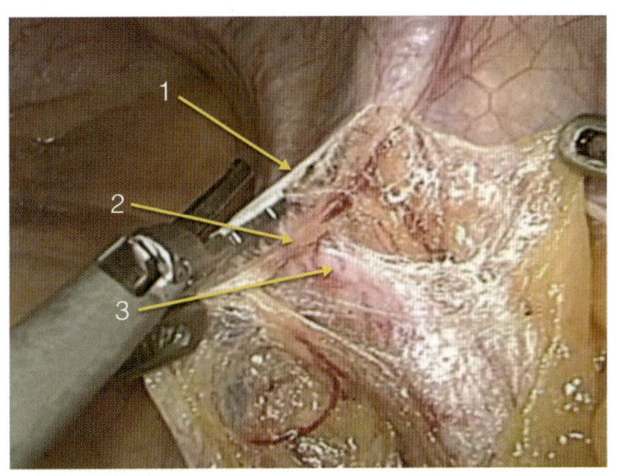

1.腹膜；2.腹膜下脂肪血管网；3.输尿管（在脂肪血管网深面）。

图17-7　腹膜与腹膜下脂肪血管网

与融合筋膜（后）。在肠系膜下静脉外缘水平，结肠融合筋膜与原始胚胎后腹膜相续。

5）黄色线是肾盂输尿管筋膜，蓝色线是肾筋膜。肾筋膜包绕肾周脂肪，在肾门处与肾唇的筋膜相续。肾盂输尿管筋膜则与肾窦内筋膜相续。肾盂输尿管筋膜、肾静脉筋膜、肾动脉筋膜彼此相邻但独立。在内侧，腹主动脉筋膜（灰白色线）和下腔静脉筋膜分别包绕各自血管及其周围的淋巴脂肪组织。肾动脉筋膜与腹主动脉筋膜延续，肾静脉筋膜与下腔静脉筋膜延续。在腹主动脉前方，腹主动脉筋膜与后腹腔筋膜致密结合，所以后腹腔筋膜腔隙在腹主动脉前方因腹主动脉筋膜的致密结合被分割成左右不相通的两半。

（2）肾脏可以分为4个面（图17-14）：腹膜面、外侧面、腰大肌面、内侧面。

1）腹膜面：肾脏由原始胚胎后腹膜、腹膜下脂肪与血管网、后腹腔筋膜腔隙覆盖。

腹膜下血管脂肪腔隙，在传统解剖学上称

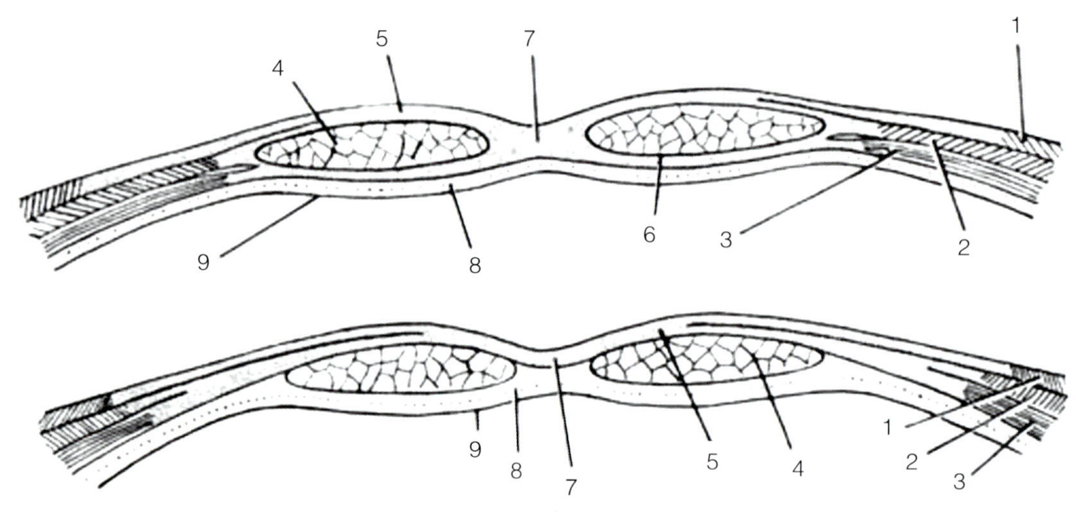

1.腹外斜肌；2.腹内斜肌；3.腹横肌；4.腹直肌；5.腹直肌前鞘；6.腹直肌后鞘；7.腹白线；8.腹横筋膜；9.腹膜。

图17-8　腹横筋膜（图片来自网络）

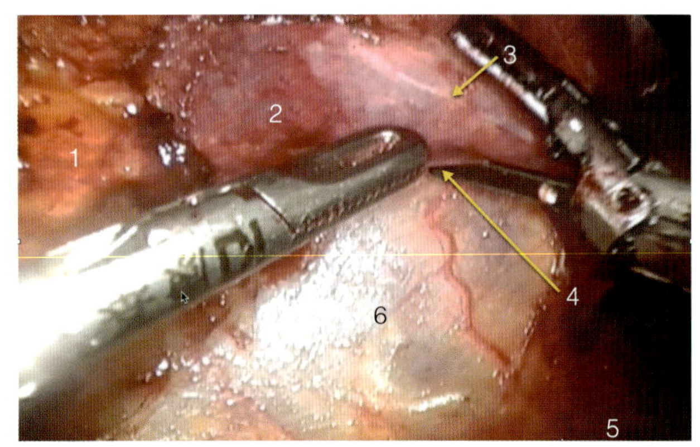

1.肾旁脂肪；2.锥侧筋膜；3.腹膜返折；4.锥侧筋膜切缘；5.锥侧筋膜；6.后腹腔筋膜。

图17-9　锥侧筋膜和后腹腔筋膜

注：锥侧筋膜与后腹腔筋膜间存在无血管平面

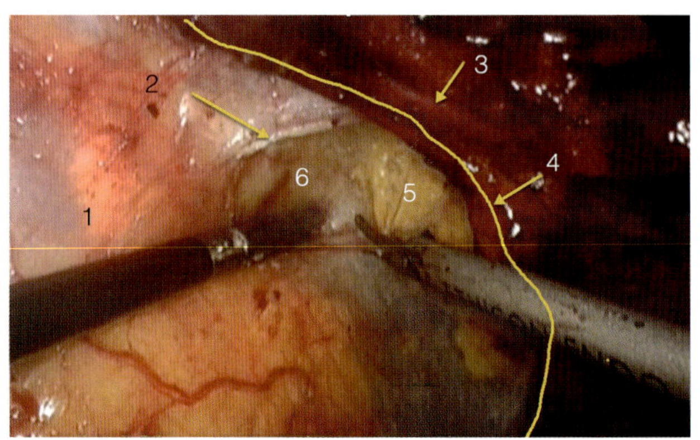

1.后腹腔筋膜；2.后腹腔筋膜切开线；3.腹膜返折；4.锥侧筋膜和锥侧筋膜切开线；5.脂肪锥；6.肾筋膜。

图17-10　锥侧筋膜和后腹腔筋膜

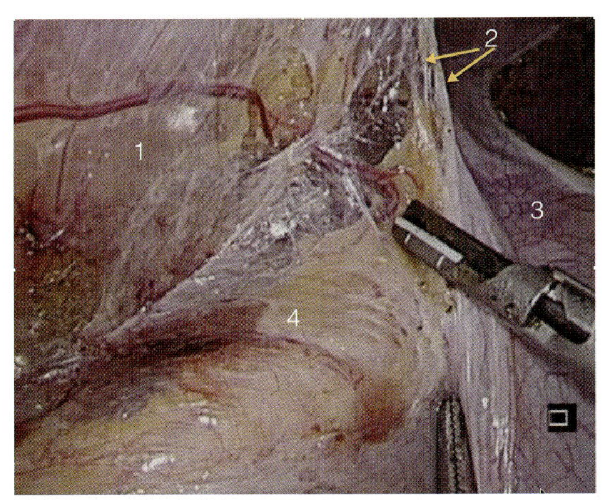

1.锥侧筋膜和血管网；2.腹膜和腹横筋膜；3.腹膜；4.后腹腔筋膜和血管网。

图17-11　锥侧筋膜和后腹腔筋膜

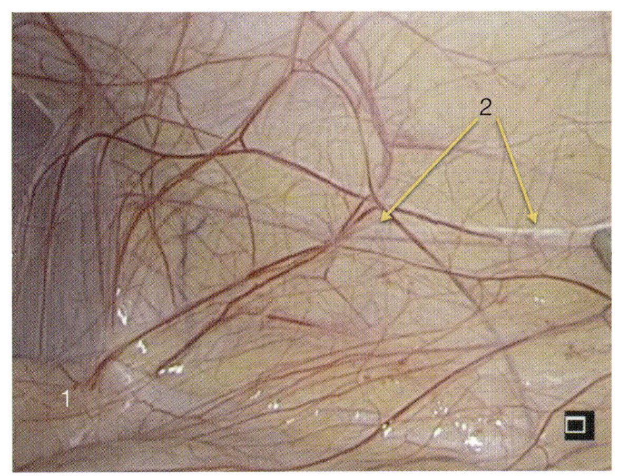

1.结肠；2.后腹腔筋膜返折。

图17-12　后腹腔筋膜返折

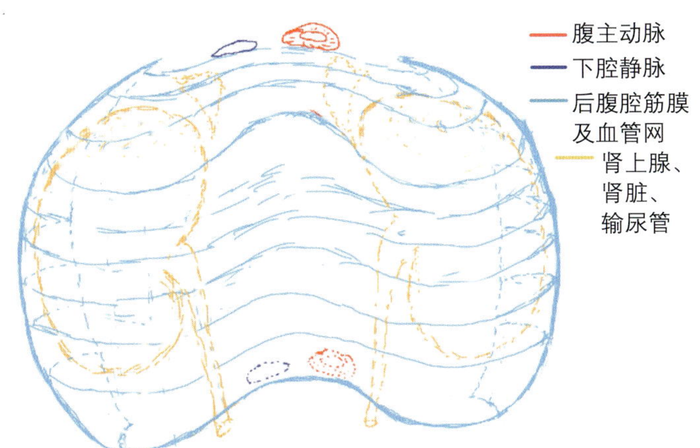

图17-13　后腹腔筋膜模式图

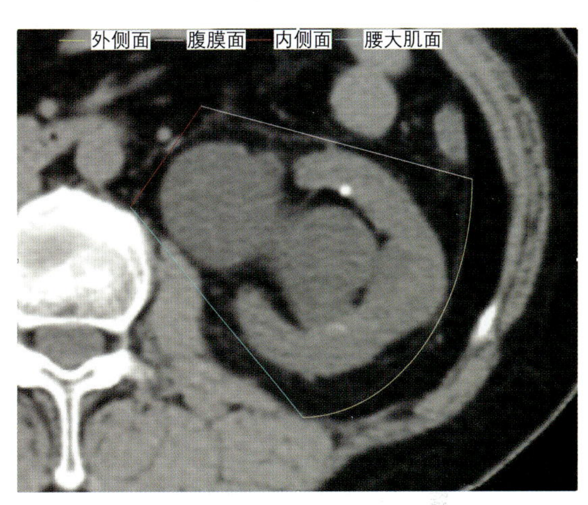

图17-14　肾脏各面

作腹膜下脂肪。在腹腔镜下，可以观察到腹膜下的血管走行于该层脂肪深面。该血管脂肪层的浅面和深面均有一薄层筋膜包裹，但深浅两面的薄层筋膜均难以与其内包裹的血管脂肪组织分开，所以，总体上，这个由前后两层筋膜及血管脂肪组织形成的筋膜腔隙形成如日常所见的被膜状结构。腹膜与腹膜下血管脂肪腔隙间存在疏松平面，可以将二者分层游离。

在腹膜下脂肪腔隙的深面是后腹腔筋膜腔隙。与腹膜下血管脂肪腔隙类似，后腹腔筋膜腔隙也是由前后两层筋膜包裹薄层的血管脂肪组织形成的被膜状筋膜腔隙。该筋膜腔隙和腹膜下血管脂肪腔隙一样呈大块片状，它与椎体和腰大肌间的空间即后腹腔。后腹腔筋膜腔隙向两侧越过肾脏前方和外侧在腰大肌的外侧部与腰大肌筋膜融合。两侧的后腹腔筋膜腔隙在腹中线跨过腹主动脉与对侧延续。在腹主动脉前方，腹主动脉鞘与后腹腔筋膜融合紧密。右侧的后腹腔筋膜在下腔静脉的前方可以与下腔静脉筋膜分开。

在后腹腔筋膜腔隙与腰大肌和椎体间构成的后腹腔内的各器官及其筋膜腔隙，包括肾筋膜腔隙、肾盂输尿管筋膜腔隙、肾上腺筋膜腔隙、生殖血管筋膜腔隙、下腔静脉和肾静脉筋膜腔隙、腹主动脉和肾动脉筋膜腔隙、内脏神经丛筋膜腔隙。

在腹主动脉前方，后腹腔筋膜腔隙与腹主动脉筋膜融合，左右侧后腹腔被筋膜融合分隔。

在肾静脉水平，左侧后腹腔借左肾静脉筋膜腔隙跨过腹主动脉与右侧后腹腔交通。需要注意的是，这里双侧交通的是后腹腔而不是包绕肾周脂肪和肾脏的肾筋膜腔。

在腹主动脉分叉水平，后腹腔筋膜呈向下的开口，又因为输尿管跨过髂总动脉，后腹腔筋膜腔隙与髂总动脉鞘的融合消失，左右侧后腹腔在骶前腹膜下脂肪血管筋膜腔隙后方互相交通。

因为后腹腔筋膜腔隙与腹主动脉鞘和髂总动脉鞘融合程度不同，所以，以临床上可以观察到，在输尿管梗阻导致肾内高压尿液外渗时，尿液先沿同侧输尿管周围向盆腔方向漫延，然后在输尿管髂血管交叉水平向骶前及对侧扩散。

腹膜下血管脂肪筋膜腔隙和后腹腔筋膜腔隙间、后腹腔筋膜腔隙与肾筋膜间、肾筋膜与肾周脂肪间，均存在疏松的无血管平面（图17-15，16）。

肾脏前方原始胚胎后腹膜与消化系各脏器筋膜的融合（图17-17~34）：在腹膜的前方，消化系统器官的系膜在胚胎发育过程中与腹膜产生融合。

消化系统器官本身在腹腔中线，在胚胎发育过程中，肝、脾、胰、十二指肠、结肠均发生旋转，其系膜的后侧与原始后腹膜靠拢，最后发生融合，浆膜层消失，仅留下纤维层。融合过程与病理粘连的过程类似，许多患者腹腔内都可观察到融合瘢痕。

在左中腹，降结肠系膜深面有十二指肠外侧系膜后层与内侧系膜后层与后腹膜融合。降结肠及其系膜各部也与外侧的腹膜和内侧的十二指肠系膜前层融合。由外而内，融合的降结肠及其系膜依次为结肠外侧系膜（与大网膜属同一层的解剖结构，从结肠带的网膜带发出）、结肠裸区、

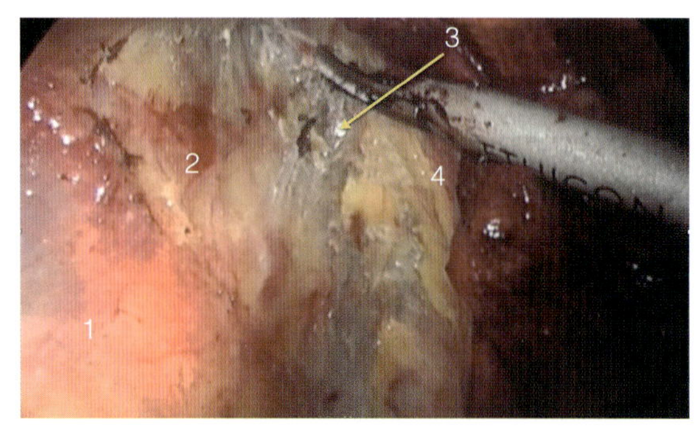

1.后腹腔筋膜；2.肾筋膜；3.肾筋膜与后腹腔筋膜（腹膜后部分）间无血管平面；4.后腹腔筋膜（腹膜后方部分）。

图17-15 肾筋膜和后腹腔筋膜间无血管平面

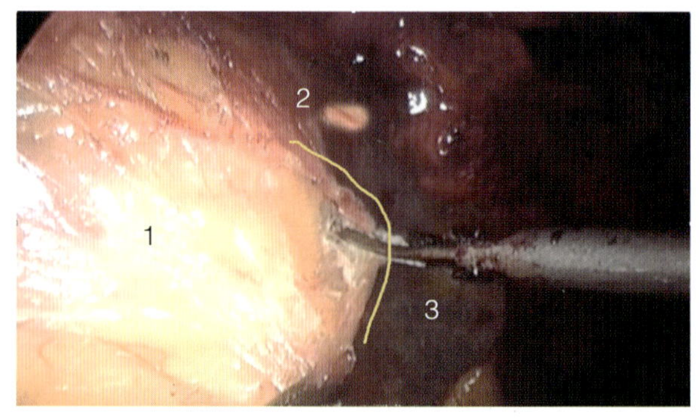

1.肾周脂肪；2.肾筋膜；3.肾筋膜切开线。

图17-16 肾筋膜与肾周脂肪间无血管平面

注：肾筋膜呈纤维血管网状结构；肾筋膜与肾周脂肪间存在无血管平面

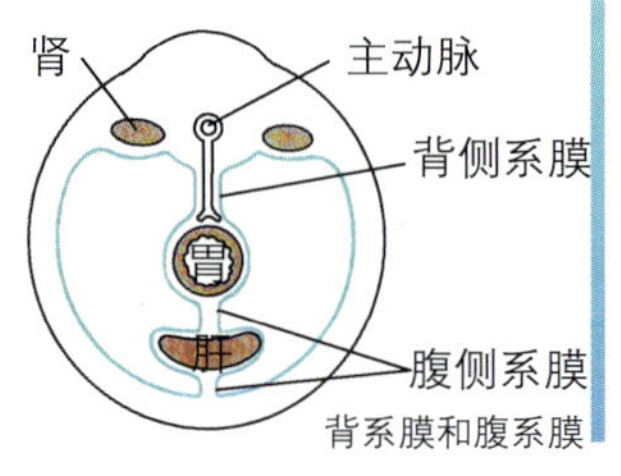

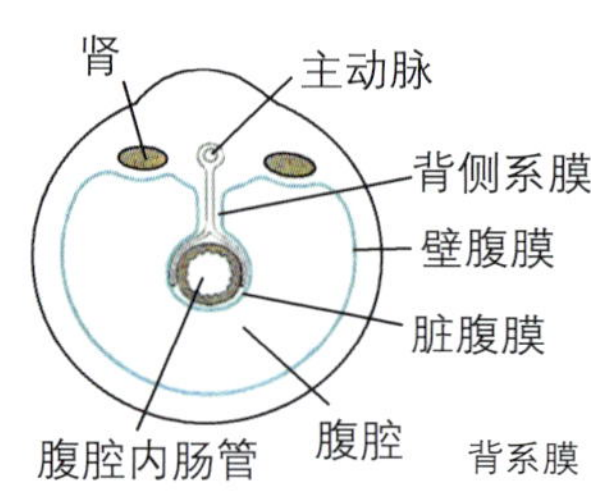

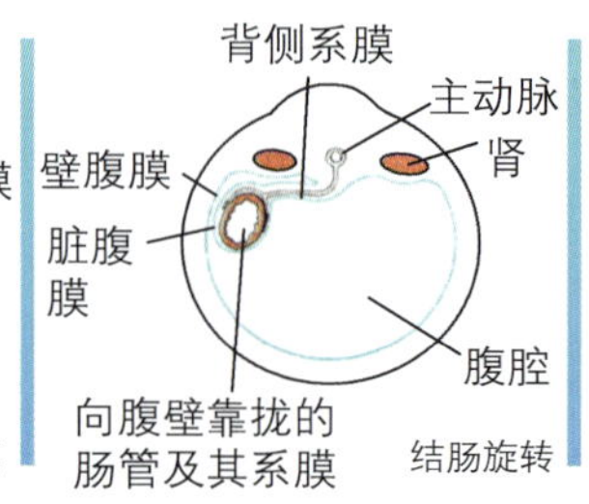

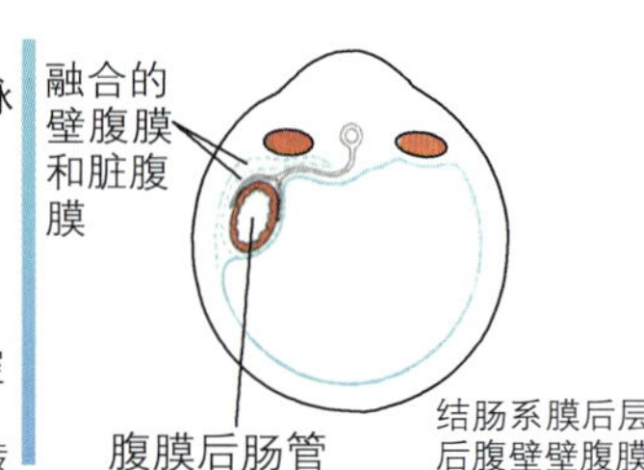

图17-17 消化系与胚胎腹膜的融合

结肠内侧系膜、结肠系膜根腹膜（其内有肠系膜下静脉）。

在左下腹，因无十二指肠，乙状结肠及其系膜直接与腹膜融合，因此由外而内依次是乙状结肠外侧系膜、乙状结肠裸区、乙状结肠内侧系膜。

在左上腹，结肠脾曲的头侧，除大网膜易与此部腹膜形成粘连外，与腹膜融合的器官包括胃、脾、胰、小网膜腹膜。融合的结构包括脾外侧系膜、脾裸区、脾内侧系膜；胰外侧系膜、胰裸区、胰内侧系膜；小网膜后腹膜；胃外侧系膜。

在右中腹，结肠肝曲以下，与左中腹类似，肾脏前内侧的升结肠系膜深面有十二指肠的外侧系膜与内侧系膜与后腹膜融合。在肾脏前外侧的后腹膜前方以及肾脏前内侧融合的十二指肠系膜前方由外向内分别是结肠外侧系膜、结肠内侧系膜、结肠系膜根腹膜的融合。

在右上腹，结肠肝曲以上，下腔静脉的前方是十二指肠壶腹部和降部起始，在此融合的结构有十二指肠前融合筋膜和十二指肠后融合筋膜。十二指肠前后融合筋膜是十二指肠外侧系膜的前后层。

在右上腹肝肾隐窝以上，肝三角韧带可视为

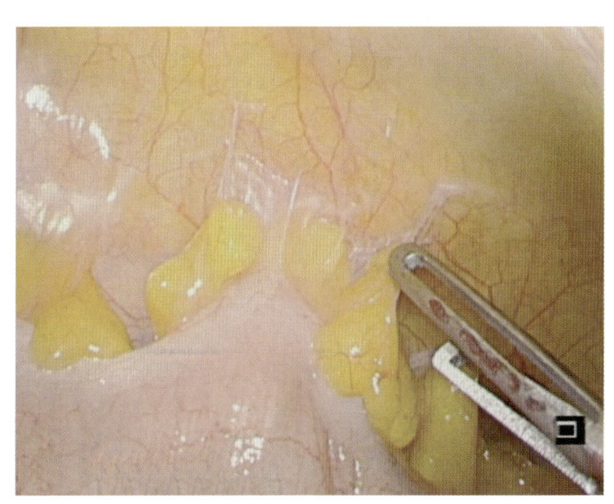

图17-18　结肠的融合

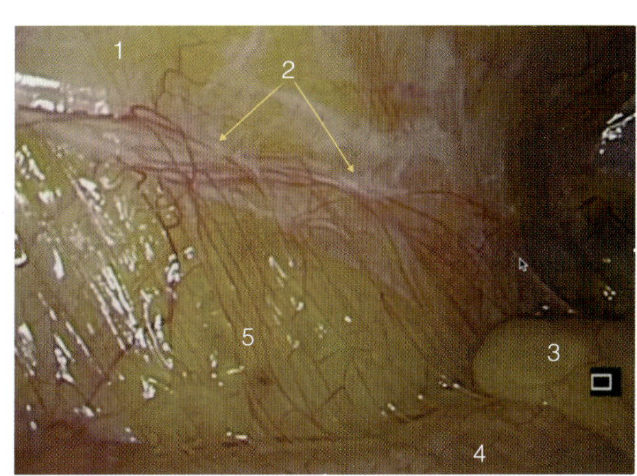

1.侧腹壁；2.降结肠外侧系膜在侧腹壁上的融合瘢痕；3.肠脂垂；4.降结肠；5.降结肠外侧系膜。

图17-19　降结肠外侧系膜与腹膜的融合瘢痕

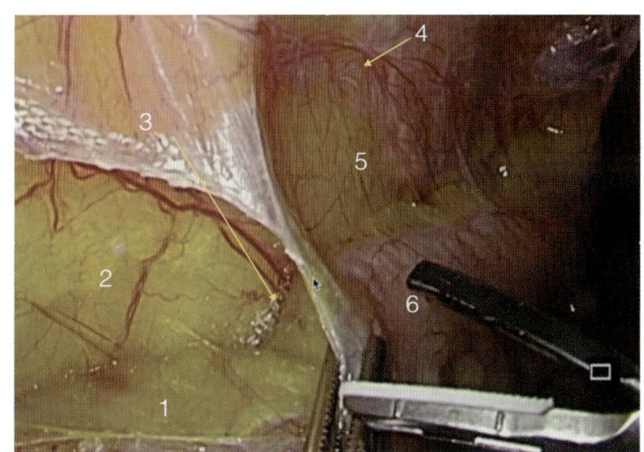

1.降结肠外侧脂肪垂；2.结肠内侧系膜融合筋膜；3.降结肠外侧系膜后方的无血管平面；4.降结肠外侧系膜融合瘢痕；5.降结肠外侧系膜；6.降结肠。

图17-20　降结肠外侧系膜后方的无血管平面

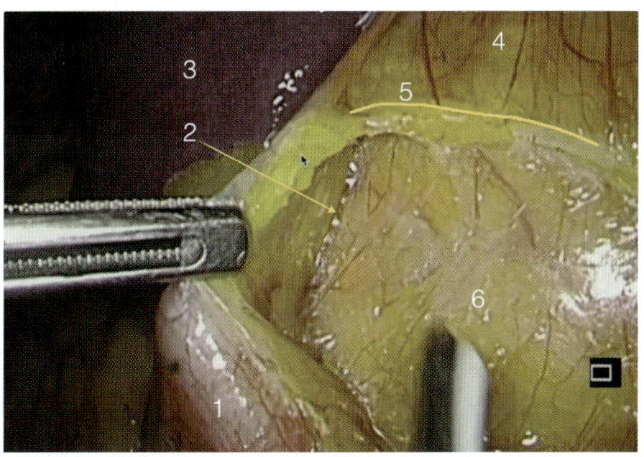

1.降结肠；2.结肠外侧系膜后方的无血管平面；3.脾；4.结肠外侧系膜；5.结肠外侧系膜切缘；6.结肠内侧系膜融合筋膜。

图17-21　结肠外侧系膜后方的无血管平面

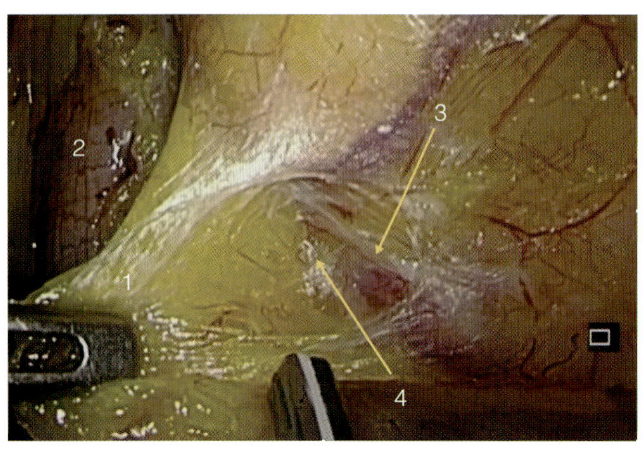

1.结肠内侧系膜；2.降结肠；3.后腹腔筋膜；4.结肠内侧系膜与后腹腔筋膜间无血管平面。

图17-22　结肠内侧系膜与后腹腔筋膜间无血管平面

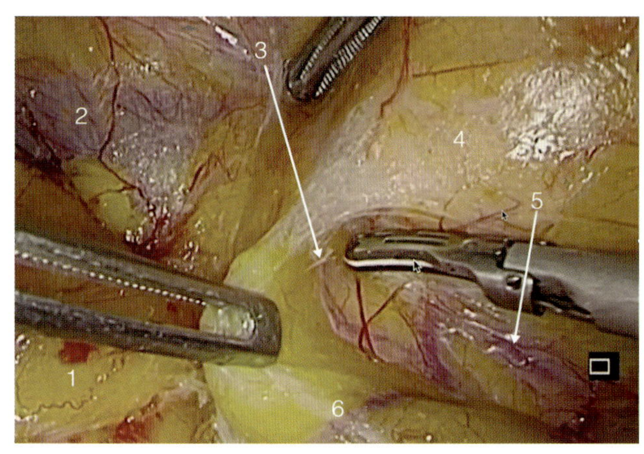

1.胰腺；2.肾静脉；3.结肠内侧系膜与后腹腔筋膜间存在无血管平面；4.后腹腔筋膜；5.生殖血管；6.结肠内侧系膜。

图17-23　结肠内侧系膜与后腹腔筋膜间无血管平面

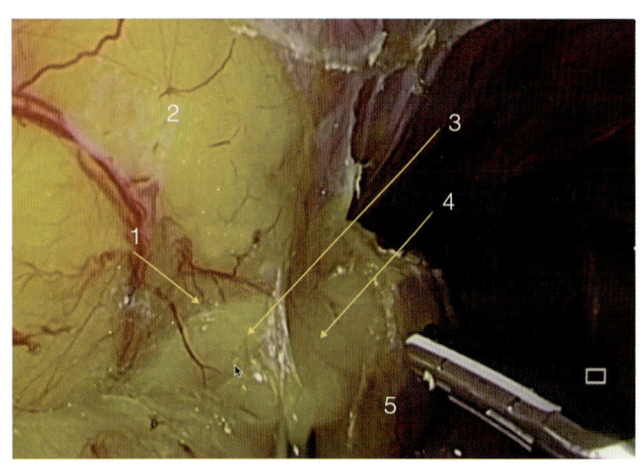

1.乙状结肠融合筋膜后方无血管平面；2.腹膜下脂肪血管网；3.乙状结肠内侧系膜；4.乙状结肠外侧系膜；5.乙状结肠。

图17-24　结肠内侧系膜与后腹腔筋膜间无血管平面

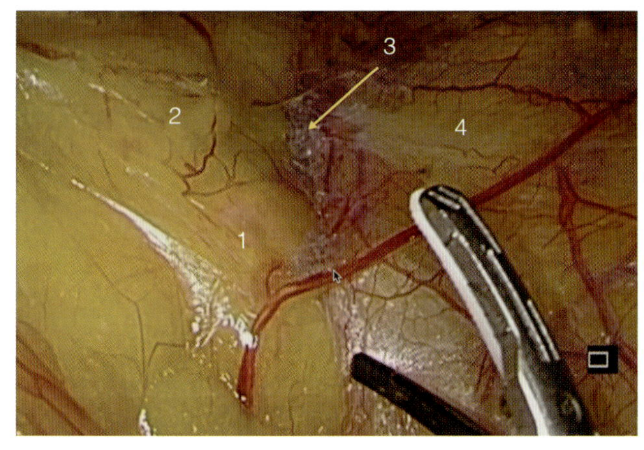

1.胰腺；2.胰腺融合筋膜；3.胰腺融合筋膜与后腹腔筋膜间无血管平面；4.后腹腔筋膜。

图17-25　胰腺融合筋膜与后腹腔筋膜间无血管平面

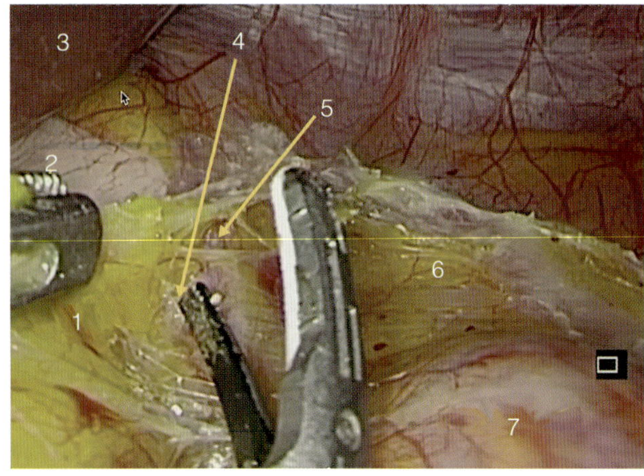

1.胃融合筋膜；2.胃；3.肝左叶；4.胃融合筋膜后方无血管平面；5.膈静脉；6.后腹腔筋膜；7.左肾上腺瘤。

图17-26　胃融合筋膜后方无血管平面

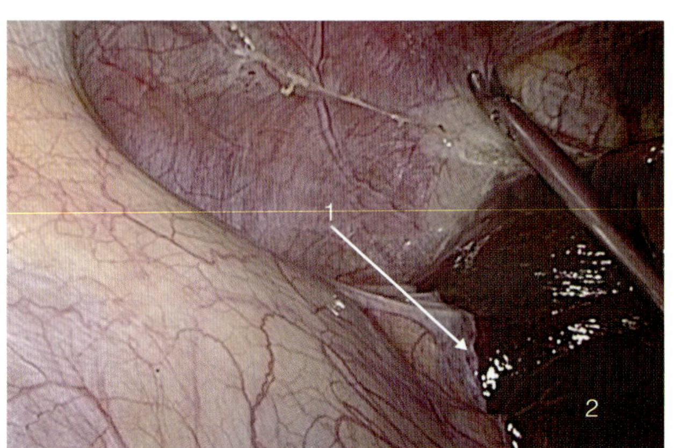

1.肝包膜与壁层后腹膜融合线（肝肾隐窝）；2.肝脏。

图17-27　肝包膜与壁腹膜融合线

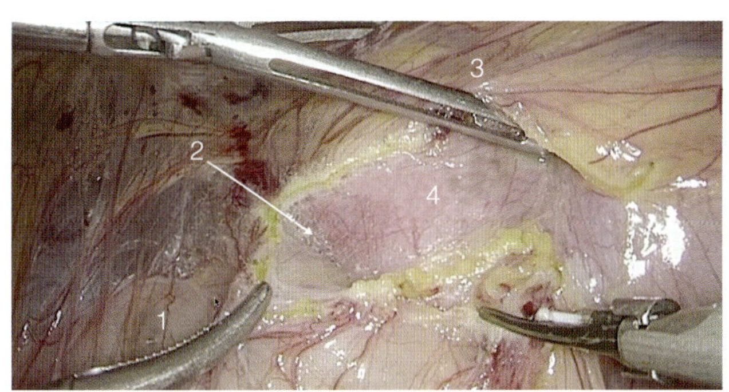

1.升结肠；2.升结肠外侧系膜与后腹腔筋膜间无血管平面；3.升结肠外侧系膜；4.腹膜下脂肪血管腔隙（浅）和后腹腔筋膜（深）。

图17-28　升结肠外侧系膜与后腹腔筋膜间无血管平面

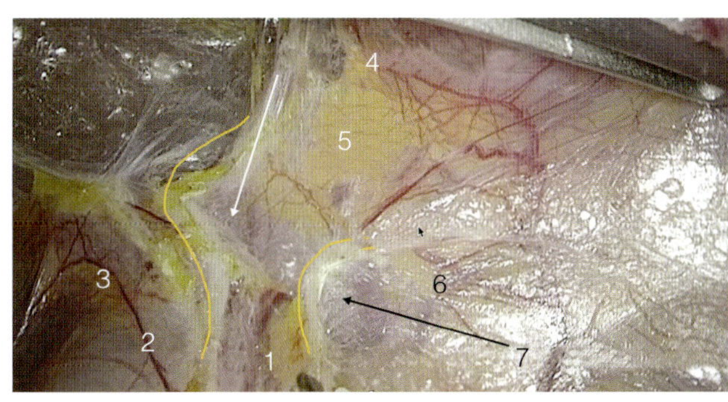

1.升结肠内侧系膜；2.升结肠外侧系膜；3.升结肠；4.升结肠外侧系膜与后腹腔筋膜间无血管平面；5.腹膜下脂肪血管腔隙（浅）和后腹腔筋膜（深）；6.后腹腔筋膜；7.升结肠内侧系膜与后腹腔筋膜间无血管平面。

图17-29　升结肠内侧系膜后方无血管平面

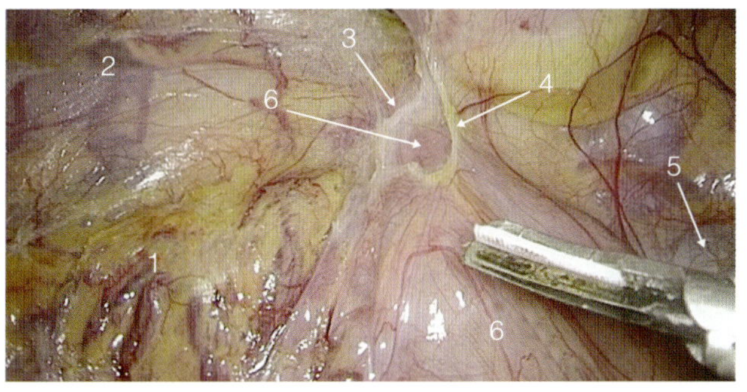

1.升结肠内侧系膜；2.腹膜下脂肪血管腔隙（浅）和后腹腔筋膜（深）；3.十二指肠后融合筋膜；4.十二指肠前融合筋膜；5.下腔静脉；6.十二指肠。

图17-30　十二指肠前融合筋膜和后融合筋膜

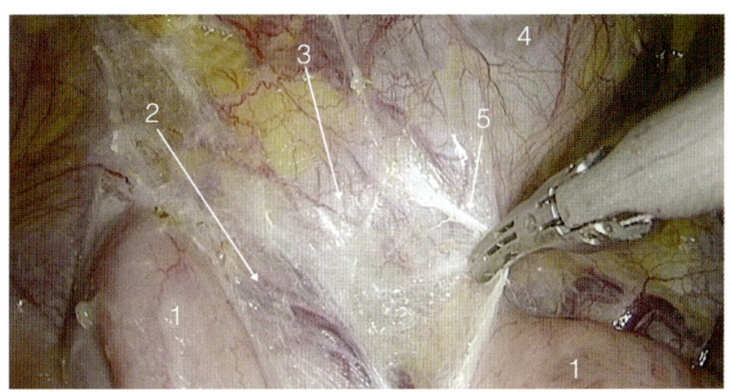

1.十二指肠；2.十二指肠融合筋膜；3.腹膜下脂肪血管腔隙（浅）和后腹腔筋膜（深）；4.下腔静脉（深面）；5.胚胎后腹膜。

图17-31　十二指肠后融合筋膜后方无血管平面

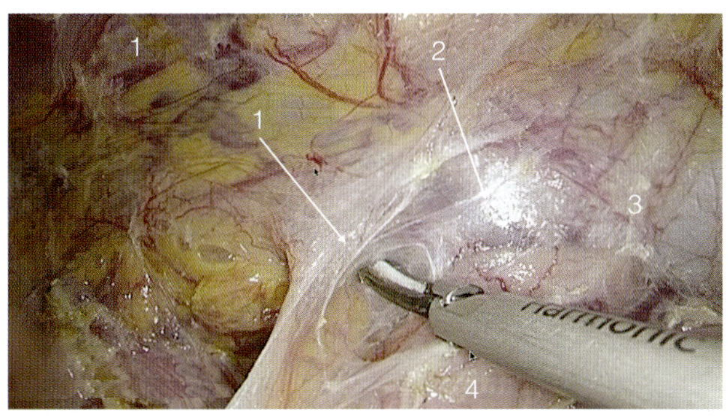

1.腹膜下脂肪血管腔隙；2.后腹腔筋膜；3.下腔静脉（深面）；4.十二指肠。

图17-32　腹膜下血管脂肪腔隙

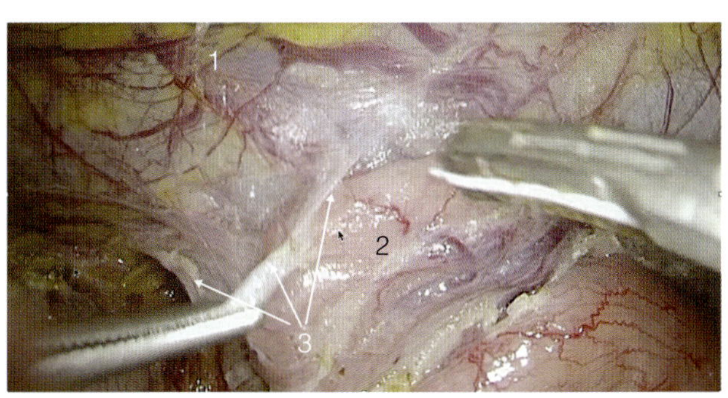

1.后腹腔筋膜（其深面是下腔静脉）；2.十二指肠；3.原始胚胎后腹膜及腹膜下脂肪血管腔隙。

图17-33　腹膜下血管脂肪腔隙

融合的肝外侧系膜。肝裸区是肝包膜与后腹膜融合的结果。

2）在外侧面（图17-35，36），肾筋膜的浅面首先是脂肪锥腔隙。脂肪锥腔隙的前后层筋膜在前方与腹膜后方的腹膜下血管脂肪腔隙的筋膜附着。脂肪锥筋膜的前后层在后侧与肾筋膜附着。脂肪锥腔隙的外侧是锥侧筋膜和其深面薄层的锥侧筋膜下脂肪。

锥侧筋膜是连接于腰大肌外缘和腹直肌外缘的大片筋膜。该筋膜与腰方肌、腹内斜肌之间填充有肾旁脂肪。锥侧筋膜内直行的血管是腰动脉向前供应腹壁的血管分支。从血管走行而言，肾旁脂肪和锥侧筋膜是体壁筋膜和体壁脂肪组织的一部分，并不是内脏筋膜和内脏脂肪。肾旁脂肪即是我们后腹腔镜术中在建立后腹腔后首先剔除的“腹膜下脂肪”。

3）在腰大肌面，肾筋膜的后方是腰大肌筋膜。腰大肌筋膜后方是腰大肌。

4）在内侧面，肾筋膜与肾盂输尿管筋膜、肾动脉和腹主动脉筋膜、肾静脉和下腔静脉筋膜呈层叠状排列。肾上腺与中央静脉筋膜腔隙、生殖血管筋膜腔隙位于肾筋膜腔隙的前内方。

因为肾动脉筋膜腔隙、肾静脉筋膜腔隙、肾盂输尿管筋膜腔隙位于肾筋膜腔隙的内侧，所以，在侧向的横断面角度看，肾筋膜腔隙像一个有两个脚（肾动脉腔隙、肾静脉腔隙）和一条尾巴（肾盂输尿管腔隙）的生物。

2. 肾上腺（图17-37~43） 肾上腺位于肾上腺筋膜间隙内。与肾脏类似，肾上腺包膜外是肾上腺周围脂肪，再外层是肾上腺筋膜。

肾上腺筋膜腔隙位于肾筋膜腔隙前内上方的后腹腔内，可以分为腹膜面、膈肌面、肾脏面，以及内侧缘、上缘、外侧缘下缘。

在腹膜面，肾上腺筋膜的前面是后腹腔筋膜腔隙，再前方是腹膜下血管脂肪筋膜腔隙。腹膜下血管脂肪筋膜腔隙的再前方，左侧的头侧半是小网膜内的胚胎后腹膜，下侧半是与胰腺筋膜融

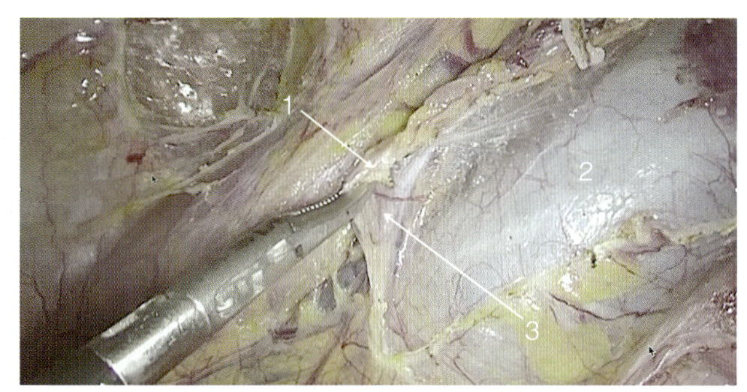

1.后腹腔筋膜腔隙；2.下腔静脉；3.下腔静脉筋膜。

图17-34 后腹腔筋膜腔隙与下腔静脉筋膜

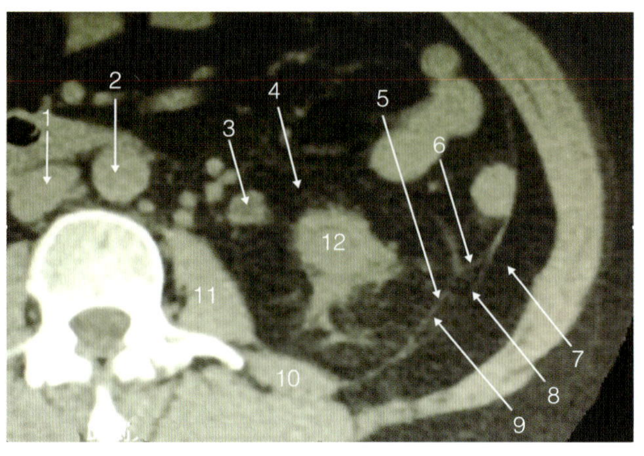

1.下腔静脉；2.腹主动脉；3.输尿管；4.肾周脂肪；5.后腹腔筋膜；6.腹膜；7.肾旁脂肪；8.锥侧筋膜；9.脂肪锥；10.腰方肌；11.腰大肌；12.肾脏。

图17-35 锥侧筋膜和后腹腔筋膜

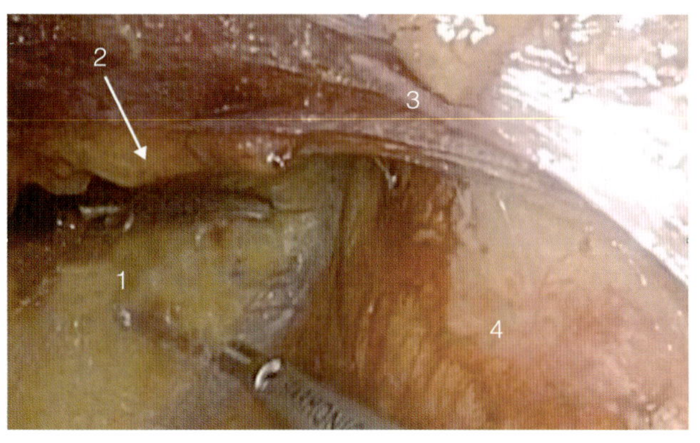

1.腹膜下脂肪血管腔隙；2.脂肪锥；3.锥侧筋膜；4.后腹腔筋膜。

图17-36 镜下所见锥侧筋膜、脂肪锥、后腹腔筋膜

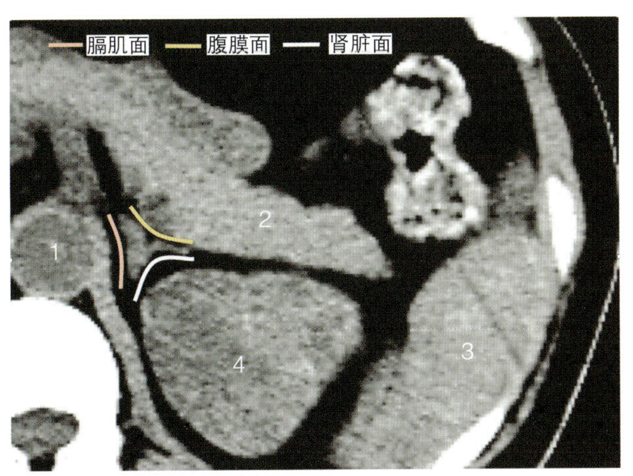

1.腹主动脉；2.胰腺；3.脾脏；4.肾脏。

图17-37　肾上腺的三个面

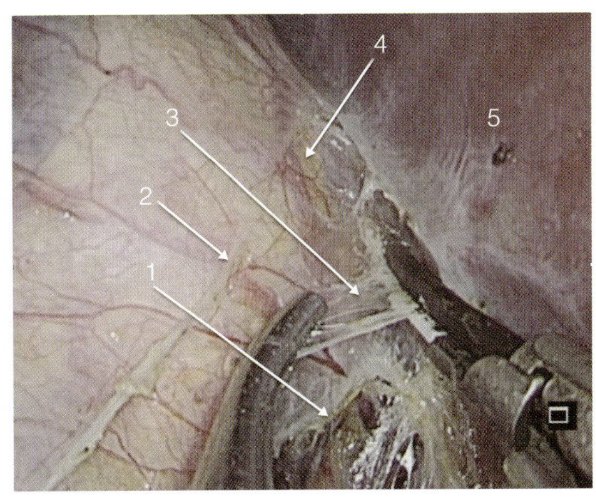

1.后腹腔筋膜；2.腹膜；3.腹膜下脂肪血管网；4.肾上腺（深部）；5.肝脏。

图17-38　肾上、肾前方各层筋膜

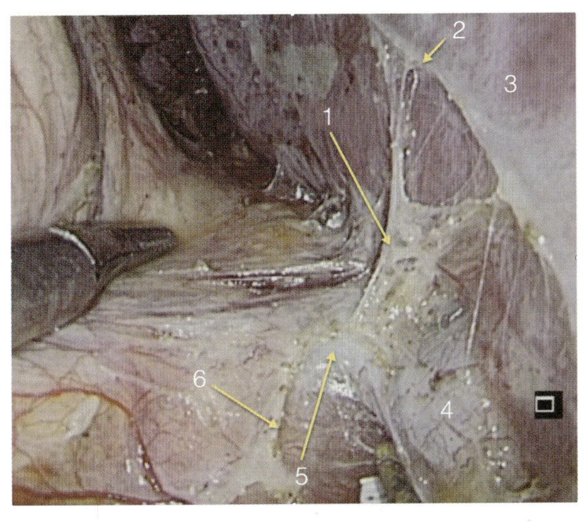

1.腹膜下脂肪血管网；2.腹膜切缘；3.肝脏；4.下腔静脉；5.中央静脉；6.后腹腔筋膜。

图17-39　肾上腺前方各层筋膜

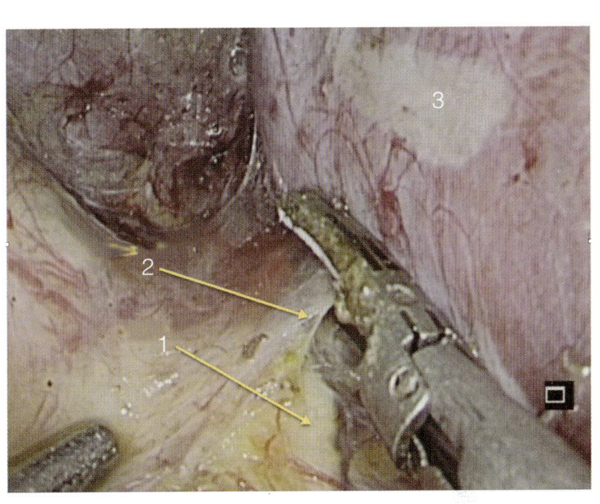

1.肾上腺；2.后腹腔筋膜；3.肝脏。

图17-40　肾上腺前方各层筋膜

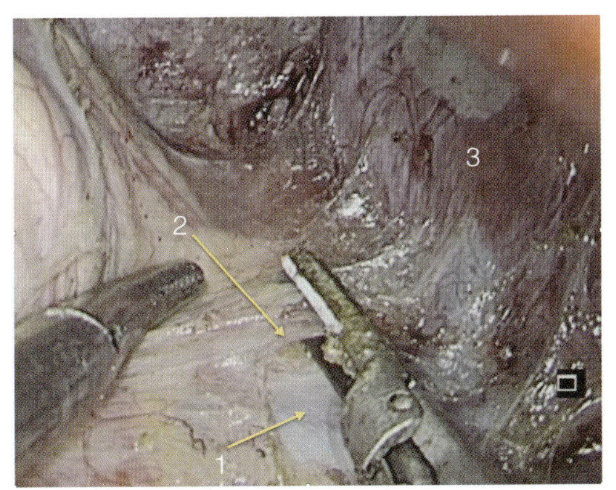

1.中央静脉；2.后腹腔筋膜；3.肝脏。

图17-41　肾上腺前方各层筋膜

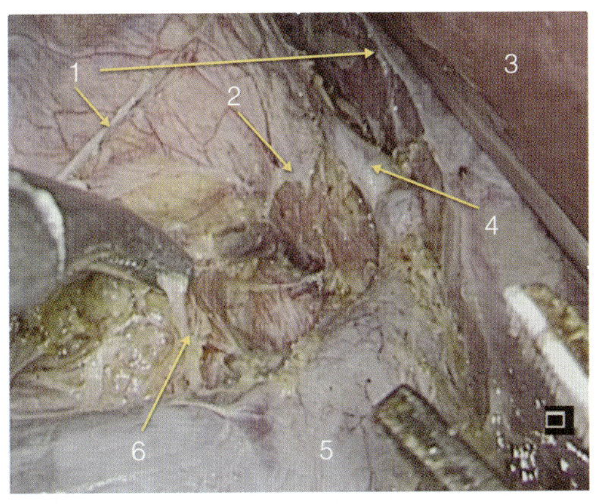

1.腹膜；2.腹膜下筋膜；3.肝脏；4.中央静脉；5.下腔静脉；6.肾上腺筋膜。

图17-42　肾上腺前方各层筋膜

合后的胚胎后腹膜；右侧半的头侧是与肝裸区包膜融合后的胚胎后腹膜，下半是肝下的后腹膜。

在膈肌面，肾上腺筋膜与膈肌筋膜间是无血管平面，在手术中可以轻松游离。

在肾脏面，肾上腺筋膜与肾筋膜间存在无血管平面，除了偶尔遇到稍肥胖的患者，通常手术中难以观察到两层筋膜间的无血管平面。所以，在手术中，游离此部肾上腺时，通常通过肾上极前内侧的肾包膜平面将肾上腺、肾上腺周围脂肪、肾上腺筋膜、此部的肾筋膜和肾周脂肪一起游离。

后腹腔筋膜向内越过肾上腺并跨过膈肌脚前方与对侧后腹腔筋膜延续。在左侧肾上腺的内侧缘后腹腔筋膜的后方有与膈肌脚走行一致且汇入左侧中央静脉的膈静脉走行，内侧缘的脚侧部是中央静脉及其筋膜腔隙。右侧肾上腺的内侧缘前方是一直向内跨过下腔静脉前方的后腹腔筋膜，内侧缘的头侧部是右肾上腺中央静脉及其筋膜腔隙。

3. 生殖血管（图17-44~47） 生殖血管筋膜腔隙在后腹腔筋膜之后的后腹腔内，与肾筋膜腔隙、输尿管筋膜腔隙、腹主动脉筋膜腔隙、下腔静脉筋膜腔隙成层叠状分布。

4. 输尿管（图17-48~54） 输尿管筋膜腔隙

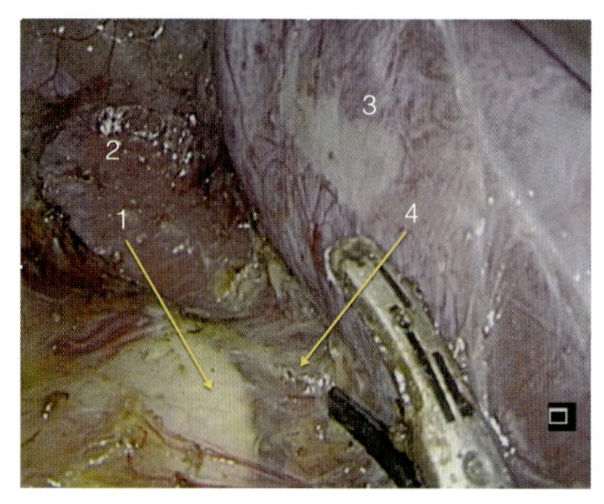

1.肾上腺；2.膈肌；3.肝脏；4.肾上腺筋膜。

图17-43 肾上腺前方各层筋膜

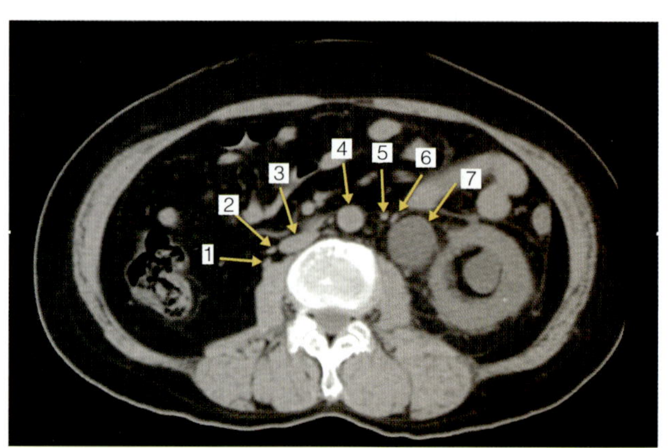

1.右输尿管；2.右生殖血管；3.下腔静脉；4.腹主动脉；5.肠系膜下静脉；6.左生殖血管；7.左输尿管。

图17-44 CT图像

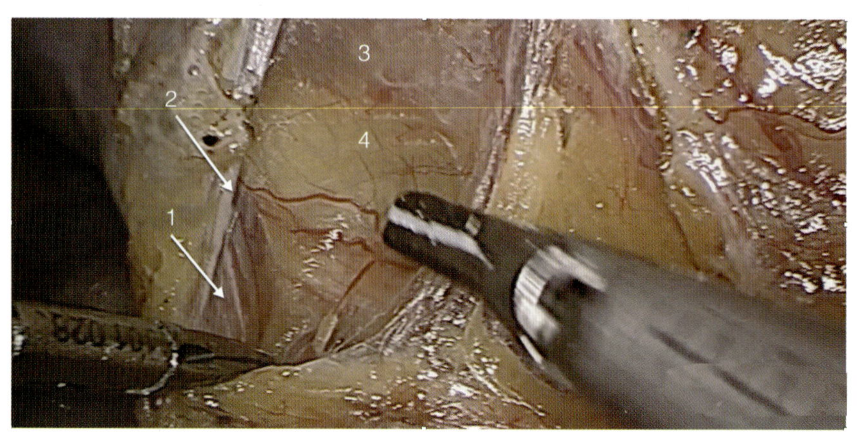

1.生殖血管（在筋膜腔内）；2.生殖筋膜后层；3.腰大肌筋膜；4.输尿管筋膜腔隙。

图17-45 泌尿生殖间平面

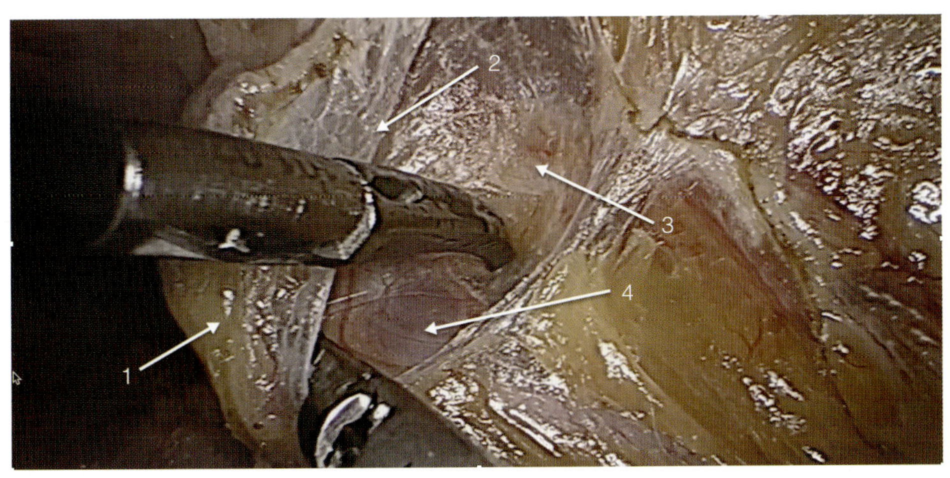

1.腹膜下脂肪血管网；2.生殖筋膜后层；3.输尿管筋膜；4.生殖血管（在生殖筋膜后层深面）。

图17-46　泌尿生殖间平面

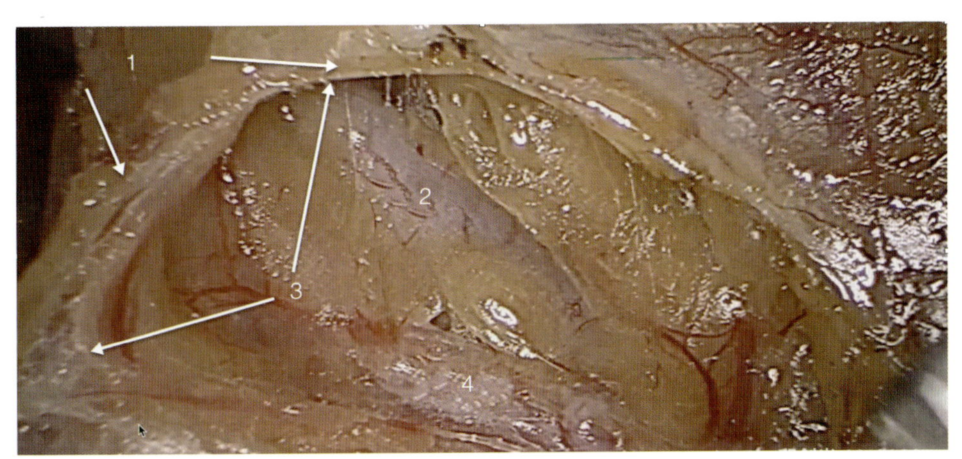

1.腹膜下脂肪血管网；2.生殖静脉；3.生殖筋膜前层；4.生殖动脉。

图17-47　生殖筋膜腔隙

的整体观与空回肠类似。外侧是输尿管，内侧是输尿管系膜，输尿管系膜内走行有输尿管血管。在肾下极水平，输尿管筋膜与腰大肌筋膜融合，输尿管从腰大肌前方的肾筋膜腔内向后走到腰大肌前内缘。在此融合水平以上，输尿管可以随肾脏的因呼吸引起的移动而移动。以此融合水平以下，输尿管筋膜与腰大肌筋膜融合，输尿管不再随呼吸运动而移动。这个移动与不移动的交界部形成输尿管的第四狭窄（不是真正意义上管腔的狭窄，而是输尿管行程的不连贯区，输尿管上段结石通常在此水平停留）。同样，在输尿管从盆段进入壁内段的交界部，盆段输尿管易在蠕动时与膀胱壁内段输尿管成角性弯曲而形成输尿管的第五狭窄，输尿管的小结石通过第四狭窄及输尿管与髂血管交叉处狭窄后，易停留于此第五狭窄处。

（1）在输尿管和生殖血管交叉部以上，输尿管筋膜腔隙外侧与肾筋膜腔隙相邻，后方与腰大肌筋膜相邻，前方与生殖血管筋膜腔隙相邻，内侧与下腔静脉腔隙（右）或腹主动脉腔隙（左）相邻。

（2）在输尿管生殖血管交叉水平及以下到

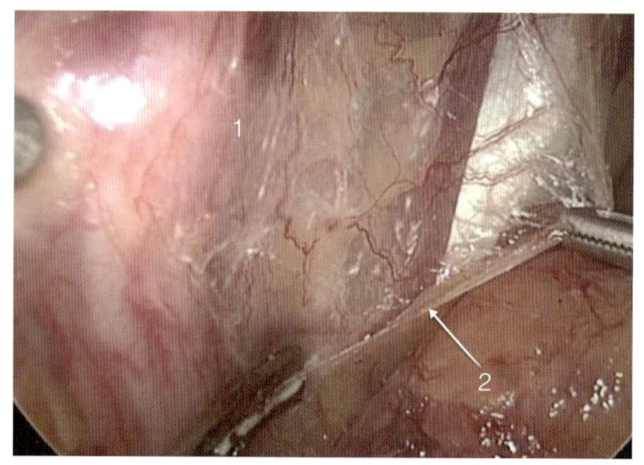

1.输尿管和输尿管筋膜；2.生殖筋膜腔隙。

图17-48 输尿管周围筋膜

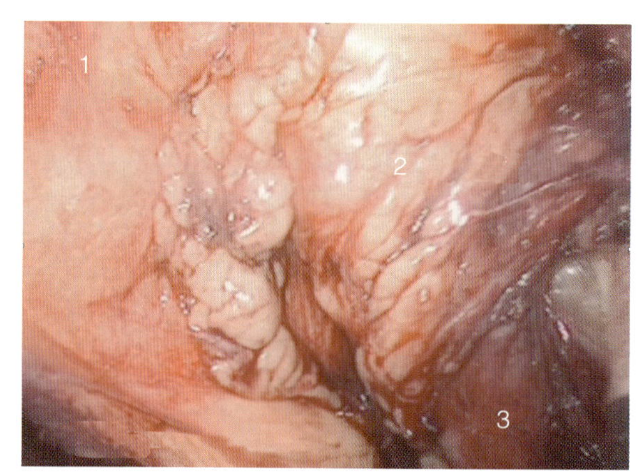

1.肾周脂肪；2.输尿管周围脂肪；3.输尿管。

图17-49 输尿管周围筋膜

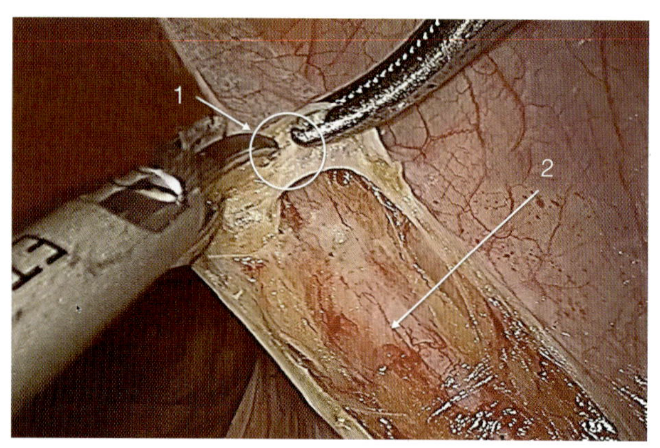

1.腹膜、腹膜下脂肪、腹膜下筋膜、腹膜下脂肪血管网、生殖筋膜腔隙；2.输尿管和输尿管筋膜。

图17-50 输尿管前各层筋膜

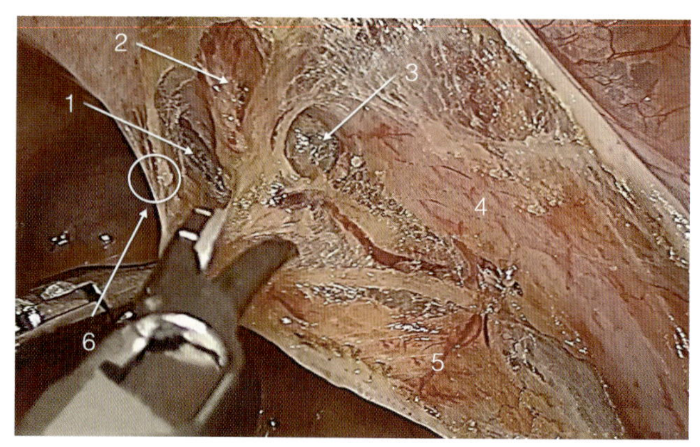

1.输精管后平面；2.输精管及其筋膜；3.输尿管输精管间平面；4.输尿管及其筋膜；5.腹膜下脂肪血管网；6.腹膜、腹膜下脂肪、腹膜下筋膜、腹膜下脂肪血管网。

图17-51 膀胱角输尿管前各层筋膜

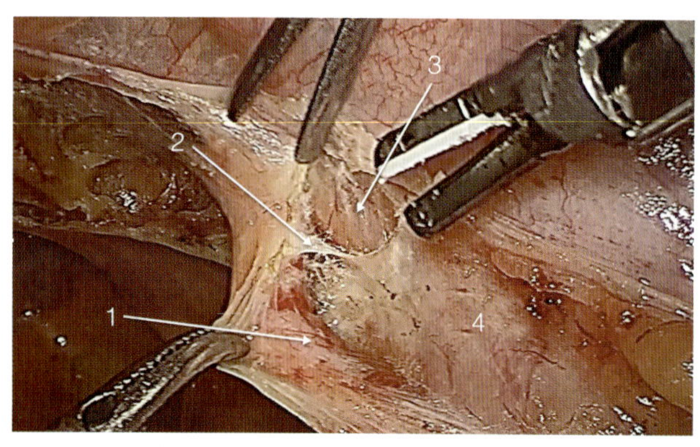

1.输尿管筋膜后层；2.髂血管筋膜；3.膀胱系膜内髂血管束内侧内脂肪；4.髂血管筋膜。

图17-52 输尿管筋膜和髂血管筋膜

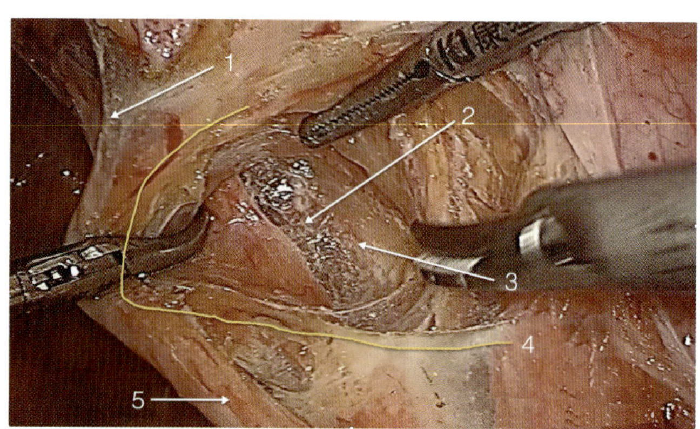

1.输尿管筋膜；2.髂血管筋膜下平面；3.髂内动脉；4.髂血管筋膜；5.输尿管及其筋膜。

图17-53 髂血管筋膜后方平面

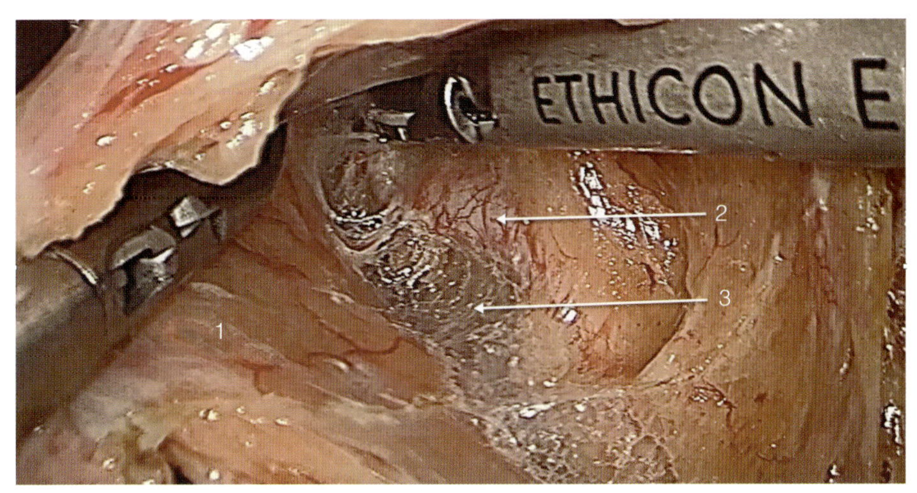

1.髂血管筋膜；2.髂内动脉；3.髂血管筋膜下平面。
图17-54 髂血管筋膜下平面

输尿管脐动脉交叉部以上，输尿管筋膜腔隙前方是生殖血管筋膜腔隙，后方是髂血管闭孔神经淋巴脂肪组织筋膜。输尿管筋膜腔隙的外侧是生殖血管筋膜腔隙，内侧是下腹下神经筋膜腔隙。

（3）在输尿管脐动脉交叉水平及以下至膀胱角。膀胱角指输尿管输精管交叉（男）或输尿管子宫动脉交叉水平（女）及以下到狄氏筋膜和盆筋膜间的膀胱后外方组织。其内组织由内至外包括生殖骶韧带、输尿管和输尿管系膜、膀胱系膜（膀胱下动脉）。

髂血管闭孔神经淋巴脂肪组织筋膜覆盖其同名器官组织，外侧与髂腰肌筋膜愈着，远侧在闭孔下方与闭孔肌筋膜愈着，向内覆于髂内血管前方。髂内动脉的脏支发出后，该筋膜在脏支的内外侧向前延续，形成膀胱系膜的筋膜腔隙（膀胱系膜腔隙）。

在此水平，输尿管筋膜腔隙前方是生殖筋膜腔隙，后方是膀胱系膜腔隙。

（4）输尿管筋膜腔隙的内侧是生殖骶韧带。生殖骶韧带的内侧是精囊、输精管（男）或阴道侧穹隆（女）。输尿管筋膜腔隙的外侧是膀胱系膜腔隙。输尿管筋膜腔隙前面与膀胱筋膜相邻。输尿管系膜后方附着于盆后壁。

5. 膀胱（图17-55~70）

（1）膀胱与体壁的附着：与奔驰汽车的商标形状类似，膀胱的侧后方是膀胱系膜，前方是尿道前列腺。膀胱主要借以上结构固定于盆腔内。

膀胱的左右系膜之间是精囊和输精管。精囊输精管有其独立的筋膜腔隙。输精管筋膜腔隙从膀胱的前外侧向膀胱底部走行，在膀胱角覆盖于输尿管前方，继续转向内后覆盖于膀胱三角区和膀胱颈后方，形成类似女性阔韧带样的解剖结构（可以称男性阔韧带）。在三角区和膀胱颈后方，输精管筋膜腔隙内输精管的外侧有精囊，因此，在此也可以称作精囊输精管筋膜腔隙。精囊输精管筋膜腔隙前方与膀胱筋膜相邻，后方与直肠膀胱陷凹的腹膜下血管脂肪腔隙相邻。腹膜下血管脂肪腔隙的浅面是直肠膀胱陷凹腹膜。在直肠膀胱陷凹深部，直肠的外侧系膜与膀胱角内侧和精囊输精管后方的腹膜融合，形成术中可见的直肠系膜外侧缘。

除以上3个结构外，膀胱上外侧借脐动脉韧带与下腹壁腹直肌后方的腹横筋膜附着，膀胱尖部另借脐尿管韧带与下腹中线的腹横筋膜附着。

（2）膀胱周围的各层筋膜：与肾脏类似，

膀胱的固有膜外是膀胱周围脂肪，膀胱周围脂肪外是膀胱筋膜。在膀胱的两侧，膀胱筋膜外是膀胱下脂肪，膀胱下脂肪外有薄层的筋膜包裹。膀胱下脂肪筋膜腔隙与膀胱筋膜腔隙愈着较紧密，所以术中所见的膀胱外侧平面实际是膀胱下脂肪筋膜外平面。

在盆壁外侧部，髂血管及其分支、闭孔神经前方由淋巴脂肪组织和浅面的髂血管闭孔淋巴脂肪组织筋膜覆盖。髂血管闭孔神经血管淋巴脂肪组织筋膜腔隙头侧界和外侧界是髂总动脉髂外动脉筋膜，内侧界是髂内动脉筋膜，足侧界是在闭孔以下终止并愈着于闭孔肌筋膜。此终止线以下是前列腺旁脂肪腔隙（见下文）。

膀胱的两侧，膀胱下脂肪筋膜腔隙与髂血管闭孔神经血管淋巴脂肪组织筋膜腔隙相邻。二者间平面即术中游离的膀胱外侧平面。

膀胱前方筋膜的前方是锥侧筋膜。

肾脏周围解剖中提到的锥侧筋膜实际上属于体壁筋膜，并不是脏器筋膜。在锥侧筋膜的后外方从腰大肌外侧缘发出，向前内与对侧相续。但在腹直肌后鞘的弓状线以上，锥侧筋膜在此局部向前与腹直肌后鞘外侧缘愈着。在腰大肌外侧缘与此愈着之间，填充的是肾旁脂肪。因为腹直肌后鞘在脐下4~5 cm终止形成弓状线，所以，在弓状线以下，锥侧筋膜继续向前越过中线与对侧相续。以此部，锥侧筋膜的与腹壁肌间，填充有体壁脂肪（锥侧筋膜外脂肪，在肾脏水平称肾旁脂肪）。

锥侧筋膜向脚侧越过耻骨支和耻骨联合后，继续向脚侧走行并在内侧终止于膀胱颈前部和两侧，在外侧终止并愈着于闭孔下方的盆壁肌筋膜。在此部，锥侧筋膜、前列腺、盆筋膜与闭孔肌之间，填充有前列腺旁脂肪。前列腺旁脂肪的前部直行有DVC的浅支。前列腺旁脂肪腔隙，见上文。

手术中在闭孔以下、闭孔肌前方切开锥侧筋膜和前列腺旁脂肪后，可到达闭孔肌筋膜前平面。将前列腺旁脂肪从闭孔肌筋膜前平面充分剥

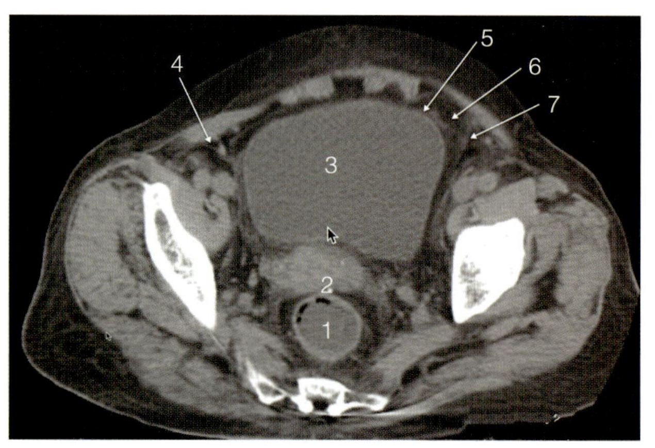

1.直肠；2.子宫；3.膀胱；4.髂血管筋膜；5.膀胱壁；6.膀胱周围脂肪；7.膀胱筋膜。

图17-55　膀胱筋膜

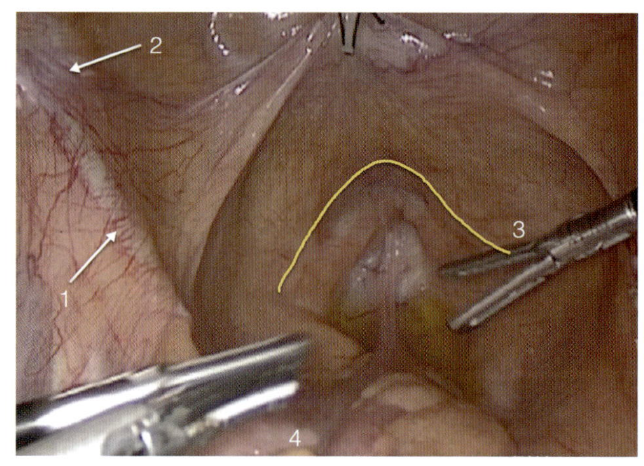

1.髂外动脉；2.输精管；3.直肠系膜缘；4.直肠。

图17-56　直肠膀胱陷凹

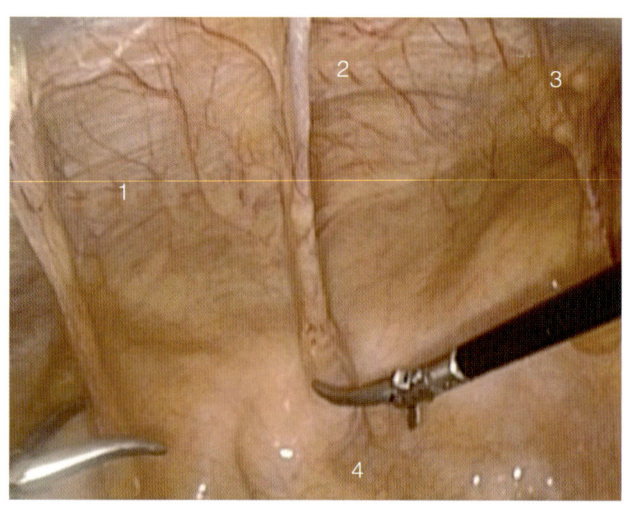

1.左脐动脉韧带；2.脐尿管；3.右脐动脉韧带；4.膀胱。

图17-57　膀胱各韧带

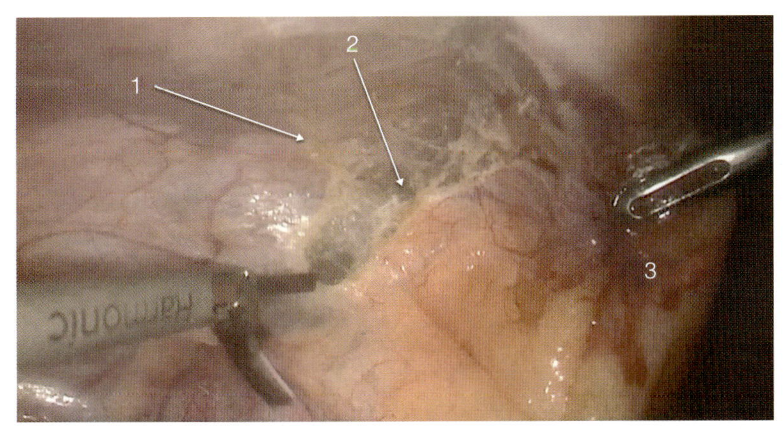

1.腹膜切缘；2.膀胱前平面；3.脐动脉韧带。

图17-58　膀胱前平面（1）

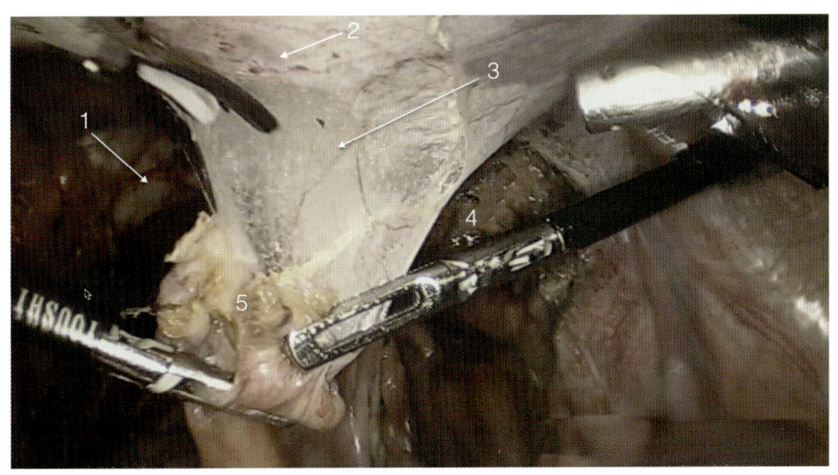

1.耻骨；2.腹横筋膜；3.膀胱前平面；4.腹膜切缘；5.膀胱。

图17-59　膀胱前平面（2）

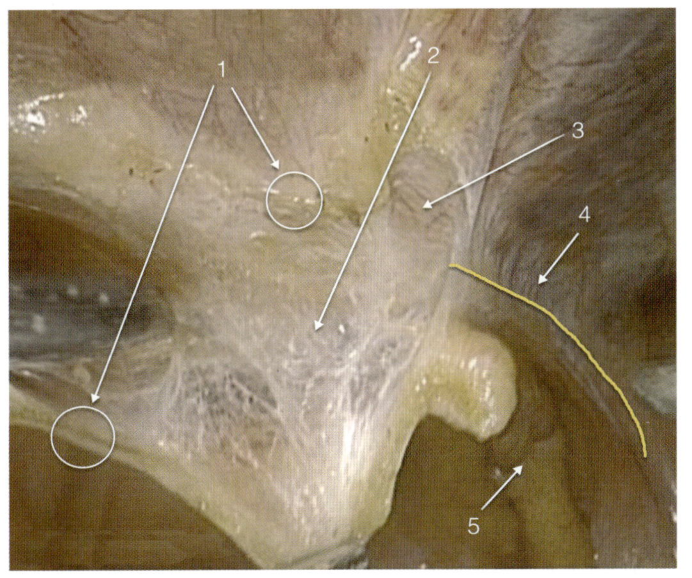

1.腹膜、腹膜下脂肪、腹膜下筋膜切缘；2.膀胱前平面；3.腹横筋膜；4.膀胱外侧融合缘；5.右脐动脉韧带。

图17-60　膀胱前平面（3）

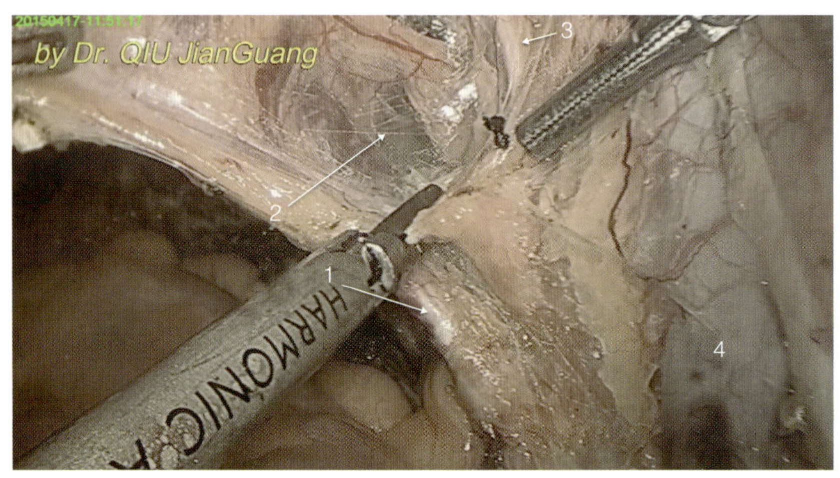

1.脐动脉韧带；2.膀胱外侧平面；3.闭孔神经；4.髂外静脉。

图17-61　膀胱侧平面

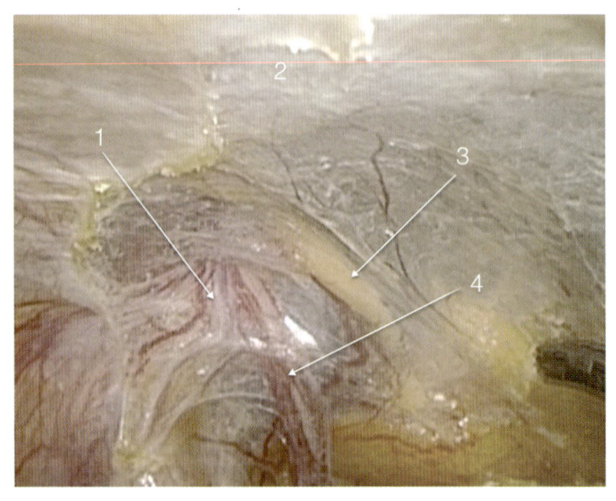

1.生殖血管；2.腹横筋膜；3.男性阔韧带脂肪（输精管周围脂肪）；4.输精管。

图17-62　男性阔韧带（1）

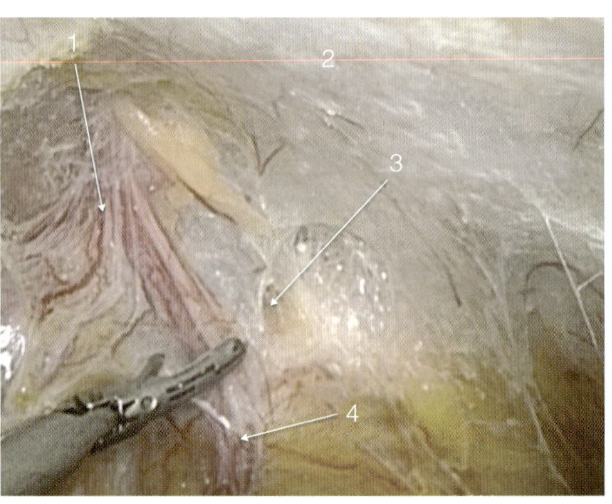

1.生殖血管；2.腹横筋膜；3.阔韧带筋膜切口（其后进入膀胱前和膀胱外侧平面）；4.输精管。

17-63　男性阔韧带（2）

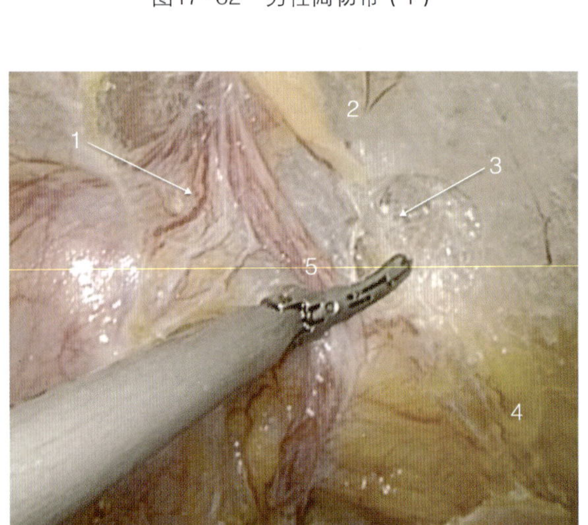

1.生殖血管；2.男性阔韧带筋膜；3.阔韧带筋膜切口；4.膀胱；5.输精管。

图17-64　男性阔韧带（3）

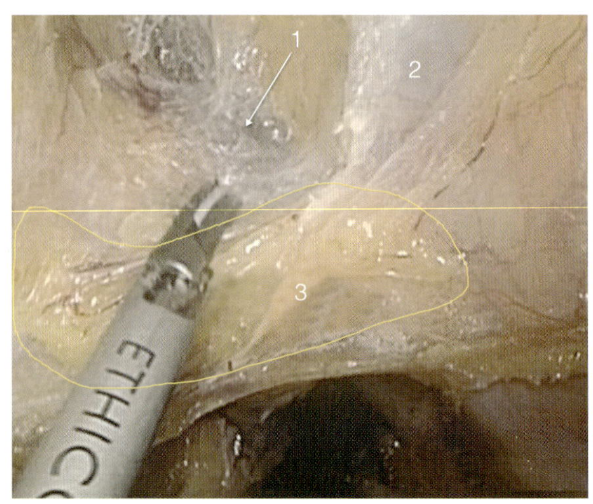

1.膀胱外侧平面；2.髂外静脉；3.男性阔韧带内脂肪（输精管旁脂肪）。

图17-65　男性阔韧带内脂肪

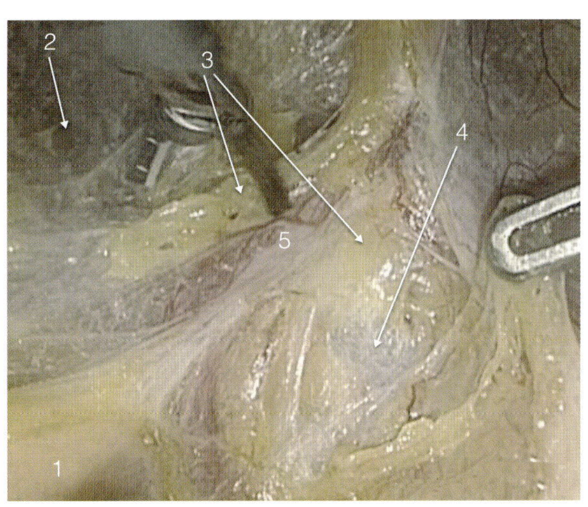

1.膀胱；2.膀胱外侧平面；3.输精管周围脂肪；4.髂血管膀胱间平面；5.输精管。

图17-66　输精管周围脂肪

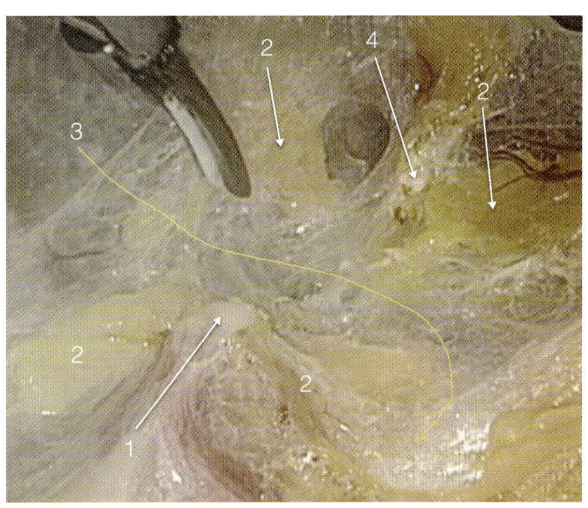

1.输精管断端；2.输精管周围脂肪；3.膀胱外侧平面；4.输精管断端。

图17-67　膀胱外侧平面（1）

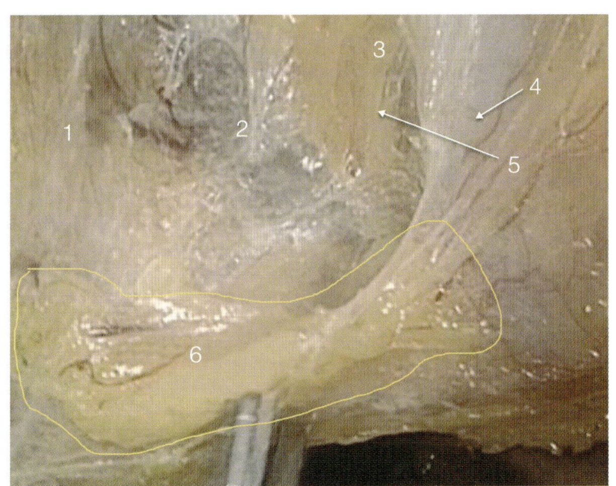

1.膀胱筋膜；2.膀胱外侧平面；3.髂血管闭孔神经前筋膜；4.髂内静脉；5.闭孔淋巴脂肪组织；6.男性阔韧带内脂肪（输精管旁脂肪）。

图17-68　膀胱外侧平面（2）

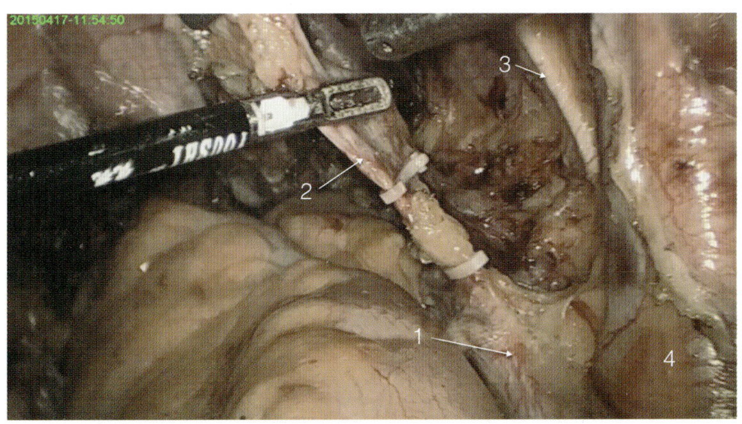

1.髂内动脉；2.脐动脉韧带；3.闭孔神经；4.髂内静脉。

图17-69　膀胱外侧平面

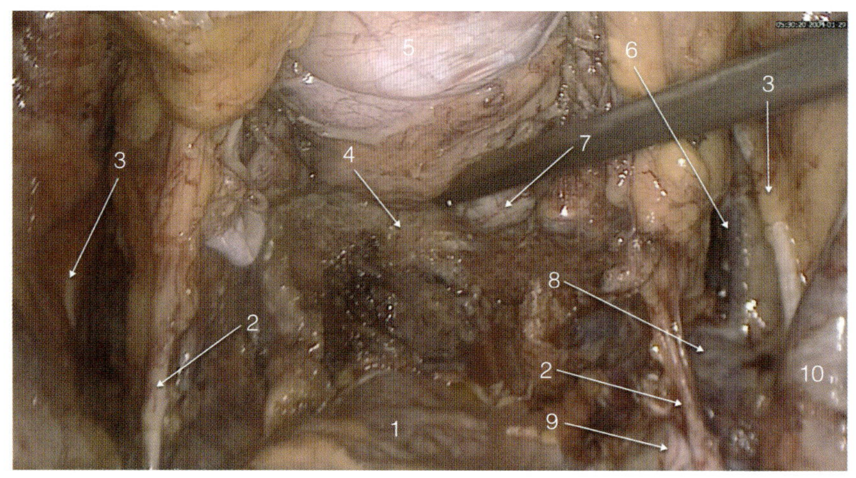

1.直肠；2.脐动脉韧带；3.闭孔神经；4.狄氏筋膜；5.膀胱；6.闭孔静脉；7.精囊；8.髂内静脉；9.髂内动脉；10.髂外动脉。

图17-70　膀胱周围结构

离后，可以很好地显露两侧的盆筋膜和耻骨前列腺韧带。

在左右两侧膀胱脐动脉韧带之间的膀胱筋膜前方似乎无独立的填充脂肪。

手术中在耻骨联合及耻骨支切开锥侧筋膜和前列腺旁脂肪进入闭孔肌筋膜平面，将前列腺旁脂肪向头侧剥离到膀胱颈前方及两侧。锥侧筋膜终止于膀胱颈前部和两侧，所以前列腺旁脂肪亦终止于此水平。将前列腺旁脂肪切除后，可以很好显露DVC、耻骨前列腺韧带、前列腺前方和膀胱颈。

在膀胱底顶部的膀胱筋膜浅面，以及膀胱底部精囊输精管筋膜腔隙的浅面，是腹膜下血管脂肪筋膜腔隙，再浅面是腹膜。

6. 精囊和输精管（图17－71~76）　精囊、输精管和生殖血管一同位于生殖筋膜腔隙内，本文会以内含器官为名分别称作生殖血管筋膜腔隙、输精管筋膜腔隙、精囊输精管筋膜腔隙。男女性相同，生殖筋膜间隙位于膀胱筋膜腔隙的后方和输尿管筋膜腔隙的前方。精囊输精管筋膜的前后方分别是精囊输精管前平面和精囊输精管后平面。

精囊输精管筋膜腔隙的浅面是腹膜下血管脂肪腔隙。

精囊输精管筋膜的后方有一层增厚的筋膜并被命名为狄氏筋膜。狄氏筋膜向下方越过精囊尖部后继续向前列腺后方延伸，两侧随前列腺系膜表面转向后形成前列腺筋膜。狄氏筋膜远端附着于会阴体，近端附着于腹膜返折的后方。

7. 前列腺（图17－77~88）　与膀胱一样，前列腺也与奔驰汽车的商标形状类似，前方是DVC（阴茎背深静脉复合体），两侧后方是前列腺系膜（前列腺蒂）。

前列腺被从前下走向后上的盆筋膜分隔成两部分。前列腺的前上半在盆筋膜以上，后下半在盆筋膜以下。

盆筋膜最前方是连于耻骨联合外下缘与前列腺前纤维肌肉组织之间的耻骨前列腺韧带，后方到达前列腺蒂外侧，外侧连于闭孔肌筋膜，内侧连于前列腺筋膜。约2/3的病例盆筋膜上可以见到天然筋膜裂口。经天然筋膜裂口切开盆筋膜可以直接进入前列腺DVC侧丛筋膜与闭孔肌筋膜之间的无血管平面。切开盆筋膜后，在前列腺前外上方可以见到耻骨前列腺尿道肌。这块肌肉与前列腺附着，并穿过尿道后。切断耻骨前列腺韧带可以见到DVC筋膜的侧平面，并能看到覆盖于尿道侧方的尿道括约肌纤维。

控尿复合体：尿道括约肌的两端分别附着于会阴中心腱和前列腺尖部的DVC筋膜表面。因此，会阴中心腱、盆筋膜及其附属的耻骨前列腺韧带和弓状腱作为尿道括约肌的锚着结构存在。尿道括约肌收缩时，尿道缩短并向后移。附着于前列腺肩部并在背后绕过尿道后方的耻骨前列腺尿道肌收缩时，前列腺和尿道前移。两块肌肉的反向牵引作用导致尿道在膜部产生折曲，最终通过折曲尿道获得尿控。因此，我们可以将盆筋膜、DVC及其筋膜、尿道及其筋膜、会阴中心腱、尿道括约肌、耻骨前列腺尿道肌的控尿功能整体称作控尿复合体。观察并命名控尿复合体结构后，我们在膀胱前列腺切除术时如果保留完整的控尿复合体有助于术后控尿功能的早期恢复，甚至在拔除尿管后即时控尿。

与肾脏相似，前列腺由内而外也分别由前列腺包膜、前列腺周围脂肪、前列腺筋膜以及前列腺筋膜外的DVC侧丛筋膜腔隙包裹。

与肾脏相似，前列腺也有两侧的闭孔肌面和后面的直肠面。闭孔肌面是前列腺DVC侧丛筋膜与闭孔肌筋膜间的无血管平面（闭孔肌面）。

前列腺后方覆有狄氏筋膜。狄氏筋膜向头侧覆于精囊输精管后，向下方达尿道后方。狄氏筋膜与前列腺包膜间存在无血管平面，但因狄氏筋膜与前列腺后方包膜结合稍紧，经此平面游离损伤前列腺包膜内小血管导致出血的机会稍大。狄氏筋膜后方与直肠周围脂肪之间是无血管平面（直肠面）。经此平面向下方游离可达直肠与会阴体之间的平面。

前列腺头侧与膀胱颈相邻部也存在前列腺包膜。此部的前列腺包膜与膀胱颈筋膜结合较紧密，但与前列腺间却易分离，即进入前列腺包膜下平面，是术后前列腺残留、生化复发的原因。前列腺包膜与膀胱颈筋膜间的连接在腹腔镜下呈现为柚子皮与柚子肉间连接类似的形态。

在膀胱颈膀胱前列腺连接的前方和两侧，膀胱筋膜与前列腺筋膜相延续，形成封套筋膜。

8. 前列腺尖、尿道和DVC　前列腺的前下方是DVC。DVC与前列腺前纤维肌肉组织相连。DVC两侧由盆筋膜向内侧的延续形成的DVC筋膜覆盖。DVC筋膜与耻骨尿道肌间存在DVC筋膜外平面。

DVC与尿道间存在较大的空隙，在开放手术中手指可以经此空隙通过。

尿道两侧后方是前列腺系膜向尿道的延续。前列腺周围的筋膜包裹各层也向前列腺尖和尿道周围延续形成前列腺尖部的封套筋膜。

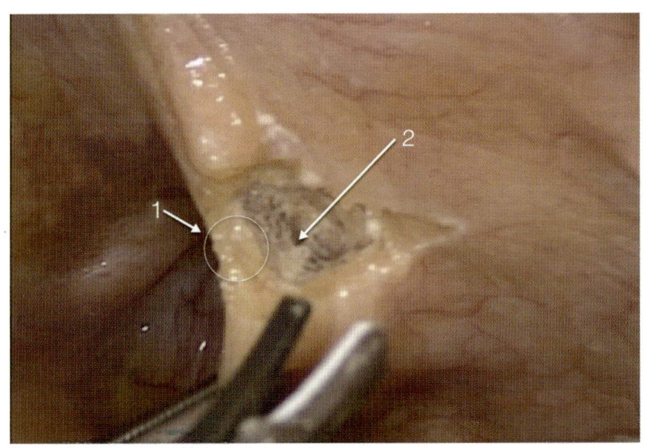

1.腹膜、腹膜下脂肪、腹膜下筋膜；2.精囊输精管筋膜后平面。

图17-71　精囊输精管后平面

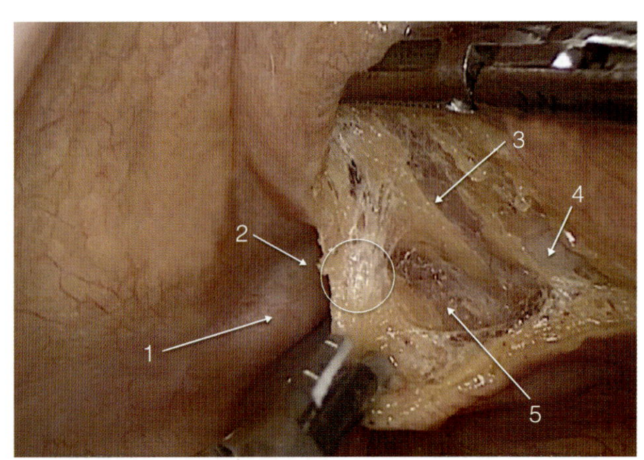

1.直肠系膜；2.腹膜、腹膜下脂肪、腹膜下筋膜；3.输精管精囊筋膜；4.输精管；5.精囊输精管筋膜后平面。

图17-72　精囊输精管筋膜后平面

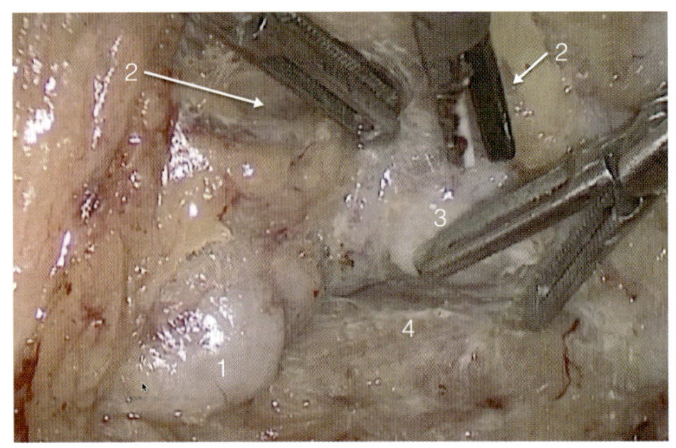

1.左射精管；2.精囊输精管前平面；3.右射精管；4.狄氏筋膜。

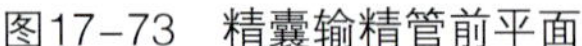

图17-73 精囊输精管前平面

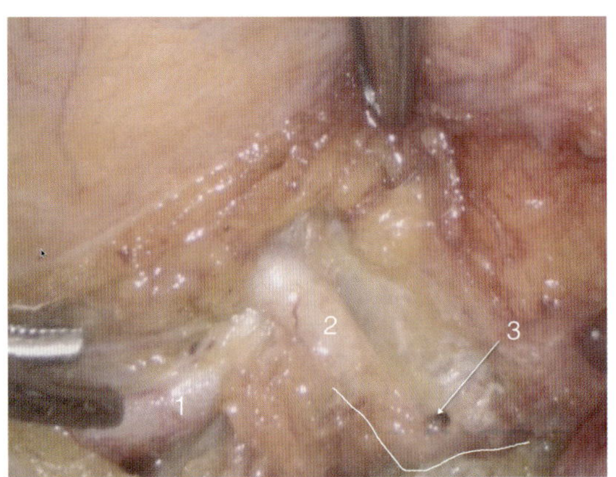

1.输尿管；2.输精管；3.输精管膝。

图17-74 输精管膝（1）

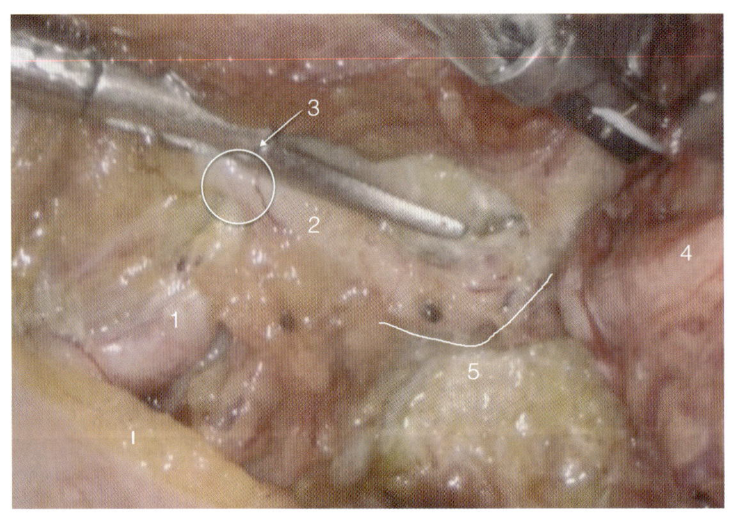

1.输尿管；2.左输精管；3.输精管输尿管交叉；4.右输精管；5.输精管膝部。

图17-75 输精管膝（2）

注：输精管输尿管交叉距输精管膝部1.5 cm

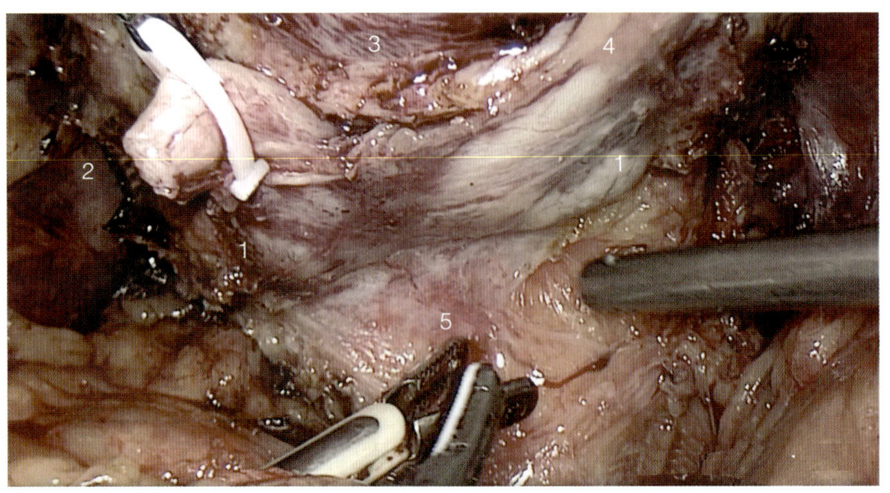

1.精囊；2.输精管断端；3.前列腺；4.输精管；5.狄氏筋膜。

图17-76 狄氏筋膜

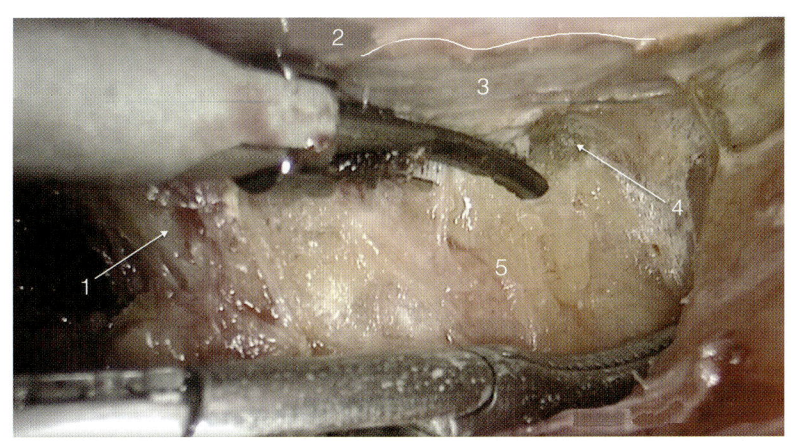

1.前列腺系膜；2.狄氏筋膜切缘；3.前列腺；4.前列腺直肠间平面；5.直肠周围脂肪。

图17-77　前列腺直肠间平面

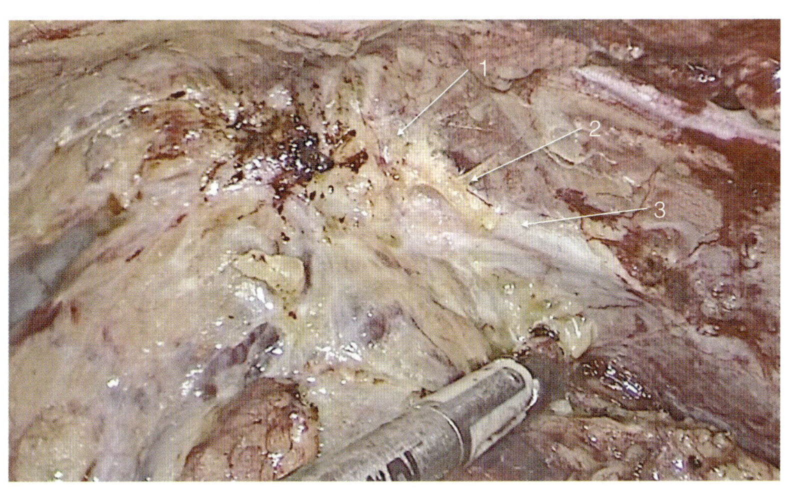

1.耻骨前列腺韧带；2.盆筋膜天然裂孔；3.盆筋膜腱弓。

图17-78　盆筋膜天然裂孔（1）

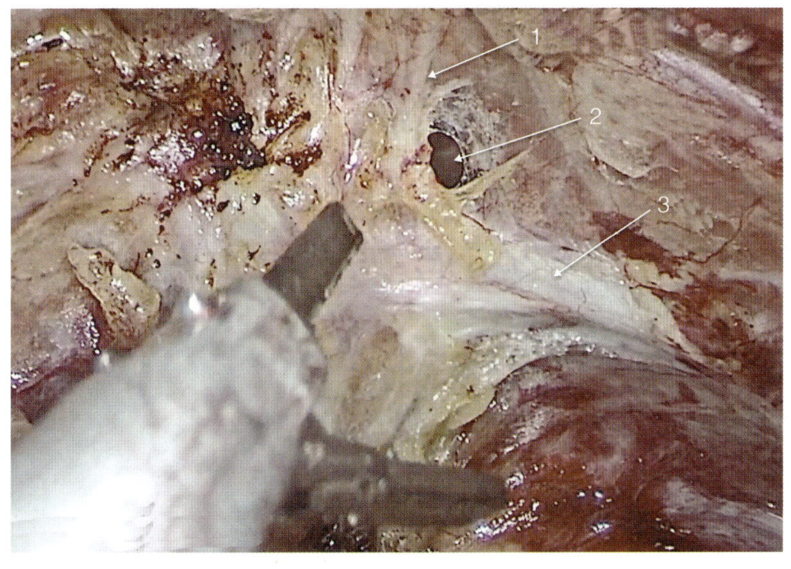

1.耻骨前列腺韧带；2.盆筋膜天然裂孔；3.盆筋膜腱弓。

图17-79　盆筋膜天然裂孔（2）

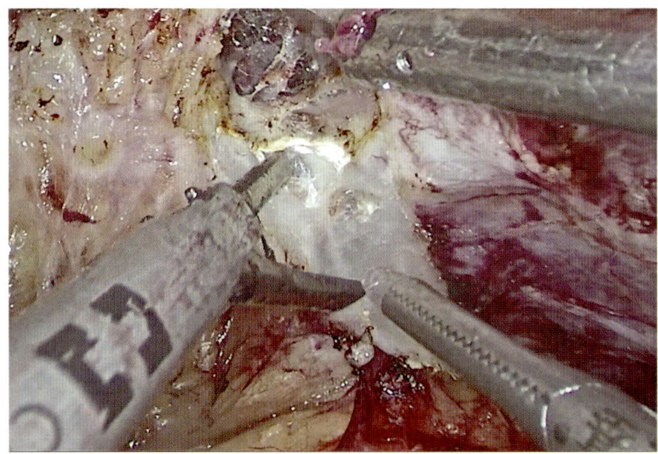

图17-80　盆筋膜后部切口

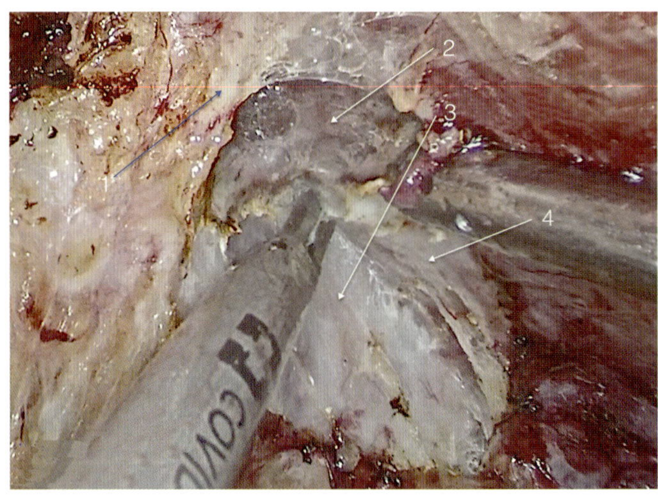

1.耻骨前列腺韧带；2.肛提肌纤维；3.前列腺筋膜（DVC侧丛筋膜）；4.肛提肌筋膜。

图17-81　前列腺下后外平面

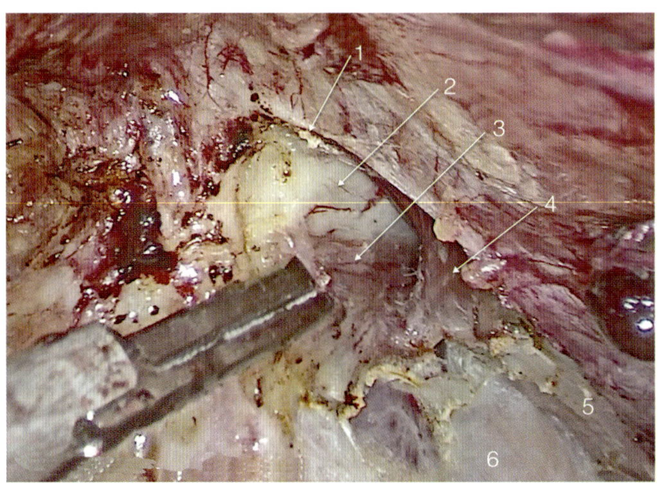

1.耻骨前列腺韧带断端；2. DVC；3.尿道横纹括约肌；4.耻骨尿道肌；5.肛提肌筋膜；6. DVC侧丛筋膜。

图17-82　尿道相关括约肌（1）

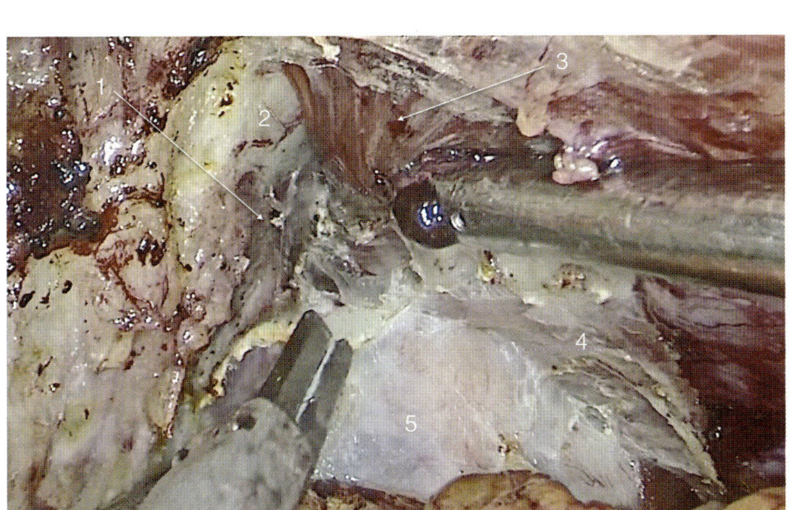

1.尿道横纹括约肌；2. DVC；3.耻骨尿道肌；4.肛提肌筋膜；5. DVC浅筋膜。

图17-83　尿道相关括约肌（2）

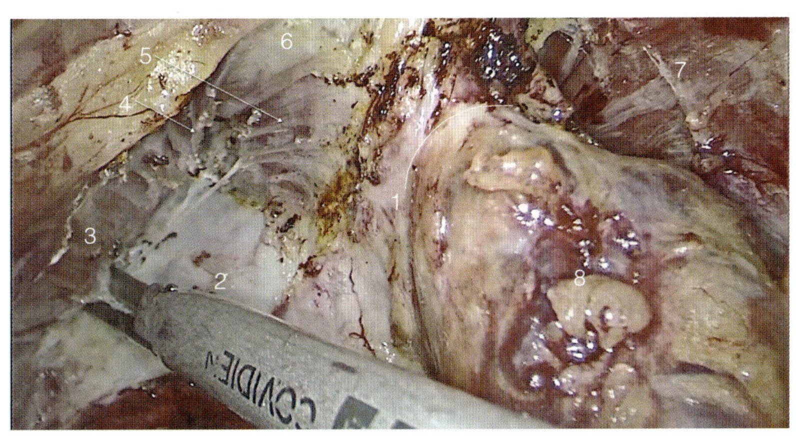

1.膀胱颈；2. DVC浅筋膜；3.肛提肌；4.耻骨尿道肌（左）；5.尿道横纹括约肌（左）；6. DVC；7.耻骨尿道间隙（右）；8.膀胱。

图17-84　尿道相关括约肌左侧观

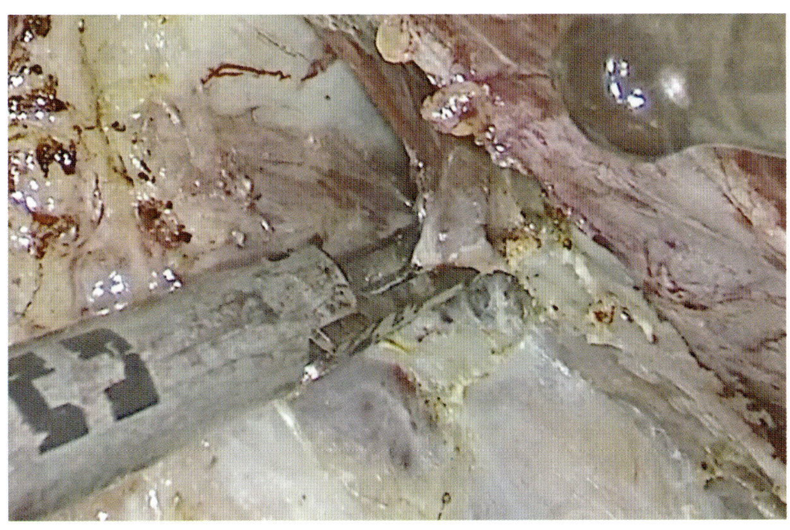

图17-85　切断耻骨尿道肌与前列腺肩部附着

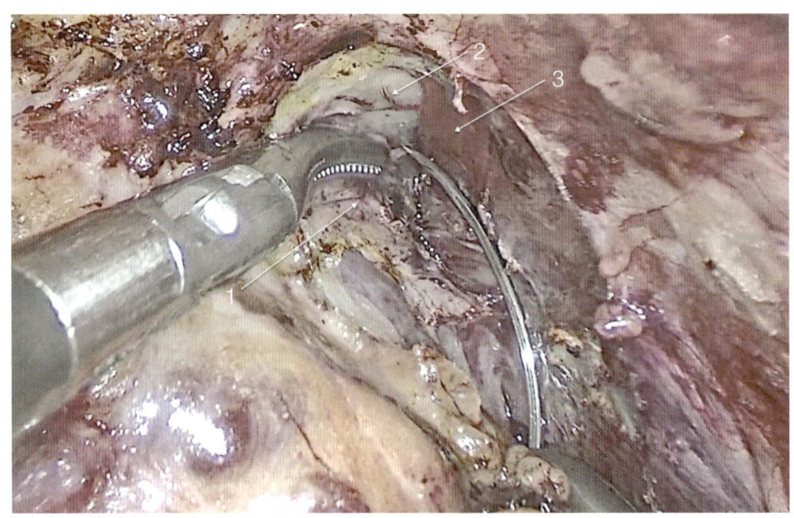

1.尿道横纹括约肌；2. DVC；3.耻骨尿道肌。

图17-86　尿道相关括约肌（3）

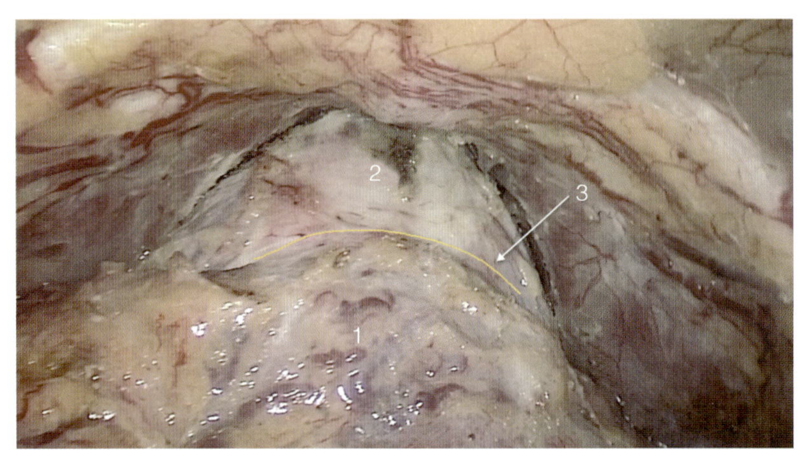

1.膀胱；2.前列腺；3.膀胱颈。

图17-87　膀胱颈

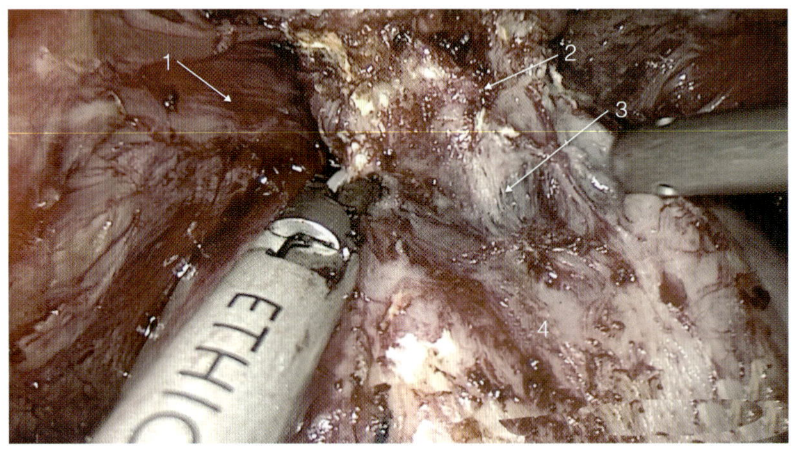

1.耻骨前列腺尿道肌；2. DVC切缘；3.尿道；4.前列腺。

图17-88　DVC和尿道

根治性膀胱、前列腺切除术相关的筋膜层面解剖学

以上文中所述的相邻两层筋膜之间，存在无血管平面。筋膜层面在传统解剖学上的用词是疏松结缔组织，在腹腔镜下，筋膜间层面共有三种表现模式。

A类两书页间的平面。层面光滑，可以像翻开书本一样轻松翻开。这种层面不常见。当肠道系膜间或肠道系膜与腹膜融合不完全时，可观察到这种层面模式。

B类橘子皮与橘子肉间的平面。层面稍不光滑，但可轻易翻开。翻开时可以见到两层筋膜间尚用少许丝状纤维相连，就如剥橘子皮时所见到的外观。这种层面模式最常见。如无特别说明，在本文的大部分层面都呈现为这种模式。

C类柚子皮与柚子肉间的平面。层面较致密，翻开相对困难，相邻筋膜间的纤维连接多而密，就像柚子皮与柚子肉间的连接一样。这种平面见于前列腺与膀胱颈间，以及DVC与前列腺前纤维肌肉组织之间。

输尿管

1. 输尿管系膜前平面　位于输尿管系膜前层与腹膜下血管脂肪腔隙间的无血管平面，但在膀胱角是指输尿管系膜前层与输精管筋膜间的无血管平面。

2. 输尿管系膜后平面　位于输尿管系膜后层与髂血管闭孔神经血管淋巴脂肪组织筋膜间的无血管平面，但在膀胱角是指输尿管系膜后层与膀胱系膜侧面间的无血管平面。

膀胱角

1. 输精管筋膜后平面　位于输精管筋膜腔隙与腹膜下血管脂肪筋膜腔隙之间。该平面继续向脚侧，因为精囊的加入所以可称作精囊输精管筋膜后平面。

2. 输尿管系膜前平面　在膀胱角内，输精管筋膜与输尿管系膜前层间，存在输尿管系膜前平面。

3. 膀胱系膜内侧平面　在膀胱角内，输尿管系膜后层与膀胱系膜内层间，是输尿管系膜后平面向膀胱角内的延续，因为此部外侧是膀胱系膜，所以也称作膀胱系膜内侧平面。

4. 膀胱系膜外侧平面　是膀胱外侧平面的后侧份。位于膀胱系膜外层与髂血管闭孔神经血管淋巴脂肪组织筋膜间。

直肠膀胱陷凹

1. 直肠系膜外平面　由直肠系膜脂肪垂表面的腹膜与直肠膀胱陷凹腹膜融合而成。

2. 腹膜下血管脂肪腔隙下平面　与前文所说的精囊输精管筋膜后平面所指相同。该平面位于腹膜下血管脂肪腔隙与精囊输精管筋膜腔隙之间。

3. 精囊输精管筋膜前平面　指精囊输精管筋膜与膀胱筋膜间的无血管平面。该平面在标准的膀胱根治性切除术中不必游离，但如需行保留生育功能的膀胱切除术，则会建立此平面以保留精囊输精管前列腺等男性生殖系结构。

4. 直肠前平面　指直肠周围脂肪与前方的狄氏筋膜及侧方的前列腺系膜间的无血管平面。当直肠子宫陷凹的腹膜、精囊输精管、前列腺与膀胱粘连紧密时，可以参照肛肠外科保留狄氏筋膜的直肠切除的技术方法，建立直肠前平面。

5. 前列腺后平面　指前列腺包膜与狄氏筋膜之间的无血管平面。当要行筋膜内前列腺根治性切除术或保留性神经的膀胱根治性切除术时需经此平面。

膀胱前方

1. 膀胱前平面　膀胱筋膜与锥侧筋膜间的无血管平面。切开脐动脉韧带与腹前壁腹膜的融合线可进入此平面。

2. 腹壁肌下平面　位于锥侧筋膜外脂肪与腹直肌腹横肌间的平面。切开锥侧筋膜和锥侧筋膜外脂肪可进入此平面。在标准的根治性膀胱切除

术中，不需要进入此平面。但如患者曾行膀胱造瘘术、膀胱切开取石术或开放膀胱部分切除术，膀胱筋膜、锥侧筋膜、锥侧筋膜外脂肪均有粘连时，需经此平面游离，部分患者甚至需要切除部分腹直肌才能完成膀胱前方的游离。

3. 前列腺旁脂肪外平面　前列腺旁脂肪位于耻骨联合和耻骨支以下，后方的锥侧筋膜与前方的闭孔肌、盆筋膜、前列腺筋膜之间。膀胱前平面建立到耻骨下缘以下后，要向外切开锥侧筋膜和前列腺旁脂肪到达前列腺旁脂肪外平面，双极电凝后切断来自DVC的浅支后，将前列腺旁脂肪从闭孔肌、盆筋膜和前列腺筋膜剥离，以显露闭孔肌、耻骨前列腺韧带、盆筋膜和前列腺筋膜。

膀胱两侧

1. 膀胱侧平面　位于膀胱下脂肪筋膜与髂血管闭孔神经血管淋巴脂肪组织筋膜之间。该平面的向后延续部分，即膀胱系膜的外侧，是膀胱系膜外侧平面。

2. 血管神经前平面　是指髂外动静脉前方、闭孔神经血管前方、闭孔肌前方的平面。沿此平面游离是闭孔淋巴清扫的一个步骤。如果膀胱侧平面因为粘连而难以建立，可以改经此平面游离膀胱侧面。

前列腺前方

前列腺筋膜前平面。位于前列腺旁脂肪和前列腺筋膜之间。前列腺旁脂肪可按前文所述游离并清除，以充分显露前列腺筋膜前平面、膀胱颈、耻骨前列腺韧带、盆筋膜、闭孔肌。

前列腺两侧

前列腺侧平面。指前列腺DVC侧丛筋膜与闭肛提肌间的无血管平面。该平面向前借耻骨尿道肌DVC侧平面相隔。切断耻骨尿道肌与前列腺的附着后，前列腺侧平面与DVC侧平面相沟通。

前列腺包膜外平面。指前列腺包膜与前列腺周围脂肪间的无血管平面。当行筋膜内前列腺切除术时，可以从前路或后路进入此平面，将NVB从前列腺包膜表面游离。

DVC与前列腺尖平面

DVC与前列腺前纤维肌肉组织间存在类柚子皮与果肉间平面。

DVC与尿道间平面

切断DVC和前列腺前纤维肌肉组织间的纤维连接后，可进入DVC与尿道间的平面。该平面呈书页间平面状。

尿道两侧与后方

尿道两侧的封套筋膜外，存在尿道侧平面。在后方，存在由前列腺后平面延续过来的尿道后平面。

（邱剑光）

参考文献

1. 范从彬,刘世博,邱剑光.从胚胎发育学来理解泌尿外科筋膜层面.泌尿外科杂志（电子版）,2019,11(1):1−5.
2. 邱剑光.层面外科腹腔镜膀胱根治性切除术.现代泌尿外科杂志,2017,22(4):241−248.
3. 梅傲冰,邱剑光,贾本忠,等.肾前筋膜间平面无血腹腔镜上尿路手术入路精准解剖与技巧.中国临床解剖学杂志,2017,35(2):130−136.
4. 邱剑光.腹腔镜肾上腺手术应用解剖与手术入路.中华腔镜泌尿外科杂志(电子版),2009, 3(2):54−58.
5. 邱剑光.腹腔镜肾上腺手术应用解剖与手术入路(一).中华腔镜泌尿外科杂志(电子版), 2009,3(1):66−69.
6. 盛明雄,王德娟,陈锡慧,等.肾周筋膜层面解剖与后腹腔镜解剖性肾筋膜外肾切除术的临床研究:附12例报告.中华腔镜泌尿外科杂志（电子版）,2011,5(6):481−484.
7. 邱剑光,陈锡慧,袁晓旭,等.腹膜后间隙筋膜分层及筋膜间隙的临床解剖学研究.中国临床解剖学杂志,2009,27(3):251−255.
8. 丁自海,吴涛,张策,等.腹腔镜下腹膜后筋膜间隙外科平面的解剖观察.解剖学报,2009, 40(2):328−331.
9. 邱剑光,高新,湛海伦,等.后腹腔建立扩大与整理技术的临床解剖学研究.中国临床解剖学杂志,2005,23(6):627−630.
10. 邱剑光,高新,朱建国,等.肾周腹膜后隙腔镜下解剖特征及其临床应用.中华泌尿外科杂志,2005,26(2):91−93.

18

泌尿系统影像解剖学及疾病诊断

随着医学影像技术的不断进步，医学影像学方法已经成为一种无创或微创的在活体显示人体正常解剖和病理变化的唯一方法，这可以为临床外科医生在术前制订治疗方案提供非常有用的信息。泌尿系统的主要器官位于腹膜后，常规X线检查、CT检查、MRI检查、超声检查及核素显像检查等不同的影像学方法可以显示其正常解剖和病理变化。但对于泌尿系统的不同病变，这些检查方法的诊断价值各异，因此根据临床拟诊情况，从中有针对性地选择相应检查方法非常重要。本章就泌尿系统的影像学检查方法的选择、正常影像解剖学及常见疾病的影像学表现做一简要介绍。

泌尿系统X线、CT、MRI检查的应用解剖

■ 肾上腺

影像学检查方法评价

利用影像学对肾上腺进行检查的方法很多，有X线、超声、CT、MRI等，其中CT是目前最常用而有效的检查手段之一，高分辨率CT几乎能显示全部正常肾上腺。结合临床，CT对肾上腺病变的定位、定性诊断准确率高达90%~97%。现对以上4种方法做简要评价。

1. X线检查　腹部X线平片、排泄性尿路造影、腹部腹膜后充气造影等在肾上腺检查中，已不再使用。在少数情况下，肾上腺血管造影还在应用，其中肾上腺动脉造影用于肾上腺肿瘤的造影检查和栓塞治疗，而肾上腺静脉造影用于静脉血取样测定肾上腺激素水平。

2. 超声检查　超声检查对肾上腺疾病的诊断价值已获得普遍肯定，其具有操作简单易行、无创性、价廉经济等优点。然而，也要注意超声对肾上腺检查存在的局限性和不足，其中包括：①超声检查空间分辨率不高，难以发现直径小于1 cm的肿块，对于肾上腺增生的检出率也较低；②对肥胖患者的检查效果较差；③肾上腺超声检查结果与检查者的经验密切相关，若经验不足或方法不当，均可造成病变的漏诊。在肾上腺疾病选择影像学检查时，通常以超声检查作为最初或筛选方法。对于超声检查怀疑的病变或难以定性的病变，还应进一步检查。

3. CT检查　CT是肾上腺疾病影像学检查的最佳方法，其空间分辨率高，易于发现肾上腺肿块、肾上腺增大（增生）和肾上腺缩小（萎缩）；还具有密度分辨率高的特点，能显示病变的某些组织学特征，如脂肪组织、液体和钙化等成分，因而有助于病变的定性。应用增强扫描，可以了解病变的强化特征，进一步确定病变性

质。螺旋CT扫描后，还可对图像进行多方位重建，尤其是冠状位重建图像，可以更好地观察肾上腺病变情况。

肾上腺CT扫描前的准备和胃肠道准备与肾脏的检查准备相同。扫描时应选择层厚为3~5 mm的薄层进行螺旋扫描，应用靶扫描技术，以提供空间分辨率，以利于小病灶的显示。当发现肾上腺肿块，需行静脉对比增强CT检查。增强扫描前先行碘过敏试验（有些医院现在取消了检查前的碘过敏试验），无过敏反应后行增强扫描。

4. MRI检查　MRI检查是肾上腺疾病的主要补充检查方法。MRI检查能直接进行多方位成像，易于确定肾上腺区病变尤其是较大肿块的来源，具有软组织分辨率高和多参数、多系列成像的优势，易于显示肾上腺疾病病变的某些组织学特征，帮助定性诊断。通常作为肾上腺CT检查后的补充检查方法。

肾上腺MRI检查应使用中高场强的MRI机，使用体部相控阵线圈，检查方法通常包括平扫和增强扫描。因为肾上腺瘤富含脂质，MRI的化学位移成像的同位相和反位相技术是肾上腺MRI检查中常用的技术。如同CT增强扫描，多数肾上腺肿块需行增强MRI检查，以显示病变的强化形式和程度。

正常影像学解剖

肾上腺位于肾上极的内上方，肾筋膜囊内，与肾上极间有疏松组织。右肾上腺通常从右肾上极上方1~2 cm开始显示，位于下腔静脉后方，右肝叶内下缘与右膈脚之间。左肾上腺与左肾上极多在同一层面，95%与胰尾同层出现，贴近胰腺尾部，位于主动脉和左膈脚外侧，胰和脾血管的背侧和左肾上极腹侧。右肾上腺通常稍高于左肾上腺。

由于其形状和走行方向的差异，每侧肾上腺在CT图像上的形状，不仅因人而异，而且在同一患者的不同层面也不相同。右肾上腺常显示为与膈脚平行的斜线形、倒V或倒Y形；左肾上腺通常呈人字形、倒V、倒Y或三角形（图18-1）。两侧肾上腺的下端通常呈线形。

肾上腺内、外肢厚度均匀，边缘光滑平直或略凹陷。正常时比膈脚最厚部分细。长4~6 cm，宽2~3 cm，在任何层面上与侧肢长轴垂直的正常厚度为0.5~0.7 cm。内、外肢相交处（体部）较厚，但仍小于1 cm。

MRI检查所示肾上腺的位置、形态和大小与

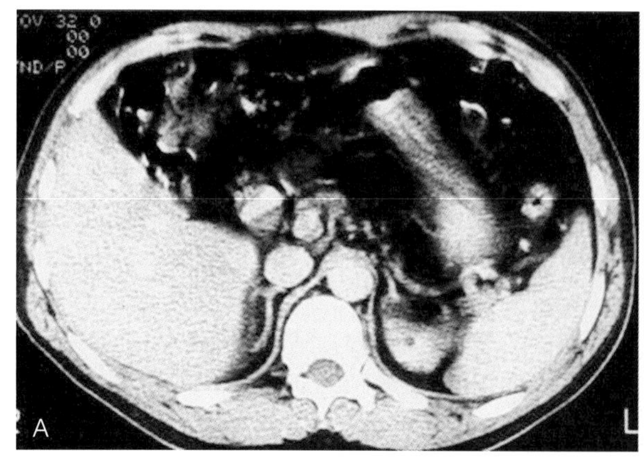

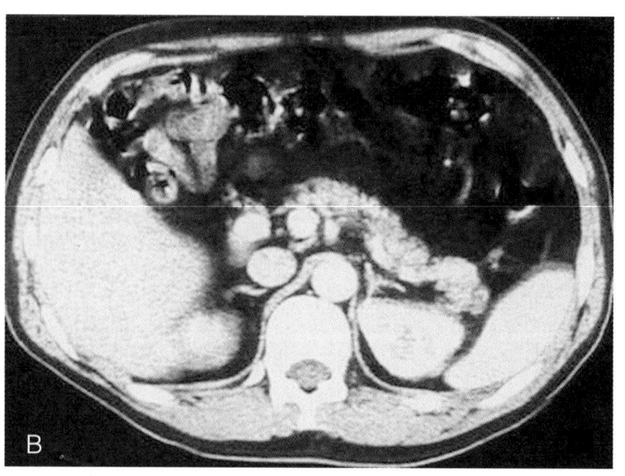

图18-1　正常肾上腺CT表现（同一人体的不同层面）

A.右侧肾上腺呈倒Y形，位于下腔静脉之后，右膈脚与肝右叶内下缘之间；B.左侧肾上腺呈人字形，位于左肾上极腹侧，胰尾后方及腹主动脉外侧，边缘光滑平直

CT相同。肾上腺的信号强度因检查序列而异。在常规T_1WI和T_2WI上，肾上腺信号强度类似正常肝脏实质，且明显低于周围脂肪的信号；在T_1WI和T_2WI脂肪抑制技术检查相上，肾上腺信号强度显著高于周围被抑制的脂肪组织，呈相对高信号。增强扫描，正常肾上腺可见强化。

常见疾病影像学诊断要点

1. 肾上腺增生（adrenal hyperplasia） 肾上腺皮质增生是柯兴综合征最常见的原因。CT平扫即能发现异常，并可据此做出诊断，无须增强扫描。CT表现包括：①两侧肾上腺弥漫性增大，正常光滑平直或略凹陷的侧肢轮廓消失（图18-2）；②肾上腺形状正常，但厚度大于1 cm；③少见的增生可表现为结节状，一侧或两侧肾上腺轮廓不规则，呈圆形或结节形凸出，这种情况称为结节型肾上腺增生。此种情况要注意与肾上腺腺瘤相鉴别，可以参考下面几点：结节型增生常伴有肾上腺的增大，而腺瘤不伴有肾上腺增大，相反常见肾上腺萎缩；结节型增生可在同一侧肾上腺上有多个结节，而腺瘤少有在同一腺体多发者；一般结节型增生较小，直径常小于15 mm；结节型增生患者血浆ACTH（促肾上腺皮质激素）水平较高，而腺瘤患者的血浆ACTH水平较低。

2. 肾上腺肿瘤

（1）肾上腺腺瘤：CT表现为肿块多单发，不足10%的病例为双侧。肿块直径小于4 cm（80%在2 cm以内），圆形，边缘光滑、清晰，密度均匀。因瘤细胞内含较多的类脂颗粒和空泡变性，故平扫呈弥漫低密度，CT值小于10 Hu；增强扫描有轻度均匀强化，CT值小于30 Hu，强烈提示良性腺瘤（图18-3）。较小的肿瘤，引起腺体边缘圆形膨出。

（2）肾上腺皮质腺癌：肾上腺皮质腺癌症状隐蔽，生长迅速，发现时多较大且侵犯邻近器官。CT表现为肿块较大，直径多大于5 cm（4~20 cm），少数较小。大肿块呈分叶状，密度不均（68%有中央坏死和出血区域），钙化可见于30%的肿瘤。增强扫描可见不规则强化或环形强化（图18-4，5）。

（3）肾上腺转移瘤：肾上腺转移瘤很常见，尸检证明27%的恶性肿瘤患者有肾上腺转移。最常见的原发瘤是肺癌，其次乳腺癌、黑色素瘤、胃肠道癌和肾癌等。CT表现为肿块较大（>5 cm），多为双侧。通常显示恶性特征：密度不均，边缘模糊及不规则；不均匀性增强或厚环

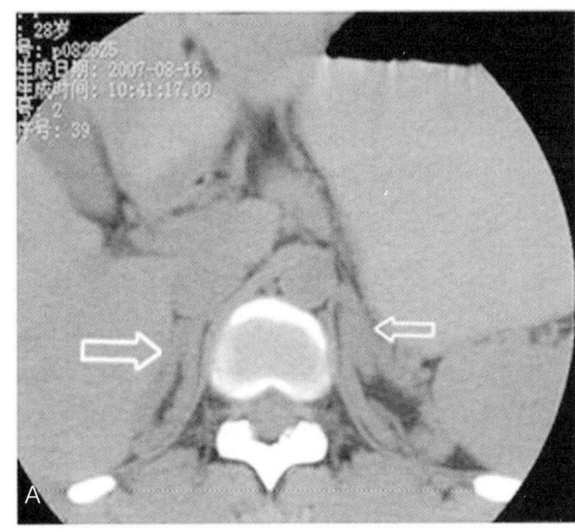

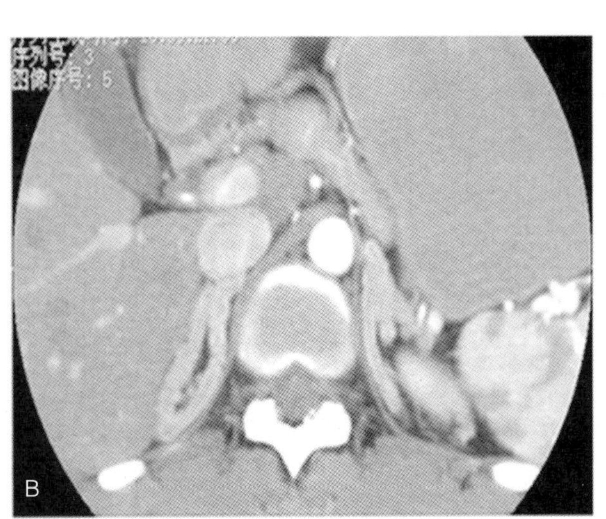

图18-2 肾上腺皮质增生

A.柯兴氏综合征病例，CT平扫；B.增强扫描示双侧肾上腺弥漫性增粗，密度均匀，形态正常

状强化，以及周围结构侵犯等（图18-6）。较小肿块（<3 cm）倾向于密度均匀、边界清晰，如为单侧病变，则难以与良性无功能腺瘤鉴别。

（4）嗜铬细胞瘤：嗜铬细胞瘤起源于交感神经，产生儿茶酚胺。典型临床表现为阵发性高血压。血、尿中儿茶酚胺和其代谢产物增高对诊断有决定意义。CT表现为肿块较大，大于5 cm者可达60%以上。肿瘤从完全实性到混合性或以囊性为主各不相同。密度不均，含坏死液化区（图18-7）。钙化罕见，如有出现，则常呈“蛋壳”样。增强扫描强化明显。嗜铬细胞瘤也称10%肿瘤，具有“10%规律”，即10%是双侧，10%发生于肾上腺外，10%是恶性，10%有家族性。因此，如临床高度怀疑嗜铬细胞瘤，而肾上腺CT未发现病变，扫描范围应延伸到全腹部、盆腔甚至胸部。肾上腺外嗜铬细胞瘤以恶性较多，可发现于上自颅底下至直肠的任何中线部位，但以肾门和腹主动脉旁多见。在MRI检查中，肿瘤在T_1WI上信号强度类似肌肉，而在T_2WI上由于富含水分和血窦而呈明显高信号，在脂肪抑制T_2WI上高信号表现更突出，是其特点。

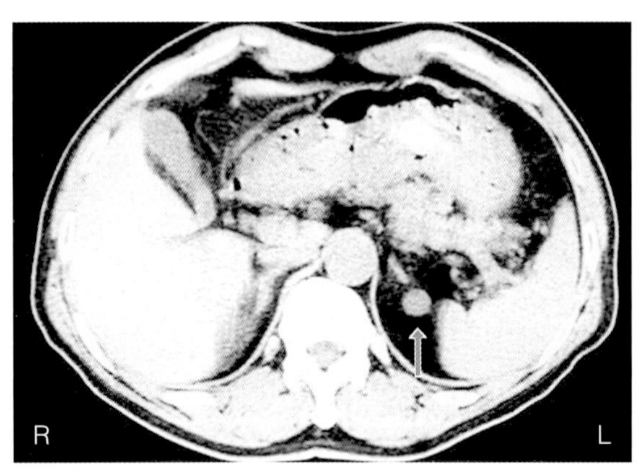

图18-3　左侧肾上腺腺瘤。左肾上腺侧枝尾端小圆形结节，密度均匀，边缘光滑。平扫CT值12 Hu，增强后轻度强化

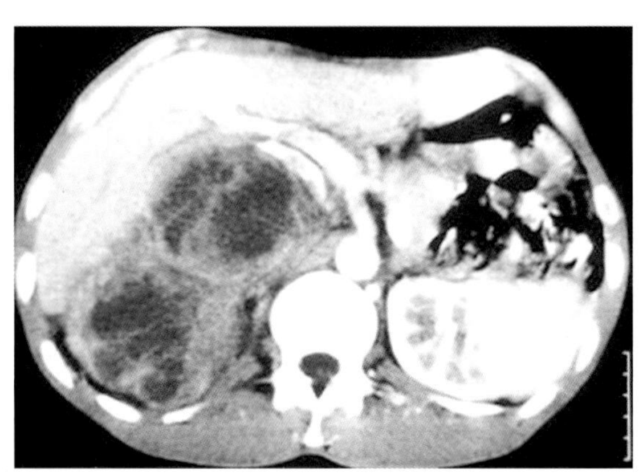
图18-4　右肾上腺腺癌。CT扫描显示下腔静脉被推向前内移位

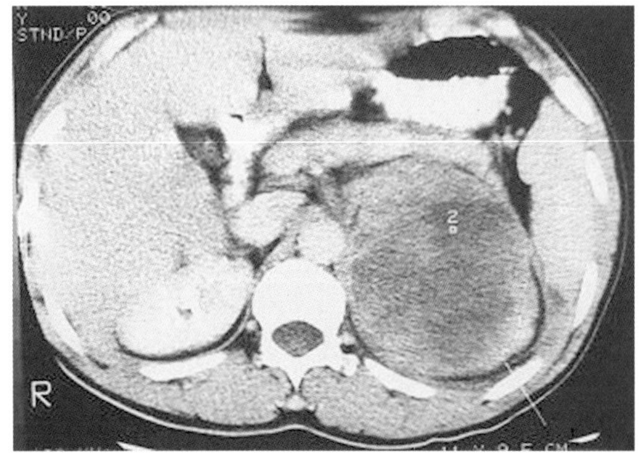

图18-5　左肾上腺腺癌。增强CT显示巨大肿块明显不均匀强化和厚环状强化；胰腺被推移向前移位

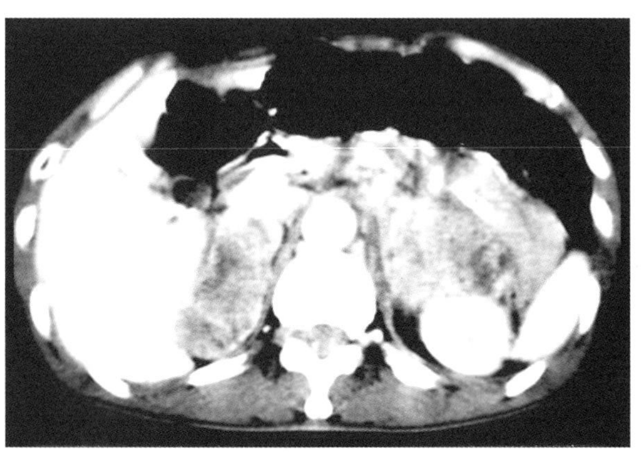
图18-6　肾上腺转移瘤（源自肺癌）。双侧肾上腺肿块边缘模糊，增强CT显示不均匀性强化

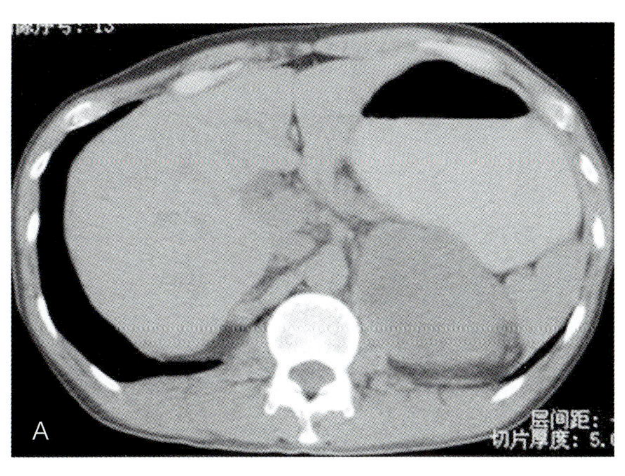
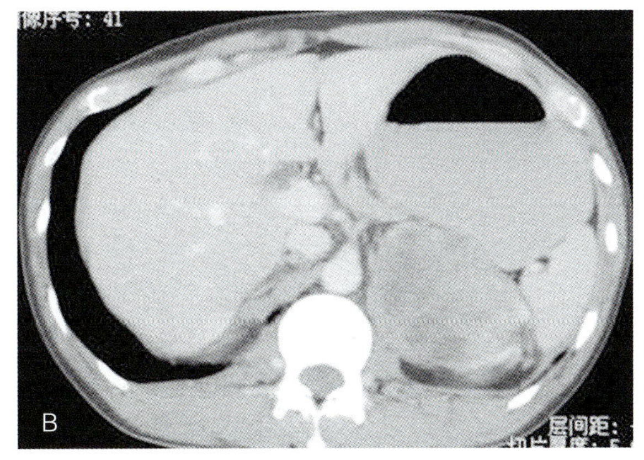

图18-7　肾上腺嗜铬细胞瘤

A.平扫显示左肾上腺区密度不均的肿块；B.增强后肿块明显不均匀强化

肾脏

影像学检查方法评价

肾脏等泌尿系统的检查方法很多，包括常规X线检查、CT检查、MRI检查、超声检查及核素显像检查等。这些不同的影像学方法对不同的肾脏疾病的诊断价值和限度各异。

1. X线检查　X线检查包括腹部X线平片、排泄性尿路造影、逆行尿路造影、腹主动脉造影和选择性肾动脉造影等。

腹部X线平片又称KUB（kidney，ureter and bladder），主要作为泌尿系统结石的首选检查方法。对于其他疾病，应用价值有限。为了腹部肠道清洁，检查前一晚可口服缓泻剂，排出肠内气体和粪便。

排泄性尿路造影（intravenous urography，IVU）又称静脉肾盂造影（intravenous pyelo-graphy，IVP），是临床最常用的泌尿系X线检查方法，主要用于观察肾盂、肾盏和输尿管。对比剂经静脉注射后，几乎全部经肾小球滤过排入肾盏、肾盂而使之显影，不但可以观察整个泌尿系统的解剖结构，发现各种尿路病变，还可以了解肾脏的滤过和浓缩功能。它适于诊断肾脏、输尿管疾患，如结核、肿瘤、畸形和积水；证实结石的部位，了解有无阴性结石；原因不明的血尿和脓尿；用于尿道狭窄不能插入导尿管或做膀胱检查者。IVP简单易行，痛苦小，危险性小。碘过敏、严重甲状腺功能亢进和严重肾功能不全为检查禁忌证。在一些医院，IVP检查已被CT检查所取代。为了腹部肠道清洁，检查前一晚可口服缓泻剂，检查前12 h内禁食、禁水，造影前排尿。造影前摄腹部KUB平片。注药前行碘过敏试验。无过敏者行造影检查。如一侧肾盂、肾盏显影不佳者，应延长时间摄片复查。

逆行尿路造影（retrograde urography）是将导尿管插入膀胱或借助膀胱镜将导管插入输尿管并注入对比剂，以使膀胱、输尿管、肾盂和肾盏显影。它适合于不能静脉肾盂造影者，以及静脉肾盂造影不显影的肾脏、输尿管疾病患者。其优点是显影清晰，不受肾功能的影响，但检查痛苦大，且易发生逆行感染，故只是作为静脉肾盂造影的补充选择。目前也可被CT检查所取代。造影前准备同静脉肾盂造影，但不禁水，一般不用做碘过敏试验。

肾血管造影用于诊断肾血管疾病，如肾性高血压、合并肾血管异常的肾先天性畸形，还可用于肾脏较大肿瘤需鉴别其性质者或栓塞治疗者。部分肾切除需了解肾血管分布、肾外伤和肾移植术前、后需了解肾循环情况者，原因不明的血尿且尿路造影阴性者。但现在，其中许多适应证可以用MRI检查所取代。

2. 超声检查　超声检查广泛应用于泌尿系统检查，是泌尿系统最常用，亦是首选的检查方法。它对泌尿系统先天性异常、结石、肿瘤、感染、创伤、肾血管病、肾移植前后均有很高的诊断价值。在超声引导下，还可对肾脏的病变进行穿刺活检和介入性治疗。泌尿系统的超声检查，特别是要检查输尿管和膀胱时，需要嘱咐患者饮水憋尿充盈膀胱后检查。

3. CT检查　CT是最主要的泌尿系统影像学检查方法，亦是最常用的检查方法之一，广泛应用于泌尿系统疾病的诊断。对多数泌尿系统疾病，包括肿瘤、结石、炎症、外伤和先天性畸形，CT有很高的价值，不但能做出诊断，还能明确病变的范围和类型。螺旋CT扫描后，还可对图像进行多方位重建，尤其是冠状位重建图像，可以更好地观察双侧肾脏情况。还可行CT尿路造影（CT urography，CTU）检查，在注射对比剂30 min后行全尿路扫描，其后应用最大密度投影技术行尿路系统3D重建。

肾脏CT扫描前12 h禁水，并于检查前口服稀释1%对比剂，但临床怀疑尿路结石者，不要口服对比剂。当发现肾脏肿块，需行静脉对比增强CT检查。增强扫描前先行碘过敏试验，无过敏反应后行增强扫描。增强扫描应行多期扫描，包括肾皮质期、实质期和排泄期。

4. MRI检查　MRI检查对肾脏及其周围组织、输尿管、膀胱以及盆腔器官疾病的诊断都起着重要的作用。MRI具有许多优点，能行三维空间任意方向断层成像，能清楚显示泌尿系统各脏器的形态及结构，并能可靠地显示病变的来源及其与周围组织的关系，MRI的软组织分辨率高，发现病变及对病变定性能力强；MRI检查无电离辐射，不使用碘对比剂，安全有效，对育龄女性检查无限制。

肾脏及泌尿系统MRI检查包括：平扫、增强扫描、磁共振血管造影（MR angiography，MRA）和磁共振尿路造影（MR Urography，MRU）。其中MRA检查可显示肾脏血管疾病，并可为了解肾移植供体肾脏的血管分布提供非常有用的信息。

正常影像解剖学

1. B超检查　肾脏检查的常用方法。正常肾实质周边部分（皮质）表现为密集细小的回声光点，其内为三角形、尖端朝向肾门的肾锥体（髓质），肾中央部集合系统呈密集的强回声光点（图18-8）。肾外界为回声较强的肾周脂肪带。肾门及肾外动、静脉显示为条管状结构。值得注意的一种情况是肾外肾盂变异，肾盂和肾门体积常增大，呈圆形囊状，易误为肾盂积水，但肾影不大，肾盏不扩张可资鉴别。

2. 腹部平片（前后正位）　照片质量良好的腹部平片可以清晰地显示肾的位置、大小、形态和轮廓。正常肾脏呈“八”字形排列于脊柱两旁、腰大肌外缘，（10~15）cm×（5~8）cm，边缘清晰，轮廓光整。内缘略凹处为肾门。

3. 排泄性肾盂造影　正常静脉注射造影剂后1 min肾皮质显影，2~3 min肾小盏显影，随后肾大盏和肾盂充盈显影。在腹部加压的情况下，5~10 min正常肾盂、肾盏及输尿管上段充盈显影（图18-9）。超过15 min肾皮质不显影、肾盂肾盏仍无造影剂充盈常提示肾功能减退。

4. CT表现　肾脏属于腹膜后器官，位于脊柱两旁，右肾比左肾低约1. 5 cm。左肾上端平第11胸椎下缘，下端平第2腰椎下缘；右肾上端平第12胸椎，下端平第3腰椎。肾脏形似扁豆，成年人肾长10~15 cm，宽约5 cm，厚约3 cm。肾脏前面隆起，后面平坦，两极钝圆，外侧缘隆突，内侧缘中部凹入并裂开成为肾门。肾门是肾盂输尿管和肾脏血管进出之处。其排列自前往后依次为肾静

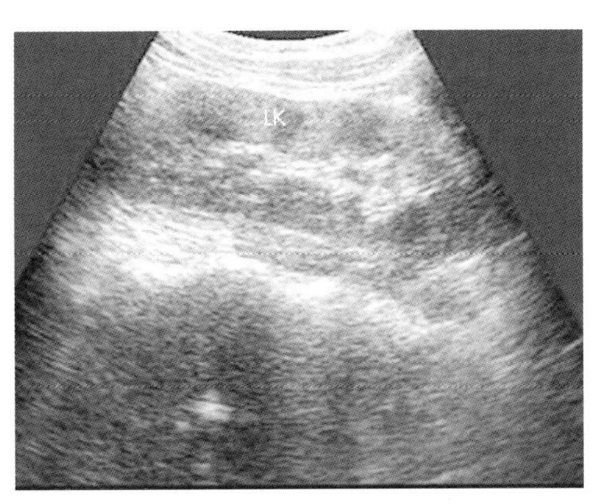

图18-8 矢状位左侧肾脏超声图像显示肾脏呈蚕豆形，肾被膜呈较强回声线，肾窦呈强回声区，位于二者之间的肾实质为低回声

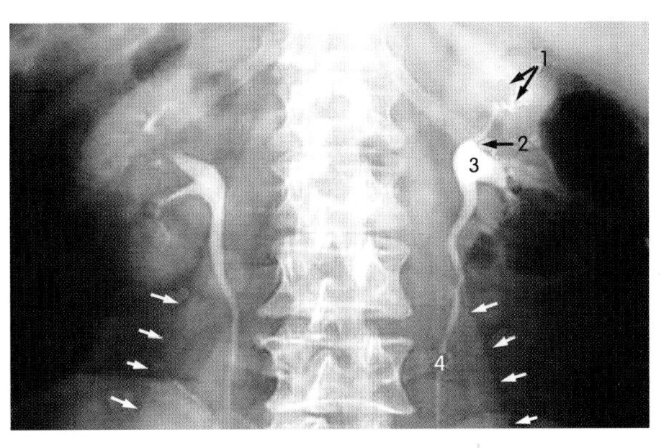

1.双侧杯口；2.肾盏；3.肾盂；4.输尿管上段，白色小箭头示腰大肌外缘。

图18-9 正常静脉肾盂造影

脉、肾动脉和肾盂。由肾门通入肾内的腔隙称为肾窦，肾窦被肾盂、肾盏、肾血管、淋巴管和脂肪组织所填充。

CT平扫正常肾脏横断面呈圆形或卵圆形，可略有分叶，外缘光滑，有时左肾上极外前方近脾侧可见三角形或驼峰状隆起，为正常变异。正常肾实质CT值为30~50 Hu，稍低于肝脾密度。平扫时正常肾皮质和髓质密度一致，不能区分。肾盂内含有尿液，CT值0~10 Hu。深部肾窦内含有脂肪，CT值为负值。肾动脉细小常不易分辨，静脉多显示清晰。在肾门部位可以根据肾动脉和静脉的走行将他们分辨出来。肾周间隙内充填有大量脂肪组织，为低密度影。其外为致密的肾筋膜。

肾脏增强扫描常进行三期扫描。①血管显影期（动脉早期）：外周肾皮质和伸入髓质内的肾柱显影，密度升高，而髓质尚未显影，皮髓交界清楚，可以分辨肾皮、髓质（图18-10）。②实质期：造影剂通过肾小管排泄，髓质显影，皮髓交界不清。③延迟期（肾盂排泄期）：肾盂、肾盏及输尿管显影，密度均匀性增高，肾实质密度减低。增强扫描肾动脉显示率约80%，静脉显示率达100%，肾盂及输尿管清晰可辨。增强CT扫描同样反映肾功能改变。

5. MRI表现　横断位上与CT相似，冠状位上外形如豆状，肾门及肾盂显示清晰。T_1WI可以区分肾皮、髓质，通常皮质信号稍高于髓质。T_2WI上肾实质呈高信号，回波时间较长时肾皮髓质不能区分。肾血管多呈无信号结构。静脉注射造影剂扫描与CT表现相似（图18-11）。对比增强磁共振三维血管成像（CE-MRA）可以显示肾动脉及其二、三级分支，对血管性疾病有诊断价值。也可为了解肾移植供体肾脏的血管分布提供非常有用的信息。

6. 血管造影　腹主动脉造影或选择性肾动脉造影对肾脏良恶性肿瘤和血管性病变具有很高的诊断价值。通常摄取动脉期、实质期、静脉期影像，可全面地反映肾脏血供情况。

常见疾病影像学诊断要点

1. 肾先天性畸形　常见的有孤立肾、异位肾、马蹄肾（图18-12）、融合肾、重复畸形、发育异常等。腹部平片、IVP和B超检查可发现畸形存在和提示诊断。CT平扫通常可以确定诊断，有疑问时增强扫描即能定性。MRI检查的价值与CT相当。

2. 肾结石和尿路梗阻　结石在B超检查表现为肾区高亮度回声团常伴有声影，但易受肠道气体等因素的干扰出现误诊。腹部平片可显示90%

以上的阳性结石，呈高密度影（图18-13A）。CT平扫检查是最准确的检查方法，无论阳性或阴性均可显示，表现为高密度影（图18-13B），CT值150 Hu以上，如果在CT检查前做过碘过敏试验，可见少许造影剂在肾盂内存留，要注意与肾结石相鉴别。薄层CT可以发现2~3 mm的小结石

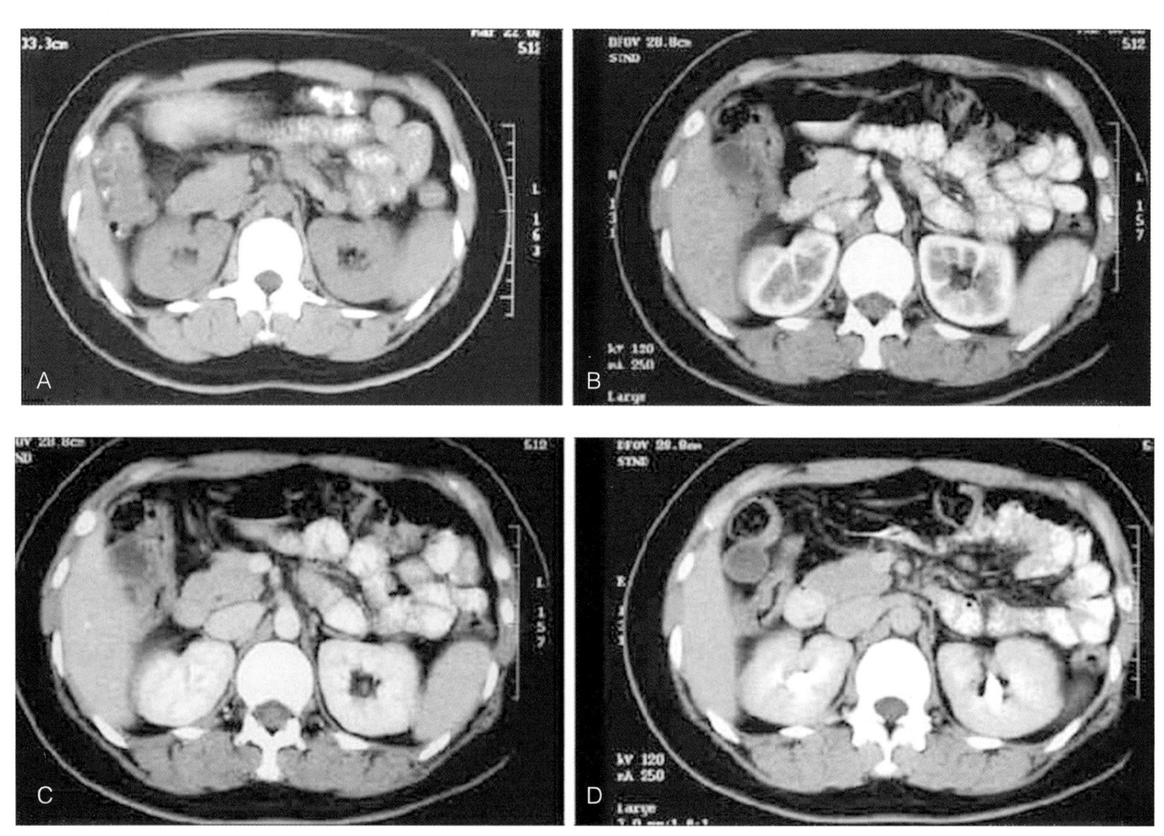

图18-10 肾CT像

A.正常双肾CT平扫；B.增强皮质期；C.实质期；D.排泄期

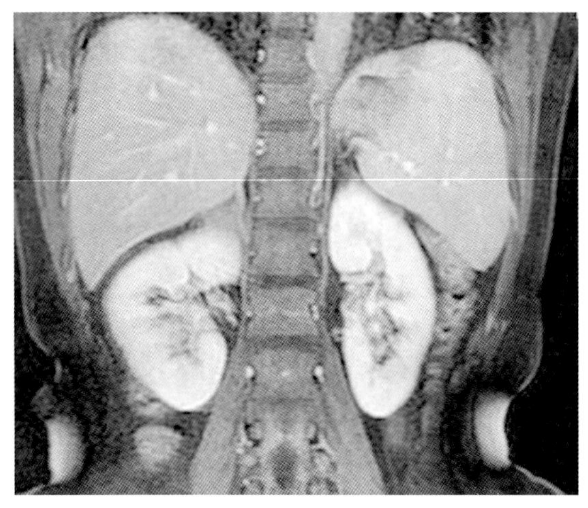

图18-11 正常肾脏冠状位MRI增强扫描显示其形态、位置及信号

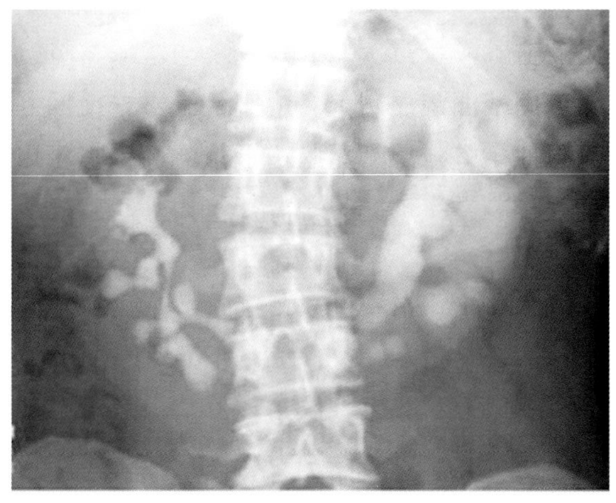

图18-12 马蹄肾病例IVP造影见双肾下极向中线靠拢，双侧肾盂向下内方旋转，左侧肾盂肾盏扩张积液

影。MRI对肾结石检出不敏感，表现为低信号影（图18-13C）。尿路梗阻在B超和CT检查表现为近端集合系统扩张，严重时呈囊状扩大，肾实质萎缩变薄。MR尿路水成像可以显示肾盂肾盏全貌及其积水情况。

3. 肾外伤　肾损伤包括包膜下血肿、肾周血肿、肾挫裂伤及肾内血肿、全肾撕裂。CT对肾外伤的诊断安全、迅速，能够明确显示肾外伤的范围和类型，为临床治疗及时地提供依据。

（1）包膜下血肿：指血液贮留在肾外及肾包膜内，早期CT检查表现为肾外新月形较高密度灶，CT值高于肾实质，可压迫肾实质。肾包膜下血肿可液化，CT追踪观察密度逐渐减低。增强扫描，包膜下血肿低于强化的肾皮质。

（2）肾周血肿：指大量血性液体蔓延在肾周，被筋膜限制在肾前间隙或肾后间隙。常同时伴有肾包膜下血肿。CT表现为不规则较高密度灶，并见筋膜增厚，脂肪间隙扩大（图18-14）。MR多方位成像有利于小血肿的显示。

（3）肾挫裂伤及肾内血肿：为肾脏局部实质损伤，依损伤的程度不同CT表现亦不同。轻或中度肾挫伤时，肾间质水肿、出血、尿液外溢进入肾间质内，CT平扫可能为阴性或仅见肾实质内密度稍减低灶，增强CT扫描挫伤部可表现为不强化或轻度强化，也可能表现为延迟强化。肾内血肿时CT平扫可见肾实质局限性高密度影，增强扫描出血密度低于强化的肾皮质。但无肾破裂现象。MRI对小挫裂伤的敏感性高于CT。

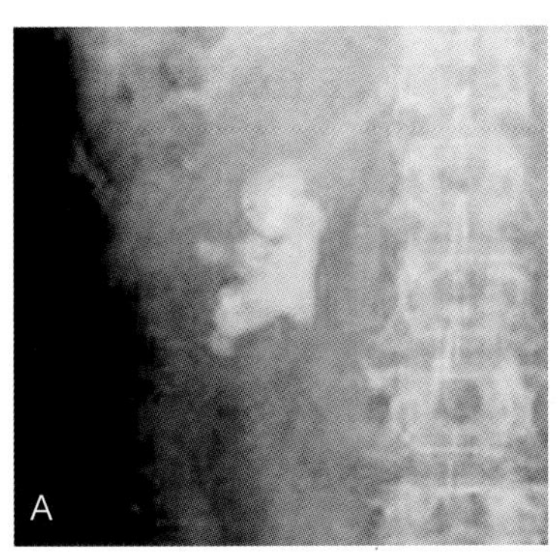

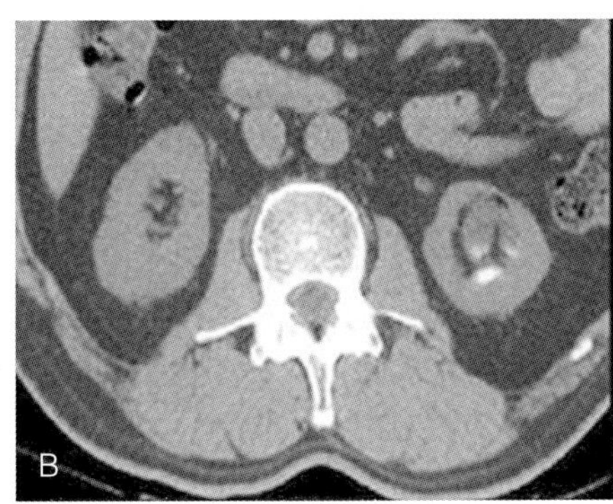

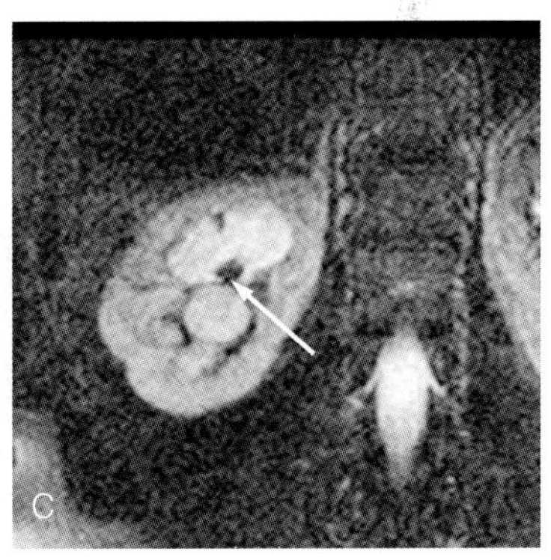

图18-13　肾结石病例

A. X线示右肾铸型鹿角样高密度结石影；B.CT示左侧肾盂点状及泥沙状结石；C.MRI示右侧肾盂点状低信号结石影伴右侧上肾盏扩张

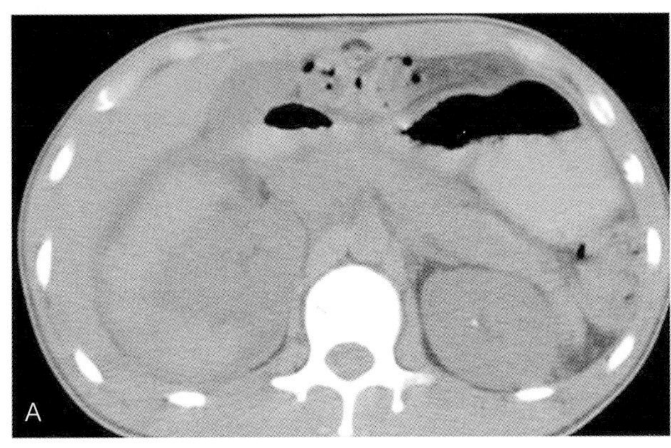

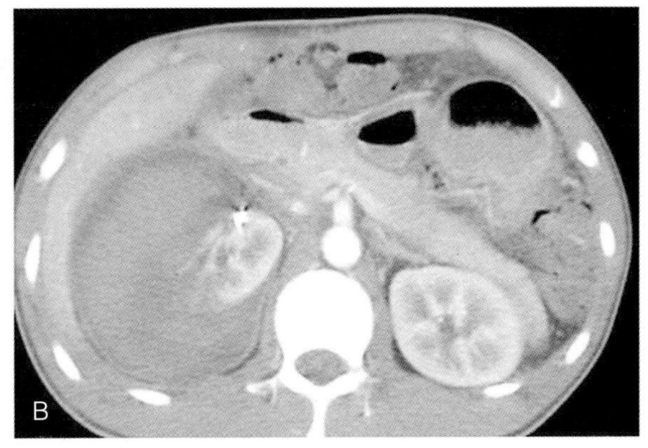

图18-14　右肾外伤CT像

A.右肾肾实质挫裂伤及肾周血肿病例CT平扫；B.增强，右侧肾上极外侧缘不完整，局部撕裂，肾周见环状包绕高密度灶，筋膜增厚，间隙增宽，另左肾可见小结石影

（4）全肾撕裂：包括肾断裂或肾粉碎。肾脏完整性破坏，损伤延及肾盂肾盏，造成尿液、血液外溢。严重的撕裂伤CT可确定损伤范围（图18-14）。

肾外伤的手术指征是肾断裂、肾粉碎和肾蒂血管损伤。术前CT检查可精确地确定肾脏损伤范围和类型，减少某些不必要的剖腹探查。但对肾蒂血管破裂CT没有可靠的征象，因此怀疑肾血管损伤时，还应做血管造影检查。

4. 肾脓肿　典型CT表现为平扫见肾肿大，肾实质区见局限或广泛的不规则片状或块状密度减低灶，其内结构不均，发现气体存在对诊断有肯定意义。增强扫描可见病灶周围明显环形强化，中央无强化。脓肿可累及肾包膜、腰大肌及肾旁组织。MRI表现为肾肿大，皮髓质分界模糊。脓液呈长T_1长T_2信号。脓肿壁可呈长T_1长T_2信号，亦可呈长T_1短T_2信号，增强后明显环状强化（图18-15）。气体无信号。

5. 肾结核　腹部平片可以显示结核的钙化灶，特别是“肾自截”（图18-16A）；排泄性肾盂造影可显示结核早期肾盂肾盏侵蚀变形、结核脓肿形成、造影剂进入脓肿内、肾盂肾盏狭窄和积水，对诊断有确定意义。CT检查可显示结核不同阶段及其相应的病理改变。主要表现有单个或多个肾盏变形，围绕肾盏肾盂排列的肾实质内囊状低密度灶（结核脓肿）（图18-16B），肾盂肾盏扩张积水，肾皮质变薄，肾内钙化可呈多发性或弥漫性，“肾自截”。增强扫描脓肿壁可见强化。MRI表现与CT相似，但价值不如CT。诊断应结合临床症状和实验室检查。

6. 肾血管平滑肌脂肪瘤　肾血管平滑肌脂肪瘤为最常见的肾良性肿瘤，又称为错构瘤。肿瘤内含有平滑肌、血管、脂肪三种成分是其特点。单侧单发多见，少数为双侧多发，20%伴有结节硬化。CT表现为肾实质占位病变，边界清晰或有包膜，瘤内密度不均，可有分隔或分房。瘤内脂肪成分的存在对诊断有可靠的意义（图18-17）。增强扫描呈不均匀强化。肿块对周围组织、器官影响以挤压为主。少数肿瘤内脂肪含量甚少或无，则诊断困难。MRI表现与CT相似，MRI对脂肪成分的显示有其特异的信号变化规律。诊断上要注意与脂肪瘤、畸胎瘤鉴别。

7. 肾细胞癌　简称肾癌。常见，发病率占肾肿瘤的85%。约一半患者无症状，只是在检查时偶然发现，另一半因肿瘤侵犯、转移等出现症状，出现典型的血尿、胁腹部疼痛及包块三征者

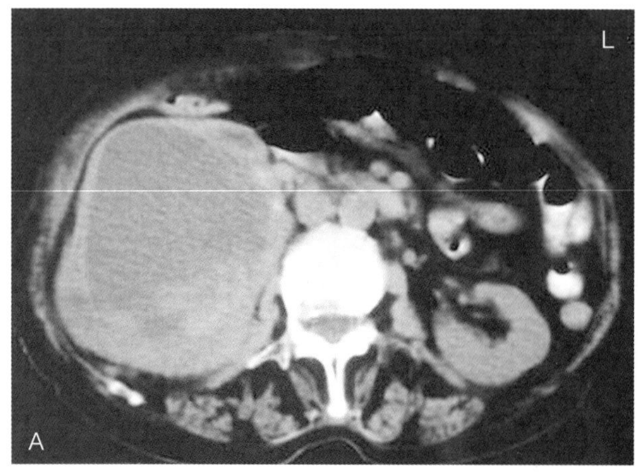

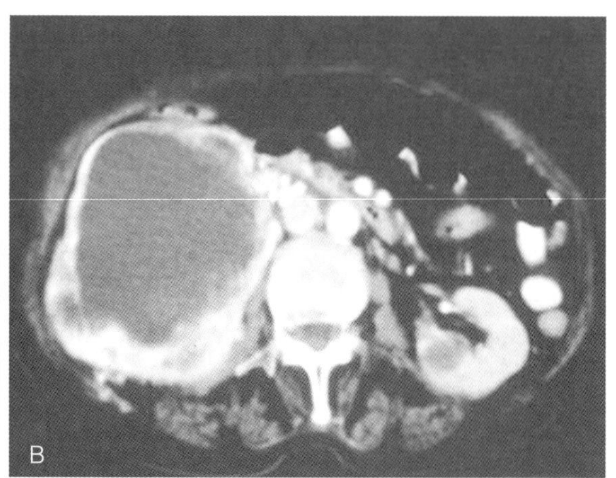

图18-15　右肾脓肿病例CT像

A.平扫；B.增强，示右侧肾区见大团状低密度灶，中央为液化低密度区，增强扫描脓肿壁呈环形强化，中央为无强化坏死区

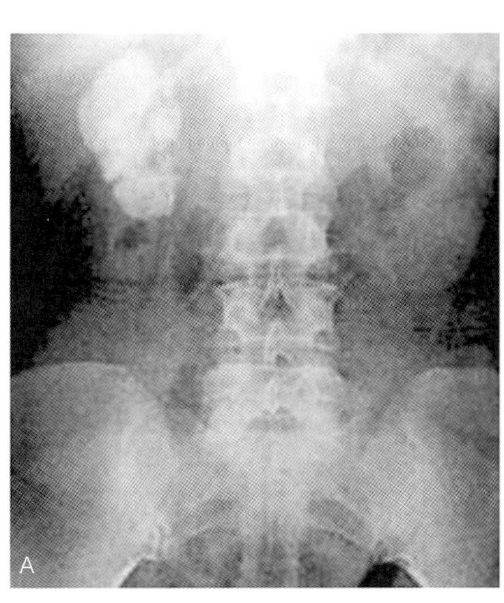

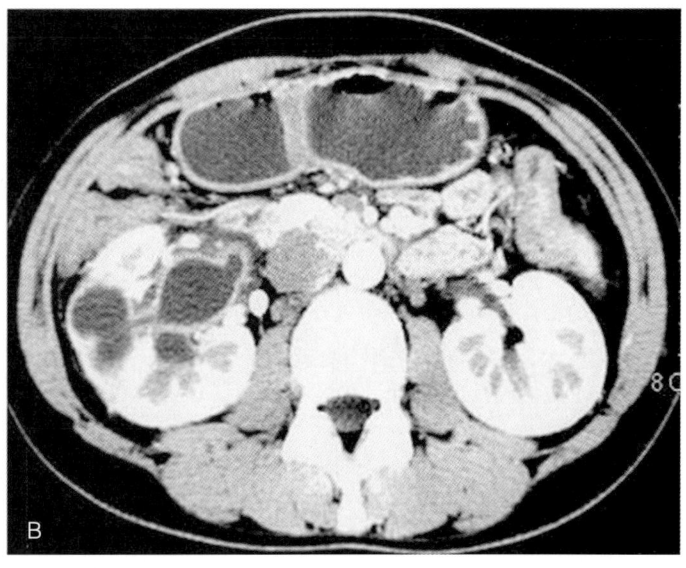

图18-16 肾结核病例

A.腹部平片显示右侧“肾自截”；B.另一病例CT增强扫描示右肾实质内可见囊状低密度灶，为结核脓肿，脓肿壁可见强化

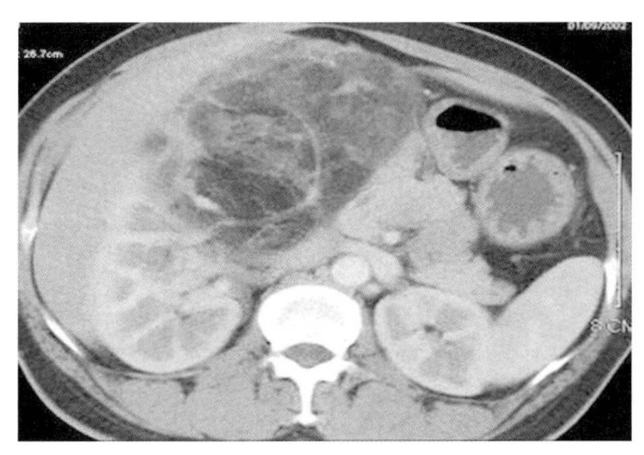

图18-17 右肾血管平滑肌脂肪瘤病例CT增强扫描见右肾巨大肿块，内含脂肪与软组织成分，增强扫描肿块内软组织强化，结构不均

占9%。肿瘤多为富血管性。CT平扫可见大小不一、形态不规则的肿块，多呈浸润生长，边界不清或见假包膜。瘤内常见液化、坏死、囊变及钙化。增强扫描肿块不均匀强化，强化常低于正常肾实质。20%~30%见局部侵犯、静脉瘤栓（图18-18）和淋巴结转移，肾门、腹主动脉旁见多个大于1 cm的淋巴结应考虑转移。对于小肾癌，薄层增强螺旋CT扫描对诊断有较高的价值，但有时与嗜酸性粒细胞癌、错构瘤鉴别困难。肿瘤较大时与肾盂癌鉴别亦不容易。CT对其分期的准确性优于其他检查方法。MRI表现与CT相似，肿瘤呈长T_1长T_2信号，假包膜呈长T_1短T_2信号。

8. 肾母细胞瘤　肾母细胞瘤又称Wilms Tumor，是小儿腹部最常见的恶性肿瘤，约70%发生于3岁以下儿童，偶见于成年人。肿瘤生长迅速，直径可达20~30 cm。瘤内常见液化、坏死、出血或囊变，可有完整包膜。周围组织器官常受挤压移位。可伴发对侧肿瘤和淋巴结转移。CT平扫肿块多呈低密度，结构不均匀，增强扫描呈不均匀强化（图18-19），周围肾实质受压、变薄，呈环状包绕肿瘤。单纯就肿瘤影像形态学改变而言难与肾癌等恶性肿瘤相鉴别。MRI冠状位显示肿瘤范围优于CT，可以更好地显示对周围结构的侵犯，利于术前的手术设计。由于肿瘤常合并有出血、坏死和囊变，所以MRI信号不均匀，增强呈不均匀强化。有时可见肾静脉及下腔静脉瘤栓等。

9. 肾盂癌　肾盂癌在肾脏恶性肿瘤中占8%，其中移形细胞癌占80%~90%，其他小部分为鳞癌、腺癌及未分化癌。单侧单发多见，双侧性肿瘤占4%，可发生种植性转移。早期肿瘤较小时，CT表现为肾盂扩大、肾盂肾盏内占位性病变（图18-20）。可有分叶，向内或外生长。肿瘤较大时多呈形态不规则的软组织密度肿块，结构不均匀。增强扫描有轻或中度强化。肿瘤巨大时难与肾癌相鉴别。MR尿路水成像对于小肾盂癌（<1 cm）、阴性结石、肾盂内凝血块的鉴别有帮助。

10. 肾移植　对肾移植并发症的检查，首选B超和同位素影像技术，CT也是非常好的检查方法，CT能显示肾移植的一些并发症，如肾周积液、血肿、脓肿、含尿囊肿、淋巴囊肿等。CT还能显示移植肾是否有肾盂积水、输尿管积水及输尿管狭窄。增强扫描能显示移植肾皮质的厚度及肾排泄功能。肾排斥反应诊断极端重要但很困难，CT上急性排斥反应表现为移植肾突然增大；慢性排斥反应则表现为移植肾慢慢缩小。

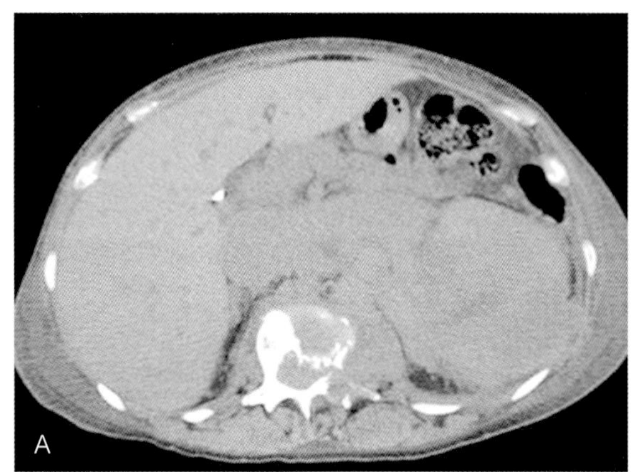

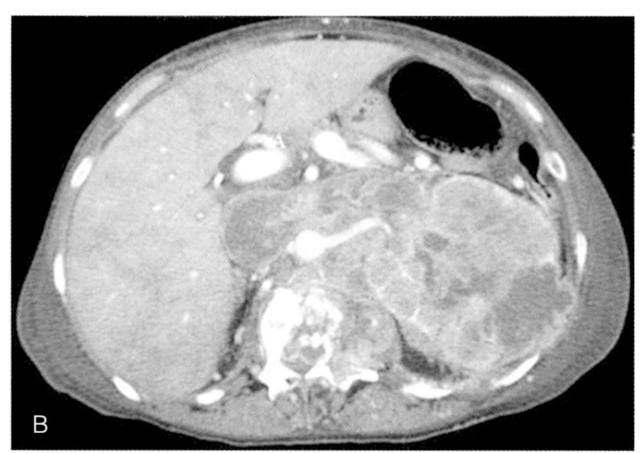

图18-18　左侧肾癌病例

A. CT平扫；B.增强，示左肾巨大肿块几乎代替整个肾脏，为边缘不清的软组织密度，不均匀强化，可见中央坏死低密度区，左侧胸壁、邻近椎体及椎旁可见累及，并见肾静脉及下腔静脉瘤栓形成

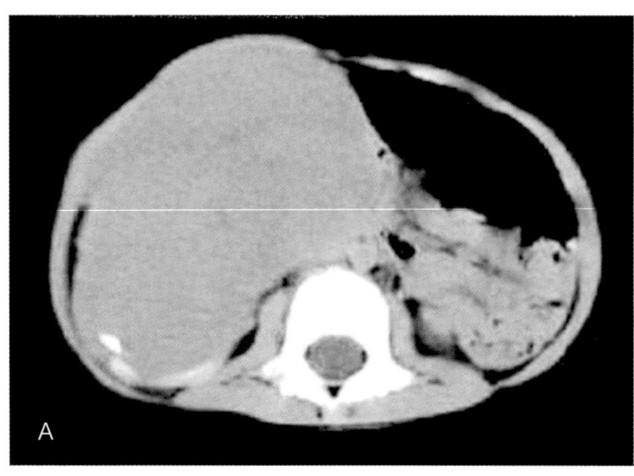

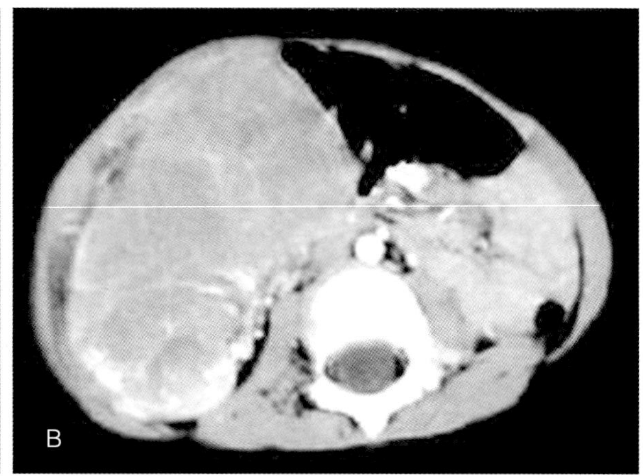

图18-19　肾母细胞瘤CT像

A.平扫，示右肾区巨大肿块，呈不均匀等低密度，并见钙化；B.增强扫描，示右肾肿块轻度不均匀强化，侵及腹壁

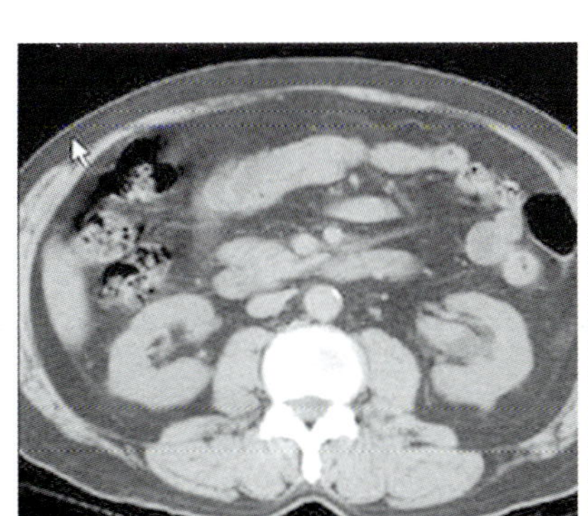

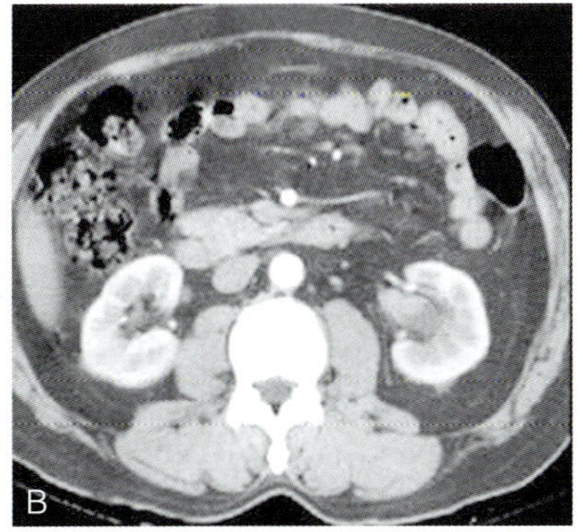

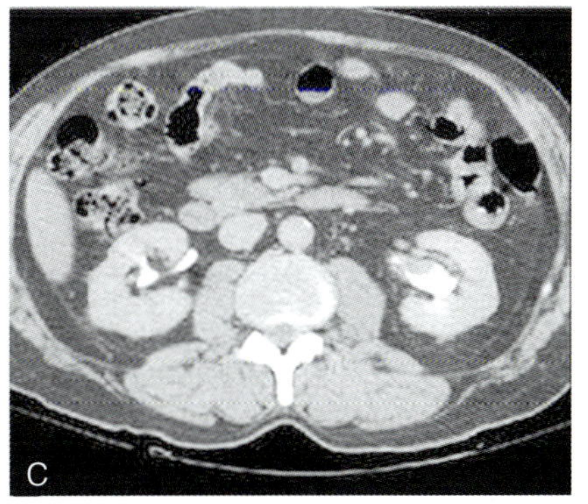

图18-20　左肾盂癌CT像

A.平扫，示左肾盂内见软组织密度影；B.增强扫描，示左肾盂内肿块不均匀轻度强化；C.延迟扫描见左侧肾盂内充盈缺损

输尿管

影像学检查方法评价

输尿管的影像学检查方法与前面肾脏的影像学方法相同，包括超声检查、X线检查、CT及MRI检查。临床上也鲜有单独检查输尿管的，大多是同时对泌尿系统进行检查。由于肠气的干扰，正常输尿管在超声上不能显示；由于输尿管与周围组织缺乏自然对比，腹部平片也不能显示输尿管，所以仅当临床怀疑结石及梗阻，输尿管扩张时，才行超声和X线平片检查。如果双肾功能良好，IVP检查可以很好地显示双侧输尿管；当IVP不显影时，逆行尿路造影是一补充的检查方法。在一些医院上述这些方法都可以被CT所取代。CT是非常好的检查方法，不仅可以显示管腔内、管壁的情况，还可以了解管壁外邻近结构情况。CT尿路造影检查可以取得IVP同样的效果。MRI检查是CT检查的一种补充检查，MRI可见直接冠状位等多层面成像，软组织分辨率高，MRU水成像无须使用造影剂就可取得与IVP及CTU同样的效果，但空间分辨率和图像的信噪比尚待提高。MRI空间分辨率不及CT，对结石的检出不敏感。可以用于肾功能不全、碘过敏等不能进行碘对比剂增强扫描的患者。

正常影像解剖学

1. 超声　由于肠气的干扰，正常输尿管不能显示，当输尿管扩张时才能识别。

2. 腹部平片　由于输尿管与周围组织缺乏自然对比，腹部平片也不能显示正常的输尿管。

3. IVP　静脉注入造影剂30 min，当肾盂、肾盏显影满意后，去除腹部压迫带，双侧输尿管即充盈对比剂，能够清楚显示（图18-21）。输尿管长25~30 cm，上端与肾盂相连，下端和膀胱相连。在第2腰椎水平起于肾盂，于腹膜后沿腰大肌前缘下行，至下部腰椎水平，稍向内偏移，继而在骶髂关节内侧越过骨盆缘而续为盆段输尿管。入盆后，输尿管先向后下行，继而转向前内，行至膀胱。壁内段输尿管由外上向内下斜行穿越膀胱壁，长约1.5 cm。输尿管有3个生理性狭窄区，即与肾盂连接处、越过骨盆边缘（与髂血管相交处）和进入膀胱处。正常输尿管边缘光滑整齐，具有柔和感，可有折曲。由于输尿管具有节律性蠕动，故常为分段显示。

4. CT　输尿管起始于肾盂，沿腰大肌前方下行，进入盆腔后沿髂腰肌内后方下行，至膀胱水平由外后方向前呈弧形进入膀胱。平扫时为两个圆点状低密度影，直径为4 mm，难与血管区分，增强延迟期扫描其内充有造影剂时呈高密度影，易于辨认。但要注意，由于输尿管的收缩蠕动，并不是在每一个层面都能清楚显示。

5. MRI　MRI的T_1WI或T_2WI横断面像上，自肾盂连续向下追踪，在周围高信号或中等信号脂肪组织的对比下，有可能识别部分正常的腹段输尿管，呈点状低信号影，而正常盆段输尿管难以识别。MRU水成像无须使用造影剂就可取得IVP及CTU同样的效果，但空间分辨率和图像的信噪比尚待提高（图18-22）。

常见疾病影像学诊断要点

1. 输尿管梗阻　输尿管梗阻可由于多种原因引起：成年人以结石、炎性狭窄、周围肿瘤压迫或局部浸润最为常见，如子宫颈癌、乙状结肠癌、恶性淋巴瘤等，腹膜后纤维化也可引起输尿管的梗阻；小儿则以先天发育异常多见，如先天性肾盂输尿管连接处狭窄、迷走肾动脉、腔静脉后位输尿管等；在各年龄组，手术外伤也是重要因素。平片只能发现阳性结石。静脉肾盂造影可显示狭窄上方的输尿管扩张，狭窄下方的输尿管管径正常。CT（包括CTU）和MRI（包括MRU）不仅可以显示扩张的输尿管，还可以显示梗阻点腔内、管壁的情况，明确梗阻的原因。

2. 输尿管结石　输尿管结石是泌尿系统常见的结石，绝大多数是肾结石下移而来，且易停留在输尿管3处生理性狭窄处。腹部平片可发现输尿管的阳性结石，典型者呈卵圆形致密影，其长轴与输尿管走形一致。但在盆腔，要注意与静脉石相鉴别。IVP可进一步证实结石位于输尿管内，并可显示阴性结石，表现为输尿管内充盈缺损，同时，可发现结石上方的输尿管、肾盂、肾盏有不同程度的扩张积水。CT平扫可以提供结石的准确定位，在许多医院，现已取代IVP对泌尿系统结石进行诊断和术前定位（图18-23）。MRI很少用于检查输尿管结石，但MRU可以显示输尿管的梗阻及上方的扩张。超声典型表现为输尿管行程小团块状强回声，后伴声影。

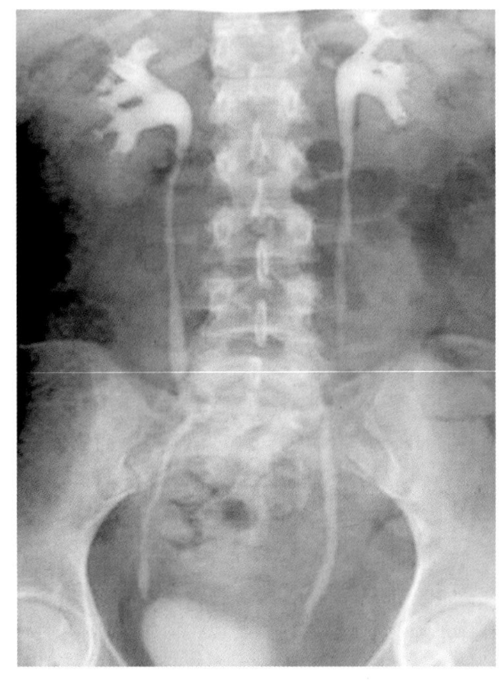

图18-21　IVU显示正常输尿管

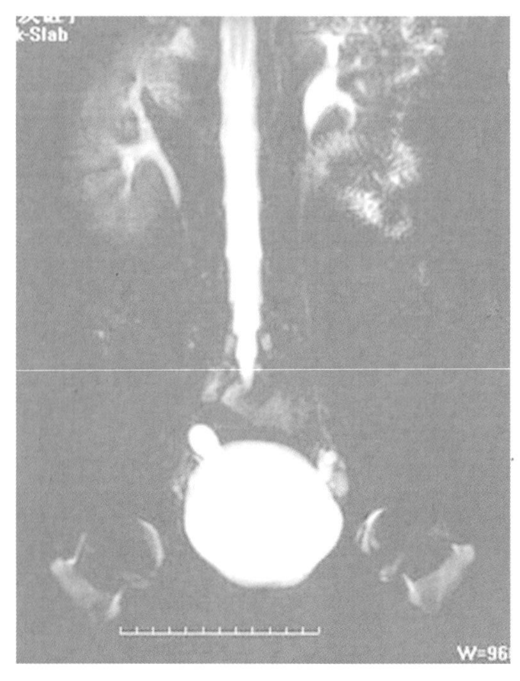

图18-22　MRU显示正常输尿管

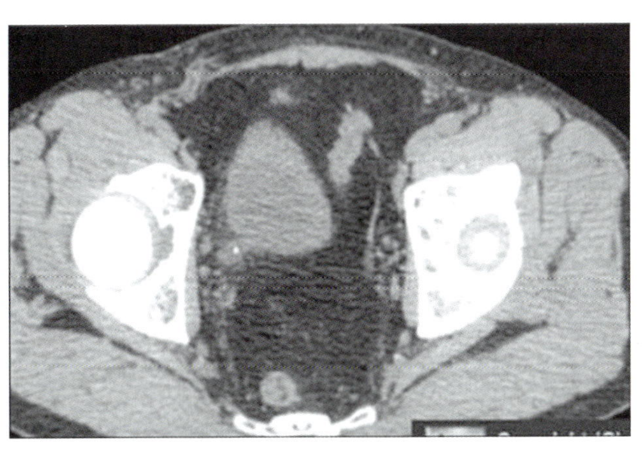

图18-23　CT平扫显示右侧输尿管末端小结石

■ 膀胱

影像学检查方法评价

1. X线检查　由于膀胱与周围组织缺乏自然对比，平片也不能显示正常的膀胱，但怀疑膀胱结石时，可摄平片检查。IVP造影可让膀胱充盈造影剂，可以用于检查和诊断大多数膀胱疾病。当患者不能行IVP检查时，逆行膀胱造影可以作为对IVP的补充检查。这些检查不能对膀胱腔外病变情况提供足够的信息。

2. B超　对于膀胱疾病，超声是首选的检查方法。膀胱超声检查能发现和诊断多数膀胱病变，包括膀胱肿瘤、结石、异物和憩室等，尤其对膀胱癌运用腔内检查技术，能较为准确地显示膀胱壁侵犯的深度，有助于肿瘤的分期与治疗。经腹壁检查时，需要求膀胱处于充盈状态；经直肠扫描，膀胱内仅有少量尿液即可。

3. CT　同检查肾脏一样，CT也是检查膀胱最主要的方法，不但能做出诊断，还能明确病变的范围和类型，具有很高的价值。

4. MRI　可以提供比CT更好的软组织对比，多参数成像可以提供更多的诊断信息，特别是MRI检查无放射危害，对育龄期妇女及儿童尤为有价值。

正常影像解剖学

1. X线检查　由于膀胱与周围组织缺乏自然对比，平片不能显示正常的膀胱。在IVP或逆行膀胱造影图像上，正位观察，充盈较满的膀胱呈圆形、类圆形或横置的椭圆形，位于耻骨联合的上方。边缘光滑整齐，密度多均匀一致。膀胱顶部可见略凹，系子宫或乙状结肠压迫所致。膀胱的形态并非总是对称，还可向一侧偏移。密度也可不均匀。在膀胱底两侧输尿管之间有时还可见一横行透明带，代表输尿管嵴，勿误认为病变。当膀胱未完全充盈或处于收缩状态时，其粗条状黏膜皱襞使边缘不整而呈波浪状。侧位观察，膀胱呈纺锤形或直立卵圆形，长轴几乎平行耻骨联合，顶部尖锐或圆钝，底部略向前下方倾斜。有时还可见膀胱颈，呈鸟嘴状突出。

2. 超声　正常膀胱位置大多居中，膀胱内尿液呈液性无回声区，后方回声增强明显。膀胱壁呈强回声，厚1~3 mm，充盈状态壁薄且光滑整齐，排空后则较厚毛糙有皱褶。经直肠超声或膀胱内超声显示黏膜为强回声线，肌层则为中等回声带。

3. CT　在CT图像上，膀胱的大小、形态及膀胱壁的厚度因充盈状态而异。充盈良好时，膀胱呈圆形，壁光滑且均匀一致，其厚度不超过3 mm，膀胱内充盈尿液为水样密度（图18-24）。膀胱后方为精囊，膀胱精囊角为锐角。增强扫描，膀胱内充盈造影剂时，密度增高，有时可见输尿管造影剂进入膀胱时的喷射状高密度影。

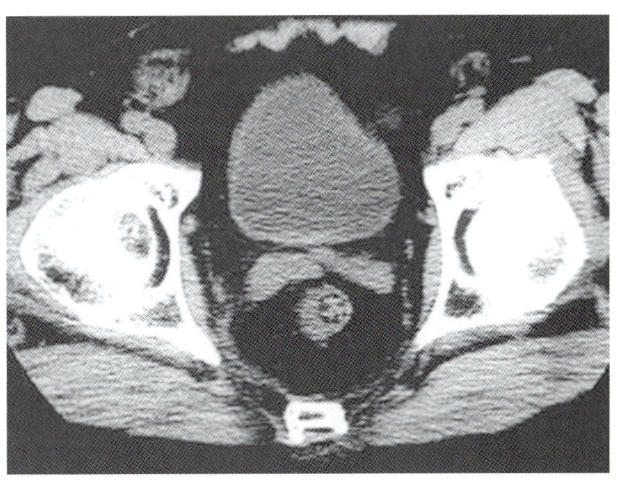

图18-24　正常膀胱。CT平扫示膀胱略呈方形，膀胱壁厚度均匀一致。两侧精囊腺对称，膀胱精囊角为锐角

4. MRI　膀胱内尿液呈长T_1长T_2液体信号；膀胱周围脂肪组织在T_1WI上呈高信号，在T_2WI上呈中等信号；膀胱壁在尿液与周围脂肪组织的衬托下能清晰显示，表现为厚度一致的薄壁环形影，其与肌肉信号类似，在T_1WI上高于腔内尿液，在T_2WI上低于尿液。在T_2WI上由于化学位移伪影，有时可在膀胱壁的一侧出现线状高信号，而在另一侧出现线状低信号影，勿误认为病变。

常见疾病影像学诊断要点

1. 膀胱结石　可由尿液潴留、感染或异物而产生，亦可为肾结石排入膀胱。超声可见膀胱内出现强回声光团，并伴声影（图18-25A）。X线平片可见高密度影（图18-25B），常可见分层现象。CT检查时首先不注入造影剂，结石呈高密度影，位于膀胱低位，可随体位移动改变位置。MRI上结石T_1WI、T_2WI均呈低信号，但在T_2WI上尿液呈高信号，故可显示出高信号中的低信号结石影。

2. 膀胱癌　膀胱癌多为移行细胞癌，占95%，次为鳞癌，少数为腺癌；多为带蒂乳头状，也可是广基生长。造影及CT、MRI上均表现为局限性膀胱壁增厚或突向膀胱内的结节样占位（充盈缺损）（图18-26），密度（信号）可以不均匀。增强扫描，肿块早期可强化。膀胱癌向外侵犯时，膀胱周围脂肪间隙可消失；膀胱精囊三角消失，提示可能侵犯精囊腺；CT及MRI还可显示盆腔淋巴结是否有肿大、转移。

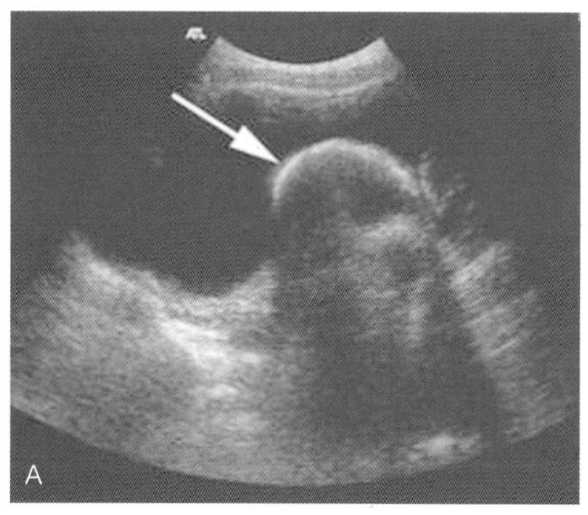

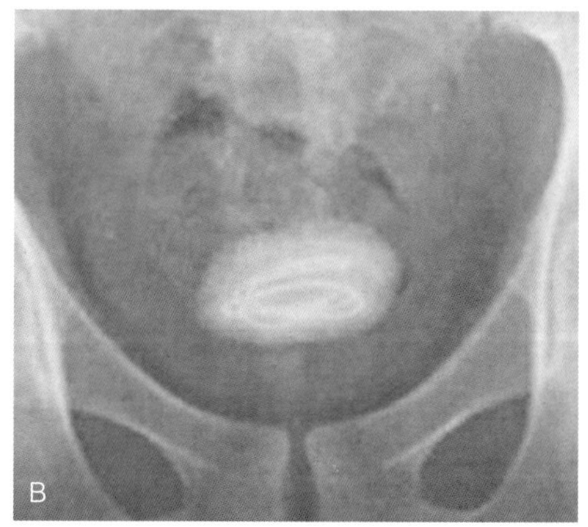

图18-25　膀胱结石病例

A.超声图像显示膀胱内较大强回声光团，伴有声影；B.另一病例盆部平片显示膀胱区巨大高密度结石影，其内可见金属丝状异物

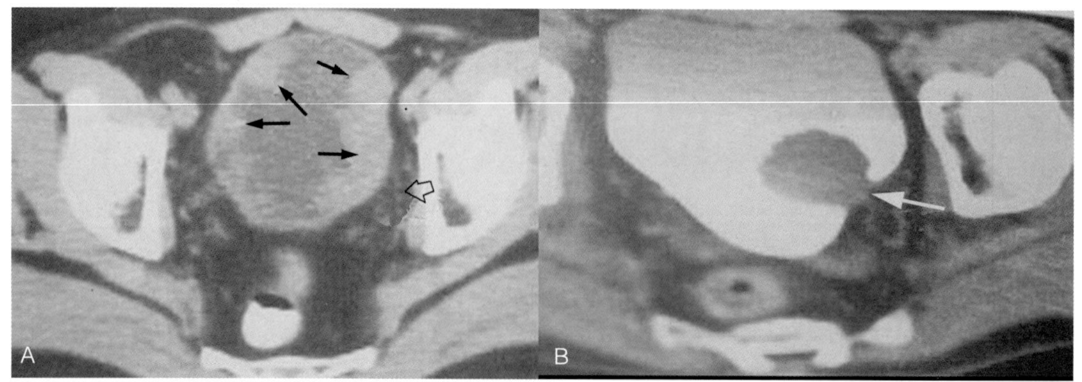

图18-26　膀胱癌病例CT像

A.显示膀胱壁不规则增厚，邻近周围脂肪间隙内密度增高；B.另一病例轴位CT显示膀胱癌肿块突向膀胱内形成结节样占位

■ 前列腺

影像学检查方法

普通平片密度分辨率较低，且为重叠投影图像，对于前列腺等男性生殖器难以显示，只有高密度钙化和结石才可以选用平片检查。超声检查简便、经济，对前列腺疾病的敏感性和准确性高，为首选检查方法。CT具有高的密度分辨率，且断面图像无重叠，图像更直观、清晰，是非常好的检查方法。MRI的软组织分辨率高，能够清晰地将前列腺的外围叶与中央叶以及前列腺的周围脂肪与静脉丛的结构显示出来，因此，MRI在鉴别前列腺增生与前列腺癌方面明显优于CT，DWI（磁共振弥散成像）与MRS（磁共振波谱分析）可以为前列腺癌的诊断提供非常重要的诊断信息，从而提高了诊断的敏感性和特异性。

正常影像解剖学

1. 超声　正常前列腺横切面图呈左右对称的栗子形，包膜回声呈形态整齐的增强光带，内部回声为均匀分布的散在细小光点，高分辨率超声仪可见低回声的前部内腺和后部外腺。纵切面正常前列腺呈椭圆形，尖端朝向下后方，包膜回声明亮、整齐，内部回声均匀。

2. CT　前列腺紧贴膀胱尿道开口下缘，呈圆锥形，位于耻骨联合后，其后缘由直肠膀胱筋膜与直肠相分隔，下缘和尿生殖膈相贴。两侧为对称的肛提肌。前列腺由前叶、后叶、内叶和两个侧叶组成，在成年人除两个侧叶外，其他三叶均很小。在CT图像上前列腺呈圆形或卵圆形密度均匀的软组织密度影，分界清楚（图18-27），可测其大小和体积。30岁以下者，上下径为30 mm，前后径23 mm，左右径31 mm；60岁以上者，上述三个径线分别为50 mm、43 mm和48 mm。

3. MRI　前列腺为倒锥形结构，底贴着膀胱下壁，左右对称。T_1WI前列腺为中等信号结构，T_2WI前列腺可分为前肌纤维质、中央叶和周围叶

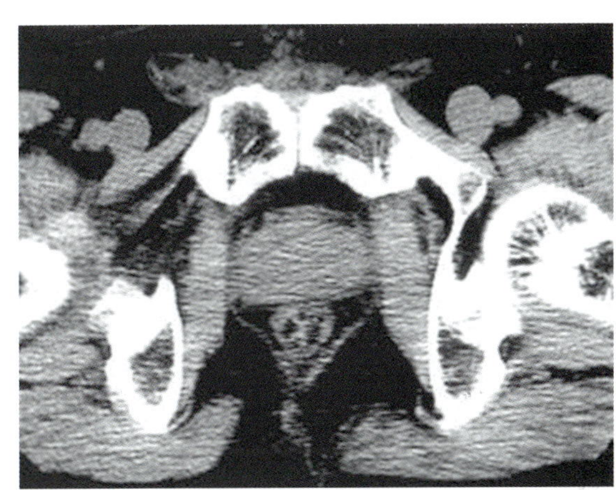

图18-27　正常男性盆腔。CT平扫示前列腺与其后方的直肠，前列腺呈栗子形，边缘光滑

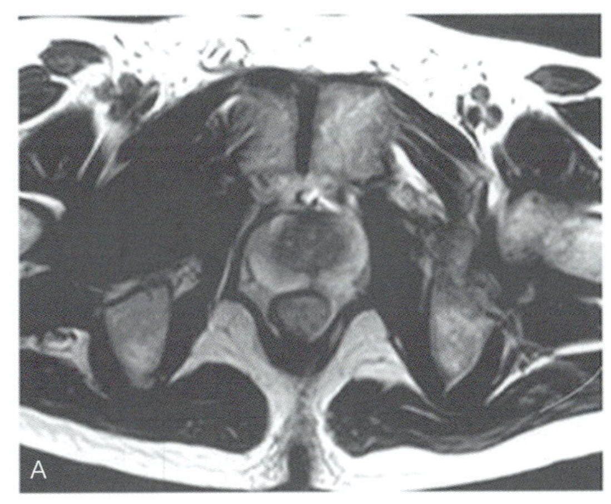

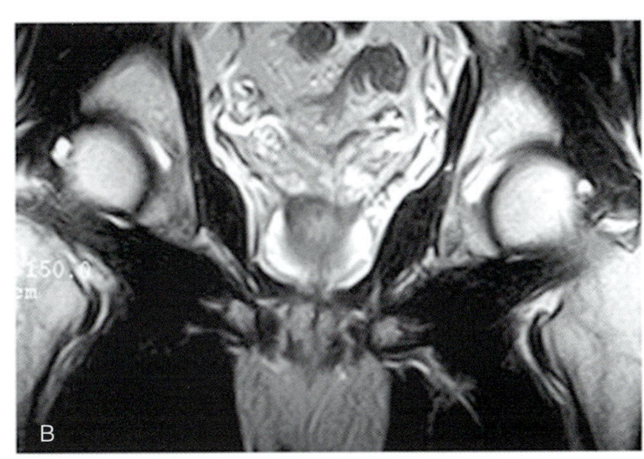

图18-28　正常男性盆腔

A.MR轴位T_2WI，前列腺分为前肌纤维质、中央叶和周围叶；B.MR冠状位显示前列腺呈三角形，在中央叶的后外侧为弧形高信号的周围叶，两侧外围叶向尾侧移行合成前列腺顶

三部分，前列腺尿道前方可见一短T_2区是前肌纤维质，呈带状，在前列腺前部纵贯前列腺全长，信号强度与肌肉的信号近似，在它的后面是中等信号的中央叶（占前列腺体积的25%）（图18-28A），它在冠状位矢状位上呈三角形，在中央叶的后外侧为弧形高信号的周围叶，两侧外围叶向尾侧移行合成前列腺的顶（图18-28B）。

常见疾病影像学诊断要点

1. 前列腺良性增生　正常前列腺上界不超过耻骨联合上缘1 cm，如前列腺超过耻骨联合上缘2 cm，和/或横径超过5 cm，即可诊断前列腺增大。良性前列腺增生多发生在移行带。增大的前列腺压迫膀胱时可表现为膀胱内肿块。CT动态增强扫描可显示前列腺的各叶，显示移行带、中央带的增大。MRI表现为增生的前列腺结节在T_1WI上信号一般较均匀，信号略低，T_2WI可以是等信号、低信号或高信号，这是由其组织学成分不同所致，若增生结节以肌纤维成分为主，表现为低信号（短T_2），若以腺体为主则表现为高信号（长T_2），许多增生结节周边可见一环形低信号带，即是病理解剖上所见的包膜。仅凭MR表现不足以决定前列腺结节是良性或恶性，关键是看病变的部位，95%以上的前列腺癌起于周围叶，而起于中央叶的不到5%，而前列腺增生主要位于移行带，也有作者认为前列腺增生仅位于移行带，因此只要确定了病变的部位就为鉴别诊断提供了依据（图18-29）。

2. 前列腺癌　前列腺癌多发生于老年男性，患者血清前列腺特异性抗原（PSA）增高。前列腺癌有95%起源于周边带，尤其是后叶周边带，所以直肠指诊仍是最简便、可靠的发现病变的手段，确诊主要靠穿刺活检。CT检查：怀疑前列腺癌患者对前列腺宜用5 mm层厚做连续扫描，因前列腺癌结节与正常前列腺密度差别小，宜用窄窗观察，当癌肿仅限于前列腺轮廓内时，CT不易发

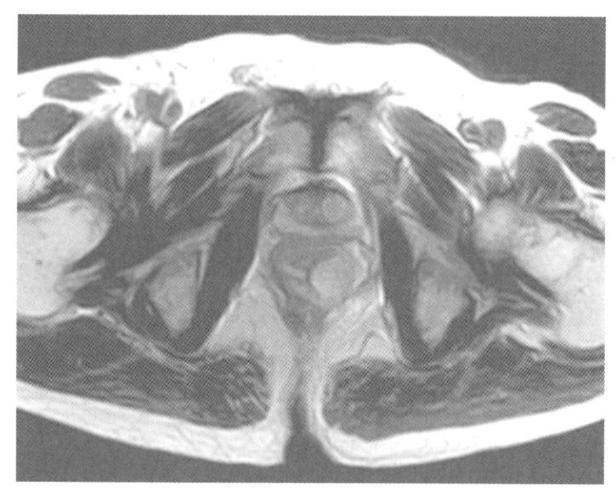

图18-29　前列腺增生。T_2WI上前列腺为稍高信号，信号较均匀

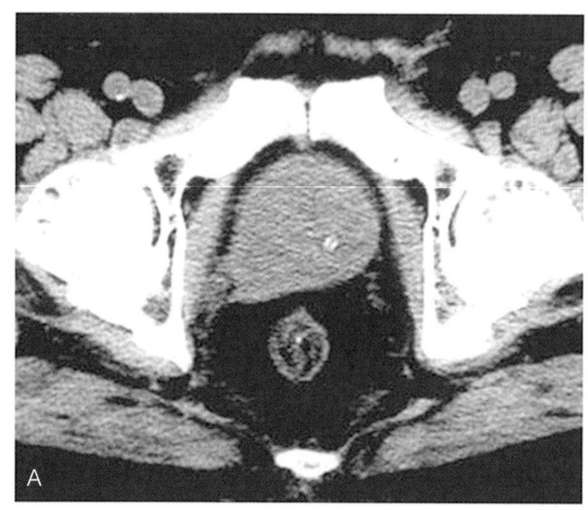

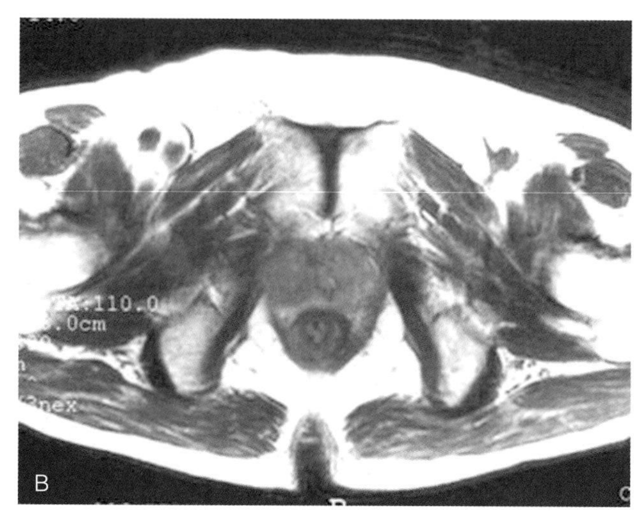

图18-30　前列腺癌

A. CT轴位像，表现为前列腺外形轻度隆起；B.另一病例MRI T_2WI，显示高信号的前列腺外围叶中出现低信号缺损区

现，可仅表现为前列腺内密度稍低的癌结节或前列腺外形出现轻度隆起（图18-30A）；当癌肿侵犯包膜，超出前列腺范围则易为CT发现，向后可累及精囊，出现膀胱精囊角消失，约80%累及精囊的患者有盆、腹腔淋巴结转移，前列腺癌亦可沿尿道黏膜扩展侵及膀胱壁。因有盆腔筋膜作为屏障，前列腺癌侵犯直肠比例较低。MRI检查：前列腺癌的征象是T_2WI在高信号的前列腺外围叶中出现低信号缺损区（图18-30B），在DWI上呈明显高信号。当肿瘤局限在前列腺内时前列腺的外缘完整，与周围静脉丛的界限清楚，当肿瘤突破包膜侵犯周围结构时，肿瘤侵犯的范围可在磁共振上很好显示。

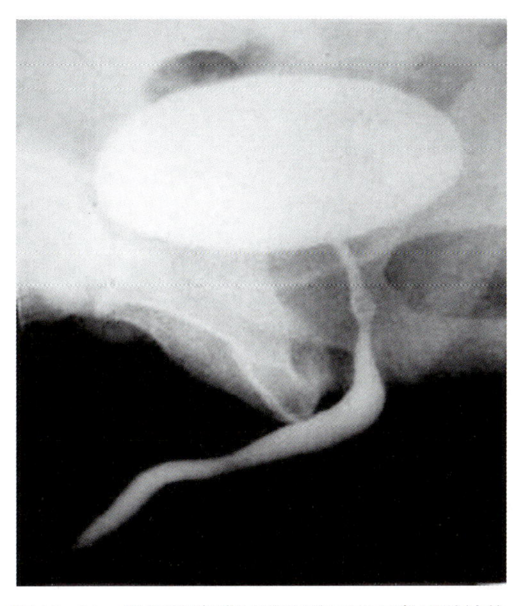

图18-31　排泄性膀胱尿道造影显示正常尿道结构

■ 尿道

影像学检查方法

怀疑尿道结石时，可行局部平片检查，以侧斜位为佳；正位时，不要误将小孩的外生殖器阴茎的重叠影认为是尿道结石。造影检查有逆行排泄性膀胱尿道造影及静脉性膀胱尿道造影。前者检查时排清膀胱内尿液，将导管插入膀胱，于造影剂注射后令患者排尿，在排尿过程中摄片。后者为静脉肾盂造影使膀胱充盈后，让患者排尿，在排尿过程中摄片。

另外，对于怀疑骨盆骨折损伤尿道的患者，MRI是非常好的检查方法。

正常影像解剖学

成年人男性尿道长15~20 cm，略呈“S”形弯曲，由尿生殖膈将其分为前后尿道。前部尿道又分为球部尿道和阴茎部尿道，长10~15 cm；后部尿道又分为前列腺部（长3~4 cm）及膜部（长1~2 cm）两部分。膜部穿过尿生殖膈，为尿道最固定和除尿道内、外口以外最狭窄的部位。女性尿道较短在成人中没有弯曲，长3~5 cm。排泄性尿道造影是较好的检查方法（图18-31）。

排泄性尿道造影摄片时，膀胱颈区较宽大如漏斗状，有时不易辨认尿道内口。膜部尿道也因外括约肌松弛而较宽大，与前列腺部尿道分界不清。球部尿道较宽大及向前弯曲，较易识别。

在逆行尿道造影时，由于肌肉紧张，导致后尿道充盈不全，或造影剂很少，仅见到一细条状影。一般造影剂可回流入膀胱，偶可回流入输精管、精囊及前列腺，压力高时甚至可回流入邻近的静脉。在造影片中还可在尿道的一些部位见到深浅不等的对称性收缩波，一般时间短暂，形态不固定，不应误认为器质性改变。

常见疾病影像学诊断要点

1. 尿道结石与异物　尿道结石占尿路结石的5%~15%，大多为继发性，即结石先在上尿路形成，以后下行停留于尿道内，平片检查即可发现，但在小孩患者，要注意不要把阴茎重叠的软组织影误认为尿道结石而手术。异物进入及停留于尿道内最多为经尿道外口插入，其次为从膀胱内排入尿道。金属异物平片即可发现，逆行造影检查及CT检查能确定异物的部位和形态。

2. 尿道损伤　骑跨伤常影响球部尿道，后尿道损伤则大多为骨盆骨折引起。严重损伤者发生尿道破裂或断裂，导致尿液外渗或血肿，排尿困难，甚至尿潴留。有外伤史者应先摄骨盆平片或CT检查，了解有无骨盆骨折及骨折片移位情况。逆行造影检查可确诊尿道损伤的部位，有无断裂及尿液外渗。

■ 精囊

影像学检查方法

精囊是两个分叶状、长形的囊，位于膀胱三角部后边的两侧，前列腺的后上方，长2~6 cm。精囊疾病首选超声检查。CT、MRI是重要的补充检查方法。

正常影像解剖学

精囊为一对长椭圆形腺体，左右对称，位于前列腺后上方、膀胱底与直肠之间，主要由迂曲的腺管结构构成，内含精液。两侧精囊在膀胱底呈“八”字形向外上斜行。精囊周围为脂肪组织填充，内有静脉丛。精囊发育成熟后随年龄增加渐渐缩小。在超声上呈低回声。在CT图像上，由于周围有丰富的脂肪衬托，显示其形态结构清晰，呈软组织样密度，CT值略低于前列腺，前列腺和膀胱形成膀胱精囊角，正常仰卧位时较清楚，呈锐角。俯卧位时由于精囊腺前移贴近膀胱，膀胱精囊三角可能消失。MRI上呈长T_1长T_2信号。

常见疾病影像学诊断要点

精囊疾病在临床上较少发生，其中较为常见的是精囊炎、精囊囊肿及肿瘤，临床症状主要有排尿和射精困难、血精等。

精囊炎：CT上，精囊炎表现为病侧体积增大、密度减低，增强扫描后有的可见强化，精囊结石可见点状高密度影；MRI T_1WI上可见有体积增大、与周围脂肪组织的界面模糊，睾丸信号可减低和正常，在T_2WI上呈不均匀高信号，有纤维组织增生或肉芽肿形成可出现低信号区。

■ 睾丸及附睾

影像学检查方法

超声检查简便、经济，对睾丸疾病的敏感性和准确性高，为首选检查方法。对于生殖腺的检查，MRI由于不像CT那样使用X线而具有无可比拟的优势，加之，睾丸在T_2WI上具有很高的信号，因而广泛应用于睾丸的检查。

正常影像解剖学

睾丸为微扁的椭圆体，由精曲小管和间质细胞构成。睾丸表面有一层由纤维膜构成的白膜包绕。正常成年人每侧睾丸的正常上下径、前后径及左右径分别为4~5 cm、3 cm及2.5 cm，并随年龄增加萎缩变小，但两侧睾丸大小可以不对称。附睾呈新月形，紧贴睾丸的上端和后缘，上端膨大为附睾头，直径可达1 cm；中部为附睾体，厚度不超过3~4 mm；下端为附睾尾，后者逐渐向上弯曲移行为输精管。超声见正常睾丸为中等回声区，白膜为一条细狭整齐的环状高回声，睾丸内部回声光点均匀、细小、亮度中等。附睾的回声略低于睾丸回声。睾丸在MRI T_1WI上表现为等同或稍低于肌肉的信号，在T_2WI上表现为高信号，周围环绕的白膜为不超过1 mm的低信号。与睾丸相比，附睾在T_1WI上呈中等或稍低信号，在T_2WI上呈低信号。

常见疾病影像学诊断要点

1. 睾丸未降　正常情况下妊娠8个月睾丸即降至阴囊内。约30%的早产儿及4%的足月儿童可发生睾丸下降不全，其中大多数在出生后1年内完成正常下降。少数可停留在阴囊以上水平。最常见位于腹股沟远端，约占80%，其余可能位于腹股沟内和腹腔。MRI无放射损伤并具有多维成像能力，使其在确定未降睾丸方面远较CT优越和敏感。其准确率可达94%。未降睾丸可以停留在肾门至阴囊的任何位置，因此，扫描范围应尽量包含这些部位。MRI以冠状位及横断位扫描显示最佳，在脂肪抑制T_2WI上呈明显高信号，但应注意，如有睾丸萎缩含有纤维组织，则T_2WI上信号减低。

2. 睾丸肿瘤　大多数睾丸肿瘤起源于生殖细胞，最常见的为精原细胞瘤。睾丸肿瘤可引起内分泌失调的症状，表现为男性乳腺发育，性早熟和女性化。与CT相比，MRI更能显示病变的情况，T_1WI肿瘤一般呈等信号（与正常睾丸比），T_2WI正常睾丸信号较高，而肿瘤一般呈低信号，多数肿瘤内部信号较均匀，当肿瘤内部出现出血、坏死时，T_2WI上信号增高。当肿瘤转移至腹部淋巴系统时，腹主动脉及其分支周围可出现肿大淋巴结。

睾丸肿瘤在我国发生率较低，其中最多见睾丸精原细胞瘤。睾丸精原细胞瘤易发生淋巴结转移，在CT或MRI检查时，往往先发现淋巴结转移，然后再明确睾丸肿瘤的诊断。CT诊断淋巴结转移的准确率很高。MRI不仅能检出淋巴结的转移情况，还能发现睾丸精原细胞瘤本身，在T_1WI上肿瘤呈等信号，T_2WI呈低信号。如白膜信号消失或中断，常提示肿瘤向睾丸外侵犯。

泌尿系统超声应用解剖

■ 肾上腺

超声图像结构界面欠清对肾上腺肿瘤诊断较难。近年来由于超声诊断仪图像质量的改进，诊断医生操作技能的提高，断层解剖的研究使肾上腺的超声图像大有改进。

肾上腺的形态和位置

肾上腺在冠状面上看，右肾上腺呈较大的三角形而左肾上腺呈较大的新月形，但二者的最大厚度一般少于10 mm。右肾上腺的最大厚度位于右肾上极水平和下腔静脉右缘相交处，左肾上腺的最大厚度一般位于左肾上腺的中段。依解剖资料观察，超声探测到肾上腺各径均大于10 mm的肿块，尤其是位于肾上腺的外周边缘，应疑及有肿瘤，需结合临床证候进一步检查。

超声探测肾上腺时必先找到肾脏。右肾上腺位于右肾上半的内上方，左肾上腺位于左肾上半的内侧。解剖学资料认为，右肾由于肝脏向下压使右肾比左肾位置低，依上述肾上腺和肾的相对位置来推论，两侧肾上腺往往可在同一水平面上。从肾的侧方看其外侧，经过肾窦中心做纵、横两相直交的轴，可知右肾上腺位于右肾上半的前上方而左肾上腺位于左肾上半的前方，由此在两侧肾上腺做任何横或纵切面，切到肾上腺就同时能切到肾实质而不能切到肾窦结构（左肾近中部横切面除外），超声探测肾上腺时，只要发现肾上腺和肾实质。若图像上同时出现肾窦结构，则肾上腺很小或消失，再在图上试做斜切，切线由后上斜向前下，这与肋间方向相一致亦能探测到肾上腺和肾实质。故用线阵或凸阵B超探头扫查任何方位肾上腺时，使图像上出现肾实质而无肾窦结构能使肾上腺发现率提高（图18-32，33）。

右肾上腺的毗邻和断面解剖

1. 右肾上腺的毗邻　分前外侧面、后内侧面和后下面，其毗邻如下：

（1）前外侧面：内侧有40%面积位于下腔静脉的后方。外侧有60%面积位于肝的后方，其上半部与肝裸区接触，下半部肾上腺前面有腹膜脏层反折至肝脏形成肝肾隐窝最高最深处。

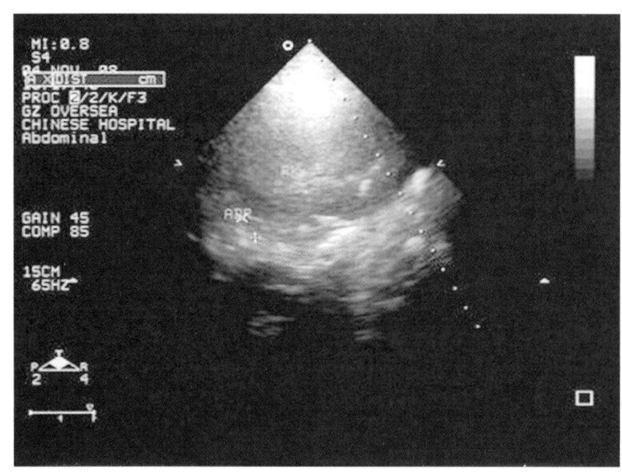

图18-32　正常右肾上腺

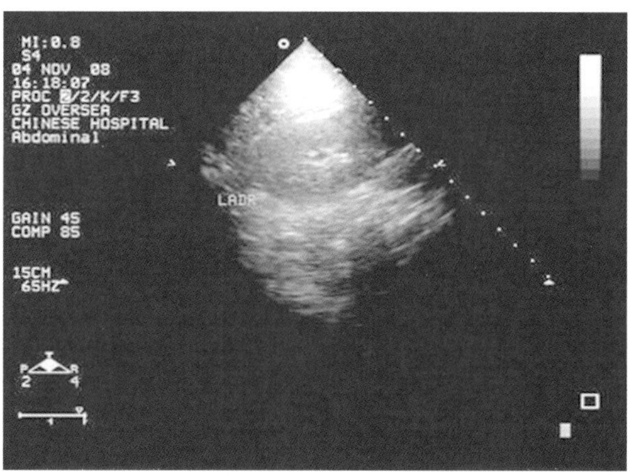

图18-33　正常左肾上腺

（2）后内侧面：与右膈脚相邻。

（3）后下面：与右肾上半内上端相邻凹面向后、下、外。

2. 右肾上腺的断面解剖

（1）横断面：经右肾上极水平稍下方即在右肾上腺最厚处的稍下方做横断面，肾上腺多呈“∧”形，分体部及其两个翼，体部位于下腔静脉的后方，前翼贴于肝的后内方，一般前翼长而后翼较短。肾上腺后外方为右肾上极的皮质，后内侧为右膈脚。在超声图像上找寻右肾上腺的标志有4个：①右肾刚出现，只见皮质不见髓质，更不能见肾窦结构；②右肾上腺前方的肝脏相当于肝门水平，即肝图像看到门静脉右支正方前、后叶静脉；③右后肝静脉汇入下腔静脉时；④肝裸区的下界即肝肾隐窝有轻度腹水时，图像上的腹水低回声达右肾上腺中部，可作为探测右肾上腺的标志。

经右肾上极稍上方的水平做横断面，肾上腺切面呈前内向后外位置的长索形。肾上腺前外面的毗邻：前内半为下腔静脉，后外半为肝脏，其厚度少于此断面的肝脏，相当于肝门和第二肝门之间的横断面，肝内出现较粗的右、中、左三大肝静脉。

（2）纵断面：通过下腔静脉右半做纵断面，右肾上腺呈条索形，其毗邻上为肝、下为肾，前方为下腔静脉、后上方为右膈脚。肝门内的门静脉正由其横段转向矢状段，肝内有肝中静脉，为肝的左内叶纵断面。右肾正纵切至右肾上半的皮质。

通过下腔静脉右侧做纵断面，断面上不见下腔静脉，只见肝内有门静脉右支和胆囊的切面。肾上腺呈“∧”形是由于右肾上半的上内端向上顶使肾上腺呈凹面所致。右肾上腺的毗邻：前上方为肝（肝的纵切面显示，呈左内叶、右前叶和右后叶三叶重叠），后方为右膈脚，下方为右肾，右肾切到右肾上半的实质。若纵断面再稍向右移就可见右肾的肾窦结构。

3. 背部纵切面　超声探头纵放在背部声束通过右肾前部实质、右肾上腺、下腔静脉和肝脏亦能探测到右肾上腺。

左肾上腺的毗邻和断面解剖

左肾上腺的超声探测比右侧难，由于右侧以肝脏为声窗，有下腔静脉右缘为标志线。但左肾上腺前方大部分是胃，由于胃的干扰超声探测左肾上腺发现率较低。超声经腹前壁探测左肾上腺，先饮水使胃充盈，在腹主动脉和左肾之间做纵横扫查。为了避开胃，超声探头更向后移，使声束穿过左肾上半的前部实质、左肾上腺、脾脏、腹主动脉和下腔静脉的左前边缘，使图像中胃位于左肾上腺的远侧，获得清晰的左肾上腺图像。

1. 左肾上腺的毗邻　左肾上腺位于左肾上半前内方，其上端超过左肾上极约5 mm，其下端距离左肾静脉约10 mm或接近左肾静脉的上缘，若超声图像发现左肾上腺下端超过左肾静脉，则有肾上腺肿瘤可能，或不是肾上腺而是肾门肿大的淋巴结。左肾上腺下1/3和胰腺上1/3之间有脾静脉。左肾上腺分前外侧面、后内侧面和后外侧面，其毗邻如下。

（1）上外：脾脏。

（2）前外侧面：前上半部：胃、脾动脉；前下半部：胰腺及其后方的脾静脉。

（3）下方：左肾静脉及左肾动脉。

（4）后内侧面：左膈脚。

（5）后外侧面：凹向左肾上半部的前内缘。

2. 左肾上腺的断面解剖

（1）通过肠系膜上动脉和脾静脉做横断面，左肾上腺呈“∧”形，体的前翼较长而后翼短。左肾上腺的毗邻：前为胰后方的脾静脉，后内为左膈脚，后外为左肾横断面，可见肾窦结构。

（2）通过腹腔动脉和脾动脉的横断面，可切到肾上腺的厚处。其毗邻：前为脾动脉、后内为左膈脚、外侧为脾脏、后外方为左肾，只见到肾的实质。

（3）通过胸主动脉和左、右膈脚的横断面，左肾上腺由前内向后外呈条索形。其毗邻：内侧为胸主动脉、后内侧为左膈脚、前方为胃、后外侧为脾脏。

■ 肾脏

肾的形态和位置

肾是实质性器官，长10~12 cm，宽4~5 cm，厚3~5 cm，形似蚕豆。因受肝的影响，右肾较左肾低1~2 cm。肾分内、外两缘，前、后两面及上、下两端。内侧缘中部的凹陷称肾门，为肾的血管、神经、淋巴管及肾盂出入之门户。肾门诸结构为结缔组织包裹称肾蒂，右肾蒂较左肾蒂短，是因为下腔静脉靠近右肾的缘故。肾蒂内各结构的排列关系，自前向后顺序为肾静脉、肾动脉和肾盂末端；自上而下顺序是肾动脉、肾静脉和肾盂。由肾门伸入肾实质的凹陷称肾窦，肾门是肾窦的开口。肾的前面凸向腹外侧，后面紧贴后腹壁，上端宽而薄，下端厚而窄，重134~148 g。正常肾脏超声如图18-34。

肾位于脊柱两侧，腹膜后间隙内，属腹膜外位器官。左肾在第11胸椎体下缘至第2~3腰椎间盘之间；右肾则在第12胸椎体上缘至第3腰椎体上缘之间。两肾上端相距较近，距正中线3.8 cm；下端相距较远，距正中线7.2 cm。左右两侧的第12肋分别斜过左肾后面中部和右肾后面上部。肾门约在第1腰椎体平面，相当于第9肋软骨前端附近，在正中线外侧约5 cm。在腰背部竖脊肌外缘与第12肋的夹角处，称肾区。肾病患者触压和叩击该处可引起疼痛。

肾的被膜

肾皮质表面由平滑肌纤维和结缔组织构成的

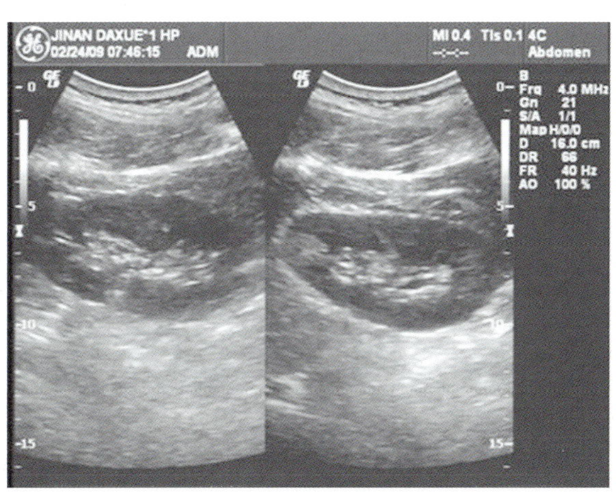

图18-34　正常肾脏超声

肌织膜包被，它与肾实质紧密粘连，不可分离，进入肾窦，被覆于肾乳头以外的窦壁上。除肌织膜外，通常将肾的被膜分为三层，即由内向外依次为纤维囊、脂肪囊和肾筋膜。

1. 纤维囊　为坚韧而致密的、包裹于肾实质表面的薄层结缔组织膜，由致密结缔组织和弹性纤维构成。肾破裂或部分切除时需缝合此膜。在肾门处，此膜分为两层：一层贴于肌织膜外面，另一层包被肾窦内结构表面。纤维囊与肌织膜连结疏松，易于剥离，如剥离困难即为病理现象。

2. 脂肪囊　又名肾床，是位于纤维囊外周、包裹肾脏的脂肪层。肾的边缘部脂肪丰富，并经肾门进入肾窦。临床上做肾囊封闭，就是将药液注入肾脂肪囊内。

3. 肾筋膜　位于脂肪囊的外面，包被肾上腺和肾的周围，由它发出的一些结缔组织小梁穿脂肪囊与纤维囊相连，有固定肾脏的功能。位于肾前、后面的肾筋膜分别称为肾前筋膜和肾后筋膜，二者在肾上腺的上方和肾外侧缘处均互相愈着，在肾的下方则互相分离，并分别与腹膜下组织和髂筋膜移行，其间有输尿管通过。在肾的内侧，肾前筋膜被覆肾血管的表面，并与腹主动脉和下腔静脉表面的结缔组织及对侧的肾前筋膜相移行。肾后筋膜向内侧经肾血管和输尿管的后方，与腰大肌及其筋膜汇合并向内附于椎体筋膜。由于肾筋膜下方完全开放，当腹壁肌力弱、肾周脂肪少、肾的固定结构薄弱时，可产生肾下垂或游走肾。肾积脓或肾周围炎症，脓液可沿肾筋膜向下蔓延，达髂窝或大腿根部。

肾的结构

观察肾的冠状切面，肾实质可分位于表层的肾皮质和深层的肾髓质。肾皮质厚1~1.5 cm，由肾小体与肾小管组成。肾髓质约占肾实质厚度的2/3，由15~20个呈圆锥形、底朝皮质、尖向肾窦的肾锥体组成。2~3个肾锥体尖端合并成肾乳头，并突入肾小盏，肾乳头端有许多小孔称乳头孔，肾产生的终尿就是经乳头孔流入肾小盏内。伸入肾锥体之间的皮质称肾柱。肾小盏呈漏斗形，共有7~8个，其边缘包绕肾乳头，承接排出的尿液。在肾窦内，2~3个肾小盏合成一个肾大盏，再由2~3个肾大盏汇合形成一个肾盂。肾盂离开肾门向下弯行，约在第2腰椎上缘水平，逐渐变细与输尿管相移行。成年人肾盂容积为3~10 mL，平均7.5 mL。

肾脏的毗邻关系和断面解剖

1. 右侧肾脏的毗邻关系和断面解剖　右肾上方偏前内侧有右肾上腺，右肾中上部前方为肝脏，前方偏内侧为胆囊，前下部与结肠肝曲相邻，内侧缘邻近十二指肠降部。右肾腹侧与肝脏和其他脏器相邻的部分，除了上端之外，其间均由腹膜分隔。

（1）通过侧腰部的冠状断面图，肾呈蚕豆状，肾上极位置较深，前方的实质性结构为右肝，肾下极位置较浅。右肾中上部覆盖有肝脏，下极常有肠道气体遮挡。肾门位于肾的后缘中部，向内凹陷，肾动脉、静脉和肾盂管状结构由此出入。肾的深处有腰大肌和脊柱。若声束稍偏前方，则显示靠近肾门的下腔静脉长轴。此途径受肋骨遮挡，探测时嘱受检者深呼吸，且声束指向内侧，探头上端偏后，下端偏前，使内侧显示肾门之凹处，这样可完整显示肾轮廓线、肾实质及肾窦回声。

（2）通过背部的纵断面图，右肾轮廓呈椭圆形，位于腰背部肌层回声的深部，肾上极位置较浅，在肺下界较低者，小部分可被遮挡，肾下极位置相对较深，但图像清晰。右肾中上部前方为右肝，回声相对较低，有时可在肾中下部深方显示胆囊或为肠管回声所代替。此途径不受肠腔气体影响，图像较为清晰，直观性好，但肾上极受肺和肋骨遮挡，不能显示较完整肾脏，难准确测肾的长径。

（3）通过背部的横断面图，右肾上极和肾

下极的横断面图上，呈椭圆形；肾门部的断面图上，呈马蹄形，其内凹部朝向人体的内侧前方。右肾前方为背部肌，内侧前方尚有腰大肌之横断面回声，内侧为脊柱椎体。右肾中部的外后方为肝脏，中下部的深处可为肝下缘和或胆囊肠管回声。此途径所示图像清晰，内部层次分明，可作肾厚径、宽径、集合系统厚径的准确测量。

2. 左侧肾脏的毗邻关系和断面解剖　左肾上方前内侧有左肾上腺遮盖。左肾前上方为胃底后壁，中上方与胰尾和脾血管相邻，中下方与结肠脾曲相依。脾脏位于左肾前外侧。左肾位于网膜囊后壁腹膜的后面，腹侧与前方的脏器由腹膜分隔。

（1）通过侧腰部的冠状断面图，肾呈蚕豆状，左前方的实质性结构为脾脏，覆盖于肾的上极，一般不超过肾长轴的1/2。肾下极位置较浅，小部分贴近侧腹壁。右肾下极常有肠道气体遮挡。腰大肌和脊柱回声位于肾轮廓的深处。声束略向前方倾斜，可于肾后方显示腹主动脉，呈内部无回声的搏动性管状结构。

（2）通过背部的纵断面图，左肾位置、形态与右肾相同。只左肾上极深处或偏外侧可见部分脾脏和胃的贲门部，左肾中部偏上之深处可显示部分胰尾和脾静脉。结肠脾曲邻近左肾中下部腹侧。

（3）通过背部的横断面图，与右肾基本一致。但左肾外侧和后方深处的毗邻脏器不同，左肾上极外侧和偏后方为脾脏，中部深处为胰尾的长轴断面和脾静脉。内侧深部可显示腹主动脉的横断面回声。

肾血管

1. 肾段血管与肾段　肾动脉的第一级分支在肾门处通常有2支，即前支和后支。前支较粗，再分出4个二级分支与后支一起进入肾实质内。肾动脉的5个二级分支在肾内呈节段性分布，称肾段动脉。每支肾段动脉分布到一定区域的肾实质，称为肾段。每个肾分五个肾段，即上段、上前段、下前段、下段和后段。各肾段由其同名动脉供应，各肾段间有少血管的段间组织分隔，称乏血管带。肾段动脉阻塞可导致肾坏死。

肾静脉系在肾门附近汇合而成。右肾静脉较短向左，行经肾动脉前方，汇合于下腔静脉。左肾静脉向右行经肾动脉和腹主动脉前方、肠系膜上动脉后方而后汇合于下腔静脉。肾静脉无一定节段性，互相间有丰富的吻合支。

2. 肾血管的毗邻关系和断面解剖　在出入肾门的各种结构中，肾动脉起源于腹主动脉，在肠系膜上动脉分支下方的两侧分出左右肾动脉。其中右肾动脉行经下腔静脉、胰头部和肾静脉之后，并在肾静脉水平进入右肾门；左肾动脉行经左肾静脉、胰体尾部后方进入左肾门。神经和淋巴管细小，超声难以分辨。因而，肾门外侧肾血管（主要指肾静脉）在声像图上仅需与输尿管的肾盂－输尿管移行部相鉴别，但二者延续走行明显不同，所以在实时超声追踪观察下不难区分。肾门内肾窦间血管，除偶见部分肾血管分支，一般尚难与肾盏等强回声结构区分。此外，肾门外肾动脉主干及其分支，在嘱受检者屏气时，超声多可观察到明显搏动。声像图上亦可见肾静脉主干随心脏搏动和呼吸运动而构成有规律的波动，这些均为确认肾血管的超声征象。

超声探查肾血管，一般可经3种途径进行，即腹部、侧腰部及背部做肾脏纵横断面，则能显示肾动、静脉主干或其分支。右肾动、静脉主干经腹部途径在右肋缘下超声探查时，嘱受检者短暂屏气，使声束经肝组织而获取右肾肾门处图像，即可观察到右肾动、静脉主干及部分分支的完整清晰图像。左肾动、静脉主干经腹部途径超声探查，多难以获得满意图像，如经侧腰部在左腋后线第12肋下探查，并嘱受检者屏气，则可获得左肾系列超声图像。肾门外肾动脉分支和肾静脉属支，以经背部超声探查途径为佳。

输尿管

输尿管的形态、大小与位置

输尿管是成对的、位于腹膜外位的肌性细长管道。约平第2腰椎上缘起自肾盂末端，终于膀胱三角区。长20~30 cm，管径0.5~1.0 cm，最窄处口径只有0.2 cm。输尿管全长分为腹段（上段）、盆段（中段）和输尿管壁段（下段）3部分。

1. 输尿管腹段　起自肾盂下端，经腰大肌前面下行至其中点附近，与睾丸血管（男性）或卵巢血管（女性）交叉，通常血管在其前方走行，达小骨盆入口处。在此处，左输尿管越过左髂总动脉末端前方；右输尿管则经过右髂外动脉起始部的前方。

2. 输尿管盆段　自小骨盆入口处，经盆腔侧壁和髂内血管、腰骶干和骶髂关节前方下行，跨过闭孔神经血管束，达坐骨棘水平。男性输尿管走向前、内、下方，经直肠前外侧壁与膀胱后壁之间，在输精管后方并与之交叉，从膀胱底外上角向内下穿入膀胱壁。两侧输尿管达膀胱后壁时相距约5 cm。女性输尿管经子宫颈外侧约2.5 cm处，从子宫动脉后下方绕过，行向下内至膀胱底穿入膀胱壁内。

3. 输尿管壁段　是位于膀胱壁内，长约1.5 cm斜行的输尿管部分。在膀胱空虚时，膀胱三角区的两输尿管口间距约2.5 cm。当膀胱充盈时，膀胱内压的升高可引起壁内部的管腔闭合，可阻止尿液由膀胱向输尿管反流。

输尿管全程内径宽窄不一，每侧输尿管均有3处狭窄：第1狭窄即上狭窄，位于肾盂输尿管移行处；第2狭窄即中狭窄，位于骨盆上口，输尿管跨过髂血管处；第3狭窄即下狭窄，在输尿管的壁内部。狭窄处口径约为0.2 cm。左、右输尿管上段超声图像（图18-35，36）。

输尿管的断面解剖

1. 通过背部的纵断面和横断面，主要观察输尿管第一狭窄部有无梗阻性病变。当显示肾窦扩张积水时，调整探头显示肾盂输尿管连接部的斜向内下断面，可观察肾盂输尿管连接部扩张的程度和有无梗阻性病变，如输尿管结石、狭窄或肿瘤等病变。若该部输尿管扩张积水，可向下纵断面滑行扫查，并不断调整检查角度，追踪至髂嵴上部的输尿管腹段。

2. 通过腹壁的斜断面，加压显示肾门后，缓慢向内侧下方移行，并将探头逐渐调整为纵断面，追踪显示输尿管至第2狭窄部。亦可分别在下腔静脉或腹主动脉外侧约1 cm处寻找扩张的输尿管腹段，向下追踪至输尿管第2狭窄部。输尿管壁段可在两侧髂总动脉内侧前方寻找，或由输尿管腹段追踪显示输尿管盆段及膀胱壁段，并以充盈

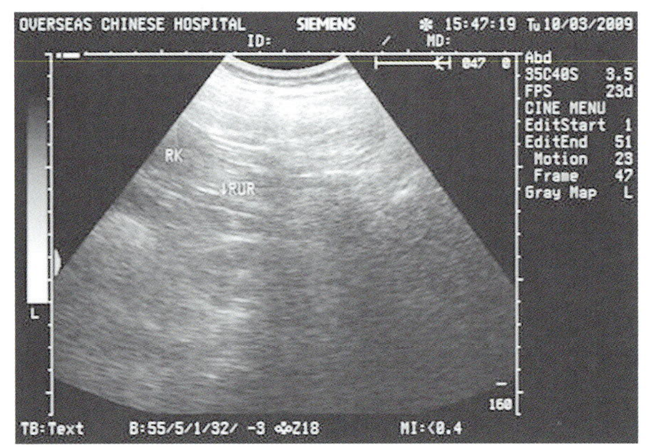

图18-35　右输尿管上段超声图像

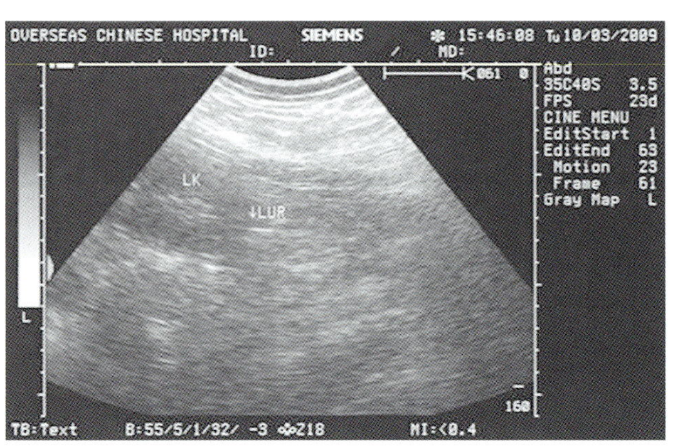

图18-36　左输尿管上段超声图像

膀胱做透声窗，显示膀胱壁段和两侧输尿管口。检查中注意输尿管的三处生理性狭窄部。输尿管肿瘤或转移性肿瘤压迫可发生在输尿管任何部位，扫查时应在扩张的输尿管中仔细寻找。

膀胱

膀胱是储存尿液的肌性囊状器官，其形状、大小、位置和壁的厚度随尿液充盈程度而异。一般正常成年人的膀胱容量为350~500 mL，超过500 mL时，因膀胱壁张力过大而产生疼痛。膀胱的最大容量为800 mL，新生儿膀胱容量约为成人的1/10，女性的容量小于男性，老年人因膀胱肌张力低而容量增大。

膀胱的形态

充盈的膀胱呈椭圆形或类圆形，壁厚2~3 mm，黏膜光滑。空虚的膀胱呈三棱锥体形，分尖、体、底和颈四部。膀胱尖朝向前上方，由此沿腹前壁至脐之间有一皱襞为脐正中韧带。膀胱的后面朝向后下方，呈三角形，为膀胱底。膀胱尖与底之间为膀胱体。膀胱的最下部称膀胱颈，与前列腺底（男性）或与盆膈（女性）相接。女性因受子宫的影响，膀胱横径较大，前后径稍小。正常膀胱超声图像（图18-37）。

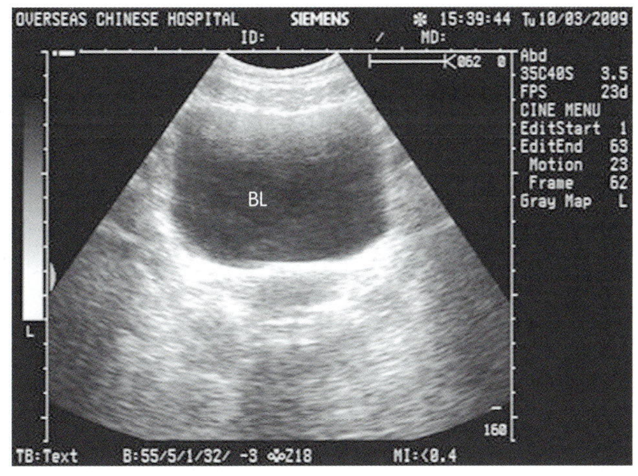

图18-37　正常膀胱超声图像

膀胱的内面结构

膀胱内面被覆黏膜，当膀胱壁收缩时，黏膜聚集成皱襞称膀胱襞。而在膀胱底内面，有一由两个输尿管口和尿道内口形成的三角区，此处膀胱黏膜与肌层紧密连接，缺少黏膜下层组织，无论膀胱扩张或收缩，始终保持平滑，称膀胱三角。两个输尿管口之间的皱襞称输尿管间襞，膀胱镜下所见为一苍白带，是临床寻找输尿管口的标志。膀胱三角的尿道内口后方，受前列腺中叶推挤形成纵嵴状隆起称膀胱垂。膀胱三角是肿瘤、结核和炎症的好发部位，检查时应特别注意。

膀胱的毗邻关系与断面解剖

1. 膀胱的毗邻关系　膀胱前方为耻骨联合，二者之间称膀胱前隙，此间隙内有耻骨前列腺韧带及丰富的结缔组织和静脉丛。后方与男性的精囊、输精管壶腹和直肠以及女性的子宫和阴道相毗邻。两侧输精管壶腹间区称输精管壶腹三角，借结缔组织连接直肠壶腹，称直肠膀胱筋膜。空虚时膀胱全部位于盆腔内，充盈时膀胱腹膜返折线可上移至耻骨联合上方，此时，可在耻骨联合上方行穿刺术，不会伤及腹膜和污染腹膜腔。新生儿膀胱的位置高于成年人，尿道内口在耻骨联合上缘水平。老年人的膀胱位置较低。耻骨前列腺韧带和耻骨膀胱韧带以及脐正中襞与脐外侧襞等结构将膀胱固定于盆腔。这些结构的发育不良是膀胱脱垂与女性尿失禁的重要原因。

2. 膀胱的断面解剖

（1）膀胱的纵断面：膀胱内尿液少或呈空虚状态时，壁增厚，有许多黏膜皱襞，同时遮盖膀胱大部，需充盈膀胱检查。膀胱充盈尿后呈边缘圆钝的三角形，尿液为透声良好的无回声区。其上方为前壁，下方为后壁，右下方为三角区，右方为膀胱颈部，该部有一开口为尿道内口，左上方为顶部。膀胱前方为下腹壁。膀胱后方两侧可见右和左输尿管膀胱壁段。男性膀胱纵断面上，后方为直肠，右后下方为前列腺；女性膀胱左后方为子宫底部，右后方为子宫颈部和阴道。

（2）膀胱的横断面：探头横置于耻骨联合以上，向上扫查至膀胱顶部，向下至膀胱颈部。充盈尿时呈圆形或椭圆形，上方为膀胱前壁，下方为后壁或三角区。由于膀胱周围肠内气体的干扰和受超声折射、旁瓣回声的影响，有时在近膀胱后壁的无回声前方显示一层点状强回声，应多断面扫查。

■ 阴囊及其内容物

阴　囊

阴囊系一皮肤囊袋，位于阴茎根部与会阴之间。阴囊壁厚3~7 mm，平均4 mm，由皮肤和肉膜组成，皮肤薄而柔软，有少量阴毛，色素沉着明显；肉膜为浅筋膜，内含有平滑肌纤维，可随外界温度的变化而舒缩，以调节阴囊内的温度，有利于精子的发育与生存。阴囊皮肤表面沿中线有纵行的阴囊缝，其对应的肉膜向深部发出阴囊中隔将阴囊分为左、右两腔，分别容纳左、右睾丸、附睾及精索等。

阴囊深面有包被睾丸和精索的被膜，由外向内有：①精索外筋膜，为腹外斜肌腱膜的延续；② 提睾肌，来自腹内斜肌和腹横肌的肌纤维束，排列稀疏呈襻状，可反射性地提起睾丸；③精索内筋膜，为腹横筋膜的延续，较薄弱；④睾丸鞘膜，来源于腹膜，分为壁层和脏层，壁层紧贴精索内筋膜内面，脏层包贴睾丸和附睾表面，脏、壁两层在睾丸后缘处互相返折移行，二者之间的腔隙即为鞘膜腔，内有少量浆液。若腹膜鞘突上部闭锁不全或鞘膜腔感染而发炎时，可形成鞘膜积液。即便超声高频探头也难分辨开阴囊壁结构，除非阴囊壁水肿或睾丸鞘膜腔积液。

睾　丸

睾丸呈微扁的椭圆形，左右各一，一般右侧睾丸略大于左侧。成年人睾丸长3.3 cm，宽2.3 cm，厚1.8 cm，重10~14 g。睾丸表面光滑，分前后缘、上下端和内、外侧面。前缘游离，后缘有血管、神经和淋巴管出入，并与附睾和输精管睾丸部相接触。上端被附睾头遮盖，下端游离。外侧面较隆凸，与阴囊壁相贴；内侧面较平坦，与阴囊隔相依。新生儿的睾丸相对较大，性成熟期以前发育较慢，随着性成熟迅速生长，老年人的睾丸随着性功能的衰退而萎缩变小。

睾丸表面有一层坚厚的纤维膜，称为白膜。白膜在睾丸后缘增厚，并凸入睾丸内形成睾丸纵隔，纵隔宽约5 mm，厚约3 mm，在较完整切面上，长20~30 mm。从纵隔发出许多睾丸小隔，呈扇形伸入睾丸实质并与白膜相连，将睾丸实质分为100~200个睾丸小叶。每个小叶内含有2~4条盘曲的精曲小管，其上皮能产生精子。小管之间的结缔组织内有分泌男性激素的间质细胞。精曲小管汇合成精直小管，进入睾丸纵隔后交织成睾丸网。从睾丸网发出12~15条睾丸输出小管，出睾丸后缘的上部进入附睾。

阴囊内的动脉有3支，分别是睾丸动脉、精索内动脉及提睾肌动脉。其中睾丸动脉最粗大，直接从腹主动脉发出，分出一小支进入附睾头，于睾丸上极处迅速分支为包膜动脉再进一步分出更细小的向心性分支，呈放射状穿入睾丸实质内，抵达睾丸纵隔，即睾丸实质内动脉。睾丸接受睾丸动脉、精索内动脉的双重供血，上极和中间大部分由睾丸动脉来营养，仅下极小部分由精索内动脉来供应。超声扫查时重点检查睾丸动脉及其分支。

彩色多普勒血流图上，睾丸上极所见红色血流即为睾丸动脉，有时呈红蓝相间，这是由于睾丸动脉在此处迂回弯曲，血流阻力指数较高（0.6），包膜动脉由睾丸上动脉直接延续而来，沿睾丸包膜走行，有时断断续续呈红蓝相间，有时发出粗细不一的分支进入睾丸实质内。在大部分个体内都能看到一支较粗的实质内动脉，平直不迂曲，穿越睾丸，常在睾丸横切面上完整显示，并且和包膜动脉一样，血流阻力指数较低。其余实质内动脉迂曲走行，仅显示红色点状或短条状血流信号。阴囊内的3支动脉常不能同时显示，但实质内动脉和包膜动脉一般能显示。

附　睾

附睾呈新月形，紧贴睾丸的上端和后缘而略偏外侧。上端膨大为附睾头，中部为附睾体，下端为附睾尾，超声很难在一个切面得以完整显示。附睾头部借睾丸输出小管连于睾丸上极，厚7~14 mm，回声与睾丸回声基本一致。体部渐细，厚3~4 mm，贴附于睾丸后外侧下行，其回声比头部或一旁的睾丸实质低。附睾尾部位于睾丸下极，以后移行为精索。体、尾部靠结缔组织与睾丸相连。附睾的侧面与附睾头上面覆盖着鞘膜脏层。附睾体部与睾丸之间鞘膜内陷，形成腔隙，称之为附睾窦。当附睾窦深在、附睾体周围有少量积液时，声像图容易显示出此结构。

附睾头内的结缔组织小隔将头部分为8~20个锥形小叶，输出小管在小叶内极度蜷曲，形成小管圆锥。附睾管起始段收集输出小管，与小管圆锥共同构成附睾头的实质，其余的部分高度蜷曲，构成体、尾部的实质。附睾头内的输出小管结构排列类似于睾丸的曲细精管，因而其回声也与睾丸回声相似。附睾管的管腔内径比输出小管大，且储存有精液，故附睾体尾回声要比头部弱。附睾尾部向后、向上返折形成返折部。输精管起始段延续于附睾返折部。输精管精索段位于精索内，当精索内及周围有脂肪堆积时，可使精索回声杂乱，使其不易显示。附睾附件是胚胎期中肾管的残余，附着附睾头。

附睾头部边缘的血流来自睾丸动脉，故其频谱呈低阻型，体尾部边缘的血流来自输精管动脉，故其频谱呈高阻型。附睾内的动脉因其周围组织质地松软，血流频谱呈低阻型。

精　索

精索为柔软的圆索状结构，由附睾尾向上移行而来，从腹股沟管腹环穿经腹股沟管，出皮下环后延至睾丸上端，在阴囊内长约40 mm。精索内主要有输精管、睾丸血管、输精管血管、神经、淋巴管和腹膜鞘突的残余（鞘韧带）等。精索表面包有3层被膜，从内向外依次为精索内筋膜、提睾肌和精索外筋膜。

平静状态下，正常的精索静脉内径为2~3 mm。曲张时，精索静脉不同程度增粗，内径在3 mm以上，甚至达5~8 mm。在睾丸上端背部显示数量增多、粗而弯的管状结构，行Valsalva氏动作，站立位或增加腹压时，可见管状结构内径增宽。左侧精索内静脉呈直角流入肾静脉，其回流血柱与肾静脉血柱成90°，血流阻力增大，易发生精索静脉曲张。右侧精索内静脉斜行直接入静脉压较低的下腔静脉，很少发生曲张。尽管精索静脉曲张以左侧多见，但左右两侧精索静脉都能显示，由于其血流速度较低，声像图上可见管腔内云雾状回声，只有在深吸气末用力呼气可以看到云雾状回声移动加快，彩超表现为血流速度突然出现或加强。

前列腺和精囊

前列腺和精囊的形态结构

前列腺是不成对的实质性器官，由腺组织和平滑肌组织构成，其表面包有筋膜鞘，称前列腺囊，囊与前列腺之间有前列腺静脉丛。前列腺的大小和形状如栗子，重8~20 g，左右径约4 cm，上下径约3 cm，前后径约2 cm。前列腺上端宽大称为前列腺底，邻接膀胱颈；下端尖细，称为前列腺尖，位于尿生殖膈上。底与尖之间的部分为前列腺体。体的后面平坦，中间有一纵行浅沟，称前列腺沟。男性尿道在前列腺底近前缘处穿入前列腺即为尿道前列腺部，该部经腺实质前部下行，由前列腺尖穿出。近底的后缘处，有一对射精管穿入前列腺，斜向前下方，开口于尿道前列腺部后壁的精阜上。前列腺的排泄管开口于尿道前列腺部后壁尿道嵴两侧。

前列腺一般分为前叶、中叶、后叶和两侧叶。左右侧叶最大，位于尿道前列腺部和中叶的两侧，是前列腺增生的好发部位，侧叶增大，易压迫尿道，造成排尿困难甚至尿潴留。后叶位于前列腺中叶和侧叶的后方，易于肛诊扪到，很少发生前列腺增生，但是前列腺肿瘤的好发部位。中叶呈楔形，位于精阜上方，尿道前列腺部与射精管之间，中叶增生时，向上发展突入膀胱腔，使尿道内口的后唇隆起，影响排尿。前叶甚小，无临床重要意义。

1954年Franks根据前列腺组织对激素的不同反应和临床病理研究结果，提出依尿道为中心将前列腺分为内腺和外腺。内腺和外腺之间有外科包膜（假包膜）。内腺包括尿道周围组织和移行区（带）；外腺包括周缘区（带）和中央区（带）。尿道周围组织包绕近段前列腺尿道周围，为一薄层组织，仅占前列腺组织的1%；移行区位于精阜上方的近段前列腺尿道周围，在正常前列腺，仅占腺组织的1%。以上二者是良性前列腺增生的好发部位，尤其是后者，在前列腺增生时显示独特，容易被发现。中央区位于精阜平面上方，近段前列腺尿道后方，在两侧射精管之间，射精管通入中央区，约占腺组织的25%。周缘区主要位于前列腺后下部，包绕前列腺后面和两侧，上起前列腺底部后缘，下至前列腺尖部，约占前列腺组织的75%，是前列腺癌的好发部位。前列腺除上述腺组织外，尚有非腺组织，主要为前列腺纤维肌肉基质，位于前列腺前部，一般不发生病变。

前列腺位于膀胱与尿生殖膈之间，前列腺底与膀胱颈、精囊腺和输精管壶腹相邻。前列腺的前方为耻骨联合，后方为直肠壶腹。直肠指诊时可触及前列腺的后面，向上并可触及输精管壶腹和精囊。前列腺大小和重量随年龄而变化，随青春期发育而增长，小儿前列腺较小，腺部不甚明显，平均到24岁达高峰。进入老年后腺部逐渐退化，结缔组织增生，常形成老年性前列腺肥大。正常前列腺超声图像（图18–38）。

精囊左右各一，长径4~5 cm，宽径1.5~2.0 cm，为一对前后扁平的梭形囊状器官，表面凹凸不平，位于前列腺后上方，膀胱底部和直肠之间，输精管壶腹的下外侧，由迂曲的管道组成，其排泄管与输精管壶腹的末端汇合成射精管。射精管穿过前列腺开口于精阜。射精管穿过前列腺处是前列腺包膜最薄弱之处，当前列腺癌发生时，容易由此转移到精囊。

前列腺和精囊的断面解剖

1. 前列腺矢状断面图

（1）耻骨上缘矢状断面：图自前向后依次为腹壁、膀胱颈部、前列腺前纤维基质区、膀胱颈部、前列腺前纤维基质区、腺前区（其中包括尿道前列腺段），中央区和部分周缘区，后方为直肠下部。仅能显示前列腺底部和体部，前列腺上端呈圆形，下端较平直。

（2）直肠内侧矢状断面：前列腺基底部径线较长，底部朝向前上方，尖部朝向后下方，其前上方为膀胱轮廓，内为无回声区，前下方为耻骨，后伴有声影。若略向左或向后转动探头，可

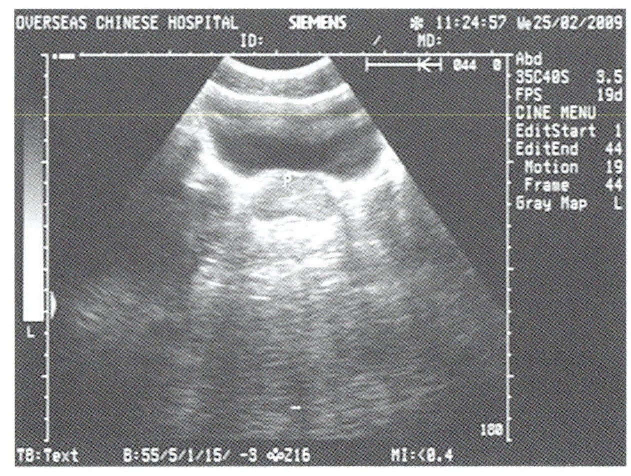

图18–38　正常前列腺超声

显示左侧或右侧的正中旁矢状断面和后方的精囊腺。精囊腺为较小的圆形或椭圆形低回声轮廓，位于前列腺基底部和膀胱三角区的后方。

2. 前列腺横断面图

（1）耻骨上缘倾斜横断面图：自前向后依次为腹壁、膀胱、前列腺和直肠。前列腺边缘圆钝，近似三角形或栗子形，其前部为前纤维基质、腺前区尿道横断面，中央区和边缘区。两侧为肌肉韧带和软组织，回声较低。前列腺基底水平的横断面在膀胱后方。前列腺两侧可显示成对的精囊，呈梭形低回声，若在此向上扫查，精囊回声消失。膀胱后方为直肠，向下扫查可见直肠移行于前列腺的后方。

（2）直肠内横断面图：前列腺尖部窄小，而底部宽大，并可显示不同水平横断面的前列腺区带分布。探头缓慢扫查到前列腺底部上缘时，显示直肠前方为精囊。它位于前列腺的两侧，精囊前方为膀胱无回声区。

3. 前列腺冠断面图　经会阴部后区斜冠状扫查，前列腺可呈边缘圆钝的等腰三角形，并可清楚显示前列腺外腺（周缘区和中央区）与内腺（腺前区）。内腺较小，回声低弱多呈圆形，位于前列腺轮廓的顶端，靠近膀胱底部。外腺回声略强，呈蹄形从后方环抱内腺，内外腺之间的外科包膜线显示清楚。中间部连接形成两个圆钝的底角。前列腺近端为肛门括约肌回声，远端为膀胱。

尿道

男性尿道

男性尿道兼有排尿和排精的功能。起自膀胱的尿道内口，止于阴茎头的尿道外口，成年人尿道长16~22 cm，管径5~7 mm。男性尿道分为前列腺部、膜部和海绵体部3部分。

1. 前列腺部　为尿道穿过前列腺的部分，长约3 cm，是尿道中最宽和最易扩张的部分。此部后壁上有一纵行隆起，称为尿道嵴，嵴中部隆起的部分称为精阜。精阜中央有小凹陷，称前列腺小囊，其两侧各有一个细小的射精管口。尿道嵴两侧的尿道黏膜上有许多细小的前列腺排泄管的开口。

2. 膜部　为尿道穿过尿生殖膈的部分，长约1.5 cm，是三部中最短的部分，其周围有尿道膜部括约肌环绕，该肌为横纹肌，有控制排尿的作用，又称尿道外括约肌。膜部位置比较固定，当骨盆骨折时，易损伤此部。临床上将尿道的前列腺部和膜部合称后尿道。

3. 海绵体部　为尿道穿过尿道海绵体的部分，是尿道最长的一段，长12~17 cm，临床上称为前尿道。尿道球内的尿道最宽，称尿道球部，尿道球腺开口于此。阴茎头内的尿道扩大成尿道舟状窝。尿道的黏膜下层有许多黏液腺，称尿道腺，其排泄管开口于尿道黏膜。

尿道在行径中粗细不一，有3个狭窄、3个膨大和2个弯曲。3个狭窄分别位于尿道内口、尿道膜部和尿道外口，以外口最窄。尿道结石常易嵌顿在这些狭窄部位。3个膨大分别位于尿道前列腺部、尿道球部和舟状窝。2个弯曲是凸向下后方的耻骨下弯和凸向上前方的耻骨前弯。耻骨下弯是恒定的，位于耻骨联合下方2 cm处，包括尿道的前列腺部、膜部和海绵体部的起始段。耻骨前弯位于耻骨联合前下方，阴茎根与阴茎体之间，阴茎勃起或将阴茎向上提起时，此弯曲即可变直而消失。临床上行膀胱镜检查或导尿时应注意这些解剖特点。

经直肠纵断面扫查可获得较清晰的男性后尿道及周围组织结构声像图。前列腺部尿道呈线状回声，与直肠壁基本平行走向，其近端为尿道内口。膜部尿道位于前列腺尖部与球海绵体之间的低回声结构内，闭合的尿道腔穿行其中，呈线状回声，海绵体部尿道近段也可显示，位于球海绵体内侧缘，呈窄带状低回声。

女性尿道

女性尿道长 3~5 cm，直径0.6 cm，较男性尿道短而直。尿道内口约平耻骨联合，走行向前下方，穿过尿生殖膈，开口于阴道前庭的尿道外口。尿道内口周围被平滑肌构成的膀胱括约肌环绕。穿过尿生殖膈处被由横纹肌形成的尿道阴道括约肌环绕。尿道外口位于阴道口的前方、阴蒂的后方2~2.5 cm处。在尿道下端有尿道旁腺，其导管开口于尿道周围。发生感染时可形成囊肿，并可波及尿道腺。

阴道超声纵切面，尿道回声位于膀胱残余尿无回声下方，呈“梯形状”，上端较下端略宽，尿道起始部（膀胱颈－尿道上端）平直。尿道壁层次清晰，自外向内依次表现为强、弱、强、弱四层回声，即膀胱外层的强回声（肌层）、中央的弱回声、膀胱内层的强回声及尿道中央的弱回声，加大增益，弱回声中央见断续线状强回声。横切面呈“靶环”状，由外向内依次为环状的强、弱、强、弱回声及中央点状稍强回声。

（周　全　黄　君）

参考文献

1. 杨斌. 肾上腺超声切面解剖及其正常值的研究. 中华物理医学杂志, 1990, 2(12): 88.
2. 范闵延, 周永昌. 高频超声显像对新生儿肾上腺形态学的研究. 第七届中日超声医学学术交流会, 1993: 262.
3. 周永昌. 实时超声显像在泌尿外科疾病的应用. 中华泌尿外科杂志, 1982, 3(1): 57.
4. 周永昌. 动态聚焦超声成像对醛固酮瘤的定位诊断. 中华医学杂志, 1983, 63(10): 596.
5. 朱慧毅, 硕来来. 新生儿肾上腺出血超声诊断. 中国超声医学杂志, 1989, 5(4): 219.
6. 吴阶平. 泌尿外科. 济南: 山东科学技术出版社, 1993.
7. 周永昌. 彩色超声在泌尿外科疾病诊断中的应用. 中国超声医学杂志, 1997, 13(6): 65.
8. McGahan JP, Goldberg BB, Diagnostic Ultrasonund-A Longical Approach. PHILADELPHIA, LIPPINCOTT-RAVEN Publishers, 1998.
9. Walsh PC, Retik AB, VanghanE D. Campbell's Urology. 7th Edition, Philadelphia WB. SAUNDERSCo, 998.
10. 张武, 苗立英. 肾脏超声临床应用进展. 中国超声医学杂志, 2000, 16(3): 223.
11. 张岐山. 郭应禄. 泌尿系超声诊断治疗学. 北京: 科学技术文献出版社, 2001.
12. 王建宏, 钱蕴秋, 郭庆林. 彩色多普勒能量图与彩色多普勒血流图在肾肿瘤诊断中的作用. 中国超声医学杂志, 2000, 16(10): 772.
13. 蔡胜, 李建初, 姜玉新, 等. 肾血管平滑肌脂肪瘤的超声评价. 中国超声医学杂志, 2000, 16(10): 769.
14. 张岐山, 郭应禄. 泌尿系超声诊断治疗学. 北京: 科学技术文献出版社, 2001.
15. Thomas RD, Dewbury KC. Ultrasound appearances of the rete testis. Clin Radiol, 1993, 47: 121.
16. Oyen R. Sonography of the scrotum. Roentgenologia & Radiologia, 1994, 4: 12.
17. Hricak H, Hamm B, Kim B. Imaging of the scrotum: Textbook and atlas. New York, Raven Press, 1995.
18. 孙小林, 周玉英, 胡淑芳. 应用超声图像诊断睾丸肿瘤的价值. 中华超声影像学杂志, 1995, 4(2): 81.
19. 薛恩生, 李启镛, 林礼务. 精索静脉曲张症的彩色多普勒研究. 中华超声影像学杂志, 1996, 5(6): 277.
20. 陈国熙. 腹部外科的形态学基础. 福州: 福建科学技术出版社, 1982.
21. 张武. 实时超声显示前列腺的新途径—经会阴扫查法及技术改进. 中国超声医学杂志, 1987, 3(1): 31.
22. 王纯正, 张武. 腹部超声诊断图谱. 沈阳: 辽宁科学技术出版社, 1991.
23. 曹海根, 王金锐. 实用腹部超声诊断学. 北京: 人民卫生出版社, 1994.
24. 赵玉华, 刘庆华, 曹根成. 前列腺的彩色多普勒血流图. 中华超声影像学杂志, 1996, 5(6): 268.
25. McGahan JP, Goldberg BB. Diagnostic Ultrasonund-A Longical Approach. PHILADELPHIA, LIPPINCOTT-RAVEN Publishers, 1998.
26. Walsh PC, Retik AB, VanghanE D. Campbell's Urology. 7th Edition, Philadelphia WB. SAUNDERSCo, 1998.
27. 陈亚青, 周永昌, 黄慕民, 等. 彩色直方图估测前列腺血流的价值. 中国超声医学杂志, 2001, 17(5): 328.

28. 陈亚青, 周永昌, 黄慕民, 等. 超声测量前列腺体积: 三种方法的精确度比较及误差原因分析. 中国医学影像技术, 2001, 17(7): 671.

29. 骆毅, 于兰馥, 骆曼林. 女性泌尿科学. 北京: 人民卫生出版社, 1987.

30. McAnich JW, et al. Sonourethrography in the evaluation of urethral strictures: A preliminary report. J Urol, 1988, 139(2): 204.

31. 胡兵, 周永昌. 男性膜部尿道及其周围结构声像图特征. 中华物理医学杂志, 1992, 14(4): 205.

32. 胡兵, 周永昌. 实时超声显像在男性尿道上的应用. 中国超声医学杂志, 1999, 6: 33.

33. 曹毅. 中华妇产科学. 北京: 人民卫生出版社, 2000.

34. E. Bright, M. Oelke, A. Tubaro, et al. Ultrasound estimated bladder weight and measurement of bladder wall thickness−useful noninvasive methods for assessing the lower urinary tract? J Urol, 2010, 184(5):1847−1854.

35. O. N. Gofrit, M. Orevi. Diagnostic Challenges of Kidney Cancer: A Systematic Review of the Role of Positron Emission Tomography−Computerized Tomography, J Urol, 2016, 196(3):648−657.

36. P.C.Moldovan, T. Van den Broeck, R. Sylvester, et al.What Is the Negative Predictive Value of Multiparametric Magnetic Resonance Imaging in Excluding Prostate Cancer at Biopsy? A Systematic Review and Meta−analysis from the European Association of Urology Prostate Cancer Guidelines Panel, Eur Urol, 2017, 72(2):250−266.

37. O. Wegelin, L. Exterkate, M. van der Leest, et al. Complications and Adverse Events of Three Magnetic Resonance Imaging−based Target Biopsy Techniques in the Diagnosis of Prostate Cancer Among Men with Prior Negative Biopsies: Results from the FUTURE Trial, a Multicentre Randomised Controlled Trial, Eur Urol Onco. 2019.

19

肾上腺、肾和肝肾联合移植的应用解剖

与泌尿外科相关的器官移植主要包括肾上腺移植、肾移植等，从移植学的角度了解肾和肾上腺的结构，尤其是血管供应情况，了解手术区域的毗邻关系，对于供器官顺利摘取，提高其利用率，以及修整和手术技巧，最终改善移植手术效果，都大有裨益。本章主要从移植学角度介绍肾上腺和肾的解剖学特点。

肾上腺移植的应用解剖

■ 肾上腺的血管

肾上腺动脉

肾上腺动脉主要分为肾上腺上、中、下动脉，分别来源于膈下动脉、腹主动脉和同侧的肾动脉（图19－1）。另外，还有来自于生殖腺动脉、腹腔动脉和输尿管动脉等邻近动脉的一些微细动脉也供应肾上腺。

肾上腺上动脉是由膈下动脉经过同侧肾上腺时分出的6~7支短而细分支，分布于肾上腺的内侧和上缘，各支直径一般不超过0.5 mm。肾上腺中动脉是由腹主动脉前外侧壁发出1～3支细小动脉分支，直径约0.7 mm，发出部位多位于腹腔动脉和肾动脉起始部之间的腹主动脉壁，也有少数发自膈下动脉和腹腔动脉干。肾上腺中动脉从肾上腺的中下部前内侧进入腺体，再发出细小分支供应相应区域。肾上腺下动脉多为1～3支，多数源于同侧肾动脉，发出后常向外上方斜行，负责肾上腺邻近肾脏侧血供。

肾上腺静脉

肾上腺中央静脉（central vein of suprarenal gland）是肾上腺的主要静脉血回流血管，两侧肾上腺静脉经肾上腺门起始后，分别注入不同静脉（图19－2）。

1. 左肾上腺静脉　左侧肾上腺静脉起始后，途中接受左膈下静脉注入，再向内下斜行，最终注入左肾静脉前上侧缘。左肾上腺静脉绝大多数为单只，少部分为双支，分别从肾上腺上、下方的前面穿出。左肾上腺静脉为双支时，上支有膈下静脉注入，下支注入肾静脉，部分变异情况为，下支有左侧生殖静脉汇入，然后注入上支与膈下静脉汇合后的主干。在行左侧肾上腺切除后自体移植时，如果结扎变异的肾上腺静脉下支，将造成左侧生殖静脉回流障碍，应注意避免。

2. 右肾上腺静脉　右肾上腺静脉多为1支，少数为2支，由肾上腺门汇总后向内下方行走，多直接注入下腔静脉右后壁，少数注入右侧副肝静脉。

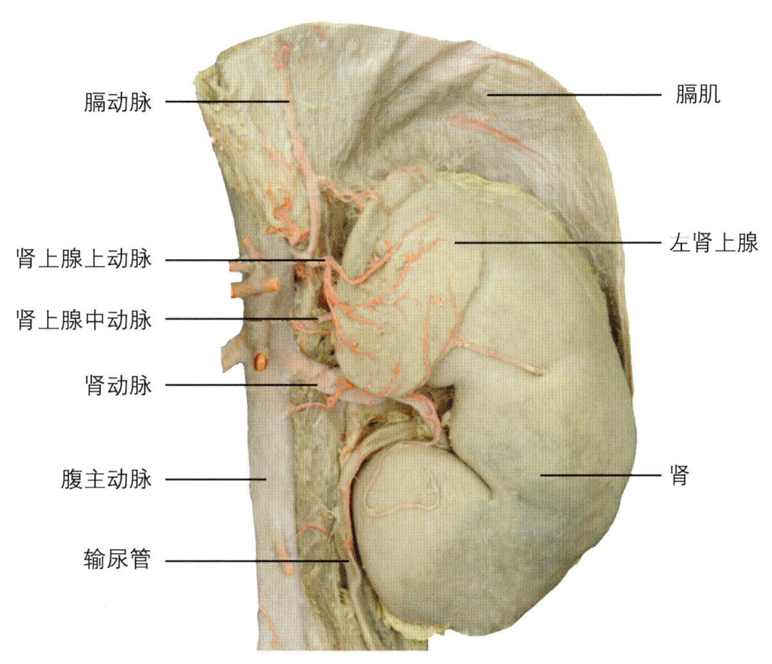

图19-1　肾上腺动脉

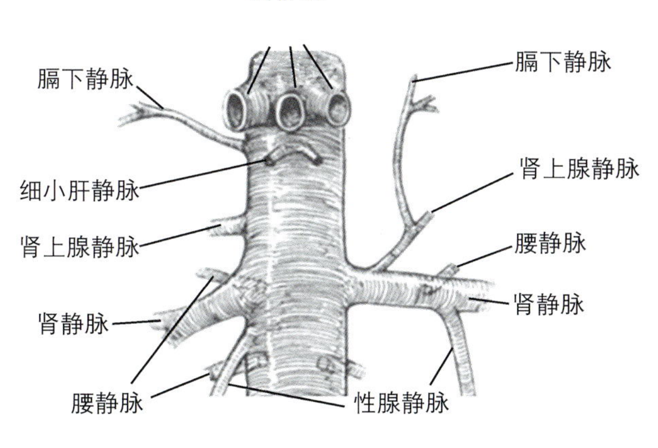

图19-2　肾上腺静脉及肾静脉

■ 肾上腺移植部位的应用解剖

腹股沟部股三角区是常选用的肾上腺移植部位。该区皮下组织疏松，位置隐蔽，容易容纳移植物。腹股沟区的浅部血管包括腹壁浅、旋髂浅和阴部外浅血管，以及大隐静脉及其属支；深部血管包括股深动脉及其分支，旋股内、外侧动脉及穿动脉。浅部的动脉外径与成年人供肾上腺动脉外径相似，为0.8~1.1 mm。胎儿供体的血管蒂较粗，可选择与其内径相似的深部血管吻合。供体的静脉口径一般较粗大，与腹股沟区浅层的腹壁浅、旋髂浅、阴部外浅静脉不相匹配，因此，可以选择大隐静脉根部或数支静脉汇合后的干部或深部动脉伴行之静脉吻合。腹股沟区可供选择的吻合血管较多，可根据情况灵活选择。

根据徐达传、苗延宗等的研究，静脉动脉化移植的受区，大网膜较为理想。主要优点：大网膜血管、淋巴管丰富，有利于移植的肾上腺建立新的血液循环和侧支循环，利于移植物存活；由于大网膜吸收功能强，利于移植物的渗出液吸收，不易形成移植物周围血肿；胃网膜左、右血管均可作为选择；大网膜可移动，自行包裹移植体；在行双侧肾上腺切除，同时行静脉动脉化自体移植时，可在同一切口进行，方便易行。

肾移植的应用解剖

经过半个多世纪的探索和发展，肾移植手术方式已经基本固定。从移植学角度熟悉肾脏的解剖学特点，有助于提高供肾切取、修整，血管吻合等手术操作的技巧，减少手术并发症的发生。

供体肾的应用解剖

供体肾动脉

1. 肾动脉　由腹主动脉两侧壁呈水平或略向外下方发出，儿童及婴儿呈锐角向外下方发出。肾动脉起始高度相当于第1、2椎间盘水平，右肾动脉略高于左肾动脉。

左、右肾动脉一般均为1支，少数可有2~4支。国内有2 328例肾动脉统计显示，1支的占84.7%，2支的占13.6%，3、4支的仅占1.7%。两支动脉者，多数为上下并列，腹主动脉内两支开口距离多在3~7 mm，少数可呈左右排列。

由于腹主动脉位于脊柱的左侧，因此右肾动脉要比左肾动脉略长，两侧肾动脉口径相似。左肾动脉长2.6~3.3 cm，外径6.8~7.7 mm；右肾动脉长3.5~4.2 cm，外径6.8~7.7 mm。

2. 副肾动脉　凡是不经过肾门入肾的动脉均称为副肾动脉。副肾动脉在肾内的分布情况与肾段动脉相同，与肾主要动脉之间并无交通，因此，在供肾获取和修整时，应注意对副肾动脉的保护，以免影响相应肾组织的血供。左肾出现副肾动脉的概率约31.0%，右肾为34.3%。副肾动脉多数为1支，少数为2支以上。

由肾上极入肾的副肾动脉即肾上极动脉出现概率为31.4%,其中22.2%的肾上极动脉起自肾动脉，4.6%起自腹主动脉，2.8%起自肾上腺动脉，其他还有少数分别起自膈下动脉、腰动脉、睾丸动脉、肠系膜上动脉和肾包囊动脉。由肾下极入肾的副肾动脉即肾下极动脉出现概率为6.3%，其中2.7%的肾下极动脉起自肾动脉，3.7%起自腹主动脉，0.1%起自肠系膜下动脉。通常肾上极动脉比较细小，肾下极动脉比较粗大。右肾下极动脉多数经下腔静脉后方入肾，供肾摘取时应避免损伤。

供体肾静脉

1. 肾静脉的行程和毗邻　肾静脉在肾门内侧有2~4个属支组成，多数出肾门后再汇合成1~2支肾静脉主干，呈近似水平位汇入下腔静脉。据国内资料统计，出肾门后肾静脉为1支者占88%，2支者占11%，3支以上者少见。多支肾静脉者多见于右侧。

肾静脉属支：左肾静脉在汇入下腔静脉前的1/3段有多支静脉属支汇入，上缘有左肾上腺静脉与左膈下静脉汇合后的共干注入，下缘略靠外侧有左侧生殖腺静脉汇入，部分还有左腰静脉汇入。左肾上腺静脉和左生殖腺静脉可作为区分左肾静脉上、下缘的标志，可避免肾移植血管吻合时静脉扭曲（图19-3）。

左肾静脉经肾门穿出后，经脾静脉和胰体后方向内前方走行，穿过肠系膜上动脉起始部与腹主动脉形成的夹角，在腹主动脉前方注入下腔静脉左侧壁。右肾静脉在十二指肠降部的后方向内前走行，注入下腔静脉右侧壁。左肾静脉注入下腔静脉位置约在第1腰椎上部，右肾静脉则在第1腰椎中部，左肾静脉走行及其注入下腔静脉的位置略高于右肾静脉。在肝、肾联合切取后，分离肝、肾时，多以左肾静脉入口处上缘作为下腔静脉分离标志。

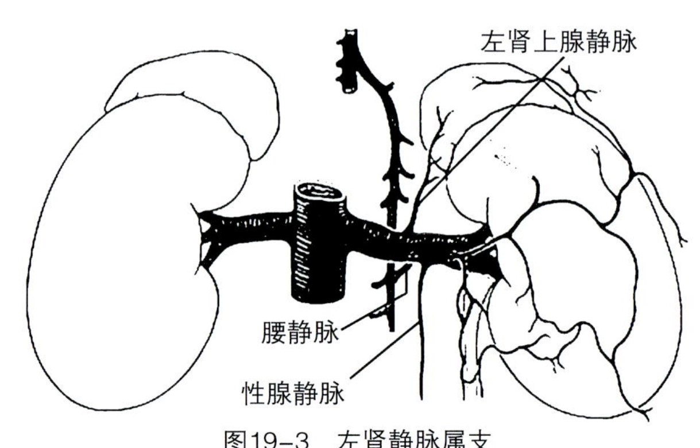

图19-3　左肾静脉属支

2. 肾静脉的长度和口径　左肾静脉长约6.5 cm，右肾静脉2.8 cm。左肾静脉明显长于右肾静脉，在供肾修整时是辨别左、右肾的一个明显标志。肾静脉汇入腔静脉时的口径左侧约15 mm，右侧约13 mm。左侧较右侧粗。左肾静脉在肾移植术时不需延长，右肾静脉则需要利用部分下腔静脉行延长、整形，便于手术吻合。

右肾静脉属支较少，少数也接受右性腺静脉和右膈下静脉汇入。右肾静脉延长整形时，通常利用下腔静脉来完成，下腔静脉缝合侧通常作为延长后的右肾静脉上缘。右肾静脉的常见整形方式（图19-4）。

3. 肾静脉变异　肾静脉变异主要见于行程较长的左肾静脉，主要分为左肾静脉环和腹主动脉后肾静脉。前者由肾静脉上下支出肾门后汇合而成，部分有肾动脉和生殖腺动脉穿行其中，在供肾修整时要避免损伤；后者指肾静脉经腹主动脉后方穿行，注入下腔静脉。

4. 副肾静脉　多指由肾上极穿出后注入肾静脉的极静脉，出现概率约5.5%。

供体输尿管的血液供应

输尿管的血液供应方式分为3段，上段由来自肾动脉的分支供应，中段来自腹主动脉或性腺动脉分支，下段来自髂内动脉、髂总动脉或子宫动脉的分支（图19-5）。各供应动脉在到达输尿管关闭周围结缔组织后分为升支和降支，沿输尿管壁行走，并逐渐发出二级分支，进入输尿管外膜，在外膜内相互交通、吻合成网。进一步发出三级分支供应输尿管的肌层和黏膜层。输尿管静脉主要汇入肾静脉、性腺静脉和髂内静脉。

供肾切取和修整时应考虑到输尿管的血供特点，注意靠近肾门包裹输尿管的结缔组织不可剥离过多，以免影响整个输尿管的血液供应和血液回流；输尿管外壁周围疏松结缔组织应适当保留，不可剥离过光，避免造成输尿管远端坏死。

■ 肾移植受者相关应用解剖

肾移植的手术方式一般均采用供肾动脉与受者一侧髂内或髂外动脉吻合，供肾静脉与髂外静脉吻合，供肾输尿管与受者膀胱或输尿管吻合。肾移植受区即髂窝的相关血管主要包括髂内动脉、髂外动脉、髂外静脉、髂内静脉。

1. 髂外动脉　髂外动脉容易暴露，长9~11 cm，外径7.6~9.7 mm，分支较少，利于移植肾动脉的吻合。

2. 髂内动脉　髂内动脉多位于髂外动脉内下方，长3.4~4.3 cm，外径7.0~8.11 mm。因其长度适中，口径与移植肾动脉相近，所以常选择移植

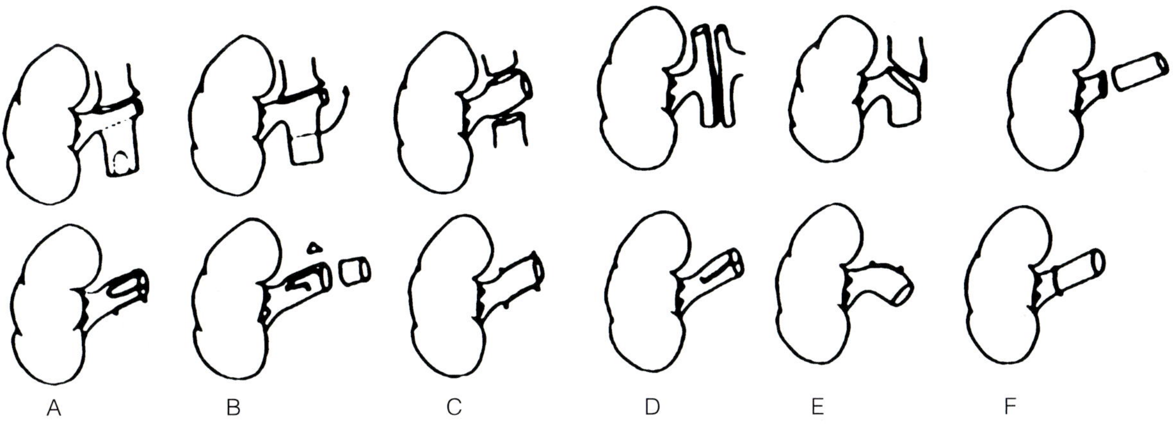

图19-4　供肾右肾静脉常见延长整形方式

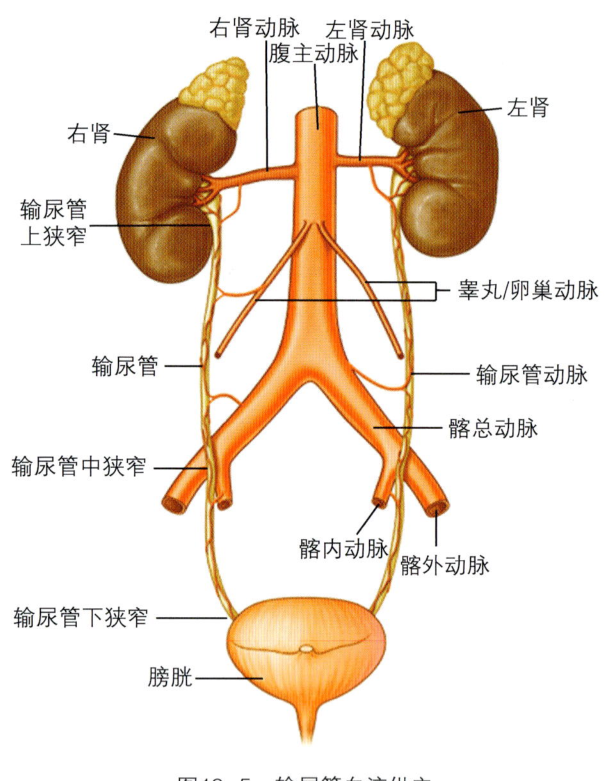

图19-5　输尿管血液供应

肾动脉与髂内动脉端端吻合。髂内动脉根据其与髂外动脉的夹角可分为3种情况，第1种是夹角小于15°，占12.2%，髂内动脉较长，分支起始点较高，易于分离和利用；第2种是夹角15°~45°，占80.6%，髂内动脉也容易分离，长度也适宜；第3种是夹角大于45°，甚至更高，此种髂内动脉短而粗，有些接近垂直向下，位置深，难以分离，此时应考虑利用髂外动脉吻合。

3. 髂外静脉　髂外静脉与髂外动脉伴行，壁光滑，分支少，管径较粗，适于肾移植时肾静脉吻合。但17%~28%存在静脉瓣，选择吻合部位时应注意避开，以免破坏瓣膜，影响血液回流。

4. 髂内静脉　髂内静脉多位于髂内动脉内下方，位置深、壁薄、属支较多，极少用于肾移植吻合，在分离髂内动脉时应注意避免损伤，造成大出血。

肝肾联合移植

世界上第一例肝肾联合移植（combined liver-kidney transplantation，CLKT）是于1983年12月28日由奥地利的Margreiter等在Innsbruck大学开展，在此之前，人们一直认为肝移植受体如同时伴有肾功能不全则不能接受肝脏移植，而CLKT却为终末期肝病伴肾衰的这类患者提供了一个良好的治疗途径。目前，肝肾联合移植是临床上实施数量仅次于胰肾联合移植的一种腹部器官联合移植。CLKT中，由于肝移植本身的风险，再加上肾移植手术同时还需要考虑免疫学和外科学共同配合等问题，因此CLKT手术是一项系统工程。我国于1996年7月在亚洲率先开展了同种异体肝肾联合移植，至今已报道数十例。天津市第一中心医院完成肝肾联合移植60多例，2007年9月还完成了世界首例的亲体右半肝联合单侧肾脏移植，并取得成功，目前供受者均非常健康。

肝肾联合移植的适应证

理论上，任何原因所致的肝、肾两个脏器不可逆的器官功能不全或衰竭均是肝肾联合移植的适应证。目前主要适用于以下几类疾病。

1. 先天性或遗传性疾病同时累及肝肾两个脏器　先天性多囊肝和先天性多囊肾（polycystic liver and kidney disease，PCLKD）是这种疾病的代表。肝囊肿因囊肿增大会出现腹水、腹痛、腔静脉受压阻塞及囊内出血等症状。成年人多囊肝往往很早就合并有门静脉高压；多囊肾会出现血尿、尿路感染、腔静脉受压等症状，一般性外科治疗不能从根本上解除病因，仅能缓解症状，复发危险大。当PCLKD患者因囊肿增大破坏肝细胞和肾单位而导致肝、肾功能不全时，肝肾联合移植是一种理想治疗手段。

2. 遗传性代谢性疾病伴有肾脏损害　Ⅰ型原发性高草酸盐尿症（primary hyperoxaluria type Ⅰ，PHI）是这种疾病的代表。对于PHI患者，由于无法清除体内过量沉积的草酸盐，持续透析或单纯肾移植、单纯肝移植治疗均无法取得满意疗效。若行肝肾联合移植，可在充分改善肾功能的同时，有效纠正患者体内的代谢紊乱，从而达到根治的目的。同类疾病除了PHI外还有糖原累积病Ⅰ型（von Gieke病）、卵磷脂–胆固醇转酰酶缺乏症、α–半乳糖苷酶A缺乏症，家族性淀粉样变性，家族性溶血尿毒综合征等，均是由于缺乏某一种酶而引起机体多处器官（主要是肾脏）的功能损害，从而需要选择肝肾联合移植治疗。

3. 终末期肝病合并肾损害或终末期肾病合并肝损害　此类病例占肝肾联合移植病例的大多数，最常见的情况是终末期肾病的患者同时合并有慢性活动性肝病，如乙型或丙型肝炎等。在两个器官中出现一个器官功能衰竭，而另一个器官功能受损时，之所以仍行肝肾联合移植，是因为联合移植术后免疫抑制剂的使用与单纯肝或肾移植术后并无根本性差异，且单器官移植后免疫抑制剂往往会加重另一个器官的功能损害，另外，肝肾联合移植由于供体的来源一致，移植肝对移植肾有免疫保护作用。

4. 肝肾综合征（hepatorenal syndrome，HRS）HRS是门静脉高压和肝功能衰竭所致的一过性的肾功能损害。严格来讲，HRS并不是肝肾联合移植的适应证，因为由肝功能衰竭所致的肾功能损害多为一过性或功能性的，随着肝功能的逐渐恢复，肾功能往往可以恢复正常。因此目前大多数学者同意以下的观点：对HRS患者只行肝移植，若肾功能不能恢复，再行二期肾移植。对此类患者实施肾脏穿刺活检可能有助于治疗的选择。

根据近期两次针对CLKT的会议共识，符合以下条件的患者可以实行肝肾联合移植术：

（1）ESRD伴有有症状的门脉高压或门静脉压≥10 mmHg。

（2）终末期肝病，且GFR≤30 mL/min。

（3）肝肾综合征或急性肾功能损伤，肌酐≥2.0 mg/dL且血液透析时间>8周。

（4）终末期肝病伴有证据的CKD和肾活检证实的肾小球硬化>30%或纤维化>30%。

肝肾联合移植的解剖学基础

手术须由一支经验丰富的团队来完成，其中包括麻醉科医师、移植外科医师。肝肾联合移植供体最好是同一供者，供体手术采用多脏器原位灌注、联合快速切取法，腹主动脉、肠系膜上静脉插管，UW液快速灌洗，联合切取肝脏、双肾，修整供肝及供肾均需要有扎实的解剖学知识及实践。病肝切除是肝肾移植手术的难点及重点，尤其是伴有肝硬化门静脉高压所致的广泛粘连和丰富的侧支循环时技术难度极大。在门静脉血栓形成患者即既往腹部手术史腹膜炎患者，或患者曾行腹膜透析导致腹腔的广泛粘连时，组织结构的毗邻和层次关系变化很大，手术难度较大，因此熟悉并掌握肝脏外科解剖学的知识至关重要，切口的设计和选择也很重要。切口要有利于肝移植手术，“奔驰”车标形切口提供了最大限度的暴露空间。在为肝移植切口选择位置的时候，非常重要的是要考虑肾移植切口的位置，一般供肾选择右下腹斜切口（图19–6），如为多次肾移植也可选择左下腹斜切口。肝肾联合移植的切口位置不正确会导致腹部皮肤坏死，这是由于腹部上下肌束均被横切，多数血管遭到破坏引起。切口重叠也会危及皮肤血管的完整性，造成皮肤坏死。因此，肝肾联合移植切口位置要妥善选择，以防过多地破坏腹壁血管的完整性。可见，扎实的解剖学基础对于肝肾联合移植成功的重要性。

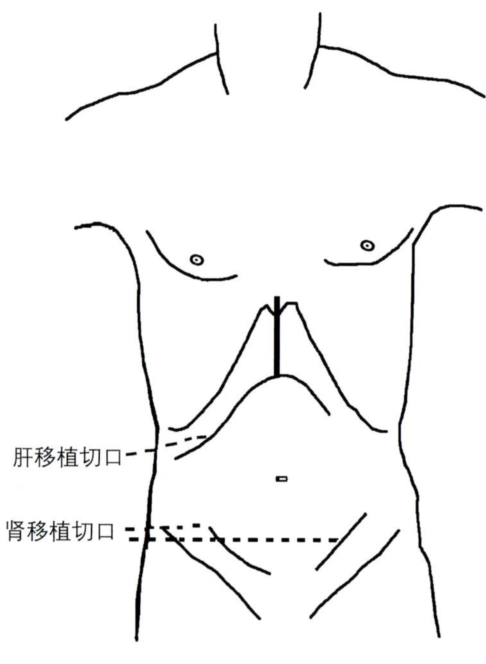

图19-6　肝肾联合移植手术切合

肝脏的胚胎学

肝脏由胚胎时期前肠内胚层和横膈中胚层形成（图19-7）。胚胎第4周初，前肠末端腹侧壁内胚层细胞增生，向外长出囊状突起，称肝憩室，是形成肝与胆道的始基。肝憩室迅速发育增大，长入原始横膈内。肝憩室末端膨大，分为头、尾两支。头支较大，生长迅速，形成肝管和胆小管，细胞增生形成许多分支吻合的细胞索，即为肝索。原始横膈内的左右卵黄静脉和脐静脉也分支吻合，在肝索之间形成血管网。肝索与血管网交错排列，相互邻接，构成早期肝脏结构。肝索起初为2~3层肝细胞组成，至胎儿后期或出生前后逐渐成为单行肝细胞组成的肝板。

在第6周时，从卵黄囊迁入肝的造血干细胞开始造血，在肝血窦内外出现大量造血组织，肝体积也因而迅速增大。胎肝造血组织主要产生红细胞，也产生部分粒细胞和巨核细胞。至第6个月以后，胎肝内造血组织逐渐减少乃至消失。

肝憩室在伸入横膈中胚层之后，被中胚层所包裹，以后随着肝的发育而逐渐离开横膈凸入腹腔，于是腹侧系膜发生如下的变化：在肝的脏面与十二指肠联系的部分衍化为肝十二指肠韧带，在肝的膈面与体壁和横膈联系的部分衍化为镰状韧带和冠状韧带。包围在肝周围的间充质即衍化成肝包膜并在肝门和肝内形成Glisson鞘和汇管区。胎儿出生后，因脐带离断而萎闭的左脐静脉、静脉导管成为肝圆韧带和静脉韧带。

在胚胎时，左、右卵黄静脉起始于卵黄囊，穿过原始膈进入静脉窦，当肝长入原始膈时，该静脉与肝相邻的一段被包入肝内，并在肝内分成许多分支与肝血窦相通，因此被肝分成输入和输出两段。输出段即自肝至静脉窦的一段，将来成为肝静脉和下腔静脉肝段；输入段即从卵黄囊至肝的一段，在左、右卵黄静脉间发生3个吻合支，其中头侧与尾侧吻合支位于肠管的腹侧，中间吻合支位于肠管的背侧。头侧吻合支将来形成门静脉左干及其分支。当位于尾侧与中间吻合支之间的一段右卵黄静脉和位于头侧与中间吻合支的一段左卵黄静脉闭合以后，仅余下未闭合的右卵黄静脉将肠管血液输送到肝脏入心脏。此静脉呈S形，当胚胎发育过程中肠管旋转后，此静脉演化成脾静脉、肠系膜上静脉和门静脉。在胚胎期，腹腔动脉和肠系膜上、下动脉是由最初许多卵黄动脉合并而成，当降主动脉头端腹侧分支与腹腔动脉汇合后，便由这些分支中的一支行经肝，即为肝动脉。因此，肝动脉的来源往往有许多变异。

胚胎第8周时，在肝细胞之间出现胆小管，与肝索相连的内胚层细胞分化为肝内胆管。原始横膈间充质分化为肝的被膜和肝的间质。

肝憩室的尾支发育为胆囊和胆囊管，肝憩室与十二指肠相连接的部分发育为胆总管。它们一

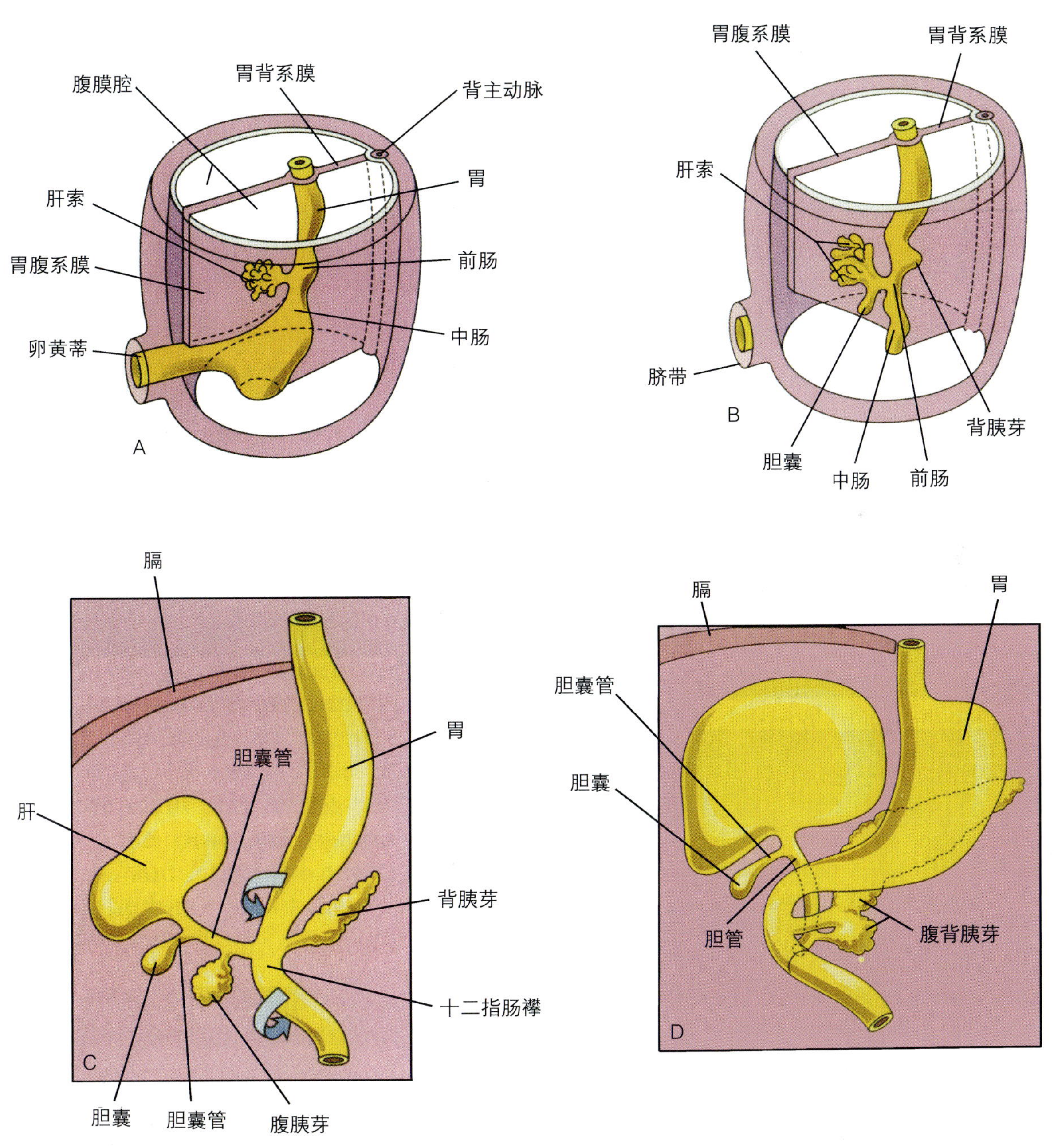

图19-7　肝脏的胚胎发生

度为实心细胞索，以后从胆总管开始逐渐出现腔隙。胆总管的开口最初在十二指肠的腹侧壁，以后随着十二指肠的转位，以及肠右侧壁发育较左侧快，胆总管开口逐渐移至背内侧壁，并与胰腺导管合并。

胎肝细胞的功能活跃，很早就开始合成和分泌白蛋白等多种血浆蛋白质，此外还合成大量甲胎蛋白。第6个月前，几乎所有的胎肝细胞均能合成甲胎蛋白，此后合成甲胎蛋白的肝细胞逐渐减少。出生后，肝细胞合成甲胎蛋白量很少，不久即停止。第3个月起始，胎肝细胞即有分泌胆汁和解毒等功能。

在成年人的肝脏，其肝门处的“H”形仍可看出胚胎发育时期的痕迹。“H”形的横线，相当于左、右卵黄静脉的头侧吻合支。右侧垂直线与门静脉主干和右门静脉干的位置相一致，也即胚胎期相当右卵黄静脉所在；而左侧垂直线，相当于左门静脉干的矢状部和静脉导管，也即左脐静脉所在。

肝脏的局部解剖学

■ 肝脏的位置和形态

肝脏是人体最大的腺体，位于右侧膈肌下方，前方为右侧肋骨和肋弓，下腔静脉位于其后方。肝脏呈楔形，右侧钝厚，左侧扁窄。肝脏体积因人而异，一般长（左右径）约25 cm，宽（前后径）约15 cm，厚（上下径）约6 cm。成年人肝重量为1 200~1 500 g。

肝脏的体表投影为上界在右锁骨中线处平第5肋，在前正中线平胸骨体与剑突交界处，在左锁骨中线平第5肋间隙。下界与肝前缘一致，右侧相当于肋弓下缘，在前正中线处通过剑突下2~3 cm，在左锁骨中线处肝下界与肝上界相交。肝脏的后方与第9、10胸椎相对。

肝脏的上面隆凸，与膈肌接触，称膈面。在膈面前面由肝镰状韧带将整个肝脏划分为传统意义上的左右两叶，左小右大，这种肝左右两叶的划分方式是以肝脏的表面标记，即镰状韧带为依据的。这与我们今天描述的左右半肝是不同的，它是以肝内门静脉的血管分布为依据，以下腔静脉左缘与肝下缘胆囊窝的中点为连线，即肝脏的正中裂，也称为Cantlie线，以其为依据，将肝脏分为左右半肝，分别由门静脉的左右支供血。膈面的镰状韧带向上方延续达下腔静脉前方，两层分开向左右移行形成冠状韧带前层。冠状韧带前后层之间略呈三角形，因无腹膜覆盖而直接贴近膈肌，称为肝裸区。

肝的下面朝向左后下方，与腹腔脏器接触，称为脏面。脏面有两个纵沟和一个横沟，形成“H”形。横沟宽而短，有门静脉、肝固有动脉、肝管及淋巴和神经等进出，称为第一肝门。在横沟右端伸向前外方常见一侧沟，称右切迹。左纵沟的前半部分为肝圆韧带，后部为静脉韧带，为脐静脉导管的遗迹。右纵沟的前半部为胆囊窝，后半部为下腔静脉窝，有下腔静脉通过。

肝脏的后面有下腔静脉经过，其借助疏松的结缔组织和后方的韧带固定，有时肝组织延伸至下腔静脉后方，包绕部分下腔静脉在肝内（图19-8）。

■ 肝脏的韧带

肝脏被腹膜皱褶形成的肝周韧带固定在上腹部，包括肝圆韧带、镰状韧带、冠状韧带和左右三角韧带等（图19-8）。

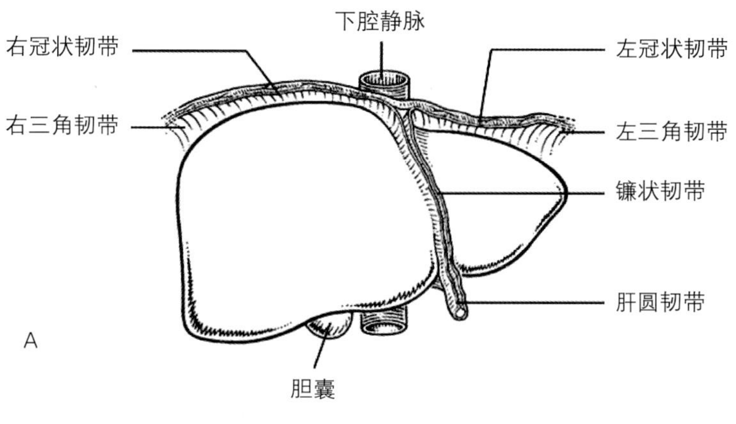

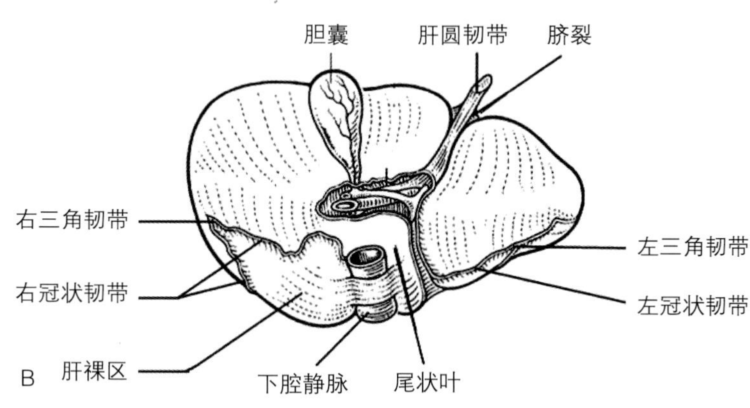

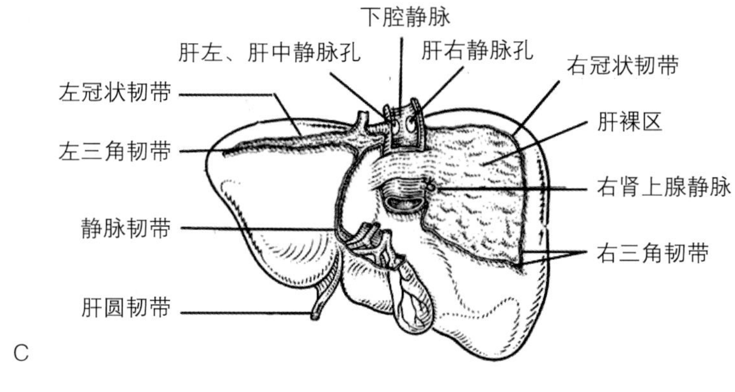

图19-8　肝脏

A.膈面观；B.脏面观；C.后面观

1. 肝圆韧带　是脐静脉闭锁后形成的纤维索，自脐移行至脐切迹，经镰状韧带游离缘的两层腹膜之间到达门静脉左干的囊部与静脉韧带相连。静脉韧带为左门静脉和左肝静脉之间闭锁后的静脉导管。

2. 镰状韧带　是腹前壁的腹膜壁层与肝脏上面的腹膜脏层之间相移行而成的两层腹膜的皱襞。居矢状位。自脐延至肝的上面，其游离缘内含有自脐至肝的肝圆韧带。韧带下端与脐切迹和静脉韧带相连，上端向后上方延伸与冠状韧带相移行。镰状韧带将肝脏的膈面分为右大左小两部分，是左叶间裂在肝脏表面的标志。

3. 冠状韧带和三角韧带　冠状韧带是膈与肝脏间的腹膜移行部，呈冠状位。分前后两层。右冠状韧带的前后两层之间有较大的间隙为肝裸区，其表面没有腹膜，借纤维结缔组织与膈肌相连。左冠状韧带两叶之间距离很近。左右冠状韧带的前后层向外侧延伸，分别汇合成左右三角韧带。

4. 肝胃韧带与肝十二指肠韧带　即小网膜，肝十二指肠韧带内含有门静脉、肝固有动脉、胆总管、淋巴管和肝神经丛。

5. 肝肾韧带　为右肝后缘与右肾之间的连接部。

6. 肝结肠韧带　位于右肝下缘和横结肠肝曲之间的连接部。

■ 肝门的概念

肝脏输入血管和输出血管所在的部位称为肝门。肝脏有三个肝门通常称为第一、二、三肝门。

1. 第一肝门　包括肝十二指肠韧带进入肝脏横沟内的肝固有动脉、门静脉、肝管、神经和淋巴组织。

2. 第二肝门　位于肝脏的膈面顶部，为肝左、中、右静脉汇入下腔静脉处，多被肝组织覆盖，不易直接见到肝静脉主干。

3. 第三肝门　第三肝门是指4~15支肝短静脉分别汇入肝后下腔静脉前壁及两侧。主要收集尾状叶和右后叶的静脉血流。

■ 肝脏的分叶与分段

肝脏从表面划分的左叶、右叶和尾叶没有真正反映其内部管道系统的构造特征，因而无法满足肝脏外科进行部分肝切除的需要。肝实质内门静脉分支分布区域间的裂隙称为肝裂，主要有正中裂、左右叶间裂、左外叶段间裂和右后叶段间裂。以肝裂来对肝脏进行分叶对于肝脏外科有重要意义。正中裂为通过胆囊窝中线至下腔静脉左缘的连线，内有肝中静脉通过，呈矢状位。左叶间裂位于正中裂的左侧，为从脐切迹向后上至肝左静脉汇入下腔静脉处，在膈面即镰状韧带，脏面相当于左纵沟，呈矢状位，内有肝左静脉起始部和叶间支通过。右叶间裂位于正中裂右侧，为一接近水平位与冠状位的斜裂，自肝的右下缘切迹向右后方至肝右静脉汇入下腔静脉处，内有肝右静脉通过。左段间裂起于肝左静脉汇入下腔静脉处，斜向左下方，达肝左缘的后中1/3交点，内有肝左静脉经过。右段间裂呈水平位，脏面可见起于第一肝门的右切迹，横行向右止于肝右外缘的中点。

肝脏的分叶方法较多，较常用的方法有两种：一种为以正中裂为界，将肝划分为左、右两部分，分别称为左、右半肝。左半肝以左叶间裂为界，划分为左内侧叶和左外侧叶，后者又以左叶间裂分为左外侧叶上段和左外侧叶下段。右半肝以右叶间裂为界划分为右前叶和右后叶，后者以有段间裂又分为右后叶上段和右后叶下段。尾状叶恰为正中裂所经过，将之分为左、右两部。综上所述，肝脏分为左、右两半，五叶四段（图19-9）。另一种方法为Couinaud（1957）分段法（图19-10，11），这种分段方法更为准确和完整，是目前肝脏外科最常用的方法之一。Couinaud根据门静脉的分布及肝裂内的肝静脉为标志，将肝脏分为4个肝叶（sector），每个肝叶有独立的门静脉系统血供。正中裂将肝脏划分为左右半肝，各有独立的供血和胆道系统。右裂将右肝划分为右前、右后两叶。左裂与上述左叶间裂有所不同，其并非以脐裂和镰状韧带为界限，而是在左外叶内以肝左静脉的走行为标志，并将左肝划分为左前和左后叶，这样，左前叶即包括上述的左内叶和左外叶的前部分。在肝叶的基础上，进一步以肝组织的血供和胆管系统的分布划分为8个段（segment），每段均有自身独立的血管和胆管。Ⅰ段为尾状叶，Ⅱ段为左外叶上段，Ⅲ段为左外叶下段，Ⅳ段为左内叶，Ⅴ段为右前叶下段，Ⅵ段为右后叶下段，Ⅶ段为右后叶上段，Ⅷ段为

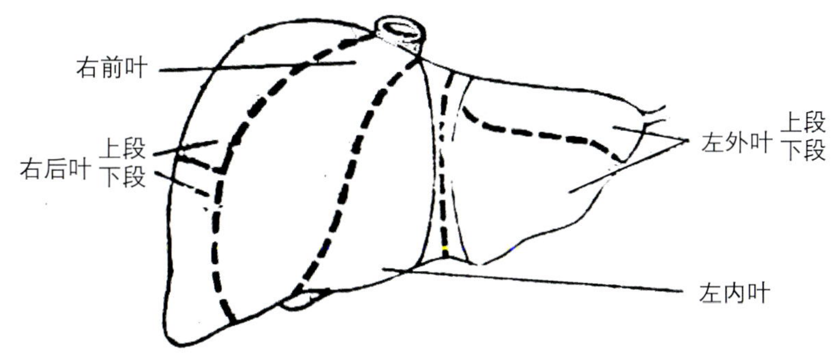

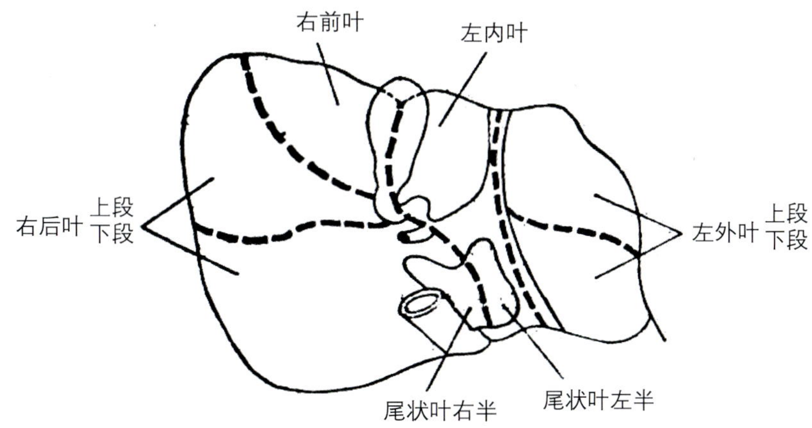

图19-9　肝脏的传统分叶和分段

右前叶上段。Scheele（1994）进一步将Ⅳ段划分为上方的Ⅳa段和下方的Ⅳb段。肝中静脉引流的区域，包括左内叶和右前叶，也就是Couinaud分段的Ⅳ、Ⅴ、Ⅷ段，常称为肝中叶（Central lobe）。横沟上方的左内叶，即Couinaud分段的Ⅳ段也被称为肝方叶（Quadrate lobe）。

■ 肝蒂与Glisson系统

肝十二指肠韧带包绕肝固有动脉、门静脉、肝管、神经和淋巴管等结构构成肝蒂。肝蒂内各结构在肝十二指肠韧带内的位置关系，在不同的部位有所不同。肝蒂的下方胆总管位于右前方、肝动脉位于左前方、门静脉位于后方稍偏左，形成倒品字形。在肝蒂上段，前方为左右肝管、中

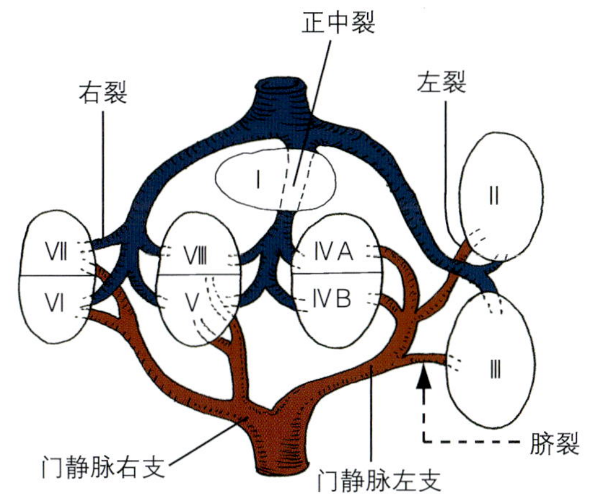

图19-10　Couinaud分段法示意图

间为左右肝动脉、后方为左右门静脉，形成前中后结构。就左右分支交汇点而言，肝动脉分叉点最低，门静脉居中，肝管最高。门静脉、肝动脉及肝管自肝门入肝后都在一起走行，分支、分布相同。三者并行，且有致密结缔组织构成的Glisson鞘包裹，构成Glisson系统。

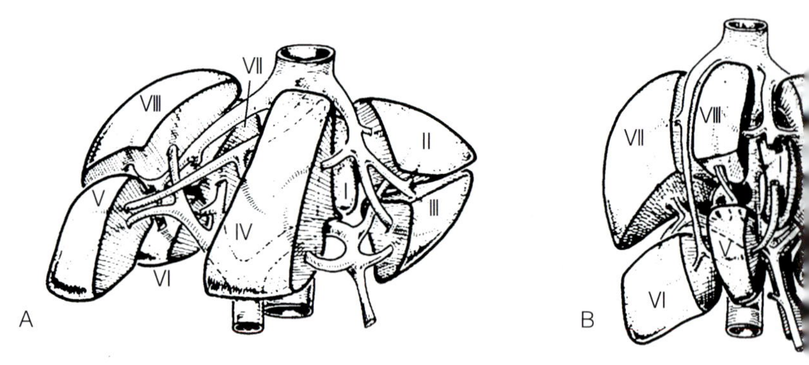

图19-11　肝脏的Couinaud分段法
A.体内原位观；B.体外观

肝脏的外科解剖学

■ 门静脉的解剖

门静脉由脾静脉、肠系膜上静脉汇合而成，形成腹腔脏器的静脉回流。门静脉内没有瓣膜。成年人的门静脉长约8 cm。在十二指肠第一部后方，有来自胃、胰十二指肠的静脉直接注入门静脉。在肝十二指肠韧带处，门静脉位于肝动脉和胆总管后方。肝十二指肠韧带游离缘，一般没有门静脉的属支。在肝固有动脉和胆总管的后方上行至肝门分为粗短的右支和细长的左支，入肝后在肝内反复分支，最后形成肝窦。肝窦汇集至中央静脉，中央静脉再汇集成小叶下静脉，最后汇集成肝静脉，注入下腔静脉（图19-12，13）。

85.8%者门静脉分为左右支型，其他类型见图19-14。门静脉多在第一肝门处分为左右两支。门静脉分叉位于第一肝门肝实质外的占54.8%，而在肝实质内或紧贴肝实质处才分支的情况占25.8%和25.4%。有一种较特殊的情况为门静脉不分叉变异，即门静脉不分为左右两支或无肝左静脉，出现的概率小于1%，但应有所了解（图19-15）。

肝内门静脉的走行形似“S”。一般认为，门静脉左支变异较少，走行较恒定，而门静脉右支变异较多。门静脉左支自肝门分出后，沿横沟

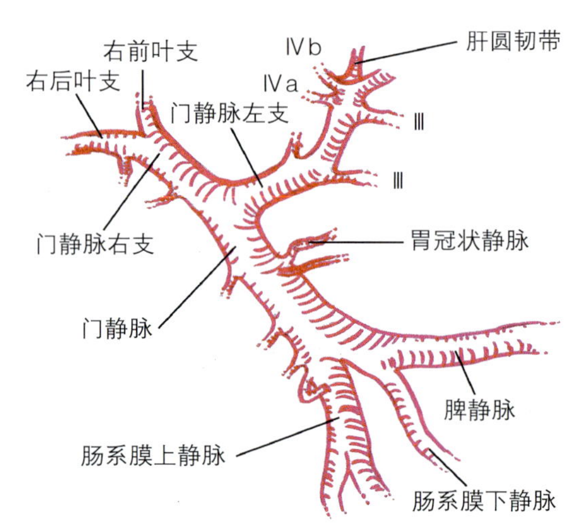

图19-12　门静脉的正常解剖

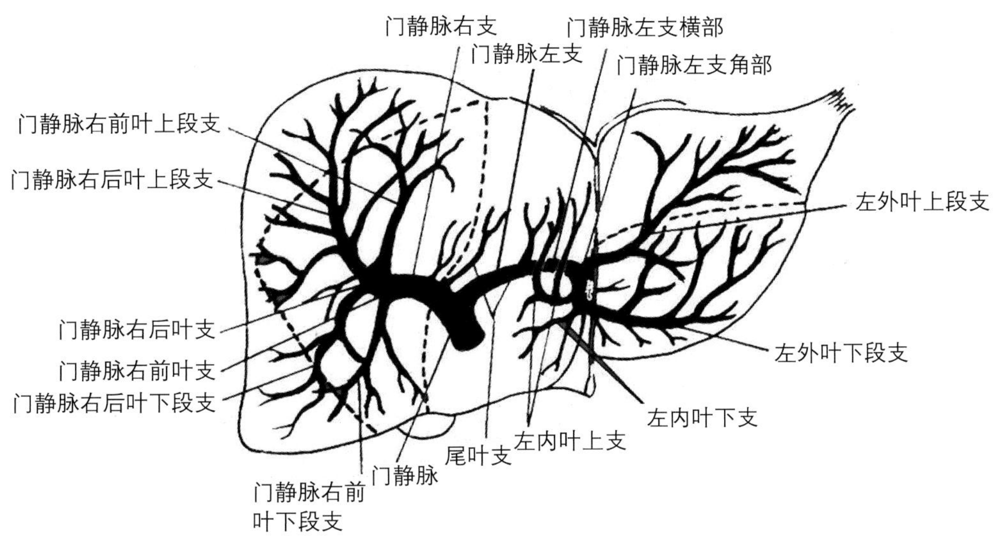

图19-13　门静脉的肝内分支

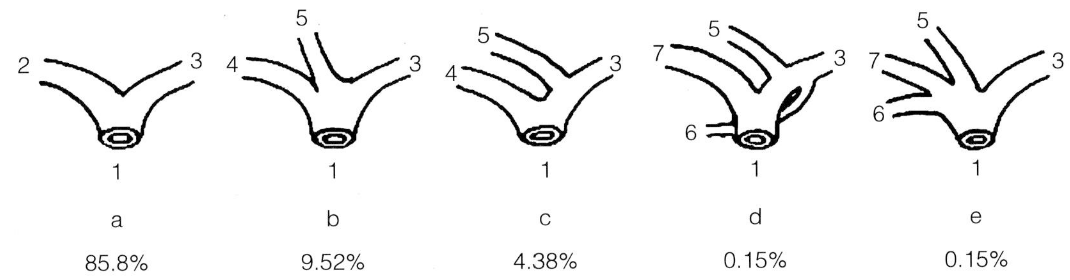

1.门静脉主干；2.门静脉右支；3.门静脉左支；4.右后叶支；5.右前叶支；6.右后叶上段支；7.右后叶下段支。
图19-14　肝门静脉分支类型

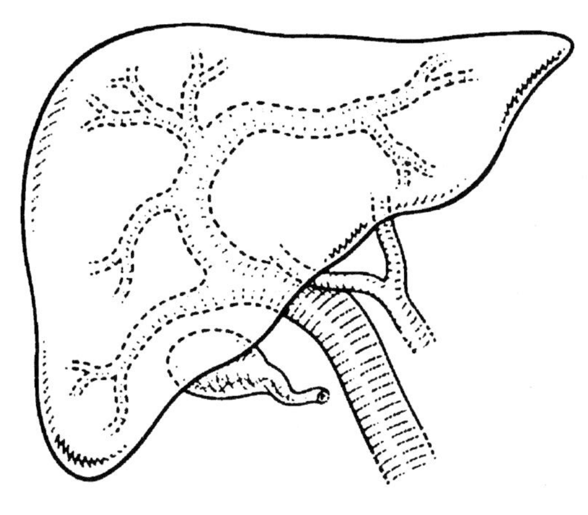
图19-15　肝左静脉阙如

向左至左纵沟后弯向前上方，进入肝组织，形成“S”形的上半部分。左支分为横部、角部、矢状部和囊部。横部位于横沟内，长2~4 cm，位置表浅，术中易分离。横部向前弯行90°~120°，形成角部。矢状部即横部至左纵沟后急转向前而成，长1~2 cm。矢状部的末端稍膨大，称为囊部。门静脉左支分布至左半肝和尾状叶的左半部分。由于门静脉左支长，且大部位于肝门横沟内，因此在肝外处理门静脉左支较右支容易。

门静脉左支的主要分支有：①尾叶左段支1~3条，发自门静脉分叉处或左支横部；②左内叶支2~4支，发自矢状部和囊部右壁，分别向内上和内下方行进，分布于左内叶上下段；③左外叶上段支较粗大，发自角部外侧，向左上行至左外叶的后上方，分布于左外叶上段；④左外叶下段支较粗大，发自囊部左侧，向左下至左外下段。

门静脉右支较左支粗短，分支早，变异较多，长1~3 cm，沿右切迹向右后方走行，形成“S”形的下半部。门静脉右支的主要分支有：①尾叶右段支1~3条，发自门静脉右支上缘，也有时发自右前叶或右后叶门脉支；②右前叶支为一粗大的短干，由门静脉右支前缘发出，立即分支形成右前叶上段和右前叶下段支；③右后叶支在右前叶支起点处即发出并分支形成右后叶上段支和右后叶下段支；④胆囊旁门静脉支，发自右前和右后叶支，分布于胆囊窝左侧缘附近。

■ 肝动脉的解剖

肝动脉的解剖

腹腔动脉发出肝总动脉，肝总动脉发出胃十二指肠动脉后，即延续为肝固有动脉。其行走于肝十二指肠韧带内，在门静脉的前方，胆总管的左侧，至第一肝门分为肝左和肝右动脉进肝。在肝内为Glisson鞘包绕与门静脉和胆管走行基本一致，但行程弯曲，可盘绕同行静脉，并与之伴行，末梢达肝门管区。由于肝固有动脉分支偏左，因此肝左动脉较肝右动脉短（图19-16）。

肝左动脉入肝门处位于左肝管的左下方，门静脉左支的前下方，进而互相伴行分为左内叶动脉和左外叶动脉。左内叶动脉经门静脉左支浅面，至门静脉矢状部内侧及左内叶肝管的外侧分布于左内叶。左外叶动脉为肝左动脉的延续，在左叶间裂水平门静脉左支的角部分为左外叶上段支和左外叶下段支，分布于左外叶上段和下段。同时在肝左动脉的起始部，常发出尾状叶动脉，分布于尾状叶的左段。

肝右动脉分出后在肝十二指肠韧带内向右上方走行，经过肝总管的后方和门静脉分支部前方，进入胆囊三角（Calot三角），在此分出胆囊动脉，继续向右上方进入第一肝门右部。肝右动脉走行于肝总管之后的占80%，13%走行于肝总管的前方，很少的情况走行于门静脉的后方或有副肝右动脉的存在而位于门静脉的后方。入肝后

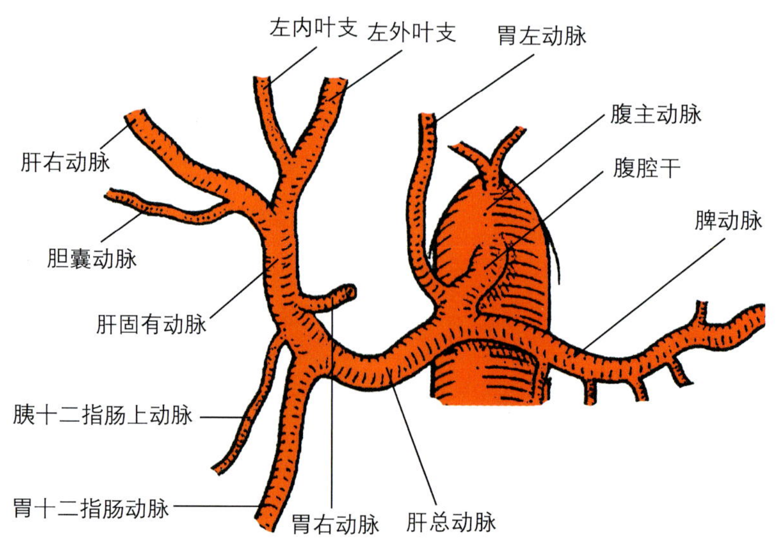

图19-16　肝动脉的解剖

肝右动脉位于右肝管的右下方，门脉右支的前下方。肝右动脉的主要分支为右前叶支、右后叶支和右尾叶支，右前叶和右后叶支又进一步分为上下段支，分布于相应的肝叶和肝段。右尾叶支可起自肝右动脉，也可起自右前叶或右后叶支的起始部，分布于尾状叶的右段。

肝固有动脉除发出肝左、肝右动脉外，有约40%的人发出肝中动脉，由于它位于肝左和肝右动脉之间，在肝外独立走行，因此得名。大多情况分布于肝方叶及邻近肝组织，有时是到右前叶的分支。因此肝中动脉实质是某肝叶或肝段的动脉，是肝左或肝右动脉分支的变异。

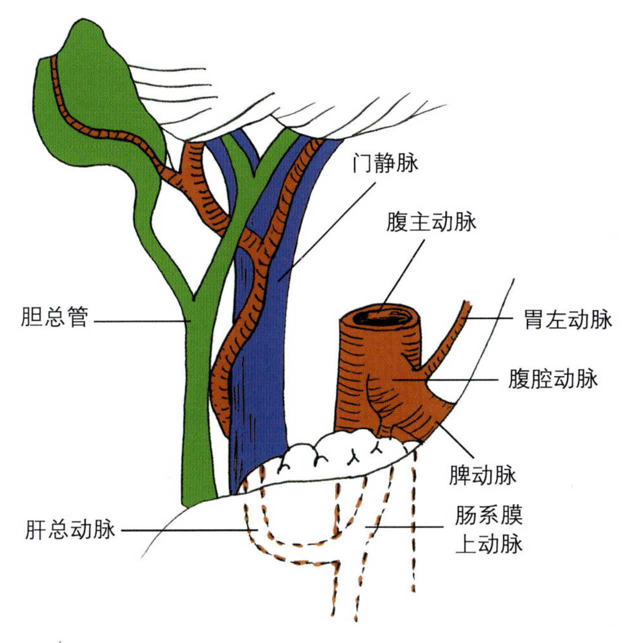

图19-17　肝总动脉起点的变异

肝动脉的变异

肝动脉的变异包括肝总动脉起源的变异，肝固有动脉的变异，肝左动脉的变异和肝右动脉的变异。

95%以上的肝总动脉发自腹腔干，而其他最常见的变异为肝总动脉起自肠系膜上动脉，另外还有起自腹主动脉或腹腔肠系膜动脉干等变异。起自肠系膜上动脉的肝总动脉多在胰腺后方起始，在门静脉起始部的后方或外侧上行进入肝十二指肠韧带，之后可在门静脉和胆总管之间前行达门静脉的前方，继而分支为肝左和肝右动脉（图19-17）。

20%的人没有肝固有动脉，大多数为左右肝动脉分别起自胃左动脉和肠系膜上动脉，其他为左右肝动脉分别起自肝总动脉和肠系膜上动脉，极少数同时起于肝总动脉起始段上或腹腔动脉干。罕见起于胃左动脉的迷走肝动脉分布于全肝，而肝十二指肠韧带内无肝动脉。

肝左和肝右动脉的变异有副肝动脉、替代肝动脉和迷走肝动脉之称。副肝动脉为在常见肝动脉类型外，还有一支这种异位起始的动脉供应肝脏的一部分血流。如果不存在正常的肝左或肝右动脉，为异位起始的肝动脉替代则称为替代肝动脉。这两种变异肝动脉和其他一些特殊的异位肝动脉统称为迷走肝动脉。

肝左动脉正常起始占77%。替代肝左动脉占11%，可起自胃左动脉、腹腔动脉干和肠系膜上动脉等（图19-18）。副肝左动脉占12%，可起于胃左动脉、肝右动脉、肝总动脉、脾动脉、肠系膜上动脉、胃右动脉、胃十二指肠动脉和腹主动脉等（图19-19）。起于胃左动脉的迷走肝左动脉常经肝胃韧带入肝。

肝右动脉正常起始约占79%。替代肝右动脉占16%，可起自肝总动脉、肠系膜上动脉、腹腔动脉、胃十二指肠动脉、胰十二指肠后动脉和腹主动脉。副肝右动脉占5%，可起自肝左动脉、胃十二指肠动脉。起于肠系膜上动脉的肝右动脉常经门静脉后方上行，在门静脉和胆总管之间入肝。肝右动脉罕见起自右肾动脉近端（图19-20）。

胆管系统的解剖

肝内胆管的解剖

肝细胞间的小胆管逐渐汇合成小叶间肝管，

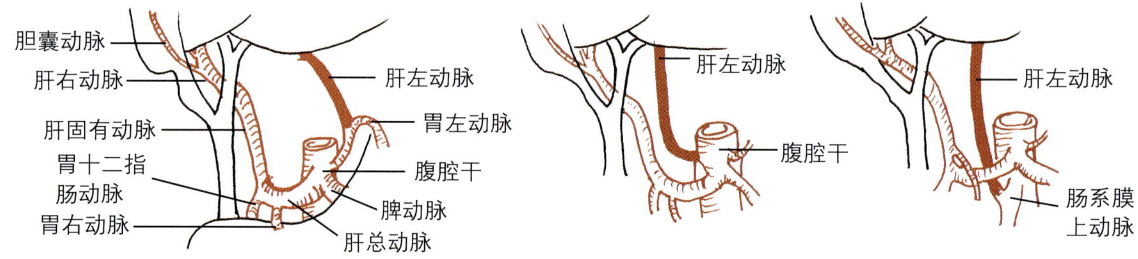

图19-18　肝左动脉的变异（1）——替代肝左动脉

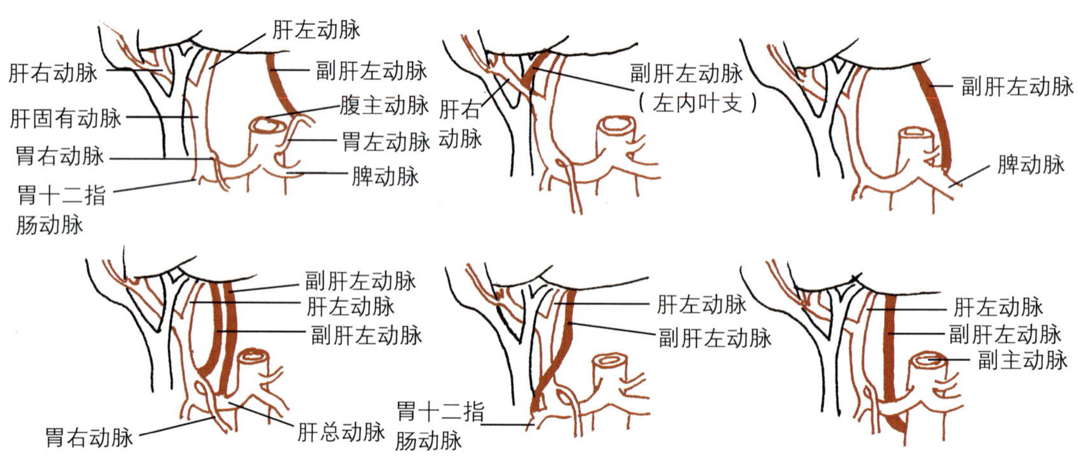

图19-19　肝左动脉的变异（2）——副肝左动脉

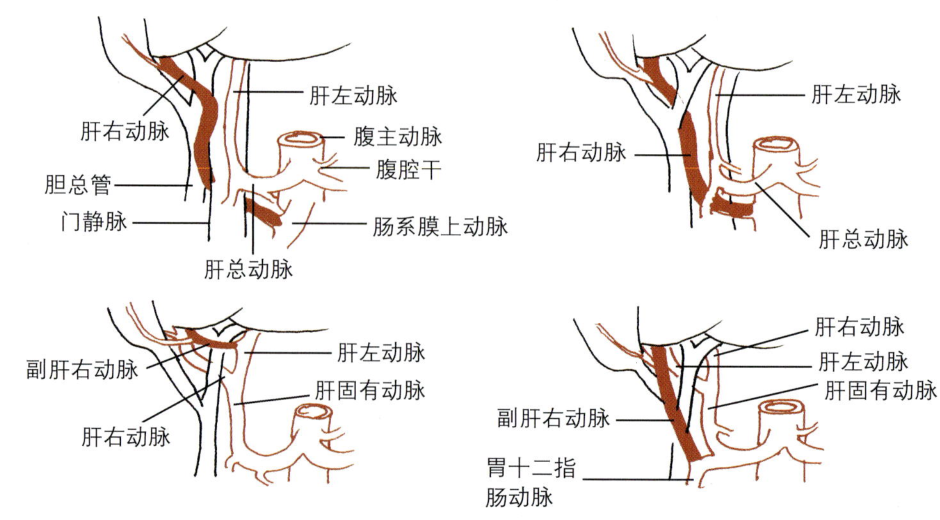

图19-20　肝右动脉的变异（上为替代肝右动脉，下为副肝右动脉）

再汇合成肝段和肝叶的肝管，最后汇合成左右肝管，左右肝管、肝叶肝管和肝段肝管分别称为肝内一、二、三级肝管。其在肝内为Glisson鞘包绕，走行与肝动脉和门静脉一致。通常肝管位于相应门静脉支的上方，而动脉位于门静脉支的下方。左右肝管在肝门部汇合成肝总管。左肝管长约1.6 cm，引流来自左半肝的胆汁。而右肝管长约0.8 cm，引流来自右半肝的胆汁。尾状叶的左右两侧的肝管可以分别引流至左肝管和右肝管。

左肝管收集左外叶和左内叶肝管的胆汁，在肝方叶的下方横行，同时也收集方叶来的1~3支小胆管。左肝管走行于门静脉左支横部的上方和后方，并逐渐行进至其前缘与右肝管汇合。

右肝管收集右前叶和右后叶肝管的胆汁，右后叶肝管走行水平，右前叶肝管近乎垂直与其汇合，其汇合部通常在门静脉右支的前上方，右肝管继续下行，在门静脉汇合部的前方与左肝管会合，形成肝总管（图19–21）。

肝尾状叶胆管也有自己的引流方式，肝尾状叶的3部分（左尾状叶、右尾状叶和尾状突）有44%是分别引流，形成相应胆管。有26%尾状突和右尾状叶汇合，与左尾状叶支分别引流。尾状叶胆管的注入位置变化较大，分别注入左右肝管的占78%，仅汇入左肝管的占15%，而仅汇入右肝管的占7%。

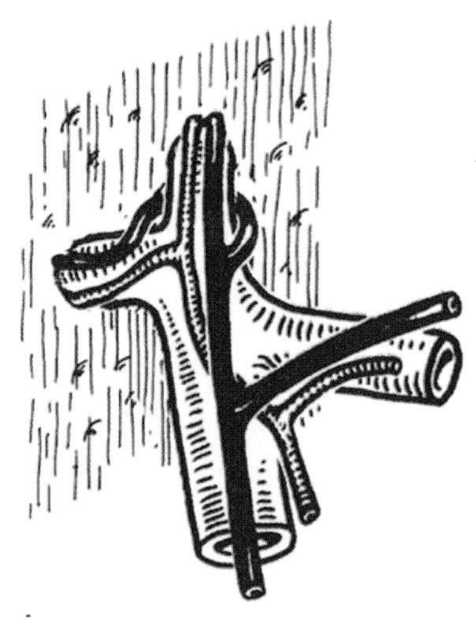

图19–21　右肝管和血管的解剖

肝外胆管的解剖

左右肝管汇合后形成肝总管，肝总管下行达胆囊管汇合部下方即称为胆总管。胆总管的长度大约7 cm，直径为0.4~0.8 cm，根据行程分为十二指肠上段、十二指肠后段、胰腺段和十二指肠壁内段。肝右动脉从其左侧经其后方（80%）上行，并发出胆囊动脉经胆总管的前方或后方达胆囊。肝下缘、肝总管和胆囊管共同构成了胆囊三角（Calot三角），胆囊动脉行走其中，副肝动脉或替代肝动脉通常也通过胆囊管的后方进入胆囊三角内。

胆囊的解剖

胆囊为一个倒置的梨形的囊状器官，位于肝右叶胆囊窝内，通过纤维结缔组织与肝组织相连。通常情况下胆囊嵌入肝组织内，少数仅与系膜或网膜相连，游离度大。胆囊分为胆囊底、胆囊体和胆囊颈3部分。胆囊底为一盲端，其体表投影为右侧腹直肌外缘和右肋弓的相交处。胆囊体经细而弯曲的胆囊颈和胆囊管相连，进而与肝总管汇合。胆囊颈和胆囊管相接处常见一囊性凸起，称为Hartmann囊，胆囊结石常在此处存留。胆囊管长1~3 cm，直径0.2~0.3 cm，有螺旋状黏膜皱襞控制胆汁出入。

胆管系统的变异

正常情况下的左右肝管汇合形成肝总管的情况占72%。右前叶、右后叶肝管和左肝管共同汇合的占12%。右前叶或右后叶肝管独立注入肝总管的占20%，其中右前叶占16%，右后叶占4%。有6%的情况右前或右后叶肝管注入左肝管，其中右后叶占5%，右前叶占1%。没有肝管汇合的情况占3%，2%右后叶肝管注入胆囊颈（图19–22）。

右肝管的主要变异为Ⅴ、Ⅵ、Ⅷ段的异位引流，各占9%、14%和20%。左肝管正常走行的占67%，主要的变异为Ⅲ、Ⅳ段肝管共干占25%，仅有2%的情况为Ⅳ段肝管独立汇入肝总管。

胆囊的变异少见，包括胆管未发育、双腔胆囊（1个胆囊管）、双胆囊（2个胆囊管）、双胆囊管或胆囊憩室等。胆囊位置的变异包括肝内胆囊，即胆囊完全为肝组织包绕，及肝左叶胆囊等。胆囊管和肝总管在十二指肠上方成锐角汇合的占75%，平行至十二指肠或胰腺后方汇合的占20%，螺旋状缠绕肝总管汇合的占5%，少见汇合于右肝管或右前、右后叶肝管（图19-23）。

胆管系统的血供

十二指肠以上的胆管可以来自胰十二指肠上动脉、肝右动脉、胆囊动脉、胃十二指肠动脉和十二指肠后动脉。其中有两条沿胆管侧壁走行的动脉，称为3点和9点动脉。供给十二指肠上方胆管的60%血供来自下方动脉，38%来自上方动脉供血，仅有2%不沿胆管走行，直接起自肝动脉。肝门胆管的血供来自周围血管构成的血管丛。十二指肠后段的胆管血供来自十二指肠后动脉构成的血管丛。引流胆管的静脉与相应动脉的分布一致，也为胆管侧壁的3点和9点静脉。大部分胆总管和左右肝管的静脉血沿管壁小支向上入肝，至肝静脉。胆总管下部的静脉丛汇入门静脉（图19-24）。

胆囊动脉起于肝右动脉，在胆囊三角内向右上方走行，在胆囊颈分为深浅两支，分布于胆囊的上下面。它可有2~3条，多见双胆囊动脉。可起

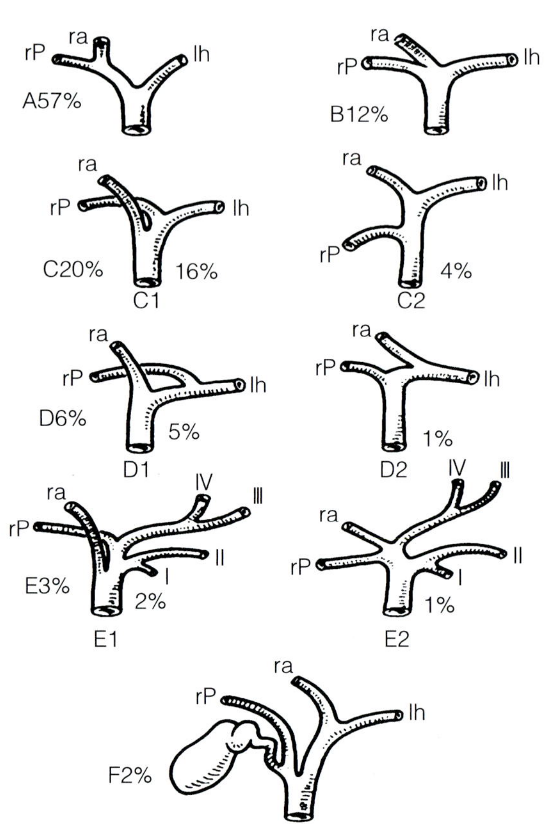

ra.右前叶支；rp.右后叶支；lh.左支。

图19-22　肝总管汇合的变异

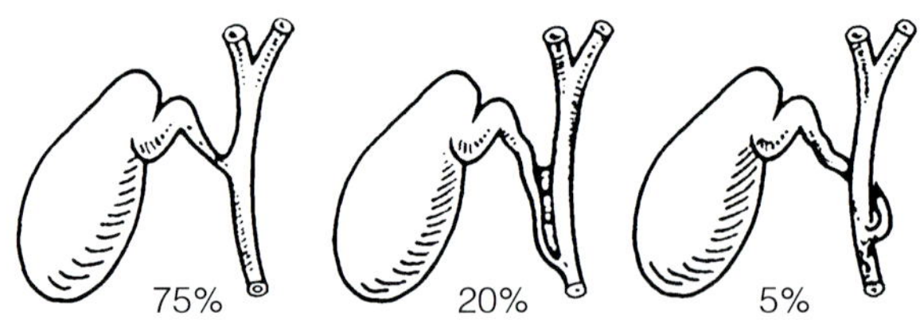

图19-23　胆囊管的主要变异

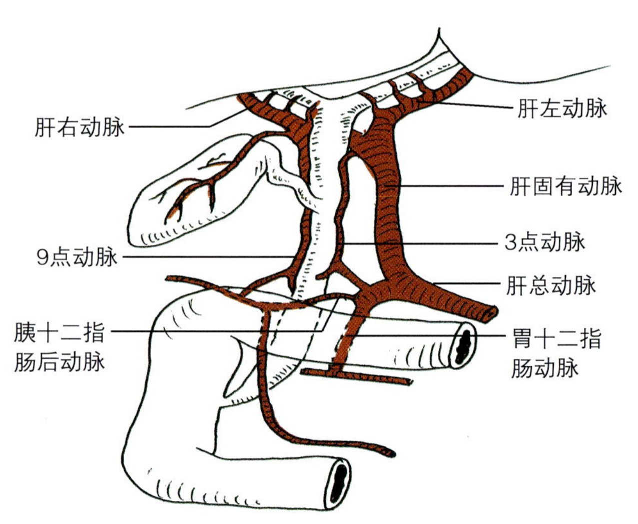

图19-24　胆管的供血系统

于肝总动脉、肝固有动脉、肝左动脉、胃十二指肠动脉和肠系膜上动脉，胆囊动脉的主要变异见图19–25。引流胆囊的小静脉进入肝门静脉丛，但不直接引流到门静脉，尚有小静脉直接通过胆囊窝进入肝实质，最终注入肝静脉。

■肝静脉系统

肝静脉起始于肝组织的中央静脉，并逐渐汇合成段间静脉和叶间静脉，最后汇合成肝左、肝右和肝中静脉，在第二肝门注入下腔静脉（图19–26）。

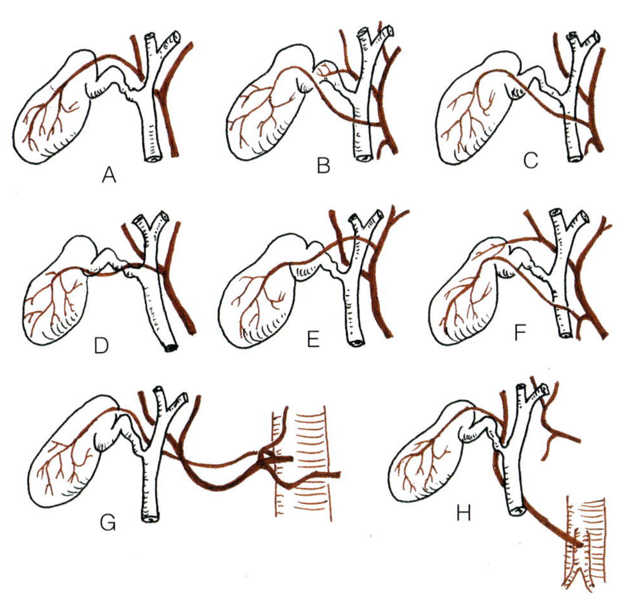

图19–25　胆囊动脉的变异

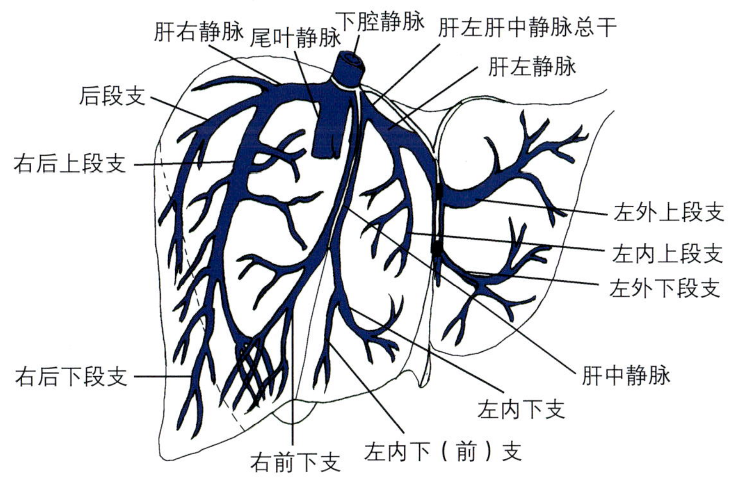

图19–26　肝静脉的解剖

据统计，肝左、中、右静脉分别开口进入下腔静脉者占56.3%，肝中静脉与肝左静脉形成共干后进入下腔静脉者占40.6%，而同时有4个开口于下腔静脉者占3.15%，其中另一开口为左后上缘静脉。

肝右静脉是肝静脉中最长的一条，位于右叶间裂内，它主要收集来自肝右后叶的血液，也回收部分肝右前叶的血液。肝右静脉的分支类型、粗细和分布范围变化较大，与肝中静脉和右后侧肝静脉大小的关系密切。肝中静脉位于正中裂内，接受来自左内叶和右前叶的血液。有时，肝中静脉也接受来自右后叶下段的部分回血。肝左静脉本身不在肝左叶间裂内，而是与之呈锐角交叉，在裂内只是它的一个分支，它接受来自左外叶的血流以及少部分左内叶的血流。

此外，还有直接开口于下腔静脉左前壁和右前壁的肝短静脉，一般有4~8条，最少3条，最多可达31条。开口于左前壁的肝短静脉主要接收来自左尾状叶的静脉回流，开口于右前壁的肝短静脉主要接收来自右尾状叶（尾状突）和肝右后叶脏面的静脉回流，此组肝短静脉中，经常有1~2条比较粗大的静脉，其直径可达1.5 cm，称右后侧肝静脉，它紧贴肝脏面浅表，向内上方靠近门静脉支后方走行，开口于下腔静脉远端右前壁。

下腔静脉位于肝脏后方的腔静脉窝内，有许多来自肝右叶和尾状叶的肝短静脉直接进入下腔静脉，有些肝短静脉直径较粗。在下腔静脉后方，下腔静脉与右膈脚和右肾上腺在一起，右肾上腺有一些很短的静脉直接进入下腔静脉，膈静脉直接汇入下腔静脉。

■ 肝的淋巴和神经系统

肝的淋巴管分为浅、深两组。

浅淋巴管位于肝被膜内，主要有4个走向，位于膈面中间后部的淋巴管即镰状韧带、冠状韧带和三角韧带周围的淋巴结可穿过膈肌，经膈肌的腔静脉孔入胸腔，汇入膈上淋巴结及纵隔前后淋巴结；肝左叶的浅淋巴管多注入胃左淋巴结和胃胰淋巴结，或直接注入腹腔淋巴结；肝右叶、尾叶和方叶的淋巴管多注入肝淋巴结，然后注入腹腔淋巴结；肝左右外侧部淋巴管可注入腰淋巴结。

深淋巴管分为升、降二组。升组伴随肝静脉走行，经第二肝门、膈肌下腔静脉裂孔注入膈上淋巴结。降组伴门静脉的分支走行，大部分经肝门汇入肝淋巴结，小部分汇入胃左淋巴结或直接进入胸导管。

肝的神经来自腹腔神经丛和迷走神经前干的肝支，它们在肝固有动脉和门静脉周围形成肝丛，经肝门入肝，随血管分支而分布。

肝肾联合移植的重要解剖学问题

■ 肝肾联合移植供体肝脏及肾脏的切取及修整

目前，国内大多数移植中心对于供体手术多采用多脏器原位灌注、联合快速切取的方法，腹主动脉、肠系膜上静脉插管，UW液快速灌洗，联合切取肝脏、双肾，修整供肝及供肾。肝脏降温快，易于快速灌注，而静脉系统采用入路不同略有区别。门静脉插管易于辨认，速度快，可在台上将肝肾分别切取，时间短，但门静脉插管时可能损伤胃十二指肠动脉及其分支导致动脉系统灌注分流而不彻底，不利于胆道血管丛的充分灌注，脾静脉插管的问题在于可能影响门脉系统的灌注速度及肠系膜上/下静脉的分流。笔者以为肠系膜上插管灌注是相对较好的一种方式，其理由如下：更利于灌注充分、插管远离肝门、动脉系统损伤风险减少、肝肾联合切取、灌注更确切。

由于需要进行快速灌注及切取，解剖及显露欠满意，可能造成肝下下腔留置过短、肝静脉损伤、门静脉内膜损伤、肝动脉内膜撕裂及变异或替代肝动脉丢失问题。Hiattfe等分析1 000例供肝肝动脉认为其分为6种类型：①肝总动脉起源于腹腔动脉干，分成肝固有动脉及胃十二指肠动脉，前者向远端分为左、右肝动脉，占75.7%；②起源于胃左动脉的异位或副肝左动脉，占9.7%；③起源于肠系膜上动脉的异位或副肝右动脉，占10.6%；④兼有起源于胃左动脉的异位或副肝左动脉和起源于肠系膜上动脉的异位或副肝右动脉，占2.3%；⑤肝总动脉起源于肠系膜上动脉，占1.5%；⑥肝总动脉起源于腹主动脉，占0.2%。避免肝动脉损伤的方法在于尽可能远离肝门解剖，紧贴胃小弯切取避免损伤来自胃左动脉/脾动脉的副肝左动脉，经肠系膜上静脉插管避免损伤来自肠系膜上动脉走行于胆总管右侧的副肝右动脉/替代肝右动脉。后台修整时应对可能的变异或损伤血管仔细判断，必要时进行修复。天津市第一中心医院在2002年以后强调供肝切取的重要性及改进方法后动脉变异的发现率>30%，同期肝移植后胆道非吻合口狭窄的发生率明显减少。

供肾修整顺序：肾静脉、肾动脉、输尿管。修整输尿管要注意保护血运；肾血管变异较多，应仔细解剖，防止意外损伤。肾动脉的变异比较常见（图19-27），将不经肾门而在肾上端或下端入肾的动脉，分别称为上极动脉或下极动脉。据统计，上、下极动脉的出现率约为28.7%，上极动脉比下极动脉多见。上、下极动脉可直接起自肾动脉、腹主动脉或腹主动脉与肾动脉起始部的交角处。上、下极动脉与上、下段动脉相比较，二者在肾内的供血区域一致，只是起点、行程和入肾的部位不同。肾静脉多为1支，少数有2支或3支，多见于右侧。

■ 病肝切除的注意事项

经典肝移植手术的病肝切除以沿双侧肋缘下切口，正中线向上延长切口至剑突下，俗称“奔驰形切口”（见图19-6）。右侧切口需充分延长直至下腔静脉暴露充分。左侧切口至左侧腹直肌外缘即可。当患者存在脾亢、脾脏偏大，左侧切口时需注意保护脾脏，以防损伤脾脏导致的出血和不必要的脾切除。正中线切口需延长至术者可直视肝上下腔静脉为止，视需要全部或部分切除剑突。此切口可满足术野的充分暴露，在天津市第一中心医院超过2 500例患者中，仅有1例布加综合征患者由于肝上下腔狭窄需要进入胸腔手术。

游离镰状韧带至肝上下腔静脉，以电刀切开左侧三角韧带。左外叶顶端三角韧带内常包含侧支静脉，需要结扎后切断。将左外叶向右翻转，暴露出肝胃韧带。由助手托起肝脏前下缘或牵拉圆韧带，使得肝门充分暴露。解剖肝动脉游离至

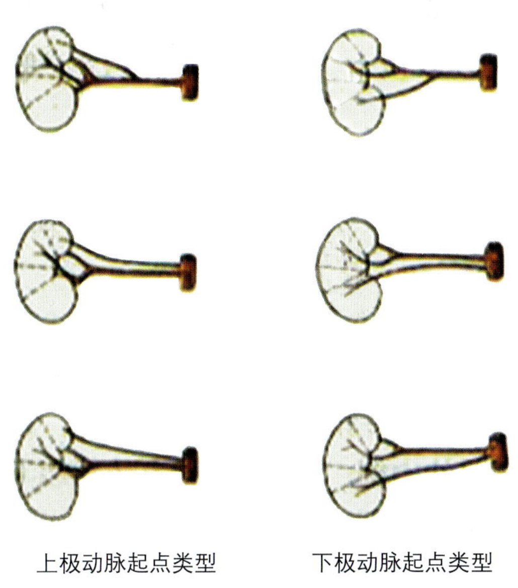

图19-27 肾动脉的变异

肝左、右动脉分叉部，靠近肝内将其结扎切断。切断前先游离出肝总动脉和胃十二指肠动脉有助于避免损伤肝动脉。随后解剖肝门右侧分离胆总管，通常无须单独分离胆囊管，但如果需要保留较长的胆总管则需在左、右肝管汇合处离断。存在副肝右动脉的患者中95%以上副肝右动脉横跨于胆总管后侧，发现时可能已被切断。随后分离门静脉，部分患者胰背静脉汇入门静脉前壁，必须予以结扎切断。

既往有腹部手术史或自发性腹膜炎的患者，肝脏周围粘连严重，可使用电刀分离。电刀必须始终沿肝脏表面行走，距离1 mm以内且避免破坏肝脏被膜，将病肝游离出。肝脏粘连严重时，自肝右叶外侧开始分离可能较为便捷，随后将胃、十二指肠与肝脏第Ⅱ、Ⅲ段分离，以便暴露肝门。最佳的原则是先易后难，由粘连轻的地方入手；手术需耐心，认清层次，避免出现大出血和肠管、膈肌的损伤。如粘连严重甚至可建立专流，阻断出入肝脏的血流并快速切除肝脏。

对于既往无腹部手术史、无粘连的病例，我们可先分离右侧三角韧带。以电刀分离，从外侧下缘开始仔细游离至下腔静脉。如果遇到较多侧支循环血管、瘢痕或炎症粘连、分离困难时，则需先建立静脉转流后再行操作以保证患者状态平稳。横断门静脉后可暴露出肝下下腔静脉前壁，充分游离后以血管钳钳夹肝下下腔静脉。如果门静脉未在此平面切断，则需由下向上分离下腔静脉。结扎切断右肾上腺静脉后将肝脏左外叶和尾状叶向右牵拉，暴露出下腔静脉左缘。以电刀沿腔静脉纵向切开腹膜返折部。大部分情况下，肝后下腔静脉后的组织可以用手指钝性分离，如遇阻力则需注意是否有肝后的侧支静脉汇入下腔静脉，予结扎切段。两侧游离好后，肝后下腔静脉后壁可以迅速安全地从后腹膜分离。

■ 新肝植入

1. 腔静脉重建　供、受体肝上下腔静脉以3-0号Prolene缝线吻合，先缝合两角，也可同时固定中线防止后壁回缩，吻合时务须对合良好。后壁缝合达右侧角时需再缝合一针跨至前壁。拆除原中线缝线，连续缝合前壁。肝上下腔静脉吻合完毕后，经门静脉灌注含25 g/L白蛋白的生理盐水或乳酸林格液，充分清除供肝内残存的空气和高钾保存液。肝下下腔静脉吻合方式与肝上下腔静脉相同，通常采用4-0号的Prolene缝线。腔静脉不可保留过长，因为可导致血管折叠、扭曲，引起术后严重的并发症，甚至需要此后重新吻合。

2. 门静脉重建　将供体门静脉修剪至适宜长度，受体门静脉至少保留1 cm以上以保证再次移植时长度足够。与腔静脉一样，门静脉吻合时须注意避免扭曲、折叠或流出道梗阻。供、受体门静脉以6-0号的Prolene缝线连续缝合，前、后壁缝线打结处需预留门脉直径的3/4长度。如果供、受体门静脉直径相差较大，则需将较细的一侧门静脉重建呈“鱼嘴样”以便吻合。门静脉重建完成后开放供肝血流的方法有以下几种：①开放门静脉，下腔静脉可以开放也可以不开放；②开放下腔静脉后再开放门静脉；③门静脉和肝动脉同时开放。

如果门静脉血管条件较差或是取栓后效果不佳、无法直接吻合时，可采用门静脉血管搭桥（图19-28）。此时应在门静脉搭桥完成前进行肝动脉重建并恢复供肝血流。供体的髂静脉最适合作为搭桥血管。搭桥部位通常选择在肠系膜上静脉，位于结肠系膜根部，分离并结扎肠系膜上静脉一端。搭桥血管一端与供体门静脉吻合，另一端走形于胃壁后、胰腺前穿过结肠系膜，以6-0号的Prolene缝线与肠系膜上静脉连续缝合。

3. 肝动脉重建　肝动脉重建成功与否对肝功能的恢复至关重要。重建方式多样，需根据供、受体肝动脉解剖走行选择，以获得吻合部最佳的血流。通常采用供体主动脉Carrel袖片或直接与受体肝总动脉或胃十二指肠动脉与肝固有动脉分叉处端端吻合（图19-29）。如供肝存在副肝右动脉，需仔细分离，修剪出肠系膜上动脉Carrel袖片以6-0号的Prolene缝线与供体脾动脉袢吻合。开放血流后重建副肝右动脉可避免出现扭转（图19-30）。

不同患者的血管解剖走行各异导致了动脉重建方式多样。副肝右动脉和肝固有动脉双支供血是常见的动脉变异，其中副肝右动脉绝大部分起源自肠系膜上动脉。此时可将供体的腹腔动脉与受体的副肝右动脉吻合。通常肝动脉适宜的吻合位置在门静脉前方右侧。受体肝动脉长度不足时，可将供体腹腔动脉直接与受体腹腔动脉分支以上的腹主动脉吻合，此方法在儿童肝移植中更为常用。如果无适宜的肝总动脉或肝右动脉可供吻合，则可取供体髂动脉搭桥与供体腹腔动脉吻合。游离出肾动脉分支以下、肠系膜下动脉分支以上的腹主动脉部分，将髂动脉搭桥血管以5-0号的Prolene与之行端侧吻合。搭桥血管的另一端穿过横结肠，走行于胃后、胰腺前到达肝门部，与供体腹腔动脉以6-0号的Prolene行端端吻合。上述将搭桥血管先吻合于腹主动脉的顺序更为便捷。如果胃或胰腺周围粘连严重，则需分离十二指肠，使搭桥血管绕行胰腺外缘。搭桥血管与腹主动脉的吻合同前，只是走行于十二指肠后绕开胰腺到达肝门，此过程注意避免损伤胰腺。

4. 胆道重建　切除胆囊后，贴近胆囊管将胆总管剪短。吻合胆道过程中将肝脏向下牵拉，以保证对合良好且长度适宜。胆道过于冗长是术后出现胆道梗阻的主要原因，必须避免。如果供体的胆囊管需要保留，应观察其是否可以通畅引流入胆总管以防术后出现残端囊肿、压迫胆道引起胆道梗阻等远期并发症。如果胆囊管并不直接汇入胆总管，则应切除。

如果供受体胆道直径粗细相差较大，则将较细一侧剪开扩大吻合周径，如果供受体胆道都偏细则可将两侧都剪开扩大吻合周径、避免吻合口狭窄。如果一侧胆道过粗（通常是受体侧，常见于胆囊切除术后患者），可以6-0号的Prolene缝线连续或间断缝合关闭部分管腔，剩余部分以

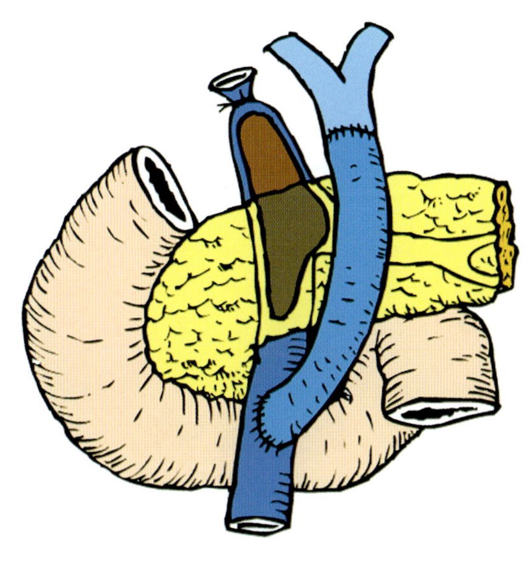

图19-28　门静脉搭桥（门静脉搭桥于肠系膜上静脉）

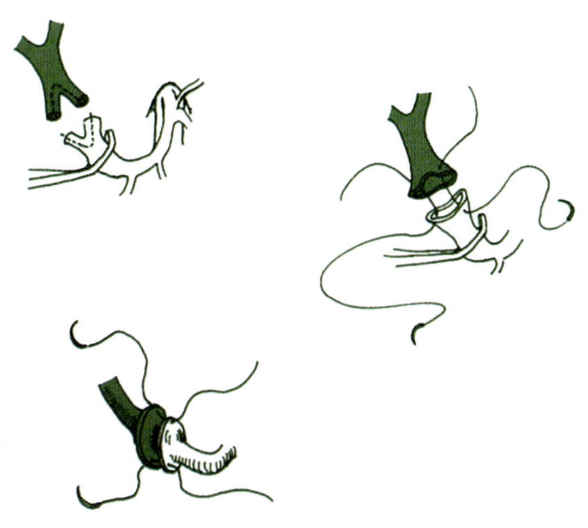

图19-29　肝动脉重建

6-0号PDS可吸收缝线与供体胆道间断缝合（图19-31）。

胆总管过细或胆道周围存在大量侧支静脉的患者，可考虑行胆管-空肠吻合。门静脉血栓或布加综合征患者可能存在大量侧支血管与胆道平行、甚至包绕着胆总管，增加了大出血风险、使得胆管-空肠吻合难以进行。在Treitz韧带远端20~30 cm处切断空肠，旷置长约40 cm作为Roux-en-Y空肠臂，远端以胃肠吻合器闭合并以丝线缝合加固。硬化性胆管炎患者Roux-en-Y吻合应经结肠后，以便将来必要时行结肠切除。行胆管-空肠吻合的患者通常无须在胆道内放置引流管，偶有需要时可采用婴儿鼻饲管置入引流胆汁。在肠系膜对侧、胆肠吻合口近端的Roux-en-Y臂空肠肠壁取一小孔，将婴儿鼻饲管尖端修剪平整后置入，在黏膜下层潜行进入肠腔并置于供体胆总管内。胆管-空肠吻合口以5-0的可吸收缝线间断缝合，我们发现采用6-0的可吸收缝线的部分患者因缝线过早吸收而出现吻合口裂开。将鼻饲管与肠黏膜缝合一针固定，避免脱出（图19-32）。

引流管穿出肠腔后，需在以Witzel技术建立的浆膜形成的窦道内潜行约5 cm，以防出现肠瘘，并单独戳孔出腹壁。术后4~6周可拔除该引流管。天津第一中心医院目前尚未出现拔管后发生肠瘘胆瘘的具体说明病例。放置引流管便于术后观察胆道情况。此外还可选择置入细小的硅胶导管，该导管可自行脱落进入肠腔（图19-33）。

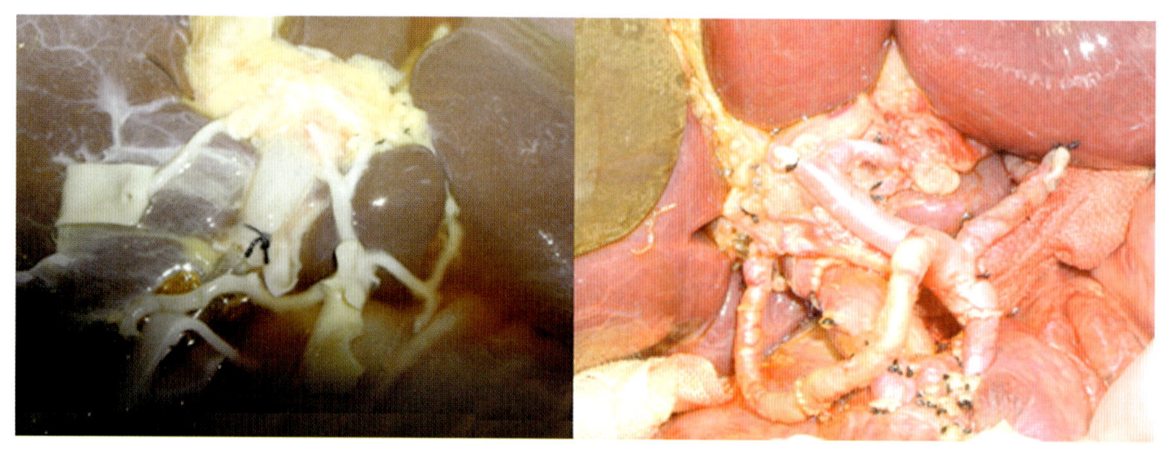

图19-30　变异肝动脉的重建

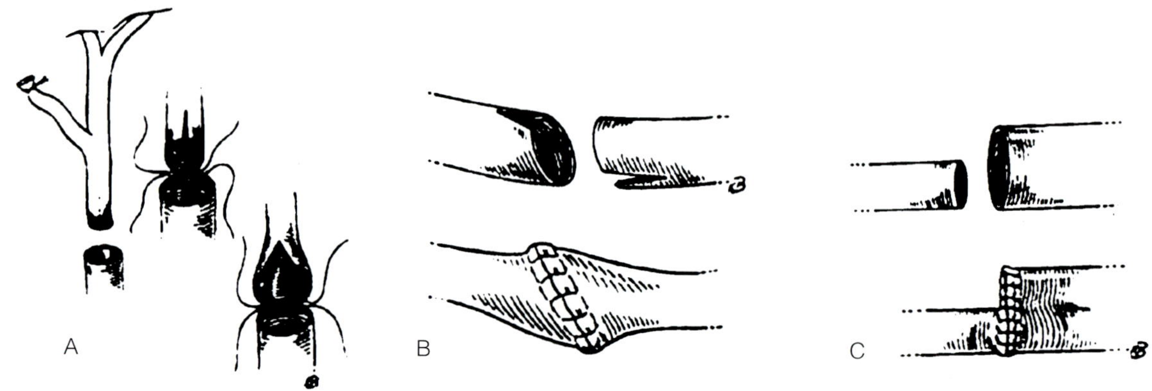

图19-31　胆道的重建

A.较细一侧剪开扩大吻合周径；B.两侧都剪开扩大吻合周径、避免吻合口狭窄；C.一侧胆道过粗，关闭部分管腔

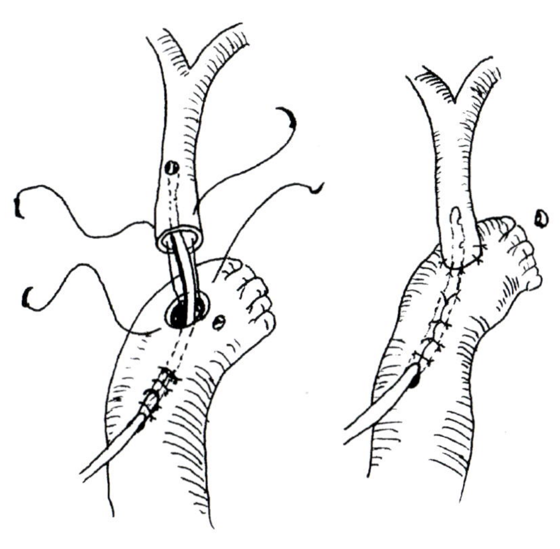

图19-32　胆肠吻合，留置外引流管

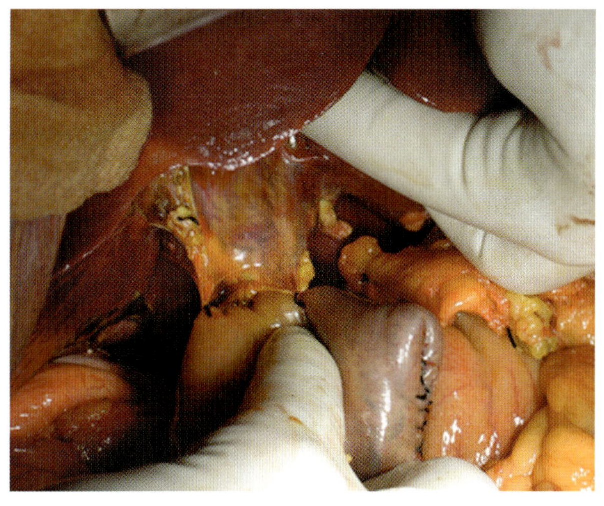

图19-33　胆肠吻合，留置细小的硅胶内支撑管

小　结

熟悉并掌握相应的解剖对于肝肾联合移植手术是至关重要的，从供体的切取、修整到新肝的植入、新肾的植入均需要保护变异的肝动脉、肾动脉，注意胆道的血供、输尿管的血供。注意邻近脏器的保护，避免胃肠道损伤、脾撕裂等，注意腹腔、髂窝的淋巴回流，避免淋巴漏的并发症。

（余玉明　苏泽轩　朱志军　蔡金贞）

参考文献

1. Margreiter R, Kramer R, Huber C, et al. Combined liver and kidney transplantation. Lancet, 1984, 321: 1077.
2. Cardenas A, Uriz J, Gines P, et al. Hepatorenal syndrome, Liver Transpl, 2000, 6(4 Suppl): S63-S71.
3. Margaretier R, Komberger R, Koger Z, et al. Can a liver graft from the same donor p.mect a kidney from rejecnon. Transplant Proc, 1988, 20: 522.
4. Starzl T, DemJtds A, Murase N, et al. Cell migration, chimerism, and graft acceptance. Lancet, 1992, 339: 1579.
5. OpelzG, MargreiterR, Dokier B. Prolongation of long- term kidney graft survival by a simultaneous Iiver transplant: The liver does it and the hearl does it too. Transplantation, 2002, 74: 1390-1394.
6. Cibrik DM, Kaplan B, Amdorfer JA, et al. Renal allograft survival in patients with oxalosis Transplantation, 2002. 74: 707.710.
7. Gonwa TA, Mai M, Melton L, et al. End stage renal disease(ESRD)after orthotopic liver transplantion(OLTX) using calcineurin based immunotherapy, Transplantion, 2001, 72: 1934-1939.
8. Jeyaraiah D, Gonwa T, McBride M, et al. Hepatorenal syndrome Combined gver kidney tr-splants vemus isolated liver transplant. Transplantation, 1997, 4:1760-1765.
9. Toegrosa J, Inigo P, Navasa M, et al. Combined liver kidney transplantation: Our-perience. Transplant Pmc, 1999, 31: 2308.
10. Crewed H, Brady L, Crordn 13, et al. Combined liver and kidney transplantation in children Transplantion, 2000, 70:100-105.
11. Goldstkin R, Solomon H, Holman M, et al. Liver transplantation, 1990: A Dallas perspective. Clin Transpl, 1990, 4: 123-132.
12. Hiatfe JR, Gabbay J, Busuttil RW, et al. Surgical anatomy of the hepatic arteries in 1000 cases. Ann Surg, 1994, 220(1): 50-52.
13. 蔡金贞, 傅志仁, 朱志军, 等, 肝肾等多脏器联合切取的手术方法改进. 肝胆胰外科杂志, 2005, 17(3): 180–182.
14. 钟世镇, 裘法祖, 王建本, 等. 腹部外科临床解剖学图谱. 山东科学技术出版社, 2001: 146–153.
15. 陈光, 沈文, 祁吉, 等. MSCT血管成像对肝动脉解剖变异的诊断价值. 放射学实践, 2007, 22(1). 44–46.
16. B. Ekser, R. S. Mangus,W.Fridell, et al.A Novel Approach in Combined Liver and Kidney Transplantation With Long-term Outcomes, Ann Surg, 2017, 265(5):1000-1008.
17. K. E. Lunsford, A. S. Bodzin, D. Markovic, et al. Avoiding Futility in Simultaneous Liver-kidney Transplantation: Analysis of 331 Consecutive Patients Listed for Dual Organ Replacement, Ann Surg, 2017, 265(5):1016-1024.
18. X. F. Zhu, X. S. He, G. H. Chen, et al. Combined liver and kidney transplantation in Guangzhou, China, Hepatobiliary Pancreat Dis Int, 2007, 6(6):585-589.